Handbuch der inneren Medizin

Begründet von L. Mohr und R. Staehelin
Herausgegeben von H. Schwiegk und E. Buchborn

Rheumatologie A
Allgemeiner Teil

Bearbeitet von

G.L. Bach · R. Czurda · J.-M. Engel
O. Fischedick · M. Franke · H. Greiling
A. Gressner · K. Kleesiek · H. Mathies
K. Meythaler · H. Müller-Faßbender
P. Pfannenstiel · N. Thumb · D. Wessinghage

Herausgegeben von

H. Mathies

Mit 147 Abbildungen und 64 Tabellen

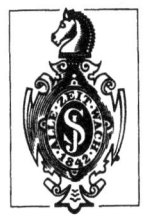

Springer-Verlag
Berlin Heidelberg New York Tokyo 1983

Handbuch der inneren Medizin

Band VI: Erkrankungen der Knochen, Gelenke und Muskeln
Fünfte, völlig neu bearbeitete und erweiterte Auflage
Teil 2A: Rheumatologie A

ISBN-13:978-3-642-68648-1   e-ISBN-13:978-3-642-68647-4
DOI: 10.1007/978-3-642-68647-4

CIP-Kurztitelaufnahme der Deutschen Bibliothek
Handbuch der inneren Medizin / begr. von L. Mohr u. R. Staehelin. -
Hrsg. von H. Schwiegk u. E. Buchborn. - Berlin; Heidelberg; New York; Tokyo: Springer
Teilw. mit d. Erscheinungsorten: Berlin, Heidelberg, New York
NE: Mohr, Leo [Begr.]; Schwiegk, Herbert [Hrsg.]
Bd. 6. → Erkrankungen der Knochen, Gelenke und Muskeln

Erkrankungen der Knochen, Gelenke und Muskeln. - Berlin; Heidelberg; New York; Tokyo: Springer
(Handbuch der inneren Medizin; Bd. 6)
Teilw. mit d. Erscheinungsorten: Berlin, Heidelberg, New York
Teil 2. → Rheumatologie

Rheumatologie / hrsg. von H. Mathies. - Berlin; Heidelberg; New York; Tokyo: Springer
(Erkrankungen der Knochen, Gelenke und Muskeln; Teil 2)
(Handbuch der inneren Medizin; Bd. 6, Teil 2)
Teilw. mit d. Erscheinungsorten: Berlin, Heidelberg, New York
NE: Mathies, Hartwig [Hrsg.]

A. Allgemeiner Teil / bearb. von G.L. Bach...
5., völlig neu bearb. u. erw. Aufl. 1983.
ISBN-13:978-3-642-68648-1

NE: Bach, Gerhard L. [Mitverf.]

Das Werk ist urheberrechtlich geschützt. Die dadurch begründeten Rechte, insbesondere die der Übersetzung, des Nachdruckes, der Entnahme von Abbildungen, der Funksendung, der Wiedergabe auf photomechanischem oder ähnlichem Wege und der Speicherung in Datenverarbeitungsanlagen bleiben, auch bei nur auszugsweiser Verwertung, vorbehalten. Die Vergütungsansprüche des § 54, Abs. 2 UrhG werden durch die „Verwertungsgesellschaft Wort", München, wahrgenommen.

© by Springer-Verlag Berlin Heidelberg 1983
Softcover reprint of the hardcover 5th edition 1983

Die Wiedergabe von Gebrauchsnamen, Handelsnamen, Warenbezeichnungen usw. in diesem Werk berechtigt auch ohne besondere Kennzeichnung nicht zu der Annahme, daß solche Namen im Sinne der Warenzeichen- und Markenschutz-Gesetzgebung als frei zu betrachten wären und daher von jedermann benutzt werden dürften.

Produkthaftung: Für Angaben über Dosierungsanweisungen und Applikationsformen kann vom Verlag keine Gewähr übernommen werden. Derartige Angaben müssen vom jeweiligen Anwender im Einzelfall anhand anderer Literaturstellen auf ihre Richtigkeit überprüft werden.

Gesamtherstellung: Universitätsdruckerei H. Stürtz AG, Würzburg
2122/3130-543210

Mitarbeiterverzeichnis

MATHIES, H., Professor Dr., Rheuma-Zentrum, I. Medizinische Klinik, D-8403 Bad Abbach

BACH, G.L., Professor Dr., Klinik Herzoghöhe, Kulmbacher Str. 103, D-8580 Bayreuth

CZURDA, R., Dr., Gentzgasse 14/12/4, A-1180 Wien

ENGEL, J.-M., Dr., Staatliches Rheumakrankenhaus, Klinik für innere und physikalische Medizin, Rotenbachtalstr. 5, D-7570 Baden-Baden

FISCHEDICK, O., Professor Dr., Arbeitsgemeinschaft für Krebsbekämpfung, Königsallee 175, D-4630 Bochum 1

FRANKE, M., Professor Dr., Staatliches Rheumakrankenhaus, Klinik für innere und physikalische Medizin, Rotenbachtalstr. 5, D-7570 Baden-Baden

GREILING, H., Professor Dr., Medizinische Fakultät der Rheinisch-Westfälischen Technischen Hochschule, Klinisch-Chemisches Zentrallaboratorium, Goethestr. 27–29, D-5100 Aachen

GRESSNER, A., Priv.-Doz. Dr., Medizinische Fakultät der Rheinisch-Westfälischen Technischen Hochschule, Klinisch-Chemisches Zentrallaboratorium, Goethestr. 27–29, D-5100 Aachen

KLEESIEK, K., Dr., Medizinische Fakultät der Rheinisch-Westfälischen Technischen Hochschule, Klinisch-Chemisches Zentrallaboratorium, Goethestr. 27–29, D-5100 Aachen

MEYTHALER, K., Dr., Rheuma-Zentrum, Röntgeninstitut, D-8403 Bad Abbach

MÜLLER-FASSBENDER, H., Priv.-Doz. Dr., Rheuma-Zentrum, II. Medizinische Klinik, D-8403 Bad Abbach

PFANNENSTIEL, P., Professor Dr., Deutsche Klinik für Diagnostik, Aukammallee 33, D-6200 Wiesbaden 1

THUMB, N., Professor Dr., Ludwig-Boltzmann-Institut für Rheumatologie und Fokalgeschehen, Kaiser-Franz-Ring 8, A-2500 Baden

WESSINGHAGE, D., Professor Dr., Rheuma-Zentrum, Orthopädische Klinik, D-8403 Bad Abbach

Vorwort

Der Band „Rheumatologie" wurde im Jahre 1975 konzipiert. Dennoch dauerte es bis zum Jahre 1982, bis alle Beiträge, zu einem nicht unerheblichen Teil von anderen als den ursprünglich vorgesehenen Autoren, vorlagen. Die damalige Konzeption wurde auf einer Klassifikation aufgebaut, die inzwischen eine Revision erfahren hat. Diese wird zwar im einleitenden Kapitel in einer gekürzten Form noch berücksichtigt, doch korreliert der Aufbau der Kapitel nicht in allen Einzelheiten mit dieser Fassung. Wesentliche neue Erkenntnisse wurden berücksichtigt. Dennoch finden sich nicht alle in der Klassifikation enthaltenen Erkrankungen im vorliegenden Band wieder. Dabei handelt es sich jedoch um seltene Krankheitsbilder, meist nur als Begleitmanifestationen anderer Grundkrankheiten, die sich in den entsprechenden Bänden des Handbuches finden. Der Blick in die Klassifikation mag genügen, um hier mögliche Hinweise zu erhalten und Zusammenhänge zu erkennen. Wesentliche und klassische Krankheitsbilder fehlen auf jeden Fall nicht.

Erkrankungen, die eindeutig zum orthopädischen Fachgebiet gehören, wird man in diesem Band nicht finden, wenn sie auch, wie z.B. Myosen und Myalgien sowie statische Probleme, zu den häufigen mehr oder weniger banalen „rheumatischen" Beschwerden in der Praxis gehören. Die Aufnahme aller dieser in der Grenzziehung problematischer Krankheitsbilder in einen Band eines Handbuches für Innere Medizin hätte dessen Rahmen gesprengt. Nur die Tendopathien als differentialdiagnostisch wichtige Krankheitsgruppe wurden in den Band aufgenommen. Die erwähnte Klassifikation ist eine Klassifikation der Erkrankungen des Bewegungsapparates, in der natürlich auch alle orthopädischen Krankheitsbilder enthalten sind. Die idiopathische Arthrose als klassische degenerative Erkrankung der Gelenke ist jedoch in dem Band enthalten, zumal sie in anderen Ländern eindeutig zu den rheumatischen Erkrankungen gezählt wird. Dagegen haben wir auf die Darstellung der sekundären Arthrosen nach präarthrotischen Deformitäten und Vorschädigungen sowie der degenerativen Wirbelsäulenerkrankungen verzichtet. Nur die Spondylosis hyperostotica als systemisches degeneratives Wirbelsäulenleiden mit offensichtlichen Beziehungen zu internen Erkrankungen wurde aufgenommen.

Bei der Darstellung von möglichen Manifestationen internistischer und neurologischer Grunderkrankungen am Bewegungsapparat wurde davon ausgegangen, daß es nicht Aufgabe dieses Buches sein kann, auch die Grunderkrankungen ausführlich abzuhandeln. Diesbezüglich kann auf die einschlägigen Bände des Handbuches verwiesen werden.

Auch können wir bei der Panarteriitis nodosa, auf einen anderen Band verweisen. Nur ein orientierender Artikel über die in der rheumatologischen Differentialdiagnose wichtigen Gefäßerkrankungen wurde aufgenommen. Das gleiche gilt für auch in der Rheumatologie bedeutsame Knochenerkrankungen, die ausführlich im Band „Klinische Osteologie" bereits abgehandelt wurden. Dennoch hat es sich als erforderlich erwiesen, die „Rheumatologie" in drei Teilbänden A, B und C herauszubringen.

Der Teilband A enthält den Allgemeinen Teil mit nur grundsätzlich einführenden Kapiteln. Es wurde in diesem Handbuch, das ja kein Lehrbuch ist, auf vergleichende, z.B. differentialdiagnostische Übersichten verzichtet und beispielsweise die Immunpathologie, serologische und röntgenologische Diagnostik usw. im einzelnen unter den betreffenden Kapiteln im Speziellen Teil (Teilbände B und C), auf die entsprechende Erkrankung bezogen, dargestellt. Diese Konzeption erschien uns sinnvoller. Nur ein Kapitel der Grundlagenforschung „Pathobiochemie und Pathophysiologie des Bindegewebes" wurde ausführlich im Allgemeinen Teil dargestellt, da hier wenig ausgesprochen krankheitsbezogene Befunde vorliegen. Die übrigen Kapitel des Allgemeinen Teils enthalten nur mehr allgemeingültige methodische Darlegungen.

Bei einem so umfangreichen und in stetiger Entwicklung begriffenen Fachgebiet wie der Rheumatologie ist es nicht mehr möglich, auch nur annähernd die gesamte Weltliteratur zu berücksichtigen. Ein Handbuch muß sich heute – auch im Interesse des Benutzers – auf das Wesentliche konzentrieren. Da speziell die deutsche Literatur in der Welt wenig zitiert wird, obwohl die deutsche Forschung auf manchen Gebieten der Rheumatologie wesentlich zur Erkenntnisvermittlung beigetragen hat, ist es als besonderer Vorteil dieses Werkes anzusehen, daß gerade die deutsche Literatur Berücksichtigung findet und damit ein wesentlicher Beitrag zur Dokumentation deutscher Forschungsergebnisse geleistet wird.

Abschließend möchte ich allen Mitautoren danken für die umfangreiche Arbeit, die sie für dieses Werk geleistet haben. Besonderer Dank gebührt den Autoren, die erst im fortgeschrittenen Stadium der Vorbereitungen eingesprungen sind. Besonders erwähnen möchte ich Herrn Dr. WOLFGANG MIEHLE, der mir in der organisatorischen Arbeit vor allem in kritischen Phasen zur Seite stand. Den Herausgebern des Gesamtwerkes, Herrn Professor HERBERT SCHWIEGK, der seine Arbeit schließlich in die Hände von Herrn Professor EBERHARD BUCHBORN legte, sowie den verantwortlichen Mitarbeitern des Springer-Verlages, Herrn WOLFGANG BERGSTEDT und Frau IRMGARD C. LEGNER danke ich für ihre große Geduld, die sie mit diesem Band haben mußten. Wir alle sind froh, daß die Arbeit nun ihren Abschluß erlebt.

Bad Abbach   Prof. Dr. med. HARTWIG MATHIES

Inhaltsverzeichnis

I. **Begriffsdefinition, Nomenklatur, Klassifikation.** Von H. MATHIES   1
   Gekürzte Fassung der Internationalen Klassifikation der Krankheiten (ICD) 1979 (WHO-Klassifikation)   10
   Gekürzte Fassung der Klassifikation der Erkrankungen des Bewegungsapparates (Revision vom 7. Dezember 1975)   18
   Literatur   28

II. **Pathobiochemie und Pathophysiologie des Bindegewebes.**
   Von H. GREILING, A. GRESSNER und K. KLEESIEK   29
   A. Bindegewebstypen, Vorkommen, physiologische und pathophysiologische Funktionen   29
   B. Physiologische Bildung und Abbau der wichtigsten Bestandteile der Interzellulärsubstanz   32
      1. Struktur und Stoffwechsel der Proteoglykane   32
      2. Struktur und Stoffwechsel der Glykoproteine des Bindegewebes   53
      3. Struktur und Stoffwechsel der Kollagene   55
      4. Struktur und Stoffwechsel des Elastins   62
   C. Pathologische Veränderungen des Bindegewebes   65
      1. Genetisch bedingte Störungen der Bildung oder des Abbaus von Bestandteilen der Interzellulärsubstanz   65
      2. Veränderungen des Bindegewebes durch erworbene Störungen des Umsatzes der Bestandteile der Interzellulärsubstanz   77
   D. Altersabhängige Veränderungen des Bindegewebes   104
   E. Regulatorische Funktionen der Bindegewebskomponenten . .   106
      1. Extrazelluläre Wirkungen   107
      2. Intrazelluläre Wirkungen   109
   F. Hormonelle Einflüsse auf den Stoffwechsel des Bindegewebes   113
      1. Glukokortikoide   113
      2. Schilddrüsenhormone   115
      3. Somatotropin und Somatomedine   117
      4. Insulin   119
      5. Parathyrin, Kalzitonin, D-Hormone   120
      6. Sexualhormone   121
   G. Die Bedeutung des Bindegewebes im Entzündungsprozeß und seine Beeinflussung durch Mediatoren und entzündungshemmende Substanzen   125
      1. Bindegewebe und Entzündungsprozeß   125
      2. Einfluß von entzündungshemmenden, zytostatischen und immunsuppressiven Substanzen auf den Bindegewebsstoffwechsel   131
   Literatur   135

III. **Klinische Diagnostik bei rheumatischen Krankheiten.**
Von H. Müller-Fassbender 173
   A. Einleitung 173
   B. Anamnese 173
      1. Spontananamnese 173
      2. Die gezielte Anamnese 174
   C. Klinische Untersuchungen 181
      1. Allgemeinbefund 181
      2. Organbefund 182
      3. Befunde am Bewegungsapparat 186
   D. Diagnose und differentialdiagnostische Wertung rheumatologischer Befunde 196
      1. Gelenkbeteiligung 197
      2. Wirbelsäulenbeteiligung 199
   E. Schlußbemerkung 201
   Literatur 201

IV. **Serologische Untersuchungen.** Von G.L. Bach 207
      1. Unspezifische serologische Untersuchungen 207
      2. Spezifische Antikörper 210
   Literatur 222

V. **Gelenkbiopsie.** Von N. Thumb 227
   A. Einleitung 227
   B. Gelenke, die einer Biopsie zugänglich sind 227
   C. Geschlossene Biopsie – Instrumente und Techniken 228
      1. Praktische Durchführung einer Nadelbiopsie – Allgemeine Hinweise 228
      2. Die Techniken im einzelnen 228
      3. Komplikationen 231
   D. Indikationen, Kontraindikationen und Versagerquote . . . 232
      1. Indikationen 232
      2. Kontraindikationen 232
      3. Versagerquote 233
   E. Aussagekraft der geschlossenen im Vergleich zur offenen Biopsie 233
   F. Diagnostische Wertigkeit der Nadelbiopsie 234
   G. Schlußbetrachtung 234
   Literatur 235

VI. **Arthroskopie.** Von R. Czurda 237
      1. Geschichte 237
      2. Instrumentarium 237
      3. Untersuchungstechnik am Kniegelenk 238
      4. Komplikationen 240
      5. Indikation 240
      6. Anwendung in der Rheumatologie 241
   Literatur 246

VII. **Arthrographie am Beispiel der chronischen Polyarthritis.**
Von O. Fischedick 249
      1. Einleitung 249
         a) Pathologisch-anatomische Befunde 249
         b) Das Nativ-Röntgenbild 250

2. Die Arthrographie 250
      a) Monokontrastdarstellung 250
      b) Doppelkontrastdarstellung 251
      c) Gefahren und Komplikationen 251
   3. Allgemeine arthrographische Merkmale 252
   4. Gelenkspezifische arthrographische Merkmale 252
   5. Zusammenfassung 265
   Literatur 266

VIII. **Grundsätze der Röntgenuntersuchung in der Rheumatologie.**
   Von K. MEYTHALER 269
   1. Aufnahmen der Hände 270
   2. Aufnahmen der Ellenbogengelenke 272
   3. Aufnahmen der Schultergelenke 272
   4. Sternum 273
   5. Sternoklavikulargelenke 274
   6. Hüftgelenke 274
   7. Wirbelsäule 274
   8. Kniegelenke 277
   9. Sprunggelenk 279
  10. Vorfüße 280
   Literatur 280

IX. **Thermographie.** Von J.-M. ENGEL 281
   1. Thermographie in der Rheumatologie 281
   2. Methoden der Thermometrie 284
   3. Technik der Thermographie 289
   4. Thermographische Aufnahmetechnik 293
   5. Quantitative Thermographie 301
   6. Klinische Anwendung 308
   Literatur 323

X. **Gelenkszintigraphie.** Von P. PFANNENSTIEL 329
   Literatur 332

XI. **Medikamentöse Therapie.** Von N. THUMB 335
   A. Basistherapeutika bei entzündlichen Gelenkerkrankungen . . . 335
   1. Goldverbindungen 336
   2. Antimalariamittel 344
   3. D-Penicillamin 349
   4. Immunsuppressiva 357
   5. Immunmodulatoren 365
   6. Andere Substanzen mit antirheumatischer und zum Teil basistherapeutischer Wirkung 371
   7. Wirkungsvergleich verschiedener Basistherapeutika bei der chronischen Polyarthritis 375
   8. Kombination von Basistherapeutika bei chronischer Polyarthritis 376
   B. Basistherapeutika bei Arthrose 377
   1. Glykosaminoglykanpolysulfat 377

2. Knorpel-Knochenmark-Extrakt 379
3. Tribenosid 381
C. Nichtsteroidale Antirheumatika 381
  1. Einleitung und Geschichte 381
  2. Chemie und Wirkungsmechanismen der nichtsteroidalen
     Antirheumatika 382
  3. Nichtsteroidale Antirheumatika im einzelnen 388
  4. Nebenwirkungen nichtsteroidaler Antirheumatika 408
  5. Mögliche Interaktionen bei der Anwendung nichtsteroidaler
     Antirheumatika und Salizylate 411
  6. Nichtsteroidale Antirheumatika bei Nierenversagen 415
  7. Resorption nichtsteroidaler Antirheumatika – Beeinflussung
     durch Nahrungsaufnahme und Antacida 415
  8. Nichtsteroidale Antirheumatika und Synovialflüssigkeit . . 417
  9. Salizylate 417
D. Glukokortikoide und ACTH 422
  1. ACTH 422
  2. Glukokortikoide 424
E. Myotonolytika 434
F. Psychopharmaka bei Erkrankungen des rheumatischen
   Formenkreises 435
G. Placeboeffekte – Patientencompliance 435
H. Nebenwirkungen und Transplantationsantigene 436
Literatur 437

XII. Physikalische Therapie rheumatischer Erkrankungen.
Von M. Franke 487
  1. Allgemeine Grundlagen der physikalischen Therapie 487
     a) Definition 487
     b) Wirkung 487
     c) Methoden 488
     d) Verordnung 492
  2. Spezielle Indikation physikalischer Therapie bei rheumatischen
     Erkrankungen 492
     a) Chronische Polyarthritis 492
     b) Gelenkerkrankungen mit heterogenen entzündlichen
        und nicht entzündlichen Komponenten (Arthropathien) . . 497
     c) Degenerative Gelenkerkrankungen 498
     d) Ankylosierende Spondylitis 500
     e) Degenerative Wirbelsäulenerkrankungen 501
     f) Die hyperostosierende Spondylose 503
     g) Erkrankungen der Weichteile des Binde- und Stützgewebes 504
     h) Neurodystrophische Syndrome 506
Literatur 507

XIII. Operative Therapie. Von D. Wessinghage 509
A. Einleitung 509
B. Pathologische Makromorphologie als Voraussetzung operativer
   Eingriffe bei chronischen Polyarthritiden 511
  1. Articulosynovitis 511
  2. Tenosynovitis und ihre Folgen 523

3. Nervenkompressions-Syndrome als Folge einer Teno- bzw. Articulosynovitis 529
4. Bursitis – Rheumaknoten 530
C. Operative Behandlungsmöglichkeiten 532
1. Standardeingriffe bei chronischen Polyarthritiden 533
2. Lokalisation 540
3. Probleme rheumachirurgischer Eingriffe 573
Literatur 585

Sachverzeichnis 589

Inhaltsübersicht Teil 2B

Spezieller Teil I – Gelenke

A. Entzündliche Gelenkerkrankungen (Arthritiden)

    I. Chronische Polyarthritis und Felty-Syndrom. Von F. Rainer et al.
    II. Juvenile chronische Arthritis (juvenile rheumatoide Arthritis).
        Von E. Stoeber und G. Kölle
    III. Die Arthritis villonodularis pigmentosa. Von F.J. Wagenhäuser
    IV. Transitorische Coxitis. Von P. Otte
    V. Der palindrome Rheumatismus. Von G. Bartl
    VI. Arthritis bei Reiter-Syndrom. Von W. Miehle
    VII. Arthritis psoriatica. Von W. Miehle
    VIII. Arthritiden bei intestinalen Grundkrankheiten. Von G. Klein
    IX. Die Gelenk-, Knochen- und Muskelmanifestation der Sarkoidose.
        Von H. Behrend
    X. Arthritis bei Morbus Behçet. Von E. Gundel
    XI. Symptomatische (reaktive) Arthritiden. Von E. Gundel
    XII. Gelenkinfektionen. Von J.-M. Engel

B. Gelenkerkrankungen mit heterogenen entzündlichen und nichtentzündlichen Komponenten (Arthropathien)

    I. Arthropathia urica. Von M. Schattenkirchner
    II. Arthropathien bei metabolischen und ernährungsbedingten Störungen
        1. Arthropathie bei Chondrokalzinose. Von P. Schneider
        2. Arthropathie bei Hämochromatose. Von P. Schneider
        3. Arthropathie bei Morbus Wilson. Von P. Schneider
        4. Arthropathie bei Osteochondropathie endemica (Kaschin-Beck).
            Von P. Schneider
        5. Die alkaptonurische Ochronose. Von G. Lanzer, G. Klein,
            H. Hofmann und F. Rainer
        6. Arthropathien bei Xanthomatosen. Von H. Kather und B. Simon
        7. Arthropathien bei Lipokalzinogranulomatose. Von H. Kather
            und B. Simon
        8. Arthropathie bei Diabetes mellitus. Von H.-F. Kumor
    III. Arthropathien bei endokrinen Störungen. Von F. Husmann
    IV. Arthropathien infolge wiederholter Gelenkblutungen bei hereditären Koagulopathien bzw. Minus-Hämostaseopathien. Von R. Marx und W. Schramm
    V. Arthropathien bei Erkrankungen des hämatopoetischen Systems (Leukämien). Von R. Filchner
    VI. Arthropathien bei Paraproteinämien. Von G.L. Bach

VII. Neuropathische Arthropathien (Tabes dorsalis, Syringomyelie).
Von S. STOTZ

VIII. Arthropathie bei Amyloidose. Von H.P. MISSMAHL und H. HELD

C. Idiopathische (primäre) Arthrose (einschließlich Fingerpolyarthrose).
Von F.J. WAGENHÄUSER und W. MOHR

D. Gelenktumoren und Hamartome.
Von W. MOHR

Sachverzeichnis

Inhaltsverzeichnis Teil C

E. Wirbelsäulenerkrankungen

I. Spondylitis ankylosans. Von W. MIEHLE. Abschnitt 4 von
   M. AUFDERMAUR ... 3
II. Spondylitiden bei entzündlichen Gelenkerkrankungen. Von
   W. MIEHLE ... 107
III. Spondylitis bei Enteropathien. Von G. KLEIN ... 163
IV. Spondylitiden durch Mikroorganismen. Von S. STOTZ ... 171
V. Spondylosis hyperostotica. Von P. SCHNEIDER ... 179
VI. Spondylopathien bei metabolischen und ernährungsbedingten
   Störungen. Von P. SCHNEIDER ... 201
   1. Spondylopathie bei Chondrokalzinose ... 201
   2. Spondylopathie bei Ochronose (Alkaptonurie) ... 209
   3. Spondylopathie bei Hämochromatose ... 216
   4. Spondylopathie bei Morbus Wilson ... 219
   5. Spondylopathie bei Osteochondropathia endemica (M. KASCHIN-BECK) ... 221
   6. Spondylopathie bei Diabetes mellitus ... 222
   7. Spondylopathie bei metabolischen und ernährungsbedingten Knochenerkrankungen ... 223
VII. Wirbelsäulenerkrankungen bei endokrinen Störungen. Von
   F. HUSMANN ... 229
VIII. Wirbelsäulenerkrankungen bei Erkrankungen des hämatopoetischen
   Systems. Von R. FILCHNER ... 235
IX. Wirbelsäulenerkrankungen bei Paraproteinämien. Von G.L. BACH ... 247
X. Neurotrophische Veränderungen der Wirbelsäule bei Erkrankungen
   des Nervensystems (Tabes, Syringomyelie). Von S. STOTZ ... 255
XI. Die Osteochondrosis vertebralis juvenilis (Morbus Scheuermann).
   Von S. STOTZ ... 259
XII. Wirbelsäulenveränderungen bei neoplastischen Erkrankungen.
   Von H. MÜLLER-FASSBENDER ... 267

F. Erkrankungen des Unterhautbindegewebes

I. Entzündliche Erkrankungen des Unterhautbindegewebes. Von
   G.L. BACH ... 281
   1. Morbus Pfeiffer-Weber-Christian ... 281
   2. Morbus Rothmann-Makai ... 288
II. Nichtentzündliche Erkrankungen des Unterhautbindegewebes ... 293
   1. Pannikulose. Von S. MARGHESCU ... 293
   2. Lipodystrophie. Von H. KATHER und B. SIMON ... 299
   3. Fettgewebshernien. Von H. KATHER und B. SIMON ... 307

4. Hand-Schüller-Christiansche Erkrankung. Von H. KATHER und B. SIMON 309
5. Morbus Gaucher. Von H. KATHER und B. SIMON 315
6. Adipositas dolorosa (Dercumsche Erkrankung). Von H. KATHER und B. SIMON 321
7. Lipokalzinogranulomatose. Von H. KATHER und B. SIMON . . . 324
8. Xanthomatosen. Von H. KATHER und B. SIMON 326
9. Neoplasien des Unterhautbindegewebes (primäre und metastatische). Von W. MOHR 330

G. Erkrankungen der Muskulatur

I. Entzündliche Muskelerkrankungen 339
   1. Erregerbedingte Myositiden. Von D. PONGRATZ 340
   2. Polymyositis – Dermatomyositis. Von D. PONGRATZ 342
   3. Sonderformen von Polymyositiden. Von D. PONGRATZ 355
   4. Polymyalgia arteriitica. Von W. MIEHLE 360
II. Nichtentzündliche Muskelerkrankungen (Myopathien) Myopathien (Einführung). Von W. SCHMIDT-VANDERHEYDEN 379
   1. Hereditäre Myopathien. Von W. SCHMIDT-VANDERHEYDEN und H. LEINISCH 381
   2. Allergische und toxische Myopathien. Von F. HUSMANN . . . 397
   3. Metabolische und ernährungsbedingte Myopathien. Von F. HUSMANN 401
   4. Endokrine Myopathien. Von F. HUSMANN 405
   5. Neurogene Myopathie. Von W. SCHMIDT-VANDERHEYDEN und H. LEINISCH 408
   6. Erkrankungen der neuromuskulären Übertragung. Von W. SCHMIDT-VANDERHEYDEN 413
   7. Myasthenia gravis pseudoparalytica. Von W. SCHMIDT-VANDERHEYDEN 416
   8. Die Myoglobinurie. Von R. MAURACH und F. STRIAN 420
   9. Stiff-man-Syndrom. Von R. MAURACH und F. STRIAN 424
   10. Myositis fibrosa generalisata. Von R. MAURACH und F. STRIAN 427
   11. Myopathie bei Amyloidose. Von R. MAURACH und F. STRIAN 429
   12. Die paraneoplastische Myopathie. Von G.L. BACH 432
   13. Die Neoplasien der Muskulatur. Von R. MAURACH und F. STRIAN 441

H. Erkrankungen der Sehnen, Sehnenscheiden, Bänder, Bursen und Faszien

I. Entzündliche Erkrankungen der Sehnen, Sehnenscheiden, Bänder, Bursen und Faszien. Von J.-M. ENGEL 447
II. Reizzustände des Sehnengleitgewebes. Von D. WESSINGHAGE . . . 464
III. Fasziopathien. Von D. WESSINGHAGE 466
IV. Tylositas articulorum, Joint Callosities, Knöchelpolster, Knuckle (Garrod's) pads. Von D. WESSINGHAGE 473
V. Sehnendegeneration mit konsekutiver Ruptur. Von D. WESSINGHAGE 475
VI. Überlastungs- (Peri-) Tendinopathien (-Tendinosen) -Fasziopathien (außer Periarthropathien), -Insertions-Tendinopathien (-Tendinosen) (Fibroosteopathien bzw. Fibroostosen der Ursprünge und Insertionen. Von D. WESSINGHAGE 485

VII. Rezidivierende Sehnenluxationen. Von D. Wessinghage 492
VIII. Schnappende Hüfte. Von D. Wessinghage 494
IX. Faszienlücken. Von D. Wessinghage 495
X. Ganglien der Sehnen, Sehnenscheiden und Bänder (Retinacula). Von D. Wessinghage 496
XI. Neoplasmen von Sehnen, Sehnenscheiden, Bändern, Faszien. Von D. Wessinghage 498
XII. Periarthropathia humeroscapularis. Von J.F. Wagenhäuser . . . 500

J. Neurologische Erkrankungen

I. Neurodystrophische Syndrome (Algodystrophie). Von W. Miehle 533
II. Periphere Neuropathien. Von W. Krämer 549
III. Periphere Nervenkompressionssyndrome. Von D. Wessinghage . . 583
IV. Zentral und spinal ausgelöste Störungen des Weichteilapparates. Von F. Strian und R. Maurach 597

K. Gefäßerkrankungen in der Differentialdiagnose zu rheumatischen Erkrankungen. H. Hess 606

L. Systemerkrankungen des Binde- und Stützgewebes mit fakultativer Manifestation am Bewegungsapparat

I. Rheumatisches Fieber – Streptokokkenrheumatismus. Von F. Graser 619
II. Conjunctivo-urethro-synoviales Syndrom (Reiter-Syndrom). Von W. Miehle. Abschnitt 4 von W. Mohr 654
III. Lupus erythematodes. Von G.L. Bach 714
IV. Das Sharp-Syndrom. Von G.L. Bach 753
V. Progressive systemische Sklerodermie (Sklerose)
  1. Allgemeines und Hautmanifestationen. Von H. Kresbach und H. Kerl 761
  2. Die viszerale Organbeteiligung der progressiven systemischen Sklerodermie. Von G. Klein. Abschnitt 7 von G. Stöckl . . . 826
VI. Die multizentrische Retikulohistiozytose. Von G.L. Bach . . . 852
VII. Kutaneo-uveales Syndrom (Behçet). Von E. Gundel 858

M. Das Sjögren-Syndrom (Sicca-Syndrom). Von G.L. Bach 868

N. Psychosomatik in der Rheumatologie. Von A. Weintraub 882

Sachverzeichnis 903

I. Begriffsdefinition, Nomenklatur, Klassifikation

Von

H. MATHIES

In Anbetracht des oft unterschiedlich und teils widersprüchlich gebrauchten Rheumabegriffes erscheint eine klare Begriffsdefinition erforderlich. Sie wird erleichtert durch eine Betrachtung der historischen Entwicklung des Rheuma-Begriffes bis hin zum Fach der Rheumatologie als Spezialgebiet. Die Begriffsentwicklung ging dabei in manchen Ländern etwas verwirrende abweichende Wege. Das hat seinen Grund darin, daß sich die Rheumatologie als Spezialgebiet in den einzelnen Ländern zu verschiedenen Zeiten etablierte und der jeweilige Stand des Wissens natürlich auch die Auffassung von der Rheumatologie nachhaltig beeinflußte. Damit ganz eng verknüpft ist die Tatsache, daß sich gewisse schwerpunktmäßige Unterschiede in der Auffassung finden, je nachdem, von welchem fachlichen Blickpunkt aus (Physikalische Medizin, Orthopädie, Rehabilitation, Sozialmedizin, innere Medizin usw.) die Rheumatologie zum Zeitpunkt der Verselbständigung gesehen wurde. Somit spielen auch standespolitische Erwägungen in die Begriffsdefinition hinein. Wir sehen heute den Rheumatismus als Sammelbezeichnung für bestimmte Erkrankungen im Bereich des Bewegungsapparates an, ohne daß damit eine diagnostische bzw. sogar differentialdiagnostische Aussage getroffen wird. Die Rheumatologie befaßt sich also insgesamt mit allen diesen im einzelnen definierten Erkrankungen des Bewegungsapparates, etwa so, wie die Gastroenterologie die unterschiedlichsten definierten Erkrankungen im Abdominalbereich zusammenfaßt. Eine moderne Rheumatologie wird von mehreren Fachgebieten, in erster Linie von der inneren Medizin und von der Orthopädie, getragen.

Ursprünglich wurde das „Rheuma" wohl als ätiologisch einheitliche Erkrankung mit unterschiedlichen Manifestationen angesehen (SCHLEE 1962, 1963). Die hippokratische Schule (etwa 400 v. Chr.) stellte sich vor, daß das $\varphi\lambda\tilde{\eta}\gamma\mu\alpha$ als einer der vom Gehirn herabfließenden Flüsse sich in einer „Falle" ($\check{\alpha}\gamma\rho\alpha$ = Fang) festsetzt und damit je nach Lokalisation ($\pi\acute{o}\delta\alpha\gamma\rho\alpha$, $\chi\varepsilon\acute{\iota}\rho\alpha\gamma\rho\alpha$, $\gamma\acute{o}\nu\alpha\gamma\rho\alpha$ usw.) das Krankheitsbild charakterisiert. Rheuma als „das Fließende" wurde also später im Sinne der im Körper herumfließenden Schmerzen falsch interpretiert. Rheuma ($\rho\acute{\varepsilon}\omega$ = ich fließe) wurde in ätiologischer Einheit mit dem Katarrh ($\kappa\alpha\tau\alpha\rho\rho\varepsilon\omega$ = ich fließe herab) betrachtet, was unterstreicht, daß Erkältung, Infektionen, Anginen usw. schon frühzeitig in ihren Zusammenhängen mit der Auslösung bestimmter rheumatischer Beschwerden gesehen wurden.

Erst bei ARETÄUS (um 75 n. Chr.) trat die symptomatologische Betrachtungsweise neben die ätiologische, indem der Arthritis-Begriff geschaffen und ein Krankheitsverlauf im Sinne der chronischen Polyarthritis beschrieben wurde (HORNELL 1940). Diese ersten Ansätze zur Differenzierung symptomatologisch und ätiologisch unterschiedlicher rheumatologischer Erkrankungen gingen jedoch in der Folgezeit wieder verloren, und bereits GALEN (2. Jh. n. Chr.), der andererseits die Gichttophi beschrieb, unterschied prinzipiell nicht mehr zwischen verschiedenen Gelenkerkrankungen. Mit ihm trat die humoral-pathologische Betrachtungsweise wieder stark in den Vordergrund, und wahrscheinlich hat er auch im Zusammenhang mit der Lehre der Körpersäfte alle generalisierten Gelenkerkrankungen wieder unter einem ätiologisch-symptomatologischen Rheumatismus-Begriff zusammengefaßt (HAESER 1875, SHORT 1959).

In der Volksmedizin taucht dann etwa im 12. Jahrhundert der Begriff der Gicht auf, der jedoch bis ins 17.–19. Jahrhundert und in Laienkreisen teilweise auch heute noch identisch mit dem allgemeinen Rheuma-Begriff gebraucht wurde. Im 17. Jahrhundert begann dann das Gebäude der humoral-pathologischen Deutung zu zerfallen (BALLONIUS, zit. nach SCHLEE 1963; SCHNEIDER, zit. nach KLINGE 1947). Damit entstand aus der Einsicht der Unhaltbarkeit der altertümlichen ätiologischen Betrachtungsweise der symptomatologische Krankheitsbegriff des Rheumatismus, ohne daß zunächst die Frage beantwortet wurde, ob dieser Begriff eine nosologische Einheit darstellt.

Nach diesen sehr unklaren Versuchen einer Differenzierung rheumatischer Erkrankungen erfolgte erst 1683 die eindeutige Abgrenzung der Gicht als eigenständiger Erkrankung (SYDENHAM 1683). Obwohl die Gicht somit die erste genau definierte Erkrankung war, hat sich teilweise im Volksmund völlig unbegründet die Bezeichnung „Gicht" für alle mit Knoten und schweren Deformierungen und Deviationen vor allem der Hände einhergehenden Erkrankungen bis heute gehalten.

Ein wichtiger Punkt in der Entwicklung des Rheuma-Begriffes war dann die Feststellung der Herzbeteiligung beim akuten Gelenkrheumatismus durch BOUILLAUD (1835, 1840), womit „rheumatische" Lokalisationen außerhalb der Gelenke eine Einordnung in einen zu dieser Zeit bereits symptomatologischen Sammelbegriff verlangten. Die chronische Polyarthritis, deren nosologische Sonderstellung gegenüber der „akuten Polyarthritis" (PRIBRAM 1899) („rheumatisches Fieber", neuere Nomenklatur: „Streptokokkenrheumatismus") man in der Folgezeit erkannte, wurde im englischen Schrifttum dann übrigens als „rheumatic gout" bezeichnet. 1859 schlug GARROD in der Erkenntnis, daß das Krankheitsbild mit der Gicht gar nichts zu tun hat, den Terminus „rheumatoid arthritis" für dieses Krankheitsbild vor. Er wollte damit zum Ausdruck bringen, daß diese Arthritis der des „eigentlichen Rheumatismus", der ja dann auch den Namen „Rheumatismus verus" erhielt, eher als der der Gicht vergleichbar bzw. ähnlich sei. Man müßte also, wollte man dieser Nomenklatur folgen, das rheumatische Fieber (über die Zweckmäßigkeit dieses Terminus ist ebenfalls zu diskutieren) als einzige rheumatische Erkrankung anerkennen, wie das teilweise auch geschieht, und allen anderen „rheumatischen" Krankheiten das Prädikat „rheumatisch" aberkennen und sie aus dem Rheumabegriff ausklammern. Es bliebe also nur übrig, alle anderen rheumatischen Erkrankungen dann höchstens als „Rheumatoide" zu bezeichnen, was jedoch keineswegs der allgemeinen Ansicht über die rheumatischen Erkrankungen entspricht, denn dann wäre man z.B. genötigt, auch die chronische Polyarthritis aus dem Rheuma-Begriff und damit aus dem Zuständigkeitsbereich des Rheumtologen herauszunehmen, was tatsächlich mit dem anglo-amerikanischen Terminus „rheumatoid arthritis" [dem Rheuma vergleichbare (also nur ähnliche) Arthritis] zumindest nomenklatorisch geschieht. Man würde also die „rheumatoid arthritis" an die Seite der übrigen „Rheumatoide" (eine, wie unten begründet, ebenfalls abzulehnende Bezeichnung für symptomatische Arthritiden) stellen. Eine solche Trennung zwischen dem rheumatischen Fieber als der eigentlichen rheumatischen Krankheit einerseits und der chronischen Polyarthritis und den symptomatischen Arthritiden als „Rheumatoide" andererseits ist nicht gerechtfertigt. Als unglücklicher Ausweg aus dieser Situation mußte das Bemühen bezeichnet werden, den Terminus „Polyarthritis rheumatica" für die chronische Polyarthritis einzuführen. Er beweist zwar das Eingeständnis, daß die chronische Polyarthritis als rheumatische Erkrankung anzusehen ist, er definiert aber auf der anderen Seite diese Erkrankung wieder als die „eigentliche" rheumatische Polyarthritis und schafft damit das Extrem auf der anderen Seite. Dieser Name würde diese Erkrankung in Gegensatz zu allen anderen, dann nichtrheumatisch zu nennenden, Polyarthritiden stellen. Und somit würde jetzt beispielsweise das rheumatische Fieber aus dem engeren Rheuma-Begriff herausfallen. Ähnliches gilt für die „Polymyalgia rheumatica". Dieser Name würde besagen, daß alle anderen Polymyalgien nicht rheumatisch seien, was natürlich nicht zutrifft. Das Adjektiv „rheumatisch" kann also nur gleichberechtigt für alle rheumatischen Erkrankungen gelten, und die Zusätze „rheumatica", „rheumatisch" oder auch „rheumatoid" können innerhalb rheumatischer Erkrankungen niemals zur Charakterisierung bestimmter rheumatischer Erkrankungen herangezogen werden. Nur wenn beispielsweise eine außerhalb rheumatischer Leiden liegende organische Erkrankung als im Zusammenhang mit einer rheumatischen Erkrankung stehend benannt werden soll, ist das Beiwort „rheumatisch" gerechtfertigt, z.B.: „Carditis rheumatica" im Gegensatz zu nichtrheumatischen Herzerkrankungen. Nur als Folge dieser nomenklatorischen Unklarheiten sind gelegentlich zu lesende Bezeichnungen wie „echter Rheumatismus", „eigentlicher Rheumatismus", „Rheuma im engeren oder weiteren Sinne" usw. zu verstehen.

Auch die bereits erwähnten symptomatischen (reaktiven) Arthritiden (früher „Rheumatoide") als fakultatives gleichartiges rheumatisches Erscheinungsbild aufgrund der Einwirkung verschiedener Noxen (infektiös oder nichtinfektiös) kann man nicht als „Rheumatoide" bezeichnen, da es sich einwandfrei um rheumatische Manifestationen ursprünglich nichtrheumatologischer offensichtlicher oder auch verborgener Grunderkrankungen handelt. Die Tatsache, daß diese symptomatischen rheumatischen Erkrankungen oft Folge nichtrheumatischer Grunderkrankungen sind, hat zu der gelegentlichen Auffassung geführt, daß man sie deshalb nicht als rheumatisch ansehen dürfe. Dieser Ansicht liegt eine falsche Betrachtungsweise der rheumatischen Erkrankungen zugrunde. Auch wenn die selbst nicht rheumatische Grunderkrankung z.B. eine infektiöse Krankheit ist, so ist die mögliche Manifestation am Bewegungsapparat dennoch rheumatisch. Wir kennen sogar Fälle von symptomatischen Arthritiden, wie z.B. Toxoplasmose oder Coxsackie-Infektionen, bei denen die Arthritis häufig die einzige Krankheitsmanifestation ist. Hier wird deutlich, daß man die Arthritis als Manifestation am Bewegungsapparat selbstverständlich zum Rheumatismus zählen muß, wenn auch eine nichtrheumatische Infektionskrankheit letztlich zugrunde liegt. Man würde ja auch niemals eine Darminfektion deshalb nicht mehr als Darmerkrankung bezeichnen, weil ihr eine Infektionskrankheit zugrunde liegt. Das gilt auch für die infektiösen Gelenk- und Wirbelsäulenerkrankungen, bei denen sich die Erreger im Gelenk selbst finden. Auch hier ist die Manifestation am Bewegungsapparat rheumatisch im Sinne des symptomatologischen Sammelbegriffes der rheumatischen Krankheiten. Meist werden ja erst vom Rheumatologen, der um diese Zusammenhänge weiß, die Ursachen solcher Manifestationen am Bewegungsapparat aufgespürt. Schließlich sind die Fälle gar nicht so selten, in denen wir die Ursache überhaupt nie entdecken. Diese Fälle blieben dann aber nach Ansicht der betreffenden Betrachter lediglich aufgrund unseres diagnostischen Unvermögens rheumatische Erkrankungen.

Weiter gibt es bei bestimmten Grunderkrankungen vorkommende Manifestationen am Bewegungsapparat, die nicht als gleichartige Reaktion, wie bei den symptomatischen Arthritiden, sondern als eigenständige Erkrankung aufgefaßt werden (MATHIES et al. 1979). Auch diese Erscheinungen am Bewegungsapparat dürfte man nicht als rheumatisch auffassen, wenn die Nomenklatur und Krankheitsdefinition sich allein nach der Grundkrankheit, die nichtrheumatischer Natur ist, richten würde. Die Arthritis psoriatica, die übrigens auch ohne Psoriasis auftreten kann, wäre also eine Hauterkrankung und nicht eine eigenständige Gelenkerkrankung mit Beziehung zur Psoriasis. Auch der Streptokokkenrheumatismus (rheumatisches Fieber, akute Polyarthritis) wäre dann keine rheumatische Erkrankung (obwohl man ihr einst das Prädikat „Rheumatismus verus" zuerkannte), sondern eine Infektionskrankheit. Auch das Reiter-Syndrom mit seinen häufig zugrundeliegenden Darm- oder Harnwegsinfektionen (wenn auch mit noch nicht genau bekanntem pathogenetischen Mechanismus) würde höchstens zum Rheumatoid degradiert. Die Sarkoidarthritis (als Löfgren-Syndrom mit Boeckscher Hilusadenopathie) wäre eine Lungenerkrankung. Schließlich würde die chronische Polyarthritis, wenn wir eines Tages vielleicht die Ätiologie ganz aufklären sollten, aufhören, eine rheumatische Erkrankung zu sein. Auch bei der Gicht darf nicht übersehen werden, daß die Grundkrankheit natürlich eine Stoffwechselerkrankung ist, die aber eine rheumatische Manifestation am Gelenkapparat haben kann, deren Differentialdiagnostik erfahrungsgemäß manchmal nicht unerhebliche Schwierigkeiten macht. Für alle diese hier erwähnten Erkrankungen gilt also, wie auch für die symptomatischen und infektiösen Manifestationen am Bewegungsapparat, daß die Ursache bzw. Grunderkrankung auch hier natürlich nicht rheumatisch ist, daß aber ihre möglichen Manifestationen am Bewegungsapparat als rheumatisch bezeichnet werden müssen. Beispielsweise wird bei der Gicht die zugrundeliegende Hyperurikämie meist über die Gelenkmanifestation vom Rheumatologen erkannt.

Schließlich sind als Beispiel für früher als „pararheumatisch" bezeichnete Krankheiten die Kollagenerkrankungen anzuführen, bei denen Manifestationen an inneren Organen neben den Manifestationen am Bewegungsapparat, die auch fehlen können, im Vordergrund stehen. Hier wird auch die extraartikuläre Manifestation als rheumatisch bezeichnet. Dafür spricht auch die Tatsache der häufig überlappenden Erscheinungsbilder dieser Erkrankungen untereinander und beispielsweise mit der chronischen Polyarthritis, so daß die Grenzziehung oft schwer, wenn nicht manchmal sogar unmöglich ist.

Man ist immer wieder erstaunt festzustellen, daß zu einem Zeitpunkt, als schon die ersten Differenzierungsversuche gemacht wurden, die Arthrosen noch im großen undifferenzierten Rest der rheumatischen Erkrankungen enthalten waren. Sie wurden erst 1913 als abzutrennende degenerative Gelenkerkrankung erkannt (v. MÜLLER 1913). Es ist eigentlich die einzige Krankheitsgruppe, bei der man wegen der vorwiegend statischen Ursachen und wegen des nichtsystemischen Charakters ohne zugrundeliegende innere Erkrankung eine Abtrennung von rheumatischen Erkrankungen diskutieren könnte, wie es bei uns von Seiten der Orthopäden gewünscht wird. In den meisten Ländern werden die Arthrosen als selbstverständlich den rheumatischen Erkrankungen zugehörig betrachtet. Es gibt frühere Definitionen (GÜNTHER 1962), in denen die Schwierigkeiten einer Abtrennung offensichtlich wurden, indem z.B. die Arthrosen aus dem Rheumabegriff herausgenommen wurden, dann aber in der Klassifikation ausdrücklich als „degenerativer Rheumatismus" wieder erschienen. Und in allen Rheumabüchern und auf Rheumakongressen ist genau so von degenerativen Gelenkerkrankungen die Rede, wie sie auch in Rheumakliniken und in Rheumasanatorien behandelt werden. Und der Patient kommt ja zunächst einmal mit seinen „rheumatischen Beschwerden" zum Arzt, der ja auch nicht in jedem Fall sofort entscheiden kann, ob eine Erkrankung primär degenerativ oder entzündlich oder nichtentzündlich mit internistischem Hintergrund ist. Die nichtentzündlichen rheumatischen Erkrankungen mit internistischer Ursache sind vorwiegend systemische oder infektiös, metabolisch, endokrin, hämatologisch, neurogen usw. bedingte Manifestationen am Bewegungsapparat. Sie sind also nicht primär degenerativ.

Nach einigen historisch verständlichen, heute aber als überholt zu bezeichnenden Versuchen, den Rheuma-Begriff bestimmten Erkrankungen vorzubehalten, wobei man jedoch mal die eine und mal die andere Erkrankung als eigentliches Rheuma ansah, haben wir uns jetzt wieder auf den historischen Begriff des Rheuma als Gruppenbezeichnung für alle rheumatischen Erkrankungen zu besinnen, nur daß die einheitlich gedachte Ätiologie natürlich heute keine Gültigkeit mehr hat. Nachdem wir heute glauben, nahezu alle rheumatischen Erkrankungen pathogenetisch und nosologisch definiert und sinnvoll klassifiziert zu haben, kann der Terminus „Rheumatismus" keine differentialdiagnostische Bedeutung mehr beanspruchen, indem er etwa definierte von noch unklaren Krankheitsbildern trennt.

In Anlehnung an eine amerikanische Definition haben wir den Rheumabegriff einmal folgendermaßen formuliert:

„Rheumatische Erkrankungen sind mit Schmerzen und Funktionseinschränkungen einhergehende Zustände am Bewegungsapparat unter Einschluß der diese Erkrankungen begleitenden oder auch isoliert vorliegenden Manifestationen an anderen Organen oder Organsystemen."

In dieser Definition sind also die begleitenden (bzw. gelegentlich auch ohne Symptomatik am Bewegungsapparat auftretenden) Manifestationen primär rheumatischer Erkrankungen an inneren Organen mit enthalten, wogegen selbstverständlich primäre innere Erkrankungen, die evtl. rheumatische Manifestationen haben können, nur bezüglich dieser etwaigen Manifestationen am Bewegungsapparat, nicht aber hinsichtlich der internen Grunderkrankung mit einbezogen sind. Allerdings sind in einer solchen international gültigen Definition auch statische und traumatische Erkrankungen enthalten. Will man diese eliminieren, wäre eine etwa folgendermaßen lautende Definition vorzuschlagen:

„Rheumatismus ist der Sammelbegriff für Erkrankungen am Bewegungsapparat mit Systemcharakter, evtl. mit Manifestationen an inneren Organen, oder auf dem Boden von Grunderkrankungen besonders infektiöser, metabolischer, endokrinologischer, hämatologischer, neurologischer oder psychischer Genese."

Die in der Arbeitsgemeinschaft „Klassifikation" der Deutschen Gesellschaft für Rheumatologie von deutschen, schweizerischen, österreichischen und jugoslawischen Rheumatologen und Spezialisten angrenzender Fachgebiete erarbeitete und später noch in englischer, französischer und spanischer Sprache bearbeitete „Klassifikation der Erkrankungen des Bewegungsapparates" (MATHIES et al. 1979) umgeht Schwierigkeiten einer Grenzziehung, indem sie auch eindeutig alle Erkrankungen des Bewegungsapparates umfaßt, die nicht in die Definition der rheumatischen Erkrankungen gehören. Bei der verwendeten Nomenklatur wurden die oben angeführten Überlegungen berücksichtigt. Einteilung und Nomenklatur sollten möglichst nach ätiologischen und nosologischen und hier wieder möglichst pathogenetischen Gesichtspunkten und nicht in verlaufsbeschreibendem Sinne vorgenommen werden, damit der Name eindeutig nur die angesprochene Krankheit definiert und nicht auch für andere Krankheiten Gültigkeit hätte. Wenn die Pathogenese nicht bekannt ist und die Erkrankung nicht durch „idiopathisch" zu charakterisieren war, ein Begriff, der bei späterer Erkenntnis definierender pathogenetischer Zusammenhänge übrigens jederzeit leicht ersetzt werden kann, wurde ein das klinische Erscheinungsbild charakterisierender Name für am besten gehalten, der dann jedoch gegenüber anderen Erkrankungen eine klare Abgrenzung beinhalten muß. In einigen Fällen wurde jedoch an Krankheitsbezeichnungen festgehalten, die zwar die Erkrankung von der Nomenklatur her nicht eindeutig definieren, die jedoch die betreffende Erkrankung nach dem bisherigen Sprachgebrauch eindeutig bezeichnen. Auf lokalisatorische Bezeichnungen wurde weitgehend verzichtet, es sei denn, die Erkrankung würde nur an bestimmten Lokalisationen auftreten und so das Erscheinungsbild charakterisieren. Wenn dieses Prinzip gelegentlich durchbrochen wurde, so geschah das aus im Einzelfall gegebenen Gründen. Eine zusätzliche Lokalisationsklassifikation ist im übrigen in Vorbereitung, um die Möglichkeit der Registrierung auch nach Manifestationsorten der Erkrankung zu geben.

Einige spezielle nomenklatorische Diskussionen, die auch in der Klassifikation berücksichtigt wurden, sind hier jedoch noch zu zitieren. Am eingehendsten wurde die Terminologie der chronischen Polyarthritis (primär chronische Polyarthritis, progressiv chronische Polyarthritis, rheumatoide Arthritis) diskutiert, und die hier wiedergegebene Auffassung kann auch nur die in der Rheumatologie im deutschen Sprachraum vorherrschende Meinung wiedergeben. Da es den Übergang einer echten akuten Polyarthritis (=rheumatisches Fieber, s. unten) in eine echte chronische Polyarthritis mit ihrer ganz anders gelagerten Pathogenese als definierten Krankheitsverlauf nicht gibt, entfiel die Krankheitsbezeichnung „sekundär chronische Polyarthritis" und damit auch die der „primär chronischen Polyarthritis" (MATHIES 1965, 1975). Solche vermeintlichen Übergänge von einem Streptokokkenrheumatismus in eine chronische Polyarthritis sind meist fehlinterpretierte erste akute Schübe einer chronischen Polyarthritis mit anschließendem chronisch-progredientem Verlaufsbild oder die seltene chronische Verlaufsform eines Streptokokkenrheumatismus. Der Ersatz des „primär" durch „progressiv", um eine Abkürzung „p.c.P." beibehalten zu können, ist nicht sinnvoll, da chronische Erkrankungen in der Regel auch fortschreitende Veränderungen machen (MATHIES 1970, SCHILLING 1969). Der Vorschlag „idiopathische chronische Arthritis" (MATHIES 1970), wobei „idiopathisch" bei Entdeckung der letztlichen Ätiologie durch ein geeignetes Adjektiv ersetzt werden kann, charakterisiert das Krankheitsbild nicht gegenüber anderen in ihrer Ätiologie noch unklaren chronischen Polyarthritiden, der Terminus hat jedoch den Vorteil, daß er das Krankheitsbild auch schon in monartikulären Frühstadien dokumentieren läßt. Es bleibt vorläufig die „chronische Polyarthritis", eine Bezeichnung, die wegen mangelnder exakter Abgrenzung gegen andere Erkrankungen auch nicht ganz befriedigt, wenn auch klar ist, welche Erkrankung damit gemeint ist. Die anglo-amerikanische Bezeichnung „rheumatoid arthritis" hat sich bei den deutschsprachigen Rheumatologen im allgemeinen nicht durchsetzen können bzw. sie wurde sogar eindeutig abgelehnt. Der geschichtliche Hintergrund dieser Wortschöpfung (1859) wurde bei der Besprechung des Rheuma-Begriffes bereits geschildert. Das an Adjektive angehängte Suffix „-id", abgeleitet von der griechischen Endung „-ιδης" (genaue Darstellung der sprachlichen Grundlagen (MATHIES 1965, 1973), charakterisiert die Vergleichbarkeit (Ähnlichkeit) eines Gegenstandes mit einem anderen bezüglich einer charakteristischen Eigenschaft [z.B. veilchenähnliche (=veilchenblaue) Augen]. Auf die „rheumatoide Arthritis" übertragen, würde das heißen, daß diese Erkrankung bezüglich der Arthritis dem Rheuma vergleichbar wäre. Da aber „Rheuma" nicht eine einzige Erkrankung, sondern den ganzen Komplex rheumatischer Erkrankungen charakterisiert, würde man mit dem Terminus „rheumatoide Arthritis" diese Erkrankung mit dem Gesamtkomplex vergleichen, zu dem sie selbst als Untergruppe gehört. Würden wir jedoch die rheumatoide Arthritis wirklich dem Gesamtkomplex Rheumatismus gegenüberstellen und mit diesem vergleichen (was natürlich insofern unlogisch wäre, als man nicht eine definierte Erkrankung bezüglich bestimmter Eigenschaften mit mehreren ganz unterschiedlichen Krankheiten vergleichen kann) so würde man auf jeden Fall die rheumatoide Arthritis aus dem Gruppenbegriff der rheumatischen Erkrankungen herausnehmen, was dieser wichtigsten rheumatischen Erkrankung jedoch keinesfalls gerecht würde.

Aber selbst wenn wir aus historischer Sicht, was heute natürlich nicht mehr gerechtfertigt wäre, die „rheumatoide Arthritis" mit dem „Rheumatismus verus" (rheumatisches Fieber) vergleichen würden, so müßten wir feststellen, daß sie keinesfalls diesem rheumatischen Fieber bezüglich der Arthritis und schon gar nicht bezüglich der Ätiologie und des ganzen klinischen Erscheinungsbildes ähnlich ist. Sie ist anderen Erkrankungen sehr viel ähnlicher. Da man die früheren Rheumatoide heute als symptomatische bzw. reaktive Arthritiden bezeichnet (s. oben), wäre es unsinnig, die viel eindeutigere rheumatische Erkrankung der chronischen Polyarthritis nun stattdessen als „rheumatoid" zu bezeichnen. Auch das Argument, auf internationaler Ebene eine Vereinheitlichung der Nomenklatur anzustreben, hat in der deutschen Klassifikation (MATHIES et al. 1979) nicht so weit überzeugen können, daß man geneigt war, einen ausgesprochen unlogischen Terminus zu übernehmen, solange wir einen wesentlich besseren, wenn auch nicht optimalen Namen für diese Krankheit haben.

Das aus der anglo-amerikanischen Nomenklatur übernommene „rheumatische Fieber" (rheumatic fever) hieß bei uns früher „akute Polyarthritis". Dieser Terminus ist eine lediglich verlaufsbeschreibende Bezeichnung, die für andere Krankheitsbilder auch zutrifft. Da bei dieser Erkrankung, und nur bei dieser, ein Streptokokkeninfekt die Voraussetzung zur Auslösung eines pathogenetischen Mechanismus ist, wurde im Rahmen der Bemühungen, die Pathogenese charakterisierende Termini zu schaffen, der Name „Streptokokkenrheumatismus" (auch „Streptokokkengranulomatose") (MATHIES et al. 1979) vorgeschlagen. Inzwischen hat sich aber auch der Name „rheumatisches Fieber" weitgehend eingeführt. Diese hiermit gemeinte rheumatische Erkrankung geht jedoch keinesfalls immer mit Fieber einher, und andererseits weisen andere rheumatische Erkrankungen, u.a. die chronische Polyarthritis, und besonders andere Kollagenosen, nicht selten Fieber auf. Der Ausdruck „rheumatisches Fieber" charakterisiert also diese Erkrankung in keiner Weise. Er wurde deshalb in der genannten Klassifikation durch „Streptokokkenrheumatismus" ersetzt, ein die Erkrankung pathogenetisch gut charakterisierender und teilweise bereits gebrauchter Terminus.

Es wurde mit Recht vorgeschlagen, den Terminus „Sklerodermie" durch „systemische (progressive) Sklerose" zu ersetzen, da sich die Vorgänge keinesfalls auf die Haut beschränken.

Die ursprünglich mehr klinische Bezeichnung der Periarteriitis nodosa trifft nicht die morphologischen Vorgänge und die verschiedenen klinischen Erscheinungsformen. Zunächst einmal spielt sich die Erkrankung nicht um die Gefäße, sondern in allen Wandschichten ab. Das soll der Terminus „Panarteriitis" zum Ausdruck bringen. Der Name Polyarteriitis wird in letzter Zeit wieder weniger benutzt, da die Erkrankung auch isolierte Arterien bzw. Gefäßabschnitte betreffen kann. Der Zusatz „nodosa" charakterisiert höchstens eine Sonderform der auch als Kussmaulsche Erkrankung bezeichneten Erkrankung und sollte in der Bezeichnung der Erkrankung weggelassen werden.

In der neuen Klassifikation hat man sich für die „Spondylitis ankylosans" entschieden, da „... ankylopoetica" nicht mehr sagt. Der Zusatz „ankylosans" scheint gerechtfertigt als Unterscheidung zu zahlreichen anderen Spondylitiden.

„Pelvispondylitis ossificans" (MOLL 1972) würde die Vorgänge am Becken (Sakroiliakalgelenke, Symphyse, Ansatztendinitiden usw.) mit umfassen, was aber nicht viel weiter bringt, da die Grenzgelenke der Wirbelsäule ohnehin mit der Spondylitis gemeint sind und auf der anderen Seite mit „Pelvi-" andere Manifestationen (Sternum, stammnahe und stammferne Gelenke usw.) auch nicht inbegriffen sind. Da auf Eigennamen ohnehin verzichtet wurde, und da zudem in jedem Land diese Erkrankung mit anderen Eigennamen belegt wird, sollte die in Deutschland noch gebräuchliche Bezeichnung „Morbus Bechterew" auch langsam verschwinden, zumal der Autor BECHTEREW (1893) nicht eindeutig die Spondylitis ankylosans beschrieben hat. Ein weiteres Synonym ist die Pierre-Marie-Strümpellsche Krankheit (MARIE 1898, STRÜMPELL 1897).

Der Terminus Osteoarthritis für die Arthrose hat sich im angloamerikanischen Sprachraum lange gehalten und wird teilweise auch heute noch gebraucht. Gegenüber der Arthritis soll der Zusatz „Osteo-" besagen, daß die Arthritis, die von der Synovialis ihren Ausgang nimmt und nur mit sekundären knöchernen Veränderungen einhergeht, der primär Knorpel und Knochen betreffenden Osteoarthritis gegenübergestellt wird, wobei man allerdings nicht den entscheidenden Unterschied zwischen primär entzündlichen und primär degenerativen Erkrankungen macht. Entzündliche Erscheinungen bei der Arthrose sind höchstens sekundär. Obwohl der Name Arthrose anatomisch schon die Gelenkverbindung als solche charakterisiert, ist der Terminus für das klinische Bild der degenerativen Gelenkerkrankung durch die Endung „-ose" gut brauchbar. Dennoch wurde von MOLL (1958) auch der Terminus „Arthronose" vorgeschlagen. Die erweiterte Bezeichnung Osteoarthrose bringt hier auch nicht viel weiter. Der Name „Arthrosis deformans" charakterisiert die Erkrankung auch nicht besser, denn auch entzündliche Erkrankungen führen zu Deformationen, die ja auch bei der Arthrose letztlich nur eine Folgeerscheinung sind. Und daß „Arthritis deformans" erst recht keine Lösung ist, liegt nach dem vorher Gesagten auf der Hand. Der bei uns geläufige Terminus „Arthrose" genügt somit vollauf.

Das mit dem Namen „Polymyalgia rheumatica" bezeichnete Krankheitsbild hat in letzter Zeit vermehrte Bedeutung erlangt. Die Bezeichnung „Polymyalgie" ist richtig, weil die äußerst schmerzhafte Muskulatur keinerlei morphologische Veränderungen aufweist. Dagegen ist der Zusatz „rheumatica" in keiner Weise charakterisierend. Die Erkrankung ist, wie andere auch, selbstverständlich rheumatisch. Wenn der Terminus vielleicht zum Ausdruck bringen sollte, daß die Erkrankung z.B. der chronischen Polyarthritis oder auch dem „Rheumatismus verus" nahestehen sollte, so ist das ganz sicher nicht der Fall, da sich keinerlei ätiologische, pathogenetische oder klinische Gemeinsamkeiten finden lassen. Dann stünde die Polymyositis (Dermatomyositis) der chronischen Polyarthritis als vermutliche Autoimmunerkrankung viel näher. Solange man die Genese nicht genau kennt, wurde der Terminus „Polymyalgia idiopathica" vorgeschlagen, der sich jedoch nicht durchgesetzt hat. Wegen der möglichen Kombination mit einer als Riesenzellarteriitis auftretenden Zerebralarteriitis (bes. Temporalarteriitis) und auch Koronararteriitis wird die angiitische Genese als wahrscheinlich angesehen, auch wenn man entsprechende histologische Veränderungen im Biopsiematerial in Fällen ohne Zerebralarterienbeteiligung oft nicht findet. In der jetzt gültigen Revision der Klassifikation wurde demzufolge der Terminus Polymyalgia arteriitica akzeptiert. Da es sich um eine entzündliche Erkrankung handelt, wie auch die meist stark beschleunigte Blutkörperchensenkungsgeschwindigkeit ausweist, ist sie unter den entzündlichen Muskelerkrankungen zu finden.

Die häufig als Periarthritis humeroscapularis bezeichnete Erkrankung ist keinesfalls, zumindest nicht primär, eine entzündliche Erkrankung. In der neuen Klassifikation ist deshalb die Erkrankung zutreffender als Periarthropathia humeroscapularis bezeichnet worden.

Auch bei den Tendinopathien, Tendinitiden, Tendovaginopathien und Tendovaginitiden (Tenosynovitiden) muß man streng zwischen den primär entzündlichen und den nichtentzündlichen Krankheitsbildern auch in der Nomenklatur unterscheiden. Die meisten Erkrankungen sind nichtentzündlicher Natur und dann als Tendopathien oder Tendovaginopathien zu bezeichnen. Da entzündliche Sehnenscheidenerkrankungen häufig im Verlauf einer chronischen Polyarthritis auftreten, bezeichnet man sie auch als Tenosynovitiden, um die Vorgänge am gleichen Gewebe, der Synovialis, kundzutun.

Obwohl wir auch entzündliche Insertionstendinitiden (Fibroostitiden) kennen, sind die landläufig z.B. als Epikondylitis bezeichneten Erscheinungsbilder nichtentzündlicher (oder höchstens fakultativ sekundär entzündlicher) Natur. Man hat daher diese Bilder als Insertionstendinopathien (Fibroosteopathien) und, wenn wir sie lokalisatorisch näher definieren wollen, in diesem Fall z.B. als Epikondylopathien zu bezeichnen.

Die Erkenntnis, daß frühere Klassifikationen unvollständig, veraltet, teilweise nach neuerer Auffassung sachlich unrichtig waren und unter einer nicht geeigneten Einteilung litten, war für deutsche, schweizerische österreichische und jugoslawische Rheumatologen Veranlassung, eine neue Klassifikation zu erstellen, die am 7. November 1971 verabschiedet wurde. Inzwischen liegt die am 7. Dezember 1975 fertiggestellte und nochmals überarbeitete 1. Revision vor, die weiter unten gekürzt abgedruckt ist. Die gewählte Einteilung war wohlüberlegt und ausführlich begründet. Die Gliederung gestattet einerseits jederzeit eine weitere Untergliederung, sofern das möglich und notwendig erscheint. Andererseits gestattet die Gliederung sowohl eine differenzierte Diagnoseangabe als auch bei Fehlen von Detailkenntnissen oder bei nicht notwendiger Feinregistrierung eine gröbere Datenerfassung. Der Aufbau der Klassifikation wurde in der betreffenden Originalpublikation ausführlich begründet und erklärt (MATHIES et al. 1979).

Die von WOOD erstellte und in der 9. Revision vorliegende Klassifikation (s. unten), (Bundesminister für Jugend, Familie und Gesundheit, 1979), die in der International Classification of the Diseases (ICD) enthalten ist und als Klassifikation der WHO gilt, ist für eine fachgerechte wissenschaftliche Diagnosedokumentation nicht geeignet. Sie läßt eine sinnvolle Einteilung und logische Zuordnung zu Oberbegriffen vermissen und gestattet mehrere Registrierungen der gleichen Erkrankung an den verschiedensten Stellen, da nosologische, lokalisatorische und Beschwerden beschreibende Termini nebeneinander stehen. Die Positionen wurden aus Diagnoseangaben auf Krankenscheinen, in Krankenblättern usw. zusammengestellt, sie entbehren also wissenschaftlicher Exaktheit. Somit läßt auch die nomenklatorische Klarheit zu wünschen übrig. Darüber hinaus verführt die ICD zu oberflächlicher Diagnostik, da sich für jede Beschwerde ohne exakte Krankheitsbezeichnung eine Position findet. MATHIES (1978, 1980) hat diese Klassifikation eingehend kritisiert. Die oben erwähnte deutschsprachige Klassifikation der Erkrankungen des Bewegungsapparates (MATHIES et al. 1979) wurde inzwischen auch in englischer, französischer und spanischer Sprache herausgebracht (MATHIES et al. 1979). Sie liegt der WHO zur Berücksichtigung bei der nächsten WHO-Klassifikations-Revision vor.

Gekürzte Fassung der Internationalen Klassifikation der Krankheiten (ICD) 1979
(WHO-Klassifikation)

Krankheiten des Skeletts, der Muskeln und des Bindegewebes

710–719 *Arthropathien und verwandte Affektionen*
(ausschl. Affektionen der Wirbelsäule)

710.– *Diffuse Krankheiten des Bindegewebes*
(einschl. alle Kollagenosen, die sich nicht auf ein Körpersystem beschränken, ausschl. Affektionen, die bes. das kardiovaskuläre System betreffen (z.B. Periarteriitis nodosa)]

710.0 Lupus erythematodes disseminatus
710.1 Systemsklerose
710.2 Sicca-Syndrom (Sjögren-Syndrom)
710.3 Dermatomyositis
710.4 Polymyositis
710.8 Sonstige diffuse Krankheiten des Bindegewebes
710.9 N. n. bez. Krankheiten des Bindegewebes

711.– *Arthropathien in Verbindung mit Infektionen*
(ausschl. rheumatisches Fieber)

711.0 Eitrige Arthritis (Coli, Influenza, Pneumokokken usw.)
711.1 Reiter-Syndrom
711.2 Behçet-Syndrom
711.3 Postdysenterische Arthropathie
Dysenterie, Paratyphus, Salmonellen u.a.
711.4 Arthropathie in Verbindung mit sonstigen bakteriellen Krankheiten
Gonorrhoe, Lepra, Meningokokken, Tuberkulose
711.5 Arthropathien in Verbindung mit sonstigen Viruskrankheiten
711.6 Arthropathien in Verbindung mit Mykosen
711.7 Arthropathien in Verbindung mit Helminthosen
711.8 Arthropathien in Verbindung mit sonstigen infektiösen und parasitären Krankheiten
711.9 N. n. bez. infektiöse Arthritis

712.– *Arthropathien durch Steine und Kristalle*

712.0 Arthritis urica
712.1 Chondrocalcinosis durch Calciumphosphate
712.2 Chondrocalcinosis durch Pyrophosphate
712.3 N. n. bez. Chondrocalcinosis
712.8 Sonstige Arthropathien durch Steine und Kristalle
712.9 N. n. bez. Arthropathien durch Steine und Kristalle

713.– *Arthropathien in Verbindung mit sonstigen Affektionen, die anderweitig klassifiziert sind*

713.0 Arthropathie in Verbindung mit sonstigen endokrinen und metabolischen Affektionen
Akromegalie, Hämochromatose, Hyperparathyreoidismus, Hypogammaglobulinämie, Hypothyreoidismus, Lipoiddermatoarthritis, Ochronose
713.1 Arthropathie in Verbindung mit gastro-intestinalen Affektionen, ausgen. Infektionen
Colitis ulcerosa, Enteritis regionalis
713.2 Arthropathie in Verbindung mit hämatogenen Infektionen
Hämoglobinopathien, Hämophilie, Leukämie, maligne Histiozytose, Myelomatose

713.3	Arthropathie in Verbindung mit dermatologischen Affektionen
	Erythema multiforme, Erythema nodosum, Psoriasis
713.4	Arthropathie mit respiratorischen Affektionen (ausschl. infektiös)
713.5	Arthropathie in Verbindung mit neurologischen Affektionen
	diabetische, neuropathische bei Tabes und Syringomyelie
713.6	Arthropathie in Verbindung mit Überempfindlichkeitsreaktionen
	Schönlein-Henoch, Serumkrankheit
713.7	Sonstige Allgemeinkrankheiten mit Gelenkbeteiligung
	Amyloidose, familiäres Mittelmeerfieber, Sarkoidose u.a.
713.8	Arthropathie in Verbindung mit sonstigen Affektionen
714.–	*Primär chronische Polyarthritis und sonstige entzündliche Polyarthropathien*
	(ausschl. rheumatische Arthritis der Wirbelsäule und rheumatisches Fieber)
714.0	Primär chronische Polyarthritis (rheumatoid arthritis)
714.1	Felty-Syndrom
714.2	Sonstige rheumatische Arthritis mit visceraler oder Systembeteiligung
714.3	Polyarthritis chronica infantis (juvenilis), Still-Syndrom
714.4	Chronische postrheumatische Arthropathie
714.8	Sonstige entzündliche Polyarthropathien
714.9	N. n. bez. entzündliche Polyarthropathie
715.–	*Osteoarthrose (Osteoarthritis)*
715.0	Generalisiert
715.1	Lokalisiert, primär } lokalisiert = einschl. bilateral
715.2	Lokalisiert, sekundär
715.3	Lokalisiert ohne Angabe primär oder sekundär
715.8	Mit Angabe oder mit Beteiligung von mehr als einer Seite, aber nicht als generalisiert bezeichnet
715.9	Weder generalisiert noch lokalisiert
716.–	*Sonstige und n.n. bez. Arthropathien*
716.0	Kaschin-Beck' Krankheit
716.1	Traumatische Arthropathie
716.2	Allergische Arthritis (ausschl. Schönlein-Henoch und Serumkrankheit)
716.3	Klimakterische Arthritis
716.4	Flüchtige Arthropathie
716.5	N. n. bez. Polyarthropathie und Polyarthritis
716.6	N. n. bez. Monarthritis
716.8	Sonstige n. bez. Arthropathien
716.9	N. n. bez. Arthropathien
717.–	*Innere Kniegelenksschädigung* (ausschl. Ankylose, Deformität, frische Verletzung, habituelle Luxation, Kontraktur)
717.0	Alter „Eimerhenkelriß" des Meniskus
717.1	Schädigung des Vorderhorns des Meniscus medialis
717.2	Schädigung des Hinterhorns des Meniscus medialis
717.3	Sonstige und n. n. bez. Schädigungen des Meniscus medialis
717.4	Schädigung des Meniscus lateralis
717.5	Schädigung des Meniskus, anderweitig nicht klassifiziert
	kongenitaler Scheibenmeniskus
717.6	Freie Gelenkkörper im Knie
717.7	Chondromalacia patellae
717.8	Sonstige innere Kniegelenksschädigung
	Zustand nach Zerreißung von Bändern
717.9	N. n. bez. innere Kniegelenksschädigung
	Schädigung der Kniegelenksknorpel o.n.A.

718.–	*Sonstige Gelenkschädigungen* (ausschl. frische Verletzungen)
718.0	Gelenkknorpelaffektionen (ausschl. Ochronose, Chondrokalzinose, Knie)
718.1	Freie Gelenkkörper (ausschl. Knie)
718.2	Pathologische Dislokation (ausgen. habituelle Luxation und frische Verletzung)
718.3	Habituelle Luxation
718.4	Gelenkkontraktur
718.5	Gelenkankylose
718.6	Unspezifische Protrusio acetabuli
718.8	Sonstige Gelenkschädigung
718.9	N. n. bez. Gelenkschädigung
719.–	*Sonstige und n. n. bez. Gelenkaffektionen*
719.0	Gelenkerguß
719.1	Hämarthros (ausschl. Hämophilie, frische Verletzung)
719.2	Villonoduläre Synovitis
719.3	Palindromischer Rheumatismus
719.4	Gelenkschmerzen (Arthralgie)
719.5	Steifheit im Gelenk, anderweitig nicht klassifiziert
719.6	Sonstige Symptome, die sich auf das Gelenk beziehen
719.7	Gangstörungen
719.8	Sonstige Gelenkaffektionen
719.9	N. n. bez. Gelenkaffektionen
720–724	*Dorsopathien* (ausschl. Osteochondrose, Wirbelsäulenverkrümmungen)
720.–	*Ankylosierende Spondylitis und sonstige entzündliche Spondylopathien*
720.0	Spondylitis ankylopoetica (Bechterew)
720.1	Spinale Enthesopathie
720.2	Sakroiliitis (anderweitig nicht klassifiziert)
720.8	Sonstige entzündliche Spondylopathien
720.9	N. n. bez. entzündliche Spondylopathie
721.–	*Spondylosis und ähnliche Affektionen*
721.0	Zervikale Spondylosis ohne Myelopathie
721.1	Zervikale Spondylosis mit Myelopathie
721.2	Thorakale Spondylosis ohne Myelopathie
721.3	Lumbosakrale Spondylose ohne Myelopathie
721.4	Thorakale oder lumbale Spondylose mit Myelopathie
721.5	Baastrup' Syndrom
721.6	Spondylosis hyperostotica
721.7	Traumatische Spondylopathie
	Kümmell'sche Kyphose, Spondylitis
721.8	Sonstige
721.9	Spondylosis n. n. bez. Sitzes
722.–	*Intervertebrale Diskopathien*
722.0	Diskusprolaps, zervikaler ohne Myelopathie
722.1	Diskusprolaps, thorakaler oder lumbaler ohne Myelopathie
722.2	Diskusprolaps n. n. bez. Sitz ohne Myelopathie
722.3	Schmorl' Knorpelknoten (ausschl. M. Scheuermann)
722.4	Degeneration der zervikalen Intervertebralscheiben
722.5	Degeneration der thorakalen oder lumbalen Intervertebralscheiben
722.6	Degeneration der Intervertebralscheiben n. n. bez. Sitzes
722.7	Affektionen der Intervertebralscheiben mit Myelopathie
722.8	Postlaminektomie-Syndrom
722.9	Sonstige und n. n. bez. Diskopathien

723.–	*Sonstige Affektionen im zervikalen Bereich* (ausschl. Diskopathien, Spondylosis)
723.0	Spinalstenose im zervikalen Bereich
723.1	Zervikalgie
723.2	Zervikokraniales Syndrom
723.3	Zervikobrachiales Syndrom (diffuses)
723.4	Brachialneuritis oder -radikulitis
723.5	N. n. bez. Torticollis (ausschl. kongenital, akut traumatisch, Geburtsverletzung, hysterisch, psychogen, spasmotisch)
723.6	Pannikulitis im Bereich des Nackens
723.7	Ossifikation des Lig. longitudinale posterius columnae vertebralis im zervikalen Bereich
723.8	Sonstige Syndrome, die den zervikalen Bereich betreffen
723.9	N. n. bez. Affektionen und Symptome im Nackenbereich
724.–	*Sonstige und n. n. bez. Affektionen des Rückens* [ausschl. zusammengesunkener Wirbelkörper (Osteoporose)] Diskopathien, Spondylosis
724.0	Spinale Stenose außer im zervikalen Bereich
724.1	Schmerzen in der Brustwirbelsäule
724.2	Lumbago
724.3	Ischialgie (ausschl. spezielle Schädigungen des Ischiasnerven)
724.4	Thorakale oder lumbosakrale Neuritis oder Radikulitis o.n.A.
724.5	N. n. bez. Rückenschmerzen
724.6	Affektionen des Kreuzbeins
724.7	Affektionen des Steißbeins
724.8	Sonstige Symptome, die den Rücken betreffen Ossifikation der Lig. longitudinalis posterius o.n.A., Pannikulitis
724.9	N. n. bez. Affektionen des Rückens (außer Sakroiliitis) Affektionen des Iliosakralgelenks o.n.A., Ankylose der Wirbelkörper o.n.A.
725–729	*Rheumatismus, ausgen. des Rückens* (Muskeln, Sehnen, Sehnenansätze, sonstiges Bindegewebe)
725	*Polymyalgia rheumatica*
726.–	*Periphere Enthesopathien und ähnliche Syndrome*
726.0	Adhäsive Kapselentzündung der Schulter („frozen shoulder")
726.1	Rotatorensyndrom der Schulter und ähnliche Affektionen (Bursa, Sehnen)
726.2	Sonstige Affektionen der Schulterregion Myofibrosis humero-scapularis, Periarthritis humeroscapularis
726.3	Enthesopathie der Ellenbogenregion Epikondylitis, Tennisellenbogen
726.4	Enthesopathie des Handgelenks und der Handwurzel (Periarthritis)
726.5	Enthesopathie der Hüftregion Hüftbeinkammsporn, glutäale, Psoas- und trochantäre Tendinitis
726.6	Enthesopathie des Knies Patellartendinitis, Stieda-Pellegrini-Syndrom
726.7	Enthesopathie des Knöchels und Tarsus (ausschl. Morton Metatarsalgie) Achillessehnenentzündung, Kalkaneussporn, Metatarsalgie o.n.A., Tendinitis tibialis anterior
726.8	Sonstige periphere Enthesopathien
726.9	N. n. bez. Enthesopathie
727.–	*Sonstige Affektionen der Synovialis, Sehnen und Bursa*
727.0	Synovitis und Tendosynovitis (ausschl. gichtische und kristallinduzierte) gonorrhoisch, syphilitisch, tuberkulös, o.n.A.

727.1	Schleimbeutelhypertrophie und Hyperkeratose über dem Großzehengrundgelenk
727.2	Spezielle Bursitiden, oft berufsbedingt
	chron. Synovitis des Handgelenks, „Hauer-Bursitis" (Ellenbogen, Hand, Knie)
727.3	Sonstige Bursitiden (ausschl. Schulter sowie gonorrhoisch und symphilitisch)
727.4	Ganglion und Zyste der Synovialis, Sehnen und Bursa
727.5	Ruptur der Synovialis
727.6	Ruptur der Sehne (nicht traumatisch)
727.8	Sonstige Affektionen (einschl. Xanthomatose)
	Abszeß der Bursa oder Sehne, Kalzifikation der Sehne oder Bursa, Kontraktur der Sehnenscheide, verkürzte Sehne
727.9	N. n. bez. Affektionen
728.–	*Affektionen der Muskeln, Bänder und Faszien*
	(ausschl. Muskeldystrophien, Myopathien, neuromuskuläre Affektionen, Zerreißung von Kniegelenksbändern)
728.0	Infektiöse Myositis (ausschl. Myositis epidemica) purulente, tropische
728.1	Myositis ossificans, Polymyositis ossificans
728.2	Muskelschwund und Inaktivitätsatrophie (anderweitig nicht klassifiziert, ausschl. neuralgische Schulteramyotrophie, Progressive Muskelatrophie)
	Myofibrose
728.3	Sonstige näher bez. Muskelaffektionen (ausschl. Arthrogryposis multiplex congenita, Stiffman-Syndrom)
	Arthrogryposis, Immobilisations-Syndrom mit Lähmungen
728.4	Bänderschwäche
728.5	Hypermobilitätssyndrom
728.6	Kontraktur der Palmarfaszie (Dupuytren)
728.7	Sonstige Fibromatosen
	Fußsohlenfaszienentzündung (traumatisch), Fingerknöchelpolster, noduläre Faszienentzündung, pseudosarkomatöse Fibromatose
728.8	Sonstige Affektionen der Muskeln, Bänder und Faszien
	Fremdkörpergranulom, interstitielle Myositis, Talkgranulom
728.9	N. n. bez. Affektionen der Muskeln, Bänder und Faszien
729.–	*Sonstige Affektionen der Weichteile*
729.0	Rheumatismus o.n.A. und Fibrositis
729.1	N. n. bez. Myalgie und Myositis
729.2	N. n. bez. Neuralgie, Neuritis und Radikulitis
729.3	N. n. bez. Pannikulitis
729.4	N. n. bez. Faszienentzündung (ausschl. noduläre F.)
729.5	Gliederschmerzen
729.6	Verbliebener Fremdkörper in Weichteilen
728.8	Sonstige Symptome, die die Gliedmaßen betreffen, Anschwellungen in den Gliedmaßen, Krampf
729.9	Sonstige und n. n. bez. Affektionen der Weichteile
730–739	*Osteopathien, Chondropathien und erworbene Deformitäten des Muskelskelettsystems*
730.–	*Osteomyelitis, Periostitis und sonstige Infektionen mit Knochenbeteiligung*
730.0	Akute Osteomyelitis
730.1	Chronische Osteomyelitis
730.2	N. n. bez. Osteomyelitis
730.3	Periostitis ohne Angabe einer Osteomyelitis
730.4	Tuberkulose der Wirbelsäule
	Pott' Krankheit
730.5	Tuberkulose der Extremitätenknochen

730.6	Tuberkulose sonstiger Knochen
730.7	Osteopathie, verursacht durch Poliomyelitis
730.8	Sonstige Infektionen mit Knochenbeteiligung
	Syphilis der Knochen o.n.A.
730.9	N. n. bez. Infektion der Knochen
731.–	*Ostitis deformans und Osteopathien in Verbindung mit sonstigen, anderweitig klassifizierten Affektionen*
731.0	Ostitis deformans ohne Angabe eines Knochentumors
731.1	Ostitis deformans bei anderweitig klassifizierten Krankheiten
731.2	Osteoarthropathie hypertrophiante (Marie-Bamberger)
731.8	Sonstige Knochenbeteiligung bei anderweitig klassifizierten Krankheiten
732.–	*Osteochondropathien*
732.0	Juvenile Osteochondrose der Wirbelsäule (M. Scheuermann)
732.1	Juvenile Osteochondrose der Hüfte und des Beckens
	M. Perthes, Osteochondropathia ischio-pubica, Osteochondrose des Acetabulums, des Darmbeinkammes und der Symphyse
732.2	Nichttraumatische Epiphysenlösung des oberen Femurs
732.3	Juvenile Osteochondrose der oberen Gliedmaßen
	M. Kienböck, Lunatum-Malazie usw.
732.4	Juvenile Osteochondrose der unteren Gliedmaßen
	M. Osgood-Schlatter usw.
732.5	Juvenile Osteochondrose des Fußes
	M. Freiberg-Köhler, M. Köhler usw.
732.6	Sonstige oder n.n. bez. juvenile Osteochondrosen
732.7	Osteochondrosis dissecans
732.8	Sonstige n. bez. Formen der Osteochondropathie
	Osteochondrose der Wirbelsäule beim Erwachsenen
732.9	N. n. bez. Osteochondropathie
733.–	*Sonstige Affektionen der Knochen und Knorpel*
733.0	Osteoporose
733.1	Pathologische Fraktur
733.2	Knochenzyste
733.3	Hyperostosis cranialis interna
733.4	Aseptische Knochennekrose (ausschl. Osteochondropathien)
733.5	Ostitis condensans
733.6	Tietze-Syndrom
733.7	Algoneurodystrophie
733.8	Schlechte Stellung von Frakturenden
	Pseudoarthrose
733.9	Sonstige und n.n. bez. Affektionen der Knochen und Knorpel
	Diaphysenentzündung, rezidivierende Polychondritis
734	*Plattfuß* (ausschl. kongenitaler, rigider, spastischer)
	Erworbener Pes planus
735.–	*Erworbene Deformitäten der Zehen*
	Hallux valgus, Hallux varus, Hallux rigidus, Hallux malleus, Hammerzehen, Krallenzehen, sonstige
736.–	*Sonstige erworbene Deformitäten der Gliedmaßen* (ausschl. kongenitale)
736.0	Erworbene Deformitäten des Unterarms (ausschl. Finger)
	Cubitus valgus, Cubitus varus, Klauenhand, Klumphand, Krallenhand (erworben)
736.1	Hammerfinger

736.2	Sonstige erworbene Deformitäten der Finger
736.3	Erworbene Deformitäten der Hüfte
	Coxa valga, Coxa vara (erworben)
736.4	Genu valgum, Genu varum (erworben)
736.5	Genu recurvatum (erworben)
736.6	Sonstige erworbene Deformitäten des Knies
736.7	Sonstige erworbene Deformitäten des Knöchels und Fußes
	Klauenfuß, Klumpfuß (erworben)
736.8	Erworbene Deformitäten anderer Gliedmaßen
736.9	Erworbene Deformitäten der Gliedmaßen ohne Angabe des Sitzes
737.–	*Wirbelsäulenverbiegungen (ausschl. kongenitale)*
737.0	Haltungskyphose der Jugendlichen (ausschl. Osteochondrose)
737.1	Kyphose (erworben)
737.2	Lordose (erworben)
737.3	Kyphoskoliose und Skoliose
737.4	Wirbelsäulenverbiegung in Verbindung mit anderen Krankheiten
	Osteodystrophia fibrosa generalisata, Ostitis deformans, Tuberkulose
737.8	Sonstige Wirbelsäulenverbiegungen
737.9	N. n. bez. Wirbelsäulenverbiegung
738.–	*Sonstige erworbene Deformitäten*
738.0	Erworbene Deformität der Nase
738.1	Sonstige erworbene Deformität des Kopfes
738.2	Erworbene Deformitäten des Halses
738.3	Erworbene Deformitäten der Brust und Rippen
738.4	Erworbene (degenerative) Spondylolisthesis
738.5	Sonstige erworbene Deformitäten des Rückens oder der Wirbelsäule
738.6	Erworbene Deformitäten des Beckens
238.7	„Blumenkohlohr"
738.8	Erworbene Deformitäten sonstigen n. bez. Sitzes
738.9	Erworbene Deformitäten n.n. bez. Sitzes
739.–	*Nichtallopathische, anderweitig nicht klassifizierte Läsionen*
754.–	*Bestimmte kongenitale Muskel-Skelett-Deformitäten*
754.0	des Schädels, Gesichtes und Kiefers
754.1	des M. sternocleido-mastoideus
	Kongenitaler Torticollis u.a.
754.2	der Wirbel (kongenitale Haltungslordose, -skoliose)
754.3	Kongenitale Hüftgelenksluxation
754.4	Kongenitales Genu recurvatum und Verbiegungen der langen Knochen der Beine (einschl. Patellaluxation)
754.5	Varusdeformitäten der Füße
754.6	Valgusdeformitäten der Füße
754.7	Sonstige Deformitäten der Füße (einschl. Klumpfuß)
754.8	Sonstige n. bez. Muskel-Skelett-Deformitäten (einschl. Klumphand)
755.–	*Sonstige kongenitale Anomalien der Gliedmaßen*
	Polydaktylie, Syndaktylie, Reduktionsdeformitäten (Amelie, Hemimelie, Phokomelie, Aplasie, Ektrodaktylie), sonstige (akzessorische Knochen, Deformitäten, speziell Madelung', Sprengel', Coxa valga, Coxa vara, Genu valgum, Genu varum, Hammerzehen u.a.)
756.–	*Sonstige kongenitale Anomalien des Muskel- und Skelett-Systems*
756.0	Anomalien der Schädel- und Gesichtsknochen

756.1	Anomalien der Wirbelsäule
	Halbwirbel, Klippel-Feil', Aplasien von Wirbelkörpern, überzählige Wirbel, Spondylolisthesis, Spina bifida occulta
756.2	Halsrippe
756.3	Sonstige Anomalien der Rippen und des Brustbeines
756.4	Chondrodystrophie
756.5	Osteodystrophien
	Albrihgt' Syndrom, Osteogenesis imperfecta, Osteopetrose, Osteopoikilose, Osteopsathyrose u.a.

800–829	*Frakturen*
800–804	*Schädelfraktur*
805–809	*Fraktur der Wirbelsäule und des Rumpfskeletts*
805.–	Fraktur der Wirbelsäule und des Rumpfskeletts
806.–	*Fraktur der Wirbelsäule mit Rückenmarksschädigung*
807.–	*Fraktur der Rippen, des Brustbeins, des Kehlkopfes und der Luftröhre*
808.–	*Beckenbruch*
809.–	*Mangelhaft bezeichnete Frakturen des Rumpfskeletts*
810–819	*Frakturen der oberen Extremitäten*
820–829	*Frakturen der unteren Extremitäten*
830–839	*Luxationen*
840–848	*Verstauchungen, Gelenk- und Muskelzerrungen*
074.1	*Myositis epidemica*
170	*Bösartige Neubildungen der Knochen und Gelenkknorpel*
171	*Bösartige Neubildungen des Bindegewebes und sonstiger Weichteile*
213	*Gutartige Neubildungen der Knochen und Gelenkknorpel*
252.0	*Ostitis fibrosa cystica generalisata*
268.2	*Osteomalazie*
286.0–286.2	*Hämarthros bei Hämophilie*
306.0	*Psychogener Schiefhals*
333.9	*Stiffman-Syndrom, restless legs*
335.–	*Progressive Muskelatrophie*
353.–	*Nervenwurzel- und Plexusaffektionen*

354.– *Mononeuropathie der oberen Gliedmaßen*
[einschl. Karpaltunnelsyndrom (354.0) usw.]

355.– *Mononeuropathie der unteren Gliedmaßen*
(einschl. Läsion des N. ischiadicus)

390–392 *Akutes rheumatisches Fieber*
390   Ohne Angabe einer Herzbeteiligung
391   mit Herzbeteiligung
392   Chorea minor

446   *Periarteriitis nodosa und verwandte Affektionen*

Gekürzte Fassung* der
Klassifikation der Erkrankungen des Bewegungsapparates

(Revision vom 7. Dezember 1975)

(Arbeitsgemeinschaft „Klassifikation" der Deutschen Gesellschaft
für Rheumatologie)

1	**Erkrankungen der Gelenke**
11	*entzündliche Gelenkerkrankungen*
111	chronische (Poly-)Arthritis (engl./amer. „Rheumatoid Arthritis")
1111	adulte Form: chronische (Poly-)Arthritis
1112	(Poly-)Arthritis (chron.) spenomegalica et leucopenica (Felty)
1113	infantile und juvenile Form: juvenile chronische (Poly-)Arthritis
1114	(Poly-)Arthritis (chron.) lymphonodulopathica et leucocytotica (Still)
112	idiopathische Coxitiden
1121	Coxitis (idiopathica) chronica (=chronische Coxitis)
1122	transitorische (flüchtige) Coxitis
113	palindrome (Poly-)Arthritis
	Reiter-Syndrom s. 812
	Streptokokkenrheumatismus (engl./amer.: „Rheumatisches Fieber") s. 811
115	Arthritiden (als eigenständige Erkrankungen) bei nicht am Bewegungsapparat lokalisierten Grunderkrankungen
1151	Arthritis psoriatica
1152	Arthritis bei Enteropathien [bei Colitis ulcerosa, bei Enterocolitis regionalis (Crohn), bei intestinaler Lipodystrophie (Whipple)]
1153	Arthritis bei akuter Sarkoidose (Löfgren)
116	symptomatische (allergische und toxische) Arthritiden (Gelenkreaktion auf die verschiedensten Noxen)
1161	infektiöser Ursache (bei infektiösen Grundkrankheiten durch Bakterien, Protozoen, Mykoplasmen, Viren, Myceten, Parasiten)
1162	nichtinfektiöser Ursache [durch Fremdallergene, durch Eigenallergene (paraneoplastisch)]
117	Arthritis bei periodischer Krankheit (Ätiocholanolon-Fieber)

---

* Die Kürzungen durch Verzicht auf Untergliederung der Krankheitsgruppen wurden vor allem bei den Erkrankungen vorgenommen, die für die Rheumatologie von untergeordnetem Interesse sind.
Die vollständige Fassung der Klassifikation in deutscher, englischer, französischer und spanischer Sprache ist im Eular-Verlag Basel, erschienen

118	Arthritis bei Mittelmeerfieber
119	Gelenkinfektionen
1191	hämatogen und lymphogen (bei Tuberkulose, Gonorrhoe, Lues u.a.)
1192	fortgeleitet (exogen) (traumatisch, durch Inokulation bei Operationen und Injektionen)
12	*Gelenkerkrankungen mit heterogenen entzündlichen und nichtentzündlichen Komponenten (Arthropathien)*
121	Arthropathien bei metabolischen und ernährungsbedingten Störungen
1211	Arthropathia (Arthritis und Arthrosis) urica
	Arthropathien bei anderen Stoffwechselerkrankungen [bei Chondrokalzinose, Ochronose, Xanthomatose (Hyperlipoproteinämien), Lipoidkalzinogranulomatose (Teutschländer), Hämochromatose, s. 821–825]
1217	Arthropathie bei Osteochondropathia endemica (Kaschin-Beck)
	Arthropathie bei Diabetes mellitus s. 1222
122	Arthropathien bei endokrinen Störungen (erworbene Hypothyreose, Diabetes mellitus)
123	Arthropathien infolge wiederholter Gelenkblutungen bei Veränderungen der Blutgerinnung [bei Koagulopathien (Hämophilien), unter Antikoagulantientherapie]
124	Arthropathien bei Erkrankungen des hämatopoetischen Systems (bei Sichelzellanämie, bei Leukosen)
125	Arthropathien bei Neuropathien [bei Tabes dorsalis, Syringomyelie, heriditärer sensibler Neuropathie, angeborener Analgesie, Lepra (anästhetische Form)]
13	*degenerative Gelenkerkrankungen (Arthrosen = Arthronosen)*
131	primäre (idiopathische) Arthrosen (Arthronosen)
1311	Interphalangealarthrose (Fingerpolyarthrose)
1312	Polyarthrose einschl. großer Gelenke
1313	Monarthrosen (einschl. bilateral-symmetrisch) großer Gelenke
1314	Monarthrosen (einschl. bilateral symmetrisch) kleiner Gelenke [z.B. isolierte Rhizarthrose, Hallux rigidus, Arthrose des Tarso-Metatarsal-Gelenkes (sog. Fußrückenexostose)]
132	Arthrosen bei präarthrotischen Deformitäten und Vorschädigungen (Sekundärarthrosen)
14	*Veränderungen der Gelenke und Synchondrosen durch physikalische Einflüsse und Operationen (akute Traumen, chronische Traumatisierung, thermische oder elektrische Schäden, Strahlenschäden)*
15	*Störungen der Gelenkentwicklung*
151	angeborene (anlagebedingte) Störungen der Gelenkentwicklung
1511	Gelenkdysplasien [ohne und mit (Sub)luxation]
1512	Scheibenmeniskus
1513	Formabweichungen der Patella
1514	Achsen- und Belastungsstörungen durch epi-metaphysäres Wachstum (Coxa vara, Coxa valga, Coxa antetorta, Genu varum, Genu valgum, Madelung-Deformität)
1515	akzessorische Knochen
	Hyperflexibilität der Gelenke bei Dystrophia mesodermalis congenita s. 816 (Ehlers-Danlos, Marfan)
1516	angeborene Gelenkaplasien
152	erworbene Störungen der Gelenkentwicklung und Schädigung der Gelenkstruktur
	ischämische (aseptische) Nekrose im Gelenkbereich s. 641
	umschriebene, subchondrale (partielle) Epiphysennekrose s. 642ff.

1521	Epiphysenlösung (speziell: Hüftkopf) (außer traumatisch)
1522*	erworbene Störungen der Gelenkentwicklung und Schädigung der Gelenkstruktur infolge entzündlicher Gelenkerkrankungen* 11 ff.
1523*	erworbene Störungen der Gelenkentwicklung und Schädigung der Gelenkstruktur infolge Schädigung durch physikalische Einflüsse* 14 ff.
1524*	erworbene Störungen der Gelenkentwicklung und Schädigung der Gelenkstruktur infolge Knochenerkrankungen* 6 ff.
1525*	erworbene Störungen der Gelenkentwicklung und Schädigung der Gelenkstruktur infolge von (meist zerebral und spinal ausgelösten) Störungen des Weichteilapparates im Kindesalter* 378
1526	Protrusio acetabuli
16	*Gelenktumoren und Hamartome* (s. auch Tumoren des Knorpels und des Knochens 69 ff.)
161	Hamartome (Ganglien, Chondromatose)
162	Tumoren der Gelenkkapsel [Lipom, Fibrom, Xanthom, Hämangiom, benignes Synovialom (= Arthritis villonodularis), malignes Synovialom]
2	**Erkrankungen der Wirbelsäule und ihrer Grenzgelenke** (Atlanto-Occipital-, Atlanto-Epistropheal-, Costovertebral-, Sakroiliakal-Gelenke)
21	*Entzündliche Wirbelsäulenerkrankungen* (Spondylitiden)
211	Spondylitis ankylosans (ossificans) (Bechterew)
212	Sacroiliitis circumscripta Spondylitis bei Reiter-Syndrom s. 812
213	Spondylitis (als eigenständige Erkrankung) bei nicht am Bewegungsapparat lokalisierten Grunderkrankungen (Spondylitis psoriatica, Spondylitis bei Enteropathien) [Colitis ulcerosa, Enterocolitis regionalis (Crohn), intestinaler Lipodystrophie (Whipple)]
214	Wirbelsäuleninfektionen (Spondylitiden durch Mikroorganismen)
2141	hämatogen und lymphogen [bakterielle Ursache (Tuberkulose, Brucellose, Salmonellose, Shigellose, Infektion mit pyogenen Keimen, Lues u.a.), mykotisch, parasitär]
2142	fortgeleitet [exogen (traumatisch, nach Operationen und Injektionen)]
22	*Statik- und Funktionsstörungen der Wirbelsäule (ohne und mit Folgesyndromen seitens der Rumpfmuskulatur und des disco-ligamentösen Bindegewebes)*
23	*Degenerative Veränderungen der Wirbelsäule (ohne und mit Folgesyndromen seitens der Muskulatur, des spinalen und autonomen Nervensystems und der Gefäße)*
231	idiopathische degenerative Veränderungen (außer Spondylosis hyperostotica)
232	Spondylosis hyperostotica
233*	degenerative Veränderungen der Wirbelsäule als Folge von anderen Erkrankungen bzw. Störungen bzw. Schädigungen der Wirbelsäule * 22 ff., * 24 ff., * 25 ff., * 26 ff.
24	*Erkrankungen der Wirbelsäule bei internen und neurologischen Störungen (Spondylopathien)*
241	bei metabolischen und ernährungsbedingten Störungen [bei Chondrocalcinose s. 821, bei Ochronose s. 822, bei Diabetes mellitus s. 2421, bei metabolischen und ernährungsbedingten Knochenerkrankungen s. 621 ff. (Osteoporose), s. 622 ff. (Osteomalazie) u.a.]

242	bei endokrinen Störungen
2421	bei Diabetes mellitus (nicht Spondylosis hyperostotica)
	bei endokrin bedingten Knochenerkrankungen s. 75ff., s. 621, s. 623ff.
	bei Erkrankungen des hämatopoetischen und des retikulo-histiozytären Systems s. 67ff.
244	bei Erkrankungen des Nervensystems (neurotrophische Veränderungen) (bei Tabes dorsalis, Syringomyelie u.a.)
25	*Veränderungen der Wirbelsäule und ihrer Grenzgelenke durch physikalische Einflüsse und Operationen* [durch akute Traumen, Ermüdungsfraktur („Schipperfraktur") eines Dornfortsatzes, Hyperostosis triangularis (= Osteosis condensans = Sacroiliosis condensans)]
26	*Störungen der Wirbelsäulenentwicklung (einschl. Brustkorb)*
261	angeborene Entwicklungsstörungen der Wirbelsäule
2611	Assimilationen (Halsrippen, dorsolumbaler Übergangswirbel, Sakralisation, Lumbalisation)
2612	Spaltbildungen (außer Spondylolisthesis)
2613	Spondylolyse, Spondylolisthesis
2614	Ausbleiben physiologischer Segmentierungen: Blockwirbel, Halbwirbel
2615	Aplasien
2616	primäre Diarthrosis interspinalis (Baastrup)
2617	weitere Anomalien
2618	kombinierte Wirbelsäulen-Fehlbildungen (u.a. vertebrale Segmentstörungen, u.a. Klippel-Feil)
262	erworbene Entwicklungsstörungen der Wirbelsäule
2621	Osteochondrosis juvenilis (Scheuermann)
2622	strukturelle Skoliose
263	Brustkorbdeformitäten (Trichterbrust, Hühnerbrust u.a.) (außer Rachitis, s. 622)
27	*Wirbelsäulentumoren*
271	primäre Neoplasien
	sekundäre (metastatische) Neoplasien in der Wirbelsäule s. 692
273	Veränderungen der Wirbelsäule bei spinalen Neoplasmen
3	**Erkrankungen der Weichteile des Bewegungs- und Stützapparates**
31	*Erkrankungen der Muskulatur*
311	entzündliche Muskelerkrankungen
3111	Polymyositis, Dermatomyositis
3112	Polymyalgia arteriitica (idiopathica, „rheumatica")
3113	symptomatische (allergische und toxische) Myositiden [infektiöser (Bakterien, Viren) und nichtinfektiöser Ursache (durch Medikamente, andere Fremdallergene, paraneoplastische Myopathie u.a.)]
3114	infektiöse Myositiden (bakteriell, viral, mykotisch, parasitär)
	Myositis bei Sarkoidose s. 826
312	Myopathien (nichtentzündliche Muskelerkrankungen unterschiedlicher Ursache)
3121	hereditäre Myopathien (Muskeldystrophien, Glykogen-Stoffwechselerkrankungen, Myopathie bei Homozystinurie, familiäre Myoglobinurie)
3122	metabolische und ernährungsbedingte Myopathien (u.a. bei Elektrolytverschiebungen)
3123	endokrin bedingte Myopathien (bei Schilddrüsen-, Nebennieren-, Hypophysen- und Nebenschilddrüsenerkrankungen)

3124	vaskulär bedingte Myopathien (Muskelinfarkte durch Gefäßverschluß) [Muskelbeteiligung bei Panarteriitis (nodosa) s. 4111, Polymyalgia arteriitica (idiopathica, rheumatica) s. 3112]
3125	Erkrankungen der neuromuskulären Übertragung (Myasthenische Syndrome) (Myasthenia gravis, sekundäre Myasthenie-Formen, u.a. medikamentös bedingt)
3126	Begleitmyopathien (degenerative Muskelatrophien als Folge einer Nervenschädigung)
3127	Myopathien durch physikalische Einflüsse (Traumen u.a.)
313	reaktive Myosen und Myalgien (spez. bei tonischer und kinetischer Überbeanspruchung) (außer psychogen, s. 829)
314	sonstige Myopathien [u.a. nicht familiäre Myoglobinurien, progressive Muskelrigidität (Stiffman-Syndrom)]
315	Neoplasien der Muskulatur
32	*Erkrankungen der Sehnen, Sehnenscheiden, Bänder und Faszien (mit Ursprüngen und Ansätzen)*
321	entzündliche Erkrankungen (Insertionstendinitis, entzündliche Erkrankungen der Ligamente, Faszien und Aponeurosen ohne erkennbare Ursache; infektiöse Tendinitis, Tendovaginitis und Peritendinitis)
322	metabolisch bedingte Erkrankungen der Sehnen, Sehnenscheiden und Faszien (Tendopathien und Tendovaginopathien bei Hyperurikämie s. 1211)
323	idiopathische nichtentzündliche Erkrankungen der Sehnen, Sehnenscheiden und Faszien
3231	Tendopathia nodosa (schnellender Finger)
3232	Tendovaginopathia stenosans (u.a. der Abduktorensehne des Daumens: de Quervain)
3233	Tendovaginopathia und Peritendinopathia crepitans
3234	Palmarfasziopathie (Dupuytren)
3235	Fasziopathia nodularis
3236	Fasziopathia plantaris
3237	parossale Fasziopathie
3238	Tylositas articulorum (Fingerknöchelpolster)
324	mechanisch oder degenerativ bedingte Erkrankungen der Sehnen, Sehnenscheiden und Faszien
3241	Sehnendegenerationen und konsekutive Sehnenrupturen
3242	traumatische Sehnenschädigungen
3243	Überlastungstendinopathien (-tendinosen, -peritendinopathien, -peritendinosen) und Überlastungsfasziopathien (außer Periarthropathien, s. 341 ff.)
3244	Überlastungs-Insertionstendinopathien einschl. -Insertionstendinosen (Fibroosteopathie bzw. Fibroostosis der Ursprünge und Insertionen) (außer Periarthropathien, s. 341 ff.)
3244.1*	bei reaktiven Myosen und Myalgien (außer bei psychogenen Störungen) * 313 ff.
	bei psychogenen Störungen s. 829
3245	rezidivierende Sehnenluxationen (Fibularis, Extensor carpi ulnaris u.a.)
3246	schnappende Hüfte (Tractus iliotibialis-Schnappen)
3247	Faszienlücken (Muskelhernien)
3248	Sehnen(-scheiden)-Ganglien
	Bänderschwäche bei Dystrophia mesodermalis congenita [Ehlers-Danlos, Marfan (Arachnodaktylie)] s. 816
326	Neoplasien der Sehnen, Sehnenscheiden, Bänder und Faszien
3261	benigne Neoplasien
3262	maligne Neoplasien

33	*Erkrankungen der Schleimbeutel*
331	entzündliche Erkrankungen (Bursitis)
332	unbestimmte Erkrankungen der Bursen oder Erkrankungen mit fakultativer entzündlicher Reaktion (Bursopathien) [u.a. bei Hyperurikämie, Xanthomatose (Hyperlipoproteinämie)]
333	mechanisch bedingte Erkrankungen der Bursen [traumatisch bedingt, über Knochenvorsprüngen (z.B. bei Hallux valgus und Haglundferse)]
334	Neoplasien
3341	benigne
3342	maligne
34	*Kombinierte Weichteilerkrankungen*
341	Periarthropathien
3411	Periarthropathia humero-scapularis
3412	Periarthropathia coxae
3413	Periarthropathia genus
3414	weitere lokalisierte Periarthropathien
3415	systemische [Periarthropathia (Peritendinopathia) calcarea]
342	Neurodystrophische Syndrome (Algodystrophie)
3421	Schulter-Hand-Syndrom
3422	Algodystrophie der Hüfte
3423	neurodystrophische Syndrome anderer Lokalisation (Sudeck-Atrophie einzelner Gliedmaßenabschnitte)
35	*Angeborene Kontrakturen*
351	des Fußes (außer Zehen) (Klumpfuß, Plattfuß, angeborener Hackenfuß u.a.)
352	der Zehen (Hammerzehe u.a.)
353	der Hand (außer Finger) (Klumphand u.a.)
354	der Finger (Windmühlenflügelstellung, Kamptodaktylie, Pollex rigidus u.a.)
355	andere Lokalisationen (Kniekontraktur, Ellenbogenkontraktur, muskulärer Schiefhals u.a.)
356	multiple Kontrakturen: Arthrogryposis multiplex (Guérin-Stern)
36	*Erworbene Kontrakturen* [Hallux valgus, Hammerzehen (einschl. Spreizfuß), Hohlfuß], Palmarfasziopathie (Dupuytren) s. 3234
37	*Neuropathien*
371	para- oder postinfektiös (bei Diphtherie, bei Typhus und Paratyphus, bei Parotitis epidemica u.a.)
372	vaskulär (bei chronischer Polyarthritis und Konnektivitiden s. 111 ff., 813 ff., bei Diabetes s. 373)
373	bei metabolischen, ernährungsbedingten und endokrinen Störungen (bei Diabetes, Urämie, Porphyrie, Hypothyreose, Mangel- und Fehlernährung u.a.)
374	allergisch bedingte Neuropathien
375	toxisch bedingte Neuropathien [Alkohol, Schwermetalle, Arsen, Triarylphosphat, Medikamente (Isoniacid, Furadantin) u.a.]
376	Läsionen von Plexus und peripheren Nerven
3761	Läsion eines Plexus (geburtstraumatisch: Erb'sche Lähmung, Klumpke'sche Lähmung)
3762	Läsion eines peripheren Nerven

377	Kompressionssyndrome
radikulär s. 231, 232, 233
medullär s. 231, 232, 233, 3783
3771	im Plexusbereich (Skalenus-Syndrom, Kostoklavikular-Syndrom u.a.)
3772	periphere [Medianus- (Carpaltunnelsyndrom), Ulnaris-, Tibialis- (Tarsaltunnelsyndrom), Tibialis-anterior-, Cutaneus-femoris-lateralis- (Meralgia paraesthetica), Plantaris-Kompressionssyndrom (Morton) u.a.]
378	zerebral und spinal ausgelöste Störungen der Peripherie (Parese bzw. Akinese, Spastik, Rigor, Dystonie, Athetose)
3781	perinatale Hirnschäden
3782	postnatal erworbene Hirnschäden (u.a. multiple Sklerose)
3783	spinale Schäden [u.a. Poliomyelitis, multiple Sklerose (s. a. 3782)]

4	**Angiopathien mit Manifestationen im Bereich des Bewegungsapparates**
41	*Arterienerkrankungen*
411	entzündliche Arterienerkrankungen
4111	Panarteriitis (nodosa)
4112	Riesenzellarteriitis [Arteriitis cranialis (temporalis), Arteriitis aortalis (Aortenbogensyndrom)]
Polymyalgia arteriitica (idiopathica, rheumatica) s. 3112
4113	granulomatöse Angiitis (Wegener)
4114	allergische Vaskulitis (anaphylaktoide Purpura) (Schönlein-Henoch)
u.a.	
42	*Venenerkrankungen*
43	*Angiolopathien*
45	*Lymphangiopathien*

5	**Erkrankungen des Unterhautbindegewebes**
51	*Entzündliche Erkrankungen*
511	Panniculitis nodularis (Pfeiffer-Weber-Christian)
512	Lipogranulomatosis subcutanea (Rothmann-Makai)
u.a.	
52	*Nichtentzündliche Erkrankungen*
521	Pannikulose (generalisiert, zirkumskript)
522	Lipomatosis (nodosa, dolorosa)
523	Lipodystrophien
524	Fettgewebshernien
525	Kalzinose [idiopathisch, bei Paraplegie (Tetraplegie)] bei Polymyositis s. 3111, bei progressiver systemischer Sklerose (Sklerodermie) s. 8132
526	Erkrankungen des Unterhautbindegewebes bei Stoffwechselkrankheiten [bei Arthritis urica s. 1211, bei Xanthomatosen (Hyperlipoproteinämien) s. 823, bei Lipoidkalzinogranulomatose (Teutschländer) s. 824, bei Cholesterinspeicherkrankheit (Hand-Schüller-Christian) s. 6752, bei Kerasinspeicherkrankheit (Gaucher) s. 8252]
53	*Neoplasien* des Unterhautbindegewebes

Begriffsdefinition, Nomenklatur, Klassifikation 25

6   **Erkrankungen des Knorpels und der Knochen**

Erkrankungen des Knorpels im Rahmen von Gelenk- und Wirbelsäulenerkrankungen s. 1 ff., 2 ff.

Bildungs-, Entwicklungs- und Wachstumsstörungen des Skeletts s. 7 ff.

61	*Erworbene Knorpelerkrankungen*
611	Polychondritis (Panchondritis, systemische Chondromalazie)
612	Chondropathie (lokalisiert)
62	*Erworbene systemische Knochenerkrankungen*
621	Osteoporose
6211	primäre Osteoporose
6212	sekundäre endokrin bedingte Osteoporose (bei Hyperkortisonismus, bei Hyperthyreose)
6213	sekundäre gastrointestinal bedingte Osteoporose (Malabsorption, Maldigestion)
6214	sekundäre renal bedingte Osteoporose (komplexe Osteopathie s. 6243)
6215	sekundäre durch Immobilisation bedingte Osteoporose
622	Osteomalazie (Rachitis)
6221	Vitamin-D-Mangel
6222	Vitamin-D-Stoffwechselstörung in der Leber (bei Leberzirrhose, durch Antiepileptika)
6223	Vitamin-D-Stoffwechselstörung in der Niere (bei chronischer Niereninsuffizienz)
6224	bei renal-tubulärer Funktionsstörung (Phosphatdiabetes, renale tubuläre Azidose)
6225	bei Hypophosphatasämie
623	Osteodystrophia fibrosa generalisata (v. Recklinghausen) (Hyperparathyreoidismus)
6231	beim primären Hyperparathyreoidismus
6232	beim sekundären Hyperparathyreoidismus
624	komplexe Osteopathien [endokrin (speziell bei Hyperthyreose), gastrointestinal, renal]
625	Osteodystrophia deformans (Paget)
626	idiopathische Osteolysen
627	symptomatische Osteolysen (bei chronischer Polyarthritis s. 111, bei Arthritis psoriatica s. 115, bei progressiver systemischer Sklerose s. 8132 u.a.)
63	*Infektiöse Knochenerkrankungen* (außer Wirbelsäuleninfektionen, s. 214 ff.)
631	hämatogen/lymphogen
6311	durch M. tuberculosi
6312	durch Treponema pallidum (Lues)
6313	Osteomyelitis (einschl. Ostitis und Periostitis) durch andere Bakterien (z.B. Streptokokken, Staphylokokken, Koli u.a.) [akute (hämatogene) Osteomyelitis, chronische oder rezidivierende Osteomyelitis, Brodie-Abszeß u.a.]
632	fortgeleitet (exogen: posttraumatisch, postoperativ)
64	*Trophische (nutritive) Störungen des Knochens*
641	ischämische (aseptische Nekrosen)
6411	der Epiphyse des Oberschenkelkopfes (Perthes)
6412	der Apophyse der Tibia (Osgood-Schlatter)
6413	der proximalen Tibiaepiphyse (Blount)

6414	der Apophyse des Calcaneus
6415	des Metatarsalköpfchens (Freiberg-Köhler)
6416	des Os naviculare pedis (Köhler)
6417	des Os lunatum (Kienböck)
6418	vertebra plana (osteonecrotica) (Calvé)
6419	andere
	neurodystrophische Störungen (Sudeck) (s. 4423)
642	umschriebene subchondrale (partielle) Epiphysennekrose
6421	dissekierend (Osteochondropathia dissecans)
6422	nicht dissekierend
643	Knocheninfarkte, Knochennekrosen
6431	idiopathisch
6432	als Folge oder Begleiterscheinungen anderer Störungen
644	sonstige trophische Störungen des Knochens (idiopathisch) (nach physikalischen Schädigungen s. 68ff.)
65	*Toxische Osteopathien*
651	durch exogene Noxen (Fluor, Quecksilber, Cadmium, Vinylchlorid, Phosphor, Blei, Vitamin A, Vitamin D und seine Metaboliten und durch Dihydrotachysterol u.a.)
652	durch endogene Noxen [idiopathische Hyperkalzämie bei Kindern (Pseudo-D-Hypervitaminose)]
66	*Hypertrophische Osteoarthropathie* (bei Lungentumoren, Herzerkrankungen, Lebererkrankungen, anderen Erkrankungen und ohne faßbare Begleiterscheinung)
67	*Knochenveränderungen bei Erkrankungen des hämatopoetischen und des retikulo-histiozytären Systems*
671	bei Anämien
672	bei anderen Funktionsstörungen der Hämatopoese (Polyglobulie, Hämochromatose u.a.)
673	bei myeloproliferativen Störungen (myeloische Leukämien, megakaryozytäre Myelose, Erythroblastose, Polyzythaemie u.a.)
674	bei lymphoproliferativen Störungen (lymphatische Leukämien und Lymphome)
675	bei granulomatösen Störungen [Histiozytosis X (Retikulogranulomatosen), (chronische Sarkoidose s. 826) u.a.]
676	bei malignen Retikulosen und Histiozytosen
68	*Veränderungen der Knochen durch physikalische Einflüsse und Operationen (einschl. Amputationen)* (durch Traumen, chronische Überlastung u.a.)
69	*Knochentumoren*
691	primäre Knochentumoren
692	sekundäre (metastatische) Knochentumoren
694	parossale Tumoren (entwickeln sich aus den Geweben der Knochenumgebung, können auf den Knochen übergreifen)
7	**Bildungs-, Entwicklungs- und Wachstumsstörungen des Skeletts** (ggf. einschl. Weichteile) (außer Störungen der Gelenkentwicklung, s. 15ff., und Störungen der Wirbelsäulenentwicklung, s. 26ff.)
71	*Osteochondrodysplasien* (unbekannter Genese) (früher: „enchondrale Dysostosen")

711	kongenitale Dysplasien (bei der Geburt manifeste Wachstums- und Entwicklungsstörungen von Röhrenknochen und/oder der Wirbelsäule)
712	erworbene Dysplasien (im späteren Leben manifeste Wachstums- und Entwicklungsstörungen von Röhrenknochen und/oder der Wirbelsäule)
713	anarchische Entwicklung von Knorpel- und Fasergewebe
72	*Anomalien der Knochendichte und der kortikalen Struktur und/oder metaphysäre Modellierungsdefekte* (Osteopetrose, Dysplasien u.a.)
73	*Entwicklungsstörungen* speziell der Gliedmaßen (Störungen der Skelettanlage) (außer Gelenke und Wirbelsäule, s. 15ff., 26ff.)
74	*Primäre Wachstumsstörungen* (unbekannter Genese)
75	*Wachstumsstörungen auf Grund hormoneller Störungen*
76	*Skelettentwicklungsstörungen bei Stoffwechselstörungen*
77	*Neurogen bedingte Skelettentwicklungsstörungen*
78	*Skelettentwicklungsstörungen bei chromosomalen Aberrationen*
79	*Exogen bedingte Skelettentwicklungsstörungen* (traumatisch u.a.)
8	**Systemerkrankungen mit fakultativer Manifestation am Bewegungsapparat**
81	*Systemerkrankungen des Binde- und Stützgewebes mit fakultativer Manifestation am Bewegungsapparat*
811	Streptokokkenrheumatismus [= Streptokokkengranulomatose, engl./amer. rheumatic fever (Rheumatisches Fieber)]
812	Urethro-konjunktivo-synoviales Syndrom (Reiter)
813	Konnektivitiden
8131	Lupus erythematosus (systemicus, arzneimittelinduziert und Pseudo-LE)
8132	systemische (progressive) Sklerose (Sklerodermie)
	Polymyositis, Dermatomyositis s. 3111
	Panarteriitis (nodosa) s. 4111
	Riesenzellarteriitis s. 4112
	granulomatöse Angiitis (Wegener) s. 4113
8133	paraneoplastische Kollagenose
8134	andere unklare und kombinierte immunologische Erkrankungen
814	Retikulohistiozytose
815	Kutaneo-muko-uveales Syndrom (Behçet)
816	Dystrophia mesodermalis congenita (Ehlers-Danlos)
817	Neurofibromatose (Recklinghausen)
818	Entwicklungsstörungssyndrome
82	*Systemische Allgemeinerkrankungen mit meist mehrfachen Manifestationen am Binde- und Stützgewebe*
821	Chondrokalzinose
822	Ochronose (Ochronosis alcaptonurica)
823	Xanthomatose (Hyperlipoproteinämien)
824	Lipoidkalzinogranulomatose (Teutschländer)
825	weitere Thesaurismosen (Speicherkrankheiten)
826	chronische Sarkoidose

827	Amyloidose (primäre Amyloidose, sekundäre Amyloidose) (außer im Gefolge einer Erkrankung des Bewegungsapparates, s. 92)
828	Hyperpituitarismus (Akromegalie)
829	psychische Störungen mit somatischen Manifestationen am Bewegungsapparat
9	**Systemische Begleiterkrankungen außerhalb des Bewegungsapparates bei Erkrankungen des Bewegungsapparates**
91	*Dakryosialoadenopathia atrophicans* (Dakryo-Sialo-Cheilopathia, Sicca-Syndrom) (Sjögren)
92	*Sekundäre Amyloidose* (nur bei Erkrankungen des Bewegungsapparates)
93	*Phlebitis migrans*

Literatur

Ballonius (Baillou) G de (1642) Opera omnia III/IV, Paris. Zit Schlee T (23)
Bechterew W (1893) Steifigkeit der Wirbelsäule und ihre Verkrümmung als besondere Erkrankungsform. Neurol Zbl 12:426
Bouillaud JB (1835) Traité clinique des maladies du couer. Baillière, Paris
Bouillaud JB (1840) Traité clinique du rhumatisme articulaire, et de la loi de coincidence des inflammations du coeur avec cette maladie. Baillière, Paris
Bundesminister für Jugend, Familie und Gesundheit (1979) Internationale Klassifikation der Krankheiten (ICD). Deutscher Consulting-Verlag, Wuppertal
Garrod AH (1859) Nature and treatment of gout and rheumatic gout. Walton & Maberly, London
Günther R (1962) Unspezifische und spezifische Rheuma-Therapie. Fortschr Med 80:137
Haeser H (1875) Lehrbuch der Geschichte der Medizin und der epidemischen Krankheiten. Mauke, Jena
Hormell RS (1940) Notes on the history of rheumatism and gout. N Engl J Med 223:754
Klinge F (1947) Der Rheumatismus in geschichtlicher Betrachtung. Dtsch Med Rdsch 1:353
Marie P (1898) Sur la spondylose rhizomélique. Rev Med 18:285
Mathies H (1965) Zur Begriffsbestimmung und Terminologie rheumatischer Erkrankungen. Med Klin 60:745
Mathies H (1970) Die Terminologie der primär chronischen Polyarthritis. Klin Wochenschr 48:513
Mathies H (1973) Chronische Polyarthritis oder Rheumatoide Arthritis? Gedanken zur Nomenklatur. Ther Ber 45:140
Mathies H (1975) Definitions- und Nomenklaturprobleme in der Rheumatologie. Münch Med Wochenschr 117:1321
Mathies H (1978) Bericht der Arbeitsgemeinschaft Klassifikation. Verh Dtsch Ges Rheumatol 5:435
Mathies H (1980) Die internationale Klassifikation der Krankheiten (ICD=International Classification of the Diseases) in der Kritik des Rheumatologen. Akt. Rheumatol. 5:87
Mathies H, Otte P, Villeaumey J, Dixon AS, Rotés-Querol J (1979) Klassifikation der Erkrankungen des Bewegungsapparates. Eular, Basel
Moll W (1958) Klinische Rheumatologie. Karger, Basel
Moll W (1972) Kompendium der Rheumatologie. Karger, Basel
Müller F v (1913) Differenzierung der unter der Bezeichnung chronische Arthritis zusammengefaßten Krankheiten. 17. Int Congr of Med 1913. Frowde, London
Pribram A (1899) Der acute Gelenkrheumatismus, Rheumatismus articularis acutus. Hölder, Wien
Schilling F (1969) Die fragwürdige Rettung der p.c.P. Dtsch Med Wochenschr 94:236
Schlee T (1962) Kritische Stellungnahme zum Begriff der rheumatoiden Arthritis. Z Rheumaforsch 21:452
Schlee T (1963) Historischer und aktueller Rheumabegriff. Med Klin 58:1309
Short CL (1959) Rheumatoid arthritis. J Chronic Dis 10:367
Strümpell A v (1897) Bemerkung über die chronische ankylosierende Entzündung der Wirbelsäule und Hüftgelenke. Dtsch Z Nervenheilk 11:338
Sydenham T (1683) Opuscula omnia; tractatus de podagra et hydrope. Kettilby, London

II. Pathobiochemie und Pathophysiologie des Bindegewebes

Von

H. Greiling, A. Gressner und K. Kleesiek

Mit 20 Abbildungen und 14 Tabellen

A. Bindegewebstypen, Vorkommen, physiologische und pathophysiologische Funktionen

Der 1836 von Müller eingeführte Begriff „Bindegewebe" umfaßt Bindegewebstypen von morphologisch äußerst unterschiedlicher Vielfalt; doch sind alle Formen, ausgenommen der Knochen, durch ein einheitliches Bauprinzip gekennzeichnet:
In eine scheinbar amorphe Grundsubstanz ist ein dreidimensionales Kollagenfibrillennetzwerk, in einigen Fällen mit elastischen Fasern sowie mit zellulären Komponenten eingebettet. Die primär an der Bildung, am Wachstum und an der Erhaltung des Bindegewebes beteiligten Zellen sind die Fibroblasten, Osteoblasten und Chondroblasten, die wahrscheinlich alle auf einen gemeinsamen Zelltyp zurückgehen. Daneben finden sich im Bindegewebe auch Makrophagen, Leukozyten und Lymphozyten sowie Plasma-, Mast-, Pigment- und Fettzellen. Das Bindegewebe kommt ubiquitär im Organismus vor und tritt in verschiedenen Formen auf. So unterscheidet man lockeres Bindegewebe, faserreiches Bindegewebe, Fasziengewebe, Sehnengewebe, Knorpelgewebe und Knochengewebe. Aufgrund ihrer unterschiedlichen Funktionen haben sie auch verschiedene morphologische Strukturen, die u.a. durch unterschiedliche Mischung ihrer Bausteine bedingt ist. Die morphologische Palette reicht von Organisationsformen wie der Wharton-Sulze in der Nabelschnur, dem Nucleus pulposus in den Zwischenwirbelscheiben und dem Glaskörper des Auges, in dem hauptsächlich Proteoglykane und Glykosaminoglykane neben wenigen Fasern in einer gelartigen Matrix vorhanden sind, und im anderen Extrem, dem Knochen, der relativ wenig Proteoglykane neben reichlichen Kollagenfibrillen enthält, zwischen denen eine große Menge an Mineralsalzen, besonders Hydroxylapatit, vorhanden ist (Beneke 1974).

Einige physiologische und pathophysiologische Aufgaben des Bindegewebes, die besonders die biomechanischen Funktionen betreffen, sind in Tabelle 1 dargestellt. Eine ausgezeichnete zusammenfassende Übersicht über die physiologischen Funktionen, besonders der Polysaccharide des Bindegewebes, geben Comper und Laurent (1978). Tabelle 2 berücksichtigt besonders die rheologischen Aufgaben des Bindegewebes (Hartmann u. Deicher 1979).

Die hervorstechendste Eigenschaft der Proteoglykane, insbesondere des Hyaluronats, ist ihr Wasserbindungsvermögen und das Phänomen des Molekülausschlusses. Wie Abb. 1 zeigt, sind die hydrodynamischen Volumina von Hyaluronat und Knorpel-Proteoglykanen etwa 1000- bzw. 100mal größer als die Volumina der getrockneten Moleküle. Aufgrund der flexiblen, linearen Ketten, die in Lösung eine ungeordnete, schraubenartige Konformation aufweisen, besetzen die Hyaluronatmoleküle eine viel größere Volumendomäne als ein gleich großes

Tabelle 1. Physiologische und pathophysiologische Aufgaben des Bindegewebes. (Modifiziert nach BENEKE 1974)

Physiologische Aufgaben	Biomechanische Aufgaben	Stabilierung der äußeren Körperhülle	Corium der Haut
		Stütz- und Fortbewegungsfunktion	Knochen Knorpel Sehnen Bänder
		„Aufhängung" von Organen	Adventitia der Blutgefäße
		Verschiebe- und Gleitschicht	Sehnenscheiden Muskelfaszien Tunica submucosa des Magendarmkanals
		Grenzschicht zum Blutstrom	Intima von Arterien und Venen
		Durchsichtigkeit und Formkonstanz	Kornea Glaskörper
	Transitstrecken für den Stofftransport	Transitstrecke von Kapillaren zu organspezifischen Zellen	
		Transitstrecke von organspezifischen Zellen der „äußeren" Austauschflächen zu Kapillaren	
Pathophysiologische Aufgaben	Reparaturmaterial für Gewebedefekte	Granulationsgewebe Narbengewebe	
	Material zur Abgrenzung von Fremdkörpern"	Bindegewebswall zur Abgrenzung von korpuskulären unbelebten und lebenden Fremdkörpern (z.B. Parasiten)	

kugeliges Molekül. Sie erschweren anderen Molekülen das Eindringen in diesen Raum in einem Maß, das von der Größe und Form der eindringenden Moleküle abhängt. So okkupiert z.B. ein Natriumhyaluronatmolekül mit einem Molekulargewicht von 10^7 ein Volumen, das einer Kugel mit einem Durchmesser von 1 µm entspricht, was bedeutet, daß 1 g Hyaluronat ein Volumen von 5 l besetzt, d.h. bei einer Konzentration von 0,2 mg/ml eine vollständige Raumausfüllung vorliegt. Für die in diesem Volumen ausgeschlossenen Moleküle kann dies zur Erniedrigung der Löslichkeit und einem Zwang zur Aggregation und der Präzipitation führen. Die Fließgeschwindigkeits- und Permeabilitätskonstanten von Lösungsmitteln sowie die Verteilungs- und Diffusionskoeffizienten der gelösten Substanzen werden durch ein enges Glykankettennetzwerk vermindert (LAURENT 1970; OGSTON 1970; MAROUDAS 1970).

Das Hyaluronat und die Proteoglykane haben ähnliche Funktionen wie z.B. ein Sephadex-Gel bei der Gelchromatographie, in der sie die Funktionen eines

Tabelle 2. Zusammenhang von Kollagentyp, Proteoglykanmuster und biomechanischen Eigenschaften von Bindegeweben. (Modifiziert nach HARTMANN u. DEICHER 1979)

Gewebe	Kollagentyp	Proteoglykane bzw. Glykosaminoglykane	Biomechanische Eigenschaften des Bindegewebes
Nabelschnur	Embryonales Kollagen	Hyaluronat	Quellvermögen, Turgor, Schutz der Gefäße vor Abknickung
Synoviagewebe (Synovialflüssigkeit)	I	Hyaluronat	Viskoelastizität
Glaskörper	II	Hyaluronat, Chondroitin-4-, -6-sulfat	Quellvermögen, Formkonstanz des Augapfels, Durchsichtigkeit
Kornea	I	Proteokeratansulfat, Chondroitin-4-sulfat, Dermatansulfat, Chondroitin	Durchsichtigkeit, Formkonstanz, Festigkeit
Nucleus pulposus	II	Proteokeratansulfat, Chondroitin-4-, -6-sulfat	Quellvermögen, Turgor, Spannung des Anulus fibrosus
Bandscheibe (Anulus fibrosus)	I	Proteochondroitin-4-, -6-sulfat, Proteokeratansulfat	Festigkeit, Scher- u. Drehstabilität
Haut	I	Proteochondroitin-4-, -6-sulfat, Proteodermatansulfat, Proteoheparansulfat, Hyaluronat	Turgor, Elastizität, Verschieblichkeit, Festigkeit
Blutgefäße	I+III	Proteochondroitin-4-, -6-sulfat, Dermatansulfat, Heparansulfat, Keratansulfat, Hyaluronat	Elastizität, Formkonstanz, Diffusibilität der Basalmembran
Lunge	I+III	Proteodermatansulfat, Heparansulfat, Heparin, Chondroitin-4-, -6-sulfat, Keratansulfat	
Leber, Milz	I+III	Proteoheparansulfat, Chondroitin-4-, -6-sulfat	Formkonstanz
Sehnen, Faszien	I	Proteodermatansulfat, Chondroitin-4-, -6-sulfat, Hyaluronat	Reißfestigkeit, Kraftübertragung
Sklera	I	Proteodermatansulfat, Chondroitin-4-, -6-sulfat	Formkonstanz, Reißfestigkeit keine Dehnbarkeit
Herzklappen	III	Proteochondroitin-4-, -6-sulfat, Dermatansulfat, Hyaluronat	Gute Beweglichkeit bei hoher Festigkeit und Formkonstanz
Knorpel	II	Proteochondroitin-4-, -6-sulfat, Keratansulfat	Elastizität, Turgor, Festigkeit, Diffusibilität
Knochen	I	Proteochondroitin-4-, -6-sulfat, Keratansulfat	Festigkeit, Elastizität
Uterus	I+III	Proteochondroitin-4-, -6-sulfat, Dermatansulfat, Keratansulfat, Hyaluronat	Dehnbarkeit

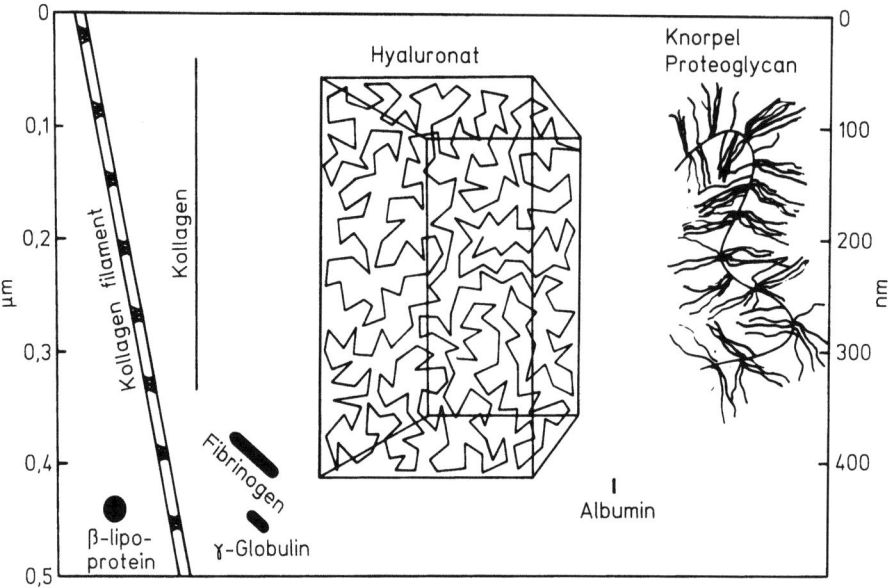

Abb. 1. Schematische Darstellung der Volumenausfüllung von Hyaluronat im Vergleich zu anderen Makromolekülen. (Nach BALAZS 1970; COMPER u. LAURENT 1978)

Molekularsiebes ausüben können. Im Bindegewebe regulieren sie deshalb die Filtration von kleinen und größeren Molekülen durch das Bindegewebe. Diese Transitstrecken bestimmen die Transportfunktion und ihre Veränderungen (z.B. Ödem, Fibrose, Amyloidose).

Lösungen von Hyaluronat haben viskoelastische Eigenschaften (JENSEN u. KOEFOED 1954; MYERS et al. 1966; OGSTON u. STANIER 1951, 1953; GIBBS et al. 1968). Nach GIBBS zeigen Hyaluronatlösungen visköses Verhalten bei niedrigen Scherfrequenzen und viskoelastisches Verhalten bei höheren Scherfrequenzen, die Elastizität nimmt dabei mit zunehmender Konzentration zu.

B. Physiologische Bildung und Abbau der wichtigsten Bestandteile der Interzellulärsubstanz

1. Struktur und Stoffwechsel der Proteoglykane

Die Glykosaminoglykane (früher als Mukopolysaccharide bezeichnet) liegen mit Ausnahmen des Hyaluronats im nativen Zustand kovalent an ein Coreprotein gebunden vor. Abbildung 2 zeigt die chemische Grundstruktur von Polysaccharidkomponenten der Proteoglykane, denen allen der Aufbau aus Disaccharid-Einheiten gemeinsam ist, die entweder aus sulfatiertem N-Acetylgalaktosamin (Chondroitinsulfat, Dermatansulfat) oder N-Acetylglucosamin (Heparin,

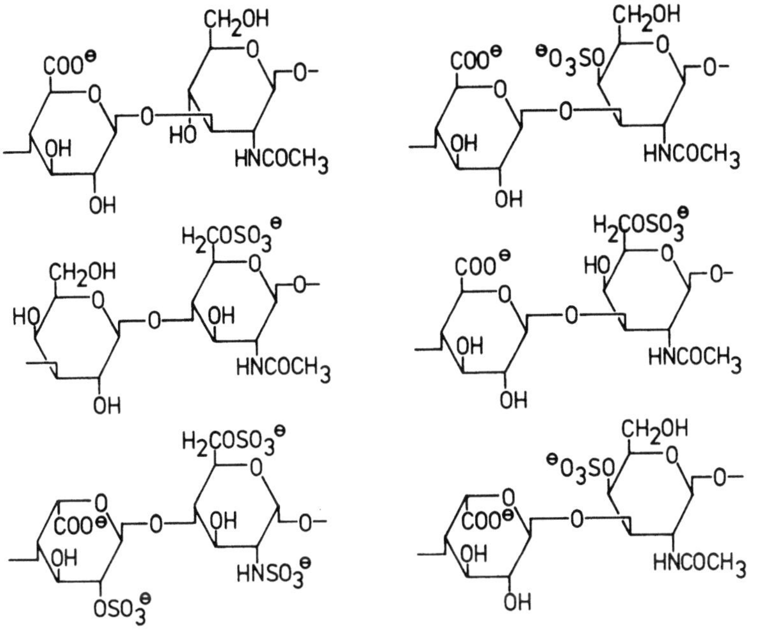

Abb. 2. Charakteristische Disaccharid-Einheiten der verschiedenen Glykosaminoglykan-Typen. *I* Hyaluronat, *II* Keratansulfat, *III* Heparin, *IV* Chondroitin-4-sulfat, *V* Chondroitin-6-sulfat, *VI* Dermatansulfat

Heparansulfat, Hyaluronat und Keratansulfat) und einer Uronsäure bzw. Hexose bestehen. Mit Ausnahme der Keratansulfate sind alle sulfatierten Glykosaminoglykane über die Sequenz $(1 \to 4)$-β-D-Glucuronido-$(\to 3)$-β-D-galaktosido-$(1 \to 4)$-β-D-xylosido-O-serin an das Proteincore gebunden (RODEN u. SMITH 1966). Die Konformation der Glykosaminoglykane ist in den letzten 10 Jahren durch ORD- und CD-Messungen aufgeklärt worden. ATKINS und SHEEHAN (1972) berichteten zuerst über das Vorkommen von linearen helikalen Strukturen in Hyaluronatfilmen. Durch Röntgenstrahlbeugungsanalysen wurden bei folgenden Glykosaminoglykanen helikale Strukturen nachgewiesen: Chondroitin-4-sulfat (ATKINS et al. 1974; ATKINS u. LAURENT 1973), Dermatansulfat (ARNOTT et al. 1973a), Chondroitin-6-sulfat (ARNOTT et al. 1973b), Heparansulfat (NIEDUSZYNSKI u. ATKINS 1975; ATKINS u. LAURENT 1973), Heparin (NIEDUSZYNSKI u. ATKINS 1973) sowie Keratansulfat (ARNOTT et al. 1974). Es scheint, daß die Polysaccharide als einfache helikale Formen vorliegen, jedoch verschiedene Symmetrien zeigen. Eine dreifach gefaltete Helix entsteht, wenn Kalzium das Gegenion darstellt, eine antiparallele Doppelhelix in Gegenwart von Kalium in niedrigem pH-Wert (SHEEHAN et al. 1978).

a) Proteoglykane und ihre Aggregate

Bei der Isolierung der Glykosaminoglykane aus verschiedenen Bindegewebstypen unter gleichen Bedingungen findet man, daß die Aminosäurezusammensetzung von Glykosaminoglykanpeptiden und Proteoglykanen unterschiedlich ist. Allgemein kann man sagen, daß das Proteincore die Bindungsregion determiniert und daß für jedes Bindegewebe spezifische Unterschiede vorhanden sind.

Tabelle 3. Vorkommen und Eigenschaften der verschiedenen Glykosaminoglykan-Typen. (Modifiziert nach MATHEWS 1975; LINDAHL u. HÖÖK 1978; BRIMACOMBE u. WEBBER 1964; COMPER u. LAURENT 1978)

Typ	Vorkommen (Beispiele)	Disaccharid-Einheit	Sulfat pro Disaccharid	Weitere Monosaccharid-Komponenten	Molekulargewicht
Hyaluronat	Glaskörper, Synovialflüssigkeit, Haut, Nabelschnur, Aorta	D-Glucuronsäure	0		$4 \cdot 10^3$ bis $8 \cdot 10^6$
Chondroitin-4- und -6-sulfat	Knorpel, Kornea, Knochen, Haut, Aorta	D-Glucuronsäure D-Galaktosamin	0,1–1,3	D-Galaktose D-Xylose	$5 \cdot 10^3$ bis $5 \cdot 10^4$
Dermatansulfat	Haut, Herzklappen, Sehnen, Aorta, Kornea	L-Iduronsäure D-Glucuronsäure D-Galaktosamin	1,0–3	D-Galaktose D-Xylose	$1,5 \cdot 10^4$ bis $4 \cdot 10^4$
Heparansulfat	Lunge, Aorta, ubiquitär auf Zelloberflächen	D-Glucuronsäure L-Iduronsäure D-Glucosamin	0,4–2	D-Galaktose D-Xylose	$3 \cdot 10^3$ bis $1,7 \cdot 10^5$ (100, 101)
Heparin	Lunge, Leber, Haut, Intestinalmukosa (Mastzellen)	D-Glucuronsäure L-Iduronsäure D-Glucosamin	2–3	D-Galaktose D-Xylose	$7 \cdot 10^3$ bis $1,6 \cdot 10^4$
Keratansulfat (Kornea-Typ)	Kornea	D-Galaktose D-Glucosamin	0,9–1,7	D-Mannose L-Fucose Sialinsäure	$4 \cdot 10^3$ bis $1,9 \cdot 10^4$
Keratansulfat (Knorpel-Typ)	Knorpel, Zwischenwirbelscheiben, Aorta	D-Galaktose D-Glucosamin	1,1–1,8	D-Galaktosamin D-Mannose L-Fucose Sialinsäure	$8 \cdot 10^3$ bis $1,2 \cdot 10^4$

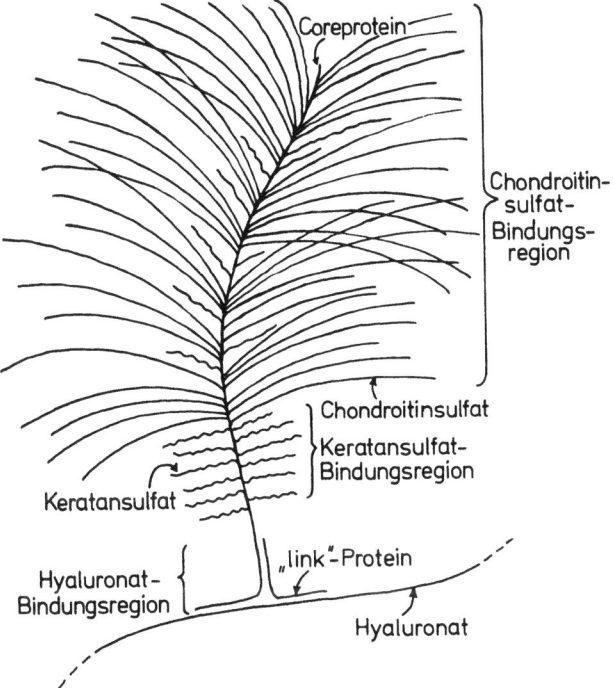

Abb. 3. Proteoglykan-Aggregat (Ausschnitt) im hyalinen Knorpel. Das „link"-Protein stabilisiert die Interaktion zwischen Hyaluronat und Proteoglykan. Der Abstand zum nächsten Proteoglykan an derselben Hyaluronat-Seite beträgt 50–80 Disaccharid-Einheiten

Proteoglykane zeigen sowohl eine strukturelle als auch eine metabolische Heterogenität. Die strukturelle Heterogenität ist dadurch gekennzeichnet, daß im Bindegewebe Chondroitinsulfat über ein gemeinsames Proteincore mit Keratansulfat, Dermatansulfat und auch Heparansulfat verbunden werden kann, wobei auch hier wieder jedem Bindegewebe ein spezifisches Glykosaminoglykan-Verteilungsmuster zugeordnet werden kann (Tabelle 3). Die Heterogenität wird maßgeblich von der sog. Proteinbindung der Polysaccharidkette über eine Oligosaccharid-Einheit beeinflußt. In verschiedenen Bindegewebstypen kann jedoch dasselbe Polysaccharid eine unterschiedliche Bindung zum Proteincore aufweisen, wie am Beispiel des Keratansulfats in der Kornea und im hyalinen Knorpel gezeigt werden konnte. HASCALL und SAJDERA (1969) sowie SAJDERA und HASCALL (1969) entwickelten zuerst eine neue Methode, wobei sie durch Dichtegradientenzentrifugation in CsCl nach Extraktion mit 4 mol Guanidiniumhydrochlorid aus dem Gelenkknorpel native Proteoglykanaggregate isolieren konnten.

HARDINGHAM und MUIR (1972) gelang es nachzuweisen, daß Hyaluronat Proteoglykan-Untereinheiten zu einem größeren Aggregat zusammenfügt (Abb. 3). Für das Knorpelproteoglykanaggregat wurde ein Molekulargewicht von $1-4 \cdot 10^6$ festgestellt, wobei das Proteincore ein Molekulargewicht von $2 \cdot 10^5$ aufweist, an das etwa 100 Chondroitinsulfatketten mit einem durchschnittlichen Molekulargewicht von $2 \cdot 10^4$ und 30–60 Keratansulfatketten mit einem Molekulargewicht von $4-8 \cdot 10^3$ angefügt sind (HASCALL u. RIOLO 1972; HOPWOOD u. ROBINSON 1974).

α) Hyaluronat

Struktur

Hyaluronat besteht aus einer einheitlichen polymerisierten Disaccharid-Einheit [(1→4)-β-D-Glucuronido-(1→3)-β-D-N-acetylglucosaminid]$_n$. Elektronenmikroskopische und physikochemische Untersuchungen haben die unverzweigte Struktur der Hyaluronatkette nachgewiesen. Aus hochgereinigten Hyaluronatpräparaten verschiedener Herkunft läßt sich meistens ein geringer Peptidrest (unter 1%) nicht entfernen, so daß die Annahme eines Proteohyaluronats naheliegt (SCHER u. HAMERMAN 1972; GREILING et al. 1970a). Solche Proteohyaluronate scheinen vornehmlich in der Synovialflüssigkeit vorzukommen.

Biosynthese

Die Biosynthese des Hyaluronats wurde in Streptokokken, menschlichen Fibroblastenkulturen und neuerdings bei Hyalozyten des Glaskörpers (JACOBSON 1978a, b) untersucht; zwei Glykosyl-Transferasen können alternierend aus ihren Vorläufern UDP-Glucuronat und UTP-N-Acetylglucosamin Hyaluronat polymerisieren. Für die Hyaluronatbiosynthese sind auch Lipid-gebundene Disaccharid-Intermediärprodukte diskutiert worden.

Aggregatbildung mit Proteoglykanen

Hyaluronat kann bis zu 100 Proteoglykanmonomere (subunits) pro Einzelstrang im Gelenkknorpel binden. Zwischen den Partnern dieser nicht kovalenten Bindung besteht ein Gleichgewicht (KIMURA et al. 1978), welches durch zwei Link-Proteine stabilisiert wird. Aus den Proteoglykanaggregaten des Rindernasalseptums konnten CLELAND und SHERBLOM (1977) ein Hyaluronat mit einem Molekulargewicht von 500.000 isolieren, während BONNETT et al. (1978) aus der gleichen Quelle zwei Link-Proteine mit Molekulargewichten von 44500 und 48500 zu gewinnen vermochten. Die beiden Link-Proteine sind eng miteinander verwandt und vermögen Hyaluronat auch in Abwesenheit von Proteoglykanen zu binden (HEINEGARD u. HASCALL 1974a). Im nativen Aggregat ist daher Hyaluronat vermutlich mit drei Proteinkomponenten verknüpft: mit den beiden Link-Proteinen und mit dem Hyaluronat-Bindungsabschnitt des Coreproteins (Abb. 3). Die Bindung zwischen Hyaluronat und der Hyaluronat-Bindungsregion des Coreproteins ist spezifisch, so daß das Vorliegen eines Schlüsselprinzips wahrscheinlicher ist als eine koordinative Bindung.

Weder Polyelektrolyte wie Dextransulfat, Chondroitinsulfat, Natriumalgenat oder DNA, jedoch auch nicht Chondroitin oder ein Intermediärprodukt der Heparinbiosynthese mit der Struktur [(1→4)-β-D-Glucuronido-(1→4)-α-N-acetyl-D-glucosaminid]$_n$ gehen mit Proteoglykan Bindungen ein. Kompetitive Bindungsexperimente mit Hyaluronat-Oligosacchariden ergaben, daß ein Dekasaccharid mit N-Acetylglucosamin am reduzierenden Ende noch bindungsfähig war, natürlich auch höhere Oligosaccharide, nicht jedoch das homologe Oktasaccharid oder noch kleinere Oligosaccharide (HASCALL u. HEINEGARD 1974a; HARDINGHAM u. MUIR 1973). Aus dem Befund, daß eine Entfernung der Glucuronsäure am nicht reduzierenden Ende des Dekasaccharids dessen Bindungsfähigkeit nicht signifikant beeinflußt, wurde der Schluß gezogen, daß eine Nonasaccharidsequenz mit 4 Glucuronsäure-Bausteinen oder möglicherweise ein Oktasaccharid mit Glucuronsäure am reduzierenden Ende das kleinste zu einer starken Wechselwirkung mit Hyaluronat-Bindungsregion am Coreprotein fähige Fragment darstellt. Eine Modifizierung der D-Glucuronsäure-Bausteine durch

Methylesterbindung oder Reduktion zu Glucose oder Substitution mit Glycin in amidischer Bindung hebt die Bindungseigenschaften selbst großer Hyaluronatoligomere auf. Aus den Ergebnissen partieller Carboxylgruppen-Modifizierungen ergab sich, daß in 3 von den 4 Glucuronsäure-Bausteinen für jede Proteinbindungsstelle die Carboxylgruppe unsubstitioniert sein muß. Darüber hinaus liegt auch eine Bindungsbeteiligung von einem oder mehreren der N-Acetylglykosamin-Bausteine nahe, da das Chondroitin, das sich von Hyaluronat nur durch die Konfiguration am C-4 des Hexosamins unterscheidet, kein Bindungsvermögen besitzt. Auch die Reduktion und Acetylierung des Coreproteins verhindert die Aggregatbildung sowie die Interaktion mit Hyaluronat, was den Gedanken nahelegt, daß die Konformation der Hyaluronat-Bindungsregion im Coreprotein ein für den Bindungsvorgang kritischer Punkt ist.

Interaktion von Hyaluronat zwischen Zellen, Zelloberfläche und Kollagen

Nach BALAZS (1977) hat hochpolymeres Hyaluronat folgende biologische Eigenschaften, die nicht von anderen Polyanionen geteilt werden.
1. Hemmung, in einigen Fällen Stimulation der phagozytotischen Aktivität von mononukleären und polymorphnukleären Phagozyten.
2. Hemmung der Migration und Mitose von Lymphozyten.
3. Hemmung der Migration von Zellen des lymphomyeloischen Systems.
4. Hemmung der Suszeptibilität von Zellen und Viren sowie Verhinderung der Penetration von Sporozoiten.
5. Hemmung der Interaktion zwischen Target-Zellen und Lymphozyten.

Schon durch partielle Depolymerisierung verliert Hyaluronat die aggregierenden Eigenschaften und die oben beschriebenen biologischen Wirkungen und kann auch durch andere Glykosaminoglykane in dieser Wirkung nicht ersetzt werden. Die Interaktion zwischen Hyaluronat und Kollagen kann in zwei Richtungen beschrieben werden:
1. Die Interaktion des Kollagenmakromoleküls während der Fibrillenbildung und die Interaktion mit den Fibrillen des Kollagengels. Der 1. Typ in der Interaktion verursacht eine Erhöhung der Stabilität und Elastizität des Kollagengels.
2. Der 2. Typ spielt wahrscheinlich während der Entwicklung und Regeneration der intrazellulären Matrix eine Rolle.

β) Chondroitin und Chondroitinsulfate

Struktur

Dem Chondroitin kommt die folgende Struktur zu: $[(1\rightarrow 4)\text{-}\beta\text{-D-Glucuronido-}(1\rightarrow 3)\text{-}\beta\text{-N-acetyl-D-galaktosaminid}]_n$. Ist der Galaktosamin-Baustein am C-4 oder C-6 sulfatiert, was durch Sulfatübertragung aus 3′-Phosphoadenylylsulfat (PAPS) mit Hilfe von Sulfotransferasen geschieht (RODEN 1970), so handelt es sich um die Struktur von Chondroitin-4-sulfat bzw. Chondroitin-6-sulfat. Allerdings sind Homopolymere bei den Chondroitinsulfaten selten; meistens treten alle 3 Disaccharid-Typen, also die des Chondroitins, des Chondroitin-4-sulfats und des Chondroitin-6-sulfats, in wechselnden Anteilen in ein und derselben Polymerkette auf. Oft zeigen die Chondroitinsulfate ein Sulfat/Hexosamin-Verhältnis von etwa 1, doch gibt es auch, wie Tabelle 3 zeigt, beträchtliche Abweichungen. Verantwortlich für eine höhere Verhältniszahl als 1 ist das Vorkommen zweier disulfatierter Disaccharid-Einheiten, in denen neben der Position am C-6 des Galaktosamins eine zweite Sulfatgruppe am C-4 des Galaktosamins (CS-E-Typ) oder am C-2 (oder C-3 der Glucuronsäure (CS-D-Typ) lokalisiert sein kann (SUZUKI et al. 1968). Diese Disaccharid-Typen können jedoch durch eine entsprechende Zahl unsulfatierter Einheiten in derselben Kette kompensiert sein, so daß nach außen kein höheres Sulfat/Hexosamin-Verhältnis als 1 zu erscheinen braucht. Stark untersulfatierte Chondroitinsulfate mit einem Sulfatierungsgrad <0,2 werden wie im Fall der Kornea häufig schon als Chondroitin bezeichnet. GREILING et al. (1967) gelang es, aus der Kälberkornea eine stark untersulfatierte Fraktion in eine völlig unsulfatierte und eine sehr niedrig sulfatierte (Sulfat/Hexosamin = 0,21) zu zerlegen. Diese beiden Fraktionen unterschieden sich auch durch ihre Aminosäurenzusammensetzung des nach Proteolyse mit Papain verbliebenen Peptidrestes.

Biosynthese

Grundsätzlich ist bei der Biosynthese der Proteoglykane zwischen der Synthese des Coreproteins und der Polysaccharidkette zu unterscheiden. Über die Biosynthese des Coreproteins ist jedoch erst wenig bekannt, da bis heute noch nicht die unterschiedlichen Coreproteine von Proteoglykanen verschiedener und vielleicht auch gleicher Herkunft aufgeklärt sind. Erst Sequenzdaten vermögen hier Klarheit zu schaffen, die zu erlangen jedoch – wegen Schwierigkeiten bei der Reindarstellung von Coreproteinen – erst in den nächsten Jahren möglich sein werden. Aus Bausteinanalysen von Peptidoglykosaminoglykanen läßt sich jedoch schon bereits herleiten, daß bestimmte Aminosäuresequenzen einen Kode für die Glykosaminoglykankettensynthese darstellen. Dieser Code muß mehr als die an der Bindung des Polysaccharids beteiligten Aminosäuren Serin, Asparagin, Glutamin und Threonin enthalten, da nicht alle Serin- oder Asparaginreste an der Glykopeptid-Bindung beteiligt sind und die nicht beteiligten später auch nicht Ursprung einer neuen Kette sein können.

Eine moderne Übersicht über die Biosynthese der Proteoglykane und insbesondere des Chondroitinsulfats findet sich bei RODÉN und HOROWITZ (1978).

Man kann folgende Schritte für die Biosynthese der Proteoglykane annehmen:
1. Bildung des Coreproteins an den Polysomen der Bindegewebszelle,
2. Synthese der Bindungsregion zu Proteincore und Polysaccharidkette,
3. alternierende Polymerisation der Polysaccharidkette mit aktivierten Zukkern,
4. enzymatische Bildung der Sulfatester mit aktiviertem Sulfat (PAPS),
5. Bildung des Kettenabschlusses mit Fucose bzw. Sialinsäure.

Wie aus Abb. 4 hervorgeht, sind an der Biosynthese der Bindungsregion und an der Polymerisation 6 Glykosyl-Transferasen beteiligt, die besonders von der Arbeitsgruppe von RODÉN aufgeklärt worden sind. Schlüssel und Regulationsenzym für den Start der Polysaccharidkettensynthese ist die Xylosyl-Transferase, welche Xylose auf ein Serinmolekül des Coreproteins überträgt. Auch die 2 spezifischen Galaktosyl-Transferasen, die die Bindungsregion komplettieren, sind isoliert und charakterisiert worden. Die Polysaccharidkette wächst durch sequentielles Hinzufügen der individuellen Monosaccharide aus ihren aktiven UDP-Zuckern, wobei die N-Acetylgalaktosaminyl- und die Glucuronyl-Transferasen räumlich in einer Weise angeordnet sein müssen, welche eine Hybridbildung durch Einbau von z.B. N-Acetylglucosamin mit Hilfe einer N-Acetylglucosaminyl-Transferase verhindert. Die Anwesenheit eines 4-sulfatierten N-Acetylgalaktosamin-Bausteins am nicht reduzierten Kettenende stoppt die wei-

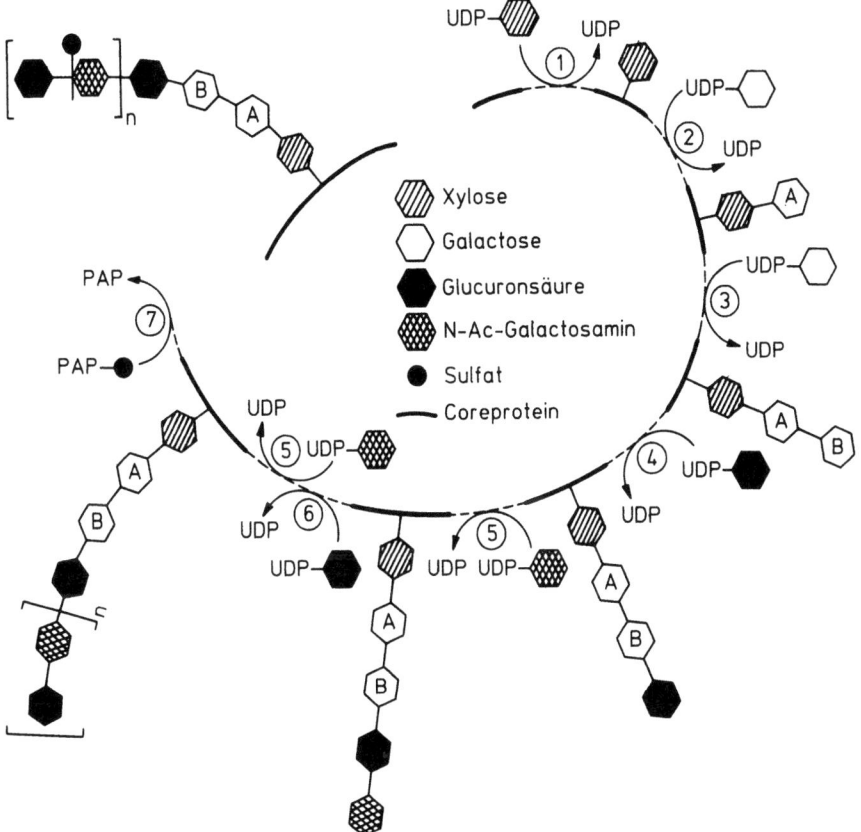

① Xylosyl-Transferase ② Galaktosyl-Transferase 1. ③ Galaktosyl-Transferase 2.
④ Glucuronyl-Transferase 1. ⑤ N-Acetylgalaktosaminyl-Transferase
⑥ Glucuronyl-Transferase 2. ⑦ Sulfo-Transferase

Abb. 4. Biosynthese des Chondroitin-4-sulfats. (Nach Rodén 1970)

tere Kettenverlängerung, nicht aber 6-sulfatiertes terminales N-Acetylgalaktosamin, das ein guter Akzeptor für Glucuronsäure ist. Es ist möglich, daß auch ein Kettenabbruch durch ziemlich unspezifische Anlässe verursacht werden kann, z.B. schon dadurch, daß sich das Proteoglykan auf seinem Weg durch die Kanäle des endoplasmatischen Retikulum zu seinem zellulären Bestimmungsort von der unmittelbaren Nachbarschaft der Glucosidierungsorte immer mehr entfernt. Die Ketten der Chondroitinsulfate in den Proteoglykanen des Rindernasalseptums enden zu 90% mit einem N-Acetylgalaktosamin-Baustein, nur 10% enthalten Glucuronsäure am nicht-reduzierenden Terminus.

Bei der Untersuchung der Sulfatierung des Chondroitinsulfats in zellfreiem System wurden nach Inkubation mit UDP-D-Glucuronat und UDP-N-Acetyl-D-galaktosamin nur niedrig sulfatierte Chondroitinsulfate gefunden, in Gegenwart hinreichender Konzentrationen, an 3'-Phosphoadenylylsulfat (PAPS) entstand jedoch ein Chondroitinsulfat, das zu 25% sulfatiert war (Silbert u. DeLuca 1969). Danach erscheint es wahrscheinlich, daß der Sulfatierungsprozeß während der Kettenverlängerung stattfindet. Allerdings gehen auch einige Experimente in die Richtung, daß die Sulfatierung erst nach der Polymerisation der Polysaccharidkette erfolgt, da Chondroitin ein besserer Akzeptor für PAPS mit gereinigten Sulfotransferasen ist als Proteochondroitinsulfat.

Physiologische Funktionen

Wechselwirkung mit Kationen

Auf Grund ihrer polyanionischen Struktur können die Glykosaminoglykane bzw. Proteoglykane als Kationenaustauscher fungieren. Welche Kationen gebunden werden, ist einmal von der chemischen Struktur der Glykosaminoglykanketten, insbesondere der Polarisierbarkeit ihrer anionischen Gruppen abhängig, zum anderen von der relativen Konzentration, der Wertigkeit und den Hydratationsradien der Gegenionen. So ziehen die schlechter als Wasser polarisierbaren Sulfatgruppen das geringer hydratisierte Natriumion dem Kaliumion vor. Stärker als diese beiden monovalenten Ionen wird jedoch das bivalente Kalziumion gebunden. Diese Kationenaustauscher-Funktion der Proteochondroitinsulfate ist sowohl für Verknöcherungsvorgänge von maßgeblicher Bedeutung als auch für die Möglichkeit der Verkalkung des Knorpelgewebes.

Interaktion mit Kollagen und Elastin

Die Interaktionen zwischen Kollagen und Glykosaminoglykanen bzw. Proteoglykanen sind mit zahlreichen Techniken untersucht worden, wie elektrophoretischen, affinitätschromatographischen, mit Fällungsverfahren, Lichtstreuungsmethoden, mit Hilfe des Zirkulardichroismus, der Gleichgewichtsbindung und der Agglutination kollagenbeschichteter Erythrozyten (Übersicht bei LINDAHL u. HÖÖK 1978). Außer Hyaluronat und Keratansulfat werden alle Glykosaminoglykane bei physiologischem pH-Wert und physiologischer Ionenstärke an Kollagen gebunden, und zwar um so stärker, je höher Ladungsdichte und Molekülgröße sind. Proteoglykane gehen noch stärkere Bindungen mit dem Kollagen ein als die zugehörigen Glykosaminoglykane. Neuere Bindungsstudien mit dem aus Proteochondroitinsulfat nach Chondroitinasen-Abbau isolierten Coreprotein zeigten, daß dieses Protein stark an Kollagen gebunden wurde; die Bindung von intaktem Proteoglykan wurde davon nicht beeinträchtigt. Eine Erklärung hierfür bietet die Annahme zweier Bindungsstellen im Proteoglykanmolekül, einer im Coreprotein und einer zweiten in den Polysaccharidketten. Über die Bindungsstellen des Proteoglykans im Kollagenmolekül ist noch nichts bekannt. Lösliches Kollagen von Typ II, dem Kollagentyp des Knorpels, scheint Proteochondroitinsulfat weniger stark zu binden als die Typen I und III. Die Kinetik der Faserbildung wurde turbidimetrisch mit Hilfe einer erstmals von GROSS und KIRK (1958) beschriebenen Methode verfolgt, die mehrfach verfeinert wurde. Danach scheinen Proteoglykane an zwei Phasen der Fibrillogenese des Kollagens beteiligt zu sein: Einmal verzögern sie die Ansammlung von Kollagenmolekülen, und zum anderen beeinflussen sie auf bisher unbekannte Weise die endgültige Organisation der Fibrille.

Wenig ist zur Zeit über die Bindung zwischen Elastin und Glykosaminoglykanen bekannt, doch konnte gezeigt werden, daß Proteochondroitinsulfat aus Rindernasalseptum sowohl α-Elastin als auch Tropoelastin zur Faserbildung veranlaßt. CD-Messungen bewiesen dabei eine durch das Proteoglykan induzierte Zunahme helikaler Strukturen des α-Elastinmoleküls (PODRAZKY et al. 1975).

Komplexbildung mit Thrombozyten-Faktor 4 (PF 4)

Die Hauptaufgabe des Thrombozyten-Faktors 4 (PF 4) besteht darin, daß er nach Freisetzung aus den Thrombozyten, wo er an Proteochondroitinsulfat gebunden ist, die gerinnungshemmende Wirkung des Heparins im Plasma zu neutralisieren hat, was von klinischer Bedeutung für die Heparintherapie und bei Thrombosen sein kann. Der Proteoglykan-PF 4-Komplex dissoziiert bei hoher Ionenstärke (I = 0,75) in das Träger-Proteoglykan (Mol.-Gew. 59000) und den Thrombozyten-Faktor 4 (Mol.-Gew. 29000). Die Analyse des Proteoglykans ergab, daß darin 4 Chondroitinsulfatketten (Mol.-Gew. 12000) kovalent an ein einziges Polypeptid gebunden sind. Für den mit dem Thrombozyten-Faktor 4 voll abgesättigten Proteoglykankomplex wurde ein Molekulargewicht von ca. 350000 gefunden, was darauf schließen läßt, daß der Komplex als Dimeres vorkommt, wobei jedes Monomere aus 4 Molekülen PF 4 und 1 Molekül Proteoglykan besteht, d.h. also je Chondroitinsulfatkette 1 Molekül PF 4 vorhanden ist. In Abwesenheit des Proteoglykans ist der Thrombozyten-Faktor 4 unter physiologischen Bedingungen schlecht löslich, gut hingegen bei pH 3, wo er in 4 Untereinheiten mit einem Molekulargewicht von je 7000 dissoziiert. Durch andere Glykosaminoglykane kann PF 4 von seinem natürlichen Proteoglykan entfernt werden, wobei Heparin die höchste und Hyaluronat die geringste Affinität zum PF 4 zeigen. Hierbei scheint die Bindungsaffinität zum Protein mit zunehmendem Gehalt an L-Iduronsäure größer zu werden. Möglicherweise spielt auch der Sulfatgehalt eine Rolle. Daraus ergibt sich die Möglichkeit, daß ein derartiger Abspaltungsmechanismus für die Ablagerung von PF 4 an spezifischen Stellen der Gefäßwand sorgt. Im Gegensatz zum Protamin, das ebenfalls Heparin neutralisiert, weist der humane Thrombozyten-Faktor 4 nur mäßige Anteile basischer Aminosäuren auf, doch deuten die Ergebnisse mehrerer Untersuchungen auf die Beteiligung von Lysin am Bindungszentrum für das Glykosaminoglykan hin (Übersicht bei Höök u. Lindahl 1975).

Wechselwirkung mit lysosomalen Enzymen

Im Hinblick auf Interaktionen zwischen Glykosaminoglykanen und intrazellulären Komponenten konnte gezeigt werden, daß die meisten lysosomalen Enzyme polymorphkerniger Leukozyten mit Chondroitinsulfat, Dermatansulfat und Heparin eine pH-abhängige, reversible, elektrostatische Bindung eingehen (Avila u. Convit 1975, 1976). Die Autoren nehmen an, daß die Enzyme in sauren primären Lysosomen komplex an Glykosaminoglykane oder Proteoglykane gebunden und auf diese Weise in einer gegenüber lysosomalen Proteinasen geschützten und relativ inaktiven Form vorliegen. Die Verschmelzung eines primären Lysosoms mit einem Phagosom führt dann zu einer Verdünnung der intralysosomalen sauren Flüssigkeit und damit zu einem pH-Anstieg, welcher eine Dissoziation des Komplexes und so die Freisetzung des intakt gebliebenen aktiven Enzymmoleküls zur Folge hat.

γ) Dermatansulfat

Struktur

Die Polysaccharidkette des Dermatansulfats besteht i.allg. überwiegend aus der Disaccharid-Einheit [(1→4)-α-L-Iduronido-(1→3)-β-N-acetyl-D-galaktosaminid]$_n$. Das Polymerisationsprodukt ist zunächst wohl identisch mit dem bei der Chondroitinsulfatbiosynthese entstehenden, doch beschränken sich die Modifikationsreaktionen im Fall des Dermatansulfats nicht nur auf O-Sulfatierungen des C-4 und/oder des C-6 im Galaktosaminanteil, sondern umfassen auch die Bildung von L-Iduronsäure-Bausteinen durch C-5-Epimerisierung der D-Glucuronsäure-Einheiten. Diese Iduronsäure-Bausteine, deren L-Konfiguration von STOFFYN und JEANLOZ (1960) bewiesen wurde, können darüber hinaus noch am C-2 oder C-3 ein weiteres O-Sulfat aufnehmen, so daß es Disaccharid-Einheiten beim Dermatansulfat geben kann, die bis zu 3 Sulfatgruppen enthalten. Diese wurden bisher jedoch nur beim Dermatansulfat aus der Haut des Hexenfisches nachgewiesen. Der D-Glucuronsäure-Gehalt in Dermatansulfaten kann zwischen nahezu 0 und etwa 90% bezüglich des Uronsäure-Gesamtgehaltes schwanken. Einige Dermatansulfat-Präparate weisen eine vergleichsweise einfache Struktur auf, wie z.B. ein Teil des Dermatansulfats aus der Schweinehaut, welcher im wesentlichen aus Iduronido-N-acetylgalaktosamin-4-sulfat-Einheiten aufgebaut ist (STUHLSATZ u. GREILING 1976). Andere hingegen besitzen eine kompliziertere Struktur mit einer stark hybridisierten Polysaccharidkette, welche variabel am C-4 und/oder C-6 des Galaktosamins sowie am C-2 (oder C-3) der Iduronsäure sulfatiert sein kann. Sulfatierte D-Glucuronsäure wurde in Dermatansulfat-Präparaten bisher nicht gefunden. In den Dermatansulfat-Präparaten aus Schweinehaut sind überwiegend Chondroitin-4-sulfat-, aus denen aus menschlicher Nabelschnur überwiegend Chondroitin-6-sulfat-Disaccharide mit den Iduronido-N-acetylgalaktosamin-4-sulfat-Einheiten zu sog. Hybridketten kopolymerisiert. Dabei können der eine oder der andere Typ entweder zu Blockstrukturen gehäuft oder aber beide Typen mehr oder weniger regelmäßig entlang der Kette verteilt auftreten.

Proteoglykane des Dermatansulfats

DAMLE et al. (1979) extrahierten aus der Schweinehaut mit 4 mol Guanidiniumhydrochlorid bei 4° C in Gegenwart von Proteaseinhibitoren und nach Reinigung durch isopyknische Zentrifugation ein Proteochondroitinsulfat und ein Proteodermatansulfat. Beide Proteoglykane zeigten jedoch keine Aggregatbildung mit Hyaluronat.

Physiologische und pathophysiologische Funktionen

Wechselwirkung mit Kationen

Dermatansulfat bindet Kationen, insbesondere zwei- und dreiwertige, stärker als Chondroitinsulfat, was vermutlich auf die axiale Carboxylgruppe in der L-Iduronsäure (im Gegensatz zur äquatorialen Carboxylgruppe in der D-Glucuronsäure) zurückzuführen ist (DAVIDSON 1965). Daher präzipitieren die Cu-Komplexe des Dermatansulfats in alkalischer Lösung, nicht aber die der Chondroitinsulfate.

Interaktion mit Kollagen

Bei der Wechselwirkung zwischen Kollagen und Glykosaminoglykanen bzw. Proteoglykanen scheint die Anwesenheit von Iduronsäure-Bausteinen die Bindung zu fördern. So schwankt die Anzahl der von einem Kollagenmonomeren gebundenen Polysaccharidketten je nach Typ zwischen 2 und 5 (ÖBRINK 1975), ein Dermatansulfat jedoch vom Molekulargewicht 41 000 pro Kette vermochte hingegen 5 Kollagenmonomere zu binden. Proteodermatansulfate zeigen derartige Bindungsphänomene in erhöhtem Maß, da sie im Gegensatz zu Proteochondroitinsulfaten Tropokollagen bei physiologischem pH-Wert und bei physiologischer Ionenstärke sogar zu präzipitieren vermögen. Während Hyaluronat und

Proteochondroitinsulfat hauptsächlich für die Bildung der Gelmatrix zwischen den Fasern des interzellulären Raumes verantwortlich gemacht werden, soll Proteodermatansulfat primär bei der Bildung und Orientierung beteiligt sein (TOOLE u. LOWTHER 1968). Doch scheinen auch zwischen den verschiedenen Proteoglykan-Typen eines Gewebes Wechselwirkungen zu bestehen, deren Störungen pathologische Veränderungen des Gewebes zur Folge haben. In diesem Zusammenhang ist auf das vermehrte Auftreten von Proteodermatansulfat auf Kosten des Proteochondroitinsulfats im Narbengewebe der Kornea zu verweisen, welches grobe Kollagenfasern besitzt und nicht mehr transparent ist (ANSETH 1969). Auch beim Keratokonus konnte ein vermehrter Gehalt an Dermatansulfat zu Lasten des Chondroitinsulfats festgestellt werden.

Gerinnungshemmung

Neben Heparin hat auch Dermatansulfat gerinnungshemmende Eigenschaften, wenn auch erst bei hohen Konzentrationen (TEIEN et al. 1976), doch scheint dieser Effekt nicht über das Antithrombin ausgeübt zu werden.

Pathobiochemische Bedeutung bei der Arteriosklerose

Möglicherweise wird die Ablagerung von Lipoproteinen in der Arterienwand im Verlauf der arteriosklerotischen Plaque-Bildung durch die Bindung zwischen Lipoproteinen und dem Dermatansulfat der Intima gefördert. Da nur Dermatansulfat von den verschiedenen intimalen Glykosaminoglykanen unter physiologischen Bedingungen Lipoproteine zu binden in der Lage ist und auch als einziges Glykosaminoglykan von den an der arteriosklerotischen Läsionsstelle proliferierenden arteriellen glatten Muskelzelle synthetisiert wird (ROSS u. HARKER 1976). Neben der Auffindung von erheblichen Dermatansulfatkonzentrationen in Aorten mit Fettstreifen, sprechen auch die durch Verabreichung sulfatierter Polysaccharide erzielten antiarteriosklerotischen Effekte für die Hypothese, daß die sulfatierten Polysaccharide die Bindungszentren am Lipoproteinmolekül absättigen und damit eine Interaktion dieser Bindungszentren mit intimalen Glykosaminoglykanen verhindern (DAY et al. 1975).

δ) Keratansulfate

Struktur

Das von MEYER et al. (1953) entdeckte Keratansulfat wurde durch Methylierungsstudien als $[(1 \rightarrow 3)\text{-}\beta\text{-D-Galaktopyranosido-}(1 \rightarrow 4)\text{-2-acetamido-2-desoxy-}\beta\text{-D-glucopyranosid}]_n$ mit einer Sulfatgruppe am C-6 des Glucosamins oder am C-6 der Galaktose erkannt. Der Sulfatierungsgrad schwankt je nach Herkunft der Keratansulfate zwischen 0,9 und 1,8 und ist wahrscheinlich altersabhängig (CHOI u. MEYER 1975; MUTHIA et al. 1974). Da die Keratansulfate aus Knorpel und Nucleus pulposus im Gegensatz zu denen aus Kornea immer einen (20%igen) Galaktose-Überschuß gegenüber Glucosamin aufwiesen, schlossen BHAVANANDAN und MEYER (1968) auf das Vorhandensein von Galaktose-haltigen Seitenketten in Präparaten aus diesen Geweben. CHOI und MEYER (1975) zeigten, daß im Keratansulfat aus Nucleus pulposus (Schwein) 3–5 Verzweigungen je Kette existieren, die als terminalen Baustein meistens N-Acetylneuraminsäure enthalten, welche mit dem C-3 eines Galaktose-Bausteines verknüpft ist. Als terminales Ende treten Fucose und N-Acetylneuraminsäure allgemein in allen Keratansulfat-Präparaten auf.

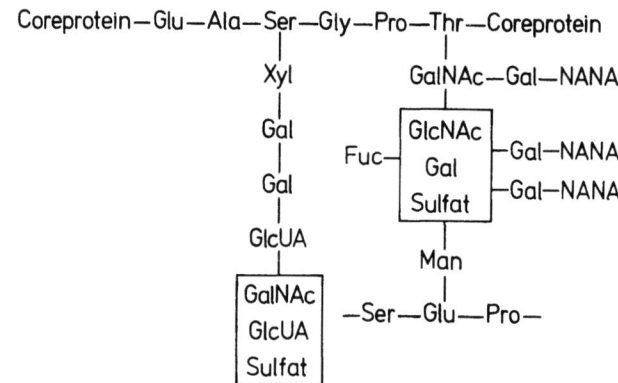

Abb. 5. Strukturvorschlag für das Skelett-Proteochondroidinsulfat-Keratansulfat. *Glu* Glutaminsäure; *Ser* Serin; *Gly* Glycin; *Pro* Prolin; *Thr* Threonin; *Xyl* Xylose; *Gal* Galaktose; *GlcUA* Glucuronsäure; *GalNAc* N-Acetylgalaktosamin; *Fuc* Fucose; *Man* Mannose; *NANA* N-Acetylneuraminsäure, *GlcNAc* N-Acetylglucosamin. (Nach Hopwood u. Robinson 1974)

Wie alle anderen sulfatierten Glykosaminoglykane kommt auch Keratansulfat in nativer Form kovalent an ein Coreprotein gebunden vor, wobei dieses Protein meistens – wie im Knorpel und Nucleus pulposus – noch zahlreiche Chondroitinsulfatketten trägt. Während es Keratansulfat-freie Proteochondroitinsulfate in Keratansulfat-haltigen Geweben gibt, gelingt es nicht, aus Knorpel und Nucleus pulposus Chondroitinsulfat-freie Proteokeratansulfate zu isolieren, was anscheinend nur im Fall der Kornea möglich ist. Diese und zahlreiche andere Unterschiede haben zu der Einteilung der Keratansulfate in zwei Typenklassen geführt, den Kornea-Typ und den Skelett-Typ, die sich besonders in der Verknüpfung der Polysaccharidkette mit dem Coreprotein unterscheiden.

Skelett-Typ-Keratansulfat

Bray et al. (1967) zeigten zuerst, daß das Keratansulfat aus Knorpel und Nucleus pulposus O-glykosidisch über N-Acetylgalaktosamin an Serin und Threonin verknüpft ist, wobei die Keratansulfatkette vom C-6 dieses N-Acetylgalaktosamins ausgeht. Neben dieser O-glykosidischen, Alkali-labilen Bindung muß aber noch eine weitere, Alkali-stabile, Bindung existieren, da die nach alkalischer β-Elimination erhaltenen Keratansulfat-Präparate keineswegs Peptid-frei waren. Aufgrund des relativ hohen Glutamin- (oder Glutaminsäure-) Gehaltes in diesen β-eliminierten Keratansulfat-Präparaten wurde auf eine Beteiligung dieser Aminosäure an einer weiteren Polysaccharid-Protein-Bindung geschlossen. Ein Strukturvorschlag dieses skelettalen Keratansulfats findet sich in Abb. 5 (Hopwood u. Robinson 1974).

Kornea-Typ-Keratansulfat

Während die Polysaccharidkette des Kornea-Keratansulfates dem des Skelett-Keratansulfates gleicht, hat jedoch die Bindungsregion des Kornea-Keratansulfates eine andere Struktur. Es gelang unserer Arbeitsgruppe, die Bindungsregion im Proteokeratansulfat nach Desulfatierung und Affinitätschromatographie an ConA-Sepharose 4B sowie enzymatischen Abbau mit β-Galaktosidase und β-N-Acetylglucosaminidase anzureichern.

Durch Methylierungsanalysen der Peptido-Keratane aus den verschiedenen Abbaustufen, wie auch die Spaltung durch Endo-β-N-Acetylglykosaminidase D zeigen die Identität der Bindungsregion im Proteokeratansulfat aus der Kornea mit einer Struktur, die in verschiedenen GlcNAc (β-1 N) Asn-gebundenen Mannosyl-glycoprotein gefunden wird. Daneben konnte eine Chitobiose-Einheit zwischen Asparagin und Mannose durch Inkubation mit Endo-β-N-Acetylglucosaminidase D nachgewiesen werden. Auch die Existenz und Position einer α1-6-gebundenen Fucose an dem Asparagin-gebundenen GlcNAc wurde durch Inkubation mit α-Fucosidase, Endo-β-Acetylglucosaminidase D und Chromatographie an Bio-Gel P-4 bewiesen (STEIN et al. 1982). Durch Gaschromatographie/Massenspektrometrie-Studien konnte das Vorhandensein eines 1,4,6-trisubstituierten N-Acetylglucosamins neben einem 1,4-disubstituierten N-Acetylglucosamin in der Bindungsregion bewiesen werden (KELLER et al. 1981).

Die Proteokeratansulfate der Kornea besitzen Molekulargewichte zwischen 70000 und 100000. Daraus ergibt sich, daß bei einem Proteingehalt von 25–45% je Coreprotein 2–3 Keratansulfatketten gebunden werden; diese haben im wesentlichen Molekulargewichte über 16000, werden jedoch von mehreren Oligosacchariden begleitet, welche über den gleichen Bindungstyp mit dem Coreprotein verknüpft sind (AXELSSON u. HEINEGARD 1975). Die Analysen der von STUHLSATZ (1979) isolierten Peptidokeratansulfat- und Oligosaccharid-Peptid-Fraktionen sprechen jedoch dafür, daß die Keratansulfatketten mit zunehmender Entfernung vom Coreprotein im Sulfatierungsgrad zunehmen, wobei mindestens die beiden ersten Disaccharid-Einheiten der Kette unsulfatiert sind, während die letzten Disaccharid-Einheiten je 2 Sulfatgruppen aufweisen. Das Coreprotein enthält 1–2 Disulfidbrücken, wie AXELSSON und HEINEGARD (1978) feststellen konnten.

Biosynthese des Proteokeratansulfats

Studien zur Biosynthese des Proteokeratansulfats im zellfreien System sind ungleich schwieriger durchzuführen als bei anderen Glykosaminoglykanen; das liegt einmal daran, daß bei der Inkubation eines zellfreien Systems mit UDP-N-Acetylglucosamin und UDP-Galaktose nicht oder höchstens niedrig geladene Polymere enthalten sind, deren Identifikation aufgrund ihrer Ähnlichkeit mit Glykoproteinen große Schwierigkeiten bereitet.

Wir konnten aus Korneazellen nach der Behandlung von Rinderkornea mit Kollagenase subzelluläre Fragmente durch Dichtegradienten-Zentrifugation isolieren. Es konnten zwei Membranfraktionen mit den Enzymen der Keratansulfatbiosynthese, die UDP-N-Acetylglucosamin:Keratan-N-Acetylglucosaminyltransferase, UDP-Galaktose:Keratan-Galaktosyltransferase und eine PAPS-Keratansulfotransferase nachgewiesen werden. Die Fraktionen stammen wahrscheinlich aus dem Golgi-Apparat.

Die Aktivitäten dieser 3 Enzyme der Keratansulfatbiosynthese zeigen die gleiche Verteilung auf die Fraktionen der Dichtegradienten-Zentrifugation. Demzufolge liegt eine gemeinsame Lokalisation der drei Enzyme an denselben intrazellulären Organellen nahe (KELLER et al. 1983).

Im Gegensatz zur Synthese des Proteochondroitinsulfats scheint die Biosynthese des Proteokeratansulfats in der Kornea unter der Mitwirkung von Lipidzwischenprodukten stattzufinden. Dabei wird zuerst das Oligosaccharid unabhängig vom Proteincore gebildet. Mit Tunicamycin, einem spezifischen Inhibitor der Protein-Glykosylierung, welches die Synthese von N-Acetylglukosaminylpyrophosphorylpolyisoprenol aus UDP-N-Acetylglucosamin und Dolicholphosphat inhibiert, konnte bei der Biosynthese von Glykoproteinen die Beteiligung von Lipid-Metaboliten nachgewiesen werden (STRUCK 1980). Auch die Biosynthese von Proteochondroitinsulfat in der Kornea wird durch Tunicamycin gehemmt. Die Interpretation dieser Tunicamycinhemmung zeigt Abb. 6, in der die Biosynthese des Kornea-Proteokeratansulfats nach unseren Vorstellungen dargestellt ist (GREILING et al. 1981).

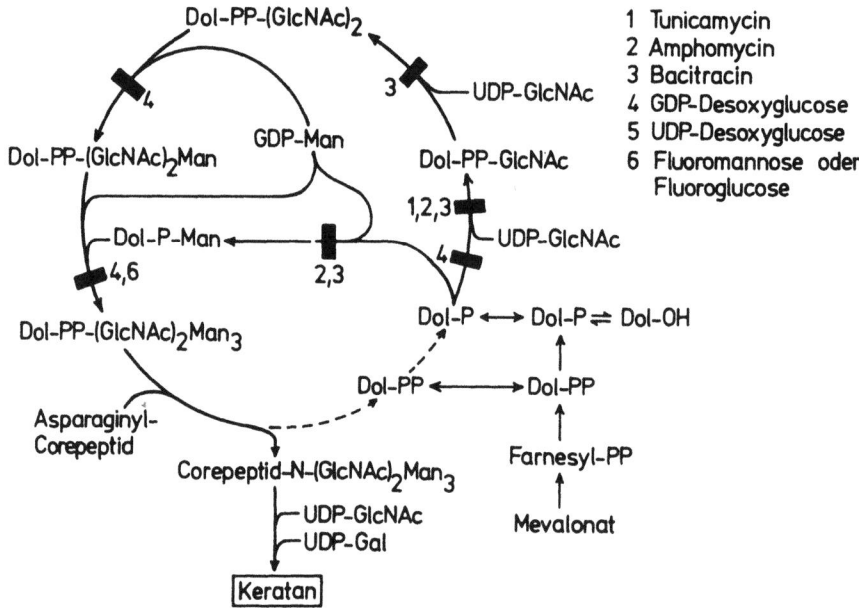

Abb. 6. Biosynthese des Proteokeratansulfats in der Kornea über den Dolycholphosphatzyklus und die Angriffspunkte verschiedener Inhibitoren (GREILING et al. 1981)

HART (1976) untersuchte die Keratansulfatbiosynthese in der sich entwickelnden Kükenkornea und konnte feststellen, daß von den 3 Kornea-Zelltypen, die zwischen dem 5. und 6. Tag in das Stroma einwandernden Fibroblasten als einzige für die Keratansulfatbiosynthese verantwortlich sind, während die Endothel- und Epithelzellen der Kornea einen beträchtlichen Anteil der anderen, in der embryonalen Kornea vorhandenen Glykosaminoglykane Heparansulfat, Hyaluronat, Chondroitin-4- und -6-sulfat sowie Dermatansulfat produzieren. HART fand weiterhin, daß zwischen dem Beginn der Keratansulfatbiosynthese am 5.–6. Tag und dem Transparentwerden der Kornea am 14. Tag kein Zusammenhang besteht, wohl aber die zunehmende Kornea-Transparenz mit dem steigenden Sulfateinbau korreliert ist; die mit der Transparenz gleichzeitig auftretende Metachromasie der Kornea ist darauf zurückzuführen. Nach COULOMBRE und COULOMBRE (1964) werden Transparenz, Metachromasie, Dicke und spezifische Hydratisierung der Kornea durch Thyroxin reguliert. HART vermutet, daß

Thyroxin das Transparentwerden der Kornea durch Aktivierung spezifischer Sulfotransferasen oder deren Synthese einleitet. Da jedoch die Zunahme im Sulfatierungsprozeß des Keratansulfats mit dem Zeitpunkt zusammenfällt, da die Stromafibroblastendichte ein Maximum erreicht (am 14. Tag), schließt er nicht aus, daß der relative Sulfatgehalt des Kornea-Keratansulfats auch durch einen von der Zelldichte abhängigen Mechanismus kontrolliert werden könnte. HART und LENNARTZ (1978) fanden, daß Tunicamycin, ein Inhibitor von Glykosyl-Transferasen, u.a. der N-Acetylglucosaminyl-pyrophosphoryl-polyisoprenol-Synthese und deshalb zur Untersuchung Lipid-abhängiger Glykosidierungen von Glykoproteinen geeignet, die Biosynthese des Proteokeratansulfats der Kornea im Gegensatz zu derjenigen der anderen Glykosaminoglykane vollständig hemmt. Dieser Befund unterstützt die Vermutung von RODÉN und SCHWARTZ (1975), daß Liposaccharide an der Biosynthese des Kornea-Proteokeratansulfats beteiligt sind.

Abbau des Keratansulfats

Unsere Arbeitsgruppe konnte aus der Lysosomenfraktion der Kaninchenniere und -leber lysosomale Enzyme isolieren, die am Abbau des Proteokeratansulfats und Proteochondroitinsulfats beteiligt sind (GREILING et al. 1970b). Mit 35 S-Proteokeratansulfat-Substrat konnte eine Keratansulfat-Sulfotransferase mit einem pH-Optimum von 4,5 nachgewiesen werden. Ebenfalls wurde eine lysosomale Proteokeratansulfat-Glykanohydrolase mit einem pH-Optimum bei 3,5 nachgewiesen, die sich jedoch nicht von der sie begleitenden β-N-Acetylglucosaminidase befreien ließ. Sowohl unter Verwendung von Trachealknorpel-Keratansulfat (Rind) als auch Kornea-Keratansulfat (Rind) konnte jedoch ein nur etwa 5%iger Abbau der Polysaccharidkette erreicht werden (Abb. 7).

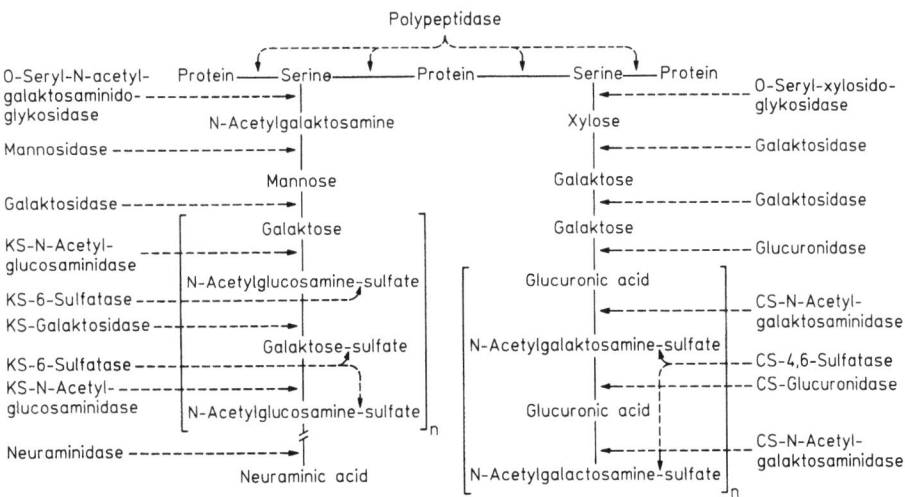

Abb. 7. Enzymatischer Abbau von Proteochondroitin-4,6-sulfat-Keratansulfat durch lysosomale Enzyme (GREILING 1973)

Ein maximal 17%iger Abbau von Haifischknorpel-Keratansulfat gelang Nishida-Fukuda und Egami (1970) mit einem Leberextrakt der Meeresschnecke Charonia lampas, wobei die pH-Optima für die Glykosidasen bzw. Sulfatasen bei pH 5 bzw. pH 6 lagen. Während es sich bei den vorgenannten Abbaustudien um eine konzertierte Aktion von Exoglykosidasen (Exo-N-Acetylglucosaminidase, Exo-Galaktosidase) und Sulfohydrolasen handelte, konnten aus Darmbakterien, Coccobazillen, Actinobacillus sp. und Escherichia freundii Endo-Galaktosidasen extrahiert und gereinigt werden, die zu einem vollständigen Abbau der Keratansulfate führten, dessen Ergebnis überwiegend aus Disacchariden neben geringen Anteilen von Tetra- und Oligosacchariden bestand (Nakasawa et al. 1975).

ε) Heparansulfate und Heparin

Struktur

Schon bei den Chondroitinsulfaten wird die Fragwürdigkeit der Unterscheidung mit Hilfe der Bezeichnung Chondroitin-4-sulfat und Chondroitin-6-sulfat offenkundig, da es in nativem Zustand praktisch keine Homopolymeren dieser beiden Typen gibt. In noch stärkerem Maß gilt dies für Dermatansulfat, bei dem die Kopolymerisation von L-Iduronsäure- und D-Glucuronsäure-haltigen Disaccharid-Einheiten die Regel darstellt und die Lokalisierung der Sulfatgruppen noch variabler ist als in den Chondroitinsulfaten. Zwischen Heparansulfat und Heparin schließlich eine Grenze zu ziehen, ermöglicht eine Struktur-Benennung auf der Basis dominierender Disaccharid-Einheiten nicht mehr. Hier läßt sich sinnvoll eigentlich nur noch die Bezeichnung „Heparin-ähnliche Glucosaminoglykane" verwenden. Schon der Name Heparansulfat weist auf die enge Beziehung zum Heparin hin, als dessen Beiprodukt Heparansulfat (= Heparitinsulfat) 1948 von Jorpes und Gardell entdeckt wurde. Es lassen sich daraus vier Heparansulfate A, B, C und D isolieren, deren Hauptanteile von den in Abb. 8 dargestellten Fragmenten repräsentiert werden. Die Heparansulfate A, B und C scheinen hauptsächlich mit Zellmembranen assoziiert zu sein und unterscheiden sich physikochemisch und biologisch vom Heparin. Zwischen Heparin und Heparansulfat sind trotz dieser strukturellen Übergänge Unterscheidungen möglich, wie z.B. der hohe Iduronsäureanteil des Heparin von 70–90% (Übersichten Jaques 1977; Rodén u. Horowitz 1978). Man kann annehmen, daß praktisch jede Zelle im Organismus membrangebunden Heparansulfat enthält.

Proteoglykane von Heparin und Heparansulfat

Von Robinson et al. (1978) wurde ein makromolekulares Heparin aus der Rattenhaut isoliert, das ein Molekulargewicht von >900000 aufwies. Durch Behandlung mit salpetriger Säure konnte eine Corefraktion ($M_r \sim 20000$) isoliert werden, die 90% der Neutralzucker der Bindungsregion als Xylose und Galaktose und als Aminosäuren Serin und Glycin enthielt. Weitere Abbaustudien mit Natriumborhydrid ergaben, daß dieses Proteoheparin ein Polypeptid-Core besitzt, welches alternierende Anteile von Serin und Glycin enthält, wobei 2 von 3 Serinresten mit den Polysaccharidketten substituiert sind. Das in den Mastzellen synthetisierte und in den zytoplasmatischen Granula dieser Zellen gespeicherte Heparin kommt in einigen Geweben, wie z.B. in der Leberkapsel des Rindes, nahezu ausschließlich in Form von Polysaccharid-Einzelketten mit einem Molekulargewicht unter 10000 vor. Andere Quellen dagegen, wie die erwähnte Rattenhaut und peritoneale Mastzellen, enthalten Heparin mit einem Molekulargewicht von annähernd einer Million, in welchem ein Coreprotein zahlreiche Polysaccharidketten vereinigt. Ein Proteoheparansulfat aus Aorta wurde zuerst von JANSSON und LINDAHL (1970) isoliert.

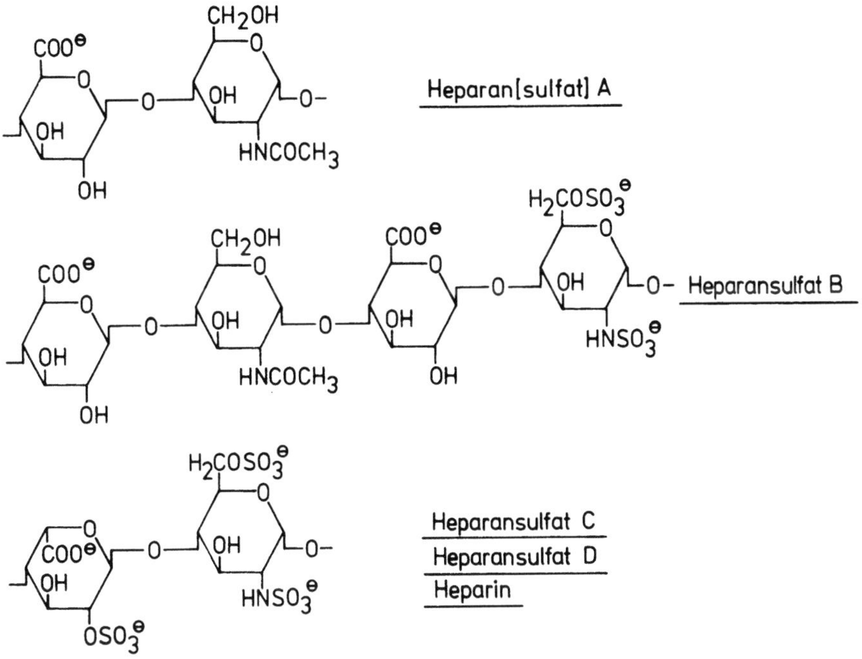

Abb. 8. Charakteristische Disaccharid- bzw. Tetrasaccharid-Einheiten der Heparansulfate A, B, C und D sowie des Heparins

Biosynthese

Bei der Biosynthese des Heparins und vermutlich auch des Heparansulfats besitzt das intermediär entstehende Polymerisationsprodukt folgende Struktur:

$$[(1 \rightarrow 4)\text{-}\beta\text{-D-Glucuronido-}(1 \rightarrow 4)\text{-}\alpha\text{-N-acetyl-D-glucosaminid}]_n.$$

Einige der folgenden Modifikationsreaktionen am Polymermolekül laufen streng schrittweise ab, andere eher in konzertierter, wenngleich sequentieller Weise. So ist die N-Deacetylierung Voraussetzung nicht nur für die N-Sulfatierung, sondern auch für die C-5-Epimerisierung der D-Glucuronsäure, da nur das N-sulfatierte Polymere als Substrat von der Epimerase „erkannt" wird (LINDAHL et al. 1977). Die N-Sulfatierung des gesamten Polysaccharids muß ihrerseits zuerst vervollständigt sein, ehe überhaupt eine O-Sulfatgruppe eingeführt werden kann (HÖÖK et al. 1975), während die 2-O-Sulfatierung erst nach der Epimerisierung möglich ist (Abb. 9). Aus Polymersequenzen, welche der N-Deacetylierung entgehen, werden daher niedrigsulfatierte, glucuronsäurereiche Regionen im Endprodukt. Umgekehrt können N-deacetylierte Abschnitte die Serie der Modifikationsreaktionen durchlaufen und zu hohen Gehalten an Sulfat und L-Iduronsäure führen. Natürlich können auch Disaccharid-Einheiten auf verschiedenen Stufen innerhalb der Reihe von Modifikationsreaktionen stehenbleiben und so Anlaß zum Auftreten der in Abb. 8 dargestellten Disaccharid-Typen E, G und H geben (JAQUES 1977).

Physiologische Funktionen

Zwischenketten-Bindungen

Wie die kopolymeren Galaktosaminoglykane sind auch Heparansulfat-Präparate mit einem L-Iduronsäure/D-Glucuronsäure-Verhältnis zwischen 0,4 und 0,7, sowie einem N-Acetyl/N-Sulfat-Verhältnis zwischen 0,5 und 0,7 zur Assoziation von Kette zu Kette befähigt (FRANSSON 1977), was für die Funktionen des Heparansulfats besonders an Zelloberflächen von Bedeutung sein dürfte.

Interaktion mit Elastin

Auch zwischen Proteoheparansulfat und Elastin scheinen spezifische Bindungen zu bestehen, wie aus der vorzugsweisen Solubilisierung von Proteoheparansulfat nach Elastase-Behandlung von Rinderaorten geschlossen wurde (RADHAKRISHNAMURTHY et al. 1977).

Interaktion mit Plasmaproteinen

Ob den bekannten Bindungen zwischen Glykosaminoglykanen und Plasmaproteinen eine physiologische Bedeutung zugemessen werden kann, ist u.a. auch von der Verfügbarkeit der Polysaccharide an der Blutgefäßwand abhängig. Es ist denkbar, daß insbesondere Heparansulfat an der endothelialen Zelloberfläche zur selektiven Bindung von Plasmakomponenten an die Gefäßwand dient (BUONASSI 1973).

Interaktion mit Gerinnungsfaktoren und Antithrombin

Alle bisherigen experimentellen Befunde deuten auf einen indirekten Mechanismus der Heparinwirkung unter Beteiligung des Plasma-Antithrombins als Protein-Kofaktor (Antithrombin III). Antithrombin III inaktiviert Thrombin

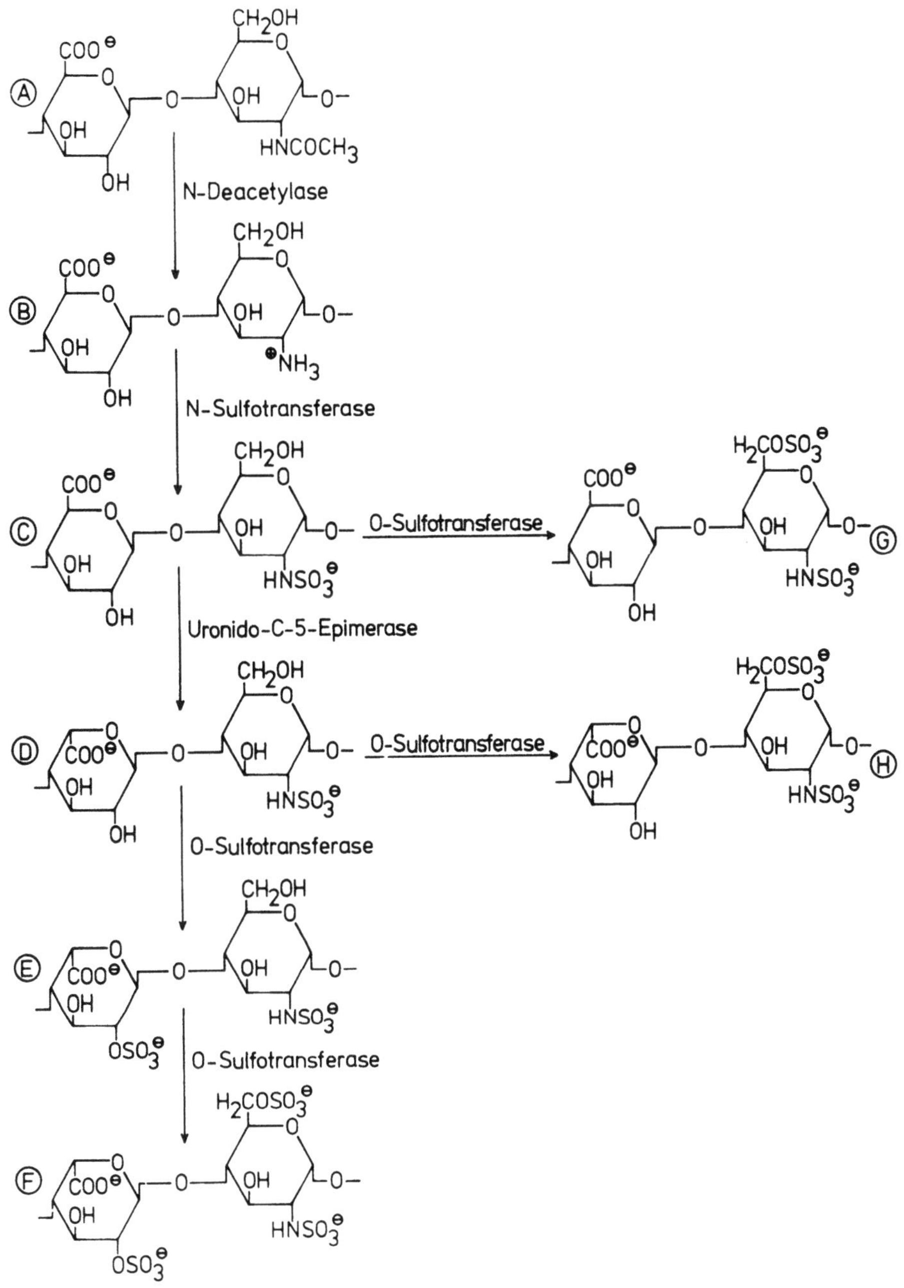

Abb. 9. Sequenz der Modifikationsreaktionen, die zur Bildung der in Heparin und Heparansulfaten vorkommenden Disaccharid-Typen führen. (Nach LINDAHL u. HÖÖK 1978)

durch Bildung eines stabilen 1:1-Komplexes, wobei wahrscheinlich ein Argininrest im Inhibitormolekül mit einem Serinrest des aktiven Zentrums im Enzymmolekül interagiert. Die Anwesenheit von Heparin beschleunigt diese Komplexbildung dramatisch. Doch nicht nur Thrombin, sondern auch Faktor IXa, Faktor Xa, Faktor XIa und Faktor XII, d.h. also eigentlich alle Serin-Proteasen des Gerinnungssystems, mit der möglichen Ausnahme von Faktor VIIa, werden durch Antithrombin inaktiviert, wobei in allen Fällen die Inaktivierungsrate durch Heparin stark erhöht wird. Auch Heparansulfat vermag, wenn auch in viel geringerem Ausmaß als Heparin, Antithrombin III zu aktivieren. Vermutlich induziert Heparin die Bindung aller Serinreste im Antithrombin und bewirkt dort eine Konformationsänderung, die eine günstigere Topographie des Bindungszentrums im Antithrombinmolekül für das Thrombin zur Folge hat. Dabei scheint Heparin und wahrscheinlich auch Heparansulfat auf katalytische Weise zu wirken, da Heparin die Bindung einer großen Anzahl von Antithrombinmolekülen an Thrombin fördert. Die gerinnungshemmende Wirkung steigt i.allg. mit zunehmendem Polymerisationsgrad des Heparins und Heparansulfats. N-Desulfatierung führt zu einem Aktivitätsverlust. Modifizierungen der Carboxylgruppe im Heparin verhindern ebenfalls die Gerinnungshemmung. Nach Abbau eines Komplexes zwischen Antithrombin und hochaffinem Heparin mit bakterieller Heparinase konnten Oligosaccharide mit dem Antithrombin-Bindungszentrum isoliert werden, deren Molekulargewicht von etwa 4000 auf das Vorliegen eines Dodekasaccharids hinweist und deren Sequenz wohl für die Bindungseigenschaften verantwortlich zu machen ist, da in der höchstaktiven Heparinfraktion besonders häufig die Tetrasaccharidsequenz Glucuronsäure-N-Acetylglucosamin-Iduronsäure-N-Sulfurylglucosamin aufgefunden wurde und außerdem die niedrigaffine Heparinfraktion deutlich weniger D-Glucuronsäure gegenüber der höchstaktiven enthielt (ROSENBERG 1977).

Interaktion mit Lipoproteinen

Auch für die Bindung zwischen Lipoproteinen und Glykosaminoglykanen scheinen L-Iduronsäure-haltige Polysaccharide, insbesondere Heparin und Heparansulfat, bevorzugt zu werden (IVERIUS 1972). Obwohl divalente Kationen keine Voraussetzung für die Interaktion sind, stabilisieren sie die Lipoproteinkomplexe des Heparins. Nach den Ergebnissen mehrerer Untersuchungen (IVERIUS 1972; SRINIVASAN et al. 1975; NAKASHIMA et al. 1975; MAHLEY u. INNERARITY 1977) spielen für die Bindung zwischen LDL (light density lipoprotein) und Heparin folgende Punkte eine Rolle:

1. Die Bindung zwischen basischen Gruppen im Apoprotein und sauren Gruppen im Polysaccharid unter Bildung löslicher Komplexe; 2. die Überbrückung der sauren Gruppen im Heparin und im Phospholipidanteil des LDL durch divalente Kationen, welche die für die Bildung unlöslicher Komplexe notwendige Vernetzung schaffen.

Neuere Arbeiten mit Hilfe von Zellkulturen zeigten den Einfluß extrazellulärer Glykosaminoglykane auf die Bindung von Lipoproteinen an Zellen auf. Der Cholesterin-Transport aus dem LDL an die Zelle geschieht durch Vermittlung eines Rezeptors (Heparansulfat?) auf der Zelloberfläche (BROWN et al. 1975). Die Bindung von LDL wie auch von HDL (high density lipoprotein) an denselben Rezeptor (MAHLEY u. INNERARITY 1977) konnte durch Zugabe von Heparin zum Kulturmedium wieder aufgehoben werden; Dermatansulfat erzielte bei höheren Konzentrationen einen ähnlichen Effekt, wogegen Chondroitinsulfat wirkungslos blieb.

Interaktion mit Lipasen

Eine intravenöse Injektion von Heparin hat eine beschleunigte Entfernung der Triglyceride aus dem Plasma zur Folge. Dieser Effekt wurde Triglyceridabbauenden Enzymen – der Lipoprotein-Lipase und der Leber-Lipase – zugeschrieben, die vermutlich an der Oberfläche kapillarer Endothelzellen bzw. in der Leber lokalisiert sind und durch Heparin freigesetzt werden. Beide Enzyme konnten durch Affinitätschromatographie an Heparin-substituierten Gelen gereinigt werden (IVERIUS u. ÖSTLUND-LINDQUIST 1976), wobei die Leber-Lipase mit geringerer Affinität gebunden wurde als die Lipoprotein-Lipase. Versuche mit hoch- und niedrigaffinem Heparin sowie chemisch modifiziertem Heparin führten zu der Erkenntnis, daß Lipoprotein-Lipase und Antithrombin an verschiedenen Stellen des Heparinmoleküls gebunden werden (BENGTSSON et al. 1977; DANISHEFSKY 1974). Auch Heparansulfat und Dermatansulfat, nicht aber Chondroitinsulfat, zeigten merkbare Affinität zu diesem Enzym, ohne jedoch die Bindungsfestigkeit des Heparins zu erreichen, noch vergleichbare Enzymaktivitäten freisetzen zu können. Möglicherweise dient Heparansulfat als Träger für die Lipoprotein-Lipase auf der Oberfläche der Endothelzellen, wird durch Heparin vom Bindungszentrum im Enzymmolekül verdrängt und dieses dadurch mobilisiert (OLIVECRONA et al. 1977); doch könnte Heparin auch eine Konformationsänderung im Enzymmolekül induzieren oder mit dem Träger auf der Zelloberfläche in Wechselwirkung treten und auf diese Weise eine Enzymfreisetzung bewirken (WAITE u. SISSON 1973).

2. Struktur und Stoffwechsel der Glykoproteine des Bindegewebes

a) Strukturelle Glykoproteine

N. ROBERT und B. ROBERT isolierten nach Entfernung des Kollagens aus der Kornea Substanzen, die sie strukturelle Glykoproteine nannten (Übersichten s. GOTTSCHALK 1972; ROBERT u. ROBERT 1974; ANDERSON 1976; PIGMAN 1978). Die strukturellen Glykoproteine zeichnen sich durch Unlöslichkeit nach Extraktion des Gewebes mit 1 M Kalziumchlorid und 0,15 M Trichloressigsäure bei 90° aus. Sie werden durch 8 M Harnstoff und Merkaptoäthanol in Lösung gebracht. Aufgrund dieser Eigenschaften nimmt man an, daß sie im Bindegewebe übergeordnete Strukturen bilden und mit den fibrillären Proteinen assoziiert sind. Eine klare chemische Abtrennung der Glykoproteine von Proteoglykanen z.B. von Proteokeratansulfat, insbesondere dem niedrig sulfatierten Keratansulfat gelingt nur unvollständig. MOCZAR et al. (1970) konnte nach Pronase-Verdauung struktureller Glykoproteine aus der Schweineaorta 7 Glykopeptid-Fraktionen nachweisen, die sich eindeutig in ihrer Kohlenhydrat- und auch Aminosäurenzusammensetzung unterschieden. Als Kohlenhydratkomponenten konnten Galaktose, Glucose, Mannose, Fucose, N-Acetylneuraminsäure, Glucosamin und Galaktosamin nachgewiesen werden. Die von ROBERT et al. (1970) isolierten strukturellen Glykoproteine erwiesen sich als immunogene Substanzen.

b) Lösliche Glykoproteine

Neben den unlöslichen Glykoproteinen findet man jedoch auch lösliche Glykoproteine im Bindegewebe. Dabei handelt es sich vorwiegend um Serumglykoproteine wie z.B. IgG-, IgA-, IgM-Lipoproteine, Albumin und Transferrin, die z.B. in der Kornea nachgewiesen werden konnten. Hierzu müssen aber auch niedermolekulare Vorstufen der Glykoproteinsynthese und die „Link-Proteine" der Proteoglykanaggregate gerechnet werden.

c) Fibronektine

Die Fibronektine, auch adhäsive Glykoproteine der Zelloberfläche und des Blutes genannt, bewirken eine Adhäsion von Fibroblasten an Kollagenfibrillen. Die Konzentration des zellulären Oberflächenfibronektins beträgt 1–3% des gesamten zellulären Proteins von Fibroblastenkulturen. Fibronektin ist jedoch auch im Blutplasma vorhanden und unter dem Namen kälteunlösliches Protein bekannt. Plasmafibronektin ist ein dimeres Molekül mit 2 Polypeptidketten von 220000, die über Disulfidbrücken verbunden sind. Zelloberflächenfibronektin kann auch Multimere bilden. Die Kohlenhydratketten sind über Aspartyl-N-acetylglucosamin mit dem Proteincore verknüpft. Die Seitenketten enthalten Galaktose, Mannose, Fucose und Sialinsäure (Übersicht YAMADA u. OLDEN 1978). Im Fibronektinmolekül sind 4–6 Oligosaccharidketten vorhanden, die terminal Galaktose, Sialinsäure und Fucosereste enthalten. In Gegenwart von Tunicamycin wird nicht glykosyliertes Fibronektin synthetisiert, wobei nach OLDEN et al. (1978) nicht eine verminderte Synthese oder Sekretion, sondern ein erhöhter proteolytischer Abbau die Ursache sein soll. Die Autoren nehmen deshalb an, daß Kohlenhydrate nicht für die Synthese und die Sekretion notwendig sind, sondern ihre funktionelle Bedeutung im Schutz des Proteins vor proteolytischen Abbau durch zelluläre Proteinasen besteht. Bei der malignen Transformation von Zellen kommt es zur Abnahme der Fibronektinkonzentration. Im Blut ist Fibronektin nach extensivem Trauma, beim disseminierten intravaskulären Koagulationssyndrom oder nach Blockade des retikuloendothelialen Systems erniedrigt. Erhöhungen fand man bei Zirrhose und bei der Cholestase in der Schwangerschaft. Der Gehalt an Fibronektin ist am geringsten, wenn die Zellen in Mitose sind. In-vivo und auch In-vitro-Differenzierungen von Muskelzellen und Knorpelzellen sind von einer Abnahme von Fibronektin an der Zelloberfläche begleitet. Eine Dedifferenzierung von Chondrozyten führt zu einer erhöhten Fibronektinkonzentration. Auch für den Mechanismus der Blutgerinnung scheint Fibronektin von Bedeutung zu sein, da es ein Haftfaktor für das Anwachsen von Fibroblasten auf einer Kollagen- und einer Fibrinmatrix darstellt (HÖRMANN u. KÜHN 1977). Plasmafibronektin bindet sich ebenfalls an Heparin und bildet mit Fibrinogen ein Kryopräzipitat. Fibronektin scheint auch eine Steuerungsfunktion für die Wundheilung zu besitzen.

d) Glykoproteine des Knochens (Kalzium-bindendes Protein)

In der nicht kollagenen Proteinfraktion des Knochens konnte ein Kalziumbindendes Protein isoliert werden, das 3 γ-Carboxyglutaminsäurereste mit einem Molekulargewicht von 5700 enthielt. Dieses Kalzium-bindende Protein aus dem Kortex des Kalb-Knochens extrahiert enthielt 1–2% des Gesamtproteins des Knochens (HAUSCHKA 1977). Auch andere Gewebe mit pathologischen ektopischen Kalzifikationen wie z.B. Nierensteine und arteriosklerotische Plaques enthalten dieses Kalzium-bindende Protein. Es bindet Hydroxylapatitkristalle, jedoch nicht amorphe Kalziumphosphate. Es hemmt die Kristallisation von Hydroxylapatit aus übersättigten Lösungen. Die Einführung der γ-Carboxylgruppen in die Glutaminsäure erfolgt Vitamin in K abhängig und posttranslational. Als Syntheseort wird die Niere angesehen.

Aus der Knochenmatrix konnte neben Proteochondroitinsulfat außerdem noch ein Neuraminsäure-reiches Glykoprotein isoliert werden. Die Kohlenhydratproteinbindung ist ebenfalls N-glykosidisch und enthält neben Neuraminsäure (20%), Galaktose, Fucose, Mannose in den Kohlenhydratketten.

Daneben wurden noch zwei weitere Phosphoserin-enthaltende Glykoproteine isoliert, die ebenfalls für die Kalziumbindung eine Bedeutung haben sollen (SHUTTLEWORTH u. VEIS 1972).

Auch aus Dentin konnten nach EDTA-Demineralisation und Kollagenasebehandlung Phosphoproteine isoliert werden, die von Proteochondroitinsulfat abgetrennt werden konnten (Übersicht ANDERSON 1976).

Diese kurze unvollständige Übersicht berücksichtigt nicht die Glykoproteine der Basalmembran (moderne Übersicht bei KEFALIDES 1978). Obwohl man annehmen kann, daß die Biosynthese der Glykoproteine im Bindegewebe nach den gleichen Gesetzen abläuft wie bei den anderen Glykoproteinen, liegen jedoch bisher keine systematischen Untersuchungen vor.

3. Struktur und Stoffwechsel der Kollagene

Kollagen ist das quantitativ im Vordergrund stehende Protein des Säugetierkörpers. Es macht nahezu 50% des gesamten Proteins in einem voll entwickelten, erwachsenen Organismus aus. Sein Vorkommen erstreckt sich nicht nur auf die Gewebe des Binde- und Stützsystems wie Haut, Knorpel, Knochen und Sehne, sondern es findet sich auch in vergleichsweise niedriger Konzentration als interzellulärer Bestandteil der meisten parenchymatösen Organe wie Leber, Lunge, Milz, Niere und Gehirn. Die primäre Funktion des Kollagens besteht in der Aufrechterhaltung der rheologischen bzw. mechanischen Eigenschaften der Gewebe, jedoch haben neuere Untersuchungen gezeigt, daß Kollagen wahrscheinlich auch wichtige Kontrollfunktionen bei der Zusammensetzung des perizellulären Milieus hat. Über Veränderungen des perizellulären Milieus wiederum können wichtige Stoffwechselleistungen der Zelle moduliert werden (s. Abschnitt E).

Detaillierte Informationen über verschiedene Aspekte (Struktur, Stoffwechsel, Evolution,, Pathologie) des Kollagens können den Übersichten und Monographien von TRAUB und PIEZ (1971), GALLOPP et al. (1972), GRANT und PROKKOP (1972a, b, c), MILLER (1973), TANZER (1973), KIVIRIKKO (1974), BORNSTEIN (1974), PIEZ und MILLER (1974), MATHEWS (1975), MARTIN et al. (1975), FIETZEK und KÜHN (1976), RAMACHANDRAN und REDDI (1976), GRANT und JACKSON (1976), KIVIRIKKO und RISTELI (1976), BUTLER (1978), GAY und MILLER (1978) und KEFALIDES (1978) entnommen werden.

Struktur

Kollagen ist ein stäbchenförmiges, unverzweigtes Molekül mit einer Länge von etwa 280–300 nm, einem Durchmesser von 1,4 nm und einem Molekulargewicht von ca. 300 000. Das Molekül besteht aus 3 kolinear angeordneten Polypeptidketten (α-Ketten) mit genetisch determinierter unterschiedlicher Primärsequenz. Die α-Ketten enthalten etwa 1 050 Aminosäurereste und haben ein Molekulargewicht von etwa 95 000. Die Ketten sind in Form einer links-drehenden Polyprolin-II-Typ-Helix („minor helix") mit 3,3 Aminosäureresten pro Windung über eine Distanz von ca. 0,9 nm (0,3 nm/Aminosäurerest) angeordnet. In etwa 95% der Länge des Kollagenmoleküls sind die α-Ketten in Form einer rechts-drehenden Tripel-Helix-Struktur („major helix") angeordnet (supercoil, coiled coil) (RAMACHANDRAN u. RAMAKRISHNAN 1976). Jeweils 2% der Länge des gesamten Moleküls werden am amino- und carboxyterminalen Ende von einer Region dargestellt, in der sich die Polypeptidketten (α-Ketten) in nicht-helikaler Anordnung finden. Es handelt sich bei diesen N- und C-terminalen Extensionen um die Reste der bei der Vorstufe des Kollagens, dem Prokollagen, noch wesentlich längeren N- und C-terminalen Telopeptidanteile (RUBIN et al. 1965). Wasserstoffbrückenbindungen sind an der Aufrechterhaltung dieser Konfiguration beteiligt (RAMACHANDRAN 1967).

Die Aminosäurekomposition der α-Ketten ist gekennzeichnet durch einen besonders hohen Prozentsatz an Prolin und Hydroxyprolin (25%) sowie an Glycin (etwa 30%). Glutaminsäure und Alanin kommen ebenfalls in relativ hoher Konzentration vor, Tryptophan fehlt. Die Anwesenheit von Hydroxyprolin und Hydroxylysin ist für Kollagen typisch, obwohl die beiden Aminosäuren auch in anderen Proteinen vorkommen (z.B. in C1qu, YONEMASU et al. 1971). Prolin ist vorwiegend in der Sequenz -Gly-Pro-X (X ist eine beliebige Aminosäure außer Gly und Pro) im Molekül enthalten.

Untersuchungen zur Primärstruktur der α-Ketten (GALLOP et al. 1972) haben die Existenz von verschiedenen, genetisch und strukturell distinkten Kollagentypen nachgewiesen (Übersicht s. MILLER 1976). Aufgrund der Kettenkomposition des Kollagenmoleküls werden derzeit mindestens 7 (BURGESON et al. 1976), wahrscheinlich sogar 9–10 (BURGESON u. HOLLISTER 1979) strukturell distinkte Kollagenpolypeptidketten und mindestens 5 genetisch determinierte Kollagentypen unterschieden (Tabelle 4). Typ I-Kollagen ist ein Hybridmolekül, was aus zwei α1(I)- und einer α2-Kette zusammengesetzt ist, während die Typen II–IV aus drei unter sich identischen α1-Ketten bestehen (Tabelle 4). Ein weiterer, in verschiedenen Geweben vorkommender Typ V mit etwas abweichender Kettenzusammensetzung wurde beschrieben (BURGESON et al. 1976; BENTZ et al. 1978). Dieser aus A und B Ketten zusammengesetzte [αA(αB)$_2$] und deshalb auch als Typ IV AB oder AB-Kollagen bezeichnete Typ konnte immunologisch in den Basalmembranen verschiedener Organe nachgewiesen werden (DUANCE et al. 1977; SASSE et al. 1978; RAUTERBERG u. VOSS 1978). Die einzelnen Kollagentypen zeigen eine charakteristische vorzugsweise Lokalisation, wie sie in Tabelle 4 wiedergegeben ist.

Die Untersuchungen zur Struktur und Topographie der einzelnen Kollagentypen wurden wesentlich bereichert, z.T. sogar erst ermöglicht durch die Entwicklung spezifischer Antikörper gegen die helikalen und nicht-helikalen (N- und C-terminalen) antigenen Determinanten distinkter Kollagentypen (TIMPL et al. 1977; BEARD et al. 1977; MICHAELI 1977; TIMPL 1976). Immunhistologische (immunfluoreszenzmikroskopische) Untersuchungen der letzten Jahre haben nicht nur wesentliche Beiträge zur Identifizierung der zur Kollagensynthese kompetenten Zellen geliefert (z.B. GAY et al. 1976b; VON DER MARK et al. 1976), sondern auch Veränderungen des Typenspektrums der Kollagene unter pathologischen Bedingungen z.B. bei der Leberzirrhose (ROJKIND u. MARTINEZ-PALOMO 1976; GAY et al. 1975a, 1976a; REMBERGER et al. 1975b; KENT et al. 1976), nachweisen können.

Biosynthese

Die Biosynthese des Kollagens vollzieht sich in einer komplizierten Sequenz intra- und extrazellulär lokalisierter, enzymatisch und spontan ablaufender

Tabelle 4. Kettenzusammensetzung und Lokalisation verschiedener Kollagentypen (modifiziert nach von der Mark 1981)

Typ	Untereinheit	Kettenzusammensetzung	Bevorzugte Gewebelokalisation	Literatur
I	α1(I) α2(I)	[α1(I)]$_2$α2(I)	Haut, Sehne, Knochen, Aorta, Lunge, Leber, Dentin, Kornea, Sklera, Plazenta, Gefäßwände	Piez und Likins (1960)
I trimer	α(I)	[α1(I)]$_3$	Haut, Dentin, Knochen	von der Mark (1981)
II	α1(II)	[α1(II)]$_3$	Hyaliner Knorpel, Glaskörper hyaline Zwischenwirbelscheibe, Notochord, embryonales korneales Epithel, neurale Retina	Miller und Matukas (1969) Miller (1973)
III	α1(III)	[α1(III)]$_3$	Interstitielles Bindegewebe: Haut, Uteruswand, Gefäßwand, Sehne, Lunge, Leber; Retikuläre Fibrillen, Endoneurium	Chung und Miller (1974) Miller et al. (1971)
IV	α1(IV) = C α2(IV) = D	[α1(IV)]$_2$α2(IV) oder [α1(IV)]$_3$ + [α2(IV)]$_3$	Basalmembran (Nieren, Linsenkapsel, Lunge, Plazenta) GBM, Kapillaren, Descemet's Membran, parietales Endoderm	Kefalides (1971, 1973, 1975, 1978) Baley et al. (1979) Trelstad und Lawley (1977)
V	α1(V) = B α2(V) = A α3(V) = C	[α1](V)]$_2$α2(V) und [α1(V)]$_3$	Basalmembran (Gefäßwand, Plazenta), Amnion, Chorion Haut, Sehne, Kornea, Knochen, Aorta, Bindegewebe des Muskels	Burgeson et al. (1976) Bentz et al. (1978)

Reaktionen (Bornstein 1974; Kivirikko 1974; Prockop et al. 1976). Es lassen sich die folgenden Synthesestufen unterscheiden (Abb. 10, 11):

1. Transkription der Kollagen-Gene. Entsprechend einer Anzahl von 9–10 (Burgeson u. Hollister 1979) in der Primärstruktur unterschiedlichen α-Polypeptidketten (Tabelle 4) müssen im Genom der höheren Organismen mindestens 9 verschiedene Strukturgene für Kollagen vorhanden sein (Burgeson u. Hollister 1979). Die spezifischen Mechanismen, die während der Differenzierung einer mesenchymalen Zelle z.B. in Chondroblasten und Osteoblasten zur Expression der Gene für α1(II)- bzw. für α1(I)- und α2-Ketten-mRNA führen, sind nur teilweise bekannt. Die Regulation der Transkriptionsrate der Strukturgene in spezifische mRNA scheint von großer Bedeutung besonders für die Synthese des hybriden Typ I-Kollagens in Fibroblasten zu sein, da deren Polysomen naszente α1(I)- und α2-Ketten in einem dem fertigen Kollagenmolekül gleichen Konzentrationsverhältnis (2:1) enthalten (Vuust 1975).

2. Translation der Kollagen-mRNA. Die Translation der in das Zytoplasma der Zellen transportierten Kollagen-mRNA erfolgt wie die anderer Sekretionsproteine an membrangebundenen Polysomen (Diegelmann et al. 1973; Burns et al. 1973; Cutroneo et al. 1977) nach den Vorstellungen der Signalhypothese (Blobel u. Dobberstein 1975a, b; Dobberstein u. Blobel 1977). Diesem Konzept zu Folge enthält die monocistronische mRNA für Kollagen (Diaz de Leon et al. 1977; Lazarides et al. 1971) am 5'-Ende eine Sequenz von Basen, die

Synthesestufen	Enzyme	Organelle
A. Intrazellulär		
Transkription spezif. DNA-Sequenzen in monocistronische mRNA$_{Koll}$ ↓	RNA-Polymerasen	Nucleus
Translation der mRNA$_{Koll}$ in Pro-α1- und Pro-α2-Ketten ↓	Membrangebundene Polyribosomen	Rauhes endoplasmatisches Retikulum (RER)
Peptidyl-Hydroxylierung (Pro ⟶ Hyp) (Lys ⟶ Hly) ↓	Protokollagen-Prolyl-Hydroxylase Protokollagen-Lysyl-Hydroxylase	Zisternen des RER
Glykosylierung von Hly ↓	UDP-Galaktosyl-Transferase UDP-Glucosyl-Transferase	Golgi-Apparat
Tripel-Helix-Anordnung von 3 Pro-α-Ketten (Prokollagen) ↓		Zisternen des Golgi-Apparates
Intramolekulare Disulfid-Brückenbindungen ↓		
---- Sekretion ----------------------------------		Mikrotubuläres System —
↓		
B. Extrazellulär		
Limitierte Proteolyse des N- u. C-terminalen Telopeptidanteils (PCP) (Prokollagen ⟶ Kollagen) ↓	Prokollagen-Peptidasen	
Inter- und intramolekulare Quervernetzung und Faserbildung	Peptidyl-(Hydroxy-)Lysyl-Aminooxidase	

Abb. 10. Zusammenstellung der wichtigsten Stufen in der Biosynthese des Kollagens

eine spezifische aminoterminale Sequenz der Polypeptidkette kodiert (Signalsequenz, Leader-Sequenz), welche die Bindung an das endoplasmatische Retikulum und die nachfolgende Penetration der naszenten Kette durch die Membran in die Zisternen determiniert. Der Nachweis von hydrophobischen Leader-Sequenzen in in vitro synthetisierten Pro-α1(I)-Ketten wurde kürzlich erbracht (PALMITER et al. 1979). An der Translation der Kollagen-mRNA sind etwa 30 Ribosomen beteiligt, die dem Komplex eine Sedimentationskonstante von ca. 330 geben (LAZARIDES et al. 1971). Das initiale Translationsprodukt, die sog. Pro-α-Ketten, sind aufgrund zusätzlicher amino- und carboxyterminaler Sequen-

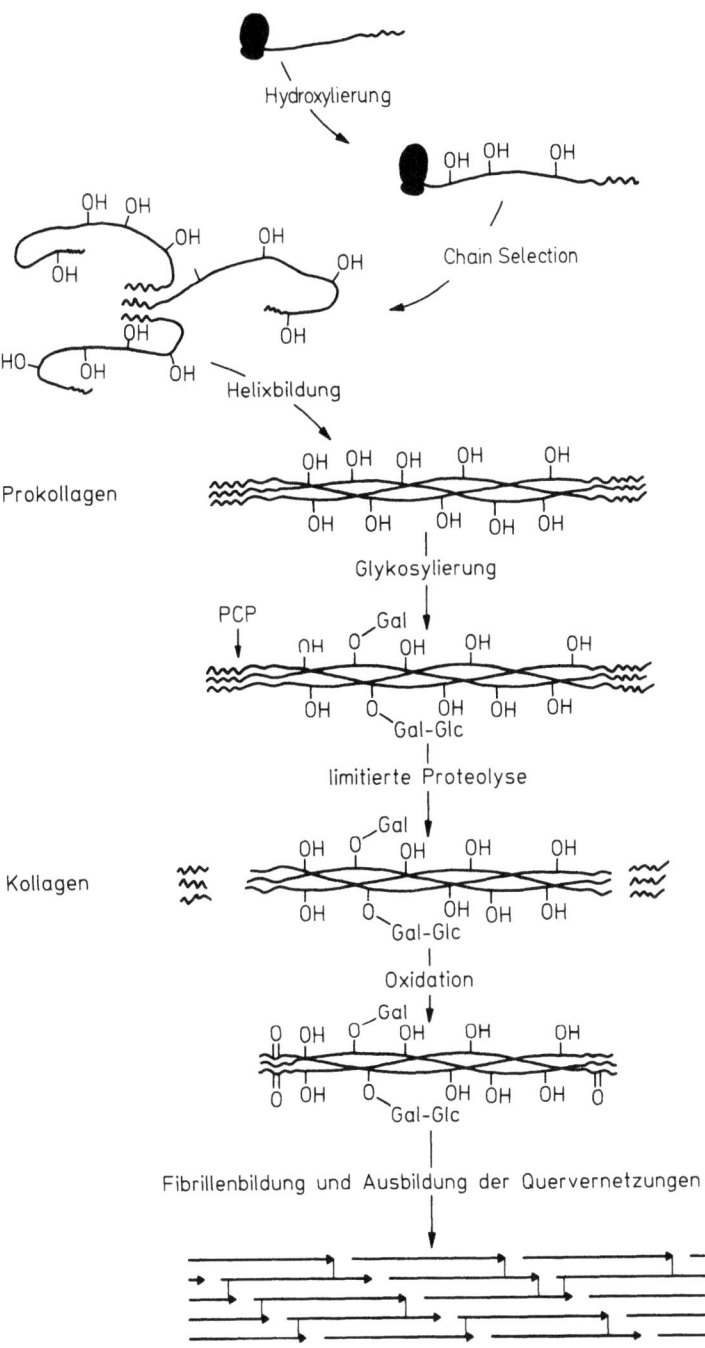

Abb. 11. Schematische Repräsentation der Synthese und posttranslatorischen Modifikationen des Kollagens. (Nach KÜHN 1978) PCP = Prokollagenpeptide modifiziert

zen etwa 40% größer als die α-Ketten im fertigen Kollagenmolekül (LAYMAN et al. 1971; JIMENEZ et al. 1971; BELLAMY u. BORNSTEIN 1971; DEHM et al. 1972; D.W. SMITH et al. 1977; BURKE et al. 1977; UITTO et al. 1972a; EHRLICH u. BORNSTEIN 1972). Diese Polypeptidextensionen zeigen durch ihre Aminosäurekomposition (relativ wenig Glycin und Prolin sowie nahezu kein Hydroxyprolin und Hydroxylysin) und ihre Zugänglichkeit gegenüber proteolytischen Enzymen ein für das übrige Kollagenmolekül untypisches Verhalten (PIEZ 1976).

Die Identifizierung und Translation der individuellen Kollagen-mRNA in zellfreien Systemen (BREITKREUTZ et al. 1978; KERWAR et al. 1972; HARWOOD et al. 1975; BOEDTKER et al. 1974, 1976; COLLINS u. CRYSTAL 1975; PAWLOWSKI et al. 1975; ROSENBLOOM et al. 1976) haben in den letzten Jahren wesentliche Einsichten in die molekularen Mechanismen der Kollagenbiosynthese gebracht.

3. Ko- und posttranslatorische Modifikationen des primären Translationsproduktes

Intrazelluläre Modifikationen der Pro-α-Ketten umfassen die folgenden Reaktionen:

a) Hydroxylierung bestimmter Prolyl- und Lysylreste in der naszenten Kette (LAZARIDES et al. 1971) durch 2 ähnliche, aber differente Enzyme, die Prolyl- und Lysylhydroxylase (HUTTON u. UDENFRIEND 1966; KIVIRIKKO u. PROCKOP 1967). Bei diesen Enzymen, die in den Zisternen des rauhen endoplasmatischen Retikulums lokalisiert sind (HARWOOD et al. 1974), handelt es sich um mischfunktionelle Oxidasen, die zur Hydroxylierungsreaktion molekularen Sauerstoff, α-Ketoglutarat, Fe^{2+} und Ascorbat benötigen (RHOADS u. UDENFRIEND 1968; CARDINALE et al. 1971; TUDERMAN et al. 1977a; MYLLYLÄ et al. 1977). Das Enzym setzt sich aus 2×2 Untereinheiten mit einem Molekulargewicht von 60000 bzw. 64000 zusammen (BERG u. PROCKOP 1973a). Die Reindarstellung der Prolylhydroxylase aus verschiedenen Geweben ermöglichte die Entwicklung spezifischer Antikörper gegen das Enzymprotein und somit dessen radioimmunologische Konzentrationsbestimmung (TUDERMAN et al. 1975, 1977b).

b) Glykosylierung bestimmter Hydroxylysylreste. Die β-glykosidische Bindung von Galaktose und Glucosylgalaktose an Hydroxylysin wird katalysiert durch zwei spezifische Enzyme, die Kollagen-Galaktosyl-Transferase und Kollagen-Glucosyl-Transferase, deren Existenz in verschiedenen Geweben und Organen nachgewiesen wurde (BORNSTEIN 1974). Beide Enzyme sind Mn^{2+}-abhängig und membrangebunden. Methoden zur Reinigung und Aktivitätsbestimmung sind angegeben worden (RISTELI et al. 1974; MYLLYLÄ et al. 1975).

c) Kettenassoziation. Der Vorgang der Aneinanderlagerung von drei Pro-α-Ketten zur Tripel-Helix-Struktur in Form eines Prokollagenmoleküls wird initiiert innerhalb der Zisternen des endoplasmatischen Retikulums. Obwohl die Rolle der Prokollagenextensionen am N- und C-terminalen Ende noch nicht voll geklärt ist, scheinen jedoch besonders die C-terminalen Sequenzen eine zentrale Funktion bei diesem Vorgang zu haben. Zwischen den C-terminalen, nicht-helikalen Regionen des Typ I- und Typ II-Prokollagenmoleküls bilden sich Disulfidbrückenbindungen aus, ohne die eine Tripel-Helix-Bildung nicht stattfinden kann. Die Helixbildung selbst scheint ein spontanes Ereignis zu sein.

4. Sekretion des Prokollagenmoleküls. Nachdem die oben genannten posttranslatorischen Modifikationen der Pro-α-Ketten in den Zisternen des rauhen endoplasmatischen Retikulum stattgefunden haben, wird das komplette Molekül durch das mikrotubuläre System der Zelle ausgeschleust. Bei diesem Vorgang spielen möglicherweise die N- und C-terminalen Telopeptidanteile des Prokollagenmoleküls eine wichtige Rolle (ROSENBLOOM et al. 1976). Detaillierte Kenntnisse des genauen Sekretionsmechanismus liegen jedoch zur Zeit noch

nicht vor. Das Antibiotikum Tunicamycin (Streptomyces lysosuperificus), ein Inhibitor der Dolichol-Diphospho-N-Acetylglucosamin-Bildung und damit der Glykosylierung der Asparaginreste in Glykoproteinen (KUO u. LAMPEN 1974, 1976; TKACZ u. LAMPEN 1975), hemmt die Glykosylierung des Prokollagens ohne jedoch dessen Sekretion aus der Zelle zu beeinträchtigen (DUKSIN u. BORNSTEIN 1977; OLDEN et al. 1978). Diesem Befund zufolge wäre die Glykosylierung des Prokollagens ohne Bedeutung für dessen Sekretionsverhalten, jedoch weist die Mitteilung von TANZER et al. (1977) auf eine Hemmung der Sekretion von Tunicamycin-induziertem unglykosyliertem Prokollagen hin.

5. Extrazelluläre Reifung. Nach Sekretion des neu synthetisierten Prokollagenmoleküls in den extrazellulären Raum ereignen sich die drei folgenden Reaktionen:

a) Konversion von Prokollagen zu Kollagen. Diese Reaktion besteht in der sequentiellen (DAVIDSON et al. 1977) limitierten Proteolyse der N- und C-terminalen Regionen des Prokollagenmoleküls. Zwei spezifische Proteasen katalysieren die En-bloc-Entfernung der N-terminalen Sequenzen (ungefähres Molekulargewicht 25 000) und anschließend der C-terminalen Extensionen (ungefähres Molekulargewicht 35 000) (GAY u. MILLER 1978). Unter Tunicamycin kommt es zur Akkumulation von Intermediärprodukten, bedingt durch eine Hemmung der Abspaltung der COOH-terminalen Domäne (DUKSIN u. BORNSTEIN 1977). Der weitere Stoffwechselweg dieser Moleküle und ihre Funktionen sind nicht genau bekannt. Möglicherweise haben sie eine wichtige Aufgabe in der feedback-Regulation der Sekretion und der Biosynthese des Prokollagens. So konnte nachgewiesen werden, daß Typ I-Prokollagenpeptid selektiv die Translation der Prokollagen-mRNA aus Fibroblasten inhibiert, während die Translation der übrigen RNAs unbeeinflußt bleibt (HÖRLEIN et al. 1981). Sowohl die N-terminalen Prokollagenpeptide vom Typ I als auch Typ III-Kollagen hemmen die Synthese von Kollagen intakter Fibroblasten, nicht jedoch die Bildung nicht-kollagenöser Proteine. Die Synthese von Typ III-Kollagen durch Chondrozyten wird hingegen durch die Prokollagenpeptide nicht beeinflußt, so daß sich in diesem Befund eine gewisse Zellspezifität ausdrückt (WIESTNER et al. 1979).

b) Faserbildung. Die histomechanische Funktion des Kollagens ist in entscheidendem Maß von der Bildung und Deposition der Kollagenfasern abhängig. Dieser Vorgang vollzieht sich in der Regel nach Ablauf aller posttranslatorischen Modifikationen im Rahmen eines „self-assembly process" über sog. mikrofibrilläre Einheiten durch parallelsträngige Aneinanderlagerung der Kollagenmoleküle.

Der Durchmesser der Mikrofibrillen beträgt etwa 4 nm. Die Zusammenlagerung der Moleküle wird gesteuert durch die Aminosäuresequenz der α-Ketten in der Art, daß es bei einer axialen Versetzung der Moleküle um etwa 67 nm zu einer maximalen hydrophoben und polaren Interaktion zwischen den benachbarten Molekülen kommt (FIETZEK u. KÜHN 1976). Die anschließende parallele Zusammenlagerung von Mikrofibrillen zu Fibrillen mit einem Durchmesser zwischen 10 und 100 nm führt zu der elektronenmikroskopisch sichtbaren typischen Querstreifung mit einer Periode von 60–70 nm. Auch die Fibrillenbildung wird durch die Primärstruktur des Kollagens gesteuert, jedoch ist auch die Wechselwirkung mit Proteoglykanen für diesen Vorgang entscheidend (FIETZEK u. KÜHN 1976). Der weitere Vorgang der makromolekularen Organisation besteht in der Anordnung der Fibrillen zu parallelen Faserbündeln und schließlich zum dreidimensionalen Kollagennetzwerk.

c) Quervernetzung. Nach Konversion von Prokollagen zu Kollagen und Faserbildung werden die Moleküle innerhalb einer Faser durch kovalente Bindungen (cross links) stabilisiert. Die Cross-link-Bildung stellt den letzten Prozeß der chemischen Modifikation des Kollagenmoleküls dar und ist von größter Wichtigkeit für die Reißfestigkeit der Kollagenfasern. Die Reaktion wird initiiert durch das Kupfer-haltige Enzym Lysyloxidase (PINNELL u. MARTIN 1968; SIEGEL u. MARTIN 1970; SIEGEL 1974). Die spezifischen Substrate der Lysyloxidase (Molekulargewicht ca. 62000) im Kollagenmolekül sind bestimmte Lysyl- und Hydroxylysylreste, die in der N- und C-terminalen, nicht-helikalen Domäne des Moleküls lokalisiert sind. Die Aktivität des Enzyms führt zur oxidativen Desaminierung der Lysyl- und Hydroxylysylreste, ein Vorgang, welcher die ε-Aminogruppen zu Aldehyden konvertiert. Die Reaktionsprodukte (Allysin und Hydroxyallysin) sind sog. Cross-link-Präkursoren. Diese gehen spontane Kondensationsreaktionen in Form von Aldolkondensationen und Schiff-Basenbildungen ein. Die gebildeten cross links können intramolekular Polypeptidketten des gleichen Kollagenmoleküls oder intermolekular Kollagenketten aneinandergrenzender Kollagenmoleküle kovalent miteinander verbinden.

Kollagendegradation und -umsatz

Mit der Entdeckung spezifischer Kollagenasen im tierischen Gewebe (GROSS u. LAPIERE 1962; LAPIERE u. GROSS 1963) war ein wichtiger Ansatzpunkt für die Erforschung des Katabolismus der Kollagene gemacht worden. Durch die Wirkung bestimmter Kollagenasen (HARRIS u. KRANE 1974) werden im extrazellulären Milieu native Kollagenmoleküle unter physiologischen Bedingungen an ganz spezifischen Stellen der Aminosäuresequenz gespalten. Die Spaltprodukte umfassen 3/4 (aminoterminales Segment) und 1/4 (carboxyterminales Segment) der Länge des nativen Kollagenmoleküls. Die helikale Struktur dieser Spaltprodukte löst sich auf und im denaturierten Zustand sind sie suszeptibel für weitere Proteolyse durch eine Reihe extrazellulärer, im einzelnen noch nicht genau beschriebener Proteasen (COFFEY et al. 1976). Kollagenasen sind somit die Initiatoren des Kollagenabbaus, der vervollständigt wird durch unspezifische proteolytische Enzyme. Die molekularen Mechanismen der Regulation der Aktivität der Kollagenasen sind gegenwärtig noch nicht genau bekannt. Das Vorkommen spezifischer Inhibitoren der Kollagenase in Fibroblasten ist nachgewiesen worden (WELGUS et al. 1979). Untersuchungen der letzten Jahre haben nachgewiesen, daß Kollagenasen im extrazellulären Milieu in zwei Formen vorkommen, einer inaktiven oder latenten Form und einer katalytisch aktiven Form (BIRKEDAL-HANSEN et al. 1976). Die Konversion der inaktiven Prokollagenase in die aktive Form kann durch Behandlung mit Proteasen oder durch Entfernung von Inhibitoren (α-2-Makroglobulin, β-1-Antikollagenase) erreicht werden (SELLERS u. REYNOLDS 1977). Die molekulare Sequenz des Aktivierungsvorganges und somit der Regulation der Kollagenaseaktivität ist noch unbekannt. Aus den bisher vorliegenden Untersuchungen kann angenommen werden, daß es für die einzelnen Kollagentypen keine spezifischen Kollagenasen gibt (GROSS 1976).

4. Struktur und Stoffwechsel des Elastins

Elastin tritt in unterschiedlichen Konzentrationen in Assoziation mit Kollagen in den meisten Bindegewebstypen auf. Es ist die vorherrschende Komponente im Ligamentum nuchae der Ruminanten, im proximalen Teil der Aorta und in den Alveolen der Lunge. Der phylogenetische Ursprung des Elastins ist unbekannt, möglicherweise aber bei einigen frühen Vertebraten zu lokalisieren. Ein analoges elastisches Protein der Insekten, das Resilin, enthält wie Elastin Dityrosin, hat im übrigen jedoch eine vom Elastinmolekül abweichende chemische Zusammensetzung. Dagegen weisen viele Ähnlichkeiten im Aufbau und in den Eigenschaften zwischen Elastin und Kollagen wie hoher Gehalt an Glycin, Alanin und Prolin, das Vorhandensein von Hydroxyprolin, gemeinsame initiale Stufen in der Bildung der Quervernetzungen sowie das Auftreten elastischer Eigenschaften des Kollagens bei thermischer Schrumpfung möglicherweise darauf hin, daß Kollagen der phylogenetische, durch Punktmutationen veränderte Vorläufer des Elastins ist (PIEZ 1968).

Elastin ist im Bindegewebe höherer Organismen Bestandteil fibröser Strukturen mit stark variablem Faserdurchmesser (Übersichten s. AYER 1964; PARTRIDGE 1966; BANGA 1966; ROSS u. BORNSTEIN 1971; FRANZBLAU 1971; ROSS 1973; SANDBERG et al. 1977). Die Definition des Elastins ist schwierig (JACKSON u. CLEARY 1967). Als Ergebnis seines inerten chemischen Verhaltens wird es als dasjenige Protein (Skleroprotein) betrachtet, welches nach Extraktion aller anderen Bindegewebsproteine, z.B. durch Proteolyse, heiße Säuren oder heiße Laugen, als Rückstand übrigbleibt. Elastin kann von Kollagen abgegrenzt werden durch seine selektive Affinität gegenüber bestimmten Farbstoffen wie Orcein und Resorcin-Fuchsin, durch seine hohe Elastizität und durch seine Verzweigungen aufweisende Struktur. Im Gegensatz zu Kollagen ist elektronenmikroskopisch eine geordnete Substruktur bzw. Periodizität nicht erkennbar.

Der chemische Aufbau des Elastins zeigt einige charakteristische Merkmale (JOHN u. THOMAS 1972):
1. ein Vorherrschen (etwa 95%) von nichtpolaren Aminosäuren,
2. einen hohen Gehalt an Glycin (nahezu 1/3 aller Aminosäurereste),
3. 1–2 Hydroxyprolinreste pro 100 Aminosäuren und
4. die Anwesenheit von Desmosin und Isodesmosin, welche für Elastin spezifisch sind.

Die beiden polyfunktionellen Aminosäuren Desmosin und Isodesmosin dienen der Quervernetzung zwischen parallel gelagerten Polypeptidketten des Elastins, an der jedoch auch Lysinonorleucin und Merodesmosin (PAZ et al. 1971) beteiligt sind. Die Biosynthese dieser cross links geht von den Lysinresten aus, die nach Oxidation zu Aldehyden (Allysin) eine Reihe weiterer Kondensationsreaktionen (z.B. in Aldimine, Aldol) eingehen. Durch oxidative und reduktive Prozesse erfolgen zusätzliche chemische Transformationen (GALLOPP et al. 1972; FRANCIS et al. 1973). Die initiale Lysinoxidation zu α-Aminoadipinsäuresemialdehyd wird katalysiert durch das intrazellulär lokalisierte Enzym Lysyloxidase (PINNELL u. MARTIN 1968), dessen Aktivität von molekularem Sauerstoff und Kupfer (SIEGEL et al. 1970) abhängig ist und eine ähnliche Reaktion (s. Abschnitt B.2) im Biosyntheseweg des Kollagens katalysiert (SIEGEL u. MARTIN 1970). Die nachfolgende Sequenz der Kondensationsreaktionen mit Ausbildung der cross links verläuft extrazellulär vermutlich spontan ab. Eine lösliche Vorstufe des Elastins, das Tropoelastin, konnte isoliert werden (SANDBERG et al. 1971; SMITH et al. 1972; SYKES u. PARTRIDGE 1972). Sein Molekulargewicht beträgt etwa 70000–74000 (ABRAHAM et al. 1977) und die Aminosäurekomposition (SMITH et al. 1977) ist weitgehend identisch mit jener des Elastins (FOSTER et al. 1973a, b; SMITH et al. 1968). Im Gegensatz zum reifen Molekül fehlen jedoch bei starker Erhöhung des Lysingehaltes Desmosin und Isodesmosin. Die daraus resultierende niedrige oder fehlende Quervernetzung bedingt die guten Löslichkeitseigenschaften des Elastinpräkursors, der erst extrazellulär zu dem ausgedehnt quervernetzten und somit unlöslichen Elastin heranreift.

Die Biosynthese des Tropoelastins (SMITH et al. 1977, 1975) vollzieht sich in Zellen mesenchymalen Ursprungs, vorwiegend in Fibroblasten und den glatten Muskelzellen in der Wand größerer Gefäße (NARAYANAN et al. 1976; FARIS et al. 1976; ROSENBLOOM u. CYWINSKI 1976). In Langzeitkulturen aortaler Mediazellen, die von den Aortae neugeborener Schweine isoliert worden waren (ABRAHAM et al. 1977) wurde die Fähigkeit dieser Zellen zum Einbau von [^{3}H] Valin oder [^{3}H] Prolin in den löslichen Elastinvorläufer (Tropoelastin) nachgewiesen. Das Molekulargewicht des nicht vernetzten Syntheseproduktes beträgt 70000–74000 (ABRAHAM et al. 1977). Unter geeigneten Bedingungen kann die Ausbildung von cross links und somit der Übergang des löslichen in das unlösliche Elastin in vitro festgestellt werden. Unter Kupfermangelernährung kommt es in der Aorta des Schweines zur Akkumulation des löslichen Tropoelastins, eine Bedingung, die zur Isolierung des Elastinpräkursors ausgenutzt wird (CARNES 1968; SMITH et al. 1968). Aus der Aorta von Hühnerembryonen konnte kürzlich eine mRNA-Fraktion angereichert werden, die in einem zellfreien Translationssystem die Synthese eines Elastinpräkursors mit hohem Molekulargewicht kodiert (KRAWETZ u. ANWAR 1979). Die Größe des In-vitro-Translationsproduktes (Molekulargewicht 200000–240000) läßt vermuten, daß es sich um eine Form des Proelastins handelt, die posttranslatorisch durch limitierte Proteolyse in Tropoelastin umgewandelt wird. Ungeklärt bleibt, ob eine Zelle zur simultanen Synthese aller Komponenten der extrazellulären Matrix (Kollagen, Proteoglykan, strukturelle Glykoproteine, Elastin) befähigt ist oder ob diese Biosyntheseleistungen von differenten bzw. spezialisierten Zellen ausgeführt werden.

Die molekulare Organisation des Elastins erfolgt zusammen mit anderen Komponenten in Form der elastischen Fasern. Diese setzen sich aus mindestens zwei verschiedenen Komponenten zusammen (ROSS 1973; VARADI 1972). Sogenannte Mikrofibrillen (ROSS u. BORNSTEIN 1970) sind vorwiegend in der Peripherie eines amorphen Kernstücks, welches Elastin darstellt, angeordnet (ROSS u. BORNSTEIN 1969). Mikrofibrillen unterscheiden sich durch ihre Aminosäurekomposition (Fehlen von Desmosin, Hydroxyprolin und Hydroxylysin, Überwiegen von polaren Aminosäuren) und die Verdaubarkeit mit proteolytischen Enzymen (Trypsin, Chymotrypsin, Pepsin) vom Elastin (ROSS 1973). Sie enthalten im Gegensatz zu Elastin Hexose und Hexosamin und weisen in Widerspruch zu früheren Annahmen keine Ähnlichkeit zum Kollagen auf. Ihre genaue chemische Struktur ist unklar, möglicherweise handelt es sich um ein Gemisch verschiedener Glykoproteine bzw. -peptide (ROSS u. BORNSTEIN 1970). Mehrere die elastischen Eigenschaften erklärende molekulare Modelle der Elastinstruktur wurden beschrieben, z.B. das „Liquid-drop-Modell" (WEIS-FOGH u. ANDERSEN 1970) oder „coiled-coil-Modell" (GRAY et al. 1973).

Die molekularen Abläufe der Degradation des Elastins (Elastolyse) sind nur teilweise bekannt. Der Elastase, eine neutrale Protease mit Fähigkeit zur nahezu spezifischen Hydrolyse von Elastin, und möglicherweise dem Cathepsin kommen entscheidende Bedeutung in der Auflösung der elastischen Faser zu (HORNEBECK u. ROBERT 1977). Chymotrypsinogen D, eine durch Trypsin aktivierte Endopeptidase, ist zur Hydrolyse von Elastin befähigt (LAMY et al. 1977). Der Wirkung der pankreotogenen Elastase stehen Inhibitoren im Pankreas und in den α1-(α1-Antitrypsin-) und α2-(α2-Makroglobulin-)Globulinfraktionen des Serums entgegen. Mit einigen Ausnahmen (Thrombozyten, Leukozyten, Makrophagen, Milz) ist in extrapankreatischen Geweben und im Blut bisher keine Elastaseaktivität nachgewiesen worden (AYER 1964), was möglicherweise auf eine sofortige und vollständige Adsorption der Elastase an den Glykolipoproteinmantel der elastischen Fasern zurückzuführen ist (HALL u. WILKINSON 1963).

Die Existenz spezifischer Oberflächenbindungsstellen der Fasern für die Elastase ist nachgewiesen worden (B. ROBERT u. L. ROBERT 1970). Wie die Elastase an der Faseroberfläche aktiviert und somit die eigentliche Elastolyse eingeleitet wird, ist gegenwärtig noch ungeklärt.

C. Pathologische Veränderungen des Bindegewebes

1. Genetisch bedingte Störungen der Bildung oder des Abbaus von Bestandteilen der Interzellulärsubstanz

a) Genetisch bedingte Störungen der Synthese oder des Abbaus von Proteoglykanen (Mukopolysaccharidosen)

Die Mukopolysaccharidosen gehören zusammen mit den „Glykoproteinen" – wie Mannosidose, Fucosidose, Aspartylglucosaminurie –, den Glykogenosen, den Mukolipidosen, Sphingolipidosen und anderen Lipidosen zu den lysosomalen Speicherkrankheiten. In Band VII dieses Handbuches (SPRANGER 1974) ist bereits ausführlich über die Mukopolysaccharidosen berichtet worden. Hier sollen nur einige neuere Gesichtspunkte berücksichtigt werden. In Tabelle 5 sind die Mukopolysaccharidosen in der Klassifikation nach MCKUSICK (1972) zusammengestellt und die neuesten Kenntnisse über die Enzymdefekte gegenübergestellt.

Aufgrund der Enzymdefekte kommt es bei den Mukopolysaccharidosen zur Speicherung von Glykosaminoglykanen besonders im mesenchymalen Gewebe, im Nervensystem und inneren Organen. Bei den Mukopolysaccharidosen treten demzufolge mesenchymale Effekte – wie z.B. Skelettdeformitäten und Korneaveränderungen – als auch neuronale Defekte auf, die mit geistigen Entwicklungsstörungen und Debilität einhergehen. Bei den Mukopolysaccharidosen kommt es zur Störung des Abbaus der Glykosaminoglykane, während die Synthese und Sekretion meist intakt ist. Durch die Ergebnisse der Arbeiten von MARGOLIS et al. (1979) können auch die neuronalen Defekte interpretiert werden. Er fand, daß auch Chondroitinsulfat nicht nur in den partikularen Fraktionen der Neuronen lokalisiert ist, sondern auch im zytoplasmatischen Raum. MARGOLIS et al. (1979) nehmen an, daß ein großer Teil der Gehirn-Glykosaminoglykane in den Astrozyten lokalisiert ist und nicht primär in der extrazellulären Grundsubstanz des Nervengewebes. Es besteht eine Korrelation zwischen der Speichersubstanz und neuronalen bzw. mesenchymalen Defekten (SPRANGER 1978). Danach scheint die Speicherung von Heparansulfat vorwiegend mit neuronalen Ausfällen verbunden zu sein, während die Speicherung von Dermatansulfat vorwiegend mit mesenchymalen Defekten einhergeht. Obwohl die Enzymdefekte aufgeklärt sind, fehlen in den meisten Fällen noch die pathobiochemischen Kausalketten. So ist es z.B. ungeklärt, warum bei der Morquio-Krankheit, die vorwiegend durch einen fehlenden Abbau von Keratansulfat charakterisiert ist, keine Gelenkkontrakturen auftreten, die bei den anderen Mukopolysaccharidosen vorhanden sind. Im Gegenteil, es werden Gelenkschlaffheit und Bänderschlaffheit beobachtet.

Tabelle 5. Mukopolysaccharidosen

Typ	Eponym	Enzymdefekt	Anomale Ausscheidung im Harn von	Literatur
I–H	Pfaundler-Hurler	α-L-Iduronidase	Dermatansulfat	MATALON und DORFMAN (1972); BACH et al. (1972)
I–S	Scheie	α-L-Iduronidase	Dermatansulfat, Heparansulfat	
II	Hunter	L-Idurono-2-sulfat-Sulfatase	Dermatansulfat, Heparansulfat	BACH et al. (1973); LIBAERS und NEUFELD (1976)
III–A		Heparansulfat-(Heparin-)Sulfamidase		KRESSE und NEUFELD (1972); KRESSE (1973); MATALON und DORFMAN (1974)
III–B	Sanfilippo	α-N-Acetylglucosaminidase	Heparansulfat	O'BRIEN (1972); von FIGURA und KRESSE (1972)
III–C		α-N-Acetyl-CoA: α-Glucosamid-N-Acetyltransferase		BARTSOCAS et al. (1979)
IV	Morquio	N-Acetylgalaktosamin-6-sulfat-Sulfatase	Chondroitin-6-sulfat, Keratansulfat	DORFMAN und MATALON (1976)
		N-Acetylglucosamin-6-sulfat-Sulfatase		GINSBERG et al. (1977)
VI	Maroteaux-Lamy	N-Acetalgalaktosamin-4-sulfat-Sulfatase (Arylsulfatase B)	Dermatansulfat, Chondroitin-6-sulfat	FLUHARTY et al. (1974); O'BRIEN et al. (1974)
VII	Sly	β-Glucuronidase	Dermatansulfat, Chondroitinsulfate, Heparansulfat	HALL et al. (1973); SLY et al. (1973)

Es fehlen bisher Untersuchungen über den Kollagenstoffwechsel und die Kollagentypisierung bei Mukopolysaccharidosen. Nach SPRANGER (1978) bleibt auch die Variabilität der Krankheitserscheinungen ungeklärt. So können bei identischen Enzymdefekten die Knochenveränderungen leicht oder schwer sein. Weiterhin wird die Frage gestellt, warum Störungen im Stoffwechsel komplexer Kohlenhydrate zu der relativ spezifischen Skelettdysplasie „Dysostosis multiplex" und nicht zu anderen Skelettdeformitäten führen.

Es muß weiterhin die Frage aufgeworfen werden, ob nicht evtl. auch die bestimmten Formen der chronischen Polyarthritis auf einen Enzymdefekt zurückgeführt werden können. Dafür fehlt aber bis heute der experimentelle Nachweis.

b) Genetisch bedingte Störungen der Synthese und des Abbaus von Kollagen

Die detaillierten Kenntnisse des Stoffwechselweges (Synthese, Umsatz, Degradation), der Struktur und des Polymorphismus des Kollagens (s. Abschnitt B.2) haben es ermöglicht, manche Erkrankungen mit abnormalen mechanischen Eigenschaften des Bindegewebes auf spezifische molekulare Defekte des Kollagens zurückzuführen. Untersuchungen genetisch determinierter Bindegewebserkrankungen haben gezeigt, daß der Defekt hereditärer Erkrankungen des Kollagenstoffwechsels entweder auf der Ebene der Genexpression oder der posttranslatorischen Modifikationen lokalisiert sein kann. Die verschiedenen, in diesem Abschnitt zusammengefaßten molekularen Veränderungen führen zu Strukturalterationen des Einzelmoleküls bzw. zu einer Disproportionierung der verschiedenen Kollagentypen in den einzelnen Geweben, was sich unmittelbar auf die histomechanischen Eigenschaften auswirkt. Die phänotypische Manifestation der molekularen Störungen äußert sich oft in nur wenigen histologisch-rheologischen Zeichen (LAPIERE u. NUSGENS 1976):
1. Veränderungen der Menge der kollagenen Fasern,
2. Veränderungen der Dehnbarkeit,
3. Veränderungen der Elastizität,
4. Veränderungen der Fragilität.

Die Alterationen der genannten histomechanischen Eigenschaften führen je nach Lokalisation des betroffenen Bindegewebes zu einer mannigfaltigen klinischen Symptomatik (z.B. rezidivierende Knochenfrakturen, Aneurysma der Aorta, Hypermobilität der Gelenke, Ectopia lentis).

α) Untersuchungsverfahren bei Erkrankungen des Bindegewebes

Veränderungen der mechanischen Eigenschaften des Bindegewebes, wie sie oben beschrieben wurden, können mit relativ geringem instrumentellem Aufwand unter klinischen Bedingungen erfaßt werden. Histologische Untersuchungstechniken unter Anwendung der Lichtmikroskopie, histochemischer Techniken oder der Elektronenmikroskopie sind wertvoll für die Aufdeckung der abnormalen Struktur der Kollagenfasern, zur Lokalisation der pathologischen Kollagenveränderungen sowie zum Nachweis zellulärer Veränderungen. Biochemische Untersuchungen des Kollagens haben in den letzten Jahren besonders große Bedeutung für den Nachweis pathologischer Kollagenveränderungen erlangt. Die Feststellung der Kollagenmenge (Hydroxyprolinbestimmung), der Löslichkeitseigenschaften des Kollagens sowie seiner Extrahierbarkeit gestatten indirekte Aussagen über den Zustand der Polymerisation und die Ausbildung inter- und intramolekularer Quervernetzungen zwischen Molekülen in den Fasern. Die Analyse des extrahierten Kollagens gestattet unter bestimmten Bedingungen durch Anwendung der differenzierten Salzpräzipitation (TRELSTAD et al. 1976), der Acrylamidgelelektrophorese, Ionenaustauschchromatographie (z.B. an Carboxymethylzellulose) und immunologischer Techniken (TIMPL 1976) die Charakterisierung des Typs der α-Ketten. Diese Untersuchungen gestatten die Bestimmung der Proportionen der einzelnen Kollagentypen im Gewebe. Weiterhin sind heute Techniken verfügbar, die die Aktivitätsbestimmungen nahezu aller an der posttranslationalen Modifikation des Kollagens beteiligten Enzyme gestatten (KIVIRIKKO u. RISTELI 1976).

Die Kultivierung von Fibroblasten aus bioptisch entnommenen Gewebsproben unter definierten Zellkulturbedingungen hat sich bei der Untersuchung von pathologischen Veränderungen des Bindegewebes als sehr wertvoll erwiesen.

Mit Hilfe dieser Verfahren ist es möglich, die metabolische Aktivität der Zellen durch Anwendung Isotopen-markierter Vorläufer des Kollagens und durch Bestimmung spezifischer Enzymaktivitäten genau zu untersuchen. Die Kombination von Zellkultursystemen mit immunzytochemischen (z.B. immunfluoreszenzmikroskopischen) Nachweisverfahren des Kollagens (GAY u. MILLER 1978) haben in letzter Zeit wesentlich zum Verständnis verschiedener molekularer Defekte der Kollagensynthese beigetragen. Indirekte Aussagen über die metabolische Aktivität des Kollagens lassen sich aus der quantitativen Bestimmung seiner Degradationsprodukte im Urin machen. Die Ausscheidungsmenge von Hydroxyprolin, Hydroxylysin und seinen glykosylierten Derivaten (Hydroxylysylglukose, Hydroxylysylglucosylgalaktose) sowie von peptidgebundenem Prolin und Hydroxyprolin sind relativ einfach bestimmbare, für die einzelnen Erkrankungen jedoch unspezifische Indikatoren des Kollagenkatabolismus.

β) Genetisch bedingte Erkrankungen mit Veränderungen des Kollagenstoffwechsels

Hereditäre Erkrankungen, die mit Veränderungen der Kollagenbiosynthese oder des Kollagenkatabolismus assoziiert sind, können nach Lokalisation ihres molekularen Defektes klassifiziert werden (Tabelle 6).

Ausführliche Informationen über die Klinik, Pathobiochemie und genetische Transmission sind dem Buch *Heritable Disorders of the Connective Tissue* von V.A. MCKUSICK (1972) zu entnehmen.

Erkrankungen mit vorwiegender Veränderung der Genexpression

Die Biosynthese der verschiedenen Kollagentypen ist in entscheidendem Maß von der Produktion der genetisch determinierten α-Ketten abhängig. Qualitative oder quantitative Veränderungen der Expressivität der verschiedenen Strukturgene für die Transkription verschiedener Kollagentypen-mRNA führen zu einem veränderten Kollagensyntheseprofil einer Zelle. Die nachstehend aufgeführten Erkrankungen sind Beispiele für molekularpathologische Veränderungen dieser Art (UITTO u. LICHTENSTEIN 1976).

Ehlers-Danlos-Syndrom IV

Dieses Syndrom ist gekennzeichnet durch eine erhöhte Fragilität des Bindegewebes. Die Haut ist blaß, dünn, mit guter Transparenz für subkutane Gefäße. Hyperextensibilität der Haut und Hypermobilität der Gelenke sind im Gegensatz zu den anderen Formen des Ehlers-Danlos-Syndroms (MCKUSICK u. MARTIN 1975) nur gering ausgeprägt. Die Patienten zeigen oft Spontanrupturen der großen Arterien und des Intestinaltraktes ebenso wie ausgedehnte Ekchymosen als Folge kleinerer Traumen. Zusammen mit ausgedehnten Blutungen führen diese Komplikationen zum plötzlichen Tod des Patienten.

Die Ursache der Erkrankung besteht in einem Defekt der Synthese des Typ III-Kollagens, dessen bevorzugte Lokalisation in der Haut und im Gefäßbindegewebe ist (TRELSTAD 1974; GAY et al. 1975b). Typ III-Kollagen ist weiterhin ein wichtiger Induktor der Thrombozytenaggregation (BALLEISEN et al. 1975a, b), was bei Defizienz dieses Typs die erhöhte Blutungsneigung der Patienten mit Ehlers-Danlos-Syndrom IV erklären kann. Der Nachweis, daß Fibroblasten von Patienten mit Ehlers-Danlos-Syndrom zur Synthese von Typ III-Kollagen inkompetent sind, wurde mit biochemischen (POPE et al. 1975b) und immunfluoreszenzmikroskopischen (GAY et al. 1976c) Methoden erbracht. Im Gegen-

Tabelle 6. Klassifikation genetischer Erkrankungen des Kollagenstoffwechsels nach Lokalisation des molekularen Defekts

Molekularer Defekt	Erkrankung	Erbgang
A. Genexpression		
Defekte Kollagen-Typ III-Synthese	Ehlers-Danlos-Syndrom IV	autosomal dominant
Gesteigerte Kollagen-Typ III-Synthese	Marfan-Syndrom	autosomal dominant
Gesteigerte Kollagen-Typ III-Synthese	Osteogenesis imperfecta congenita	
	thin-bone type	autosomal dominant
	thick-bone type	autosomal rezessiv
Auftreten von Kollagen-Typ III in der Kornea	Keratokonus	–
B. Posttranslatorische Modifikationen		
Lysylhydroxylase-Defizienz	Ehlers-Danlos-Syndrom VI (okularer Typ)	autosomal rezessiv
Lysyloxidase-Defizienz	Ehlers-Danlos-Syndrom V	X-gebunden rezessiv
Inhibition der Quervernetzung (cross links)	Homozystinurie	autosomal rezessiv
	Menkes' kinky-hair syndrome	X-gebunden rezessiv
Prokollagenpeptidase-Defizienz	Ehlers-Danlos-Syndrom VII	autosomal rezessiv
Prolylhydroxylase-Defizienz	Spontanulzerationen, retardierte Wundheilung	–
C. Degradation		
Verminderte Kollagenaseaktivität	Osteopetrosis (Albers-Schönberg-Syndrom)	
	maligne Form	autosomal rezessiv
	benigne Form	autosomal dominant
Gesteigerte, epidermale Kollagenaseaktivität	Epidermolysis bullosa dystrophica	
D. Erkrankungen mit ungeklärtem molekularen Defekt		
	Ehlers-Danlos-Syndrom I	autosomal dominant
	Ehlers-Danlos-Syndrom II	autosomal dominant
	Ehlers-Danlos-Syndrom III	autosomal dominant
	Osteo-Onychodysostosis (nail-patella syndrome)	autosomal dominant
	Myositis ossificans progressiva	autosomal dominant

satz zu Zellen aus gesunder Haut sind Ehlers-Danlos-IV-Zellen nur mit Antikörpern gegen Typ I-Kollagen, jedoch nicht mit solchen gegen Typ III-Kollagen fluoreszenzmikroskopisch anfärbbar (GAY et al. 1976c, d). Bei dieser Erkrankung handelt es sich somit um einen transkriptorischen oder auf einer Gendeletion beruhenden Defekt.

Marfan-Syndrom

Es handelt sich um eine generalisierte Erkrankung des Bindegewebes, welche gewöhnlich das Skelettsystem (verstärktes Längenwachstum der Knochen), das

Auge (Ectopia lentis) und das kardiovaskuläre System (Herzklappeninsuffizienzen, Aortenaneurysmen) erfaßt. Typische klinische Zeichen sind Arachnodaktylie, Thoraxdeformitäten und Kyphoskoliose bei abnormaler Elongation der Extremitätenknochen (FARNSWORTH et al. 1977). Die Gelenke sind locker und hyperextensibel. Die kardiovaskulären Manifestationen in Form von Aortendilatationen und dissezierenden Aneurysmen sind eine häufige Todesursache.

Physikalische und chemische Untersuchungen des Hautkollagens zeigen eine erhöhte Löslichkeit (PRIEST et al. 1973) und Extrahierbarkeit (LAITINEN et al. 1968). Diese Veränderungen weisen auf ein vermindertes Kollagen-cross-Linking im Marfan-Gewebe hin. Neuere Untersuchungen haben jedoch Verschiebungen im Syntheseverhältnis von Typ I- zu Typ III-Kollagen im erkrankten Gewebe erkennen lassen, die auf eine gesteigerte Synthese von Typ III bei gleichzeitig verminderter Synthese von Typ I zurückzuführen sind (MÜLLER et al. 1977; KÜHN 1978). Jedoch sind in einigen Fällen von Marfan-Syndrom normale Syntheseverhältnisse nachgewiesen worden (KRIEG et al. 1977b). Die Urinausscheidung von Kollagenabbauprodukten ist bei der überwiegenden Zahl der Marfan-Patienten erhöht (JONES et al. 1964). Veränderungen der Proteoglykan- und Glykoproteinzusammensetzung des Marfan-Gewebes (BOLANDE 1963) sind ebenfalls ursächlich an den veränderten mechanischen Eigenschaften des Gewebes beteiligt. Veränderungen des Proteoglykanstoffwechsels bei diesen Patienten zeigen sich in einer erhöhten Urinausscheidung von Hyaluronsäure und Chondroitinsulfat (BERENSON u. SERRA 1959). Fibroblasten von Marfan-Patienten in Zellkulturen akkumulieren Glykosaminoglykane (MATALON u. DORFMAN 1968), aber ein Mangel an degradativen Enzymen wurde nicht gefunden. Untersuchungen von LAMBERG und DORFMAN (1973) haben hingegen nachgewiesen, daß die intrazelluläre Konzentrationszunahme der Glykosaminoglykane auf einer gesteigerten Syntheserate und nicht auf einem Defekt des Sekretions- oder Degradationsmechanismus beruht. Fibroblasten aus Marfan-Gewebe lassen sich durch ihr Verhalten gegenüber exogener Hyaluronsäure von „Normal-Fibroblasten" eindeutig unterscheiden (LAMBERG 1979). Diese wenigen Befunde weisen auf die enge strukturelle und funktionelle Interaktion der verschiedenen Komponenten des Bindegewebes, insbesondere von Kollagen und Proteoglykanen (DAVID u. BERNFIELD 1979) bei pathologischen Vorgängen hin.

Osteogenesis imperfecta congenita

Dieses Krankheitsbild stellt eine der häufigsten genetisch bedingten generalisierten Erkrankungen des Bindegewebes dar. Es tritt in klinisch verschiedenen Formen mit unterschiedlichem Erbgang und variabler Expressivität auf. Die Erkrankung manifestiert sich vorwiegend in Knochen, Ligamenta, Sklera und Haut. Die wichtigsten klinischen Zeichen sind eine erhöhte, zu Skelettdeformitäten führende Fragilität der Knochen, Hypermobilität der Gelenke, Verdünnung der Haut und Skleren (blaue Skleren) sowie Otosklerose. Je früher die Manifestation der Erkrankung erfolgt, desto schwerwiegender ist die klinische Symptomatologie. Die molekulare Pathogenese dieser Erkrankung ist noch nicht vollständig geklärt. Mehrere Untersuchungen weisen jedoch darauf hin, daß der Defekt in einer abnormalen Persistenz der Typ III-Kollagensynthese nach der fetalen und postnatalen Entwicklungsperiode besteht. Fibroblasten, die aus der Haut dieser Patienten isoliert wurden, weisen eine gesteigerte Typ III-Kollagensynthese auf (PENTTINEN et al. 1974, 1975; MEIGEL et al. 1974; MÜLLER et al. 1975), obwohl bei manchen Patienten auch normale Syntheseraten gemessen wurden (KRIEG et al. 1977b). PENTTINEN et al. (1975) stellten fest, daß zwischen der Schwere der Erkrankung und der Höhe der Typ III-Kollagensynthese ein direkter Zusammenhang besteht. Zusätzlich zu den beschriebenen Veränderungen der Genexpression manifestieren sich am Kollagen dieser Patienten Störungen der posttranslatorischen Modifikation wie erhöhter Hydroxylysin- und Hydroxylysinglykosid-Gehalt (FUJII u. TANZER 1977). Diese Veränderungen führen zusammen mit der Disproportionierung der Kollagentypen zu einer abnormalen Architektur der Kollagenbündel und Verdünnung der Fasern (TRELSTAD et al. 1977).

Der Kollagenabbau ist bei diesen Patienten nicht konstant verändert, da die Hydroxyprolinausscheidung im Urin normal (LANCASTER et al. 1975), reduziert (MITOMA et al. 1959) oder erhöht (LANGNESS u. BEHNKE 1971) gefunden wurde.

Keratokonus

Ein weiteres Beispiel für Veränderungen der Genexpressivität Kollagen-synthetisierender Zellen ist bei dem Keratokonus gegeben. Mit der Entdeckung des Kollagenpolymorphismen wurde nachgewiesen, daß in der Kornea von Patienten mit Keratokonus Typ III-Kollagen auftritt, wo unter normalen Bedingungen nur Typ I zu finden ist (WICK u. TIMPL, zit. nach KÜHN 1978).

Erkrankungen mit Veränderungen der posttranslatorischen Modifikationen

Bei dieser Erkrankungsgruppe ist die Biosyntheserate der einzelnen Kollagentypen im wesentlichen unbeeinträchtigt. Jedoch kommt es durch Ausfall spezifischer, die einzelnen Modifikationsschritte katalysierender Enzyme zu strukturell abnormalen Kollagenmolekülen, die zu wesentlichen Veränderungen der Histoarchitektur und Histomechanik führen.

Ehlers-Danlos-Syndrom VI

Die Symptome dieses autosomal rezessiv übertragbaren Krankheitsbildes haben ihre Ursache in den abnormalen histomechanischen Eigenschaften des Kollagennetzwerkes: ausgeprägte Kyphoskoliose, Hypermobilität der Gelenke, samtartige und hyperelastische Haut und okulare Manifestationen wie Korneafragilität, Bulbusruptur und Retinaablösung. Der Nachweis einer stark herabgesetzten Aktivität der Lysylhydroxylase (PINNELL et al. 1972) im Bindegewebe dieser Patienten war der erste Beweis für einen molekularpathologischen Defekt des Kollagens in einer vererbbaren Erkrankung des Bindegewebes. Bedingt durch diesen Enzymdefekt ist der Hydroxylysingehalt des Kollagens extrem niedrig (weniger als ein Hydroxylysylrest pro 1000 Aminosäurereste). Die Hydroxylysylausscheidung im Urin ist ebenfalls erheblich vermindert. Durch den Defekt in der Hydroxylierung der Lysinreste kommt es zu einer Beeinträchtigung der stabilen Quervernetzung des Kollagens, was sich in einer ungewöhnlich starken Überdehnbarkeit der Haut und der Gelenke und durch einen erhöhten Gehalt an löslichem Kollagen bemerkbar macht (FRANCIS et al. 1976). Fibroblasten von diesen Patienten zeigen in Kultur bei normaler Prolylhydroxylaseaktivität nur eine sehr geringe Lysylhydroxylaseaktivität (KRANE et al. 1972; SUSSMAN et al. 1974).

Die Morphologie der Fibroblasten ist unverändert. Die Aufklärung des molekularen Mechanismus dieser Erkrankung hat wesentlich zum Verständnis der physiologischen Rolle von Hydroxylysin bei der Bildung einer stabilen Quervernetzung beigetragen.

Ehlers-Danlos-Syndrom V

Diese geschlechtsgebundene, X-rezessive Form der Ehlers-Danlos-Erkrankungen zeichnet sich durch eine besondere Hyperextensibilität der Haut aus und beruht möglicherweise auf einer verminderten Aktivität der Lysyloxidase (DIFERRANTE et al. 1975). Kultivierte Hautfibroblasten synthetisieren vermehrt lösliches Kollagen und besitzen eine niedrige Lysyloxidaseaktivität. Diese Beobachtungen weisen auf einen Defekt in der intermolekularen Quervernetzung des Kollagens hin. Die Erkrankung weist Ähnlichkeiten zu dem tierexperimentell erzeugten Krankheitsbild des Lathyrismus (TANZER 1965) auf, das durch Applikation der lathyrogenen Substanz β-Amino-propionitril, ein irreversibler Inhibitor der Lysyloxidase in vitro und in vivo (SIEGEL et al. 1970), induziert werden kann. Da die Lysyloxidase Cu^{2+} als Kofaktor benötigt, führt Kupfermangelernährung zu einem dem Lathyrismus ähnlichen Krankheitsbild (CARNES 1968). Verminderungen der Lysyloxidaseaktivität führt ebenfalls zu einem schwächer vernetzten Elastin.

Homozystinurie und Menkes' Kinky-Hair-Syndrom

Homozystinurie wird verursacht durch einen Verlust an Cystathionin-Synthetaseaktivität, die normalerweise die Konversion von Serin und Homocystein zu Cystathionin katalysiert. Dieser Effekt führt u.a. zu einer Erhöhung der Homocysteinkonzentration im Gewebe, die, wie In-vitro-Untersuchungen gezeigt haben (JACKSON 1973), zu einer Beeinträchtigung der Quervernetzung des Kollagens führt (KANG u. TRELSTAD 1973; GRIFFITHS et al. 1976). Die Löslichkeit des Kollagens bei Patienten mit Homozystinurie ist demzufolge erhöht (HARRIS u. SJOERDSMA 1966). Die verminderte Quervernetzung des Kollagens wird einerseits auf eine direkte Reaktion von Homocystein mit den Aldehyden des Kollagens oder, wie neuere Untersuchungen gezeigt haben (LINDBERG et al. 1976), auf eine verminderte Aktivität der Lysyloxidase bei Homozystinurie zurückgeführt. Ein Strukturanalogon des Homocysteins, D-Penicillamin, ist ebenfalls ein effektiver Inhibitor der Quervernetzung (DESHMUKH u. NIMNI 1969).

Auch bei dem Kinky-Hair-Syndrom, einem X-rezessiv vererbten Defekt der intestinalen Kupferabsorption, kommt es zu einer Beeinträchtigung der Quervernetzung des Kollagens mit Hämorrhagien, Wachstumsretardation, Knochenalteration und erhöhter Fragilität des Bindegewebes. Infolge der verminderten intestinalen Kupferabsorption (DANKS et al. 1972) und der daraus resultierenden Erniedrigung des Kupferspiegels im Gewebe kann es zu einer Abnahme der Aktivität der Kupfer-haltigen Lysyloxidase und somit zu einer reduzierten Ausbildung von Quervernetzungen kommen. Die genaue Abklärung des pathogenetischen Mechanismus ist jedoch noch nicht gelungen.

Ehlers-Danlos-Syndrom VII

Diese Erkrankung ist charakterisiert durch eine extreme Hypermobilität der Gelenke, bilaterale Hüftgelenkluxationen und Subluxationen anderer Gelenke.

Die Haut ist samtartig und hyperextensibel. Biochemisch ist dieses Syndrom gekennzeichnet durch ein Fehlen der Prokollagenpeptidase, welche das N-terminale Telopeptid des Prokollagens abspaltet. Dieser Defekt wurde zunächst bei Kälbern (HANSET u. ANSAY 1967) und Schafen (HELLE u. NESS 1972) gefunden und als Dermatosparaxis bezeichnet (LENAERS et al. 1971). Das N-terminale Prokollagenpeptid mit einem Molekulargewicht von 13000 verhindert sterisch eine geordnete Aggregation der Kollagenmoleküle. Bei dermatosparaktischen

Kälbern und Patienten mit Ehlers-Danlos-Syndrom VII sind elektronenmikroskopisch schlecht orientierte, verdrillte Filamente nachweisbar, die zu einer weitgehenden mechanischen Instabilität führen. Aus der Haut dieser Patienten lassen sich Polypeptide der Kollagenpräkursor-Form extrahieren (LICHTENSTEIN et al. 1973). Fibroblasten aus der Haut dieser Patienten zeigen eine stark reduzierte Prokollagenpeptidaseaktivität (LICHTENSTEIN et al. 1973). In den verschiedenen Geweben kommt es zu einer abnormalen Akkumulation einer Form des Typ I-Prokollagens.

Erkrankung mit genetisch bedingter Prolylhydroxylasedefizienz

Erkrankungen mit einem sicher nachgewiesenen genetisch bedingten Prolylhydroxylasemangel sind selten (LAPIERE u. NUSGEN 1976) und äußern sich klinisch vor allem durch spontane Ulzerationen der Haut und retardierte Wundheilungen.

Erkrankungen mit Veränderung der Degradation

Genetisch bedingte Veränderungen des Katabolismus des Kollagens manifestieren sich in Form von zwei Krankheitsbildern
1. der Osteopetrosis (Albers-Schönberg-Syndrom),
2. der Epidermolysis bullosa dystrophica.

Osteopetrosis (Albers-Schönberg-Syndrom)

Diese systemische Erkrankung tritt in zwei Formen auf
1. in der autosomal rezessiv vererbten malignen Form,
2. in einer autosomal dominant vererbten benignen Form (McKUSICK 1972).
Diese menschliche und tierische (Kaninchen, Ratten, Mäuse) Knochenerkrankung ist gekennzeichnet durch eine verminderte Resorption des Knochenkollagens, die möglicherweise durch eine herabgesetzte Aktivität der Kollagenase in vivo oder durch verminderte Freisetzung lysosomaler Proteasen, die für die Knochenresorption notwendig sind, bedingt ist (MARKS 1974). Der genaue molekulare Mechanismus ist noch unbekannt.

Epidermolysis bullosa dystrophica

Die Erkankung ist charakterisiert durch Blasenbildung der Haut nach geringfügigen Traumata, gefolgt von Narbenbildungen. Biochemisch liegt ihr wahrscheinlich eine erhöhte Aktivität der epidermalen Kollagenase zugrunde, die induziert wird durch mechanische Einwirkungen (EISEN 1969). Ob es sich um eine erhöhte Synthese des Enzymproteins oder um eine Verminderung von Plasmainhibitoren (α_2-Makroglobulin, β_1-Antikollagenase u.a.) handelt, kann derzeit nicht geklärt werden.

Erkrankungen mit bisher ungeklärten molekularen Defekten

Eine Reihe von Erkrankungen mit genetisch bedingten Veränderungen des Kollagenstoffwechsels sind bisher molekularpathologisch noch nicht erklärbar. Zu dieser Gruppe gehören vor allem die Ehlers-Danlos-Syndrome I, II und III (VOGEL et al. 1979) sowie die Osteo-Onychodysostosis (nail-patella syndrome) und die Myositis ossificans progressiva (SMITH 1975; MAXWELL et al. 1977). Für ausführliche Informationen mit Fallbeschreibungen dieser Erkrankungen sei auf McKUSICK (1972) hingewiesen.

c) Genetisch bedingte Störungen der Synthese und des Abbaus von Elastin

Die Kenntnisse von der molekularen Pathologie des Elastins sind wie die von seiner Struktur und seines Stoffwechsels noch unvollständig und teilweise kontrovers. Das Verständnis der Pathogenese der Erkrankungen des elastischen Bindegewebes wird wesentlich erschwert durch die noch bestehende Unsicherheit hinsichtlich des zellulären Bildungsortes, des molekularen Synthesemechanismus und der Degradation des Elastins sowie in Bezug auf seine Interaktionen mit den anderen Komponenten des Bindegewebes. Aus diesen Gründen ist eine Beschreibung der molekularen Pathogenese der „Elastopathien" im Gegensatz zu der der Kollagenerkrankungen (s. Abschnitt C.1.b) gegenwärtig noch nicht möglich. Überdies ist eine scharfe Abgrenzung der pathologischen Stoffwechselveränderung von Elastin, Kollagen und Proteoglykanen in den meisten Fällen nicht möglich, weil die Veränderung einer Komponente eine Disorganisation der komplexen Textur des gesamten Bindegewebes zur Folge hat.

Die pathologischen Vorgänge des elastischen Gewebes lassen sich derzeit am besten histologisch beschreiben, da Erkrankungen mit 1. einer histochemisch nachweisbaren Zunahme der Menge der elastischen Fasern und 2. mit einer Abnahme der Menge der elastischen Fasern gegeneinander abgrenzbar sind (AYER 1964).

α) Erkrankungen mit Zunahme der elastischen Fasern

Die Zunahme der elastischen Fasern kann absolut oder relativ in Verbindung mit einer Abnahme der anderen Bindegewebskomponenten auftreten. Ein relativer Anstieg ist möglich durch eine elastotische, zu einer ausgeprägten Orzeinophilie und Suszeptibilität gegenüber Elastase führenden Degeneration des Kollagens (HALL u. CZERKAWSKI 1959).

Histologisch zeigt sich typischerweise eine Zunahme geschwollener basophiler Fasern, die eine hyaline Masse mit ähnlichen Eigenschaften umgeben. Aufsplitterung, Verklumpungen, Fragmentationen, Granulationen, fokale Hyalinisierungen und fettige Degeneration der Fasern treten auf. Umgebende Kollagenfasern zeigen Basophilie und in wechselndem Ausmaß Orzeinophilie. Mineralisation des Gewebes mit Ablagerungen von Kalzium und Eisen kann, wie beim Pseudoxanthoma elasticum nachgewiesen wurde, auftreten.

Erkrankungen mit vorwiegender Beteiligung des elastischen Bindegewebes, die genetisch fixiert sind oder möglicherweise eine genetische Grundlage haben, sind in Tabelle 7 zusammengefaßt.

Die *Ehlers-Danlos-Syndrome,* gekennzeichnet durch Hyperelastosis cutis, Hyperextensibilität und verstärkte Vulnerabilität der Haut mit Neigung zu Hämorrhagien und verzögerter Wundheilung werden in Abschnitt 3.1.2 besprochen. In Bezug auf Elastin wird eine Überproduktion von normalem elastischem Gewebe als Folge gesteigerter Inhibitorkonzentrationen der Elastase im Serum als möglicher Basisdefekt diskutiert (GRAHAM u. SAXL 1956). Die Symptomatologie dieser Erkrankungen wird jedoch nur im Zusammenhang mit den spezifischen Veränderungen des Kollagens (s. Abschnitt C.1.b) verständlich.

Bei dem *Pseudoxanthoma elasticum* handelt es sich um eine seltene, vorwiegend autosomal rezessiv, in Ausnahmefällen jedoch autosomal dominant (MCKUSICK 1972) vererbbare Erkrankung des elastischen Bindegewebes in den mittleren und tiefen Zonen des Koriums. Die Elastinkomponente der elastischen

Tabelle 7. Genetisch (mit-)bedingte Erkrankungen mit Beteiligung des elastischen Gewebes

Erkrankungen mit Zunahme des elastischen Gewebes	
Ehlers-Danlos-Syndrom	autosomal dominant od. rezessiv, X-gebunden rezessiv
Pseudoxanthoma elasticum	autosomal rezessiv autosomal dominant (selten)
Juveniles Elastom	
Kongenitaler Typ der Fibroelastosis des Herzens	
Senile Elastosis	

Erkrankungen mit Abnahme des elastischen Gewebes	
Marfan-Syndrom	autosomal dominant
Epidermolysis bullosa (E.b.) simplex	autosomal dominant
E.b. dystrophica hyperplastica	autosomal dominant
E.b. dystrophica et polydysplastica	autosomal rezessiv
Idiopathische zystische Medianekrose der Aorta (ERDHEIM)	
Nekrobiosis lipoidica diabeticorum	
Metabolische Erkrankungen (Pyridoxinmangel) (Hypervitaminosis D) (Hyperurikämie)	
„Kollagenerkrankungen" (Lupus erythematodes disseminatus, Periarteriitis nodosa, Sklerodermie, Dermatomyositis)	
Lungenemphysem bei hereditärem α_1-Antitrypsinmangel	
Dermatologische Erkrankungen (Lichen sclerosus et atrophicus, Akrodermatitis chronica atrophicans, Elastosis performans serpiginosa, Kraurosis vulvae, Balanitis xerotica)	

Fasern ist vermehrt und granulär degeneriert, während die Mikrofibrillen keine wesentlichen Veränderungen aufweisen (ROSS 1973).

Die Zunahme der Orzeinophilie ist jedoch auch auf elastotisch degeneriertes Kollagen zurückzuführen (HALL u. CZERKAWSKI 1961). Diese Veränderungen führen zusammen mit einer oft ausgeprägten Mineralisation des Gewebes (Kalzifikation) zu der typischen klinischen Symptomatologie mit Kreppapier-ähnlichen Faltenbildungen, angioiden Streifen in der Retina (Grönblad-Strandberg-Syndrom) und Hämorrhagien (gastrointestinal), Ischämien und Hypertension als Ausdruck der Arteriendegeneration.

Von dem Pseudoxanthoma elasticum sind die *senile Elastose* durch das Fehlen der Kalzifikation und einer noch unbewiesenen genetischen Grundlage sowie das *juvenile Elastom* (LEVER 1961) abzugrenzen. Bei letztgenannter Erkrankung, deren genetische Basis noch unbewiesen ist, liegt keine Destruktion der elastischen Fasern vor. Es handelt sich nicht um eine echte Neoplasie des elastischen Bindegewebes, sondern wahrscheinlich um eine Form des Hamartoms (LEVER 1961).

Der sehr seltene kongenitale, wahrscheinlich vererbbare Typ der *Fibroelastose des Herzens* (BLACK-SCHAFFER 1957) zeichnet sich durch eine extreme Verdickung des Endokards, vorwiegend in der linken Herzhälfte, aus, die sich mikroskopisch in einer massiven Zunahme lamellär angeordneten elastischen Materials zeigt.

β) Erkrankungen mit Abnahme der elastischen Fasern

Eine histologisch nachweisbare Verminderung des elastischen Gewebes ereignet sich unter vielen pathologischen Bedingungen, jedoch ist der Anteil genetisch determinierter Erkrankungsformen relativ klein. Die elastischen Fasern erscheinen strähnenartig zerteilt, frakturiert, segmentiert, granulär oder verklumpt und sind in variablem Ausmaß hyalin und fettig degeneriert. Eine Mineralisation durch Ablagerung von Kalzium und Eisen tritt besonders bei degenerativen und entzündlichen Erkrankungen des vaskulären und pulmonalen Bindegewebes auf. Die mit einer Abnahme des Elastins verbundenen pathologischen Zustände lassen sich klassifizieren (AYER 1964) in

1. kongenitale (hereditären) Erkrankungen (Marfan-Syndrom, Epidermolysis bullosa, idiopathische zystische Medianekrose der Aorta),
2. entzündliche Erkrankungen im Gefolge physikalischer (Traumata, Erfrierungen, Verbrennungen, Bestrahlungen) und infektiöser Einflüsse,
3. metabolische Erkrankungen (Hyperurikämie, Pyridoxinmangel, Hypervitaminosis D, Kupfermangel),
4. immunologische Erkrankungen („Kollagenosen") und
5. degenerative Erkrankungen unbekannter Ätiologie (insbesondere einige dermatologische Erkrankungen) (Tabelle 7).

Das *Marfan-Syndrom* (MCKUSICK 1972), gekennzeichnet durch Arachnodaktylie, Hypermobilität der Gelenke, Linsendislokation sowie Dilatation der Aorta ascendens oft mit Ausbildung eines Aneurysma dissecans zeigt neben ausgeprägten Veränderungen des Kollagenstoffwechsels (s. Abschnitt C.1.b) eine Verdünnung und Fragmentation der elastischen Fasern (GORE u. SEIWERT 1952). Die Ursache der Rarefizierung des elastischen Materials ist ungeklärt.

Die *Epidermolysis bullosa* (LEVER 1961) tritt in 2 autosomal dominant und 1 autosomal rezessiv vererbbaren Form auf (Tabelle 7). Die elastischen Fasern des Stratum papillare des Koriums fehlen typischerweise, die Basalzellen weisen vakuoläre Degeneration auf (ROBERTS et al. 1960).

Die *zystische Erdheim-Medianekrose* (GORE u. SEIWERT 1952) stellt eine vererbbare Erkrankung dar, die durch Degeneration der elastischen Fasern und zystische Akkumulation von Polysacchariden in den interlamellären Geweben der Aorta ascendens gekennzeichnet ist. Diese Veränderungen begünstigen die Entwicklung dissezierender Aneurysmen, wie sie auch beim Marfan-Syndrom anzutreffen sind.

Da die genetischen Grundlagen der übrigen in Tabelle 7 aufgeführten elastolytischen Erkrankungen noch unklar sind, wird auf deren Besprechung in diesem Kapitel verzichtet.

2. Veränderungen des Bindegewebes durch erworbene Störungen des Umsatzes der Bestandteile der Interzellulärsubstanz

a) Veränderungen des Kollagens und der Proteoglykane bei degenerativen Gelenkerkrankungen

Die Arthrosis deformans ist primär eine destruierende Erkrankung des Gelenkknorpels. Sie ist durch einen progredienten Verlauf gekennzeichnet. Asymptomatisch in der Initialphase wird sie klinisch in der Regel erst diagnostiziert, wenn größere morphologische Änderungen radiologisch sichtbar werden. Den morphologischen Änderungen, wie umschriebenen Knorpelerosionen und dem Umbau des gelenknahen Knochens, gehen pathobiochemische Prozesse voraus.

Die mechanische Funktion des Gelenkknorpels, d.h. die Fähigkeit, wiederholten hohen Gewichtsbelastungen, die schon beim Gehen ein Mehrfaches des Körpergewichts betragen können, zu widerstehen, wird ermöglicht durch seine makromolekulare Zusammensetzung. Vor allem das Kollagen und die Proteoglykane sind in Form eines festen Netzwerkes für die viskoelastischen Eigenschaften des Gelenkknorpels verantwortlich. Eine kritische Rolle spielt der Wassergehalt, der normalerweise etwa 70% beträgt (MAROUDAS et al. 1969). Bei Einwirkung einer Gewichtsbelastung steigt der Flüssigkeitsdruck im Knorpel stark an, ohne daß eine wesentliche Formänderung des Knorpels und ein Wasseraustritt erfolgt. Erreicht wird diese Eigenschaft einmal durch die vom Kollagen fest eingeschlossenen Proteoglykane, die Wasser fixieren und seinen Fluß in der Interzellularsubstanz verhindern. Die Druckfestigkeit des Knorpels korreliert deshalb mit dem Proteoglykangehalt (KEMPSON et al. 1970). Zum anderen wird die Zug- und Bruchfestigkeit bestimmt durch den Kollagengehalt (KEMPSON et al. 1973). Das gilt besonders für die Oberflächenschicht des Knorpels, in der die Kollagenfasern parallel zur Gelenkfläche ausgerichtet sind. Die Ausrichtung der Fasern weist darauf hin, in welche verschiedene Richtungen Scherspannungen während der Gelenkbewegungen wirksam werden. Die Zugfestigkeit der Oberflächenschicht ist größer in Richtung der Kollagenfasern als im rechten Winkel dazu.

Normaler Gelenkknorpel enthält nur einen Kollagentyp, den Typ II (MILLER 1971, 1973), der außerdem noch im Discus intervertebralis vorkommt (EYRE u. MUIR 1977), während in der Gelenkkapsel (HERBERT et al. 1973) und den Minisci (EYRE u. MUIR 1975c) Typ I gefunden wird.

NIMNI und DESHMUKH (1973) untersuchten mit radiochemischen und chromatographischen Methoden die Kollagensynthese in arthrotischem Knorpel und fanden neben α1(II)-Ketten auch α2-Ketten, so daß sie ein Gemisch von Typ I- und Typ II-Kollagen annahmen. Von anderen Autoren (EYRE et al. 1975; FUKAE et al. 1975) wurde dagegen im arthrotischen Knorpel neben Typ II-Kollagen kein Typ I-Kollagen nachgewiesen. GAY et al. (1976c) identifizierten mit immunhistochemischen Techniken Typ I-Kollagen in der Umgebung von Chondrozyten in degenerativen Knorpelläsionen, allerdings nicht generalisiert in der Knorpelmatrix.

Der Kollagen- und Proteoglykanstoffwechsel der Chondrozyten reagiert empfindlich auf Veränderungen der umgebenden Interzellularsubstanz. Die pathobiochemischen Mechanismen, die ein Umschalten der Kollagenbiosynthese in Chondrozyten von Typ II auf Typ I bewirken, sind bisher unklar. In Zellkulturversuchen mit embryonalen Hühnerchondrozyten wurde gezeigt, daß randständige Zellen eines Zellhaufens auf die Synthese von Typ I-Kollagen umschalten, während im Inneren gelagerte Zellen weiter Typ II-Kollagen synthetisieren (GAY et al. 1976b). Ebenso zeigen alte Monolayer-Kulturen embryonaler Hühnerchondrozyten eine zunehmende Synthese von Typ I-Kollagen (MAYNE et al. 1976).

Einiges spricht dafür, daß geringe Mengen von Typ I-Kollagen im arthrotischen Knorpel gebildet werden, und zwar in Bezirken oberflächlicher Fibrillation. Das Kollagen der nicht erodierten Knorpelbezirke wurde wie beim Gesunden als Typ II identifiziert (FUKAE et al. 1975; ADAM et al. 1976a). Trotzdem ist die Zugfestigkeit des scheinbar normalen Knorpels in arthrotischen Gelenken geringer als man aufgrund der Kollagenzusammensetzung erwarten würde (KEMPSON et al. 1973). Möglicherweise ist ein geringerer Kollagengehalt in der oberflächlichen Knorpelschicht, der bei verschiedenen Individuen zwischen 90 und 55% des Trockengewichtes schwanken kann (MAROUDAS et al. 1969; KEMPSON et al. 1973), ein prädisponierender Faktor in der Pathogenese der Arthrosis deformans.

Während der Gelenkknorpel bei der Arthrosis deformans vorwiegend degenerativen Veränderungen unterliegt, stehen in der Gelenkkapsel hypertrophische Prozesse im Vordergrund, die auch den Kollagenstoffwechsel betreffen. Untersuchungen von HERBERT et al. (1973) zeigen, daß im normalen Kapselgewebe bei Individuen über 20–25 Jahren reduzierbare Quervernetzungen in den Kollagenfibrillen nicht mehr nachweisbar sind. Die Autoren schließen aufgrund einer Zunahme solcher Quervernetzungen bei Arthrosis deformans, unabhängig vom Alter, auf eine verstärkte Neusynthese des Typ I-Kollagens im Kapselgewebe.

Es wird allgemein akzeptiert, daß degenerative Veränderungen des Gelenkknorpels mit einer Abnahme des Gesamtglykosaminoglykangehaltes verbunden sind (MATHEWS 1953; BOLLET et al. 1963; BOLLET u. NANCE 1966; MANKIN u. LIPPIELLO 1971; MAROUDAS et al. 1973; VENN u. MAROUDAS 1977). Nach SWEET et al. (1977), die verschiedene Bereiche des arthrotischen Femurkopfknorpels untersuchten, ist der Gesamtglucosaminoglykangehalt im aufgefaserten Knorpel vermindert, aber im intakten Knorpel unverändert und im osteophytischen Knorpel vermehrt. Der Hyaluronatgehalt ist im gesamten Bereich des arthrotischen Knorpels herabgesetzt. Da der Wassergehalt besonders in aufgefaserten Regionen des degenerativen Knorpels erhöht ist, wird die Abnahme des Glykosaminoglykangehaltes deutlicher sichtbar, wenn als Bezugsgröße anstelle des Trockengewichtes das Feuchtgewicht gewählt wird.

Divergierende Ergebnisse werden über Veränderungen des Verteilungsmusters der Glykosaminoglykan-Typen mitgeteilt. Übereinstimmend fanden MEACHIM und STOCKWELL (1973) sowie MAROUDAS et al. (1973), daß Keratansulfat im aufgefaserten Knorpel des Kniegelenkes stärker vermindert ist als Chondroitinsulfat. Auch ALI und BAYLISS (1974) berichten über einen erniedrigten Hexosamin/Uronsäure-Quotienten im arthrotischen Hüftgelenk. McDEVITT und MUIR (1976) beobachteten als eine der frühesten Veränderungen bei der experimentell hervorgerufenen Arthrose des Hundes einen Abfall des Keratansulfat/Chondroitinsulfat-Quotienten. Die Veränderungen in der Glykosaminoglykanzusammensetzung des arthrotischen Knorpels zeigen eine Abhängigkeit von der Schichttiefe des untersuchten Materials (MAROUDAS et al. 1977). Der Chondroitinsulfatgehalt ist im Vergleich mit normalem Knorpel in oberflächlichen Schichten des degenerativen Knorpels herabgesetzt, zeigt aber keinen Unterschied in mittleren und tiefen Schichten. Der Keratansulfatgehalt ist in allen Schichten des degenerativen Knorpels vermindert.

Zu gegenteiligen Ergebnissen kamen andere Autoren (BOLLET u. NANCE 1966; HJERTQUIST u. LEMPERG 1972), die im degenerativen Knorpel den Chondroitinsulfatgehalt stärker herabgesetzt fanden als den Keratansulfatgehalt. Der Grund für die widersprüchlichen Berichte ist in der Verwendung unterschiedlicher Methoden und in der Untersuchung von nicht einheitlichem Knorpelmaterial aus verschiedenen Regionen und Schichten des arthrotischen Gelenks zu suchen.

Die herabgesetzte Elastizität des arthrotischen Knorpels (KEMPSON et al. 1971) weist darauf hin, daß auch die molekulare Struktur der Proteoglykane verändert ist. Da die primäre Arthrose vor allem eine Erkrankung des Alters ist, sind Kenntnisse über die normalen Altersveränderungen der Proteoglykanstruktur im arthrotischen Knorpel notwendig. Die Untersuchungen von INEROT et al. (1978) zeigen, daß mit zunehmendem Alter die Größe der Proteoglykanmonomere abnimmt, vor allem bedingt durch einen Schwund der Chondroitinsulfat-reichen Region. Die Länge der Chondroitinsulfatketten ändert sich nicht wesentlich. Die Zunahme der Keratansulfat-reichen Region und Hyaluronat-Bindungsregion ist vergleichsweise gering. Die Proteoglykane des degenerativen Knorpels haben im Vergleich mit normalen gleichen Alters eine kleinere Chondroitinsulfat-reiche Region und sind insgesamt kleiner. Der wesentliche Unterschied gegenüber normalen Proteoglykanen ist der teilweise Verlust der Hyaluronat-Bindungsregion und damit der Fähigkeit, Aggregate zu bilden (Abb. 16). Die Autoren vermuten, daß die beobachteten Veränderungen nicht die Folge einer Biosynthese abnormer Proteoglykane, sondern eher die eines gesteigerten Abbaus normal synthetisierter Proteoglykane sind.

Pathobiochemische Prozesse der Initialphase der natürlichen humanen Osteoarthrose können nicht untersucht werden, weil es nicht möglich ist, den Beginn der Erkrankung zu erfassen. Tierexperimentelle Untersuchungen an Hunden (Durchtrennung des vorderen Kreuzbandes im Kniegelenk) von MCDEVITT et al. (1977) haben gezeigt, daß ein Anstieg des Wassergehaltes im Knorpel um 2–3% nach etwa 2 Wochen zu den frühesten Veränderungen gehört. Verbunden damit ist eine Lockerung der Knorpelstruktur, Permeabilitätssteigerung und leichtere Extrahierbarkeit der Proteoglykane.

Die Ursache der vermehrten Wasseraufnahme des Knorpels ist bisher nicht sicher geklärt. Sie ist wahrscheinlich auf eine gesteigerte Proteasenaktivität zurückzuführen, die im arthrotischen Knorpel nachgewiesen wurde (ALI u. EVANS 1973). Lysosomale Proteasen (vorwiegend Kathepsin D) sind in normalem und arthrotischem Knorpel vorhanden (SAPOLSKY et al. 1973). Allerdings ist die extrazelluläre Bedeutung von Proteasen mit saurem pH-Optimum zweifelhaft. Aber auch neutrale Proteasen, die Proteoglykane abbauen können, wurden in den letzten Jahren im Patellaknorpel nachgewiesen (SAPOLSKY et al. 1974, 1976). Ihre Aktivität wird physiologischerweise durch Bindung an einen starken Inhibitor gehemmt. Einiges spricht dafür, daß durch Störung des Gleichgewichtes zwischen Enzym und Inhibitor bei der Arthrosis deformans geringe Mengen aktiver Proteasen eine Mobilisierung der Proteoglykanmonomere bewirken.

Die weitere Entwicklung der Arthrose ist durch herdförmige Veränderungen des Knorpels, die durch eine Zunahme des DNA-Gehaltes und der Zelldichte nachweisbar sind, gekennzeichnet (MUIR 1977). Das Auftreten von zunächst kleineren Erosionen erleichtert den Zutritt Proteoglykan-abbauender neutraler Proteasen, insbesondere aus polymorphkernigen Granulozyten (ORONSKY u. BUERMANN 1978; KEISER et al. 1976), die in der Synovialflüssigkeit, vor allem bei entzündlichen Schüben, vermehrt sind („aktivierte Arthrose").

Proteoglykane normaler Struktur und Hyaluronatbindung setzen die Permeabilität des Knorpels für große Moleküle wie Proteine fast vollständig herab (MAROUDAS 1973). Die Proteoglykane des degenerativen Knorpels, deren Größe und Bindung an Hyaluronat sowie Kollagen vermindert ist, erleichtern die Penetration proteolytischer Enzyme und damit den weiteren Abbau der Proteoglykane. Die Kollagenfasern sind dann der Wirkung von Kollagenasen schutzlos ausgesetzt. Es kommt zur Ausbildung schwerer fokaler Läsionen, aus denen Proteoglykane herausgelöst werden und in denen der Wassergehalt vermindert ist. Die Kollagenfasern liegen frei, ungeordnet und ungespannt, bedingt durch das Fehlen der Proteoglykane, die maßgeblich für den Turgor der Interzellularsubstanz verantwortlich sind (MAROUDAS 1976). In diesem Stadium der Erkrankung wird in der Regel die klinische Diagnose gestellt.

b) Pathobiochemische Veränderungen des Bindegewebes bei chronisch-entzündlichen Gelenkerkrankungen

Entzündliche Gelenkprozesse sind primär in der Synovialmembran und Synovialflüssigkeit lokalisiert und dehnen sich erst sekundär auf den Gelenkknorpel aus, wo sie bei chronischem Verlauf zu ausgeprägten destruierenden Veränderungen führen können. Die Ätiologie entzündlicher Gelenkerkrankungen ist in vielen Fällen ungeklärt. Allerdings sind in der Pathogenese dieser Erkrankungen weitgehend ähnliche pathobiochemische Veränderungen nachweisbar.

α) Chronische Polyarthritis

Eine besondere Bedeutung kommt der chronischen Polyarthritis zu, als der am häufigsten auftretenden chronisch-entzündlichen Systemerkrankung des Bindegewebes. Die Vorstellungen über die Ätiologie der chronischen Polyarthritis sind z.Zt. vorwiegend noch spekulativer Natur. Eine Vielzahl pathobiochemischer Befunde ist geeignet, pathogenetische Teilmechanismen zu erklären. Zur besseren Übersicht der pathogenetischen Vorgänge erscheint eine Einteilung in 3 verschiedene Stadien mit z.T. fließenden Übergängen und gleichzeitigem Ablauf sinnvoll.

1. Primäre Aktivierung des Bindegewebes durch unbekannte Mechanismen, die zur Ausbildung einer Synovitis führen.
2. Immunologische Reaktionen, die den entzündlichen Prozeß unterhalten und verstärken.
3. Destruktion des Bindegewebes (Gelenkknorpel, Bänder, Sehnen und Knochen) durch vorwiegend enzymatischen Abbau (lysosomale Enzyme) der Interzellularsubstanz.

Ätiologie

Die ersten pathologischen Veränderungen bei chronischer Polyarthritis werden im Synovialgewebe beobachtet, und zwar Hyperplasie der Synovialdeckzellen, subsynoviale Hyperämie, Ödem und schließlich entzündliche Zellinfiltration. Die Aktivierung des Bindegewebes und des immunologischen Systems verläuft parallel, und es ist bisher unbekannt, welches von beiden zuerst und wodurch aktiviert wird. Wir wissen, daß destruierende Bindegewebsprozesse mit Proliferation der Fibroblasten eine Reaktion des immunologischen Systems bewirken können. Umgekehrt verursachen humorale und zellvermittelte immunologische Prozesse Reaktionen des Bindegewebes, wie sie bei der chronischen Polyarthritis im Synovialgewebe gefunden werden (WAGNER 1976). Synovialfibroblasten von rheumatoidem Synovialgewebe unterscheiden sich in der Gewebekultur von normalen Synoviafibroblasten in Morphologie und Stoffwechsel (CASTOR 1971 a). VUORIO (1977) zeigte, daß rheumatoide Synoviafibroblasten größere Mengen niedrig polymerisierte Hyaluronsäure und Protein (über 50% Kollagen) sowie geringere Mengen Chondroitinsulfat synthetisieren. Die Verteilung von Typ I- und Typ III-Kollagen (Carboxymethyl-Cellulose-Chromatographie der Kollagenmonomere und Bromzyanpeptide) war gegenüber normalen Synoviafibroblasten nicht verändert.

Von CASTOR wurde ein Peptid mit einem Molekulargewicht von etwa 12000 aus Lymphozyten, Thrombozyten und verschiedenen Bindegewebszellen isoliert, das normale Synoviafibroblasten aktivieren soll (CTAP, connective tissue activating peptide) und Veränderungen hervorruft ähnlich denen, die bei rheumatoiden Synoviafibroblasten gefunden werden. Obwohl die eigentliche Bedeutung des CTAP bisher unklar ist, deuten diese Untersuchungen auf eine enge Kopplung von Immunantwort und entzündlicher Reaktion des Synoviagewebes hin (s. Abschnitt G). Allerdings bleibt der veränderte Metabolismus der rheumatoiden Synoviafibroblasten in der Gewebekultur ohne äußeren Einfluß durch das immunologische System über die gesamte Lebensdauer der Zellen erhalten, so daß tiefgreifende Alterationen der Zellen, wie z.B. Infektion durch fremdes genetisches Material (latente Virusinfektion) oder permanente Änderung der Genexpression, in Betracht gezogen werden müssen (VUORIO 1977).

Versuche, eine mikrobielle Infektion als Ursache der chronischen Polyarthritis nachzuweisen, waren ohne Erfolg. Eine ätiologische Bedeutung von Bakterien und Mykoplasmen, die verschiedentlich berichtet wurde, ist zweifelhaft (Übersicht bei MARMION 1976). Auch der Nachweis von viral-kodiertem genetischem Material in rheumatoiden Synoviafibroblasten ist bisher nicht gelungen (NORVAL u. MARMION 1976; NORVAL et al. 1976).

Immunchemische Prozesse, die den Bindegewebsstoffwechsel beeinflussen

Der primäre Einfluß immunchemischer Prozesse auf den Stoffwechsel des Bindegewebes erfolgt vor allem über die Aktivierung des Komplementsystems auf dem klassischen und alternativen Weg (PALMER 1978; PANAYI 1978). Anaphylatoxische Spaltprodukte, besonders C3a und C5a, erhöhen über eine Histaminfreisetzung aus Mastzellen die Permeabilität der Blutgefäße und damit den Einstrom von Blutbestandteilen (höhermolekulare Plasmaproteine, Blutzellen) in das Synovialgewebe und in die Synovialflüssigkeit. Die Bildung von chemotaktischen Faktoren bei der Komplementaktivierung führt zu einer Vermehrung von polymorphkernigen Granulozyten im entzündlichen Gewebe. C3b-Fragmente begünstigen durch Anlagerung von Immunkomplexen und Zellmaterial an C3b-Rezeptor-tragende polymorphkernige Granulozyten und Makrophagen deren Phagozytose und damit die Freisetzung lysosomaler Enzyme. HUNDER et al. (1977) fanden bei der seropositiven chronischen Polyarthritis in 100%, bei der seronegativen in 75% der Fälle eine starke Aktivierung des Komplementsystems in der Synovialflüssigkeit, aber auch in der Mehrzahl bei verschiedenen anderen entzündlichen Gelenkerkrankungen (Lupus erythematodes, juvenile rheumatoide Arthritis, Reiter-Syndrom, Gicht, Pseudogicht) und nur in 6% der Fälle bei degenerativen Gelenkerkrankungen.

Zu anderen Ergebnissen kamen MELLBYE et al. (1976), die Synovialflüssigkeiten von entzündlichen und nicht-entzündlichen Gelenkerkrankungen sowie seropositiver und seronegativer chronischer Polyarthritis untersuchten und keinen

Unterschied im Komplementverbrauch nachweisen konnten. Sie vermuten daher, daß die Komplementaktivierung nicht immer zu entzündlichen Veränderungen führen muß und andere unbekannte Faktoren von Bedeutung sind.

Anti-IgG-Antikörpern (Rheumafaktoren), d.h. polyklonale Immunglobuline IgG oder IgM, die mit Antigendeterminanten des Fc-Teils von autologem IgG reagieren, wird durch Bindung und Aktivierung des Komplements eine besondere pathogenetische Rolle zugeschrieben (BIANCO et al. 1974; TANIMOTO et al. 1975; MAINI 1978). Aber auch andere Immunkomplexe sowie Enzyme des Gerinnungssystems und neutrale Proteasen aus polymorphkernigen Granulozyten können das Komplementsystem aktivieren (JOHNSON et al. 1976; WODA 1976).

Immunkomplexe, die Kollagen enthalten, wurden bei der chronischen Polyarthritis in der Synovialflüssigkeit nachgewiesen (STEFFEN 1974; MENZEL et al. 1976), außerdem Autoantikörper im Serum gegen die nativen Kollagen-Typen I, II und III und gegen denaturiertes Typ I- und Typ II-Kollagen (ANDRIOPOULOS et al. 1976). MESTECKY und MILLER (1975) konnten mit Hilfe der indirekten Immunfluoreszenz (Tetramethyl-Rhodamin-isothiocyanat-Markierung des Kollagens) in der rheumatoiden Synovialmembran Plasmazellen darstellen, die Antikörper gegen Typ II-Kollagen des Knorpels synthetisieren. Kollagen kann offensichtlich als Autoantigen wirken, obwohl biochemisch ein abnormer Kollagenaufbau bei der chronischen Polyarthritis bisher nicht nachgewiesen wurde. Die Bildung von Antikollagen-Antikörpern scheint ein sekundäres Ereignis zu sein, hervorgerufen durch das Auftreten alterierter Antigendeterminanten während der enzymatischen Kollagenolyse. Ihre pathogenetische Bedeutung liegt wahrscheinlich in der Aufrechterhaltung des chronisch-entzündlichen Prozesses (Komplementaktivierung, Phagozytose der Kollagen-Immunglobulin-Komplexe, Freisetzung lysosomaler Enzyme).

Polymorphkernige Granulozyten spielen eine wichtige Rolle in der Vermittlung immunchemisch induzierter Gewebsschädigung. Vor allem die den Phagozytosevorgang begleitende Freisetzung lysosomaler Enzyme setzt eine Reaktions kette in Gang, die den entzündlichen Prozeß verstärkt und unterhält. Die zentrale Bedeutung dieses Vorganges in der Pathogenese der chronischen Polyarthritis ist in Abb. 12 schematisch dargestellt.

Proteoglykan- und Glykosaminoglykanabbau

Die Knorpeldestruktion bei entzündlichen Gelenkerkrankungen ist in erster Linie eine Folge abnorm gesteigerter lysosomaler Enzymaktivität (proteolytische Enzyme, Glykosidasen) und der mangelnden Fähigkeit der Chondrozyten, die Defekte der Interzellularsubstanz durch Neusynthese zu reparieren. Der Vorgang umfaßt 3 Prozesse: Proteoglykanabbau, Kollagenabbau und reaktive Mechanismen des Chondrozytenstoffwechsels. Vieles spricht dafür, daß der enzymatische Abbau der Proteoglykane der primäre Schritt ist und die Kollagenmatrix sekundär durch kollagenolytische Enzyme angegriffen wird. LOWTHER und GILLARD (1976) zeigten bei der Carragenin-induzierten Arthritis (Kniegelenk von Kaninchen) einen starken Verlust der Proteoglykane des Knorpels innerhalb der ersten 5–7 Tage und eine Neusynthese durch Chondrozyten, die nach 42 Tagen abgeschlossen war. Bei mehr als 2 Injektionen traten irreversible Erosionen der Knorpeloberfläche auf.

Mehrere Autoren berichten über proteolytische Enzyme, die im entzündlichen Gelenk in der Lage sind, das Coreprotein der Proteoglykane zu spalten.

Extrazelluläres Kathepsin D, das proteolytische Aktivität bei pH 6 besitzt, wurde im Pannusgewebe, besonders am Übergang zum Gelenkknorpel, gefun-

Ablauf der Gewebsschädigung bei chronischer Polyarthritis

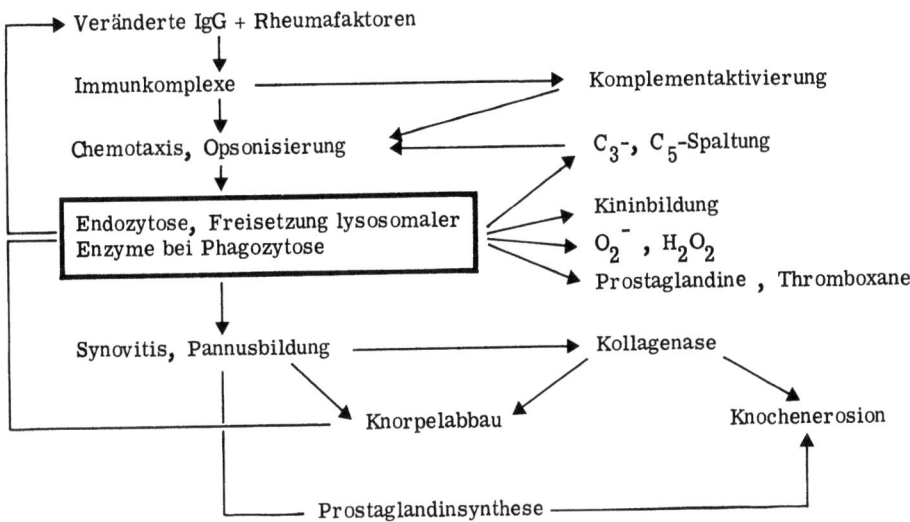

Abb. 12. Zentrale Bedeutung der Freisetzung lysosomaler Enzyme in der Pathogenese der chronischen Polyarthritis. (Modifiziert nach SMOLEN u. WEISSMANN 1978)

den (POOLE et al. 1976). SAPOLSKY et al. (1976) beschreiben Metallproteasen (pH-Optima bei 4,5, 5,5 und 7,25) aus dem Gelenkknorpel, die Proteoglykane abbauen sollen. Es ist allerdings umstritten, ob lokale extrazelluläre pH-Änderungen eine Aktivität saurer Proteasen ermöglichen.

Neutrale Proteasen, die bei der Phagozytose aus polymorphkernigen Granulozyten freigesetzt werden, bauen in vitro Proteoglykane im Knorpelgewebe ab (ORONSKY et al. 1973a, b; PRYCE-JONES et al. 1974). Eine Analyse der Abbauprodukte ergab ein mittleres Molukulargewicht von 50000 (ORONSKY u. BUERMANN 1976). Eine neutrale Elastase aus menschlichen polymorphkernigen Granulozyten, die Proteoglykane abbaut, wurde von KRUZE et al. (1976) charakterisiert (Serinprotease, Molekulargewicht 23000, pH-Optimum 7,4).

Eine Beteiligung lysosomaler Glykosidasen am Proteoglykanabbau bei entzündlichen Gelenkerkrankungen ist wahrscheinlich. Bei entzündlichen Gelenkerkrankungen ist die Aktivität dieser Enzyme in der Synovialflüssigkeit höher als bei degenerativen Gelenkerkrankungen (EBERHARD et al. 1972a; STEPHENS et al. 1975). Das lysosomale Enzymverteilungsmuster der N-Acetyl-β-D-glucosaminidase, β-Glucuronidase, α-Mannosidase, Arylsulfatase, β-Galaktosidase und α-Glucosidase in der Synovialflüssigkeit entspricht dem in polymorphkernigen Granulozyten aus der Synovialflüssigkeit, so daß diese Zellen als Ursprung der Enzyme anzusehen sind (EBERHARD et al. 1972b). Die höchste Aktivität zeigt die N-Acetyl-β-D-glucosaminidase bei der chronischen Polyarthritis (EBERHARD et al. 1972). Als Ursprung der N-Acetyl-β-D-glucosaminidase und β-Galaktosidase kommen auch Makrophagen in Betracht. Die Komplementfaktoren C3a und C3b bewirken bei peritonealen Makrophagen von Meerschweinchen eine Freisetzung dieser Enzyme (C3b ohne Zelltod) (SCHORLEMMER u. ALLISON 1976). Auch Lymphokinine induzieren in vitro eine selektive Abgabe von lysosomalen Enzymen aus Makrophagen (STASTNY et al. 1975).

Tabelle 8. Hyaluronatkonzentration und relative Viskosität in der Synovialflüssigkeit bei verschiedenen Gelenkerkrankungen (STUHLSATZ et al. 1976)

	N	Hyaluronat (mg/dl)	Viskosität (η_{rel}, 25 °C)
Arthritis urica	4	119 (45,6–164)	13,3 (2,8–24,8)
Morbus Bechterew	13	200 (138–255)	33,6 (8,4–126)
Arthrosis deformans	19	223 (133–361)	83,9 (14,3–504)
Chronische Polyarthritis (♀)	36	108 (33–187)	11,2 (3,0–32,3)
Chronische Polyarthritis (♂)	37	115 (30–202)	14,4 (3,4–47,0)

Es liegt nahe, die hohe Aktivität der Hyaluronat-abbauenden Enzyme N-Acetyl-β-D-glucosaminidase und β-Glucuronidase in der Synovialflüssigkeit bei chronischer Polyarthritis im Zusammenhang zu sehen mit der herabgesetzten Konzentration und dem niedrigen Polymerisationsgrad des Hyaluronats (STUHLSATZ et al. 1976) (Tabelle 8). Die Gesamtmenge des Hyaluronats steigt jedoch an, bedingt durch eine Volumenzunahme der Synovialflüssigkeit um das 10–100fache bei chronischer Polyarthritis. Es scheint das normalerweise bestehende Gleichgewicht zwischen Synthese und Abbau des Hyaluronats zugunsten eines gesteigerten Abbaus gestört zu sein. In der Synovialflüssigkeit werden bei entzündlichen Gelenkerkrankungen niedrigere Molukulargewichte (Median: $1,5 \cdot 10^6$) des Hyaluronats gefunden, als bei nicht-entzündlichen (Median: $2,2 \cdot 10^6$) (KLEESIEK 1981; MICHELS u. KLEESIEK 1983). Allerdings wurde auch gezeigt, daß rheumatoide Synoviafibroblasten in der Gewebekultur ein Hyaluronat mit reduziertem Molekulargewicht synthetisieren (s. oben).

In Abb. 13 sind die pathobiochemischen Prozesse, die bei chronisch-entzündlichen Gelenkerkrankungen zum Abbau von Hyaluronat und den Proteoglykanen in den verschiedenen Kompartimenten des synovialen Systems (Synovialmembran, Synovialflüssigkeit, Gelenkknorpel) führen, schematisch zusammengefaßt, Die Depolymerisation des Hyaluronats (Viskositätssenkung in der Synovialflüssigkeit) erfolgt bei entzündlichen Gelenkerkrankungen außer durch lysosomale Enzyme aus Leukozyten vorwiegend durch die Bildung von Superoxidradikalen.

Reparative Glykosaminoglykansynthese

Über die Mechanismen, die bei entzündlichen Prozessen den Stoffwechsel von Synoviazellen und Chondrozyten verändern, ist bisher nur wenig bekannt. Die erste Reaktion des Chondrozyten ist durch einen gesteigerten „Turnover" der Proteoglykane gekennzeichnet, um deren Verlust auszugleichen (DESHMUKH u. HEMRICK 1976). Eine starke Zunahme von Entzündungszellen, insbesondere den polymorphkernigen Granulozyten, führt zu einer gesteigerten aeroben und anaeroben Glykolyse – Abnahme der Glucosekonzentration und Zunahme der Laktatkonzentration in der Synovialflüssigkeit (GREILING 1964) – und beeinträchtigt den Energiestoffwechsel von Synoviazelle und Chondrozyt. Das verminderte Energieaufkommen der Synoviazelle, d.h. die erniedrigte Konzentration der Vorläufer UDP-N-Acetylglucosamin und UDP-Glucuronsäure in der Zelle, ist als Ursache für die gestörte Hyaluronatsynthese anzusehen (geringere Kettenlänge) (GREILING 1976). Auch die Sulfatierung der Glykosaminoglykane ist davon betroffen. Es steht weniger aktives Sulfat zur Verfügung und die 3'-Phosphoadenylsulfat: Chondroitinsulfotransferase baut Sulfatgruppen vornehmlich nur in Position 6 des N-Acetylgalaktosamins vom Chondroitinsulfat ein.

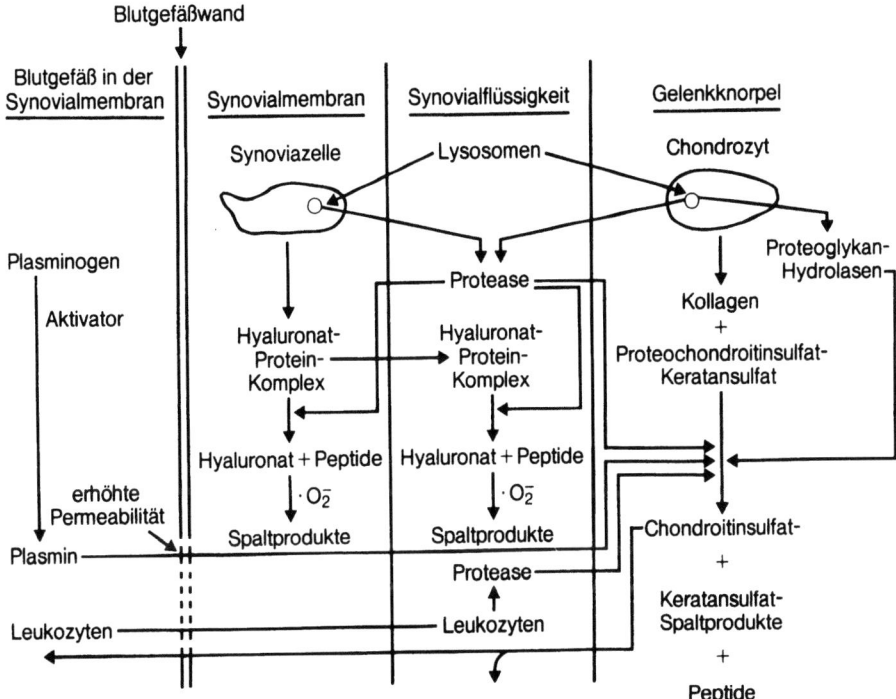

Abb. 13. Pathobiochemische Mechanismen im synovialen System bei entzündlichen Gelenkprozessen. Die Destruktion des Gelenkknorpels erfolgt vorwiegend durch hydrolytische Enzyme, die aus den Lysosomenfraktionen von Granulozyten, Chondrozyten und Zellen der Synovialmembran stammen, wobei bei der chronischen Polyarthritis in erster Linie lysosomale Enzyme aus Granulozyten an diesem Prozeß beteiligt sind. Für die Depolymerisation des Hyaluronats ist die Freisetzung von Superoxidradikalen (O_2^-) aus Phagozyten entscheidend

Kollagenolyse

Rheumatoides Synovialgewebe verfügt über spezielle Mechanismen für den Abbau von Knorpelkollagen. Ein besonders rascher Abbau erfolgt am Rand des Gelenkes, wo der invasiv wachsende Pannus die Knorpeloberfläche überlagert (KRANE 1974). Die In-vitro-Sekretion von Kollagenase durch kultiviertes rheumatoides Synovialgewebe wurde erstmals von EVANS et al. (1967) gezeigt. Die Kollagenase reagiert mit den Kollagentypen I und II und spaltet Tropokollagen in TCA- und TCB-Fragmente, die aus dem Synoviagewebe bei chronischer Polyarthritis isoliert wurden (NAGAI 1973). Der weitere Abbau der Peptide durch Kollagenase verläuft relativ langsam und erfolgt vor allem durch eine zusätzliche Endopeptidase (HARRIS u. KRANE 1972). Mehrere Zellen des rheumatoiden Pannus, wie Makrophagen (WERB u. GORDON 1975), polymorphkernige Granulozyten (ORONSKY et al. 1973a, b, c), Synoviafibroblasten (WERB u. REYNOLDS 1974) und Knochenzellen (SAKOMOTO et al. 1973), sind in der Lage, in der Gewebekultur Kollagenase zu sezernieren. Die Sekretion wird durch Phagozytose von IgG/IgM-Immunkomplexen (REYNOLDS u. WERB 1975; POPE et al. 1975a) und durch ein Protein von aktivierten Lymphozyten (DAYER et al. 1977) stimuliert.

Die Abgabe des Enzyms von den Synovialzellen erfolgt in latenter, inaktiver Form (MAINARDI et al. 1976; SELLARS et al. 1977). Die hohe Aktivität der Kollagenase, die in der Gewebekultur von rheumatoidem Gewebe gemessen wurde, ist wahrscheinlich auf das Fehlen von Inhibitoren zurückzuführen. ABE und NAGAI (1973) zeigten, daß in der Synovialflüssigkeit von Patienten mit chronischer Polyarthritis die Aktivität der Kollagenase durch Bindung an α_2-Makroglobulin gehemmt wird. α_2-Makroglobulin wird durch Kollagenase nicht abgebaut (BIRKEDAL-HANSEN et al. 1976). In den letzten Jahren wurden noch andere Inhibitoren der Kollagenase nachgewiesen: im Serum β_1-Antikollagenase (WOOLEY et al. 1976), im Knorpel ein Inhibitor mit einem Molekulargewicht von 10000–11000 (KUETTNER et al. 1977) und ein Inhibitor (Molekulargewicht 30000), der von Knochenzellen gebildet wird, die auch Kollagenase sezernieren (SELLARS et al. 1977). Trotz der Maskierung des aktiven Zentrums der Kollagenase besitzen einige Enzym-Inhibitor-Komplexe Bindungsstellen für Kollagen. Obwohl die Bindung des latenten Enzyms an Kollagen weniger fest ist als die des aktiven Enzyms, werden größere Mengen latenter Kollagenase an Kollagenfasern gebunden und können dort durch Trennung vom Inhibitor aktiviert werden (WOOLEY u. EVANSON 1977).

An der Aktivierung der latenten Kollagenase in vivo sind proteolytische Enzyme beteiligt, die vom rheumatoiden Pannus gebildet werden. Nur geringe Mengen einer Protease sind notwendig, um eine relativ große Menge latenten Enzyms zu aktivieren. Wahrscheinlich spielt Plasmin als Aktivator im entzündlichen Synovialgewebe eine wesentliche Rolle. Die Untersuchungen von WERB et al. (1977) haben ergeben, daß ein Plasminogenaktivator von denselben Zellen des Pannus gebildet wird (in der Gewebekultur typisch sternförmige Zellen), die die latente Kollagenase synthetisieren. Auch Makrophagen sezernieren einen Plasminogenaktivator (UNKELESS et al. 1974).

Latente Kollagenase, an Kollagenfasern gebunden, wird durch Plasmin aktiviert (WERB et al. 1977). Die lokale Aktivierung des Kollagenase-Inhibitor-Komplexes im Bereich der Knorpel-Pannus-Verbindung wurde durch fluoreszierende Antikörper gegen aktive Kollagenase nachgewiesen (WOOLEY et al. 1977). Trypsin, eine Serinprotease wie Plasmin, hat keine direkte Wirkung auf die Kollagenaseaktivierung, bindet und inaktiviert aber durch seine größere Affinität Seruminhibitoren der Kollagenase wie z.B. α_2-Makroglobulin (HARRIS et al. 1975; WERB et al. 1974).

Die Wirkung der aktivierten Kollagenase wird von mehreren Faktoren beeinflußt. So wird die Geschwindigkeit der Kollagenolyse von der Zahl der Quervernetzungen bestimmt (HARRIS u. FARRELL 1972). Neu synthetisierte Kollagenfibrillen mit weniger intermolekularen Quervernetzungen werden leichter abgebaut als reife Kollagenfibrillen mit einem hohen Grad an Quervernetzung. Die Anwesenheit von Elastase und Kathepsin G aus polymorphkernigen Granulozyten beschleunigt ebenfalls den Kollagenabbau durch Kollagenase. STARKEY et al. (1977) haben gezeigt, daß die Wirkung dieser Enzyme an terminalen Peptiden (Telopeptiden) ansetzt und durch Hydrolyse der inter- und intramolekularen Quervernetzungen zur Bildung löslicher Kollagenmonomere führt, die leichter von der spezifischen Kollagenase abgebaut werden können. Weiterhin ist ein wirksamer enzymatischer Abbau der nativen Kollagenfibrillen abhängig von der Menge und Struktur der umgebenden Proteoglykane (QUINTARELLI u. DELLOVO 1970). Ein Anstieg der intraartikulären Temperatur bei entzündlichen Prozessen erhöht die Kollagenolyse (HARRIS u. MCCROSKERY 1974).

Schließlich bestimmt der genetische Kollagentyp die Geschwindigkeit des Abbaus durch Kollagenase. Typ II-Kollagen des Gelenkknorpels wird langsamer abgebaut als Typ I (NAGAI 1973; HARRIS u. MCCROSKERY 1974; HARRIS u. KRANE 1973; WOOLEY et al. 1975). Typ III-Kollagen ist vollständig resistent gegenüber einem Abbau durch Kollagenase aus polymorphkernigen Granulozy-

Tabelle 9. Kollagenabbau bei chronischer Polyarthritis. (Modifiziert nach HARRIS 1978)

A. *Faktoren, die die Kollagenolyse steigern*
  I. Entzündliche zelluläre Proliferation des Synovialgewebes (Pannus)
   1. Polymorphkernige Leukozyten
      a) Elastase
         α) Hydrolyse von Quervernetzungen des Kollagens
         β) Abbau von Proteoglykanen
      b) Kollagenase
   2. A-Zellen (Makrophagen-ähnlich) und B-Zellen (Fibroblasten-ähnlich)
      a) Kollagenase
      b) Neutrale Proteasen
      c) Plasminaktivator
      d) Prostaglandine
   3. Lymphozyten
      a) Lymphokinine
         α) Stimulation der Bindegewebsproliferation
         β) Stimulation der Kollagenasebildung
  II. Steigerung der Kollagenasesekretion durch Phagozytose (Zelltrümmer, Immunkomplexe)
  III. Neu synthetisiertes Kollagen (wenig Quervernetzung)
  IV. Mangel an Inhibitoren (α_2-Makroglobulin, β_1-Antikollagenase, Proteaseninhibitor im Knorpel)
  V. Anstieg der Temperatur im entzündlichen Gelenk

B. *Faktoren, die die Kollagenolyse hemmen*
  I. Zunahme der Inhibitoren im Gewebe (Steigerung der Gefäßwandpermeabilität)
  II. Reifes Kollagen (hoher Grad an Quervernetzung)
  III. Verteilung der Kollagentypen
   1. Typ II-Kollagen: Abbau durch Kollagenase aus Fibroblasten und Makrophagen fünfmal langsamer als bei Typ I- und Typ III-Kollagen
   2. Typ III-Kollagen: kein Abbau durch Kollagenase aus polymorphkernigen Leukozyten
  IV. Mineralisierung des Gewebes
  V. Senkung der Temperatur bei entzündlichen Prozessen
  VI. Hoher Gewebsspiegel an Kortikosteroiden (Prednisolon $>10^{-8}$ M)

ten (HORWITZ et al. 1977). Eine Zusammenfassung der Faktoren, die die Kollagenolyse beeinflussen, ist in Tabelle 9 dargestellt.

Die Kollagenolyse ist bei der chronischen Polyarthritis nicht nur auf die Knorpel-Pannus-Verbindung im Gelenk beschränkt, sondern führt auch im extraartikulären proliferativen Bindegewebe (Rheumaknoten) zur Ausbildung der histologisch nachweisbaren zentralen Nekrosen. Proliferative Zellen im Bereich der zentralen Nekrosen von Rheumaknoten bilden in der Gewebekultur große Mengen von Kollagenase und anderen neutralen Proteasen (HARRIS 1972).

Reparative Kollagenbiosynthese

Im Vergleich zu der Vielzahl von Untersuchungen über den enzymatischen Abbau des Kollagens bei der chronischen Polyarthritis, ist über die Kollagenstruktur und Kollagenbiosynthese bei dieser Erkrankung nur wenig bekannt. Über die Biosynthese der Kollagentypen bei chronischer Polyarthritis sind unterschiedliche Ergebnisse berichtet worden. WEISS et al. (1974, 1975) nehmen eine verstärkte Synthese von Typ III-Kollagen in entzündlich veränderten Synovialmembranen (chronische Polyarthritis und Entzündungen anderer Genese) an. Die Autoren betrachten das gegenüber Typ I-Kollagen vermehrte Auftreten von Typ III-Kollagen, das durch Kollagenasen aus polymorphkernigen Granulozyten nicht abgebaut werden kann, als eine sekundäre Anpassung der Fibroblasten an den entzündlichen Prozeß. Mit Hilfe monospezifischer Antikörper gegen die Kollagentypen I, II und III in der indirekten Immunfluoreszenz wurde von REMBERGER et al. (1975a) gezeigt, daß normale Synovialzellen Typ I-Kollagen synthetisieren. Zellen aus rheumatoiden Granulationsgewebe enthielten Typ I- und Typ III-Kollagen. Auch in phagozytierenden Zellen aus rheumatoiden Granulationsgewebe (A-Zellen) war Typ I- und Typ III-Kollagen vorhanden. EYRE und MUIR (1975a, b) die eine Bromcyan-Spaltung des Kollagens durchführten, fanden dagegen in normalen Synovialmembranen und solchen bei chronischer Polyarthritis eine annähernd gleiche Verteilung von Typ I- und Typ III-Kollagen. Möglicherweise ist der Ursprung des Typ III-Kollagens Vaskularisationsgewebe in der Synovialmembran und die bisher diskrepanten Ergebnisse spiegeln nur den unterschiedlichen Anteil an Blutgefäßen in den untersuchten Proben wider (MILLER 1978). Auch in der Haut von Patienten mit chronischer Polyarthritis wurde ein höherer Gehalt an Typ III-Kollagen gemessen als bei Gesunden (ADAM et al. 1976b).

DESHMUKH und HEMRICK (1976) untersuchten Gelenkknorpel von Kaninchen, bei denen durch Injektion von Krotonöl und Leukozytenaufschwemmung unspezifische Gelenkentzündungen hervorgerufen wurden und fanden eine Synthese von Typ I- und Typ II-Kollagen, während von normalem Gelenkknorpel dieser Tiere nur Typ II-Kollagen synthetisiert wurde. Dieses Ergebnis legt nahe, daß entzündliche Prozesse in der Interzellularsubstanz den Kollagenstoffwechsel von Chondrozyten beeinflussen und entspricht den Veränderungen, die bei degenerativen Gelenkerkrankungen nachgewiesen wurden.

Eine charakteristische Erscheinung der chronischen Polyarthritis ist die Proliferation des Synovialgewebes im Verlaufe der chronischen Entzündung und die Ausbildung von Rheumaknoten im subkutanen Gewebe vor allem im Bereich des Ellbogengelenkes. Die Untersuchungen von UITTO et al. (1972b) und UITTO et al. (1970) zeigen eine gesteigerte Kollagenbiosynthese im rheumatoiden Synovialgewebe sowie als Folge davon eine Zunahme der Prokollagen-Prolinhydroxylase-Aktivität. Auch im rheumatoiden Hautgewebe ist die Kollagenbiosynthese gesteigert (UITTO et al. 1971).

β) Arthritis urica

Die Bildung von Mononatriumuratkristallen in der Gelenkhöhle und im paraartikulären Bindegewebe löst eine Folge von Reaktionen aus, an deren Ende entzündlich-destruktive Veränderungen des Gelenkes stehen. Schon frühere tierexperimentelle Untersuchungen (PHELPS u. MCCARTY 1966) haben gezeigt, daß bei diesem Prozeß die Anwesenheit von polymorphkernigen Leukozyten erforderlich ist, die durch Phagozytose der Kristalle und Abgabe von lysosomalen Enzymen das Komplement- und Kininsystem aktivieren.

In-vitro-Versuche sprechen dafür, daß Hyaluronat in der Synovialflüssigkeit eine protektive Wirkung auf die Funktion der Granulozyten besitzt. So wird die E. coli-induzierte, chemotaktische Migration der Leukozyten durch Hyaluronat gehemmt (BRANDT 1970). Die verminderte Stimulierbarkeit der Lymphozyten durch Mitogene bei Anwesenheit von Hyaluronat (DARZYNKIEWICZ u. BALAZS 1971) weist darauf hin, daß auch die Freisetzung von chemotaktischen

Faktoren während zellvermittelter Immunreaktionen beeinflußt wird. BRANDT (1974) untersuchte in vitro den Effekt von Hyaluronat aus der Synovialflüssigkeit auf die Phagozytose von Mononatriumuratkristallen durch polymorphkernige Leukozyten und fand eine Abhängigkeit vom Polymerisationsgrad (mittleres Molekulargewicht der Hyaluronatpräparationen: $1{,}13 \times 10^6$ bis $0{,}56 \times 10^5$). Die Phagozytoserate war in Lösungen mit hochmolekularem Hyaluronat deutlich geringer als in solchen mit niedermolekularem Hyaluronat. Der herabgesetzte Polymerisationsgrad des Hyaluronats in der Synovialflüssigkeit bei Arthritis urica scheint die Phagozytose von Uratkristallen und somit die Abgabe von Entzündungsmediatoren zu erleichtern.

Die besonderen lokalen Veränderungen, die in der Synovialflüssigkeit und im paraartikulären Gewebe zur Ausfällung von Mononatriumuratkristallen führen, sind z.Zt. weitgehend unklar. In-vitro-Versuche ergaben, daß Proteoglykanaggregate aus Knorpelgewebe die Löslichkeit von Mononatriumurat im Vergleich mit nicht aggregierten Proteoglykanen um das 2,5fache steigern (KATZ u. SCHUBERT 1970; PERRICONE u. BRANDT 1978). Dieser Effekt, der durch Spaltung des Hyaluronats mit β-Glucuronidase aufgehoben wird, ist darauf zurückzuführen, daß Proteoglykan-Untereinheiten, wenn sie im Proteoglykanaggregat geordnet vorliegen, wie ein Ionenaustauscher wirksam werden können und schlechter lösliches Mononatriumurat in besser lösliches Monokaliumurat umwandeln. Proteoglykanaggregate besitzen allerdings nicht die Fähigkeit, die Uratkonzentration in übersättigten Lösungen zu stabilisieren. Die Relevanz dieser Untersuchungen für In-vivo-Bedingungen ist fraglich, da Proteoglykanaggregate im Extrazellulärraum vorwiegend als Natriumsalze vorliegen.

Experimentelle Befunde deuten darauf hin, daß Proteochondroitinsulfat bei der lokalisierten Ablagerung von Mononatriumurat im Bindegewebe eine spezielle Bedeutung besitzt (STUHLSATZ et al. 1977). Chondroitinsulfat kann aufgrund seiner Kationenaustauschereigenschaft in vitro Mononatriumrat in freie Harnsäure überführen, die erheblich schlechter löslich ist als Mononatriumurat. Es ist daher denkbar, daß auch in vivo, besonders im Knorpelgewebe, das bis zu 40% des Trockengewichts aus Proteochondroitinsulfat besteht, bei erhöhter Mononatriumuratkonzentration ein Kationenaustausch mit Chondroitinsulfat stattfindet, wobei freie Harnsäure entsteht, die ausfällt und sekundär, z.B. durch Serum, zum Natriumsalz neutralisiert wird. Hierfür spricht auch die gleiche Aminosäurenzusammensetzung des Tophusmaterials mit der des Serums.

LAURENT (1964) hat gezeigt, daß Proteochondroitinsulfat die Löslichkeit von Natriumurat herabsetzt. Er nimmt an, daß Proteochondroitinsulfat aufgrund seines hohen effektiven hydrodynamischen Volumens einen Molekülausschluß verursacht, der den Lösungsraum für Natriumurat vermindert.

Eine Zusammenfassung der verschiedenen Mechanismen, die die Auskristallisation von Mononatriumurat im Bindegewebe und in der Gelenkhöhle begünstigen, zeigt Abb. 14. Drei Punkte sind wesentlich:

1. Der Entzündungsprozeß wird durch depolymerisiertes Hyaluronat, das die Phagozytose von Mononatriumuratkristallen erleichtert, aktiviert.

2. Lysosomale Enzyme bauen die Proteoglykanaggregate ab und setzen somit die Löslichkeit des Mononatriumurats herab.

3. Proteochondroitinsulfat bewirkt aufgrund seiner Kationenaustauschereigenschaft die Bildung von geringen Mengen freier Harnsäure aus Mononatriumurat, die aufgrund ihrer schlechteren Löslichkeit auskristallisiert.

Der Beitrag klinisch-chemischer und patho-biochemischer Befunde zur Differentialdiagnose chronisch-entzündlicher Gelenkerkrankungen ist in Übersichtsarbeiten von COHEN 1975; GREILING 1976; GREILING u. KLEESIEK 1978 und KLEESIEK 1980 beschrieben.

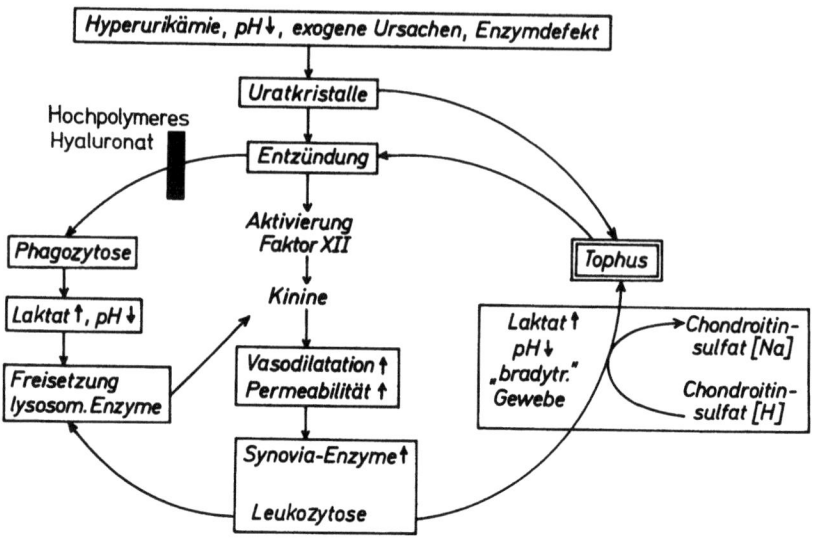

Abb. 14. Pathobiochemische Mechanismen, die zur Auskristallisation von Mononatriumurat und Tophusbildung im Bindegewebe führen

c) Pathobiochemische Veränderungen der Bindegewebsgrundsubstanzen bei Sklerodermie (systemische progressive Sklerose)

Die progressive Sklerodermie ist eine Systemerkrankung des Bindegewebes unbekannter Ätiologie mit Veränderungen in Haut, Muskel und Skelettsystem sowie verschiedenen inneren Organen. Der Verlauf der Erkrankung in der Haut ist durch eine frühe zelluläre Infiltration (Lymphozyten, Makrophagen), Aktivierung von Fibroblasten und fortschreitender Fibrosierung gekennzeichnet. Übereinstimmend wird neben zellvermittelten Immunreaktionen dem qualitativ und quantitativ veränderten Stoffwechsel der Fibroblasten eine wesentliche pathogenetische Bedeutung zugesprochen (Übersichten bei FLEISCHMAJER 1977; GAY u. MILLER 1978).

Der Verlust der physiologischen Regulation der Kollagenbiosynthese führt einmal zu einer Gesamtzunahme dieses Faserproteins im Gewebe, zum anderen zu einer Verschiebung des Verteilungsmusters der Kollagentypen. Die normale Haut des Erwachsenen enthält vor allem Typ I-Kollagen in der gesamten Kutis und wenig Typ III-Kollagen (10–15%), das mit Hilfe spezifischer Antikörper in der Immunfluoreszenztechnik im Bereich der papillären Schicht sowie in der Umgebung von Blutgefäßen und Anhangsorganen des Koriums nachgewiesen wurde (FURTHMAYER u. TIMPL 1976; GAY et al. 1976d; MEIGEL et al. 1977).

Die Untersuchungen von FLEISCHMAJER et al. (1978) zeigen die Veränderungen in der Typenzusammensetzung des Kollagens im Verlaufe der Sklerodermie.

Noch im zellulären Stadium der Erkrankung wird vermehrt Typ III-Kollagen synthetisiert, das in Form feiner Fasern in der Umgebung von Fibroblasten im Bereich des Kutis-Subkutis-Übergangs abgelagert wird. Das wesentliche Merkmal des fibrösen Stadiums der Erkrankung ist die Zunahme von großen Typ I-Kollagenfasern, die das teilweise verklumpende Typ III-Kollagen weitgehend ersetzen. Die relative Zunahme des Typ I-Kollagens (großer Typ I/Typ

III-Quotient) scheint auch für die typische Starre der Sklerodermiehaut verantwortlich zu sein. Gewebe mit hoher Elastizität, wie die fetale Haut und Lunge, zeigen im Vergleich dazu einen relativ niedrigen Typ I-Kollagengehalt (kleiner Typ I/Typ III-Quotient). Ob und wodurch Sklerodermiefibroblasten, die zunächst Typ III-Kollagen synthetisiert haben, auf die Synthese des Typ I-Kollagens umschalten, ist unklar. Bei kultivierten Fibroblasten wurde gezeigt, daß sie Typ I- und Typ III-Kollagen simultan synthetisieren können (GAY et al. 1976b).

Die Frage, ob die Akkumulation von Kollagen im Gewebe bei Sklerodermie durch eine verstärkte Synthese oder einen verzögerten Abbau infolge Kollagenasemangels (BRADY 1975) bewirkt wird, ist bisher nicht sicher bewiesen, obwohl Zellkulturversuche auf eine verstärkte Synthese hinweisen. Die Ergebnisse von LE ROY (1972, 1974), der erstmals über eine höhere Proliferationsrate und gesteigerte Kollagensynthese kultivierter Sklerodermiefibroblasten berichtete, sind durch neuere Untersuchungen von KRIEG et al. (1977b) und BUCKINGHAM et al. (1978) bestätigt worden. Von BUCKINGHAM et al. (1978) wurde gezeigt, daß die Kulturbedingungen einen wesentlichen Einfluß auf die Kollagensynthese besonders normaler Fibroblasten besitzen. Unter suboptimalen Kulturbedingungen wird die abnorm gesteigerte Kollagensynthese von Sklerodermiefibroblasten deutlich sichtbar. So konnten PERLISH et al. (1976), die eher optimale Kulturbedingungen wählten, keinen Unterschied in der Kollagensyntheserate zwischen normalen Fibroblasten und solchen von Sklerodermie feststellen (BASHEY et al. 1977a).

In Übereinstimmung mit In-vivo-Befunden ergaben Zellkulturversuche, daß Sklerodermiefibroblasten, die aus unteren Hautschichten (Kutis-Subkutis-Übergang) entnommen wurden, mehr Kollagen akkumulieren als solche aus oberen Hautschichten (BUCKINGHAM et al. 1978). Weiterhin scheinen Fibroblasten im fortgeschrittenen, fibrotischen Stadium in vitro weniger Typ III-Kollagen zu synthetisieren als normale Zellen. Auch der Hydroxylierungsgrad des in vitro synthetisierten Kollagens soll bei Sklerodermiefibroblasten herabgesetzt sein (JIMINEZ u. PERLISH 1971). Wieweit diese In-vitro-Befunde von spezifischer pathogenetischer Bedeutung für die Sklerodermie sind, ist noch nicht sicher geklärt. Die Tatsache, daß abnorme Veränderungen des Kollagenstoffwechsels in Sklerodermiefibroblasten über mehrere Kulturpassagen erhalten bleiben, deutet auf tiefgreifende phänotypische Störungen hin.

Der veränderte Stoffwechsel der Sklerodermiefibroblasten tritt zwar beim Kollagen durch dessen exzessive Akkumulation im Bindegewebe am deutlichsten in Erscheinung, betrifft aber auch die Proteoglykane und ist hier bereits im Frühstadium der Erkrankung nachweisbar (Übersicht bei ISHIKAWA 1974). Eine Zunahme des Gesamthexosamingehaltes in der Haut von Sklerodermie-Patienten wurde schon früher von BOAZ und FOLEY (1954) und BRAUN-FALCO (1957) berichtet. NODA (1965) sowie FLEISCHMAJER und PERLISH (1972) fanden eine Vermehrung des Darmatansulfats in der sklerosierten Haut. Nach den Untersuchungen von ISHIKAWA (1974) ist der Gesamtglykosaminoglykangehalt in der sklerosierten Haut des Vorderarms 2–4mal höher als bei normalen Kontrollen. Der Anteil des Dermatansulfats war auf 85% angestiegen, der des Hyaluronats hingegen auf 15% abgefallen. Der Hyaluronatanteil in der normalen menschlichen Haut liegt zwischen 30 und 70%. Obwohl die Verknüpfung der Proteoglykan-Untereinheiten durch Hyaluronat in der Haut nicht bewiesen ist (DAMLE et al. 1979), sprechen die Abnahme des Hyaluronatgehaltes und eine frühe Zunahme der Hyaluronidaseaktivität in der Haut bei Sklerodermie (ISHIKAWA u. HORIUCHI 1975) evtl. für eine Störung der Proteoglykanaggregatbildung.

Verschiedene Untersuchungen der nicht sichtbar veränderten Hautbezirke bei Sklerodermie zeigen die frühen Veränderungen des Glykosaminoglykanstoffwechsels.

UITTO et al. (1971) fanden keinen Anstieg des Dermatansulfatgehaltes, konnten aber parallel zur gesteigerten Kollagenbiosynthese (^{14}C-Hydroxyprolinbildung) eine Zunahme des Chondroitinsulfatgehaltes nachweisen. Von besonderem Interesse sind die Untersuchungen von ISHIKAWA, der in histologisch nur initial veränderten Hautbezirken die Vermehrung eines Chondroitinase-resistenten N-sulfatierten Glykosaminoglykans feststellte (ISHIKAWA u. HORIUCHI 1975; ISHIKAWA et al. 1975; ISHIKAWA et al. 1978). Dabei handelt es sich wahrscheinlich um ein Abbauprodukt von Heparin oder hochsulfatiertem Heparansulfat, das auch über den Urin ausgeschieden wird und einen Sklerodermie-induzierenden Effekt haben soll. Die intraperitoneale Injektion des aus dem Urin von Sklerodermie-Patienten isolierten Glykosaminoglykans (Molekulargewicht: 1000–2000) führte bei Mäusen zu histologischen Veränderungen besonders in der Haut und im Ösophagus, die denen bei Beginn der Sklerodermie ähnlich waren. Da auch die Injektion von Chondroitin und Chondroitin-4-sulfat zu ähnlichen Effekten führte, wenn auch weniger ausgeprägt und nur in wenigen Fällen, ist die pathogenetische Bedeutung dieses Glykosaminoglykans noch umstritten.

In Zellkulturversuchen mit Sklerodermiefibroblasten wurden eindeutige Störungen des Glykosaminoglykanstoffwechsels bisher nicht nachgewiesen. Die von MATALON und DORFMAN (1969) beschriebene Steigerung der Gesamtglykosaminoglykansynthese bei unverändertem Verteilungsmuster der Glykosaminoglykan-Typen wurde von BASHEY et al. (1977b) nicht bestätigt. Nach LE ROY (1974) soll der Glykoproteingehalt in kultivierten Sklerodermiefibroblasten erhöht sein.

Versuche, eine vermehrte Ausscheidung der Abbauprodukte des Kollagen- und Proteoglykanstoffwechsels im Urin nachzuweisen, waren ohne Erfolg. So ist der erhöhte Proteoglykangehalt im Bindegewebe von Sklerodermie-Patienten nicht mit einer gesteigerten Ausscheidung von Peptido-Glykosaminoglykanen im Urin verbunden, wie chromatographische Methoden gezeigt haben. (ISHIKAWA 1974; KREYSEL et al. 1977). Die verschiedentlich berichtete Erhöhung der „Glykosaminoglykan"-Ausscheidung ist auf die Verwendung unspezifischer Fällungsmethoden zurückzuführen, bei denen kopräzipitierende Glykoproteine und Glucuronide mit erfaßt werden (SCOTT u. NEWTON 1975). Auch die Gesamthydroxyprolin- und Gesamthydroxylysinausscheidung im Urin von Sklerodermie-Patienten zeigte keine Abweichung von der Norm (SMITH u. ALLISON 1965; BLUMENKRANTZ u. ASBOE-HANSEN 1976).

Wenig ist über den Prozeß bekannt, der zum Verlust der Kontrollmechanismen der Kollagen- und Proteoglykansynthese in Fibroblasten bei Sklerodermie führt. Die gleichzeitig ablaufenden zellvermittelten Immunreaktionen im zellulären Stadium der Erkrankung lassen eine wechselseitige Beeinflussung vermuten.

In-vitro-Versuche (JOHNSON u. ZIFF 1976; SPIELVOGEL et al. 1978) haben gezeigt, daß transformierte Lymphozyten noch nicht näher identifizierte Lymphokinine freisetzen, die Fibroblasten zu einer vermehrten Kollagensynthese stimulieren. Die Beobachtung zellulärer Immunreaktionen gegenüber Typ I-Kollagen (STUART et al. 1976) und anderen Hautantigenen (KONDO et al. 1976) deutet auf eine Bildung neuer Antigendeterminanten hin, wodurch der chronisch-entzündliche Prozeß in Gang gehalten wird. Möglicherweise führen auch Veränderungen des Fibronektins auf der Zelloberfläche zu einer Störung der Regulationsfunktion im Stoffwechsel des Fibroblasten (s. Abschnitt G).

d) Pathobiochemie der Amyloidose

Die Amyloidose ist charakterisiert durch die Ablagerung fibrillärer Proteine distinkter chemischer Struktur und Eigenschaften im Bindegewebe. Die Fibrillen haben eine β-Faltblatt-Struktur (Sekundärstruktur), sind unter physiologischen Bedingungen unlöslich und resistent gegenüber Proteolyse. Die Ablagerung kann im Bindegewebe großer Organe und Organsysteme wie Niere, Leber, Milz, Gefäße, Gastrointestinaltrakt und Nerven erfolgen und führt, wenn sie in großem Umfang eintritt, zu bedeutsamen klinischen Konsequenzen. Die Amyloidose tritt auf
1. in primärer Form ohne vorangehende oder koexistente Erkrankungen (z.B. familiär auftretendes Mittelmeerfieber),
2. in Assoziation mit Neoplasien der Plasmazellen oder Lymphozyten (z.B. Myelom, Makroglobulinämien),
3. in sekundärer Form in Verbindung mit chronischen Erkrankungen (z.B. Infektionen, Bindegewebserkrankungen),
4. in Form des tumorbildenden Amyloids.

Diese klinisch orientierte, praktische Bedürfnisse erfüllende Klassifikation kann möglicherweise in naher Zukunft durch eine präzisere biochemische Einteilung ersetzt oder ergänzt werden, da in den letzten Jahren bedeutsame Fortschritte in der Analytik des Amyloids und im Verständnis der Amyloidogenese gemacht worden sind. Die Ergebnisse dieser Forschung sind in mehreren, modernen Übersichten zusammengefaßt (HUSBY 1975; COHEN 1976a; FRANKLIN 1976a; GLENNER u. PAGE 1976; WEGELIUS u. PASTERNACK 1976).

α) Molekularer Aufbau des Amyloids

Amyloidfibrillen sind in gegeneinander verdrehten Bündeln gelagert und zeigen in ihrem ultrastrukturellen Aufbau keine Unterschiede zwischen verschiedenen Organen, Erkrankungen oder Tierspezies. Elektronenmikroskopisch sind Fibrillen aus oft paarweise gelagerten Filamenten mit einem Durchmesser von 4–6 nm aufgebaut (COHEN u. CALKINS 1959).

Amyloid erscheint im Lichtmikroskop homogen, im polarisierten Licht doppelbrechend und färbt sich mit Kongorot an. Amyloidfibrillen sind unlöslich in 0,154 molarer NaCl, aber leicht extrahierbar mit destilliertem Wasser. Diese Löslichkeitseigenschaften des Amyloids werden zu einer Isolierung aus dem Gewebe angewendet (PRAS et al. 1968). Die extrahierten Amyloidfibrillen sind im wesentlichen kohlenhydratfreie Proteinpolymere, die durch Behandlung mit 0,1 N NaOH (PRAS et al. 1969) oder 6 M Guanidin und Dithiotreitol (GLENNER et al. 1969) zu Untereinheiten degradiert werden können. Die Antigenität der wasserlöslichen Fibrillen ist sehr gering, wohingegen die der Untereinheiten gut ausgeprägt ist. Die Fraktionierung der Untereinheiten durch Gelfiltration ermöglichte die immunologische und chemische Charakterisierung der Proteine des Amyloids. Es wurden zwei Typen von kleineren Proteinen identifiziert, die als AL- und AA-Proteine bezeichnet werden.

AL-Protein

AL-Proteine leiten sich von Immunglobulinen ab und bestehen aus homogenen Immunglobulin-Leichtketten, vorwiegend vom Lambda-Typ (Kappa:Lambda = 3:4, normale Immunglobuline 2:1) oder aus den variablen Domänen der leichten Immunglobulinketten und haben Molekulargewichte zwischen 5000 und 25000 (GLENNER et al. 1971; GLENNER u. PAGE 1976).

AL-Proteine finden sich bevorzugt bei Patienten mit primärer oder mit Myelom-assoziierter Amyloidose.

AA-Protein

AA-Proteine weisen im Gegensatz zu AL-Proteinen keine Homologie zu Immunglobulinmolekülen auf (LEVIN et al. 1973; HUSBY et al. 1972). Dieses Protein findet sich vorzugsweise im Amyloid von Patienten mit sekundärer Amyloidose, z.B. bei rheumatischen Erkrankungen, aber auch in einigen familiären Formen der Amyloidose. Es muß betont werden, daß AA-Protein auch bei anderen Formen der Amyloidose auftreten kann (HUSBY et al. 1973), ebenso wie das Vorkommen des AL-Proteins bei sekundären Formen (z.B. rheumatoide Arthritis) manchmal zu beobachten ist (WESTERMARK et al. 1976). Isoliertes AA-Protein hat ein Molekulargewicht von etwa 9000 und hat in vitro die Fähigkeit zur Fibrillenbildung (PRAS u. RESCHEF 1972; HUSBY et al. 1973).

Weitere Subtypen der Amyloidproteine

Außer dem AA- und AL-Protein existieren weitere, z.T. noch nicht genau analysierte Amyloid-Proteine. So haben WESTERMARK et al. (1976) ein fibrilläres Protein mit einem Molekulargewicht von 6000 extrahiert, das in vitro Fibrillen bilden konnte, immunologisch jedoch nicht mit AA-Protein identisch war. SLETTEN et al. (1976) isolierten ein Protein ähnlichen Molekulargewichtes, jedoch von unterschiedlicher Aminosäurekomposition, welches sich vom Prokalzitonin ableiten könnte.

AP-Protein (P-Komponente des Amyloids)

Das AP-Protein ist ein weiteres globuläres Protein, welches aus Amyloid-reichem Gewebe extrahiert werden kann (SKINNER et al. 1974). Im gesunden Gewebe kommt es nicht vor. Es zeigt keine biochemische oder immunologische Verwandtschaft zum AA-Protein und weist elektronenmikroskopisch eine charakteristische pentagonale Struktur mit einem Durchmesser von etwa 9–10 nm auf. Sein Molekulargewicht von ca. 180000 kann durch chaotropische Reagenzien auf etwa 36000 vermindert werden (SKINNER et al. 1974, 1976). Die Konzentration von AP-Protein im Amyloid ist gering.

In menschlichen Seren kann in einer Konzentration von 1–2 mg/dl ein in seiner Antigenstruktur dem AP-Protein identisches Protein (SAP), welches in der α-Globulinfraktion wandert, nachgewiesen werden. Es weist ebenfalls eine pentagonale Ultrastruktur auf.

SAP-Protein ist möglicherweise identisch mit C_{1t}, der 4. Subkomponente des 1. Komplements (OSMAND et al. 1977). Auch das C-reaktive Protein (CRP, akutes Phasenprotein) weist eine pentagonale Struktur auf, weshalb diese drei Proteine (SAP, C_{1t}, CRP) zur Gruppe der Pentraxine zusammengefaßt werden (OSMAND et al. 1977). Die Rolle des AP-Proteins in der Amyloidogenese ist gegenwärtig unbekannt.

Hochmolekulare Amyloidproteine

Die Komponenten des Amyloids mit höherem Molekulargewicht, die im Ausschlußvolumen von Sephadex G 100 zu finden sind, sind in ihrer Komposition bisher wenig untersucht worden. Sie bestehen möglicherweise aus Retikulin, Proteoglykanen, Kollagen, Lipoprotein, Fibrinogen und Komplement-Komponenten. Die Gegenwart dieser Moleküle im Amyloid kann auf einer Kontamination der Amyloidfibrillenpräparation beruhen oder weist darauf hin, daß normale Bindegewebsproteine für die Amyloidfibrillogenese essentiell sind.

SAA-Protein

Mit gegen Protein AA gerichteten Antiseren kann durch Immunodiffusion oder Radioimmunoassay ein in niedriger Konzentration vorhandenes Protein, welches in der α-Globulinfraktion wandert, im Serum nachgewiesen werden (SAA-Protein).

Es stellt möglicherweise ein Präkursor der Amyloidfibrillenproteine dar. Die immunologische Reaktion von SAA mit Anti-AA Protein Antiseren ist jedoch durch die limitierte Immunogenität von SAA-Protein kompliziert (FRANKLIN 1976b; ANDERS et al. 1977; JOHNSON et al. 1977), was bei der Interpretation quantitativer immunologischer Bestimmungen zu berücksichtigen ist. Die Serumkonzentrationen dieses Proteins sind erhöht bei Patienten mit Amyloidose oder bei Erkrankungen die zur Amyloidose prädisponieren (z.B. Lepra, Tuberkulose, rheumatoide Arthritis) sowie in der Gravidität und in höherem Alter (LEVIN et al. 1973; HUSBY u. NATVIG 1974; ROSENTHAL u. FRANKLIN 1975).

SAA-Protein kann als akutes Phasenprotein betrachtet werden (ROSENTHAL u. FRANKLIN 1975; MERETOJA et al. 1976; GOREVIC et al. 1976; BENSON et al. 1977; ANDERS et al. 1976; HUSBY 1975). Die SAA-Proteinspiegel im Serum korrelieren eng mit der Aktivität der juvenilen rheumatoiden Arthritis (BENSON et al. 1976). Die N-terminale Aminosäuresequenz von Protein AA und SAA sind über einen Bereich von 55 Aminosäuren identisch (ROSENTHAL et al. 1976; LINKE et al. 1975; ANDERS et al. 1975). Es besteht aus Untereinheiten mit Molekulargewichten von 12000–15000 (SIPE et al. 1976; ROSENTHAL et al. 1976), die im Serum einen Komplex untereinander und mit anderen Proteinen von einem Molekulargewicht von etwa 85000–200000 bilden (ROSENTHAL u. FRANKLIN 1977). Da das Molekulargewicht der SAA-Untereinheiten somit etwa 50% größer als das von AA-Protein ist, wird vermutet, daß SAA die zirkulierende Vorstufe von AA-Protein ist bzw. beide Proteine sich von einem gemeinsamen Präkursor ableiten (HUSBY et al. 1975). Letztere Auffassung wird unterstützt von Untersuchungen, die im normalen Bindegewebe immunologisch SAA-Protein nachweisen konnten (LINDER et al. 1976; JOHNSON et al. 1977). Mithin können AA-Protein und SAA-Protein von einem gemeinsamen hochmolekularen Bindegewebsproteinvorläufer durch limitierte Proteolyse abstammen. Unter Einfluß akuter Entzündungen könnte SAA-Protein in die Zirkulation übertreten und dort in vermehrter Konzentration (akutes Phasenprotein) nachweisbar sein. Die Funktion von SAA-Protein ist gegenwärtig nur unvollständig bekannt. Es übt möglicherweise immunsuppressive Wirkungen aus, wie Untersuchungen von BENSON et al. (1975) und ROSENTHAL und FRANKLIN (1977) gezeigt haben. Die Rolle von SAA als Regulator der Antigen-induzierten Antikörperproduktion ist Gegenstand weiterer Untersuchungen.

β) Pathogenese der Amyloidose

Die Vorstellungen von der Pathogenese der Amyloidose bewegen sich auch heute noch im Bereich der Hypothesen. Veränderung des Immunsystems bei langdauernder antigener Stimulation wurde von LETTERER (1968) als der Primärvorgang angesehen. Diese Vorstellung wird von der Tatsache unterstützt, daß Amyloidfibrillen in Form des AA-Protein Komponenten mit großer biochemischer Ähnlichkeit zu den variablen Regionen der Leichtketten der Immunglobuline besitzen. Diese Leichtkettenfragmente mögen zur Fibrillenbildung prädisponieren (GLENNER u. PAGE 1976). Amyloidose kann jedoch auch bei Patienten mit Agammaglobulinämie auftreten (TEILUM 1964).

Die zellulären Immunfunktionen bei humaner Amyloidose sind nur wenig untersucht worden, obwohl bei Mäusen eine T-Zellen-Verminderung die Entstehung des Amyloids fördert (COHEN u. CATHCART 1972) und Reaktivitätsveränderungen peripherer Lymphozyten auf das Mitogen Concanavalin A, aber nicht auf Phytohämagglutinin bei primärer und sekundärer Amyloidose beschrieben wurden (SCHEINBERG u. CATHCART 1976). Die ursächliche Bedeutung von Veränderungen der B- und T-Lymphozytenfunktion bei der Amyloidose (COHEN 1976) bleibt unklar.

Dem retikuloendothelialen System (RES) wird ebenfalls eine wichtige pathogenetische Rolle bei der Amyloidogenese zugewiesen. (COHEN u. CATHCART 1974; SHIRAHAMA u. COHEN 1973). Untersuchungen über die Rolle der Lysosomen bei der Fibrillogenese (SHIRAHAMA u. COHEN 1975) lassen zusammen mit dem Nachweis des SAA-Proteins im normalen Gewebe (LINDER et al. 1976; JOHNSON et al. 1977) die Vermutung zu, daß Amyloid im Bindegewebe aus einem normalerweise vorhandenen Präkursor entsteht, der durch freigesetzte Leukozytenproteasen in SAA-Protein und AA-Protein proteolysiert wird. Durch einen Wechsel in der Spezifität dieser Proteasen bei chronischen Entzündungen könnte in vermehrtem Umfang AA-Protein gebildet werden. Diese Vorstellungen müssen jedoch durch weitere Experimente belegt werden.

Mehrere Untersuchungen (PASTERNACK u. TIILIKAINEN 1977; BYWATERS u. ANSELL 1976) haben auf eine mögliche genetische Grundlage der Amyloidbildung beim Menschen, insbesondere auf eine Assoziation mit dem HLA-B 27-Alloantigen hingewiesen.

e) Pathobiochemische Veränderungen der Bindegewebsgrundsubstanzen bei der Leberzirrhose

Chronisch-entzündliche Schädigungen des Leberparenchyms können zur Ausbildung einer Leberzirrhose führen, eine Erkrankung, die aufgrund der Chronizität ihrer Entwicklung und der damit verbundenen prolongierten Morbidität und ihrer hohen, in den meisten Ländern der Welt (MARTINI u. BODE 1970; JORKE u. REINHARDT 1977) noch steigenden Mortalitätsziffern (Zunahme ätiologischer Einflüsse, Zunahme des durchschnittlichen Lebensalters) erhebliche epidemiologische (MARTINI u. BODE 1970; LELBACH 1976) und sozialmedizinische (POPPER et al. 1969) Bedeutung hat.

Die Entwicklung einer Zirrhose (Übersichten s. POPPER u. ORR 1970; POPPER u. KENT 1975; POPPER 1977) ist gekennzeichnet durch Parenchymdestruktion (Zellnekrosen), konsekutive Parenchymregeneration, abnormale Rekonstruktion der Läppchenarchitektur (Pseudolobuli) und Konzentrationszunahme bindegewebiger Komponenten (Fibrose). Als Konsequenz der Disorganisation der Histoarchitektur treten Veränderungen der Hämozirkulation, portale Hypertension, Cholestase und Einschränkungen der funktionellen Kapazität des Leberparenchyms auf.

Die Klassifikation der Zirrhose ist in der Vergangenheit häufig geändert worden (LEEVY et al. 1976) und kann nach anatomisch-morphologischen (ANTONY et al. 1977; POPPER 1977), ätiologischen (GALAMBOS 1975) und nach funktionellen Kriterien (POPPER 1977; WINKEL et al. 1976) erfolgen.

Aus diesen wenigen Ausführungen geht deutlich hervor, daß die Erforschung der Pathobiochemie der Leberzirrhose ein außerordentlich komplexes, auf den molekularen Grundlagen des intra- und extrazellulären Stoffwechsels basierendes Forschungsgebiet darstellt, was in die folgenden, in gegenseitiger Wechselbeziehung stehenden Abschnitte gegliedert werden kann:

1. Pathobiochemie der Leberzellnekrose (Übersichten bei FARBER u. EL-MOFTY 1975; KEPPLER 1975; FARBER 1972; MAGEE 1966; VAN LANCKER 1976; POPPER et al. 1976),
2. Pathobiochemie der Leberzellregeneration (-multiplikation) (Übersichten bei RABES 1976; VAN LANCKER 1976; BUCHER u. MALT 1971; LESCH u. REUTTER 1975),
3. Pathobiochemie des Entzündungsvorganges (Übersichten bei VAN LANCKER 1976; RYAN u. MAJNO 1977; VANE u. FERREIRA 1978),
4. Pathobiochemie des hepatischen Bindegewebsstoffwechsels (Übersichten über verschiedene Aspekte bei ROJKIND u. KERSHENOBICH 1976; HIRAYAMA 1974; POPPER u. UDENFRIEND 1970; SAMBE et al. 1974; POPPER 1978; POPPER u. BECKER 1975; GAY u. MILLER 1978; POTT u. GERLACH 1977; GRESSNER et al. 1978).

Die folgenden Ausführungen sind der Struktur und der Verteilung der Bindegewebskomponenten in der normalen und geschädigten Leber gewidmet. Informationen über den Stoffwechsel (molekulare und zelluläre Aspekte der Biosynthese und Degradation) und die pathogenetischen Mechanismen, die zur Konzentrationserhöhung der Bindegewebskomponenten in der chronisch geschädigten Leber beitragen, können an dieser Stelle nicht gegeben werden. Es wird auf die oben genannten Übersichtsartikel verwiesen.

α) Pathobiochemie des Bindegewebes der Leber

Das Bindegewebe der gesunden Leber setzt sich zusammen aus Kollagen, Proteoglykanen, strukturellen Glykoproteinen, Elastin und Fibronektin. Während die Kenntnisse von Struktur und Stoffwechsel der strukturellen Glykoproteine (Übersichten s. MATHEWS 1975; R. KORNFELD u. S. KORNFELD 1976), des Elastins (Übersichten s. SANDBERG et al. 1977; ROSS u. BORNSTEIN 1971; FRANZBLAU 1971) und des Fibronektins (Übersicht s. YAMADA u. OLDEN 1978) in der Leber noch unvollständig sind, liegt eine Vielzahl von Untersuchungen über die hepatischen Kollagene und in geringerem Ausmaß auch über die Leberproteoglykane bzw. -glykosaminoglykane vor.

Letztere wurden, was die fibrotischen Veränderungen anbetrifft, vor allem an tierexperimentellen Modellen der Leberzirrhose durchgeführt, z.B. Galaktosamin- (LESCH et al. 1970; FUNATSU et al. 1978), Thioacetamid- (BRODEHL 1961; FITZHUGH u. NELSON 1948; GUPTA 1955, 1956; RÜTTNER u. RONDEZ 1960), Tetrachlorkohlenstoff- (CAMERON u. KARUNARATNE 1936; FORBES 1939; OLIVER u. SUTTON 1966; MCLEAN et al. 1969; REUBER u. GLOVER 1968; REUBER et al. 1968; REUBER u. GLOVER 1967; REUBER et al. 1970; MAHON et al. 1978), Dimethylnitrosamin- (MADDEN et al. 1970; HANEY et al. 1972) und Äthanol- (LIEBER u. DECARLI 1976; RUBIN u. LIEBER 1974; FEINMAN u. LIEBER 1972) induzierten Leberzirrhosen.

β) Struktur der hepatischen Kollagene

Die Gewebskonzentration des Kollagens in der gesunden menschlichen Leber ist gering (Tabelle 10). Sie wurde in früheren Arbeiten mit 2,2–3,0 mg Kollagen/g Trockengewicht (KERSHENOBICH et al. 1970), in neuesten Untersuchungen jedoch nur mit $5,5 \pm 1,6$ mg extrahierbarem Kollagen/g Feuchtgewicht angegeben, wobei der Anteil von unlöslichem, nicht extrahierbarem Kollagen (etwa 2,0 mg/g Feuchtgewicht) diesem Wert noch hinzuzufügen ist (ROJKIND et al. 1979). Menschliche Lebern enthalten etwa 3mal so viel Kollagen wie Rattenlebern und die Kollagenkonzentration in der zirrhotischen Rattenleber entspricht etwa der der normalen menschlichen Leber (KENT et al. 1959). Mehrere Untersuchungen der letzten Jahre beschäftigen sich mit dem Nachweis des Kollagenpolymorphismus in der normalen und zirrhotischen Leber. In der gesunden Leber sind Typ I-, Typ III- und Typ IV-Kollagen beschrieben worden (GAY u. MILLER 1978). Typ I bildet dicke Kollagenbündel im Portaltrakt, in der Glisson-Kapsel und in der Umgebung der Lebervenenverzweigungen, findet sich aber auch in Form dünner Fasern irregulär verteilt im Parenchym des Leberläppchens. Typ II-Kollagen ist in der gesunden und fibrotischen Leber nicht nachweisbar (SEYER et al. 1977; ROJKIND et al. 1979; GAY et al. 1975a). Typ III-Kollagen bildet ein retikuläres, durch Silber-Imprägnation mikroskopisch darstellbares, relativ uniform verteiltes (DIFIORE et al. 1977) Netzwerk im Parenchym des Lobulus und findet sich auch in den Portalfeldern und Zentralvenen. Typ IV-(Basalmembran-)Kollagen, das mit konventionellen lichtmikroskopischen Techniken nicht darstellbar ist, bildet eine zusammenhängende Schicht um die Gefäße, Kapillaren und Gallengänge des Portalfeldes und um die Vena centralis. Im perisinusoidalen Disse-Raum scheint Typ IV wie in anderen Bereichen des lobulären Parenchyms nicht vorzukommen (VOSS et al. 1979), doch haben BIEMPICA et al. (1977) bestimmte Basalmembranenkollagene (A-, B-Kollagene) auch im Lobulus (sinusoidale Oberfläche der Hepatozyten) nachgewiesen. ROJKIND et al. (1979) machten auf die Heterogenität der Basalmembrankollagene (Übersicht s. KEFALIDES 1978) in der menschlichen Leber aufmerksam und führten den Nachweis eines zusätzlichen, Basalmembran-ähnlichen Kollagens (Polypeptid E). Dieses Kollagen wurde früher von der Aorta isoliert (CHUNG et al. 1976) und ist daher möglicherweise vaskulären Ursprungs.

Angaben über die quantitative Verteilung der einzelnen Kollagentypen sind widersprüchlich (Tabelle 10). Während SEYER et al. (1977) 47% Typ III und 53% Typ I ermittelten, wiesen die Untersuchungen von ROJKIND u. MARTINEZ-PALOMO (1976) über 80% Typ I und den Rest als Typ III nach. ROJKIND et al. (1979) geben für die normale Leber ungefähr gleiche relative Mengen für Typ I-, Typ III- und Basalmembrankollagen an. Das Verhältnis von Typ I-/Typ III-Kollagen war < 1, was im Widerspruch zu einer früheren Mitteilung dieser Autoren (ROJKIND u. MARTINEZ-PALOMO 1976) auf eine leichte Prävalenz des Typ III-Kollagens hinweist. Die Diskrepanz in den quantitativen Angaben beruht möglicherweise auf der unterschiedlichen Effizienz und einer damit verbundenen Selektivität der Extraktionsmethoden (zwischen 30 und 95%) und der Analyse von Lebern unterschiedlichen Alters, da der relative Anteil von Typ III-Kollagen mit dem Alter abzunehmen scheint (HOWARD et al. 1975).

Die *Fibrose der Leber* ist durch folgende quantitativen und qualitativen Veränderungen der hepatischen Kollagene gekennzeichnet:

1. Zunahme der Kollagenkonzentration im Gewebe (MORRIONE 1947; KENT et al. 1959; POPPER et al. 1961; STENGER 1965; KERSHENOBICH et al. 1970; HÄKKINEN et al. 1975; HUTTERER et al. 1970 u.a.)

Quantitative Angaben über das Ausmaß der Kollagenvermehrung sind zu divers, um allgemeine Aussagen treffen zu können.

2. Verschiebungen im Spektrum der Kollagentypen (GAY et al. (1975a) haben immunfluoreszenzmikroskopisch und biochemisch im Zirrhosegewebe etwa 40% Typ III-Kollagen und ein weiteres, vom Typ I abweichendes (s. unten)

Tabelle 10. Konzentration und Komposition wichtiger Komponenten des Bindegewebes in der gesunden und zirrhotischen menschlichen Leber

Komponenten	Typen (%)	Normalleber	Zirrhose-Leber
		(mg Kollagen/g Feuchtgewicht)	
Kollagen[a]		7,5 ± 1,6	11,5–27,8
	Typ I	31,4	36,4[c]
			47,1[d]
	Typ III	37,5	39,4[c]
			22,4[d]
	Andere[e]	30,9	22,8[c]
			30,3[d]
	Typ I/III	0,86 ± 0,23	0,92 ± 0,07[c]
			2,38 ± 1,05[d]
		(µg Uronsäure/g delipidiertes Trockengewicht)	
Glykosaminoglykane[b]		198 ± 38	555
	Hyaluronsäure	13,1	15,7
	Chondroitinsulfat (CS)	8,6	21,2
	Dermatansulfat (DS)	13,6	24,3
	Heparansulfat (Heparin) (HS)	65,7	38,9
	CS/DS	0,63	0,87
	CS/HS	0,13	0,55
	DS/HS	0,21	0,63

[a] ROJKIND et al. (1979)
[b] KOJIMA et al. (1975)
[c] Relativer Anteil (%) bei einer Gesamtkollagenkonzentration < 20 mg/g Feuchtgewicht
[d] Relativer Anteil (%) bei einer Gesamtkollagenkonzentration > 20 mg/g Feuchtgewicht
[e] Basalmembran-ähnliche Kollagene (A, B, E u.a.) und Trimer von α1, [α1(I)]$_3$

Kollagen beschrieben. ROJKIND und MARTINEZ-PALOMO (1976) haben nachgewiesen, daß im zirrhotischen Gewebe sowohl Typ I- als auch Typ III-Kollagen vermehrt sind. Die Typ III-Kollagenkonzentration steigt stärker als die von Typ I an. HOWARD et al. (1975) berichteten ebenfalls über eine bevorzugte Proliferation des Typ III-Kollagens bei chronisch aktiver Hepatitis. Diese Ergebnisse konnten von SEYER et al. (1977) nicht bestätigt werden, da von ihnen ein signifikant kleinerer (18–34%) Typ III-Anteil (normal 47%) mit einem korrespondierenden Anstieg (66–82%) von Typ I (normal 53%) im zirrhotischen Gewebe gefunden wurde. ROJKIND et al. (1979) fanden bei Vermehrung aller Kollagentypen in zirrhotischen Lebern in denjenigen Organen, die weniger als 20 mg Kollagen/g Feuchtgewicht enthielten, ein nahezu unverändertes (normales: 0,86 ± 0,23) Typ I/Typ III-Verhältnis (0,92 ± 0,07), während in den Lebern mit mehr als 20 mg Kollagen/g Feuchtgewicht der Typ I/Typ III-Quotient wegen der Prävalenz von Typ I signifikant anstieg (2,38 ± 1,06). Das von diesen Autoren in der Normalleber nachgewiesene Kollagen E läßt ebenfalls einen relativen Anstieg im zirrhotischen Gewebe erkennen (Tabelle 10).

Die Primärstruktur (Aminosäuresequenz) mehrerer CNBr-Peptide des Typ III-Kollagens aus menschlicher Leberzirrhose (und Lungenfibrosen) ist bekannt (SEYER et al. 1976; SEYER u. KANG 1977, 1978).

Die pathobiochemische Bedeutung der Verschiebung des Typenspektrums der Kollagene während der Fibrogenese (OTT et al. 1977) ist gegenwärtig schwer abzuschätzen, da die vorliegenden Ergebnisse, wie gezeigt wurde, kontrovers sind, die Funktionen und der Stoffwechsel der einzelnen Kollagentypen in der Leber weitgehend unbekannt sind und die Überlagerung der pathobiochemischen Vorgänge in der Leber aufgrund der Chronizität (Dauer) der Fibrogenese mit physiologischen Alterungsvorgängen, die zu einem Anstieg des Typ I/Typ III-Verhältnisses führen (HOWARD et al. 1975; EPSTEIN 1974), in Betracht gezogen werden muß.

3. Auftreten Zirrhose-typischer Kollagene

Von den quantitativen Alterationen der Typenrelationen abzugrenzen ist der Nachweis von Kollagenen, die nur im zirrhotischen, nicht jedoch im normalen Lebergewebe zu finden sind. GAY et al. (1975a) und REMBERGER et al. (1975b) wiesen erstmals auf die Existenz eines besonderen Kollagentyps im Zirrhosegewebe hin. Diese elektronenmikroskopisch, nicht jedoch immunfluoreszenzmikroskopisch (keine Reaktion mit Anti I-Hautkollagen vom Menschen) und biochemisch als Typ I identifizierbare Kollagenspezies (GAY et al. 1975a) konnte jedoch später nicht als spezifisches „Zirrhose-Kollagen" bestätigt werden.

ROJKIND et al. (1979) haben in jüngster Zeit auf ein Trimer von $\alpha 1$, $[\alpha 1 (I)]_3$, aufmerksam gemacht, welches nur in zirrhotischen, nicht jedoch in normalen menschlichen Lebern nachweisbar ist und etwa 2–5% des gesamten Leberkollagens ausmacht. Ob es sich bei diesem Trimer tatsächlich um einen Zirrhosetypischen, sonst nur bei Polyoma-Virus-induzierten Mäusetumoren vorhandenen (MORO u. SMITH 1977) Kollagentyp handelt, bedarf bestätigender Untersuchungen.

4. Veränderungen der topographischen Verteilung der Kollagene im Leberparenchym

Die lokale Verteilung der Kollagentypen in der fibrotischen Leber, wie sie oben für die normale Leber besprochen wurde, ist nur unvollständig bekannt. Umverteilungen erscheinen jedoch wegen der Disorganisation der Läppchenstruktur wahrscheinlich. So wurde nachgewiesen, daß Basalmembrankollagene im Gegensatz zu ihrer physiologischen Lokalisation auch im Läppchenparenchym der fibrotischen Leber in ähnlicher Verteilung wie Typ I und Typ III anzutreffen sind (VOSS et al. 1979). Wie bereits ausgeführt wurde (s. oben), haben BIEMPICA et al. (1977) jedoch mit indirekter Immunfluoreszenz A- und B-Kollagene in der Nachbarschaft retikulärer Fasern (Typ III) und an der sinusoidalen Oberfläche der Hepatozyten in der gesunden Leber nachweisen können. Die Vermehrung des Typ III-Kollagens zeigt sich in einer Zunahme der Retikulinfasern (POPPER u. UDENFRIEND 1970) und in einer Verdichtung dünner Typ III-Fasern entlang der sinusoidalen Oberfläche der Hepatozyten (BIEMPICA et al. 1977; GAY et al. 1975a; REMBERGER et al. 1975b), was zu einer Kapillarisierung der Sinusoide führt (SCHAFFNER u. POPPER 1963). Der Anstieg der Typ III- und Basalmembrankollagene in dieser topographischen Anordnung könnte zur Entwicklung der portalen Hypertension beitragen. Diese Annahme wird unterstützt durch histologische Befunde an Lebern von Patienten mit Hypervitaminosis A, deren perisinusoidale Fibrose mit einem Netzwerk von Basalmembranen und Retikulinfasern ohne Ausbildung einer Zirrhose zur Entwicklung einer portalen Hypertension führt (HRUBAN et al. 1974). Kollagene Fasern können geschädigte Hepatozyten umschnüren („pericellular coat") und sogar in das Zytoplasma dieser Zellen eindringen (BALAZS et al. 1973). Die Bildung kontinuierlicher Lagen von Basalmembranen im sinusoidalen Raum und um proliferierende Gallengänge führt zu tiefgreifenden Veränderungen der parenchymatösen Mikrozirkulation, als deren Konsequenz Austauschprozesse zwischen Blut und Hepatozyten beeinträchtigt sind. Dieser zu einer Malnutrition der Hepatozyten führende Vorgang ist möglicherweise für die Perpetuation der fibrotischen Transformation durch fortgesetzte Zellnekrosen von entscheidender Bedeutung (POPPER 1975, 1977).

Diese Beispiele deuten auf die praktische Bedeutung der Untersuchungen der topographischen Verteilung und der Dynamik der Kollagendeposition im Verlauf der Fibrogenese hin.

γ) Struktur der hepatischen Proteoglykane

Im Gegensatz zur Aufklärung der Struktur der Kollagene in der gesunden und fibrotischen Leber sind die Kenntnisse vom Aufbau und der Zusammensetzung der hepatischen Glykosaminoglykane (Hyaluronsäure) und Proteoglykane noch lückenhaft. Bisher ist es nicht gelungen, Proteoglykane in ihrem nativen Zustand (mit intaktem Proteincore) weder aus der menschlichen noch der tierischen Leber zu isolieren und zu charakterisieren. Daher kann gegenwärtig nicht entschieden werden, ob der Proteincore der Proteoglykane einen ähnlichen, genetisch fixierten Polymorphismus aufweist, wie er für die Kollagene (Übersicht bei MILLER 1976) nachgewiesen wurde, und ob es in der fibrotischen Leber zu strukturellen Veränderungen kommt. Die bisher durchgeführte Strukturanalyse ist ausschließlich auf die Komposition der Polysaccharidkette konzentriert. Jüngste Untersuchungen (KÖSTER-EISERFUNKE et al. 1978, 1979) haben jedoch unter Ausnutzung der Concanavalin A-Bindungsfähigkeit Methoden zur Isolierung von Proteoglykanen aus der Rattenleber aufgezeigt.

Die Konzentration der Glykosaminoglykane in der menschlichen Leber wurde mit 0,035 mg/g entfettetes Trockengewicht angegeben (DELBRÜCK 1968), so daß im gesamten Organ (1 500 g) etwa 100 mg Glykosaminoglykane vorhanden sind (DELBRÜCK 1968). HUTTERER und BACCHIN (1968) gaben für die gesunde menschliche Leber 20 µg Glykosaminoglykan/g Gewebe an. KOJIMA et al. (1975) haben nach proteolytischem Gewebsaufschluß für die gesunde Leber eine Glykosaminoglykankonzentration von 198 ± 38 µg Uronsäure/g entfettetes Trockengewicht ermittelt, wovon der überwiegende Teil (162 ± 30 µg) sulfatiert und nur $36 \pm 9,2$ µg Uronsäure unsulfatiert waren (Tabelle 10). GALAMBOS und SHAPIRA (1973) fanden jedoch nur 57 µg Glykosaminoglykan-Hexuronsäure/g Trockengewicht für die Humanleber. Der menschlichen Leber (KOJIMA et al. 1975) vergleichbare Gewebsspiegel wurden von KOIZUMI et al. (1967) für die Rattenleber festgestellt (159 ± 26 µg Uronsäure/g entfettetes Trockengewicht), jedoch überwiegt geringgradig der Anteil unsulfatierter (86 ± 14 µg) Glykosaminoglykane. DIETRICH et al. (1976) geben für die Rattenleber eine Konzentration von 121 µg sulfatierte Glykosaminoglykane/g Trockengewebe an, die somit wesentlich höher als die von DELBRÜCK (1974) berichtete Menge von 25 µg/g Trockengewicht liegt.

Ähnlich den divergierenden Angaben über die Kollagenkonzentration in der normalen Leber besteht somit auch hinsichtlich der hepatischen Glykosaminoglykanmenge in der Literatur keine Einheitlichkeit. Dies führt sogar dazu, daß manche für die normale Humanleber angegebenen Glykosaminoglykankonzentrationen (KOJIMA et al. 1975) noch über den von anderen Autoren (GALAMBOS u. SHAPIRA 1973) ermittelten (stark erhöhten) Glykosaminoglykanspiegeln in zirrhotischen Lebern liegen.

Die quantitative Zusammensetzung der Glykosaminoglykane in der gesunden Leber ist ebenfalls Gegenstand kontroverser Mitteilungen.

So wurde zwar von den meisten (KOIZUMI et al. 1967; BECKER 1969; KOJIMA et al. 1975; GREGOIRE et al. 1972; DIETRICH et al. 1976; DELBRÜCK 1968), jedoch nicht von allen (GALAMBOS u. SHAPIRA 1973) Untersuchern Heparansulfat als ein vorherrschender Proteoglykantyp der menschlichen und tierischen Leber nachgewiesen, doch variieren die exakten quantitativen Angaben erheblich, z.B. für Chondroitinsulfat von 3,5% (DELBRÜCK 1968) bis ca. 80% (GALAMBOS u. SHAPIRA 1973), für Dermatansulfat von 55,2% (DELBRÜCK 1968) bis zu 13,6% (KOJIMA et al. 1975) usw. Die Präsenz von Keratansulfat in der Leber konnte trotz Vermutungen (GALAMBOS u. SHAPIRA 1973; GRESSNER et al. 1977a, 1978) bisher nicht bewiesen werden (DELBRÜCK 1968). Genauere Strukturanalysen hepatischer Glykosaminoglykane stehen noch aus. Die Molekulargewichte für Dermatansulfat und Heparansulfat in der Rattenleber wurden mit 10500 bzw. 13600 angegeben (DIETRICH et al. 1976).

Die histologische Lokalisation der verschiedenen Glykosaminoglykane bzw. Proteoglykane ist in der normalen menschlichen Leber bisher nicht genau bekannt, doch müssen neueren Untersuchungen zufolge nicht nur extrazelluläre (interzelluläre Matrix), sondern auch intrazelluläre (DIETRICH et al. 1976; FURUKAWA u. TERAYAMA 1977) und perizelluläre (OLDBERG et al. 1977; YAMAMOTO u. TERAYAMA 1973) Lokalisationsformen (Tabelle 11) berücksichtigt werden. Diese Kompartimentierung der hepatischen Proteoglykane ist für die Beurteilung metabolischer Untersuchungen wichtig, da offenbar Proteoglykanpools mit sehr unterschiedlichen Funktionen und Stoffwechseleigenschaften in der Leber bestehen (GRESSNER et al. 1977a, b 1978).

Die Veränderungen der hepatischen Proteoglykane im Rahmen der *Leberfibrose* sind, ähnlich denen des Kollagens (s. oben), qualitativer und quantitativer Natur (Tabelle 10). Da jedoch in der Literatur keine Einheitlichkeit hinsichtlich der Konzentrations- und Kompositionsverhältnisse der Proteoglykane in der Normalleber besteht, sind folglich die pathobiochemischen Befunde im Detail oft widersprüchlich.

1. Zunahme der Proteoglykan- und Glykosaminoglykankonzentration im Gewebe

(E. MIHAESCO u. C. MIHAESCO 1965; HUTTERER et al. 1959; HUTTERER u. RUBIN 1975; HUTTERER u. BACCHIN 1968; GALAMBOS 1966; GALAMBOS u. SHAPIRA 1973; DELBRÜCK 1968, 1974; KOIZUMI et al. 1967; BECKER 1968, 1969, 1975; BALASUBRAHMANYAN 1953; RUBIN 1966; KOJIMA et al. 1975; WOHLGEMUTH 1969; FUNATSU et al. 1978; SUZUKI et al. 1976).

2. Verschiebungen im Spektrum der Proteoglykantypen

Disproportionierungen der Proteoglykankomposition in der fibrotischen Leber wurden von den meisten Untersuchern festgestellt, jedoch besteht keine einheitliche Auffassung über die quantitativen relativen Verschiebungen. So liegen die Gewebskonzentrationen von Chondroitinsulfat (17 µg Uronsäure/g Trockengewicht), Hyaluronsäure, Dermatansulfat und Heparin/Heparansulfat in der gesunden menschlichen Leber im Verhältnis 1:1,5:1,6:7,6 vor (KOJIMA et al. 1975), während in der zirrhotischen menschlichen Leber das Verhältnis 1:0,7:1,1:1,8 ist, was durch eine 5fache Erhöhung der Dermatan- und 7fache Zunahme der Chondroitinsulfatkonzentration bedingt ist (KOJIMA et al. 1975).

Die Heparansulfatkonzentration hingegen nimmt nur um das 1,6fache zu (KOJIMA et al. 1975). Den Befunden von DELBRÜCK (1968) zufolge ist das Konzentrationsverhältnis von Chondroitin zu Heparansulfat 1:11, jedoch kommt es in der zirrhotischen Leber zu einer bevorzugten Deposition von Heparansulfat (5facher Anstieg) und Hyaluronsäure (12facher Anstieg), während die Konzentration von Chondroitinsulfat im zirrhotischen Gewebe eher erniedrigt als erhöht ist.

Besondere Bedeutung wird der allerdings nicht von allen Autoren (GALAMBOS u. SHAPIRA 1973; DELBRÜCK 1968) gefundenen starken relativen Zunahme des Dermatansulfats (KOJIMA et al. 1975; HUTTERER u. RUBIN 1975; HUTTERER u. BACCHIN 1968; WOHLGEMUTH 1969; KOIZUMI et al. 1967) zugeschrieben, da dieses Iduronsäure-haltige Proteoglykan durch lysosomale Enzyme der Leber wahrscheinlich nicht degradiert werden kann (HUTTERER 1966; ARONSON u. DAVIDSON 1968). Die Zunahme des Dermatansulfats in der fibrotischen Leber wurde daher als Indikator für den Übergang des reversiblen in das irreversible Stadium der Fibrose gewertet (HUTTERER u. RUBIN 1975). Untersuchungen von SUZUKI et al. (1976) über die Mikroheterogenität des Leberdermatansulfats weisen auf eine besonders starke Zunahme der niedrig sulfatierten im Vergleich zur hochsulfatierten Dermatansulfatfraktion in der fibrotischen Rattenleber hin. Eine ähnliche, jedoch die hoch sulfatierte Fraktion bevorzugende Verschiebung wurde bei den hepatischen Heparansulfatspezies während der Fibrogenese beschrieben (SUZUKI et al. 1976). Übereinstimmend wird von den meisten Autoren (GALAMBOS u. SHAPIRA 1973; KOIZUMI et al. 1967; DELBRÜCK 1968; KOJIMA et al. 1975) auch eine starke Hyaluronaterhöhung festgestellt.

3. Auftreten Zirrhose-typischer Proteoglykane

Außer den oben beschriebenen, teilweise extremen quantitativen Verschiebungen der einzelnen Glykosaminoglykane ist bisher der Nachweis „Zirrhosespezifischer" Proteoglykane nicht erbracht worden (s. Besprechung der Kollagenbefunde).

4. Veränderung der topographischen Verteilung der Proteoglykane im Leberparenchym

Die topographische Verteilung der akkumulierten Proteoglykane im Leberläppchen ist unvollständig bekannt. Mit histochemischen Methoden (Färbung durch Alcian-Blau, Toluidin-Blau, kolloidales Eisen, Ruthenium-Rot) wurde deren bevorzugte Deposition im perisinusoidalen Disse-Raum entlang der Hepatozytenoberfläche, an den Grenzflächen von Septum und Parenchym (GALAMBOS 1966), in Teilen der Sinusoide (FUNATSU et al. 1978) und um die kollagenen Fasern herum (FUNATSU 1976; KAMEGAYA u. SAMBE 1975) nachgewiesen. Detaillierte, z.B. immunfluoreszenzmikroskopische Lokalisationsnachweise der Proteoglykantypen, wie sie für die Kollagene geführt werden können (s. oben), sind wegen des Fehlens spezifischer Anticoreprotein-Antikörper gegenwärtig nicht möglich.

Daher können über pathogenetisch möglicherweise bedeutsame Interaktionen von spezifischen Kollagentypen mit bestimmten Proteoglykanen in der fibrotischen Leber z.Zt. keine Aussagen gemacht werden. Überdies sind die intrazellulären Konzentrationsverhältnisse der Proteoglykane in der fibrotisch transformierten Leber gänzlich unbekannt.

D. Altersabhängige Veränderungen des Bindegewebes

Für zahlreiche Bindegewebsarten wurden Änderungen sowohl in der qualitativen wie auch in der quantitativen Zusammensetzung in bezug auf ihr Proteoglykan-, Kollagen- und Glykoproteinmuster während der embryonalen Entwicklung, der Reifung und des Alterns beschrieben. Diesen altersspezifischen Veränderungen des Bindegewebes, wie z.B. in der Haut, den Zwischenwirbelscheiben, den Knochen und den Arterien, liegen dann auch sekundär degenerative Veränderungen oder Funktionsverluste zugrunde. Moderne zusammenfassende Darstellungen dieser Gebiete finden sich in HALL (1976), VOGEL (1973) und ROBERT (1973).

Proteoglykane

KAPLAN und MEYER (1959) sowie MATHEWS und GLAGOV (1966) beobachteten einen altersabhängigen relativen Anstieg der Chondroitin-6-sulfat-Konzentration und einen Abfall der Chondroitin-4-sulfat-Konzentration im menschlichen Rippenknorpel. Während pränatal und auch kurz nach der Geburt nur wenig Keratansulfat vorhanden ist, steigt der Keratansulfatgehalt im Rippenknorpel mit zunehmendem Alter an. Diese Ergebnisse konnten von GREILING und BAUMANN (1973) (Abb. 15) auch für den menschlichen Kniegelenkknorpel bestätigt werden. Mit zunehmendem Alter nimmt jedoch der Gesamtglykosaminoglykangehalt ab, das betrifft sowohl die Chondroitinsulfate als auch die Keratansulfate des humanen Kniegelenkknorpels (GREILING et al. 1969). Auch der Gehalt an unsulfatierten Disacchard-Einheiten im Chondroitinsulfat (Chondroitin) nimmt mit zunehmendem Alter im Kniegelenkknorpel signifikant ab. Im Gelenkknorpel des Schweines ist das Glucosamin/Galaktose-Verhältnis mit zunehmendem Alter erhöht (SIMUNEK u. MUIR 1972). Dies bestätigt den Befund, daß der Keratansulfatgehalt im Vergleich zum Chondroitinsulfat im Gelenkknorpel des älteren Tieres relativ höher ist.

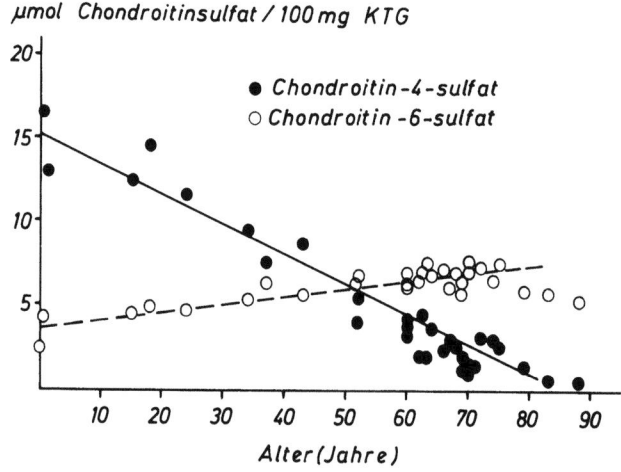

Abb. 15. Altersabhängigkeit des Chondroitin-4-und -6-sulfat-Gehaltes von humanem Kniegelenkknorpel (GREILING u. BAUMANN 1973)

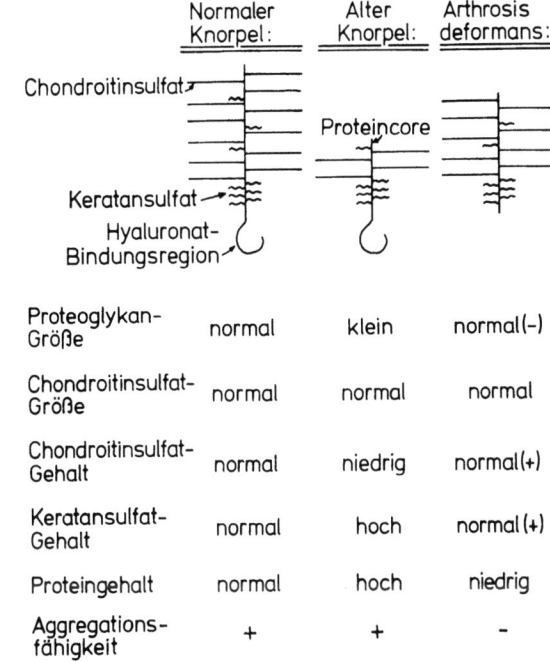

Abb. 16. Veränderungen der Struktur von Proteoglykanen des hyalinen Knorpels in Abhängigkeit vom Alter und bei degenerativen Gelenkerkrankungen. (Modifiziert nach INEROT et al. 1978)

INEROT et al. (1978) fanden, daß mit zunehmendem Alter beim Hüftgelenkknorpel des Hundes die Extraktionsausbeute mit 4 mol Guanidiniumchlorid für Proteoglykane abnam, der Keratansulfatgehalt der extrahierten Proteoglykane erhöht und der Chondroitinsulfatgehalt erniedrigt ist. Die extrahierten Proteoglykane waren im älteren Knorpel in der Molekülgröße kleiner, was auf die Zunahme der Chondroitinsulfat-reichen Region in den Proteoglykanmonomeren zurückgeführt wird. Ebenfalls war die Hyaluronat-Bindungsregion, die Keratansulfat-reiche Region und die molare Konzentration der Proteoglykane mit zunehmendem Alter erhöht (Abb. 16). Auch der Proteingehalt der Proteoglykane nimmt zu, jedoch ändert sich das Verhältnis von Proteoglykanaggregaten zu Monomeren nicht. Diese Ergebnisse sprechen dafür, daß die Proteoglykane in ihrer Gesamtgröße abnehmen. Es besteht eine Korrelation zwischen der abnehmenden Elastizität des älteren Knorpels und der abnehmenden Molekülgröße der Chondroitinsulfat-reichen Region. Da keine kleinmolekularen Chondroitinsulfat-reichen Peptide im älteren Knorpel gefunden wurden, nehmen die Autoren an, daß die Synthese der Proteoglykanmonomeren im alten Knorpel erhöht ist oder ihr Abbau bzw. ihre Entfernung aus dem Gelenkknorpel gestört ist. BAYLISS und ALI (1978) konnten ähnliche Ergebnisse beim menschlichen Gelenkknorpel erzielen, d.h. Zunahme des Proteingehaltes und des Keratansulfatgehaltes der mit 4 mol Guanidiniumchlorid extrahierten Proteoglykane. Die hydrodynamische Größe der dissoziierten Proteoglykane nahm mit zunehmendem Alter ab. Im älteren menschlichen Gelenkknorpel konnte ein erhöhter Gehalt an Hyaluronat festgestellt werden. VENN (1979) fand beim Femurkopfknorpel eine Abnahme des Wassergehaltes des Knorpels und eine Zunahme des Keratansulfats und der nicht kollagenen Substanzen mit zunehmendem Alter in den tiefen Schichten des Knorpels. Auf das Trockengewicht bezogen war der Kollagengehalt mit zunehmendem Alter erniedrigt, was jedoch nicht auf einen wirklichen Verlust zurückgeführt wurde, sondern auf eine Zunahme von anderen Substanzen hauptsächlich in den tieferen Schichten (Knochennähe) des Gelenkknorpels.

Für die Aorta des Rindes wurde von BUDDECKE et al. (1973) eine altersabhängige Verminderung der Proteoglykansynthese (gemessen am Einbau von radioaktiv markierten Vorstufen [^{14}C-Glucosamin, ^{35}SO$_4$] unter in-vitro-Bedingungen) gefunden. Ähnliche Befunde wurden auch von MANKIN (1975) erhoben, der besonders beim Gelenkknorpel mit zunehmendem Alter der Tiere (Kaninchen) einen verminderten Einbau von ^{3}H-Glucosamin und ^{35}SO$_4$ in die Glykosaminoglykane fand. Beim Femurkopfknorpel war das Einbauverhältnis in Chondroitin-4-sulfat zum Chondroitin-6-sulfat 3:1 bei jungen Tieren, bei älteren Tieren sank es auf Werte um 1 ab.

Die altersabhängigen Veränderungen im Kollagengehalt und in der Kollagentypenverteilung sind noch nicht abgeklärt.

Nach SCHWARZ et al. (1958) unterliegt die Dicke der Kollagenfibrillen bei der Sklera, der Haut, der Achillessehne und dem Lungeninterstitium typischen Altersveränderungen, die sich in einer pränatalen Zunahme und einer Abnahme der Kollagenfibrille im hohen Alter äußern. Eine Ausnahme bildet die Kornea, deren Fibrillendicke über alle Dezennien gleich bleibt.

BORNSTEIN (1976) hebt 4 Aspekte von altersbedingten Veränderungen des Kollagenstoffwechsels hervor,
1. Peptidyl-Hydroxylierung (Abnahme),
2. Kollagenvernetzung (Zunahme),
3. Modulation des Kollagentyps (Zunahme von Typ I im Gelenkknorpel),
4. mögliche Bedeutung der Kollagenase.

Die experimentellen Aussagen zu diesen „altersbedingten" Vorgängen sind noch keineswegs gesichert. Jedoch kann angenommen werden, daß die altersspezifischen Vorgänge unter direkter zellulärer Kontrolle sind.

E. Regulatorische Funktionen der Bindegewebskomponenten

Die Entdeckung der Kollagenpolymorphismen (s. B.2), der Nachweis unterschiedlicher zellulärer und subzellulärer Verteilungen und Stoffwechseleigenschaften von Kollagen, Proteoglykanen und strukturellen Glykoproteinen sowie die Feststellung charakteristischer Veränderungen der Bindegewebskomponenten im Krankheitsstatus, bei virusinfizierten und maligne transformierten Zellen, haben das Spektrum möglicher Funktionen dieser Molekülgruppen in den letzten Jahren wesentlich erweitert. So kann heute als gesichert gelten, daß Kollagen, Glykosaminoglykane und die strukturellen Glykoproteine (MATHEWS 1975) nicht die inerten Strukturkomponenten der interzellulären Matrix mit ausschließlich histomechanischen Funktionen sind, wie sie in der Vergangenheit angesehen wurden, sondern aktive Rollen im Entwicklungsprozeß, in der interzellulären Kommunikation, in der Kontrolle des perizellulären Stoffwechselmilieus und in der Regulation makromolekularer Synthesen in den Zellen (DNA,

Tabelle 11. Subzelluläre Verteilung und (mögliche) Funktionen der Proteoglykane

Kompartiment	Biologische Funktionen	Literatur
Intrazellulär	Regulation der Translation	WALDMAN und GOLDSTEIN (1973a, b)
		GRESSNER und GREILING (1977)
Zellkern	Kontrolle der Matrizenaktivität	STEIN et al. (1975)
	Regulation der nukleären Enzymaktivitäten	BHAVANANDAN und DAVIDSON (1975)
		FURUKAWA und BHAVANANDAN (1982)
		MARGOLIS et al. (1976)
	Selektion des transnukleären Transportes	FROMME et al. (1976)
		FURUKAWA und TERAYAMA (1977)
Mitochondrien		DIETRICH et al. (1976)
Perizellulär	Regulation der Zellproliferation	KRAEMER (1971),
"liver cell coat acid mucopolysaccharides"	Zell-Zell-Kommunikation	TAKEUCHI (1966)
	Dichteabhängige Wachstumsinhibition	YAMAMOTO und TERAYAMA (1973)
		OHNISHI et al. (1973)
	Zugänglichkeit zu Zelloberflächenrezeptoren	
	Kontrolle des transmembranösen Flüssigkeits- und Metabolitaustausches	TAKEUCHI et al. (1977)
Extrazellulär	Historheologische Eigenschaften	GRESSNER et al. (1977c)
		ARNOLD und GRESSNER (1977)
(Matrixproteoglykane)	Stimulation der Matrixproteinsynthese	HUANG (1974)
		MEIER und HAY (1974)
		SCHWARTZ und DORFMAN (1975)
		NEVO und DORFMAN (1972)
	Inhibition der Proteoglykan- und Kollagensynthese	HANDLEY und LOWTHER (1977),
		HANDLEY et al. (1978)

RNA, Protein) übernehmen (Übersicht s. SLAVKIN u. GREULICH 1975; LINDAHL u. HÖÖK 1978). Da viele dieser angegebenen Funktionen gegenwärtig jedoch noch hypothetisch und in ihren molekularen Mechanismen zum überwiegenden Teil ungeklärt sind, können von diesem Gebiet der funktionellen Bindegewebsforschung in der Zukunft noch bedeutsame Beiträge zum Verständnis der oben genannten biologischen Regulationsvorgänge erwartet werden.

Wie die nachstehenden Ausführungen zeigen, sind die funktionellen Wirkungen dieser Moleküle abhängig von ihrer Lokalisation im Inneren oder außerhalb der Zelle. Extrazellulär sind die Moleküle im proximalen Zellbereich (perizellulär) oder distal (interzellulär) angeordnet (Tabelle 11).

1. Extrazelluläre Wirkungen

Die im proximalen Bereich der interzellulären Matrix lokalisierten Kollagene und Proteoglykane haben wesentlichen Einfluß auf wichtige biosynthetische Leistungen und die genetische Expression der Zelle. Umfangreiche Untersuchungen aus der Arbeitsgruppe von REDDI haben gezeigt, daß die Kultivierung von Fibroblasten auf bestimmten Kollagenmatrizes zu eindrucksvollen morphologischen und biochemischen Alterationen ihres Phänotyps führt (REDDI 1976). Diese Kollagen-induzierte, sequentielle Transformation der Fibroblasten zu höher differenzierten Zellen (Chondroblasten, Osteoblasten) in vitro ähnelt dem Vorgang der Chondrogenese und Osteogenese (REDDI et al. 1978) während der Embryonalentwicklung. Der Einfluß der Kollagenmatrix auf die Genexpression der Zellen ist abhängig von hormonellen Faktoren, von der Geometrie und Herkunft (Knochen, Zähne) der Matrix und wird durch gleichzeitige Anwesenheit bestimmter polyanionischer Komponenten, wie Heparin, Polyvinylsulfat und Dextransulfat, inhibiert (REDDI 1976). Zwischen dem Sulfatierungsgrad des Heparansulfats und seiner inhibitorischen Wirkung auf die Kollagen-induzierte Fibroblastendifferenzierung besteht eine enge Korrelation (REDDI 1976).

Kollagen und seine Peptidkomponenten üben chemotaktische Wirkungen auf Fibroblasten aus (POSTLETHWAITE et al. 1978). Demineralisierte Knochenmatrix von Rattendiaphysen hat nach subkutaner Transplantation eine örtlich begrenzte Proliferation mesenchymaler Zellen zur Folge (RATH u. REDDI 1979). Diese lokale mitogene Wirkung ist weitgehend spezifisch für die Knochenmatrix, da sie mit Kollagen aus Rattensehnen wesentlich schwächer ausgeprägt ist. Untersuchungen von LIOTTA et al. (1978) haben ebenfalls gezeigt, daß Kollagen für die Proliferation normaler Bindegewebszellen notwendig ist, jedoch nicht für die transformierter Zellen. Die molekularen Mechanismen der lokalen mitogenen Aktion des Kollagens sind bisher unklar, doch sind diese neueren Befunde z.B. zur Erklärung der lokalen Natur der Fraktur- und Wundheilung geeignet und erweitern die Bedeutung des Kollagens für die Vorgänge des Zellwachstums, der Zelldifferenzierung und Zelladhäsion (RATH u. REDDI 1979).

Modulationen der Biosynthese der extrazellulären Matrix-Proteine durch Konstituenten des extrazellulären Milieus wurden in verschiedenen embryonischen und Zellkultursystemen nachgewiesen, z.B. bei der Stimulierung der Glykosaminoglykansynthese in Chondrozytensuspensionskulturen (NEVO u. DORFMAN 1972; HUANG 1974) und bei Monolayer-kultivierten Chondrozyten (SCHWARTZ u. DORFMAN 1975) durch Zugabe von Heparin und Chondroitinsulfat zum Inkubationsmedium, bei der Stimulatio der Synthese und Deposition von Kollagen und Glykosaminoglykanen im Kornealepithel durch Zugabe von Kollagen (MEIER u. HAY 1974) sowie bei der durch Glykosaminoglykane bewirkten Erhöhung der Proteoglykanproduktion in embryonalen Somiten (KOSHER et al. 1973).

Chondroitin- und Heparansulfat stimulieren die Proteochondroitinsulfatsynthese aber nicht die Kollagensynthese im embryonalen Kornealepithel (MEIER u. HAY 1974).

Neuere Untersuchungen (HANDLEY u. LOWTHER 1977) weisen jedoch auch auf eine Depression der Proteoglykan- und Kollagensynthese (HANDLEY et al. 1978) bei unbeeinflußter Gesamtproteinsynthese in kultivierten Chondrozyten durch extrazelluläre Proteoglykane hin.

Studien der typenspezifischen Kollagensynthese in Chondrozytenkulturen lassen eine Instabilität ihres Phänotyps in vitro erkennen (MAYNE et al. 1976; BENYA u. NIMNI 1979). Durch Variation der Zellkulturbedingung, z.B. durch Zelldichteveränderungen, durch Zugabe von Prokollagenpeptiden (GAUSS et al. 1977) oder durch Zugabe von 5-Bromo-2-desoxyuridin (MAYNE et al. 1975), kann das Programm der synthetisierten Kollagentypen verändert werden („collagen switching", LAYMAN et al. 1972; MAYNE et al. 1975; MAYNE et al. 1976;

VON DER MARK et al. 1977; MÜLLER et al. 1977). Chondrozyten im physiologischen Milieu exprimieren nur dasjenige Gen, welches die Transkription der mRNA von Typ II-Kollagen kodiert, während das genetische Potential für die Synthese anderer Kollagentypen nicht utilisiert wird. Unter In-vitro-Bedingungen jedoch wird die Synthese des Typ II-Kollagens allmählich reprimiert und die Produktion von Typ I und Typ III initiiert (MÜLLER et al. 1977; VON DER MARK et al. 1977). Diese Untersuchungen lassen vermuten, daß Alterationen im perizellulären Milieu der Zellen während der Entwicklung oder bei pathologischen Prozessen zu Veränderungen der Genomexpression und somit zu Verschiebungen des Syntheseprofils der Kollagentypen führen können. Die Aktivierung der genetischen Matrix für die Bindegewebssynthese in epithelialen Zellen (Leberparenchymzellen) durch exogene Einflüsse ist möglicherweise von weitreichender pathogenetischer Bedeutung für manche fibroplastischen Erkrankungen, wie Lungenfibrose und Leberzirrhose (SAKAKIBARA et al. 1976, 1977, 1978).

Die Lokalisation spezifischer Bindegewebskomponenten wie Heparansulfat (KRAEMER 1971 OLDBERG et al. 1977; MUTOH et al. 1978; TAKEUCHI et al. 1977), Chondroitin-4-sulfat, Chondroitin-6-sulfat und Dermatansulfat (SUZUKI et al. 1970), Kollagen (BORNSTEIN u. ASH 1977) und Fibronektin (LETS protein) (YAMADA u. OLDEN 1978) auf den Oberflächen (Glykocalix, cell coat) der meisten epithelialen und nicht-epithelialen Säugetierzellen läßt weitere Funktionen dieser Moleküle vermuten, wie Regulation der Zellproliferation (OHNISHI et al. 1975), Einfluß auf die Morphogenese (WARTIOVAARA et al. 1978; FINCH et al. 1978), Kontrolle des transmembranösen Stoffaustausches und der Zelloberflächenladung (KOJIMA u. YAMAGATA 1971; TAKEUCHI et al. 1977), Regulation der Zugänglichkeit von Zelloberflächenrezeptoren für externe Faktoren (KRAEMER 1971), Beeinflussung der Zell-Zell-Kommunikation (KJELLÉN et al. 1977; KRAEMER 1971 ROBLIN et al. 1975) sowie der interzellulären Adhäsion (UNDERHILL u. DORFMAN 1978). Das Muster und der Stoffwechsel der perizellulären Proteoglykane scheint spezifisch für die verschiedenen Zellinien zu sein. Es ist bei Malignomzellen (YAMAMOTO u. TERAYAMA 1973) und virustransformierten Fibroblasten (ROBLIN et al. 1975; UNDERHILL u. KELLER 1975) und Chondrozyten (MUTO et al. 1977) verändert.

Ebenso wie die physiologischen Funktionen des Zelloberflächen-assoziierten Proteoheparansulfats noch unklar sind, ist auch der molekulare Wirkungsmechanismus noch Gegenstand intensiver Untersuchungen. Da Heparansulfat an spezifische Zelloberflächenrezeptoren mit Affinität für die Kohlenhydratketten der sulfatierten Glykosaminoglykane gebunden ist (KRAEMER 1977), werden Membran-vermittelte Änderungen des Stoffwechsels der Zellen vermutet.

2. Intrazelluläre Wirkungen

a) Transkription und Replikation

Proteoglykane und Glykoproteine wurden im Zellkern von kultivierten B 16-Maus-Myeloma-Zellen (BHAVANANDAN u. DAVIDSON 1975), Rattenleberzellen (FURUKAWA u. TERAYAMA 1977), Rattenhirnzellen (MARGOLIS et al. 1976) und Hela S_3-Zellen (STEIN et al. 1975) nachgewiesen. Ihre intranukleäre Konzentration ist gering und liegt für Hepatozytennuclei in der Größenordnung von 0,2–0,3 µg Hexuronsäure/mg DNA (FURUKAWA u. TERAYAMA 1977). In der regenerierenden Leber soll es zu einer Zunahme des nukleären Glykosaminoglykangehaltes kommen (OHNISHI et al. 1973). Das Glykosaminoglykanmuster in den Zellkernen scheint gewebeabhängig etwas zu variieren, da der vorherrschende Typ in der Rattenleber Hyaluronsäure (wenig Chondroitin-4-sulfat und Chondroitin-6-sulfat), in Myeloma-Zellen Chondroitin-4-sulfat (weniger Heparansulfat), in Hela-Zellen Chondroitinsulfat und in Rattenhirn Chondroitin-4-sulfat (weniger Chondroitin-6-sulfat, Hyaluronsäure und Heparansulfat) ist. In Anbetracht der sehr geringen nukleären Glykosaminoglykankonzentrationen, die wesentlich niedriger als die der Glykoproteine sind (BHAVANANDAN u. DAVIDSON 1975; KAWASAKI u. YAMASHINA 1972; BUCK et al. 1974; KESHGEGEIAN u. GLICK 1973) muß jedoch die Möglichkeit der Kontamination der Kernpräparation mit zytoplasmatischen Glykosaminoglykanen diskutiert werden.

Die intrazellulären Bildungsorte der nukleären Glykosaminoglykane sind ebensowenig bekannt wie der Mechanismus und die Rate ihres Abbaus. Über die funktionelle Bedeutung der intranukleären Glykosaminoglykane in vivo liegen bisher keine experimentellen Beweise vor. Die physikalischen Eigenschaften und die chemische Architektur der anionischen Polysaccharide mit ihrer Heterogenität hinsichtlich Molekülgröße (Kettenlänge), Verteilung der funktionellen Gruppen (O-Sulfat, N-Sulfat, COOH), Ladungsdichte und dem Verhältnis von O- und N-Sulfatierung prädisponieren diese Makromoleküle für eine Reihe regulatorischer Funktionen, z.B. bei der Genreplikation, der Transkription und der Kontrolle der Selektivität des Stoffaustausches zwischen Kern und Zytoplasma. So wurde vermutet, daß Glykosaminoglykane in der Kontrolle der Mitose bedeutsame Funktionen haben. Durch Heparin kommt es zur Zunahme des Kernvolumens (KRAEMER u. COFFEY 1970), zur Aktivierung der endogenen DNA-Polymerase in Rattenleberzellkernen (COOK u. AIKAWA 1973; KRAEMER u. COFFEY 1970) und zu komplexen Veränderungen der Chromatinstruktur (BORNENS 1973; KITZIS et al. 1976; TAYLOR u. COOK 1977). Der stimulatorische Effekt von Heparin auf die Transkription in isolierten Rattenleberzellkernen beruht auf einer Erhöhung der Polyribonukleotid-Elongationsrate und nicht auf einer Aktivierung inaktiver RNA-Polymerase-Moleküle (COUPAR u. CHESTERTON 1977). SCHAFFRATH et al. (1976) berichteten, daß Heparin in vitro ein kompetitiver Inhibitor der E. coli DNA-Polymerase, RNA-Polymerase und der reversen Transkriptase ist. Der K_i-Wert war abhängig von dem Sulfat/Hexosamin-Verhältnis der Glykosaminoglykane; unsulfatierte Glykosaminoglykane hatten keinen inhibitorischen Effekt (SCHAFFRATH et al. 1976). Exogen zugeführte Glykosaminoglykane beeinflussen die DNA-Synthese in isolierten Leberzellkernen unterschiedlich (FURUKAWA u. BHAVANANDEN 1982). Während Hyaluronsäure, Permatansulfat, Keratansulfat ohne Effekt waren, verursachten Chondroitin-4,6-sulfat, Heparansulfat, N-desulfatiertes Heparin eine Hemmung der DNA-Synthese (FURUKAWA u. BHAVANANDAN 1982).

Die Relevanz der genannten Ergebnisse für die Funktion der Glykosaminoglykane im Zellkern ist jedoch aus den folgenden Gründen mit Zurückhaltung zu bewerten, da 1. die Heparinkonzentrationen in den In-vitro-Systemen wesentlich höher sind, als sie in vivo gefunden wurden, 2. Heparin in den Zellkernen nicht vorzukommen scheint, 3. die Heparinwirkung in vitro stark von den ionischen Bedingungen des Testansatzes abhängig ist und 4. die Effekte der Glykosaminoglykane anstelle der in vivo präsenten nativen Proteoglykane (Proteoheparin) untersucht worden sind. Es bleibt daher weiteren Untersuchungen vorbehalten, eindeutige experimentelle Beweise für mögliche regulatorische Aufgaben der Proteoglykane bei der Replikation oder Expression-Repression des Genoms sowie der Transkription zu erbringen.

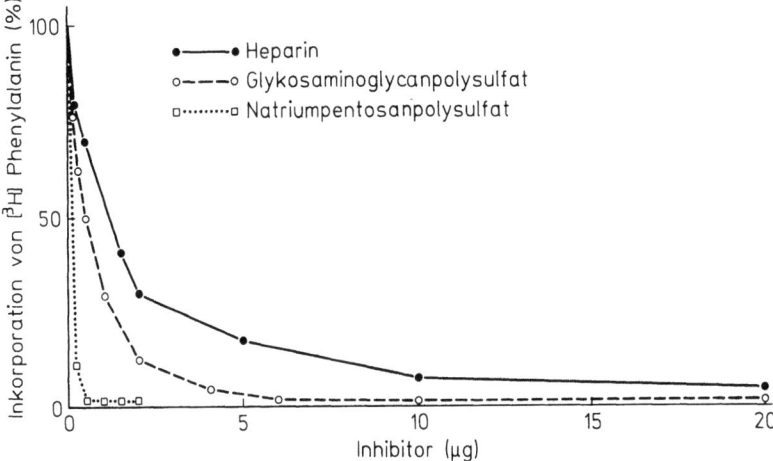

Abb. 17. Hemmung der Synthese von Polyphenylalanin durch Rattenleberribosomen in Gegenwart steigender Mengen von Heparin, Glykosaminoglykanpolysulfat (GAGPS, Arteparon) und Natrium-Pentosanpolysulfat (SPS, SP 54) im Testansatz (0,1 ml). Die Glykosaminoglykane wurden zum Zeitpunkt 0 hinzugegeben; die Inkubationsdauer war 20 min bei 37 °C. Für Details s. GRESSNER und GREILING (1977)

b) Translation

Die Interaktionen von Glykosaminoglykanen mit den Komponenten und dem Mechanismus der Proteinsynthese in vitro sind komplex. GRESSNER und GREILING (1977) haben den Einfluß verschiedener natürlicher und synthetischer Glykosaminoglykane auf den Mechanismus der Poly(U)-dirigierten Polyphenylalaninsynthese durch Rattenleberribosomen untersucht und gefunden, daß sich unter den natürlichen Glykosaminoglykanen lediglich Heparin als potenter Inhibitor (50% Hemmung bei 10 mg/l) erwies (Abb. 17). Chemisch übersulfatiertes Chondroitinsulfat (Glykosaminoglykanpolysulfat, Arteparon) war 2fach und ein weiteres synthetisches Polyanion, Natrium-Pentosanpolysulfat (SP-54) 10fach effektiver als Heparin (Abb. 17). Die Substanzen interferieren mit der Bildung des ternären Komplexes, bestehend aus Ribosomen, artefizieller mRNA (Poly U) und Phenylalanyl-tRNA, in dem sie die Bindung der mRNA an das Ribosom verhindern, wenn Phe-tRNA an dem Ribosom-Poly (U)-Komplex noch nicht gebunden ist. Weiterhin konnte gezeigt werden (GRESSNER u. GREILING 1977), daß die Struktur (das Sedimentationsverhalten) der 40 S, aber nicht die der 60 S Untereinheit der Ribosomen durch Heparin und Glykosaminoglykanpolysulfat beeinflußt wurde (Abb. 18). Die Hemmwirkung des Heparins wird auch in anderen Translationssystemen dokumentiert, z.B. bei der Translation der Globin-mRNA durch Extrakte aus Krebs-Aszites-Zellen (WALDMAN u. GOLDSTEIN 1973a, b; WALDMAN et al. 1974), bei der Poly (U)-Translation durch Ribosomen aus E. coli B (WACKER et al. 1967) und bei der endogenen, zellfreien Proteinsynthese durch Rattenleberribosomen (BERLINGUET u. NORMAND 1968). Der molekulare Wirkungsmechanismus des Heparins auf die Initiation der zellfreien Proteinsynthese ist noch ungeklärt, ähnelt jedoch dem anderer Polyanionen, z.B. Polyvinylsulfat (SHINOZAWA et al. 1968) und Dextransulfat (MIYAZAWA et al. 1967). Als direkte Effekte der Heparinwirkung

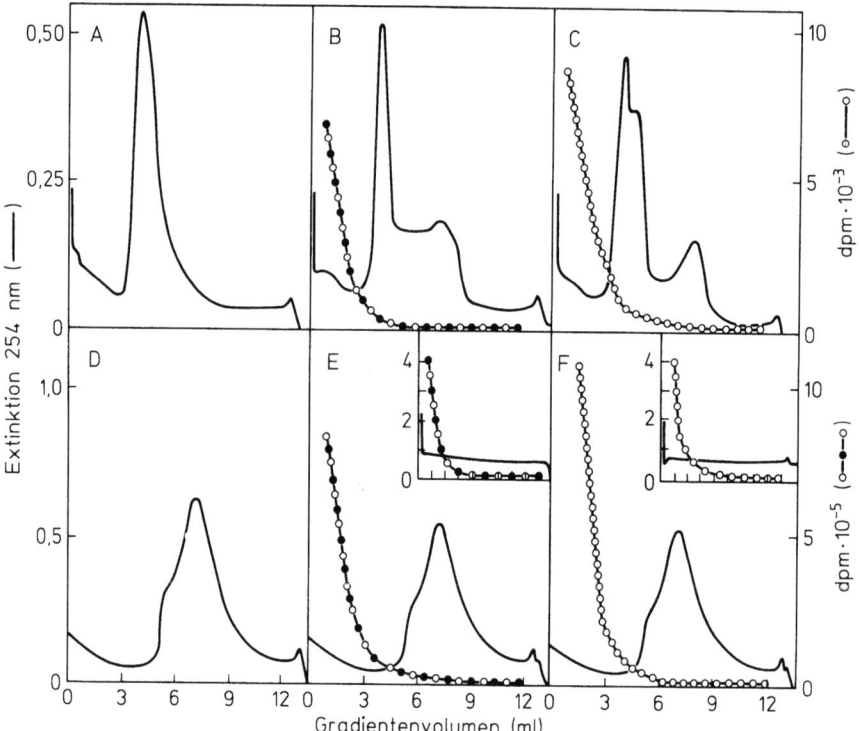

Abb. 18. Effekt und Bindung von [³H] Heparin und [³H]-Glykosaminoglykanpolysulfat auf 40 S und 60 S ribosomale Untereinheiten der Rattenleber. 40 S und 60 S ribosomale Subfraktionen wurden entweder mit 10 µg [³H] Heparin oder [³H] Glykosaminoglykanpolysulfat für 10 min bei 0 °C inkubiert und anschließend durch einen 15–30%igen (w/v) Sucrosegradienten zentrifugiert. Die Extinktion (A 254 nm) und die Radioaktivität wurden im Gradienten registriert. Für Details s. GRESSNER und GREILING (1977). *A, B, C* 40 S Untereinheit; *D, E, F* 60 S Untereinheit; *A, D* Kontrolle (ohne Zusatz); *B, E* Zugabe von [³H] Heparin; *C, F* Zugabe von [³H] Glykosaminoglykanpolysulfat. Die Einsätze in *E* und *F* geben das Sedimentationsverhalten von [³H] Heparin (*E*) und [³H] Glykosaminoglykanpolysulfat (*F*) alleine (ohne Ribosomen) an

in vitro kommen Konformations- und Strukturveränderungen der Ribosomen (HULTIN u. NÄSLUND 1975; GRESSNER u. GREILING 1977; WELLER u. MORGAN 1967a, b), Bindung von Initiationsfaktoren (WALDMAN et al. 1975) und anderer Translationsfaktoren (HRADEC u. DUSEK 1978; HRADEC u. KRIZ 1978) sowie Inhibition der Aktivität von Elongationsfaktor I (SLOBIN 1976; KOKA u. NAKAMOTO 1972) in Betracht.

Die Übertragbarkeit dieser in vitro gewonnenen Befunde auf einen möglichen regulatorischen Einfluß bestimmter Proteoglykane auf die molekularen Vorgänge der Proteinsynthese in vivo ist aus den schon vorher diskutierten Gründen fraglich. Untersuchungen mit in vivo (^{35}S)-markierten Proteoglykanen der Rattenleber haben jedoch gezeigt, daß polysomale Präparationen stets mit Heparin- und Chondroitinsulfat assoziiert sind (GRESSNER et al. 1979) und daß natives Proteoheparansulfat der Leber mit hoher Affinität an hochgereinigte 40 S und geringer an 60 S ribosomale Untereinheiten binden (GRESSNER et al. 1980). Auch in diesen Versuchen zeigt sich, daß zwischen der Heparin- und Heparansulfatwirkung und dem Effekt der Aurintricarboxylsäure (SMITH et al. 1973), einem bekannten Inhibitor der Initiation der Proteinsynthese, enge Wechselbeziehungen bestehen. Zelloberflächenpeptide, die durch milde proteolytische Behandlung von HeLa-Zellen isoliert wurden, haben sich als potente Inhibitoren der Proteinsynthese in vitro und in vivo erwiesen, was auf eine direkte Assoziation dieser Substanzen mit Mono- und Polysomen dieser Zellen zurückgeführt werden konnte (FISHER u. KOCH 1976). Ob es sich bei diesen Inhibitoren um perizelluläre Glykopeptide oder Proteoglykane handelt, ist unklar. Die zitierten Untersuchungen berechtigen zu der Annahme, daß Proteoglykane und/oder Glykoproteine potentielle Regulatoren der qualitativen oder quantitativen Proteinsynthese in eukaryonten Zellen sein können.

F. Hormonelle Einflüsse auf den Stoffwechsel des Bindegewebes

Pathobiochemische Veränderungen des Bindegewebes bei endokrinen Störungen zeigen die wichtige regulatorische Funktion der Hormone auf den Stoffwechsel dieses Gewebes. Hormone beeinflussen Synthese und Abbau von Kollagen, Elastin, Proteoglykanen und strukturellen Glykoproteinen und bestimmen somit die biologische Halbwertszeit und den absoluten Gehalt dieser Bestandteile in der Grundsubstanz des Bindegewebes. Der derzeitige Wissensstand ist häufig durch eine Fülle von nebeneinanderstehenden, meist experimentell gewonnenen Informationen und vielen Unklarheiten über den Wirkungsmechanismus gekennzeichnet. So sind die zellulären Rezeptoren der Hormonwirkung in der Regel nicht eindeutig charakterisiert, und der bewirkte Ablauf metabolischer Prozesse in der Zelle ist meistens unklar. Im Hinblick auf die im folgenden zu diskutierenden hormonellen Effekte ist weiterhin zu betonen, daß die vorliegenden Daten vorwiegend Verschiebungen der Menge als Folge veränderter Synthese und Abbauraten beschreiben. Nur wenig ist bekannt über hormonelle Einflüsse auf Molekülgröße und Molekülstruktur der Matrixbestandteile.

Grundlegende Arbeiten über dieses Gebiet sind in früheren Übersichten von DORFMAN und SCHILLER (1958), DAVIDSON (1964), BUDDECKE (1966), PRIEST (1967), ASBOE-HANSEN (1966, 1969), DEYL et al. (1976) und LIKAR et al. (1982) dargestellt.

1. Glukokortikoide

Zur Aufklärung der Glukokortikoidwirkung auf den Proteoglykan- und Kollagenstoffwechsel des Bindegewebes werden neben tierexperimentellen Untersuchungen in neuerer Zeit vor allem Zellkulturversuche eingesetzt. Die Deutung der z.T. diskrepanten Ergebnisse ist dadurch erschwert, daß häufig unphysiologisch hohe, „pharmakologische" Dosen sowie Zellen verschiedener Spezies und etablierte Zellinien für die Untersuchungen benutzt werden.

Die Applikation von Glukokortikoiden in großen Dosen führt zu Veränderungen des Bindegewebsstoffwechsels, die sich u.a. in einer Hautatropie, verzögerter Wundheilung und Osteoporose manifestieren. Schon frühere Ergebnisse aus Tierversuchen haben gezeigt, daß eine Inhibition der Kollagensynthese und nicht ein gesteigerter Abbau für diesen Effekt verantwortlich ist (SMITH 1967;

KIVIRIKKO et al. 1965). An welcher Stelle der Kollagensynthese die inhibitorische Wirkung der Glukokortikoide einsetzt, ist z.Zt. noch nicht vollständig geklärt. Prinzipiell werden 2 verschiedene Mechanismen der Glukokortikoidwirkung diskutiert:

1. verminderte Kollagenbiosynthese aufgrund einer reduzierten Prolinhydroxylierung,
2. eine generelle Hemmung aller in den Fibroblasten ablaufenden proteinsynthetischen Prozesse.

Eine verminderte Prolinhydroxylaseaktivität in kultivierten Fibroblasten bei Inkubation mit Glukokortikoiden ist von mehreren Autoren beschrieben worden (CUTRONEO u. COUNTS 1975; CUTRONEO et al. 1971; OIKARINEN 1977). Unterhydroxyliertes Kollagen besitzt nicht die thermische Stabilität des nativen Proteins (ROSENBLOOM et al. 1973; BERG u. PROCKOP 1973b), wird langsamer sezerniert und extrazellulär rascher abgebaut (BORNSTEIN 1974). Die Bildung eines unterhydroxylierten Kollagens durch Glukokortikoidwirkung wurde allerdings bisher noch nicht nachgewiesen. KRUSE et al. (1978) fanden in Zellkulturversuchen mit Granulomafibroblasten von Mäusen unter Hydrokortison eine 30–50%ige, unter Dexamethason eine 50–70%ige Inhibition der Kollagensynthese. Die Prolinhydroxylaseaktivität zeigte parallel eine Abnahme gleicher Intensität, ohne daß ein Effekt auf die Prolinhydroxylierung des Kollagens nachweisbar war. Auch der Hydroxylierungsgrad von Lysin in Sehnenkollagen von Hühnerembryonen, die mit Hydrokortison behandelt wurden, war nicht vermindert, obwohl die gesamte Hydroxyprolin- und Hydroxylysinsynthese um etwa 70% eingeschränkt war. OIKARINEN (1977) untersuchte den Effekt von Kortisol auf die Kollagensynthese in Sehnenzellen aus Hühnerembryonen und fand eine reduzierte Kollagen- und Gesamtproteinsynthese bevor eine Aktivitätsabnahme der Prolinhydroxylase, Lysinhydroxylase, Kollagen-Galaktosyltransferase und Kollagen-Glucosyltransferase nachweisbar war.

Aufgrund dieser Untersuchungen erscheint ein selektiver Effekt der Glukokortikoide auf die Hydroxylierung des Kollagens nicht wahrscheinlich. Die Verminderung auch der anderen Proteine zeigt eine generelle Inhibition der Proteinsynthese, die allerdings beim Kollagen als der größten Fraktion am deutlichsten sichtbar wird (THOMPSON u. LIPPMAN 1974; KRUSE et al. 1978). Als Ursache der Hemmung der Proteinsynthese kommen neben einer direkten Wirkung des Hormons auf der Ebene der Transkription und/oder Translation (THOMPSON u. LIPPMAN 1974), eine indirekte durch Verminderung des Substratangebotes als Folge eines eingeschränkten Transportes von Aminosäuren (NAKAGAWA u. TSURUFUJI 1972; MUROTA et al. 1976a) oder Glucose (HALLAHAN et al. 1973) in Betracht. Die charakteristische Lag-Phase der Glukokortokoidwirkung (PALMITER et al. 1976; KRUSE et al. 1978) mag der Zeit entsprechen, die für eine Änderung der mRNA-Transkription und Translation oder Abnahme des Aminosäuregehaltes in der Zelle erforderlich ist. Die Untersuchungen von MUROTA et al. (1976) zeigen eine verminderte intrazelluläre Aminosäurekonzentration unter Glukokortikoideinfluß.

Es muß darauf hingewiesen werden, daß im Gegensatz zu den meisten Invitro-Untersuchungen, die eine Hemmung der Kollagensynthese durch verschiedene Glukokortikoide gezeigt haben, von einigen Autoren in Versuchen mit kultivierten Fibroblasten eine Stimulation durch Hydrokortison und Dexamethason beschrieben wurde (HARVEY et al. 1974; NAKAGAWA et al. 1975; DOHERTY u. SAARNI 1976). Der Grund für die widersprüchlichen Ergebnisse ist vor allem in der Verwendung von Zellen verschiedener Spezies und der möglichen Entdifferenzierung kultivierter Zellen zu suchen.

Die Wirkung von Kortisol auf die Biosynthese der Glykosaminoglykane bzw. Proteoglykane in kultivierten Haut- und Synoviafibroblasten zeigt eine deutliche Dosisabhängigkeit. Bei niedrigen Konzentrationen ($1-2 \times 10^{-7}$ M) wird nur die Hyaluronatsynthese gehemmt, während eine Änderung in der Synthese der sulfatierten Glykosaminoglykane nicht nachweisbar ist (CASTOR u. DORSTEWITZ 1966; SAARNI et al. 1978). Erst bei höheren Konzentrationen ($10^{-3}-10^{-4}$ M) fällt auch die Synthese der sulfatierten Proteoglykane stark ab. ELDERS et al. (1977) stellten eine Abnahme der endogenen Proteinakzeptoren und der Xylosyltransferase-Aktivität fest.

Die erforderliche Hemmkonzentration der Kollagensynthese ist ebenfalls um das 10^2-10^3fache höher als die der Hyaluronatsynthese, wie gleichzeitige Bestimmungen der Hyaluronat- und Kollagensynthese in Untersuchungen mit verschiedenen Glukokortikoiden gezeigt haben (KARZEL u. DOMENJOZ 1969; EBERT u. PROCKOP 1967; SAARNI u. HOPSU-HAVU 1977). Möglicherweise wirken niedrige, physiologische Kortisolkonzentrationen regulierend auf die Aktivität der Hyaluronatsynthetase in vivo, wobei aufgrund der kurzen Halbwertszeit des Enzyms rasche Änderungen in der Hyaluronatsynthese möglich sind (SAARNI 1978). Der Effekt bei unphysiologisch hohen Konzentrationen ist wahrscheinlich auf eine allgemeine Hemmung biosynthetischer Prozesse in der Zelle zurückzuführen.

2. Schilddrüsenhormone

Die In-vivo-Untersuchungen über den Einfluß der Schilddrüsenhormone Thyroxin und Trijodthyronin auf den Bindegewebsstoffwechsel wurden vor allem mit hypothyreoten Versuchstieren durchgeführt, wobei die unter Hormonmangel und bei Substitution auftretenden Veränderungen in Synthese, Abbau und Zusammensetzung der Bindegewebsbestandteile gemessen wurden. Dabei zeigte sich einmal, daß der Stoffwechsel des Kollagens, des Elastins und der verschiedenen Glykosaminoglykan-Typen voneinander unabhängige Prozesse sind, d.h. durch dasselbe Hormon in verschiedener Weise beeinflußt werden kann, zum anderen, daß die Lokalisation des Bindegewebes im Organismus für die qualitativen und quantitativen Veränderungen von entscheidender Bedeutung ist.

Ein Thyroxinmangel führt in der Haut und dem Knorpel zu einer Zunahme der Gesamtglykosaminoglykane bei gleichzeitiger Verlangsamung der Umsatzrate. Ein umgekehrtes Verhalten wird unter Thyroxineinfluß nachgewiesen (KAPLAN u. MEYER 1960; KING et al. 1962). Die Differenzierung der Glykosaminoglykan-Typen ergab, daß die Akkumulation der Gesamtglykosaminoglykane im Bindegewebe bei hypothyreoten Ratten (Thiouracil-Behandlung) auf eine Hyaluronatvermehrung (ca. 30%) zurückzuführen war, während der Chondroitinsulfatgehalt dagegen um 35% abnahm. Tracer-Versuche haben gezeigt, daß die Syntheserate des Hyaluronats unverändert ist, der Abbau aber verzögert, so daß ein Konzentrationsanstieg resultiert (SCHILLER 1961; SCHILLER et al. 1962).

Mehrere tierexperimentelle Untersuchungen lassen vermuten, daß die Schilddrüsenhormone zu wichtigen hormonellen Regulationsfaktoren des Bindegewebsstoffwechsel in der Gefäßwand gehören, obwohl die Ergebnisse häufig widersprüchlich sind (Übersicht bei KUNZ 1975). In der Mehrzahl wurde die zu erwartende Mengenzunahme der Gesamtglykosaminoglykane in der Gefäßwand bei Thyroxinmangel nicht beschrieben. Es überwiegen die Angaben, die für eine Verminderung der sulfatierten Glykosaminoglykane in der Gefäßwand sprechen. Heparansulfat war bei thyreostatisch behandelten Ratten in der Aorta am stärksten herabgesetzt (ALPER u. RUEGAMER 1969). BROSNAN et al. (1973) fanden in verschiedenen Segmenten der Aorta hypophysektomierter Hunde einen Abfall aller sulfatierter Glykosaminoglykan-Typen, einen unveränderten Gehalt von Hyaluronat und Kollagen sowie einen Anstieg des Elastin- und DNA-Gehaltes. Unter Thyroxineinfluß kehrten der Chondroitinsulfat-, Dermatansulfat-, Elastin- und DNA-Gehalt in den Normbereich zurück, während der Hyaluronat- und Kollagengehalt in den thorakalen und abdominalen Segmenten abnahm, nicht dagegen im Aortenbogen.

Eine synergistische Wirkung von Thyroxin und Somatotropin ist seit längerem bekannt. Thyroxin allein steigert bei hypophysektomierten Ratten das Wachstum des Epiphysenknorpels, besitzt aber zusammen mit Somatotropin, dessen Wirkung durch die Bildung von Somatomedinen vermittelt wird (s. unten), einen maximalen Effekt (THORNGREN u. HANSSON 1973). Die Untersuchungen von AUDHYA et al. (1976) haben gezeigt, daß Trijodthyronin und auch in geringerem Maße Thyroxin in vitro die Glykosaminoglykan- und Proteoglykansynthese im Sternum von Hühnerembryonen stimulieren. Das Verteilungsmuster der Glykosaminoglykane blieb dabei unverändert. Allerdings war eine inverse Beziehung zwischen Molekülgröße des Chondroitinsulfats einerseits und Syntheserate andererseits nachweisbar, derart daß eine Verdopplung der Syntheserate zu einer Reduktion der Kettenlänge um 15% führte. Das mittlere Molekulargewicht des neu synthetisierten Chondroitinsulfats wurde mit ca. 25000 ermittelt. Durch normales Serum und den „insulin-like growth factor" (IGF), aber nicht durch Serum von hypophysektomierten Ratten und Somatotropin, wird der stimulierende Effekt von Trijodthyronin um ein Mehrfaches gesteigert (AUDHYA u. GIBSON 1975; FROESCH et al. 1976).

Grundsätzlich kann die Wirkung des Trijodthyronins an zwei Stellen ansetzen, einmal durch Steigerung der Coreproteinsynthese der Proteoglykane, zum anderen durch Beschleunigung des Transportes vom rauhen endoplasmatischen Retikulum durch den Golgi-Apparat, wo die Glykosylierung und Sulfatierung erfolgt, in den Extrazellulärraum. Die Tatsache, daß bei Blockierung der Proteinsynthese durch Puromycin oder Zycloheximid und Anwesenheit eines exogenen Akzeptors wie p-Nitrophenyl-β-xylosid, der Einbau von $^{35}SO_4$ in Chondroitinsulfat durch Trijodthyronin nicht gesteigert wird, spricht gegen eine direkte Wirkung der Schilddrüsenhormone auf den Golgi-Apparat (AUDHYA u. GIBSON 1976). Allerdings haben In-vivo-Untersuchungen von SCHILLER (1976) gezeigt, daß bei thyreodektomierten Ratten die Xylosyltransferase-Aktivität im Rippenknorpel vermindert ist, so daß ein Einfluß der Schilddrüsenhormone auf die Synthese der Bindungsregion der Proteoglykane wahrscheinlich ist. Die bisherigen Ergebnisse deuten darauf hin, daß Trijodthyronin vor allem die Bildung des Proteincores stimuliert, was eine Zunahme der natürlichen Proteinakzeptoren zur Folge hat. Die Initiierung der Kettenneubildung scheint in stärkerem Maß anzusteigen als die der Kettenelongation, sichtbar auch an der geringeren mittleren Kettenlänge des neu synthetisierten Chondroitinsulfats.

Die Thyroxinwirkung auf die Proteoglykansynthese erfolgt gegenüber der Trijodthyroninwirkung verzögert und abgeschwächt (AUDHYA u. GIBSON 1975). Eine direkte Thyroxinwirkung ist fraglich, vielmehr scheint sie an eine intrazelluläre Bildung von Trijodthyronin gebunden zu sein. Thyroxin kann als Prohormon betrachtet werden, das vor allem in der Leber durch enzymatische Monodejodierung entweder zu L-3,5,3'-Trijodthyronin (T_3) aktiviert wird oder in das metabolisch inaktive Isomer L-3,3',5-Trijodthyronin (reverse T_3) umgewandelt wird. Die gegenüber dem Blutserum doppelt so hohe reverse T_3-Konzentration in der Synovialflüssigkeit deutet darauf hin, daß eine enzymatische Thyroxinkonversion auch im peripheren Bindegewebe erfolgt (KLEESIEK et al. 1980). In Versuchen mit kultivierten bovinen Gelenkchondrozyten stimulieren T_3 und T_4 die Proteochondroitinsulfatsynthese. Reverse T_3 und $3',5'$-T_2 scheinen durch Hemmung der stimulierenden T_3-Wirkung im Entzündungsstoffwechsel eine regulatorische Funktion zu besitzen (KLEESIEK 1981; KLEESIEK et al. 1981).

Abhängig von der Konzentration zeigen die Schilddrüsenhormone eine anabole oder katabole Wirkung auf den Kollagenstoffwechsel. Eine optimale Kollagenbildung ist unter physiologischen Thyroxinkonzentrationen gewährleistet, Bei hypothyreoten Versuchstieren wurde eine verzögerte Bildung der Kollagenmatrix des Knochens (DETENBECK u. JOWSEY 1969) und eine Abnahme der löslichen und unlöslichen Kollagenfraktionen in der Haut (KIVIRIKKO et al. 1967) festgestellt. Die Gabe von physiologischen Thyroxindosen normalisiert die hypothyreote Kollagensynthese (KIVIRIKKO et al. 1967; VALAVAARA et al. 1968), während erhöhte Thyroxindosen zu einer Abnahme der Kollagenbildung führen (VAES u. NICHOLS 1962; MIKKONEN et al. 1966; FINK et al. 1967; KIVIRIKKO et al. 1963, 1967).

Tracer-Versuche mit ^{14}C-Prolin haben ergeben, daß der Kollagenabbau bei Hypothyreose verlangsamt und bei Hyperthyreose beschleunigt ist (KIVIRIKKO u. LAITINEN 1965; LAITINEN 1967; KIVIRIKKO et al. 1967). Thyroxin besitzt einen stimulierenden Effekt auf den Abbau der löslichen und unlöslichen Kollagenfraktionen (KIVIRIKKO et al. 1967).

3. Somatotropin und Somatomedine

Die in vivo beobachteten Stoffwechselwirkungen des Somatotropins (STH) sind nur z.T. durch das Hormon selbst bedingt. So wird die Wirkung auf das Skelettwachstum durch sog. Wachstumsfaktoren, die unter dem Einfluß des STH gebildet werden, vermittelt. Dazu zählen eine Gruppe von niedermolekularen Polypeptiden: die Somatomedine A, B und C, die im Plasma mehrerer Spezies und verschiedenen menschlichen Geweben (z.B. Knorpel, Muskel) nachgewiesen wurden, der „insulin-like growth factor" (IGF-I, IGF-II) im menschlichen Plasma, auch als „non-suppressible insulin-like activity" (NSILA) bezeichnet, und die „multiplication stimulating activity" (MSA), ein Wachstumsfaktor, der aus Kälberserum isoliert wurde. Bei den genannten Wachstumsfaktoren handelt es sich um Hormone im eigentlichen Sinne, d.h. der Wirkungsort ist vom Syntheseort verschieden und wird von dem Hormon über den Blutweg erreicht, im Gegensatz zu mehreren, kürzlich in verschiedenen Geweben entdeckten, wachstumsfördernden Substanzen, die diese Kriterien nicht erfüllen. Die schnelle Entwicklung auf diesem Gebiet der Forschung hat zu einer Vielzahl von einzelnen Informationen geführt, deren Einordnung in ein Gesamtbild zur Zeit noch erschwert ist. In Übersichtsarbeiten von VAN WYK et al. (1974), LUFT und HALL (1975), GOSPODAROWICZ und MORAN (1976), CHOCHINOV und DAUGHADAY (1976) sowie PHILLIPS et al. (1980) ist die umfangreiche Literatur zusammenfassend dargestellt.

Der Einfluß von Wachstumsfaktoren auf Bindegewebszellen besteht allgemein in einer Zunahme der Zellgröße, Steigerung der Proliferationsrate und Aktivierung der Synthese von Matrixbestandteilen. In Tabelle 12 sind wesentliche Effekte der einzelnen Wachstumsfaktoren auf den Bindegewebsstoffwechsel zusammengestellt.

Tabelle 12. Der Effekt von Somatomedinen, IGF ("insulin-like growth factor") und MSA ("multiplication stimulating activity") auf den Stoffwechsel von Bindegewebszellen

	Somatomedin			IGF	MSA
	A	B	C		
Steigerung des $^{35}SO_4$-Einbaus in Knorpelproteoglykane	↑ (1, 2, 3)	↓ (6, 9)	↑ (12)	(↑) (14)	
Mitogene Wirkung auf Bindegewebszellen in vitro		↑ (11)	↑ (13)	↑ (15)	↑ (18, 19)
Insulin-ähnliche Wirkung	↑ (4, 5)	↓ (10)	↑ (12)	↑ (16)	(↑) (21)
Abhängigkeit von Somatotropin	↑ (6, 7, 8)	↑ (9)	↑ (12)	↑ (17, 22)	↑ (20)

(1) Sievertsson et al. 1975; (2) van Wyk et al. 1975; (3) Fryklund et al. 1974; (4) Megyesi et al. 1975; (5) Hall et al. 1975; (6) Takano et al. 1975; (7) Hall 1971; (8) Hall und Olin 1972; (9) Yalow et al. 1975; (10) Fryklund und Sievertsson 1978; (11) Westermark und Wasteson 1975; (12) van Wyk et al. 1974; (13) Froesch et al. 1976; (14) Rinderknecht und Humbel 1976; (15) Froesch et al. 1975; (16) Zingg und Froesch 1973; (17) Smith u. Temin 1974; (18) Mc Keehan et al. 1978; (19) Cohen et al. 1975; (20) Rechler et al. 1977, 1978; (21) Heinrich et al. 1978

Somatomedine

Die Beobachtung, das normales Rattenserum den $^{35}SO_4$-Einbau in Knorpel von hypophysektomierten Ratten stimuliert, während Serum von hypophysektomierten Ratten auch bei Anwesenheit von STH keinen Effekt zeigt, führte zur Entdeckung des „sulfation factor" (Salmon u. Daughaday 1957), der später in Somatomedin umbenannt wurde, um seine intermediäre Bedeutung bei der Übermittlung der Somatotropinwirkung zu kennzeichnen (Daughaday et al. 1972). Die Somatomedinkonzentration im Plasma wird durch Synthese in der Leber und Abbau in der Niere kontrolliert (Schimpff et al. 1976; Uthne et al. 1978).

Die Stimulierung der Proteoglykansynthese im Knorpelgewebe durch Somatomedin ist durch viele In-vitro-Untersuchungen bei einer Reihe von Spezies belegt (van den Brande et al. 1978; Shapiro u. Pimstone 1977). Die Bestimmung der Somatomedinaktivität im Serum mit Hilfe des Bioassays basiert auf diesem Effekt. Auch andere anabole Prozesse, z.B. die Kollagensynthese, werden durch Stimulation der DNA- und Proteinsynthese sowie Zellproliferation in Chondrozyten, Fibroblasten und Gliazellen aktiviert (Salmon u. du Vall 1970; Lebovitz u. Eisenbarth 1975; Westermark u. Wasteson 1975; Ashton u. Francis 1977).

Die zelluläre Wirkung der Somatomedine erfolgt wahrscheinlich über eine spezifische Bindung an Rezeptoren der Plasmamembran der Zelle (Marshall et al. 1974; Takano et al. 1976), wodurch eine Reaktionskette in Gang gesetzt wird, die zu der positiven „pleiotypischen" Reaktion führt. Das Ausmaß der Reaktion ist abhängig von Zahl und Empfindlichkeit der Rezeptoren und wird beeinflußt von Alter, Geschlecht, Gesundheitszustand und Interaktionen durch andere Hormone. Einige Ergebnisse deuten darauf hin, daß die Somatomedine mit Insulin um Bindungsstellen am Rezeptor konkurrieren (Hintz et al. 1972).

Die Inhibition der Somatomedinwirkung durch Glukokortikoide (KERET et al. 1976), ist möglicherweise auch auf die Ähnlichkeit intrazellulärer Bindungsstellen für Somatomedin mit denen für Steroide zurückzuführen.

Abweichend von den Somatomedinen A und C, die eine weitgehend ähnliche metabolische Wirkung zeigen, ist mit gereinigtem Somatomedin B eine Stimulation des $^{35}SO_4$-Einbaus in Knorpelzellen nicht möglich (YALOW et al. 1975). Die Analyse der Primärstruktur dieses Polypeptids ergab keine Verwandtschaft mit Insulin oder bekannten Wachstumsfaktoren (FRYKLUND et al. 1978). Allerdings ist ein mitogener Effekt auf andere Bindegewebszellen, z.B. menschliche embryonale Fibroblasten und Gliazellen, nachweisbar (WESTERMARK u. WASTESON 1975).

Die „non-suppressible insulin-like activity" im Serum ist an zwei niedermolekulare Polypeptide gebunden, deren Primärstruktur eine teilweise Ähnlichkeit mit der α- und β-Kette des Insulins zeigt (RINDERKNECHT u. HUMBEL 1976; HUMBEL u. RINDERKNECHT 1978). Die Aminosäurensequenz und immunologischen Eigenschaften sprechen dafür, daß IGF-I mit Somatomedin C identisch ist (VAN WYK et al. 1980; HINTZ et al. 1981).Die Bildung von IGF erfolgt unter dem Einfluß des STH (HEINRICH et al. 1978).

Die Stimulation des $^{35}SO_4$-Einbaus in Kükenknorpel durch IGF scheint von der Anwesenheit eines weiteren Serumfaktors abhängig zu sein, wie Untersuchungen mit gereinigten Präparaten ergaben (FROESCH et al. 1976). IGF beeinflußt vor allem das Wachstum von Fibroblasten (Stimulation der DNA-Synthese, Steigerung der Zellteilungsrate). Spezifische Rezeptoren für IGF in embryonalen Hühnerfibroblasten wurden nachgewiesen (ZAPF et al. 1975).

Außer den Somatomedinen und Somatomedin-ähnlichen Hormonen sind mehrere wachstumsregulierende Substanzen aus verschiedenen Geweben isoliert worden, deren physiologische oder pathologische Bedeutung zur Zeit noch unklar ist.

4. Insulin

Die Insulinwirkung auf den Knorpel ist aufgrund der teilweisen Übereinstimmung im molekularen Aufbau mit dem IGF von einigen Autoren untersucht worden. Hohe Insulinkonzentrationen bewirken eine Stimulation der DNA-, RNA- und Proteinsynthese (SALMON et al. 1968) und des ^{35}S-Sulfateinbaus in die Proteoglykane des Knorpels (HALL u. UTHNE 1971). Der stimulatorische Effekt des Insulins auf das Knorpelgewebe ist an die Anwesenheit aller essentiellen Aminosäuren gebunden (BEUTTEL et al. 1977).

Die enge Wechselbeziehung zwischen Glukosestoffwechsel des Gesamtorganismus und Glykosaminoglykanstoffwechsel im Bindegewebe wurde schon durch Untersuchungen von DORFMAN und SCHILLER (1958) deutlich gemacht. Mit Hilfe verschiedener Stoffwechselvorstufen (^{14}C-Acetat, ^{14}C-Glucose, ^{35}S-Sulfat) stellten sie bei alloxandiabetischen Ratten in der Haut eine Verlängerung der Halbwertszeit von Hyaluronat auf 4,5 Tage (Kontrolle 2,6 Tage) und Chondroitinsulfat auf 20,9 Tage (Kontrolle 11,0 Tage) fest. Die verlangsamte Synthese führte zu einer Abnahme des Absolutgehaltes von Hyaluronat (80%) und Chondroitinsulfat (30%). Die Tatsache, daß bei Kontrolltieren im Hungerzustand diese Veränderungen in der Haut nicht nachweisbar waren, spricht für die hormonelle Spezifität der Ausfallserscheinungen.

5. Parathyrin, Kalzitonin, D-Hormone

Die Stoffwechselaktivität des Knochengewebes ist durch einen ständigen Umbau gekennzeichnet. Bei der Aufrechterhaltung des Gleichgewichtes zwischen Synthese der organischen Matrix (Kollagen, Proteoglykane, strukturelle Glykoproteine) durch Osteoblasten, Mineralisationsvorgängen (Bildung von Apatitkristallen) durch Osteozyten und Knochenabbau durch Osteoblasten spielen hormonelle Regulationsmechanismen eine wesentliche Rolle (Übersicht bei FISCHER u. BINSWANGER 1978). Unter den Hormonen, die direkt oder indirekt den Stoffwechsel des Knochengewebes beeinflussen, besitzen Parathyrin (PTH), Kalzitonin und die D-Hormone [25-Hydroxycholecalciferol (25-HCC, Bildung aus Cholecalciferol in der Leber), 1,25-Dihydroxycholecalciferol (1,25-DHCC, Bildung in der Niere aus 25-HCC) und 24,25-Dihydroxycholecalciferol (24,25-DHCC, Bildung in der Niere und wahrscheinlich in Knochen und Knorpel aus 25-HCC)] eine besondere Bedeutung.

Im Vordergrund der PTH-Wirkung stehen die Förderung der Knochenresorption und der dadurch bedingte Anstieg der Kalziumkonzentration im Blut. Kalzitonin wirkt antagonistisch durch Hemmung der Knochenresorption und Senkung der Kalziumkonzentration im Blut. Beide Hormone beeinflussen die Knochenresorption über zelluläre Rezeptoren durch Aktivierung der Adenylatzyklase. In-vitro-Versuche zeigten eine Zunahme der cAMP-Konzentration im Knochengewebe unter PTH- und Kalzitoninwirkung (CHASE et al. 1969; HEERSCHE et al. 1974). Ein deutlicher Anstieg der cAMP-Konzentration im Plasma wurde in vivo bei PTH- und Kalzitonininfusionen in Ratten vor Auftreten der Hyper- bzw. Hypokalziämie festgestellt (NAGATA et al. 1975a, b).

Die bisherigen Untersuchungen sprechen dafür, daß PTH stimulierend auf Osteoklasten und hemmend auf Osteoblasten wirkt. So wird in Gewebekulturen von Knochengewebe vorher inkorporiertes ^{45}Ca nach Zugabe von PTH wieder abgegeben (KLEIN u. RAISZ 1971). Auch die Zahl der Osteoklasten im Knochengewebe nimmt unter PTH-Wirkung zu (HOLTROP et al. 1978).

Kalzitonin scheint die Osteoklastentätigkeit zu hemmen. LUBEN et al. (1976) haben kultivierte Knochenzellen, die aus der Mauscalvaria isoliert wurden, in zwei Zellpopulationen mit Merkmalen von Osteoklasten und Osteoblasten differenziert. PTH wirkte auf den Stoffwechsel der „Osteoklasten"-Population stimulierend (Steigerung der Hyaluronatsynthese und Aktivität der sauren Phosphatase), auf den der „Osteoblasten"-Population hemmend (Verminderung der Zitrat-Dekarboxylierung und Abnahme der Aktivität der Prolinhydroxylase und sauren Phosphatase). Kalzitonin zeigte eine Hemmung der stimulierenden PTH-Wirkung auf die „Osteoklasten"-Population und hatte keinen Effekt auf den Metabolismus der „Osteoblasten"-Population. Eine sichere Förderung der Knochenneubildung durch Kalzitonin konnte bisher nicht nachgewiesen werden. Die Hemmung der Knochenresorption durch Kalzitonin allein bewirkt eine Retention von Kalzium im Knochen, die zur Hyperostose führen kann und eine Senkung der Kalziumkonzentration im Plasma zur Folge hat.

Die Beobachtung, daß die Hyaluronatsynthese im Knochengewebe, wahrscheinlich in Osteoklasten, durch PTH und auch cAMP stimuliert wird, deutet auf eine bisher unklare Rolle dieses Glykosaminoglykans bei der Knochenresorption hin (SEVERSON 1978). Die Ergebnisse von LUBEN und COHN (1976) sprechen für eine enge Verbindung zwischen Hyaluronatsynthese und Kalziumfreisetzung, da die PTH-induzierte Hyaluronatsynthese und Demineralisation in Knochenkulturen rasch abnehmen, wenn Kalzitonin hinzugegeben wird.

Die Rolle lysosomaler Enzyme bei der Knochenresorption geht schon aus den Untersuchungen von VAES (1968) hervor, der in vitro unter der Stimulation der Knochenresorption mit Parathyreoidea-Extrakt eine Freisetzung mehrerer saurer Hydrolasen beobachtete. Die gleiche Wirkung wurde mit Dibutyryl-cAMP erzielt. Eine verminderte Abgabe lysosomaler Enzyme fand sich bei der Hemmung der Knochenresorption durch Kalzitonin (VAES 1972). Neuere Untersuchungen von EILON und RAISZ (1978) mit kultiviertem Knochengewebe von fetalen Ratten zeigten, daß die Freisetzung von β-Glucuronidase, β-N-Acetylglucosaminidase und Kathepsin D unter PTH- und Prostaglandin E_2-Wirkung der Abgabe von ^{45}Ca vorausgeht und zusammen mit der ^{45}Ca-Mobilisierung durch Kalzitonin und Kortisol gehemmt wird. Die Kalzium- und Kollagenmobilisierung in der Knochengrundsubstanz scheint an einen vorherigen Abbau der Proteoglykane durch lysosomale Enzyme gebunden zu sein. Gleichzeitig führt eine Steigerung der anaeroben Glykolyse durch vermehrte Bildung und Abgabe von Laktat zu einer Erhöhung der Wasserstoffionenkonzentrationen im Extrazellulärraum.

Cholecalciferol (Vitamin D_3) ist der Präkursor von Hormonen, deren Wirkung auf den Knorpel in der Wachstumszone des Knochens durch In-vivo-Beobachtungen belegt ist. Vitamin D_3-Mangel hat eine Proliferation der Knorpelzellen und eine Störung der Kalzifikation der Knorpelmatrix zur Folge. Die Gabe von Vitamin D_3 führt zu einer Steigerung der Mineralisierung der Grundsubstanz und Kalziummobilisation aus den Knochen. Dabei zeigen In-vitro-Versuche, daß dieser Effekt nicht durch Vitamin D_3 direkt erfolgt, sondern an die Bildung der Metabolite gebunden ist, von denen besonders 1,25-DHCC eine metabolisch aktive Form darstellt (KODICEK 1974; NORMAN u. HENRY 1974; DELUCA 1976). 1,25-DHCC bewirkt im Knochengewebe eine verstärkte Ca-Freisetzung, 25-HCC ist etwa 100mal weniger aktiv und Vitamin D_3 inaktiv (RAISZ et al. 1972).

Für den Einfluß der D-Hormone auf den Stoffwechsel der Proteoglykane, deren Menge in der Wachstumszone des Knochens von der Ruhezone zur hypertrophischen Zone hin ansteigt und an der Kalzifikationsgrenze abfällt (PITA et al. 1970), sprechen mehrere Untersuchungen. So wurde mit autoradiographischen Methoden bei Rachitis eine starke Zunahme der $^{35}SO_4$-Markierung in der Reifungszone unter D-Hormonwirkung nachgewiesen. Als besonders aktiv erwies sich das 24,25-DHCC, das in neueren Untersuchungen von CORVOL et al. (1978) mit kultivierten Chondrozyten aus der Wachstumszone des Kaninchenknochens einen stimulierenden Effekt auf den $^{35}SO_4$-Einbau in die Proteoglykane bei niedrigeren Konzentrationen zeigte als das 1,25-DHCC. GARABEDIAN et al. (1978) wiesen nach, daß 24,25-DHCC, außer in der Niere, auch im Knorpel- und Knochengewebe aus 25-HCC gebildet wird. Die Parathormon-induzierte Stimulation lysosomaler Enzyme im Knochengewebe wird in vitro durch geringe Konzentrationen ($2,5 \cdot 10^{-12}$ mol/l) von 24,25-DHCC gehemmt (GARABEDIAN et al. 1978).

6. Sexualhormone

Die Abhängigkeit der Sexualhormonwirkung von Geschlecht, Gewebeart und Spezies kommt auch in den unterschiedlichen Ergebnissen zum Ausdruck, die über den Einfluß dieser Steroidhormone auf den Metabolismus der Bindegewebskomponenten berichtet werden.

Die Kollagenbildung soll beim männlichen Geschlecht ausgeprägter sein als beim weiblichen. So wird berichtet, daß der Einbau von ^{14}C-Lysin in Granulationsgewebe (Schwamm-Granulom) bei Frauen geringer ist als bei Männern (BOUCEK u. NOBLE 1961). Nach TAUBENHAUS (1952) hemmen Östrogene die Kollagensynthese und die Bildung des Granulationsgewebes. Zu anderen Ergebnissen kommen BAVETTA et al. (1962) sowie ROBERTSON und SANBORN (1958), die einen stimulierenden Effekt der Östrogene auf die Kollagenbildung im Granulationsgewebe (Carrageenin-Granulom) fanden. Auch von KAO et al. (1965) wird eine Zunahme des ^{14}C-Lysin-Einbaus in Kollagen des Carrageenin-Granuloms beschrieben.

Mehrere tierexperimentelle Untersuchungen mit Ratten zeigen eine Abnahme des Kollagengehaltes in der Haut unter Östradiolwirkung (SOBEL 1953; SMITH u. ALLISON 1966a, b, c). Auch die Synthese von Kollagen in Hauttransplantaten wird durch Östrogene gehemmt (YANG et al. 1973). Tracer-Versuche mit ^{14}C-Prolin von HENNEMANN (1971) sprechen für eine eingeschränkte Kollagenbiosynthese und einen verstärkten Kollagenabbau in der Haut nach der Gabe von Östradiol.

Das gehäufte Auftreten der Osteoporose nach der Menopause läßt einen Einfluß des Östrogens auf die Knochenresorption vermuten. Aus verschiedenen In-vivo-Versuchen geht hervor, daß Östrogene die Knochenresorption hemmen (SMITH u. ALLISON 1966a, b; HENNEMAN 1968, 1970; RIGGS et al. 1969; YOSHIKAWA et al. 1974). Die gesteigerte Hydroxyprolinausscheidung im Urin unter Somatotropin-, Thyrotropin- und Thyroxinwirkung wird bei Männern durch die Gabe von Östradiol herabgesetzt (KATZ u. KAPPAS 1968). Aufgrund von In-vitro-Versuchen mit Knochengewebe aus Mäusen nahmen ATKINS et al. (1972) an, daß Östradiol direkt die PTH-Wirkung auf Osteoklasten inhibiert. Allerdings sind unphysiologisch hohe Östradiolkonzentrationen notwendig, um in Zellkulturversuchen mit fetalen Rattenknochenzellen die PTH-induzierte cAMP-Erhöhung zu hemmen (CHEN u. FELDMAN 1978). Die Untersuchungen von CAPUTO et al. (1976) zeigen, daß physiologische Östradiolkonzentrationen keinen inhibitorischen Effekt auf die PTH-induzierte Knochenresorption besitzen. Auch wurden keine Östradiolrezeptoren in Rattenknochen nachgewiesen (CHEN u. FELDMAN 1978).

Wahrscheinlich erfolgt die in vivo nachgewiesene Hemmung der Knochenresorption durch Östrogene auf indirektem Weg über eine Regulation der 1,25-DHCC-Synthese durch die 25-Hydroxycholecalciferol-1-hydroxylase in der Niere (KENNY 1976; CASTILLO et al. 1977).

Androgene besitzen allgemein einen anabolen Effekt auf die Proteinsynthese. So wurde in Tierversuchen mit männlichen Ratten eine gesteigerte Kollagensynthese in Haut und Femur nachgewiesen (KÜHN et al. 1962; SMITH u. ALLISON 1965; DEYL et al. 1972). FISCHER und SWAIN (1978) untersuchten die Wirkung von Östradiol und Testosteron auf den Kollagen- und Elastinstoffwechsel in der Aorta der männlichen Ratte und stellten bei jüngeren Tieren einen rascheren Umsatz des Elastins fest. Vor allem Östradiol, aber auch in geringerem Maß Testosteron beschleunigten den Abbau von Elastin und Kollagen im aortalen Bindegewebe. Bei fehlendem Einfluß der Sexualhormone war der Umsatz dieser Bindegewebskomponenten deutlich verlangsamt. Schon frühere Untersuchungen des aortalen Bindegewebes bei Küken (CEMBRANO et al. 1960) und Ratten (WOLINSKY 1973) haben ergeben, daß Östradiol die Akkumulation von Elastin und Kollagen herabsetzt.

Es wird vermutet, daß Veränderungen des Bindegewebstoffwechsels in der Gefäßwand unter dem Einfluß der Sexualhormone eine wesentliche Bedeutung bei der Arteriosklerosebildung zukommt. Das Risiko der Arteriosklerosebildung ist nach der Menopause und Ovariektomie stark erhöht.

Eine Abhängigkeit des Glykosaminoglykanstoffwechsels in der Gefäßwand von der Sexualhormonwirkung wurde von mehreren Autoren beschrieben (HASTINGS et al. 1968; KREITZMAN u. PHELPS 1967). LIKAR et al. (1965) fanden bei Rindern, daß der Glykosaminoglykangehalt zyklusabhängig nur im inneren Drittel der Aortenwand variiert. Die Zunahme des Glykosaminoglykangehaltes korrelierte mit der FSH- und Östrogenkonzentration im Serum. Der Anteil der nicht sulfatierten Glykosaminoglykane war am niedrigsten bei hohen Progesteronkonzentrationen. Von SIREK et al. (1977) werden die unterschiedlichen Reaktionen der Aortensegmente und Koronararterien auf die Sexualhormonwirkung herausgestellt. Bei hypophysektomierten Hunden führte die Gabe von Östradiol zu einer Verdopplung des vorher verminderten Hyaluronatgehaltes besonders in der abdominellen Aorta. Testosteron bewirkte einen Anstieg von Chondroitinsulfat in den Normbereich in den thorakalen und abdominellen Segmenten. Östradiol, Testosteron und Progesteron steigerte in den Koronararterien den Heparansulfatgehalt, in der thorakalen Aorta den Dermatansulfatgehalt.

Andere Ergebnisse berichten ALPER und RUEGAMER (1969), die keinen Einfluß von Östradiol und Testosteron auf den Glykosaminoglykangehalt in der Rattenaorta feststellten.

Eine Zunahme des Hyaluronatgehaltes in der Haut des Kaninchens (DAVIDSON u. SMALL 1963a) und der Ratte (USUI et al. 1977) unter Testosteron- und vor allem 17β-Östradiolgabe wurde nachgewiesen. Von DAVIDSON und SMALL (1963a, b) wurde eine Wirkung dieser Sexualhormone auf die biologischen Halbwertszeiten der verschiedenen Glykosaminoglykan-Typen in Haut und Nucleus pulposus des Kaninchens beschrieben. Danach ist die biologische Halbwertszeit des Dermatansulfats in der Haut unter Testosteronwirkung verlängert, unter Östrogenwirkung verkürzt. Die biologische Halbwertszeit des Hyaluronats wurde unter Testosteronwirkung ebenfalls verkürzt. Im Nucleus pulposus sollen Testosteron und Östrogen die biologische Halbwertszeit des Keratansulfats verkürzen. Östrogen bewirkte hier eine Verlängerung der biologischen Halbwertszeit des Chondroitin-6-sulfats. Insgesamt führten Testosteron und Östrogen zu Veränderungen des Glykosaminoglykanstoffwechsels in Richtung einer „Gewebsverjüngung".

Der Einfluß vieler Hormone auf den Stoffwechsel des Bindegewebes ist weniger gut oder nicht untersucht worden. In Tabelle 13 sind die wesentlichen Effekte der oben besprochenen Hormone auf den Glykosaminoglykan-, Proteoglykan-, Kollagen- und Elastinstoffwechsel zusammengefaßt.

Tabelle 13. Hormonelle Effekte auf den Stoffwechsel der Bindegewebskomponenten. *IGF* insulin-like growth factor, *MSA* multiplication stimulating activity, *DS* Dermatansulfat, *KS* Keratansulfat, *C-6-S* Chondroitin-6-sulfat

Hormone	Proteoglykane (Glykosaminoglykane)		Hyaluronat		Kollagen		Elastin	
Glukokortikoide	Synthese ↓	(Fibroblasten-, Chondrozytenkultur)	Synthese ↓	(Fibroblasten-kultur)	Synthese ↓	(Fibroblasten-kultur, Haut, Sehne)		
Schilddrüsen-hormone	Synthese ↑	(Rippenknorpel, Chondrozytenkultur)	Abbau ↑	(Haut)	Abbau ↑	(Haut, Knochen)		
Somatomedine, IGF, MSA	Synthese ↑	(Chondrozyten-,[a] Fibroblasten-, Gliazellkultur)			Synthese ↑	(Chondrozyten-, Fibroblastenkultur)		
Insulin	Synthese ↑	(Knorpelgewebe)	Synthese ↑	(Haut)				
Parathyrin			Synthese ↑	(Knochenzellkultur)	Abbau ↑	(Knochenzellkultur)		
Kalzitonin			Synthese ↓	(Knochenzellkultur)	Abbau ↓	(Knochenzellkultur)		
D-Hormone	Synthese ↑	(Chondrozyten-kultur aus der Wachstumszone des Knochens)						
Testosteron	Konzen-tration ↑ "Turnover" DS ↓ KS ↓	(Haut, Aorta) (Haut) (Nucleus pulposus)	Konzen-tration ↑ "Turn-over" ↓	(Haut) (Haut)	Synthese ↑	(Haut, Knochen)	"Turnover" ↑	(Aorta)
Östrogen	"Turnover" DS ↓ KS ↓ C-6-S ↑	(Haut) (Nucleus pulposus) (Nucleus pulposus)	Konzen-tration ↑	(Haut, Aorta)	Konzen-tration ↓ Abbau ↑	(Haut, Aorta, Granulations-gewebe?) (Haut)	Konzen-tration ↓ "Turnover" ↑	(Aorta) (Aorta)

[a] Eine Wirkung von Somatomedin B auf die Proteoglykansynthese in Chondrozytenkulturen wurde nicht nachgewiesen

G. Die Bedeutung des Bindegewebes im Entzündungsprozeß und seine Beeinflussung durch Mediatoren und entzündungshemmende Substanzen

1. Bindegewebe und Entzündungsprozeß

Eine entzündliche Gewebsreaktion kann durch unterschiedliche Noxen (Mikroorganismen, Antigen-Antikörper-Reaktionen, physikalische und chemische Schäden) ausgelöst werden. Die nach der gewebsschädigenden Initialphase ablaufenden pathobiochemischen Prozesse zeigen eine weitgehende Unabhängigkeit von der Qualität der Noxe. Die akute Sofortreaktion ist grundsätzlich einheitlich und wird durch eine Vielzahl chemischer Mediatoren ausgelöst, die innerhalb von Sekunden im Gewebe gebildet werden können. Die Mediatoren wirken primär auf die Mikrozirkulation mit der Folge einer Vasodilation, gesteigerten Gefäßwandpermeabilität und des Austritts von Blutflüssigkeit (Ödembildung, Schwellung des Gewebes). Gleichzeitig wandern Lymphozyten, Monozyten, die sich in Makrophagen umwandeln, und besonders polymorphkernige Leukozyten durch die Gefäßwand in das Entzündungsfeld.

Persistiert die Gewebsschädigung aufgrund einer dauernden Einwirkung der Noxe, so bildet sich eine chronische Entzündung aus. Anders als bei der akuten unspezifischen Sofortreaktion, von SELYE (1961) als lokaler Streß bezeichnet, wird hier der Prozeß durch einen spezifischen Mechanismus, meist eine Immunantwort auf eine antigene Substanz, in Gang gehalten.

a) Abbau der Bindegewebskomponenten

Die polymorphkernigen Leukozyten und Makrophagen beseitigen die nekrotischen Zellen, extrazelluläre Kollagenfasern, Proteoglykane und Proteine durch Phagozytose sowie intra- und extrazelluläre enzymatische Hydrolyse. Neben dem Gewebsabbau finden gleichzeitig durch das Bindegewebe gesteuerte reparative Prozesse statt. Zu Beginn des entzündlichen Prozesses überwiegen die katabolen Vorgänge. Der Abbau der Grundsubstanz des Bindegewebes erfolgt vor allem durch lysosomale Enzyme, die aus Entzündungszellen und geschädigten Bindegewebszellen freigesetzt werden. In dem Sonderfall einer bakteriellen Entzündung können auch Bakterien spezifische Enzyme abgeben, die die extrazelluläre Matrix hydrolytisch abbauen, z.B. Kollagen durch Kollagenase aus Clostridium histolyticum-Arten, Hyaluronsäure durch eine Hyaluronat-Lyase aus Streptokokken-Arten.

α) Hydrolytische Enzyme

Die neutralen Proteasen Kathepsin G, Elastase und Kollagenase, vorwiegend aus neutrophilen Granulozyten, besitzen eine besondere Bedeutung bei der Destruktion der Bindegewebsstruktur (PRYCEJONES et al. 1974; BARRETT 1975; MALEMUD u. JANOFF 1975; KEISER et al. 1976; Übersicht bei HAVEMANN u. JANOFF 1978). Für die Spaltung des Coreproteins der Proteoglykane sind die Serin-

Proteasen, das Chymotrypsin-ähnlichen Kathepsin G (RINDLER et al. 1974) und vor allem die Granulozyten-Elastase (OHLSSON u. OHLSSON 1974), verantwortlich. Eine Hydrolyse von Proteoglykan-Untereinheiten aus bovinem Nasalknorpel durch Granulozyten-Kollagenase wurde ebenfalls beschrieben (OHLSSON 1978).

An dem Abbau der Glykosaminoglykane und Glykoproteine scheinen neben verschiedenen Glykosidasen (N-Acetyl-β-glucosaminidase, N-Acetyl-β-galaktosaminidase, β-Glucuronidase, α-Glucosidase, β-Glucosidase, α-Galaktosidase, β-Galaktosidase, α-Fucosidase, α-Mannosidase) auch Sulfohydrolasen, die aus der Granulafraktion von polymorphkernigen Leukozyten isoliert wurden, beteiligt zu sein (GREILING et al. 1979). Der Kollagenabbau durch Kollagenase ist im Abschnitt C. 2. b) α) beschrieben.

Die Freisetzung lysosomaler Enzyme in den Extrazellulärraum geschieht vor allem auf zwei Wegen, passiv durch Zelltod und aktiv durch Sekretion während der Phagozytose von Zelltrümmern und Immunkomplexen (BECKER u. HENSON 1973; ORONSKY et al. 1973c; ORONSKY u. BUERMANN 1976). Letzterer Mechanismus wird nicht begleitet durch die Abgabe zytoplasmatischer Enzyme (WEISSMANN et al. 1971a). In die Regulation der Sekretion lysosomaler Enzyme sind zyklische Nukleotide einbezogen, derart, daß durch einen Anstieg der intrazellulären Konzentration von cAMP die Abgabe gehemmt, von cGMP gesteigert wird (WEISSMANN et al. 1971b; ZURIER et al. 1974; IGNARRO 1974).

Die Wirkung hydrolytischer Enzyme mit saurem pH-Optimum auf extrazelluläre Matrixbestandteile ist umstritten. Es ist bisher noch nicht sicher, ob polymorphkernige Granulozyten und Makrophagen in ihrer Umgebung eine pH-Senkung herbeiführen können, die eine Aktivität dieser Enzyme ermöglicht. So vermuten HUFER (1973) und JANOFF (1975), daß die Wirkung saurer Proteasen an den Intrazellulärraum gebunden ist. Allerdings sprechen die Untersuchungen von ORONSKY et al. (1973c) dafür, daß sich Graunulozyten an nicht phagozytierbare, mit Immunkomplexen bedeckte Oberflächen (z.B. Gelenkknorpel) derart anheften können, daß ein abgeschlossener extrazellulärer Raum entsteht, in dem eine hohe Wasserstoffionen- und Enzymkonzentration aufrechterhalten werden kann. Nicht phagozytierende Granulozyten sollen während dieses Vorganges deutlich mehr Enzyme freisetzen als unter der Phagozytose (HENSON 1971). Elektronenmikroskopische Aufnahmen zeigen, daß an Stellen, wo Immunkomplexe auf der Zelloberfläche fixiert sind, eine selektive Verschmelzung der Lysosomenmembran mit der Zellmembran erfolgen kann, wodurch eine Öffnung entsteht, aus der lysosomale Enzyme in den Extrazellulärraum abgegeben werden (HONIG et al. 1978).

β) Freie Radikale

Vieles spricht dafür, daß an der Depolymerisierung von Makromolekülen im entzündlichen Bindegewebe auch freie Radikale beteiligt sind (Übersichten bei MICHELSON et al. 1977; WHITEHOUSE 1978). Die Reaktion von freien Superoxidradikalen ($O_2^- \cdot$) und Wasserstoffperoxid (H_2O_2) – beide entstehen durch oxidative Vorgänge in polymorphkernigen Granulozyten und Makrophagen während der Phagozytose (CARNUTTE und BABIOR 1974; JOHNSTON et al. 1975) – führt zur Bildung von freien Hydroxylradikalen ($O_2^- \cdot + H_2O_2 \rightarrow O_2 + OH^- + OH \cdot$), die als starke Oxidationsmittel den eigentlichen Abbau bewirken. Hydroxylradikale ($OH \cdot$) sind in erster Linie verantwortlich für die Depolymerisierung des Hyaluronats in der Synovialflüssigkeit bei entzündlichen Gelenkerkrankungen (MCCORD 1974). $O_2^- \cdot$ und H_2O_2 allein bewirken keine Depolymerisierung

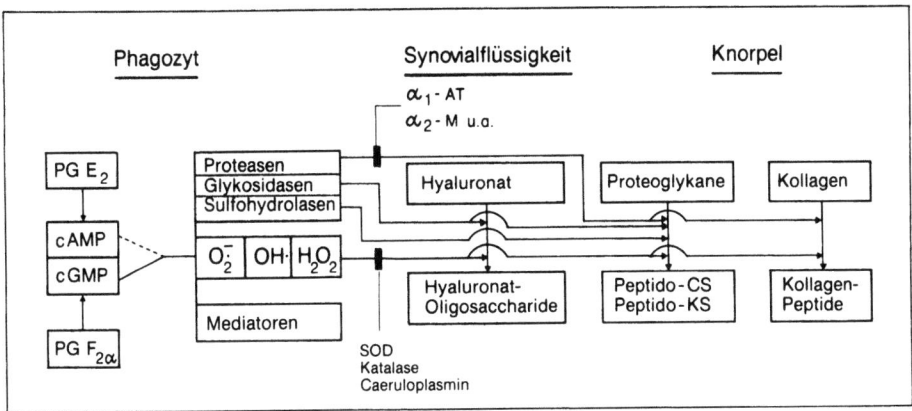

Abb. 19. Abbau der interzellulären Matrixbestandteile bei chronisch-entzündlichen Gelenkerkrankungen (nach KLEESIEK 1981). PG = Prostaglandine, α_1-AT = α_1-Antitrypsin, α_2-M = α_2-Makroglobulin, CS = Chondroitinsulfat, KS = Keratansulfat, SOD = Superoxid-Dismutase

des Hyaluronats. Die enzymatische Umsetzung von H_2O_2 durch Katalase oder $O_2^-\cdot$ durch Superoxid-Dismutase (SOD) verhindert die Depolymerisierung (MCCORD 1974; SCHMUT u. HOFMANN 1975). Eine größere Bedeutung scheint die SOD zu besitzen, die in der Synovialflüssigkeit nachweisbar ist. Sie beseitigt die entstehenden freien Superoxidradikale durch Beschleunigung ($\sim 10^4$fache) der spontanen Reaktion: $O_2^-\cdot + O_2^-\cdot + 2H^+ \rightarrow O_2 + H_2O_2$ (DE CHATELET et al. 1974; SALIN u. MCCORD 1974).

Die intrazelluläre Konzentration von $O_2^-\cdot$ und H_2O_2 ist unter physiologischen Bedingungen durch die Anwesenheit von SOD und Katalase so niedrig, daß zytotoxische Konzentrationen von $OH\cdot$ nicht entstehen können. Durch die starke Ansammlung von polymorphkernigen Leukozyten im Entzündungsfeld gelangen größere Mengen $O_2^-\cdot$ in den Extrazellularraum, wo die Inaktivierung durch eine niedrige SOD-Aktivität erschwert ist (BABIOR et al. 1973). Um die niedrige extrazelluläre SOD-Aktivität zu erhöhen, werden SOD-Präparationen therapeutisch eingesetzt, z.B. durch intraartikuläre Injektionen bei entzündlichen Gelenkerkrankungen (MENANDER-HUBER u. HUBER 1977).

Ein schematisches Bild über den Abbau interzellulärer Matrixbestandteile bei entzündlichen Gelenkprozessen gibt Abb. 19.

b) Reparative Phase der Entzündung

Die Faktoren, denen eine Rolle als Mediatoren im Entzündungsprozeß zugeschrieben wird, können ihrem Ursprung nicht klassifiziert werden, d.h. in Substanzen, die aus dem Gewebe (geschädigte Zellen, Mikro- und Makrophagen) freigesetzt werden (z.B. Histamin, 5-Hydroxytryptamin, Prostaglandine, Lymphokinine), und solche, die bei der Aktivierung von Plasmabestandteilen gebildet werden (z.B. Kinine und Komplementfaktoren).

Auf die zahlreichen Mediatoren, deren Rolle in der akuten vaskulären Phase der Entzündung durch eine umfangreiche Literatur belegt ist (Übersicht bei RYAN u. MAJNO 1977; VANE u. FERREIRA 1978), soll hier nicht eingegangen werden. Zellkulturversuche sprechen dafür, daß einige der bei Gewebsschädigung freiwerdenden Substanzen eine regulatorische Wirkung auf den Übergang der akuten Phase der Entzündung in die reparative (proliferative) Phase des

Bindegewebes besitzen. Dazu gehören die Prostaglandine und verschiedene Peptide (Molekulargewicht 11000–14000), die aus Thrombozyten, Lymphozyten und Bindegewebszellen isoliert wurden.

α) Prostaglandine

Die bisherigen Informationen über die Rolle der Prostaglandine bei entzündlichen Prozessen sind noch fragmentarisch und z.T. widersprüchlich, so daß kein zusammenhängendes Bild entsteht. Prostaglandine wurden vermehrt nachgewiesen in entzündlichen Exsudaten bei der Carrageenin-Entzündung (DI ROSA et al. 1971; OHUCHI et al. 1976), in der Haut nach Hitzeeinwirkung und UV-Strahlung (SONDERGAARD u. GREAVES 1970; HAMBERG u. JONSSON 1973), bei anaphylaktischen Reaktionen (PIPER u. VANE 1969), allergischem Kontaktekzem (GREAVES et al. 1971) und der monoartikulären Arthritis des Kaninchens (BLACKHAM et al. 1974).

Die Wirkung der Prostaglandine auf zellulärer Ebene erfolgt über die Aktivierung der zyklischen Nukleotide cAMP und cGMP. In den Membranfraktionen von Prostaglandin-empfindlichen Geweben sind spezifische Rezeptoren für die verschiedenen Prostaglandine A, E und F nachgewiesen worden (ATTALAH u. LEE 1973; KUEHL 1973, 1974). Die Stimulierung der Adenylatzyklase und Steigerung der intrazellulären cAMP-Konzentration hat zur Folge, daß Prostaglandine nicht nur pro-inflammatorisch wirksam werden, sondern auch inflammatorische Mechanismen hemmen können (BOURNE et al. 1974), wie Phagozytoseaktivität, Freisetzung von lysosomalen Enzymen aus neutrophilen Granulozyten während der Phagozytose, Abgabe von Histamin aus Mastzellen. Aufgrund dieser Eigenschaft wird den Prostaglandinen eine Modulatorfunktion bei entzündlichen Prozessen zugeschrieben (BONTA 1978). Außer der Beteiligung der Prostaglandine an den initialen Prozessen der entzündlichen Reaktion, scheinen sie auch die späteren Phasen, in denen Fibroblasten zu vermehrter Proliferation und gesteigerter spezifischer Zelleistung aktiviert werden, über den intrazellulären Gehalt an zyklischen Nukleotiden zu beeinflussen (HIGGS et al. 1974; WILLOUGHBY et al. 1973).

In Versuchen mit kultivierten Fibroblasten wurde eine stimulierende Wirkung verschiedener Prostaglandin-Typen auf die Glykosaminoglykanbiosynthese festgestellt (CASTOR 1975c; PETERS et al. 1974; PETERS 1976; CHANG et al. 1977). Der stimulierende Effekt war bei dem Prostaglandin $F_{2\alpha}$ am stärksten ausgeprägt; aber auch die Typen D_2, $F_{1\alpha}$ und E_2 zeigten bei höheren Konzentrationen eine signifikante Synthesesteigerung (MUROTA et al. 1976a). Die Hyaluronat-Synthetase-Aktivität, gemessen am Einbau von ^{14}C-N-Acetylglucosamin in Hyaluronat, von kultivierten Rattenfibroblasten aus Carrageenin-Granulom wurde durch Prostaglandin $F_{2\alpha}$ um das 4fache gesteigert. Für eine Enzyminduktion spricht die Tatsache, daß dieser Effekt bei gleichzeitiger Anwesenheit von Actinomycin D nicht mehr nachweisbar war (MUROTA et al. 1977).

Die Proteinsynthese (vornehmlich Kollagensynthese) in kultivierten menschlichen Fibroblasten zeigte unter Prostaglandin E_1-Wirkung bei gleichzeitigem intrazellulären Anstieg von cAMP eine Reduktion auf 45–50% (BAUM et al. 1978). KO et al. (1977) fanden außerdem, daß eine Inhibition der DNA-Synthese durch Prostaglandin E_2 nicht bei allen Fibroblasten-Subpopulationen nachweisbar war, so daß den Prostaglandinen möglicherweise eine Rolle in der Bindegewebsdifferenzierung zukommt.

Zu anderen Ergebnissen kamen BLUMENKRANTZ und SONDERGAARD (1972) sowie DENKO (1976), die bei der Untersuchung von embryonalen Hühnerfibroblasten eine stimulierende Wirkung der Prostaglandine E_1 und $F_{1\alpha}$ auf die Kollagensynthese feststellten.

Die Untersuchung der Prostaglandinwirkung auf kultivierte Chondrozyten aus Kaninchengelenkknorpel ergab bei den Typen A_1, B_1, E_1 und E_2 eine eingeschränkte Synthese der sulfatierten Glykosaminoglykane, allerdings nicht bei den F-Typen (MALUMED u. SOKOLOFF 1977). Die Kollagensynthese sowie der intrazelluläre cAMP-Gehalt dieser Zellen wurde durch die Prostaglandine E_2 und $F_{2\alpha}$, denen eine pathogenetische Rolle bei der chronischen Polyarthritis und dem Knochenabbau zugeschrieben wird, nicht beeinflußt (DESMUKH u. SAWYER 1977).

Die z.T. diskrepanten Ergebnisse der Prostaglandinwirkung auf kultivierte Bindegewebszellen sind vor allem auf die Verwendung von Zellen verschiedener Herkunft (Fibroblasten aus entzündlichem und nicht-entzündlichem sowie fetalem und adultem Gewebe verschiedener Spezies) und unterschiedlichen Konzentrationen im Inkubationsmedium zurückzuführen.

Der unter Bradykinin nachgewiesene Anstieg der cAMP-Konzentration in kultivierten Synoviafibroblasten ist nicht auf eine direkte Aktivierung der Adenylatzyklase durch das Nonapeptid zurückzuführen, sondern eine sekundäre Folge des gesteigerten Prostaglandinstoffwechsels (wahrscheinlich durch Aktivierung einer Phospholipase) (NEWCOMBE et al. 1977; FAHEY u. NEWCOMBE 1978).

Bradykinin bewirkt eine Freisetzung von Arachidonsäure und Prostaglandin E aus den Zellen (PALMER et al. 1973; HONG et al. 1976). Produkte des Prostaglandinstoffwechsels (Thromboxan, Endoperoxid) scheinen die Mediatoren der Bradykin-induzierten cAMP-Erhöhung zu sein. Bradykinin (MELMON et al. 1967; EISEN 1970) und Prostaglandine (VELO et al. 1973; HIGGS et al. 1974; ROBINSON u. GRANADA 1974; TRANG et al. 1977) kommen in hohen Konzentrationen in der Synovialflüssigkeit bei chronisch-entzündlichen Gelenkerkrankungen vor. Die Interaktionen in der Wirkung dieser Substanzen auf Bindegewebszellen zeigen ihre besondere pathogenetische Bedeutung.

β) Mitogene Polypeptide aus Thrombozyten

Durch Aktivierung der Bindegewebszellen wird die reparative Phase des entzündlichen Prozesses ausgelöst. Von CASTOR wurden Peptide („connective tissue activating peptides", CTAP) aus Lymphozyten (CTAP I), menschlichen HEp-2-Tumorzellen (CTAP II) und menschlichen Thrombozyten (CTAP III) isoliert, die in Synoviafibroblastenkulturen Stoffwechselveränderungen hervorrufen, ähnlich denen, die im rheumatoiden Synoviagewebe nachweisbar sind: verstärkte Zellproliferation, pH-Senkung des Mediums, gesteigerter Glucoseverbrauch, vermehrte Laktatbildung, gesteigerte Synthese von Kollagen und niedermolekularem Hyaluronat (CASTOR 1975a, 1975b; CASTOR et al. 1975, 1976, 1977a; CASTOR u. LEWIS 1975). Besonders CTAP III (Molekulargewicht aufgrund der Aminosäurenzusammensetzung: 11 630, 2 Disulfidbrücken) zeigte in Zellkulturversuchen mit Fibroblasten verschiedener Herkunft eine stimulierende Wirkung auf die Chondroitin-4/6-sulfat-Synthese (Bildung der Polysaccharidkette und Sulfat-Einbau) (CASTOR u. WHITNEY 1978). Durch Prostaglandin E_1 und Dibutyryl-cAMP soll dieser Effekt auf die Glykosaminoglykansynthese noch verstärkt werden (CASTOR et al. 1979).

Über die biologische Funktion des CTAP III, den Mechanismus der Freisetzung aus Thrombozyten und die Konzentration im entzündlichen Gewebe ist

Tabelle 14. Wirkung bekannter mitogener Polypeptide (Wachstumsfaktoren) auf den Fibroblastenstoffwechsel (* nicht bekannt)

Bezeichnung	Ursprung	Molekulargewicht	Aminosäurenzusammensetzung	Stimulation Glykolyse	DNA-these	Glykosaminoglykan-Synthese	Literatur
Connective tissue activating peptide-III (CTAP-III)		11 630		↑	↑	↑	Castor et al. (1977a, 1977b)
Low affinity platelet factor 4 (LA-PF$_4$)		13 700	ähnlich	↑	↑	↑	Niewiarowski (1977)
β-Thromboglobulin	Thrombozyten	10 700	ähnlich	*	(↑)	↑	Moore und Pepper (1976)
"Serum growth factor"		13 000	*	*	↑	*	Antoniades und Scher (1977)
"Platelet growth factor"		13 000	*	*	↑	*	Ross et al. (1974)
"Fibroblast growth factor" (FGF)	bovine Hypophyse	13 000	nicht übereinstimmend	*	↑	*	Gospodarowicz (1975)

bisher noch wenig bekannt. Auch steht eine Bestätigung der von Castor erhobenen Befunde durch andere Arbeitsgruppen noch aus.

Aufgrund der relativ hohen Konzentration von CTAP III (10^{-7} mol/l), die erforderlich ist, um Bindegewebszellen zu aktivieren, ist nur eine lokale Wirkung zu erwarten. In der umgebenden Flüssigkeit von Thrombin-induzierten Thrombozytenaggregaten wurde eine CTAP-ähnliche Aktivität gefunden (Castor et al. 1977b). Thrombozyten von Patienten mit chronischer Polyarthritis sollen einen Mangel an CTAP III-Aktivität besitzen (Smith u. Castor 1978).

Von mehreren Autoren sind Peptide, meist thrombozytären Ursprungs, beschrieben worden, die überwiegend ähnliche Effekte auf den Stoffwechsel von Bindegewebszellen zeigen wie das CTAP. CTAP III und ein „low affinity platelet factor" (LA-PF$_4$), isoliert nach der Freisetzung aus Thrombozyten, sind wahrscheinlich identisch. Ob alle Faktoren, die nachgewiesen wurden, identisch sind oder mehrere verschiedene mitogene Peptide von Thrombozyten gebildet werden, müssen weitere Untersuchungen zeigen. Eine Zusammenstellung der mitogenen Peptide ähnlichen Molekulargewichtes zeigt Tabelle 14.

γ) Chalone

Über die Regulationsmechanismen, die zum Ersatz des nekrotischen Gewebes durch Fibroblasten und zur Ausdifferenzierung des neu gebildeten Bindegewebes führen, sind bisher nur wenige Informationen vorhanden. Neben mehreren mitogenen Substanzen sind organspezifische antimitotische Hemmstoffe (Chalone) bekannt, die das Zellwachstum nach Erreichen der vorgegebenen Form zum Stillstand bringen (Houck 1973). Es handelt sich um Polypeptide mit einem Molekulargewicht unter 30 000, die aus der Epidermis isoliert wurden und proliferierende Zellen in der G_1-Phase (G_1-Chalon oder S-Faktor) oder G_2-Phase (G_2-Chalon oder M-Faktor) arretieren können (Übersicht bei RYTÄMAA u. TOIVONEN 1979).

δ) Fibronektin

Für die Stimulierung und Fixierung von Fibroblasten am Ort der Proliferation scheint ein Protein auf der Fibroblastenoberfläche (Fibronektin) von Bedeutung zu sein. Fibronektin wird durch Proteasenwirkung in die Umgebung abgegeben, ist im Blut nachweisbar und vermittelt durch die Fähigkeit, mit Proteinen der Zellmembran und α1-Ketten des Typ I-Kollagens eine spezifische Bindung einzugehen, das Anheften der Fibroblasten an Kollagenfibrillen (KESKIOJA 1976; HÖRMANN u. JILEK 1977; JILEK u. HÖRMANN 1978; DESSAU et al. 1978; HÖRMANN u. KÜHN 1977). Bei der Ausbildung von Kapillaren bildet das Fibrinnetzwerk ein Gerüst, an dessen fibrillären Strukturen Fibroblasten mit kontraktilen Filamenten (Myofibroblasten) durch gleitende Bewegung vordringen (GABBIANI et al. 1973).

c) Reparative Biosynthese der Proteoglykane und des Kollagens

Die Biosynthese der extrazellulären Matrix ist durch gegenseitige Beeinflussung der einzelnen Bestandteile und zeitlich festgelegten Verlauf gekennzeichnet (Übersicht bei CHVAPIL u. HURYCH 1968; CHAYEN u. BITEWSKY 1969; SLATER 1969). Der Gesamthexosamingehalt steigt in den ersten Tagen auf das 2–4fache an. Als erstes Glykosaminoglykan tritt die Hyaluronsäure in der ersten Woche der reparativen Phase des entzündlichen Prozesses auf. In Zellkulturversuchen mit Chondrozyten zeigt Hyaluronat durch Interaktion mit Bestandteilen der Zelloberfläche (wahrscheinlich Proteoglykanen) eine hemmende Wirkung auf die Proteoglykansynthese (HARDINGHAM u. MUIR 1974; WIEBKIN u. MUIR 1975). Die Proteoglykansynthese anderer Bindegewebszellen wird durch Hyaluronat nicht inhibiert (WIEBKIN et al. 1974). In der zweiten Woche steigt der Galaktosamingehalt an. Im weiteren Verlauf kommt es zu einer Verschiebung des Proteoglykan-Verteilungsmusters mit Abnahme des Hyaluronat- und Chondroitin-4-sulfat-Gehaltes sowie Zunahme des Chondroitin-6-sulfat- und Dermatansulfat-Gehaltes. In der zweiten Woche nimmt die Bildung von Kollagenfibrillen zu. Das frühere Auftreten der Proteoglykane zeigt ihre Notwendigkeit bei der Ausbildung der netzförmigen Kollagenfaserstruktur. Die Proteoglykansynthese bildet sich nach Einsetzen der Kollagenfibrillenbildung auf das physiologische Maß zurück. Der Gesamtkollagengehalt des entzündlichen Gewebes steigt auf das 2–6fache der Norm an und bleibt nach Erreichen des Maximums (20.–35. Tag) konstant.

2. Einfluß von entzündungshemmenden, zytostatischen und immunsuppressiven Substanzen auf den Bindegewebsstoffwechsel

Eine Theorie zum Wirkungsmechanismus antiphlogistischer, zytostatischer bzw. immunsuppressiver Substanzen setzt die Kenntnis der Biochemie des Entzündungsablaufes bei chronischen Gelenkerkrankungen voraus. Wie berichtet, kennen wir bis heute lediglich Entzündungsmodelle, die jedoch nicht immer mit dem Ablauf des Entzündungsvorganges bei chronischen Gelenkerkrankungen identisch sind. Wir haben es deshalb mit einer Vielzahl von Einzelerscheinungen zu tun, über deren Reihenfolge während des Entzündungsabbaues indessen wenig bekannt ist. Im Rahmen dieser Einzelbeobachtungen ist auch der Einfluß der Antirheumatika auf die Stabilisierung der Lysosomen und die Hemmung lysosomaler Enzyme untersucht worden. Daneben wurden die Hemmung von Entzündungsmediatoren, die Inhibitionen von Enzymen der Prostaglandinsynthese und die Hemmung der Antikörpersynthese zur Wirkungsaufklärung herangezogen (Übersicht s. VANE u. FERREIRA 1979). Bei diesen Untersuchungen zum Wirkungsmechanismus der Antirheumatika stand in den letzten Jahren besonders die Beeinflussung immunchemischer Vorgänge, wie die Phagozytose von Immunkomplexen, die Hemmung der Zellulärimmunität sowie die Beeinflussung von Regulationsfaktoren der Entzündung, im Vordergrund. In unserer Arbeitsgruppe haben wir uns besonders mit der Beeinflussung des Proteoglykan- und Glykoproteinstoffwechsels beschäftigt. Zweck dieser Untersuchung war es, nach einer gemeinsamen Theorie zur Erklärung des Wirkungsmechanismus der antiphlogistischen, zytostatischen und immunsuppressiven Substanzen zu suchen. Die bekannten antiphlogistischen, zytostatischen und immunsuppressiven Substanzen hemmen die Biosynthese der Proteoglykane und auch des Kollagens in den meisten Fällen konzentrationsabhängig (Übersicht s. TRNAVSKY 1974).

Hinsichtlich der Wirkungen antiphlogistischer und immunsuppressiver Substanzen auf den Bindegewebsstoffwechsel dürfen wir davon ausgehen, daß bei den chronischen Gelenkerkrankungen das Bindegewebe als Angriffspunkt für das pathobiochemische Geschehen verantwortlich gemacht werden kann. Deshalb folgern wir, daß

1. die Affinität der therapeutisch wirksamen Substanz zum Bindegewebe entscheidend für die Anreicherung bzw. Konzentration dieser Substanz in der Bindegewebsmatrix ist,

2. die strukturelle und metabolische Heterogenität der verschiedenen Bindegewebstypen, die sich auch in ihrer chemischen Zusammensetzung unterscheiden, d.h. speziell in ihrer Proteoglykan- und Kollagenverteilung, ein unterschiedliches Ansprechen auf das Medikament bedingt und daß

3. die altersbedingte Proteoglykan- und Kollagenzusammensetzung und ihr altersabhängiger Stoffwechsel eine unterschiedliche Reaktionsweise hervorrufen.

GREILING (1972) hatte festgestellt, daß Puromycin (ein klassischer Inhibitor der Transfer-RNS) eine konzentrationsabhängige Hemmung der Proteoglykansynthese in der Kornea verursacht. Puromycin hemmt sowohl den Einbau von radioaktivem Sulfat, ^{14}C-Serin als auch von ^{14}C-Glucosamin in die chromatographisch aufgetrennten Chondroitinsulfate und Keratansulfate der Kornea. Auch von Phenylbutazon wurde eine ähnliche Hemmung des Einbaus von radioaktivem Sulfat, Serin, Glucosamin und Acetat in die Chondroitinsulfate und Keratansulfate nachgewiesen. Auch die bekannten entzündungshemmenden Arzneimittel hemmen die Sulfatinkorporation in die Proteoglykane (GREILING et al. 1971). Wir nehmen an, daß durch die Hemmung der Synthese der tRNS-AS auch eine Inhibierung der Synthese des Proteincores der Proteochondroitin-Keratansulfate des Gelenkknorpels erfolgt. In der katabolen Phase der Entzündung folgt auch ein enzymatischer Abbau der Proteoglykane, der besonders auch beim chronischen Entzündungsverlauf persistiert und zur Destruktion des Gelenkknorpels führt. In der zweiten Phase erst wird durch kollagenolytische Enzyme Kollagen abgebaut. Wie wir bereits ausgeführt haben, sind mehrere lysosomale Enzyme am Abbau des Proteoglykans beteiligt, wobei besonders die Enzyme der polymorphkernigen Granulozyten für den Destruktionsprozeß im Vordergrund stehen. Verschiedene entzündungshemmende Arzneimittel stabilisieren die lysosomale Membran und hemmen dadurch indirekt den lysosomalen Abbau der Proteoglykane des Kollagens. Die lysosomalen Enzyme in Lösungen werden durch verschiedene entzündungshemmende Substanzen nur bei hohen Konzentrationen gehemmt.

Bei niedrigen Konzentrationen hemmen einige Polyanionen, besonders Arteparon und Heparin, verschiedene lysosomale Enzyme. Eine kompetetive Hemmung von β-N-Acetylglucosaminidase konnte für Arteparon nachgewiesen werden (KANEKO u. GREILING 1973). Bei entzündlichen Gelenkerkrankungen, speziell der rheumatoiden Arthritis, nimmt der Gesamthyaluronatgehalt in der Synovialflüssigkeit zu; jedoch nimmt sowohl die Hyaluronatkonzentration als auch der Polymerisationsgrad des Hyaluronats ab. Wir konnten nachweisen, daß es nach intraartikulärer Injektion von Polyanionen zu einem Anstieg der Hyaluronatkonzentration in der Synovialflüssigkeit kommt, der Gesamtgehalt an Hyaluronat abnimmt und der Polymerisationsgrad wieder zunimmt (MOMBURG et al. 1976).

Bei der chronischen Polyarthritis sind sowohl die Granulozyten als auch in einem geringeren Maß Chondrozyten die Quelle für die lysosomalen Enzyme in der Synovialflüssigkeit, die zu einer reduzierten Biosynthese des Hyaluronats aus UDP-N-Acetylglucosamin und UDP-Glucuronsäure führen. Ähnliche Ergebnisse wurden auch für Prednisolon beschrieben. Der Anstieg des Hyaluronatgehaltes in der Synoviafibroblastenkultur nach Zugabe von Arteparon in niedrigen Konzentrationen ist wahrscheinlich auf eine Hemmung der Hyaluronatabbauenden Enzyme zurückzuführen (GREILING et al. 1979; KLEESIEK u. GREILING 1982). YARON et al. (1978) fand eine dosisabhängige Stimulation der Prostaglandin- und Hyaluronatproduktion in kultivierten menschlichen Synoviafibroblasten durch Polyinositat-Polycytidylat (einem Interferon-Induktor) die interessanterweise durch die entzündungshemmenden Substanzen Indomethacin und Kortisol gehemmt wird.

Die Biosynthese von Kollagen und Proteoglykanen und ihr Abbau sind jedoch nur ein Teil des komplexen Bindegewebsstoffwechsels. Es ist bekannt, daß die immunsuppressiven, zytostatischen und auch entzündungshemmende Substanzen die Synthese von RNA und DNA hemmen können. Die sulfatierten Glykosaminoglykane können als Inhibitoren der DNA-abhängigen RNA-Polymerase, der DNA-abhängigen DNA-Polymerase und der RNA-abhängigen DNA-Polymerase (reverse transcriptase) wirken (SCHAFFRATH et al. 1976). Dabei ist die Hemmung abhängig vom Sulfatierungsgrad der Glykosaminoglykane. Die Hemmung ist bei Verwendung von doppelsträngiger Nukleinsäurematrix reversibel, dagegen nicht bei einsträngiger Matrix. Unsulfatierte Glykosaminoglykane hemmen diese Enzyme nicht. Weiterhin wurde nachgewiesen, daß auch der Translationsprozeß durch sulfatierte Polyanionen inhibiert wird. So wurde für Heparin, Arteparon und SP 54 (Natriumpentosanpolysulfat) eine Hemmung der Poly(U)-phenylalaninsynthese in vitro nachgewiesen (GRESSNER u. GREILING 1977 (Abb. 17). Die polyanionischen Inhibitoren wirken wahrscheinlich über die Behinderung der Bindung von mRNA an das Ribosom, ein früher Schritt in der Polypeptidsynthese. Abbildung 20 zeigt eine gemeinsame Theorie für die Wirkungsweise von antiphlogistischen, zytostatischen und immunsuppressiven Substanzen hinsichtlich ihres Einflusses auf die Biosynthese der Proteoglykane, Glykoproteine, Strukturproteine, Enzymproteine und Immunglobuline. In diesem übergeordneten Schema lassen sich auch die verschiedenen biochemischen Angriffspunkte der genannten Substanzen auf einen gemeinsamen

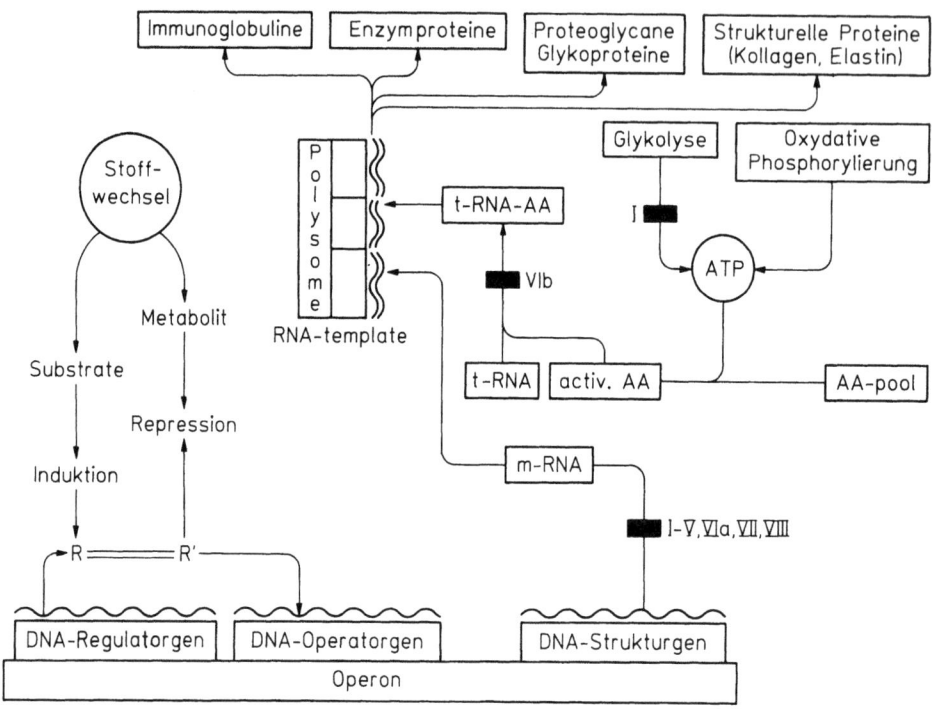

Abb. 20. Regulation des Stoffwechsels von Immunglobulinen, Enzymproteinen, Strukturproteinen, Proteoglykanen und Glykoproteinen sowie Angriffspunkte (■) von antiphlogistisch, zytostatisch und immunsuppressiv wirksamen Medikamenten

Nenner bringen. In eine erste Gruppe kann man die immunsuppressiven und zytostatischen Substanzen einordnen, die eine Hemmung der mRNS verursachen, dazu gehören u.a. Cyclophosphamid, Thiothepa, Azathioprin, die Antimalariamittel Chloroquine, Hydroxychloroquin sowie Penicillamin. Auch von den antiphlogistisch wirksamen Substanzen ist zu erwarten, daß sie bei hohen Konzentrationen in die DNS- und RNS-Synthese eingreifen. WHITEHOUSE (1965) zeigte zuerst, daß viele Antiphlogistika die oxidative Phosphorylierung und Glykolyse hemmen. Zu dieser Gruppe gehören u.a. die Salicylate, Indomethacin, Flufenaminsäure. Die Phenylbutazone werden unserer Ansicht nach über eine Inhibierung der tRNS wirksam. Das Endresultat all dieser Hemmungsmechanismen ist eine verminderte Biosynthese der Immunglobuline, Enzymproteine, Proteoglykane, Glykoproteine und anderer Strukturproteine. Dabei ist immer zu beachten, daß in keinem Fall die bei der Entzündung überschießende Synthese von Proteoglykanen und Immunglobulinen spezifisch, d.h. isoliert gehemmt wird, sondern daß auch die für den Energiestoffwechsel notwendigen Enzymproteinsynthesen und die für den normalen Aufbau des Bindegewebes (z.B. für den Gelenkknorpel) notwendige Synthese der Grundsubstanzen besonders bei chronischer Gabe gehemmt werden.

Es dürfte wohl kein Zufall sein, daß alle gut wirksamen antiphlogistisch wirksamen Substanzen bei hoher Dosierung auch zu einer Schädigung des Stoffwechsels der Magenschleimhaut führen, wofür als Ursache eine Hemmung der Biosynthese der Magenmuzine (Glykoproteine) angesehen werden kann. Untersuchungen von RAINSFORD (1978) haben gezeigt, daß die ulzerogenen, entzündungshemmenden Substanzen auch den Sulfateinbau in gastrointestinale Glykoproteine inhibieren.

Literatur

Abe S, Nagai Y (1973) Evidence for the presence of a complex of collagenase with α_2-macroglobulin in human rheumatoid synovial fluid: A possible regulatory mechanism of collagenase activity in vivo. J Biochem (Tokyo) 73:807–900

Abraham PA, Hart ML, Winge AR, Carnes WH (1977) The biosynthesis of elastin by an aortic medial cell culture. In: Sandberg LB, Gray WR, Franzblau C (eds) Elastin and elastic tissue. Plenum Press, New York London, pp 397–411

Adam M, Musilova J, Deyl Z (1976a) Cartilage collagen in osteoarthritis. Clin Chim Acta 69:53–59

Adam M, Vitasek R, Deyl Z, Felsch G, Musilova J, Olsovka Z (1976b) Collagen in rheumatoid arthritis. Clin Chim Acta 70:61–69

Ali SY, Bayliss MT (1974) Enzyme changes in human osteoarthritic cartilage. In: Ali SY, Elves MW, Leaback DH (eds) Normal and osteoarthritic articular cartilage. Institute of Orthopaedics, London, p 189

Ali SY, Evans L (1973) Enzymic degredation of cartilage in osteoarthritis. Fed Proc 32:1494–1498

Alper R, Ruegamer WR (1969) Hormonal effects on the acid mucopolysaccharide composition of the rat aorta. J Atheroscler Res 10:19–32

Anders RF, Natvig JB, Michaelsen TE, Husby G (1975) Isolation and characterization of amyloid-related serumprotein SAA as a low molecular weight protein. Scand J Immunol 4:397–401

Anders RF, Nordstoga K, Natvig JB, Husby G (1976) Amyloid-related serum protein SAA in endotoxin-induced amyloidosis of the mink. J Exp Med 143:678–683

Anders RF, Natvig JB, Sletten K, Husby G, Nordstoga K (1977) Amyloid-related serumprotein SAA from 3 animal species; comparison with human SAA. J Immunol 118:229–234

Anderson JC (1976) Glycoproteins of the connective tissue matrix. In: Hall DA, Jackson DS (eds) International review of connective tissue research, vol 7. Academic Press, New York San Francisco London, pp 251–322

Andriopoulos NA, Mestecky J, Miller EJ, Bradly EL (1976) Antibodies to native and denatured collagens in sera of patients with rheumatoid arthritis. Arthritis Rheum 19:613–617

Anseth A (1969) Studies on corneal polysaccharides. V. Changes in cornea glycosaminoglycans in transient stromal edema. Exp Eye Res 8:297–301

Antoniades HN, Scher DC (1977) Radioimmunoassay of a human serum growth factor for Balb/C-3T3 cells: derivation from platelets. Proc Natl Acad Sci USA 74:1973–1977

Antony PP, Ishak KG, Nayak NC, Poulson HE, Scheuer PJ, Sobin LH (1977) The morphology of cirrhosis: definition, nomenclature, and classification. Bull WHO 55 (4):521–540

Arnold G, Gressner AM (1977) Zur experimentellen Rheologie des Leberparenchyms. Biomed Tech (Berlin) 22:182–186

Arnott S, Guss JM, Hukins DWL, Mathews MB (1973a) Dermatan sulfate and chondroitin 6-sulfate conformations. Biochem Biophys Res Commun 54:1377–1393

Arnott S, Guss JM, Hukins DWL, Mathews MB (1973b) Mucopolysaccharides: comparison of chondroitin sulfate conformations with those of related polyanions. Science 180:743–745

Arnott S, Guss JM, Hukins DWL, Dea ICM, Rees DA (1974) Conformation of keratan sulfate. A study of stereo-chemical relationships within the glycosaminoglycan family. J Mol Biol 88:175–185

Aronson NN, Davidson EA (1968) Catabolism of mucopolysaccharides by rat liver lysosomes in vivo. J Biol Chem 243:4494–4499

Asboe-Hansen G (1966) Hormones and connective tissue. Munksgaard, Kopenhagen

Asboe-Hansen G (1969) Hormone control of connective tissue. Br J Dermatol [Suppl II] 81:2–8

Ashton IK, Francis MJO (1977) An assay for plasma somatomedin: (^{3}H) thymidine incorporation by isolated rabbit chondrocytes. J Endocrinol 74:205–212

Atkins D, Zanelli JM, Peacock M, Nordin BEC (1972) The effect of oestrogens on the response of bone to parathyroid hormone in vitro. J Endocrinol 54:107–116

Atkins EDT, Hardingham TE, Isaac DH, Muir H (1974) X-ray fiber diffraction of cartilage proteoglycan aggregates containing hyaluronic acid. Biochem J 141:919–921

Atkins EDT, Laurent TC (1973) X-ray-diffraction patterns from chondroitin 4-sulphate, dermatan sulphate and heparan sulphate. Biochem J 133:605–606

Atkins EDT, Sheehan JK (1972) Structure of hyaluronic acid. Nature New Biol 235:253–254

Attalah AA, Lee JB (1973) Specific binding sites in the rabbit kidney for prostaglandin A. Prostaglandins 4:703–709

Audhya TK, Gibson KD (1975) Enhancement of somatomedin titers of normal and hypopituitary sera by addition of L-triiodothyronine in vitro at physiological concentrations. Proc Natl Acad Sci USA 72:604–608

Audhya TK, Gibson KD (1976) Effects of medium composition and metabolic inhibitors von glycosaminoglycan synthesis chick embryo cartilage and its stimulation by serum and triiodothyronine. Biochim Biophys Acta 437:364–376

Audhya TK, Segen BJ, Gibson KD (1976) Stimulation of proteoglycan synthesis in chick embryo sternum by serum and L-3,5,3'-triiodothyronine. J Biol Chem 251:3763–3767

Avila JL, Convit J (1975) Inhibition of leucozytic lysosomal enzymes by glycosaminoglycans in vitro. Biochem J 152:57–64

Avila JL, Convit J (1976) Physicochemical characteristics of the glycosaminoglycan-lysosomal enzyme interaction in vitro. Biochem J 160:129–136

Axelsson I, Heinegard D (1978) Fractionation of proteoglycans from bovine corneal stroma. Biochem J 145:491–500

Ayer JP (1964) Elastic tissue. Int Rev Connect Tissue Res 2:33–100

Babior BM, Kipnes RS, Curnutte JT (1973) Biological defence mechanisms. The production by leukocytes of superoxide, a potential bactericidal agent. J Clin Invest 52:741–744

Bach G, Friedman R, Weissmann B, Neufeld EF (1972) The defect in the Hurler and Scheie syndromes: deficiency of α-L-iduronidase (skin fibroblasts/mucopolysaccharidosis). Proc Natl Acad Sci USA 69:2048–2051

Bach G, Eisenberg F, Cantz M, Neufeld EF (1973) The defect in the Hunter syndrome: deficiency of sulfoiduronate sulfatase. Proc Natl Acad Sci USA 70:2134–2138

Bailey HJ, Sims TJ, Duance VC, Light D (1979) Partial characterization of a second basement membrane collagen in human placenta. Evidence for the existence of two type IV collagen molecules. FEBS Lett 99:361–366

Baker JR, Cifonelli JA, Rodén L (1975) The linkage of corneal keratan sulfate to protein. Connect Tissue Res 3:149–156

Balasubrahmanyan M (1953) The ground substance of the fibrous tissue in experimental liver cirrhosis. J Pathol Bacteriol 65:123–128

Balazs EA (1977) Interaction between cells, hyaluronic acid and collagen. Ups J Med Sci 82:94

Balazs M, Varkonyi S, Juhasz J (1973) Elektronenmikroskopische Untersuchungen in Fällen von chronisch-aggressiver Hepatitis. Acta Hepatogastroenterol (Stuttg) 20:399–409

Balleisen L, Marx R, Kühn K (1975a) Über die stimulierende Wirkung von Kollagen und Kollagenderivaten auf die Ausbreitung und Folienadhäsion von Thrombozyten in defibrinogenisiertem Menschenzitratplasma und in tierischen Zitratplasmen. Blut 31:95–106

Balleisen L, Gay S, Marx R, Kühn K (1975b) Comparative investigation of the influence of bovine collagen types I, II and III on the aggregation of human platelets. Klin Wochenschr 53:903–905

Banga I (1966) Structure and function of elastin and collagen. Akadémiai Kiadó, Budapest

Barrett AI (1975) Lysosomal proteinases. In: Reich E, Rifkin D, Shaw E (eds) Cold Spring Habor Symposium on proteases and biological control, Cold Spring Habor. Cold Spring Habor Press, New York

Bartsocas C, Gröbe H, Kamp JJP van de, Figura K von, Kresse H, Klein U, Biesberts MAH (1979) Sanfilippo Type C disease: Clinical findings in four patients with a new variant of mucopolysaccharidosis III. Eur J Pediatr 130:251–258

Bashey RI, Jimenez SA, Perlish JS (1977a) Characterization of secreted collagen from normal and scleroderma fibroblasts in culture. J Mol Med 2:153–161

Bashey RI, Perlish JS, Nochumson S, Stephens RE, Fleischmajer R (1977b) Connective tissue synthesis by cultured scleroderma fibroblasts. Arthritis Rheum 20:879–885

Baum BJ, Moss J, Breul SC, Crystal RG (1978) Association in normal human fibroblasts of eleveted levels of adenosine 3':5'-monophosphate with a selective decreases in collagen production. J Biol Chem 253:3391–3394

Bavetta LA, Bekhor I, Nimni ME (1962) Effects of hormone administration on collagen biosynthesis in the rat. Proc Soc Exp Biol Med 110:294–297

Bayliss MT, Ali SY (1978) Age-related changes in the composition and structure of human articular-cartilage proteoglycans. Biochem J 176:683–693

Beard HK, Faulk WP, Conochie LB, Glynn LE (1977) Some immunological aspects of collagen. Prog Allergy 22:45–106

Becker EL, Henson PM (1973) In vitro studies of immunologically induced secretion of mediators from cells and related phenomena. Adv Immunol 17:93–193

Becker K (1968) Biochemische Untersuchungen zum Bindegewebsstoffwechsel bei menschlicher und experimenteller Leberzirrhose. Dtsch Z Verdau Stoffwechselkr 28:161–162

Becker K (1969) Untersuchungen zur chemischen Beschaffenheit des Bindegewebes der Leber bei der Leberzirrhose. Z Gesamte Exp Med 151:1–9

Becker K (1975) Metabolic studies of hepatic connective tissue contituents. In: Popper H, Becker K (eds) Collagen metabolism in the liver. Stratton Intercontinental, New York, pp 45–52

Bellamy G, Bornstein P (1971) Evidence for procollagen. A biosynthetic precursor of collagen. Proc Natl Acad Sci USA 68:1138–1142

Beneke G (1974) Allgemeine Pathologie der Interzellularsubstanz. In: Sandritter W, Beneke G (Hrsg) Allgemeine Pathology. Schattauer, Stuttgart New York, S 226–298

Bengtsson G, Olivecrona T, Höök M, Lindahl U (1977) Interaction of heparin with proteins: demonstration of different binding sites for antithrombin and lipoprotein lipase. FEBS Lett 79:59–63

Benson MD, Aldo-Benson MA, Shirahama T, Borel Y, Cohen HS (1975) Suppression of in vitro antibodies response by a serum factor (SAA) in experimentally induced amyloidosis. J Exp Med 142:236–241

Benson MD, Cohen AS, Howard A, Bywaters E, Ansell B (1976) Amyloid protein SAA levels in juvenile rheumatoide arthritis. Arthritis Rheum 19:789

Benson MD, Scheinberg MA, Shirahama T, Cathart ES, Skinner M (1977) Kinetics of SAA (serum amyloid protein) in casein-induced murine amyloidosis. J Clin Invest 59:412–418

Bentz H, Glanville R, Kühn K (1978) Type V collagen: a molecule with a chain composition $\alpha A (\alpha B)_2$. In: International Colloquium of CNRS, vol 287, p 201, Creteil

Benya PD, Nimni ME (1979) The stability of the collagen phenotype during stimulated collagen, glycosaminoglycan, and DNA synthesis by articular cartilage organ cultures. Arch Biochem Biophys 192:327–335

Berenson GS, Serra MT (1959) Mucopolysaccharides in urine from patientss with Marfan-syndrome. Fed Proc 18:190

Berg RA, Prockop DJ (1973a) Affinity column purification of proto-collagen proline hydroxylase from chick embryos and further characterization of the enzyme. J Biol Chem 248:1175–1182

Berg RA, Prockop DJ (1973b) The thermal transition of a non-hydroxylated form of collagen. Evidence for a role for hydroxyproline in stabilizing. The triple-helix of collagen. Biochem Biophys Res Commun 52:115–120

Berlinguet L, Normand A (1968) Effects of polyamino acids, histones and heparin on a amino acid incorporation into ribosomal proteins from rat liver. Biochim Biophys Acta 161:509–517

Beuttel SC, Eisenbarth GS, Lebovitz HE (1977) Amino acid dependent and independent insulin stimulation of cartilage metabolism. Biochemistry 16:5759–5764

Bhavanandan VP, Davidson EA (1975) Mucopolysaccharides associated with nuclei of cultured mammalian cells. Proc Natl Acad Sci USA 72:2032–2036

Bhavanandan VP, Meyer K (1968) Studies on keratosulfates. J Biol Chem 243:1052–1059

Bianco NE, Dobkin LW, Schur PH (1974) Immunological properties of isolated IgG and IgM anti-gammaglobulins (rheumatoid factor). Clin Exp Immunol 17:91–101

Biempica L, Morecki R, Wu CH, Giambrone MA, Kojkind M (1977) Isolation and immunohistochemical localization of a component of basement membrane collagen in human liver. Gastroenterology 73:1213

Birkedal-Hansen H, Cobb CM, Taylor RE, Fullmer HM (1976) Synthesis and release of procollagenase by cultured fibroblasts. J Biol Chem 251:3162–3168

Black-Schaffer B (1957) Infantile endocardial fibroelastosis. AMA Arch Pathol 63:281–306

Blackham A, Farmer JB, Radziwonik H, Westwick J (1974) The role of prostaglandins in rabbit monoarticular arthritis. Br J Pharmacol 51:35–44

Blobel G, Dobberstein B (1975a) Transfer of proteins across membranes. I. Presence of proteolytically processed and unprocessed nasent immunoglobulin light chains on membrane-bound ribosomes of murine myeloma. J Cell Biol 67:835–851

Blobel G, Dobberstein B (1975b) Transfer of proteins across membranes. II. Reconstitution of functional rough microsomes from heterologous components. J Cell Biol 67:852–862

Blumenkrantz N, Asboe-Hansen G (1976) High molecular collagen peptide fraction in urine indicates disease activity in generalized scleroderma. Acta Derm Venerol (Stockh) 56:415–421

Blumenkrantz N, Sondergaard J (1972) Effect of prostaglandins E_1 and $F_{1\alpha}$ on biosynthesis of collagen. Nature 239:246

Boaz NJ, Foley JB (1954) Effects of growth, fasting and trauma on the concentrations of connective tissue hexosamine and water. Proc Soc Exp Biol Med 86:690–693

Boedtker H, Crkvenjakov RB, Last JA, Doty P (1974) The identification of collagen messenger RNA. Proc Natl Acad Sci USA 71:4208–4212

Boedtker H, Frischauf AM, Lehrach H (1976) Isolation and translation of calvaria procollagen messenger ribonucleic acids. Biochemistry 15:4765–4770

Bolande RP (1963) The nature of the connective tissue abiotrophy in the Marfan-syndrome. Lab Invest 12:1087–1093

Bollet AJ, Handy JR, Sturgill BC (1963) Chondrocyte sulphate concentration and protein-polysaccharide composition of articular cartilage in osteoarthritis. J Clin Invest 42:853–859

Bollet AJ, Nance JL (1966) Biochemical findings in normal and osteoarthritic articular cartilage. II. Chondroitin sulphate concentration and chain length, water and ash content. J Clin Invest 45:1170–1177

Bonnet F, Perin J-P, Jolles P (1978) Isolation and chemical characterization of two distinct „link protein" from bovine nasal cartilage proteoglycan complex. Biochim Biophys Acta 532:242–248

Bonta IL (1978) Endogenous modulators of the inflammatory response. In: Vane JR, Ferreira SH (eds) Inflammation. Springer, Berlin Heidelberg New York, pp 523–567

Bornens N (1973) Action of heparin on nuclei: solubilization of chromatin enabling the isolation of nuclear membrane. Nature 244:28–30

Bornstein P (1974) The biosynthesis of collagen. Annu Rev Biochem 43:569–603

Bornstein P (1976) Disorders of connective tissue function and the aging process: a synthesis and review of current concepts and findings. Mech Ageing Dev 5:305–314

Bornstein P, Ash JF (1977) Cell surface – associated structural proteins in connective tissue cells. Proc Natl Acad Sci USA 74:2480–2484

Boucek RJ, Noble NL (1961) Metabolism of collagen. Appearance and disappearance of ^{14}C-hydroxylasine in rat connective tissue. Biochem J 80:148–154

Bourne HR, Lichtenstein LM, Melmon KL, Henney CS, Weinstein Y, Shearer GM (1974) Modulation of inflammation and immunity by cyclic AMP: receptors for vasoactive hormones and mediators on inflammation regulate many leukocyte functions. Science 184:19–28

Brady AH (1975) Collagenase in scleroderma. J Clin Invest 56:1175–1180

Brandt KD (1970) Modification of chemotaxis by synovial fluid hyaluronate. Arthritis Rheum 13:308–309

Brandt KD (1974) The effect of synovial hyaluronate on the ingestion of monosodium urate crystals by leukocytes. Clin Chim Acta 55:307–315

Braun-Falco O (1957) Über das Verhalten der interfibrillären Grundsubstanz bei Sklerodermie. Dermatol Wochenschr 136:1085–1092

Bray BA, Lieberman R, Meyer K (1967) Structure of human skeletal keratosulphate. The linkage region. J Biol Chem 242:3373–3380

Breitkreutz D, Diaz De Leon L, Paglia L, Zeichner M, Wilczek J, Stern R (1978) The synthesis of presumptive procollagen messenger ribonucleic acid in the calvaria of the developing chick embryo. Biochim Biophys Acta 517:349–359

Brimacombe JS, Webber JM (1964) Mucopolysaccharides. Chemical structure, distribution and isolation. Elsevier, Amsterdam

Brodehl J (1961) Thioacetamid in der experimentellen Leberforschung. Klin Wochenschr 39:956–962

Brosnan ME, Sirek OV, Sirek A, Przybylska K (1973) Action of growth hormone and thyroxine on aortas of hypophysectomized dogs. Diabetes 22:243–250

Brown MS, Faust JR, Goldstein JL (1975) Role of the low density lipoprotein receptor in regulating the content of free and esterified cholesterol in human fibroblasts. J Clin Invest 55:783–793

Bucher NLR, Malt RA (1971) Regeneration of liver and kidney. Little, Brown & Company, Boston

Buck CA, Fuhrer JP, Soslau G, Warren L (1974) Membrane glycopeptides from subcellular fractions of control and virus-transformed cells. J Biol Chem 249:1541–1550

Buckingham RP, Prince RK, Rodnan GP, Taylor F (1978) Increased collagen accumulation in dermal fibroblasts cultures from patients with progressive systemic sclerosis (scleroderma). J Lab Clin Med 92:5–21

Buddecke E (1966) Polysaccharide und Polysaccharidsulfate des Bindegewebes. IIIa. Hormone im Polysaccharidstoffwechsel. In: Bartelheimer H, Heyde W, Thorn W (Hrsg) D-Glucose und verwandte Verbindungen in Medizin und Biologie. Enke, Stuttgart, S 593–595

Buddecke E, Segeth G, Kresse H (1973) Age dependent changes of ^{14}C- and ^{35}S-incorporation into ox aorta glycosaminoglycans. In: Vogel HG (ed) Connective tissue and ageing. Excerpta Medica, Amsterdam, pp 62–67

Buonassi V (1973) Sulfated mucopolysaccharide synthesis and secretion in endothelial cell cultures. Exp Cell Res 76:263

Burgeson RE, El Adli FE, Kaitila J, Hollister DW (1976) Fetal membrane collagens: identification of two new collagen alpha chains. Proc Natl Acad Sci USA 73:2579–2583

Burgeson RE, Hollister DW (1979) Collagen heterogeneity in human cartilage: identification of several new collagen chains. Biochem Biophys Res Commun 87:1124–1131

Burke JM, Balian G, Ross R, Bornstein P (1977) Synthesis of types I and III procollagen and collagen by monkey aortic smooth muscle cells in vitro. Biochemistry 16:3243–3249

Burns TM, Spears CL, Kerwar SS (1973) Further studies on the cell – free synthesis of procollagen – collagen by chick embryo polysomes. Arch Biochem Biophys 159:880–894

Butler WT (1978) The carbohydrate of collagen, vol 2. In: Horowitz MI, Pigman W (eds) The glycoconjugates. Academic Press, New York San Francisco London, pp 79–85

Bywaters EGL, Ansell BM (1976) Amyloidosis in chronic rheumatic diseases. In: Wegelius O, Pasternack A (eds) Amyloidosis. Academic Press, New York London, pp 409–417

Cameron GR, Karunaratne WAE (1936) Carbon tetra chloride cirrhosis in relation to liver regeneration. J Pathol Bacteriol 92:1–22

Caputo CB, Meadows D, Raisz LG (1976) Tailure of estrogens and androgens to inhibit bone resorption in tissue culture. Endocrinology 98:1065–1068

Cardinale IJ, Rhoads RI, Udenfriend S (1971) Simultaneous imcorporation of ^{18}O into succinate and hydroxyproline catalyzed by collagen proline hydroxylase. Biochem Biophys Res Commun 43:537–543

Carnes WH (1968) Copper and connective tissue metabolism. Int Rev Connect Tissue Res 4:197–232

Carnutte JT, Babior BM (1974) Biological defense mechanisms: The effect of bacteria and serum on superoxide production by granulocytes. J Clin Invest 53:1662–1672

Castillo L, Tanaka J, Detuca HF, Sunde ML (1977) The stimulation of 25-hydroxy vitamin D_3-1α-hydroxylase by estrogen. Arch Biochem Biophys 179:211–217

Castor CW (1971a) Abnormalities of connective tissue cells cultured from patients with rheumatoid arthritis. II. Defective regulation of hyaluronate and collagen formation. J Lab Clin Med 77:65–75

Castor CW (1971b) Connective tissue activation. I. The nature, specifity, measurement and distribution of connective tissue activating peptide. Arthritis Rheum 14:41–54

Castor CW (1975a) Synovial cell activation induced by a polypeptide mediator. Ann NY Acad Sci 256:304–317

Castor CW (1975b) Connective tissue activation: VII. Evidence supporting a role for prostaglandins and cyclic nucleotides. J Lab Clin Med 85:392–404

Castor CW (1975c) Connective tissue activation. IX. Modification by pharmacologic agents. Arthritis Rheum 18:451–560

Castor CW, Dorstewitz EL (1966) Abnormalities of connective tissue cells cultured from patient with rheumatoid arthritis. I. Relative unresponsiveness of rheumatoid synovial cells to hydrocortisone. J Lab Clin Med 68:300–313

Castor CW, Lewis RB (1975) Connective tissue activation. X. Current studies of the process and its mediators. Scand J Rheumatol [Suppl 12] 5:41–54

Castor CW, Ritchie JC, Scott ME, Whitney SL (1977b) Connective tissue activation. XI. Stimulation of glycosaminoglycan and DNA formation by a platelet factor. Arthritis Rheum 20:859–867

Castor CW, Ritchie JC, Williams CH, Oegama TR (1975) Connective tissue activation: evidence for multiple connective tissue activating peptides. Clin Res 23:527A

Castor CW, Ritchie JC, Williams CH, Scott ME, Whitney SL, Myers SL, Sloan TB, Anderson BE (1979) Connective tissue activation. XIV. Composition and actions of a human platelet antacoid mediator. Arthritis Rheum 22:260–272

Castor CW, Scott ME, Ritchie JC, Whitney SL (1976) Characteristics of a human platelet factor which stimulates DNA and glycosaminoglycan synthesis. Clin Res 24:575A

Castor CW, Scott ME, Ritchie JC, Whitney SL (1977a) Connective tissue activation: stimulation of DNA and glycosaminoglycan synthesis by a platelet factor. Arthritis Rheum 20:110

Castor CW, Whitney SL (1978) Connective tissue activation. XIII. Stimulation of sulfated glycosaminoglycan synthesis in human connective tissue cells by peptide mediators from lymphocytes and platelets. J Lab Clin Med 91:811–821

Cembrano I, Lillo M, Val J, Mardones I (1960) Influence of sex differences and hormones on elastin and collagen in the aorta of chickens. Circ Res 8:527–529

Chang W-Ch, Abe M, Murota S (1977) Stimulation by prostaglandin $F_{2\alpha}$ of acidic glycosaminoglycan production in cultured fibroblasts. Prostaglandins 13:55–63

Chase LR, Fedack SA, Aurbach GD (1969) Activation of skeletal adenyl cyclase by parathyroid hormone in vitro. Endocrinology 84:761–768

Chatelet LR de, McCall CE, McPhail LC, Johnston RB Jr (1974) Superoxide dismutase activity in leukocytes. J Clin Invest 53:1197–1201

Chayen I, Bitewsky L (1969) Multiphase chemistry in cell injury. In: Bitter EE, Bitter N (eds) The biological basis of medicine, vol 1. Academic Press, London, pp 337–364

Chen TL, Feldman D (1978) Distinction between alpha-fetoprotein and intracellular estrogen receptors: evidence against the presence of estradiol receptors in rat bone. Endocrinology 102:236–244

Chochinov RH, Daughaday WH (1976) Current concepts of somatomedin and other biologically related growth factors. Diabetes 25:994–1004

Choi HU, Meyer K (1975) Keratan sulfate of cartilage and nucleus pulposus. In: Slavkin HC, Greulich RC (eds) Extracellular matrix influences on gene expression. Academic Press, New York San Francisco London, pp 409–414

Chung E, Miller EJ (1974) Collagen polymorphism: Characterization of molecules with the chin composition $[\alpha 1(III)]_3$ in human tissues. Science 183:1200–1201

Chung E, Rhodes RK, Miller EJ (1976) Isolation of three collagenous components of probable basement membrane origin from several tissues. Biochem Biophys Res Commun 71:1167–1174

Chvapil M, Hurych J (1968) Control of collagen biosynthesis. In: Hall DA (ed) International review of connective tissue research, vol 4. Academic Press, New York London, pp 67–196

Cleland RL, Sherblom AP (1977) Isolation and physical characterization of hyaluronic acid prepared from bovine nasal septum by cetylpyridinium chloride precipitation. J Biol Chem 252:420–426

Coffey JW, Fiedler-Nagy C, Georgiadis AG, Salvador RA (1976) Digestion of native collagen, denatured collagen, and collagen fragments by extracts of rat liver lysosomes. J Biol Chem 251:5280–5282

Cohen AS (ed) (1975) Laboratory diagnostic diseases, 2. Aufl. Little, Brown and Company, Boston

Cohen AS (1976a) Amyloidosis. In: Buchanan WW, Dick WC (eds) Recent advances in rheumatology. Churchill Livingstone, Edinburgh London New York, pp 19–38

Cohen AS, Calkins E (1959) Electron microscopic observations on fibrous component in amyloid of diverse origons. Nature 183:1202–1203

Cohen AS, Cathcart ES (1972) Casein-induced experimental amyloidosis. I. Review of cellular and immunologic aspects. Methods Achiev Exp Pathol 6:207–242

Cohen AS, Cathcrart ES (1974) Amyloidosis and immunoglobulins. Adv Intern Med 19:41–55

Cohen KL, Nissley SP (1975) Comparison of somatomedin activity in rat serum and lymph. Endocrinology 97:654–658

Cohen KL, Short PA, Nissley SP (1975) Growth hormonedependent serum stimulation of DNA synthesis in chick embryo fibroblasts in culture. Endocrinology 96:193–198

Cohen T (1976b) Are homozygotes for HLBA 27 more susceptible to ankylosing spondylitis? N Engl J Med 295:342–343

Collins JF, Crystal RG (1975) Characterization of cell-free synthesis of collagen by lung polysomes in a heterologons system. J Biol Chem 250:7332–7342

Comper WD, Laurent C (1978) Physiological function of connective tissue polysaccharides. Physiol Rev 58:255

Cook RI, Aikawa M (1973) The effects of heparin on endogenous DNA polymerase activity of rat liver nuclei and chromatin fractions. Exp Cell Res 78:257–270

Corvol MT, Dumontier MF, Garabedian M, Rappaport R (1978) Vitamin D and cartilage. II. Biological activity of 25-hydroxycholecalciferol and 24,25- and 1,25-dihydroxycholecalciferol on cultured growth plate chondrocytes. Endocrinology 102:1269–1274

Coulombre AJ, Coulombre JL (1964) Exp Eye Res 3:105

Coupar BEH, Chesterton CJ (1977) The mechanism by which heparin stimulates transcription in isolated rat liver nuclei. Eur J Biochem 79:525–533

Cutroneo KR, Counts DF (1975) Anti-inflammatory steroids and collagen metabolism: glucocorticoid-mediated alterations of prolyl hydroxylase activity and collagen synthesis. Mol Pharmacol 11:632–639

Cutroneo KR, Costello D, Fuller GC (1971) Alteration of proline hydroxylase activity by glucocorlicoids. Biochem Pharmacol 20:2797–2804

Cutroneo KR, Newman RA, Prichard PM, Guzman MA, Sharawy MM (1977) Localization of collagen synthesizing ribosomes on the dense segments of the endoplasmic reticulum. Int J Biochem 8:421–426
Damle SP, Kieras FJ, Tzeng W-K, Gregory JD (1979) Isolation and characterization of proteochondroitin sulfate from pig skin. J Biol Chem 254:1614–1620
Danishefsky I (1974) Preparation of heparin-linked agarose and its interaction with plasma. Thromb Res 4:237
Danks DM, Campbell PE, Stevens DJ, Mayne V, Cartwright E (1972) Menkes's kinky hair syndrome: an inherited defect in copper absorption with widespread effects. Pediatrics 50:188–201
Darzynkiewicz Z, Balazs EA (1971) Effect of connective tissue intercellular matrix on lymphocyte stimulation. Exp Cell Res 66:113–123
Daughaday WH, Hall K, Raben MS, Salmon WD Jr, Brande JL van den, Wyk JJ van (1972) Somatomedin: proposed designation for sulphation factor. Nature 235:107
David G, Bernfield NR (1979) Collagen reduces glycosaminoglycan degradation by cultured mammalian epithelial cells. Possible mechanism for basal laminau formation. Proc Natl Acad Sci USA 76:786–790
Davidson EA (1964) Hormonal control of connective tissue metabolism. In: Proc 2nd Int Congr Endocrinol Par I London, pp 398–401
Davidson EA (1965) Conformation of the iduronic acid moiety of chondroitin sulfate B (Dermatan Sulfate). Biochim Biophys Acta 101:121–124
Davidson EA, Small W (1963a) Metabolism in vivo of connective tissue mucopolysaccharides. II. Chondroitin sulfate B and hyaluronic acid of skin. Biochim Biophys Acta 69:453–458
Davidson EA, Small W (1963b) Metabolism in vivo of connective tissue mucopolysaccharides. Biochim Biophys Acta 69:445–452
Davidson JM, McEneany LSG, Bornstein P (1977) Intermediates in the conversion of procollagen to collagen. Eur J Biochem 81:349–355
Day CE, Powell JR, Levy RS (1975) Artery 1:126
Dayer J-M, Russell RGG, Krane SM (1977) Collagenase production by rheumatoid synovial cells: stimulation by a human lymphocyte factor. Science 195:181–183
Dehm P, Jimenez SA, Olsen BR, Prockop DJ (1972) A transport form of collagen from embryonic tendon: electron microscopic demonstration of an NH_2-terminal extension and evidence suggesting the presence of cystine in the molecule. Proc Natl Acad Sci USA 69:60–64
Delbrück A (1968) Saure Glykosaminoglykane des normalen und zirrhotischen Leberbindegewebes vom Menschen. Z Klin Chem Klin Biochem 6:460–466
Delbrück A (1974) Über die Einwirkung von Pyridinolcarbamat auf die Bildung saurer Glykosaminoglykane und Kollagen im Bindegewebe der experimentellen Leberzirrhose der Ratte. Z Klin Chem Klin Biochem 12:313–320
DeLuca HF (1976) Metabolism of vitamin D: Current status. Am J Clin Nutr 29:1258–1270
Denko CW (1976) ^{35}S and ^{3}H-proline incorporation in rats deficient in essential fatty acids. J Rheumatol 3:205–211
Deshmukh K, Hemrick S (1976) Metabolic changes in rabbit articular cartilage due to inflammation. Arthritis Rheum 19:199–208
Deshmukh K, Nimni ME (1969) A defect in the intramolecular and intermolecular cross-linking of collagen caused by penicillamine. II. Functional groups involved in the interaction process. J Biol Chem 244:1787–1795
Deshmukh K, Sawyer BD (1977) Synthesis of collagen by chondrocytes in suspension culture: Modulation by calcium, 3′:5′-cyclic AMP, and prostaglandins. Proc Natl Acad Sci USA 74:3864–3868
Dessau W, Sasse J, Timpl R, Zilck F, Mark K von der (1978) Synthesis and extracellular deposition of fibronectin in chondrocyte cultures. Response to the removal of extracellular cartilage matrix. J Cell Biol 79:342–355
Detenbeck LC, Jowsey J (1969) The effect of thyroidectomy and parathyroidectomy in the remodelling of bone defects in adult dogs. Clin Orthop 65:199–202
Deyl Z, Rosmus J, Adam H (1972) Hormonal control of collagen ageing. Exp Gerontol 7:37–43
Deyl Z, Rosmus J, Adam M (1976) Pitnitary and collagen. In: Everitt AV, Burgess JA (eds) Hypothalamus pitnitary and aging. Ill, Thomas, Springfield, pp 171–192
Diaz de Leon L, Paglia L, Breitkreutz D, Stern R (1977) Evidence that the messenger RNA for collagen is monocistronic. Biochem Biophys Res Commun 77:11–19

Diegelmann RF, Bernstein L, Peterkofsky B (1973) Cell-free collagen synthesis on membrane – bound polysomes of chick embryo connective tissue and the localisation of prolylhydroxylase on the polysome – membrane complex. J Biol Chem 248:6514–6521

Dietrich CP, Sampaio LO, Toledo OMS (1976) Characteristic distribution of sulfated mucopolysaccharides in different tissues and in their respective mitochondria. Biochem Biophys Res Commun 71:1–10

DiFerrante N, Leachman RD, Angelini P, Donnelly PV, Francis G, Almazan A, Segni G (1975) Lysyloxidase deficiency in Ehlers-Danlos-syndrome type V. Connect Tissue Rev 3:49

Dobberstein B, Blobel G (1977) Functional interaction of plant ribosomes with animal microsomen membranes. Biochem Biophys Res Commun 74:1675–1682

Doherty NS, Saarni H (1976) Stimulation of hydrocortisone of the rate of collagen synthesis in cultured fibroblasts. J Pharm Pharmacol 28:656–657

Dorfman A, Matalon R (1976) The mucopolysaccharidoses. Proc Natl Acad Sci USA 73:630–637

Dorfman A, Schiller S (1958) Effects of hormones on the metabolism of acid mucopolysaccharides of connective tissue. Recent Prog Horm Res 14:427–456

Duance VC, Restall DJ, Beard H, Bourne FJ, Bailey AJ (1977) The location of three collagen types in sceletal muscle. FEBS Lett 79:248–252

Duksin D, Bornstein P (1977) Impaired conversion of procollagen to collagen by fibroblasts and bone treated with tunicamycin, an inhibitor of protein glycosylation. J Biol Chem 252:955–962

Eberhard A, Laas U, Vojtisek O, Greiling H (1972a) Lysosomale Enzymverteilungsmuster in der Synovialflüssigkeit bei chronischen Gelenkerkrankungen. Z Rheumaforsch [Suppl 2] 31:70–76

Eberhard A, Laas U, Vojtisek O, Greiling H (1972b) Zur Bedeutung und Herkunft von lysosomalen Enzymen in der Synovialflüssigkeit bei chronischen Gelenkerkrankungen. Z Rheumaforsch 31:105–118

Ebert PS, Prockop DJ (1967) Influence of cortisol on the synthesis of sulphated mucopolysaccharides and collagen in chick embryos. Biochim Biophys Acta 136:45–55

Ehrlich HP, Bornstein P (1972) Further characterization of a pro-α2 chain. Biochem Biophys Res Commun 46:1750–1756

Eilon G, Raisz LG (1978) Comparison of the effects of stimulators and inhibitors of resorption on the release of lysosomal enzymes and radioactive calcium from fetal bone in organ culture. Endocrinology 103:1969–1972

Eisen AZ (1969) Human skin collagenase: relationship to the pathogenesis of epidermolysis bullosa dystrophica. J Invest Dermatol 52:449–453

Eisen V (1970) Plasma kinins in synovial exudates. Br J Exp Pathol 51:322–327

Elders MJ, McNatt ML, Kilgore BS, Hughes ER (1977) Glucocorticoid inhibition of glycosaminoglycan biosynthesis: decrease of protein acceptor. Biochem Biophys Res Commun 77:557–565

Epstein EH (1974) [α1-(III)]$_3$ human skin collagen. Release by pepsin digestion and preponderance in fetal life. J Biol Chem 249:3225–3231

Evans JM, Jeffrey JJ, Krane SM (1967) Human collagenase: Identification and characterization of an enzyme from rheumatoid synovium in culture. Science 158:499–502

Eyre DR, Muir H (1975a) Type III collagen in synovium. Lancet I, 609–610

Eyre DR, Muir H (1975b) Type III collagen: a major constituent of rheumatoid and normal human synovial membrane. Connect Tissue Res 4:11–16

Eyre DR, Muir H (1975c) The distribution of different moleculare species of collagen in fibrous, elastic and hyaline cartilage of the pig. Biochem J 151:595–602

Eyre DR, Muir H (1977) Quantitative analysis of types I and II collagens in human intervertebral discs at various ages. Biochim Biophys Acta 492:29–42

Eyre DR, McDevitt CA, Muir H (1975) Experimentally induced osteoarthritis in the dog. Collagen biosynthesis in control and fibrillated articular cartilage. Ann Rheum Dis [Suppl 2]. 34:138–140

Fahey JV, Newcombe DS (1978) The effect of 7-oxa-13-prostynoic acid on the mechanism of action of bradykinin in human synovial fibroblasts. Prostaglandins 15:333–342

Farber E (1972) The pathology of transcription and translation. Marcel Dekker, New York

Farber JL, El-Mofty SK (1975) The biochemical pathology of liver cell necrosis. Am J Pathol 81:237–250

Faris B, Salcedo LL, Cook V, Johnson L, Foster JA, Franszblau C (1976) The synthesis of connective tissue protein in smooth muscle cells. Biochim Biophys Acta 418:93–103

Farnsworth PN, Burke P, Dotto ME, Cinotti AA (1977) Ultrastructural abnormalities in a Marfan-syndrome lens. Arch Ophthalmol 95:1601–1611

Feinman L, Lieber CS (1972) Hepatic collagen metabolism: Effect of alcohol-consumption in rats and baboons. Science 176:795

Fietzek PP, Kühn K (1976) The primary structure of collagen. Int Rev Connect Tissue Res 7:1–60

Figura K von, Kresse H (1972) The Sanfilippo B corrective factor. N-acetylglucosaminidase. Biochem Biophys Res Commun 48:262–269

Finch RA, Parker CL, Walton ST (1978) The lack of an inhibitory effect of hyaluronate on chondrogenesis in chick limb-bud mesoderm cells grown in culture. Cell Differ 7:283–293

Fink CW, Ferguson JL, Smiley JD (1967) Effect of hypothyroidism on collagen metabolism. J Lab Clin Med 69:950–959

Fiore MSH di, Mancini RA, Robertis EDP de (1977) The fine structure of the liver. In: New atlas of histology. Lea & Febiger, Philadelphia, pp 192–199

Fischer GM, Swain ML (1978) In vivo effects of sex hormones on aortic elastin and collagen dynamics in castrated and intact male rats. Endocrinology 102:92–97

Fischer JA, Binswanger U (1978) Parathyreoidea. Parathormon, Calcitonin und D-Vitamine. In: Labhart A (Hrsg) Klinik der inneren Sekretion. Springer, Berlin Heidelberg New York, S 805–918

Fisher LE, Koch G (1976) Inhibition of protein synthesis by hela cell surface peptides. Biochem Biophys Res Commun 72:1229–1236

Fitzhugh OG, Nelson AA (1948) Liver tumors in rats fed thiourea of thioacetamide. Science 108:626–628

Fleischmajer R (1977) The pathophysiology of scleroderma. Int J Dermatol 16:310–318

Fleischmajer R, Gay S, Meigel WN, Perlish J (1978) Collagen in the cellular and fibrotic stages of scleroderma. Arthritis Rheum 21:418–428

Fleischmajer R, Perlish J (1972) Glycosaminoglycans in skleroderma and skleroedema. J Invest Dermatol 58:129–132

Fluharty AL, Stevens RL, Sanders DL, Kihara H (1974) Arylsulfatase B deficiency in Maroteaux-Lamy syndrome cultured fibroblasts. Biochem Biophys Res Commun 59:455–461

Forbes JC (1939) Studies on the prevention of liver cirrhosis by the subcutaneous injections of xanthine containing preparations. J Pharmacol Exp Ther 65:287–293

Foster JA, Bruenger E, Gray WR, Sandberg LB (1973a) Isolation and amino acid sequences of tropoelastin peptides. J Biol Chem 248:2876–2879

Foster JA, Gray R, Franzblau C (1973b) Isolation and characterization of cross-linked peptides from elastin. Biochim Biophys Acta 303:363–369

Francis G, John R, Thomas J (1973) Biosynthetic pathway of desmosines in elastin. Biochem J 136:45–55

Francis G, Donnelly PV, DiFerrante N (1976) Abnormally soluble collagen produced in fibroblasts cultures. Experientia 32:691–693

Franklin EC (1976a) Recent progress in amyloid. In: Beers RS, Basset E (eds) The role of immunological factors in infectious, allergic and autoimmune processes. Raven Press, New York, pp 163–174

Franklin EC (1976b) Some properties of antisera to human amyloid A-protein (SAA): inhibiton of precipitation by complexing of SAA to albumin. J Exp Med 144:1679–1682

Fransson L-A (1977) Structure of self-associating heparan sulfate species. Ups J Med Sci 82:130

Franzblau C (1971) Elastin. In: Florkin M, Stotz EH (eds) Comprehensive chemistry. vol 26 C. Elsevier, Amsterdam, pp 659–712

Froesch ER, Zapf J, Andhya TK, Ben-Porath E, Segen BJ, Gibson KD (1976) Non suppressible insulin-like activity and thyroid hormones: major pituitary-dependent sulfation factors for chick embryo cartilage. Proc Natl Acad Sci USA 73:2904–2908

Froesch ER, Zapf J, Meuli C, Mäder M, Waldvogel M, Kaufmann U, Morell B (1975) Biological properties of NSILA-S. In: Levine R, Luft R (eds) Advances metabolic disorders, vol 8. Academic Press, New York, pp 211–239

Fromme HG, Buddecke E, Figura K von, Kresse H (1976) Localisation of sulfated glycosaminoglycans within cell nuclei by high resolution autoradiography. Exp Cell Res 102:445–449

Fryklund L, Sievertsson H (1978) Primary structure of somatomedin B: A growth hormone-dependent serum factor with protease inhibiting activity. FEBS Lett 87:55–60

Fryklund L, Uthne K, Sievertsson H (1974) Identification of two somatomedin-A active polypeptides and in vivo effects of a somatomedin-A concentrate. Biochem Biophys Res Commun 61:957–962

Fujii K, Tanzer ML (1977) Osteogenesis imperfecta: biochemical studies of bone collagen. Clin Orthop 124:271–277

Fukae M, Mechanic GL, Adamy L, Schwartz ER (1975) Chromatographically different type II

collagen from human, normal and osteoarthritic cartilage. Biochem Biophys Res Commun 67:1575–1580
Funatsu K (1976) Ultrastructural observation of AMPS in experimental hepatic fibrosis and suppression of hepatic fibrosis by crude papain. Acta Hepatol Jpn 17:141–157
Funatsu K, Ishii H, Shigety Y, Morita A, Tsuchiya M (1978) D-Galactosamine induced hepatic cirrhosis: its ultrastructural and biochemical studies in rat. Acta Hepatograstroenterol (Sttuttg) 25:97–104
Furthmayer H, Timpl R (1976) Immunochemistry of collagen and procollagens. Int Rev Connect Tissue Res 7:61–99
Furukawa K, Bhavanandan VP (1982) Influence of glycosaminoglycans on endogenous DNA synthesis in isolated normal and cancer cell nuclei. Biochim Biophys Acta 697:344–352
Furukawa K, Terayama H (1977) Isolation and identification of glycosaminoglycans associated with purified nuclei from rat liver. Biochem Biophys Acta 499:278–289
Gabbiani G, Majno G, Ryan GB (1973) The fibroblast as a contractile cell: the myo-fibroblast. In: Kulonen E, Pakkarainen J (eds) Biology of the fibroblast. Academic Press, New York London, pp 139–154
Galambos JT (1966) Acid mucopolysaccharides and cirrhosis of the liver. Gastroenterology 51:65–74
Galambos JT (1975) Classification of cirrhosis. Am J Gastroenterol 64:437–451
Galambos JT, Shapira R (1973) Natural history of alcoholic hepatitis. IV. Glycosaminoglycuronans and a collagen in the hepatic connective tissue. J Clin Invest 52:2952–2962
Gallopp PM, Blumenfeld OO, Seifter S (1972) Structure and metabolism of connective tissue proteins. Annu Rev Biochem 41:617–672
Garabedian M, Lieberherr M, N'Guyen TM, Corvol MT, Bailly du Bois M, Balsan S (1978) The in vitro production and activity of 24,25-dihydroxycholecalciferol in cartilage and calvarium. Clin Orthop 135:241–248
Gauss V, Wiestner M, Krieg Th, Müller PK (1977) Collagen synthesis: an example to study regulation of gene expression in eukaryotes. Hoppe Seylers Z Physiol Chem 358:1203–1024
Gay S, Balleisen L, Remberger K, Fietzek PP, Adelmann BC, Kühn K (1975b) Immunohistochemical evidence for the presence of collagen type III in human arterial walls, aterial thrombi, and in leukocytes, incubated with collagen in vitro. Klin Wochenschr 53:899–902
Gay S, Fietzek PP, Remberger K, Eder M, Kühn K (1975a) Liver cirrhosis: immunofluorescence and biochemical studies demonstrate two types of collagen. Klin Wochenschr 53:205–208
Gay S, Inouye T, Minick OT, Kent G, Popper H (1976a) Basement membrane formation in experimental hepatic injury. Gastroenterology 71:907
Gay S, Martin GR, Müller PK, Timpl R, Kühn K (1976b) Simultaneous synthesis of Type I and Type III collagen by fibroblasts in culture. Proc Natl Acad Sci USA 73:4037–4040
Gay S, Miller EJ (1978) Collagen in the physiology and pathology of connective tissue. Fischer, Stuttgart New York
Gay S, Müller PK, Lemmen C, Remberger K, Matzen K, Kühn K (1976c) Immunohistological study on collagen in cartilage bone metamorphosis and degenerative osteoarthritis. Klin Wochenschr 54:969–976
Gay S, Müller PK, Meigel WN, Kühn K (1976d) Polymorphie des Kollagens. Neue Aspekte zur Struktur und Funktion des Bindegewebes. Hautarzt 27:196–205
Gibbs DA, Merril EW, Smith KA, Balazs EA (1968) Rheology of hyaluronic acid. Biopolymers 6:777–791
Ginsberg L, Ferrante DT di, Caskey CT, Ferrante N di (1977) Glucosamine-6-SO_4 sulfatase difficiency: a new mucopolysaccharidosis. Clin Res 25:471A
Glenner GG, Cuatrecasas P, Isersky C, Bladon HA, Eanes ED (1969) Physical and chemical properties of amyloid fibers: II. Isolation of a unique protein constituting the major component of human splenic amyloid fibril concentrates. J Histochem Cytochem 17:769–777
Glenner GG, Page GL (1976) Amyloidosis and amyloidogenesis. Int Rev Exp Pathol 15:1–92
Glenner GG, Terry W, Harada M, Isersky C, Page D (1971) Amyloid fibril proteins; proof of homology with immunoglobuline light chains by sequence analysis. Science 172:1150–1151
Gore I, Seiwert VI (1952) Dissecting aneurysm of the aorta connective tissue and its changes with age. AMA Arch Pathol 53:121–141
Gorevic PD, Rosenthal CJ, Franklin GC (1976) Amyloid-related serum component (SAA) studies in acute infections medullary thyroid carcinoma and post-surgery. Clin Immunol Immunopathol 6:83–93

Gospodarowicz D (1975) Purification of a fibroblast growth factor from bovine pitnitary. J Biol Chem 250:2515–2520

Gospodarowicz D, Moran JS (1976) Growth factors in mammalian cell cultures. Annu Rev Biochem 45:531–553

Gottschalk A (1972) Glycoproteins, their composition, structure and function. B.B.A. Library, vol a+b. Elsevier, Amsterdam London New York

Grant ME, Jackson DS (1976) The biosynthesis of procollagen. Assays Biochem 12:77–113

Grant ME, Prockop DJ (1972a) The biosynthesis of collagen. N Engl J Med 286:194–199

Grant ME, Prockop DJ (1972b) The biosynthesis of collagen. N Engl J Med 286:242–249

Grant ME, Prockop DJ (1972c) The biosynthesis of collagen. N Engl J Med 286:291–300

Gray WR, Sandberg LB, Forster JA (1973) Molecular model for elastin structure and function. Nature 246:461–466

Greaves MW, Sondergaard J, McDonald-Gibson W (1971) Recovery of prostaglandins in human cutaneous inflammation. Br Med J 2:258–260

Gregoire PE, Dictus-Vermeulen C, Ameryckx JP (1972) Sulfate de dermatane et sulfat de héparitine du foi de bœuf. Biochim Biophys Acta 279:102–117

Greiling H (1964) Untersuchungen über die Isoenzyme der Lactat-Dehydrogenase in der Synovialflüssigkeit. Klin Wochenschr 42:427–431

Greiling H (1972) Zur Biochemie der rheumatoiden Arthritis. Z Rheumaforsch [Suppl 2], 31:26–37

Greiling H (1973) Studies on lysosomal proteoglycan degradation. In: Connective tissue and ageing, vol 1. Intern Congress Series no 264, Excerpta Medica, Amsterdam, pp 168–170

Greiling H (1976) Recent studies on the clinical biochemistry of chronic forms of polyarthritis. In: Wagenhäuser FJ (ed) Chronic forms of polyarthritis. Huber, Stuttgart, pp 175–189

Greiling H, Baumann G (1973) Age dependent changes of non-sulfated disaccharide groups in the proteoglycans of knee joint cartilage. In: Vogel HG (ed) Connective tissue and ageing. Excerpta Medica, Amsterdam, pp 160–162

Greiling H, Driesch R, Momburg M, Jagdfeld R, Thomas J, Stuhlsatz HW (1976) Zur Altersabhängigkeit der Glykosyltransferasen. In: Platt D (ed) Alternstheorien. Schattauer, Stuttgart New York, S 205–214

Greiling H, Kisters R, Heindl W, Stuhlsatz HW (1971) Inhibition of the biosynthesis of collagen, proteoglycans and glycoproteins by immunosuppressive and antiinflammatory drugs. In: Müller W, Harwerth H-G, Fehr K (eds) Rheumatoid arthritis. Pathogenetic mechanism and consequences in therapeutic. Academic Press, New York London, pp 683–688

Greiling H, Kisters R, Stuhlsatz HW (1970a) β-Elimination reaction in amino acid containing hyaluronic acid preparations. In: Balazs EA (ed) Chemistry and molecular biology of the intercellular matrix. Academic Press, London New York, pp 759–762

Greiling H, Kleesiek K (1978) Die Synoviaanalyse und ihre differentialdiagnostische Bedeutung bei chronischen Gelenkerkrankungen. Internistische Welt 4:121–130

Greiling H, Gressner AM, Stuhlsatz HW (1981) Zum Stoffwechsel und zur Pathobiochemie der Proteoglykane. Verh Anat Ges 75:115–124

Greiling H, Köster-Eiserfunke W, Stuhlsatz HW (1979) Presence of proteoglycan-degrading enzymes in the granular fraction of leukocytes and its significance in the destruction of joint cartilage during chronic joint disease. Rev Int Rheumatol VIII:221–224

Greiling H, Stuhlsatz HW, Kisters R (1969) Struktur und Stoffwechsel von Keratansulfat-Peptiden. Hoppe Seylers Z Physiol Chem 350:669

Greiling H, Stuhlsatz HW, Kisters R (1970b) Structur and metabolism of proteokeratan sulphate. In: Balazs EA (ed) Chemistry and molecular biology of the intercellular matrix, vol II. Academic Press, London New York, pp 873–877

Greiling H, Stuhlsatz HW, Kisters R (1967) Struktur und Stoffwechsel von Glykosaminoglykan-Proteinen. III. Die Chondroitin-Peptide der Rinder-Cornea. Hoppe Seylers Z Physiol Chem 348:970–978

Gressner AM, Clahsen H, Arnold G, Fessel H (1977c) Biomechanische Untersuchungen der Leberkapsel. Res Exp Med (Berl) 171:191–199

Gressner AM, Greiling H (1977) The influence of glycosaminoglycans on the synthesis of polyphenylalanine by rat liver ribosomes. Hoppe Seylers Z Physiol Chem 358:69–78

Gressner AM, Greiling H, Pazen H (1978) Die Biosynthese der Glykosaminoglykane in der akut chronisch geschädigten Leber. In: Lang H, Rick W, Roka L (Hrsg) Aktuelle Probleme der Pathobiochemie. Springer, Berlin Heidelberg New York, pp 31–53

Gressner AM, Köster-Eiserfunke W, Greiling H (1980) Binding of native rat liver proteoglycans to homologous ribosomal subunits. Abstract VII Europ. Symp. Connect. Tissue Res. (1980) p 140–141

Gressner AM, Pazen H, Greiling H (1977a) The biosynthesis of glycosaminoglycans in normal rat liver and in response to experimental hepatic injury. Hoppe Seylers Z Physiol Chem 358:825–833

Gressner AM, Pazen H, Greiling H (1977b) The synthesis of total and specific glycosaminoglycans during development of experimental liver cirrhosis. Experientia 33:1290–1292

Griffiths R, Tuball N, Thomas J (1976) Effect of induced elevated plasma levels of homocystine and methionine in rats on collagen and elastin structures. Connect Tissue Res 4:101–106

Gross J (1976) Aspects of the animal collagenases. In: Ramachandran GN, Reddi AH (eds) Biochemistry of collagen. Plenum Press, New York London, pp 275–317

Gross J, Kirk D (1958) The heat precipitation of collagen from neutral salt solutions: Some rate-regulating factors. J Biol Chem 233:355–360

Gross J, Lapiere ChM (1962) Collagenolytic activita in amphibian tissues: A tissue culture assay. Proc Natl Acad Sci USA 48:1014–1022

Gupta DN (1955) Production of cancer of the bile ducts with thioacetamide. Nature 175:257

Gupta DN (1956) Nodular cirrhosis and metastasing tumors produced in the liver of rats by prolonged feeding with thioacetamide. J Pathol Bacteriol 72:415–426

Häkkinen H-M, Franssila K, Kulonen E (1975) Effect of long-term administration of ethanol to the rat. Lipids, collagen and other proteins, and mallory bodies in the liver. Scand J Clin Lab Invest 35:753–765

Hall CW, Cantz M, Neufeld EF (1973) A β-glucuronidase deficiency mucopolysaccharidosis. Studies in cultured fibroblasts. Arch Biochem Biophys 155:32–38

Hall DA (1976) The ageing of connective tissue. Academic Press, London New York San Francisco

Hall DA, Czerkawski JW (1959) The purification of the proteolytic component of elastase. Biochem J 73:356–361

Hall DA, Czerkawski JW (1961) The reaction between elastase and elastic tissue. 4. Soluble elastins. Biochem J 80:123–128

Hall DA, Wilkinson JE (1963) Elastase and thrombogenesis. Nature 197:454–455

Hall K (1971) Effect of intravenous administration of human growth hormone on sulphation factor activity in serum of hypopituitary subjects. Acta Endocrinol (Kbh) 66:491–497

Hall K, Olin P (1972) Sulphation factor activity and growth rate during longterm treatment of patients with pituitary dwarfism with human growth hormone. Acta Endocrinol (Kbh) 69:417–433

Hall K, Uthne K (1971) Some biological properties of purified sulfation factor (SF) from human plasma. Acta Med Scand 190:137–143

Hall K, Takano K, Fryklund L, Sievertsson H (1975) Somatomedins. Adv Metab Disord 8:19–46

Hallahan C, Young D, Munck A (1973) Time course of early events in the action of glucocorticoids on rat thymus cell in vitro. J Biol Chem 248:2922–2927

Hamberg M, Jonsson CE (1973) Increased synthesis of prostaglandins in the guinea pig following scalding injury. Acta Physiol Scand 87:240–245

Handley CJ, Brooks PR, Lowther DA (1978) Extracellular matrix metabolism by chondrocytes. VI. Concomitant depression by exogenous levels of proteoglycan of collagen and proteoglycan synthesis by chondrocytes. Biochim Biophys Acta 544:441–444

Handley CJ, Lowther DA (1977) Extracellular matrix metabolism bei chondrocytes. III. Modulation of proteoglycan synthesis by extracellular levels of proteoglycans in cartilage cells in culture. Biochim Biophys Acta 500:132–139

Haney A, Peacock EE, Madden JW (1972) Liver regeneration and hepatic collagen deposition in rats with dimethylnitrosamine-induced cirrhosis. Ann Surg 175:863–869

Hanset R, Ansay M (1967) Dermatosparaxie (peau-déchirée) chez le veau: un défaut général du tissu conjonctif, de nature héréditaire. Ann Med Vet 7:451–458

Hardingham TE, Muir H (1972) The specific interaction of hyaluronic acid with cartilage proteoglycans. Biochim Biophys Acta 279:401–405

Hardingham TE, Muir H (1973) Binding of oligosaccharides of hyaluronic acid to proteoglycans. Biochem J 135:905–908

Hardingham TE, Muir H (1974) Hyaluronic acid in cartilage and proteoglycan aggregation. Biochem J 139:565–581

Harris ED (1972) A collagenolytic system produced by primary cultures of rheumatoid nodule tissue. J Clin Invest 51:2973–2976

Harris ED (1978) Role of collagenases in joint destruction. In: Sokoloff L (ed) The joints and synovial fluid, Vol I. Academic Press, New York London, pp 243–272

Harris ED, Farrell ME (1972) Resistance to collagenase: a characteristic of collagen fibrils crosslinked by formaldehyde. Biochim Biophys Acta 278:133–141

Harris ED, Faulkner CS, Brown FE (1975) Collagenolytic systems in rheumatoid arthritis. Clin Orthop 110:303–316

Harris ED, Krane SM (1972) An endopeptidase from rheumatoid synovial tissue culture. Biochim Biophys Acta 258:566–576

Harris ED, Krane SM (1973) Cartilage collagen: substrate in soluble and fibrillar form for rheumatoid collagenase. Trans Assoc Am Physicians 86:82–94

Harris ED, Krane SM (1974) Collagenases. N Engl J Med 291:557–563, 605–609, 652–661

Harris ED, McCroskery PA (1974) The influence of temperature and fibril stability on degradation of cartilage collagen by rheumatoide synovial collagenase. N Engl J Med 290:1–6

Harris ED, Sjoerdsma A (1966) Collagen profile in various clinical conditions. Lancet 2:707–711

Hart GW (1976) Biosynthesis of glycosaminoglycans during corneal development. J Biol Chem 251:6513–6521

Hart GW, Lennarz WJ (1978) Effects of tunicamycin on the biosynthesis of glycosaminoglycans by embryonic chick cornea. J Biol Chem 253:5795–5801

Hartmann F, Deicher H (1979) Bindegewebe. In: Siegenthaler W (Hrsg) Klinische Pathophysiologie. Thieme, Stuttgart, S 948–992

Harvey W, Grahame R, Panayi GS (1974) Effects of steroid hormones on human fibroblasts in vitro. Glucocorticoid action on cell growth and collagen synthesis. Ann Rheum Dis 33:437–441

Harwood R, Grant ME, Jackson DS (1974) Collagen biosynthesis. Characterization of subcellular fractions from embryonic chick fibroblasts and the intracellular localization of protocollagen prolyl and protocollagen lysyl hydroxylases. Biochem J 144:123–130

Harwood R, Grant ME, Jackson DS (1975) Translation of type I and type II procollagen messengers in a cell-free system derived from wheat germ. FEBS Lett 57:47–50

Hascall VC, Heinegard D (1974a) Aggregation of cartilage proteoglycans. I. The role of hyaluronic acid. J Biol Chem 249:4232–4241

Hascall VC, Heinegard D (1974b) Aggregation of cartilage proteoglycans. II. Oligosaccharide competitors of the proteoglycan-hyaluronic acid interaction. J Biol Chem 249:4242–4249

Hascall VC, Riolo R-L (1972) Characteristics of the protein-keratan sulfate core and of keratan sulfate prepared from bovine nasal cartilage proteoglycan. J Biol Chem 247:4529–4538

Hascall VC, Sajdera SW (1969) Proteinpolysaccharide complex from bovine nasal cartilage. The function of glycoprotein in the formation of aggregates. J Biol Chem 244:2384–2396

Hastings SG, Booth NH, Hopwood ML (1968) Influence of sex hormones on mucopolysaccharide synthesis of swine arteries. J Atheroscler Res 8:29–35

Hauschka PV, Gallup PM (1977) Purification and calcium-binding-properties of osteocalcin, the gamma-carboxylglutamate-containingprotein of bone. In: Wassermann RH (ed) Calcium binding proteins and calcium function. North Holland, New York, p 338

Havemann K, Janoff A (1978) Neutral proteases of human polymorphonuclear leukocytes. Urban & Schwarzenberg, Baltimore München

Heersche JNM, Marcus R, Aurbach GD (1974) Calcitonin and the formation of $3',5'$-AMP in bone and kidney. Endocrinology 94:241–247

Heinegard D, Hascall VC (1974a) Aggregation of proteoglycans. III. Characteristics of the proteins isolated from trypsin digests of aggregates. J Biol Chem 249:4250–4256

Heinegard D, Hascall VC (1974b) Characterization of chondroitin sulfate isolated from trypsin-chymotrypsin digests of cartilage proteoglycans. Arch Biochem Biophys 165:424–441

Heinrich UE, Schalch DS, Koch JG, Johnson CJ (1978) Non suppressible insulin-like activity (NSILA). II. Regulation of serum concentrations by growth hormone and insulin. J Clin Endocrinol Metab 46:672–678

Helle O, Ness NN (1972) A heriditabie skin defect in sheep. Acta Fed Scand 13:443–451

Hennemann DH (1968) Effect of estrogen on in vivo and in vitro collagen biosynthesis and maturation in old and young female guinea pigs. Endocrinology 83:678–690

Hennemann DH (1970) Inhibition of the effect of D-penicillamine on collagen solubility in skin by 17-β-estradiol cypionate and the effect of D-penicillamine and 17-β-estradiol on the abnormalities in rat bone produced by a low calcium diet. Endocrinology 87:456–464

Hennemann DH (1971) Effect of estradiol-17-β on collagen biosynthesis, degradation and reutilization in vivo. Biochem Biophys Res Commun 44:326–332

Henson PM (1971) The immunologic release of constituents from neutrophilic leukocytes. J Immunol 107:1535–1546

Herbert CM, Jayson MIV, Bailey AJ (1973) Joint capsule collagen in osteoarthrosis. Ann Rheum Dis 32:510–514

Higgs GA, Vane JR, Hart FD, Wojtulewski JA (1974) Effects of anti-inflammatory drugs on prostaglandins in rheumatoid arthritis. In: Robinson HJ, Vane JR (eds) Prostaglandinsynthetase inhibitors. Raven Press, New York, pp 165–174

Hintz RL, Clemmons DR, Underwood L (1972) Competitive binding of somatomedin to the insulin receptors of adipocytes, chondrocytes and liver membranes. Proc Natl Acad Sci USA 69:2351–2353

Hintz RL, Liu F, Rinderknecht E (1980) Somatomidin-C shares the carboxy-terminal antigenic determinants with insulin-like growth factor I. J Clin Endocrinol Metab 51:672–673

Hirayama C (1974) Hepatic fibrosis: biochemical considerations. In: Schaffner F, Sherlock S, Leevy CM (eds) The liver and its diseases. Thieme, Stuttgart, pp 273–282

Hjertquist SO, Lemperg R (1972) Identification an concentration of the glycosaminoglycans in human articular cartilage in relation to age and osteoarthritis. Calcif Tissue Res 10:223–237

Höök M, Lindahl U, Hallen A, Bäckström G (1975) Biosynthesis of heparin. J Biol Chem 250:6065–6071

Hörlein D, McPherson J, Swee Han Goh, Bornstein P (1981) Regulation of protein synthesis: translatinal control by procollagen-derived fragments. Proc Natl Acad Sci USA 78:6163–6167

Hörmann H, Jilek F (1977) Funktionelle Reaktionen eines Oberflächenproteins von Fibroblasten. Wien Klin Wochenschr 89:728–729

Hörmann H, Kühn K (1977) Das Zusammenspiel von humoralen Faktoren, extrazellulärer Matrix und von Zellen bei der Wundheilung. Fortschr Med 95:1299–1304

Holtrop ME, King G, Raisz LG (1978) Factors influencing osteoclast activity as measured by ultra structural morphometry. In: Copp DH, Talmage RV (eds) Endocrinology of calcium metabolism. Excerpta Medica, Amsterdam, pp 91–93

Hong S-CL, Polsky-Cynkin R, Levine L (1976) Stimulation of prostaglandin biosynthesis by vasoactive substances in methylcholanthrene-transformed mouse BALB/3T3. J Biol Chem 251:776–780

Honig S, Hoffstein S, Weissmann G (1978) Leukocyte lysosomes and inflammation: the example of arthritis. In: Ioachim HL (ed) Pathobiology annual 1978. Raven Press, New York, pp 315–331

Hopwood JJ, Robinson HC (1974) The structure and composition of keratan sulphate. Biochem J 141:517–526

Hornebeck W, Robert L (1977) Elastase like enzymes in aortas and human breast carcinomas: quantitative variations with age and pathology. In: Sandberg LB, Gray WR, Franzblau C (eds) Elastin and elastic tissue. Plenum Press, New York London, pp 145–162

Horwitz AL, Hance AJ, Crystal RG (1977) Granulocyte collagenase: selective digestion of type I over type III collagen. Proc Natl Acad Sci USA 74:847–901

Houck JC (1973) General introduction to chalone concept. Natl Can Inst Monogr 38:1–9

Howard DJ, Read AE, Bailey AJ (1975) Characterization of the collagen of normal and cirrhotic human liver. Gut 16:827

Hradec J, Dusek Z (1978) All factors required for protein synthesis are retained on heparin bound to sepharose. Biochem J 172:1–7

Hradec J, Kriz O (1978) Heparin-sepharose 4B at low temperatures retains ribosomes. Biochem J 173:349–352

Hruban Z, Russel RM, Boyer JL, Glagov S, Bagheri SA (1974) Ultra structural changes in livers of two patients with hypervitaminosis A. Am J Pathol 76:451–461

Huang D (1974) Effect of extracellular chondroitin sulfate on cultured chondrocytes. J Cell Biol 62:881–886

Hufer WE (1973) Degradation of chondromucoprotein by macrophage enzymes. Lab Invest 29:304–309

Hultin T, Näslund PH (1975) Effects of anions on the structure and functions of mammalian ribosomes. Biochim Biophys Acta 402:199–205

Humbel RA, Rinderknecht E (1978) From NSILA to IGF (1963–1977). In: International Symposium on somatomedins and growth. Milano (Abstr), p 18

Hunder GG, McDuffie FC, Mullen BJ (1977) Activation of complement components C_3 and factor B in synovial fluids. J Lab Clin Med 89:160–171

Husby G (1975) Amyloidosis in rheumatoid arthritis. Ann Clin Res 7:154–167

Husby G, Natvig JB (1974) A serum component related to non-immunoglobulin amyloid protein AS, a possible precursor of the fibrils. J Clin Invest 53:1054–1061

Husby G, Sletten K, Michaelsen TE, Natvig JB (1972) Antigenic and chemical characterization of non-immunoglobulin amyloid proteins. Scand J Immunol 1:393–400

Husby G, Sletten K, Michaelsen TE, Natvig JB (1973) Amyloid fibril protein subunit, protein AS: distribution in tissue and serum in different clinical types of amyloidosis including that associated with myelomatosis and Waldenström's macroglobulinaemie. Scand J Immunol 2:395–404

Husby G, Natvig JB, Sletten K, Nordstoga K, Anders RS (1975) An experimental model in mink for studying the relation between amyloid fibril protein AA and the related serum protein SAA. Scand J Immunol 4:811–816

Hutterer F (1966) Degradation of mucopolysaccharides by hepatic lysosomes. Biochim Biophys Acta 115:312–317

Hutterer F, Bacchin P (1968) Mucopolysaccharides in normal and cirrhotic liver in man. Fed Proc 27:412

Hutterer F, Eisenstadt M, Rubin E (1970) Turnover of hepatic collagen in reversible and irreversible fibrosis. Experientia 26:244–245

Hutterer F, Rubin E (1975) Mucopolysaccharides in reversible and irreversible experimental hepatic fibrosis. In: Popper H, Becker K (eds) Collagen metabolism in the liver. Stratton Intercontinental Medical Book, New York, pp 53–56

Hutterer F, Rubin E, Singer EJ, Popper H (1959) Alkali-soluble and insoluble collagen in infant adult and cirrhotic livers. Proc Soc Exp Biol Med 102:534–536

Hutton JJ, Udenfriend S (1966) Soluble collagen proline hydroxylase and its substrates in several animal tissues. Proc Natl Acad Sci USA. 56:198–202

Ignarro LJ (1974) Stimulation of phagocytic release of neutral protease from human neutrophils by cholinergic amines and cyclic $3',5'$-guanosine monophosphate. J Immunol 112:210–214

Inerot SI, Heinegard D, Audell L, Olsson SE (1978) Articular cartilage proteoglycans in aging and osteoarthritis. Biochem J 169:143–156

Ishikawa H (1974) Glycosaminoglycans of the skin and urine in patients with progressive scleroderma. In: Otake Y (ed) Biochemistry and pathology of connective tissue. Thieme, Stuttgart, pp 97–110

Ishikawa H, Horiuchi R (1975) Initial change of glycosaminoglycans in systemic scleroderma. Dermatologica 150:334–354

Ishikawa H, Saito Y, Yamakage A, Kitabatake M (1978) Scleroderma-inducing glycosaminoglycans in the urine of patients with systemic scleroderma. Dermatologica 156:193–204

Ishikawa H, Suzuki S, Horiuchi R, Sato H (1975) An approach to the experimental scleroderma, using urinary glycosaminoglycans from patients with systemic scleroderma. Acta Derm Venerol (Stockh) 55:97–107

Iverius P-H (1972) The interaction between human plasma lipoprotein and connective tissue glycosaminoglycans. J Biol Chem 247:2607–2613

Iverius P-H, Östlund-Lindquist AM (1976) Lipoprotein lipase from bovine milk, J Biol Chem 251:7791–7795

Jackson DS, Cleary EG (1967) The determination of collagen and elastin. Methods Biochem Anal 15:25–76

Jackson SH (1973) The reaction of homocysteine with aldehyde: An explanation of the collagen defects in homocystinuria. Clin Chim Acta 45:215–217

Jacobson B (1978a) Biosynthesis of hyaluronic acid in the vitreous. V. Studies on a particulate hyalocyte glycosyl transferase. Exp Eye Res 27:247–258

Jacobson B (1978b) Biosynthesis of hyaluronic acid in the vitreous. VI. Isolation of a complex containing hyaluronic acid and glycosyl transferase activity and studies on the activity of a soluble glycosyl transferase. Exp Eye Res 27:259–273

Janoff A (1975) At least three human neutrophil lysosomal proteases are copable of degrading joint connective tissues. NY Acad Sci 256:402

Jansson L, Lindahl U (1970) Evidence for the existence of a multichain proteoglycan of heparan sulphate. Biochem J 117:699–702

Jaques LB (1977) Determination of heparin and related sulfated mucopolysaccharides. In: Glick H (ed) Methods of biochemical analysis, vol 24. Wiley & Sons, New York London Sydney Toronto, pp 203–312

Jensen CE, Koefoed J (1954) Flow elasticity of hyaluronate solutions. J Colloid Sci 9:460–465

Jilek F, Hörmann H (1978) Cold-insoluble globulin (fibronectin). IV. Affinity to soluble collagen of various types. Hoppe Seylers Z Physiol Chem 359:247–250

Jimenez SA, Dehm P, Prockop DJ (1971) Further evidence for a transport form of collagen. Its extrusion and extracellular conversion to α-chains in embryonic tendon. FEBS Lett 17:245–248

John R, Thomas J (1972) Chemical compositions of elastins isolated from aortas and pulmonary tissues of humans of different ages. Biochem J 127:261–269

Johnson PM, Husby G, Natvig JB, Anders RF, Linder E (1977) Identification in human placentae of antigenic activity related to the amyloid serum protein SAA. Scand J Immunol 6:319–325

Johnson RL, Ziff M (1976) Lymphokine stimulation of collagen accumulation. J Clin Invest 58:240–252

Johnson U, Ohlsson K, Olsson K, Olsson I (1976) Effects of granulocyte neutral proteases on complement components. Scand J Immunol 5:421–426

Johnston RB Jr, Keele BB, Misra HP, Webb LS, Lehmeyer JE, Rajagopalan KV (1975) Superoxide anion generation and phagocytic bactericidal activity. In: Bellantini JA, Dayton DH (eds) The phagocytic cell in hort resistance. Raven Press, New York, pp 61–75

Jones CR, Bergman MW, Kittner PJ, Pigman W (1964) Urinary hydroxyproline excretion in Marfan's syndrome as compered with aged matched controls. Proc Soc Exp Biol Med 116:931–933

Jorke D, Reinhardt M (1977) Epidemiology of chronic liver diseases. Acta Hepato-gastroenterol (Stuttg) 24:220–225

Jorpes JE, Gardell S (1948) On heparin monosulfuric acid. J Biol Chem 176:267–276

Kamcgaya K, Sambe K (1975) Some aspects of collagen fiber formation and degradation in experimental hepatic fibrosis. In: Popper H, Becker K (eds) Collagen metabolism in the liver. Stratton Intercontinental Medical Book, New York, pp 100–113

Kaneko M, Greiling H (1973) Hemmung des Sulfatstoffwechsels und der 3′-Phosphoadenylylsulfat: Chondroitinsulfat-Sulfotransferase durch ein Glykosaminoglykanpolysulfat. Arzneim Forsch 23:737

Kang AH, Trelstad RL (1973) A collagen defect in homocystinuria. J Clin Invest 52:2571–2578

Kao K-YT, Hitt WE, McGavack TH (1965) Connective tissue. XIII. Effect of estradiol benzoate upon collagen synthesis by sponge biopsy connective tissue. Proc Soc Exp Biol Med 119:364–367

Kaplan D, Meyer K (1959) Ageing of human cartilage. Nature 183:1267–1268

Kaplan D, Meyer K (1960) Mucopolysaccharides of aorta at various ages. Proc Soc Exp Biol Med 105:78–81

Karzel K, Domenjoz R (1969) The influence of anti-inflammatory drugs on mucopolysaccharide metabolism in relation to cell multiplication, protein synthesis and cell respiration of fibroblasts cultured in vivo. In: Bertelli A, Houck JC (eds) Inflammation biochemistry and drug interaction. Excerpta Medica, Amsterdam, pp 102–108

Katz FH, Kappas A (1968) Influence of estradiol and estriol on urinary excretion of hydroxyproline in man. J Lab Clin Med 71:65–74

Katz WA, Schubert M (1970) The interaction of monosodium urate with connective tissue components. J Clin Invest 49:1783–1789

Kawasaki T, Yamashina I (1972) Isolation and characterization of glycopeptides from rat liver nuclear membrane. J Biochem (Tokyo) 72:1517–1525

Kefalides NA (1971) Chemical properties of basement membranes. Int Rev Exp Pathol 10:1–39

Kefalides NA (1973) Structure and biosynthesis of basement membranes. Int Rev Connect Tissue Res 6:63–104

Kefalides NA (1975) Basement membranes. Structural and biosynthetic considerations. J Invest Dermatol 65:85–92

Kefalides NA (1978) Biology and chemistry of basement membranes. Academic Press, New York London

Keiser H, Greenwald RA, Feinstein G, Janoff A (1976) Degradation of cartilage proteoglycans by human leukocyte granula neutral proteases. A model of joint injury. II. Degradation of isolated bovine nasal cartilage proteoglycans. J Clin Invest 57:625–632

Keller R, Stein Th, Stuhlsatz HW, Greiling H, Ohst E, Müller E, Scharf HD (1981) Studies on the characterization of the linkage-region between polysaccharide chain and core protein in bovine corneal proteokeratan sulfate. Hoppe-Seylers Z Physiol Chem 362:327–336

Keller R, Driesch R, Stein Th, Momburg M, Stuhlsatz HW, Greiling H, Franke H (1983) Biosynthesis of proteokeratan sulfate in the bovine cornea. Hoppe-Seylers Z Physiol Chem (im Druck)

Keller R, Stein Th, Weber W, Kehrer Th, Stuhlsatz HW, Greiling H, Keyserlingk D Graf v (1983) Biosynthesis of proteokeratan sulfate in the bovine cornea. Hoppe-Seylers Z Physiol Chem (im Druck)

Kempson GE, Muir H, Swanson SAV, Freeman MAR (1970) Correlations between stiffness and the chemical constituents of cartilage on the human femoral head. Biochim Biophys Acta 215:70–77

Kempson GE, Muir H, Pollard C, Tuke M (1973) The tensile properties of the cartilage of human femoral condyles related to the content of collagen and glycosaminoglycans. Biochim Biophys Acta 297:456–472

Kempson GE, Spivey CJ, Swanson SAV, Freeman MAR (1971) Patterns of cartilage stiffness on normal and degenerate human femoral heads. J Biomech 4:597–609

Kenny AD (1976) Vitamin D metabolism: physiological regulation in egg-laying Japanese qail. Am J Physiol 230:1609–1615

Kent G, Fels IG, Dubin A, Popper H (1959) Collagen content based on hydroxyproline determinations in human and rat livers: its relation to morphologically demonstrable reticulum and collagen fibers. Lab Invest 8:48–56

Kent G, Gay S, Inouye T, Bahu R, Minick OT, Popper H (1976) Vitamin A-containing lipocytes and formation of type III collagen in liver injury. Proc Natl Acad Sci USA 73:3719–3722

Keppler DOR (1975) Pathogenesis and mechanisms of liver cell necrosis. MTP Press, Lancester

Keret R, Schimpff RM, Girard F (1976) The inhibitory effect of hydrocortisone on the chicken embryo cartilage somatomedin assay. Horm Res 7:254–259

Kershenobich D, Fierro FJ, Rojkind M (1970) The relationship between the free pool of proline and collagen content in human liver cirrhosis. J Clin Invest 49:2246–2249

Kerwar SS, Kohn LD, Lapiere CN, Weissbach H (1972) In vitro synthesis of procollagen on polysomes. Proc Natl Acad Sci USA 69:2727–2731

Keshgegeian A, Glick MC (1973) Glycoproteins associated with nuclei of cells before and after transformation by a ribonucleic acid virus. Biochemistry 12:1221–1226

Keski-Oja J (1976) Polymerization of a major surface-associated glycoprotein, fibronectin, in cultured fibroblasts. FEBS Lett 71:325–329

Kimura JH, Hardingham TE, Hascall VC, Solursh M (1978) The effect of oligosaccharides of hyaluronate on the aggregation of newly synthesised cartilage proteoglycans. In: International Colloquium of CNRS, vol 287, Creteil, p 26

King JS, Fielden ML, Boyce WH (1962) Acid mucopolysaccharides in normal urine. Clin Chim Acta 7:316–321

Kitzis A, Defer N, Dastugue B, Sabatier MN, Kruh J (1976) Effect of heparin on chromatin. FEBS Lett 66:336–339

Kivirikko KI (1974) Biosynthesis of collagen. In: Fricke R, Hartmann F (eds) Connective tissues – biochemistry and pathophysiology. Springer, Berlin Heidelberg New York

Kivirikko KI, Koivusalo M, Laitinen O, Liesmaa M (1963) Effect of thyroxine on the hydroxyproline in rat urine and skin. Acta Physiol Scand 57:462–467

Kivirikko KI, Laitinen O (1965) Urinary ^{14}C-hydroxyproline in thyroxine treated rats after the administration of ^{14}C-proline. Acta Chem Scand 19:1781

Kivirikko KI, Laitinen O, Aer J, Halma J (1965) Studies with ^{14}C-proline on the action of cortisone on the metabolism of collagen in the rat. Biochem Pharmacol 14:1445–1451

Kivirikko KI, Laitinen O, Aer J, Halme J (1967) Metabolism of collagen in experimental hyperthyroidism and hypothyroidism in the rat. Endocrinology 80:1051–1061

Kivirikko KI, Prockop DJ (1967) Enzymatic hydroxylation of proline and lysine in proteocollagen. Proc Natl Acad Sci USA 57:782–789

Kivirikko KI, Ristelli L (1976) Biosynthesis of collagen and its alterations in pathological states. Med Biol 54:159–186

Kjellén L, Oldberg A, Rubin K, Höök M (1977) Binding of heparin and heparansulphate to rat liver cells. Biochem Biophys Res Commun 74:126–133

Kleesiek K, Müller K-H, Royé Ch, Greiling H (1980) Thrijodthyronin und reverse Trijodthyronin in der Synovialflüssigkeit. Einfluß der Trijodthyronin-Isomere auf den Stoffwechsel von Synoviafibroblasten. Verh Dtsch Ges Rheumatol 6:402–405

Kleesiek K (1980) Gelenkerkrankungen. Klinisch-chemische und pathobiochemische Befunde zur Differentialdiagnose der Gelenkerkrankung. Med Welt 13:1609–1617

Kleesiek K (1981) Zur Analytik und Pathobiochemie des synovialen Systems. Habilitationsschrift Rheinisch-Westfälische Technische Hochschule, Aachen

Kleesiek K, Greiling H (1982) The effect of anti-inflammatory agents on the glycosaminoglycan metabolism in cultured human synovial cells. Rheumatol Int 2:167–174

Kleesiek K, Michels P, Müller K-H, Greiling H (1981) Zur Pathobiochemie der Proteoglykane und des Hyaluronats bei der chronischen Polyarthritis. In: Otte P (Hrsg) Gelenkdestruktion bei Polyarthritis. Steinkopff, Darmstadt, S 57–66

Klein DC, Raisz LG (1971) Role of adenosine 3',5'-monophosphate in the hormone regulation of bone resorption: studies with cultured fetal bone. Endocrinology 89:818–826

Ko SD, Page RC, Narayanan AS (1977) Fibroblast heterogeneity and prostaglandin regulation of subpopulations. Proc Natl Acad Sci USA 74:3429–3432

Kodicek E (1974) The story of vitamin D from vitamin to hormone. Lancet 1:325–329

Köster-Eiserfunke W, Gressner AM, Bruhns D, Greiling H (1978) A method for the isolation of proteoglycans from rat liver. Hoppe Seylers Z Physiol Chem 359:288

Köster-Eiserfunke W, Gressner AM, Greiling H (1979) Binding properties of rat liver (^{35}S)proteoglycan to concanavalin A. Hoppe Seylers Z Physiol Chem 360:306

Koizumi T, Nakamura N, Abe H (1967) Changes in acid mucopolysaccharide in the liver in hepatic fibrosis. Biochim Biophys Acta 148:749–756

Kojima K, Yamagata T (1971) Glycosaminoglycans and electrokinetic behaviour of rat ascite hepatoma cells. Exp Cell Res 67:142–146

Kojima J, Nakamura N, Kanatani M, Ohmori K (1975) The glycosaminoglycans in human hepatic cancer. Cancer Res 35:542–547

Koka M, Nakamoto T (1972) Studies on polyphenylalanine synthesis with a cell-free system of rat lymphosarcoma. Biochim Biophys Acta 262:381–392

Kondo H, Rabin BS, Rodnan GA (1976) Cuteneous and antigen stimulating lymphokine production by lymphocytes patients with progressive systemic sclerosis (scleroderma). J Clin Invest 58:1388–1394

Kornfeld R, Kornfeld S (1976) Comparative aspects of glycoprotein structure. Annu Rev Biochem 45:217–237

Kosher RA, Lash JW, Minor RR (1973) Environmental enhancement of in vitro chondrogenesis: IV. Stimulation of somite chondrogenesis by exogenous chondromucoprotein. Dev Biol 35:210–220

Kraemer PM (1971) Heparan sulfate of cultured cells. II. Acid-soluble and precipitable species of different cell lines. Biochemistry 10:1445–1451

Kraemer PM (1977) Heparin releases heparan sulfate from the cell surface. Biochem Biophys Res Commun 78:1334–1340

Kraemer RJ, Coffey DS (1970) The interaction of natural and synthetic polyanions with mammalian nuclei. II. Nuclear swelling. Biochim Biophys Acta 224:568–578

Krane SM (1974) Joint erosion in rheumatoid arthritis. Arthritis Rheum 17:306–312

Krane SM, Pinnell SR, Erbe RW (1972) Lysyl-protocollagen hydroxylase deficienca in fibroblasts from siblings with hydroxylysinedeficient collagen. Proc Natl Acad Sci USA 69:2899–2903

Krawetz SA, Anwar RA (1979) Elastin mRNA isolation and in vitro translation. Fed Proc 38/3:300

Kreitzman L, Phelps CF (1967) The testosterone-induced biosynthesis of glycosaminoglycans in chick combs. Biochem J 105:23

Kresse H (1973) Mucopolysaccharidosis III A (Sanfilippo A disease): deficiency of a heparin sulfaminidase in skin fibroblasts and leucocytes. Biochem Biophys Res Commun 54:1111–1118

Kresse H, Neufeld EF (1972) The Sanfilippo A corrective factor, purification and mode of action. J Biol Chem 247:2164–2170

Kreysel HW, Kraus H, Stuhlsatz HW, Greiling H, Nissen HP, Kimmig J (1977) Zur quantitativen Darstellung (säulenchromatographische Trennung) saurer Mucopolysaccharide im Urin bei der progressiven Sklerodermie. Arch Dermatol Res 259:11–19

Krieg T, Müller PK, Goerz G (1977a) Fibroblasts from a patient with scleroderma reveal abnormal metabolism. Arch Dermatol Res 259:105–107

Krieg TH, Aumailley M, Kessler W, Müller WK (1977b) Collagen synthesis in heriditary connective tissue disorders. Hoppe Seylers Z Physiol Chem 358:1235–1236

Kruse NJ, Rowe DW, Fujimoto WY, Bornstein P (1978) Inhibitory effects of glucocorticoids on collagen synthesis by mouse sponge granulomas and granuloma fibroblasts in culture. Biochim Biophys Acta 540:101–116

Kruze D, Menninger H, Fehr K, Boni A (1976) Purification and some properties of a neutral protease from human leukocyte granules and its comparison with pancreatic elastase. Biochim Biophys Acta 438:503–513

Kuehl FA Jr (1973) Prostaglandines, nucléotides cycliques et physiologie cellulaire. In: Prostaglandines 1973. Inserm, Paris, pp 55–80

Kuehl FA Jr (1974) Prostaglandins, cyclic nucleotides and cell function. Prostaglandins 5:325–340

Kühn K (1978) Einige Beispiele zur Pathobiochemie des Kollagenstoffwechsels. In: Lang H, Rick W, Roka L (Hrsg) Aktuelle Probleme der Pathobiochemie. Springer, Berlin, S 55–69

Kühn K, Holzmann H, Korting GW (1962) Quantitative Bestimmungen der löslichen Kollagenstufen nach Anwendung einiger Bindegewebstherapeutica. Naturwissenschaften 49:134

Kuettner KE, Soble L, Croxen RL, Marczynska B, Hifi J, Harper E (1977) Tumor cell collagenase and its inhibition by a cartilage derived protease inhibitor. Science 196:653–654

Kunz J (1975) Pathologie der Arterienwand. VEB Verlag Volk und Gesundheit, Berlin

Kuo SC, Lampen JO (1974) Tunicamycin – An inhibitor of yeast glycoprotein synthesis. Biochem Biophys Res Commun 58:287–295

Kuo SC, Lampen JO (1976) Tunicamycin inhibition of ^{3}H-glucosamin incorporation into yeast glycoproteins: binding of Tunicamycin and interaction with phospholipids. Arch Biochem Biophys 172:574–581

Laitinen O (1967) The metabolism of collagen and its hormonal control in the rat. Acta Endocrinol (Kbh.) [Suppl] 120:52–57

Laitinen O, Uitto J, Iivanainen M, Hannuksela M, Kivirikko KI (1968) Collagen metabolism of the skin in Marfan's syndrome. Clin Chim Acta 21:321–326

Lamberg SI (1979) Stimulatory effect of exogenous hyaluronic acid distinguistes cultures fibroblasts of Marfan's disease from centrals. J Invest Dermatol 71:391–395

Lamberg SI, Dorfman A (1973) Synthesis and degradation of hyaluronic acid in the cultured fibroblasts of Marfan's disease. J Clin Invest 52:2428–2433

Lamy F, Gibson D, Ledoux M, Moreux JC (1977) Chymotrypsinogen D, a new zymogen from porcine pancreas with proelastolytic activity. In: Sandberg LB, Gray WR, Franzblau C (eds) Elastin and elastic tissue. Plenum Press, New York London, pp 165–175

Lancaster G, Goldman H, Scriver PR, Gold RJ, Wong I (1975) Dominantly inherited osteogenesis imperfecta in man: An examination of collagen biosynthesis. Pediatr Res 9:83–88

Lancker van JL (1976) Molecular and cellular mechanisms in disease, vol 1 and 2. Springer, Berlin Heidelberg New York

Langness U, Behnke A (1971) Collagen metabolites in plasma and urine in osteogenesis imperfecta. Metabolism 20:456–463

Lapiére ChM, Gross J (1963) Animal collagenase and collagenmetabolism. In: Sognnaes RS (ed) Mechanisms of hard tissue destruction, No 75. American Association Advanced Science Washington, pp 663–675

Lapiére ChM, Nusgens B (1976) Collagen pathology at the molecular level. In: Ramachandran GN, Reddi AH (eds) Biochemistry of collagen. Plenum Press, New York London, pp 377–447

Laurent TC (1964) Solubility of sodium urate in the presence of chondroitin 4-sulphate. Nature 202:1334

Laurent TC (1970) Structure of hyaluronic acid. In: Balazs EA (ed) Chemistry and molecular biology of the intercellular matrix. Academic Press, New York London, pp 703–732

Layman DL, McGoodwin EB, Martin GR (1971) The nature of collagen synthesized by cultured human fibroblasts. Proc Natl Acad Sci USA 68:454–458

Layman DL, Sokoloff L, Miller EJ (1972) Collagen synthesis by articular chondrocytes in monolayer culture. Exp Cell Res 73:107–112

Lazarides EL, Lukens LN, Infante AA (1971) Collagen polysomes: site of hydroxylation of proline residues. J Mol Biol 58:831–846

Lebovitz HE, Eisenbarth GS (1975) Hormonal regulation of cartilage growth and metabolism. Vitam Horm 33:575–648

Leevy CM, Popper H, Sherlock S (Criteria committee) (1976) Diseases of the liver and bilary tract. Standardization of nomenclature, diagnostic criteria, diagnostic methodology. FOGARTA International Center Proceedings, No 22, DHEW Publication. Government Printing Office, Washington, D.C., pp 76–725

Lelbach WK (1976) Epidemiology of alcoholic liver disease. In: Popper H, Schaffner F (eds) Progress in liver diseases. Grune & Stratton, New York San Francisco London, pp 494–515

Lenaers A, Ansay M, Nusgens B, Lapiére ChM (1971) Collagen made of extended α-chains, procollagen, in genetically defective dermatosparaxic calves. Eur J Biochem 23:533–543

Leroy EC (1972) Connective tissue synthesis by scleroderma skin fibroblasts in cell culture. J Exp Med 135:1351–1362

Leroy EC (1974) Increased collagen synthesis by scleroderma skin fibroblasts in vitro. A possible defect in the regulation or activation of the scleroderma fibroblast. J Clin Invest 54:880–889

Lesch R, Keppler D, Reutter W, Rudiger J, Oehlert W, Decker K (1970) Entwicklung einer experimentellen Leberzirrhose durch D-Galactosamin. Histologische, biochemische und autoradiographische Untersuchungen an Ratten. Virchows Arch. [Cell Pathol] 6:57–71

Lesch R, Reutter W (1975) Liver regeneration after experimental injury. Stratton Intercontinental Medical Book, New York

Letterer E (1968) History and development of amyloid research. In: Manderna E, Ruinen L, Sholten SH, Cohen AS (eds) Amyloidosis. Excerpta Medica, Amsterdam, pp 3–10

Lever WF (1961) Histopathology of the skin, 3rd ed. Lippincott, Philadelphia

Levin M, Pras M, Franklin EC (1973) Immunologic studies of the major non-immunoglobulin protein of amyloid. J Exp Med 138:373–380

Libaers I, Neufeld EF (1976) Iduronate sulfatase activity in serum, lymphocytes and fibroblasts – simplified diagnosis of the Hunter Syndrome. Pediatr Res 10:733–736

Lichtenstein JR, Martin GR, Kohn LD, Byers PH, McKusick VA (1973) Defect in conversion of procollagen to collagen in a form of Ehlers-Danlos-syndrome. Science 182:298–300

Lieber CS, Carli LM de (1976) Animal models of ethanol dependence and liver injury in rats and baboons. Fed Proc 35:1232–1236

Likar IN, Robinson RW, Likar LJ (1982) Glycosaminoglycans and hormones: mesenchymal response in endocrinopathies. In: Varma RS, Varma R, Warren Pa (eds) Glycosaminoglycans and proteoglycans in physiological and pathological processes of body systems. Karger, Basel, pp 412–439

Likar LJ, Likar IN, Robinson RW (1965) Levels of acid mucopolysaccharides on the bovine aorta at different stages of the sexual cycle. J Atheroscler Res 5:388–396

Lindahl U, Höök M (1978) Glycosaminoglycans and their binding to biological macromolecules. Annu Rev Biochem 47:385–417

Lindahl U, Höök M, Bäckström G, Jacobsson I, Riesenfeld J, Malmström A, Roden L, Feingold DS (1977) Structure and biosynthesis of heparin-like polysaccharides. Fed Proc 36:19–23

Lindberg KA, Hassett MA, Pinell SR (1976) Inhibition of lysyl-oxidase by homocysteine; a proposed connective tissue defect in homocystinuria. Clin Res 24:265A

Linder E, Anders RF, Natvig JB (1976) Connective tissue origin of the amyloid related protein SAA. J Exp Med 144:1336–1346

Linke RP, Sipe JD, Pollock PS, Ignaczak TF, Glenner GG (1975) Isolation of low molecular weight serum component antigenically related to an amyloid fibril protein of unknown origin. Proc Natl Acad Sci USA 72:1473–1476

Liotta LA, Vembu D, Kleinman HK, Martin GR, Boone CW (1978) Collagen required for proliferation of cultured connective tissue cells but not their transformed counterparts. Nature 272:622–624

Lowther OA, Gillard GC (1976) Carrageenien – induce arthritis. I. The effect of intraarticular carrageenin on the chemica composition of articular cartilage. Arthritis Rheum 19:769–776

Luben RA, Cohn DV (1976) Effects of parathormone and calcitonin on citrate and hyaluronate metabolism in cultured bone. Endocrinology 98:413–419

Luben RA, Wong GL, Cohn DV (1976) Biochemical characterization with parathormone and calcitonin of isolated bone cells: provisional identification of osteoclasts and osteoblasts. Endocrinology 99:625–634

Luft R, Hall K (1975) Somatomedins and some other growth factors. Adv Metab Disord 8:437

Madden JW, Gertman PM, Peacock EE (1970) Dimethylnitrosamine – Induced hepatic cirrhosis: a new canine model of an ancient human disease. Surgery 68:260–268

Magee PN (1966) Toxic liver necrosis. Lab Invest 15:111–130

Mahley RW, Innerarity TL (1977) Interaction of canine and swine lipoproteins with the low density lipoprotein receptor of fibroblasts as correlated with heparin/Manganese precipitability. J Biol Chem 252:3980–3986

Mahon DC, Oloffs PC, Hardwick DF (1978) Interactions, in rats, between CCl_4-induced liver cirrhosis and chronic treatment with a organochlorine insecticide chlordane. Clin Biochem 11:135–136

Mainardi CL, Vater CA, Werb Z, Harris ED Jr (1976) Rheumatoid synovial collagenase: a proposed mechanism for its release, activation and protection from inhibition in vivo. Arthritis Rheum 19:809

Maini RN (1978) The clinical and pathogenetic significance of rheumatoid factors. Aust NZJ Med [Suppl 1] 8:51–56

Malemud FJ, Janoff A (1975) Human polymorpho nuclear leukocyte elastase and cathepsin G mediate the degradation of lopine articular cartilage proteoglycan. Ann NY Acad Sci 256:254–262

Malumed CJ, Sokoloff L (1977) The effect of prostaglandins on cultured lapine articular chondrocytes. Prostaglandins 13:845–860

Mankin HJ (1975) The metabolism of articular cartilage in health and disease. In: Burleigh PMC, Poole AR (eds) Dynamics of connective tissue macromolecules. North Holland, Amsterdam Oxford, pp 327–356

Mankin HJ, Lippiello L (1971) The glycosaminoglycans of normal and arthritic cartilage. J Clin Invest 50:1712–1719

Margolis RK, Crockett CP, Kiang WL, Margolis RU (1976) Glycosaminoglycans and glycoproteins associated with rat brain nuclei. Biochim Biophys Acta 451:465–469

Margolis RK, Thomas MD, Crockett CP, Margolis RU (1979) Presence of chondroitin sulfate in the neuronal cytoplasm. Proc Natl Acad Sci USA 76:1711–1715

Mark K von der (1981) Localization of collagen types in tissue. In: Hall DA, Jackson DS (eds) International review of connective tissue research, vol 9. Academic Press, New York, pp 265–324

Mark H von der, Mark K von der, Gay S (1976) Study of differential collagen synthesis during development of the chick embryo by immunofluorescence. Dev Biol 48:237–249

Mark K von der, Gau V, Mark H von der, Müller PK (1977) Relationship between shape and type of collagen synthesized as chondrocytes loose their cartilage phenotype in culture. Nature 267:531–532

Marks SC (1974) A discrepancy between measurements of bone resorption in vivo and in vitro in newborn osteopetrotic rats. Am J Anat 141:329–339

Marmion BP (1976) A microbiologist's view of investigative rheumatology. In: Dumonde DC (ed) Infection and immunology in the rheumatic diseases. Blackweles Scientific Publications, Oxford, pp 245–258

Maroudas A (1970) Effect of fixed charge density of the distribution and diffusion coefficients of salutes in cartilage. In: Balazs EA (ed) Chemistry and molecular biology of the intercellular matrix, vol 3. Academic Press, London New York, pp 1389–1401

Maroudas A (1973) Physico-chemical properties of articular cartilage. In: Freeman MAR (ed) Adult articular cartilage. Pitman Medical, London, pp 131–170

Maroudas A (1976) Balance between swelling pressure and collagen tension in normal and degenerate cartilage. Nature 260:808–809

Maroudas A, Evans H, Almeida L (1973) Cartilage of the hip joint. Topographical variation of glycosaminoglycan content in normal and fibrillated tissue. Ann Rheum Dis 32:1–9

Maroudas A, Muir H, Wingham J (1969) The correlation of fixed negative charge with glycosaminoglycan content in human articular cartilage. Biochim Biophys Acta 117:492–500

Marshall RN, Underwood LE, Voina SJ (1974) Characterization of the insulin and somatomedin-C receptors in human placental cell membranes. J Clin Endocrinol Metab 39:283–292

Martin GR, Byers PH, Piez KA (1975) Procollagen. Adv Enzymol 42:167–191

Martini GA, Bode Ch (1970) Zur Epidemiologie der Leberzirrhose. Internist (Berlin) 11:84–93

Matalon R, Dorfman A (1968) The accumulation of hyaluronic acid in cultured fibroblasts of the Marfan syndrome. Biochem Biophys Res Commun 32:150–154

Matalon R, Dorfman A (1969) Acid mucopolysaccharides in fibroblasts. Lancet 2:838–851

Matalon R, Dorfman A (1972) L-Iduronidase in cultured human fibroblasts and liver. Biochem Biophys Res Commun 42:340–345

Matalon R, Dorfman A (1974) Sanfilippo A Syndrom. Sulfamidase deficiency in cultured skin fibroblasts and liver. J Clin Invest 54:907

Mathews BF (1953) Composition of articular cartilage in osteoarthritis. Changes in collagen/chondroitin sulphate ratio. Br Med J 2:660–671

Mathews MB (1975) Connective tissue. Springer, Berlin Heidelberg New York

Mathews MB, Glagov S (1966) Acid mucopolysaccharide patterns in ageing human cartilage. J Clin Invest 45:1103–1111

Maxwell WA, Spicer SS, Miller RL, Halushka PV, Westphal MC, Setzer MS (1977) Histochemical and ultrastructural studies in fibrodysplasia ossificans progressiva (Myositis ossificans progressiva). Am J Pathol 87:483–498

Mayne R, Vail MS, Miller EJ (1975) Analysis of changes in collagen biosynthesis that occur when chick chondrocytes are grown in 5-bromo-2'-deoxyuridine. Proc Natl Acad Sci USA 72:2310–2313

Mayne R, Vail MS, Mayne PM, Miller EJ (1976) Changes in type of collagen synthesized as clones of chick chondrocytes grow and evantually lose division capacity. Proc Natl Acad Sci USA 73:1674–1678

McCord JM (1974) Free radicals and inflammation: Protection of synovial fluid by superoxid dismutase. Science 185:529–531

McDevitt CA, Gilbertson EMM, Muir H (1977) An experimental model of osteoarthritis; early morphological and biochemical changes. J Bone Joint Surg [Br] 59:24

McDevitt CA, Muir H (1976) Biochemical changes in the cartilage of the knee in experimental and natural osteoarthritis in the dog. J Bone Joint Surg [Br] 58:94–101

McKeehan WL, Generoux DP, Ham RG (1978) Assay and partial purification of factors from serum that control multiplication of human diploid fibroblast. Biochem Biophys Res Commun 80:1013–1021

McKusick VA (1972) Heritable disorders of connective tissue, 3rd ed. Mosby, St. Louis

McKusick VA, Martin GR (1975) Molecular defects in collagen. Ann Intern Med 82:585–587

McLean EK, McLean AEM, Sutton PM (1969) Instant cirrhosis: An improved method for producing cirrhosis of the liver in rats by simultaneous administration of carbon tetrachloride and phenobarbitone. Br J Exp Pathol 50:502–506

Meachim G, Stockwell RA (1973) The matrix. In: Freeman MAR (ed) Adult articular cartilage. Pitman Medical, London, p 1

Megyesi K, Kahn CR, Roth J (1975) The NSILA-S receptor in liver plasma membranes. Characterization and comparison with the insulin receptor. J Biol Chem 250:8990–8996

Meier F, Hay ED (1974) Stimulation of extracellular matrix synthesis in the developing cornea by glycosaminoglycans. Proc Natl Acad Sci USA 71:2310–2313

Meigel WN, Müller PK, Potz BF, Sorensen N, Spranger J (1974) A constitutional disorder of connective tissue suggesting a defect in collagen biosynthesis. Klin Wochenschr 52:906–912

Meigel WN, Gay S, Weber L (1977) Dermal architecture and collagene type distribution. Arch Dermatol Res 259:1–10

Mellbye OJ, Naes B, Munthe E (1976) Complement and immunoglobulins in synovial fluid from synovectomised patients with rheumatoid arthritis. Ann Rheum Dis 35:233–239

Melmon KL, Webster ME, Goldfinger SE, Seegmiller JE (1967) The presence of a kinin in inflammatory synovial effusion from arthritides of varying etiologies. Arthritis Rheum 10:13–20

Menander-Huber KB, Huber W (1977) Orgotein, the drug version of bovine Cu-Zu superoxide dismutase. II. A summary account of clinical trials in man and animals. In: Michelson AM, Cord IM, Fridovich I (eds) Superoxide and superoxide dismutases. Academic Press, London, pp 537–549

Menzel J, Steffen C, Kolarz G, Eberl R, Frank O, Thumb N (1976) Demonstration of antibodies to collagen and of collagen-anticollagen immune complexes in rheumatoid arthritis synovial fluids. Ann Rheum Dis 35:446–450

Meretoja J, Natvig JB, Husby G (1976) Amyloid related serum protein (SAA) in patients with inherited amyloidosis and certain viral conditions. Scand J Immunol 5:169–174

Mestecky J, Miller EJ (1975) Presence of antibodies specific to cartilage-type collagen in rheumatoid synovial tissue. Clin Exp Immunol 22:453–456

Meyer K, Linker A, Davidson EA, Weissman B (1953) The mucopolysaccharides of bovine cornea, J Biol Chem 205:611–616

Michaeli D (1977) Immunochemistry of collagen. In: Atassi MZ (ed) Immunochemistry of proteins. Plenum Press, New York London, pp 371–399

Michels P, Kleesiek K (1983) Untersuchungen zur molekularen Struktur und intermolekularen Wechselwirkung des Hyaluronats in der Synovialflüssigkeit. Rheologica Acta (im Druck)

Michelson AM, McCord JM, Fridovich I (1977) Superoxide and superoxide dismutases. Academic Press, London

Mihaesco E, Mihaesco C (1965) Mucopolysaccharides in experimental hepatic fibrosis. Experientia 21:598–599

Mikkonen L, Lampiaho K, Kulonen E (1966) Effect of thyroid hormones, somatotrophin, insulin and corticosteroids on the synthesis of collagen in granulation tissue both in vivo and in vitro. Acta Endocrinol (Kbh) 51:23–31

Miller EJ (1971) Isolation and characterization of a collagen from chick cartilage containing three identical α-chains. Biochem 10:1652–1658

Miller EJ (1973) A review of biochemical studies on the genetically distinct collagens of the skeletal system. Clin Orthop 92:260–280

Miller EJ (1976) Biochemical characteristics and biological significance of the genetically distinct collagens. Mol Cell Biochem 13:165–192

Miller EJ (1978) The collagen of joints. In: Sokoloff L (ed) The joints and synovial fluid. Academic Press, New York San Francisco London, pp 205–242

Miller EJ, Epstein EH, Piez KA (1971) Identification of three genetically distinct collagens by cyanogen bromide cleavage of insoluble human, skin and cartilage collagen. Biochem Biophys Res Commun 42:1024–1029

Miller EJ, Matukas VJ (1969) Chick cartilage collagen: A new type of $\alpha 1$ chain not present in bone or skin of the species. Proc Natl Acad Sci USA 64:1264–1268

Mitoma C, Smith TE, Davidson JD, Udenfriend S, Dacosta SM, Sjoerdsma A (1959) Improvement in methods for measuring hydroxyproline: application to human urine. J Lab Clin Med 53:970–976

Miyazawa F, Olijnyk OR, Tilley CJ, Tamaoki T (1967) Interactions between dextransulphate and Escherichia coli ribosomes. Biochim Biophys Acta 145:96–104

Moczar M, Moczar E, Robert L (1970) Composition of glycopeptides obtained by proteolytic digestion of the media of porcine aorta. Atherosclerosis 12:31–40

Momburg M, Stuhlsatz HW, Vögeli H, Vojtisek O, Eylau O, Greiling H (1976) Klinisch-chemische Veränderungen in der Synovialflüssigkeit nach intraartikulärer Injektion eines Glykosaminoglykanpolysulfats. Verh Dtsch Ges Rheumatol 4:383–390

Moore S, Pepper DS (1976) Identification and characterization of a platelet specific release product: β-thromboglobulin. In: Gordon JL (ed) Platelets in biology and pathology. Elsevier/North Holland Biomedical Press, Amsterdam, p 293

Moro L, Smith BS (1977) Identification of collagen $\alpha 1(I)$trimer and normal type I collagen in a polyoma virus-induced mouse tumor. Arch Biochem Biophys 182:33–41

Morrione TG (1947) Quantitative study of collagen content in experimental cirrhosis. J Exp Med 85:217–225

Müller J (1836) Ann Phys Chem 38:295

Müller PK, Lemmen C, Gay S, Gauss V, Kühn K (1977) Immunochemical and biochemical study of collagen synthesis by chondrocytes in culture. Exp Cell Res 108:47–55

Müller PK, Lemmen C, Gay S, Meigel WM (1975) Osteogenesis imperfecta. Eur J Biochem 59:97–104

Muir H (1977) Molecular approach to the understanding of osteoarthrosis. Ann Rheum Dis 36:199–208

Murota S, Abe M, Otsuka K (1977) Stimulatory effect of prostaglandins on the production of hexosamine-containing substances by cultured fibroblasts. (3) Induction of hyaluronic acid synthetase by prostaglandin $F_2\alpha$. Prostaglandins 14:983–991

Murota S, Abe M, Otsuka K, Chang W (1976a) Stimulative effect of prostaglandins on production of hexosamine containing substances by cultured fibroblasts. (2) Early effect of various prostaglandins at various doses. Prostaglandins 13:711–717

Murota S, Koshihara Y, Tsurufuje S (1976b) Effects of cortisol and tetrahydrocortisol on the cloned fibroblast derived from rat carrageenin granuloma. Biochem Pharmacol 25:1107–1113

Muthia P, Stuhlsatz HW, Greiling H (1974) Composition of corneal proteoglycans. Hoppe Seylers Z Physiol Chem 355:924–934

Muto M, Yoshimura M, Okayama M, Kaji A (1977) Cellular transformation and differentiation. Effect of Rons sarcoma virus transformation on sulfated proteoglycan synthesis by chicken chondrocytes. Proc Natl Acad Sci USA 74:4173–4177

Mutoh S, Funakoshi I, Yamashina I (1978) Isolation and characterization of proteoheparansulfate from plasma membranes of an ascites hepatoma, AH 66. J Biochem (Tokyo) 84:483–489

Myers RR, Negami S, White RK (1966) Dynamic mechanical properties of synovial fluid. Biorheology 3:197–209

Myllylä R, Risteli J, Kivirikko KI (1975) Assay of collagen galactosyltransferase and collagen glucosyltransferase activities and preliminary characterization of enzymic reactions with transferase from chick embryo cartilage. Eur J Biochem 52:401–410

Myllylä R, Tundermann L, Kivirikko KI (1977) Mechanism of the prolyl hydroxylase reaction. 2. Kinetic analysis of the reaction sequence. Eur J Biochem 80:349–357

Nagai Y (1973) Vertebrale collagenase: Further characterization and the significance of its latent form in vivo. Mol Cell Biochem 1:137–145

Nagata N, Sasaki M, Kimura N, Nakane K (1975a) The hypercalcimic effect of parathyroid hormone and skeletal cyclic AMP. Endocrinology 96:725–731

Nagata N, Sasaki M, Kimura N, Nakane K (1975b) Effects of porcine calcitonin on the metabolism of calcium and cyclic AMP in rat skeletal tissue in vivo. Endocrinology 97:527–535

Nakagawa H, Iheda M, Tsurufuji S (1975) A protective action of an anti-inflammatory steroid on collagen synthesis in rat carrageenin granuloma in vitro. J Pharm Pharmacol 27:794–796

Nakagawa H, Tsurufuji S (1972) Action of β methasone disodium phosphate on the metabolism of collagen and noncollagen protein in rat carrageenin granuloma. Biochem Pharmacol 21:839–846

Nakashima Y, Ferrante N Di, Jacoson RL, Pownal HJ (1975) The interaction of human plasma glycosaminoglycans with plasma lipoproteins. J Biol Chem 250:5386–5392

Nakasawa K, Suzuki N, Suzuki S (1975) Sequential degradation of keratan sulfate by bacteriol enzymes and purification of a sulfatase in the enzymatic system. J Biol Chem 250:905–911

Narayanan AS, Sandberg LB, Ross R, Layman DL (1976) The smooth muscle cell. III. Elastin synthesis in arterial smooth muscle cell culture. J Cell Biol 68:411–419

Nevo Z, Dorfman A (1972) Stimulation of chondromucoprotein synthesis in chondrocytes by extracellular chondromucoprotein. Proc Natl Acad Sci USA 69:2069–2072

Newcombe DS, Fahey JV, Isbikawa Y (1977) Hydrocortisone inhibition of the bradykinin activation of human synovial fibroblasts. Prostaglandins 13:235–244

Nieduszynski IA, Atkins EDT (1973) Conformation of mucopolysaccharides: X-ray fibre diffraction of heparin. Biochem J 135:729–733

Nieduszynski IA, Atkins EDT (1975) Molecular conformations of heparan sulphate and heparin. In: Atkins EDT, Keller A (eds) Structure of fibrous biopolymers. Butterworths, London, pp 323–334

Niewiarowski S (1977) Proteins secreted by the platelet. Thromb Haemostas 38:924–938

Nimmi M, Deshmukh K (1973) Differences in collagen metabolism between normal and osteoarthrotic human articular cartilage. Science 181:751–752

Nishida-Fukuda M, Egami F (1970) Enzymatic degradation of kerato sulphates. Biochem J 119:39–47

Noda M (1965) Studies on fractional determination of the acid mucopolysaccharides in the cutaneous tissues. Japn J Dermatol 75:609–633

Norman AW, Henry H (1974) 1,25-Dihydroxycholecalciferol. A hormonally active form of vitamin D_3. Recent Prog Horm Res 30:431–480

Norval M, Graham A, Marmion BP (1976) Cytology of rheumatoid cells in culture. IV. Further investigations of cell lines cocultivated with rheumatoid synovial cells. Ann Rheum Dis 35:297–305

Norval M, Marmion BP (1976) Attempts to identify viruses in rheumatoid synovial cells. Ann Rheum Dis 35:106–113

O'Brien JS (1972) Sanfilippo syndrome: Profound deficiency of α-acetyl glucosaminidase activity in organs and skin fibroblasts from type B patients. Proc Natl Acad Sci USA 69:1720–1722

O'Brien JF, Cantz M, Spranger J (1974) Maroteaux-Lamy disease (mucopolysaccharidosis VI), subtype A: deficiency of a N-acetylgalactosamine-4-sulfatase. Biochem Biophys Res Commun 60:1170–1177

Öbrink B (1975) In: Atkins EDT, Keller A (eds) Structure of fibrous biopolymers. Butterworths, London, pp 81

Ogston AG (1970) The biological functions of the glycosaminoglycans. In: Balazs EA (ed) Chemistry and molecular biology of the intercellular matrix. Academic Press, London New York, pp 1231–1240

Ogston AG, Stanier JE (1951) The dimensions of the particle of hyaluronic acid complex in synovial fluid. Biochem J 49:585–599

Ogston AG, Stanier JE (1953) The physiological function of hyaluronic acid in synovial fluid; viscous elastic and lubricant properties. J Physiol (Lond) 119:244–252

Ohlsson K (1978) Purification and properties of granulocyte collagenase and elastase. In: Havemann K, Janoff A (eds) Neutral proteases of human polymorphonuclear leukocytes. Urban & Schwarzenberg, Baltimore München, pp 89–101

Ohlsson K, Olsson I (1974) The neutral proteases of human granulocytes. Isolation and partial characterization of granulocyte elastase. Eur J Biochem 42:519–527

Ohnishi T, Yamamoto K, Terayama H (1973) Disappearance of acid mucopolysaccharides from the cell coats in mitosis-induced mouse-liver. Histochemistry 36:15–20

Ohnishi T, Ohshima E, Ohtsuka M (1975) Effect of liver cell coat acid mucopolysaccharide on the appearance of density-dependent inhibition in hepatoma cell growth. Exp Cell Res 93:136–142

Ohuchi K, Sato H, Tsurufuji S (1976) The contents of prostaglandin E and prostaglandin $F_2\alpha$ in the exudate of carrageenin granuloma of rats. Biochim Biophys Acta 424/3:439–448

Oikarinen A (1977) Effect of cortisol acetate on collagen biosynthesis and on the activities of prolyl hydroxylase, lyryl hydroxylase, collagen galactosyltransferase and collagen glucosyltransferase in chick-embryo tendon cells. Biochem J 164:533–539

Oldberg A, Höök M, Öbrink B, Pertoft H, Rubin K (1977) Structure and metabolism of rat liver heparan sulphate. Biochem J 164:75–81

Olden K, Pratt RM, Yamada KM (1978) Role of carbohydrates in protein secretion and turnover: effects of Tunicamycin on the major cell surface glycoprotein of chick embryo fibroblasts. Cell 13:461–473

Olivecrona T, Bengtsson G, Marklung S-E, Lindahl U, Höök M (1977) Heparin – lipoprotein lipase interactions. Fed Proc 36:60–65

Oliver RHP, Sutton PM (1966) The effects of partial hepatectomy on portal pressure in rats. Br J Surg 53:138–141

Oronsky AL, Buermann CW (1976) Phagocytic release of human leukocyte neutral proteases. Analysis of cartilage degradation products. Arch Biochem Biophys 176:539–546

Oronsky AL, Buermann CW (1978) Granulocyte neutral proteases in arthritis. In: Havemann K, Janoff A (eds) Neutral proteases of human polymorphonuclear leukocytes. Urban & Schwarzenberg, Baltimore München, pp 361–372

Oronsky AL, Ignarro LJ, Perper RJ (1973a) Release of cartilage mucopolysaccharide degrading neutral protease from human leukocytes. J Exp Med 138:461–472

Oronsky AL, Ignarro LJ, Perper RJ (1973b) Degradation of cartilage by neutral protease from human leukocytes. Arthritis Rheum 16:560

Oronsky AL, Perper RJ, Schröder HC (1973c) Phagocytic release and activation of human leukocyte procollagenase. Nature 246:417–418

Osmand AP, Friedenson B, Gewurz H, Painter RH, Hofmann T, Shelton E (1977) Characterization of a C-reactive protein and the complement subcomponent C1t as homologous protein displaying cyclic pentameric symmetry (pentraxins). Proc Natl Acad Sci USA 74:739–743

Ott U, Hahn E, Moshudis E, Bode JC, Martini GA (1977) Immunhistologischer Nachweis von Typ I- und Typ III-Kollagen in Leberbiopsien. Frühe und späte Veränderungen bei alkoholischer Lebererkrankung. Verh Dtsch Ges Inn Med 83:537–540

Palmer DG (1978) Complement in the pathogenesis of rheumatic disease. Aust NZJ Med [Suppl 1] 8:57–60

Palmer MA, Piper PJ, Vane JR (1973) Release of rabbit aorta contracting substance (RCS) and prostaglandins induced by chemical or mechanical stimulation of guinea-pig lungs. Br J Pharmacol 49:226–242

Palmiter RD, Davidson JM, Gagnon G, Rowe DW, Bornstein P (1979) NH_2-terminal sequence of the chick pro α-1-(I) chain synthesized in the reticulocyte lysate system. Evidence for a transient hydrophobic leader sequence. J Biol Chem 254:1433–1436

Palmiter RD, Moore PB, Multibill ER, Entage S (1976) A significant lag in the induction of ovalbumin messenger RNA by steroid hormones: a receptor translation hypothesis. Cell 8:557–572

Panayi GS (1978) Humoral immunity in rheumatoid arthritis. In: Panayi GS (ed) Rheumatoid arthritis an related coditions. Annual Research Reviews, vol 2. Churchill Livingstone, Edinburgh, pp 23–28

Partridge SM (1966) Biosynthesis and nature of elastin structures. Fed Proc 25:1012–1029

Pasternack A, Tiilikainen A (1977) HLA 27 in rheumatoid arthritis and amyloidosis. Tissue Antigens 9:80–89

Pawlowski PJ, Gillette MT, Martinell J, Lukens NL (1975) Identification and purification of collagen-synthesizing polysomes with anti-collagen antibodies. J Biol Chem 250:2135–2142

Paz MA, Henson E, Blumenfeld OO, Seifter S, Gallop PM (1971) Dehydromerodesmosine and merodesmosine in elastin. Biochem Biophys Res Commun 44:1518–1523

Penttinen RP, Lichtenstein JR, Martin GR, McKusick VA (1975) Abnormal collagen metabolism in cultured cells in osteogenesis imperfecta. Proc Natl Acad Sci USA 72:586–589

Perlish JS, Bashey RI, Stephens RE, Fleischmajer R (1976) Connective tissue synthesis by cultured scleroderma fibroblasts. I. In vitro collagen synthesis by normal and scleroderma dermal fibroblasts. Arthritis Rheum 19:891–901

Perricone E, Brandt KD (1978) Entancement of urate solubility by connective tissue. I. Effect of proteoglycan aggregates and buffer cation. Arthritis Rheum 21:453–460

Peters HD (1976) Wirkung von Prostaglandinen auf die cAMP-abhängige Glykosaminoglykansynthese in Fibroblastenkulturen: Einfluß von nichtsterioidalen Antiphlogistika und Glukokortikoiden. Habilitationsschrift, Hannover
Peters HD, Karzel K, Padberg D, Schönhöfer PS, Dinnendahl V (1974) Influence of prostaglandin E_1 on cyclic 3',5'-AMP levels and glycosaminoglycan secretion of fibroblasts cultured in vitro. Pol J Pharmacol Pharm 26:41–49
Phelps P, McCarty DJ Jr (1966) Crystal-induced inflammation in canine joints. II. Importance of polymorphonuclear leukocytes. J Exp Med 124:115–126
Phillips LS, Vassilopoulou-Sellin R (1980) Somatomedins. N Engl J Med 302:371–376
Piez KA (1968) Cross-linking of collagen and elastin. Annu Rev Biochem 37:547–570
Piez KA (1976) Primary structure. In: Ramachandran GN, Reddi AH (eds) Biochemistry of collagen. Plenum Press, New York London, pp 1–44
Piez KA, Likins RC (1960) The nature of collagen. 2. Vertebrate collagens. In: Calcification in biological systems. American Association Advanced Science, Ashington, USA, pp 411–420
Piez KA, Miller A (1974) The structure of collagen fibrills. J Supramol Struct 2:121–137
Pigman W (1978) Connective tissue glycoproteins. In: Horowitz MI, Pigman W (eds) The glycoconjugates, vol II. Academic Press, New York, pp 73–77
Pinnell SR, Krane SM, Kenzora JE, Glimcher MJ (1972) Heritable disorder of connective tissue. Hydroxylysine – deficient collagen disease. N Engl J Med 286:1013–1020
Pinnell SR, Martin GR (1968) The cross-linking of collagen and elastin: Enzymatic conversion of lysine in peptide linkage to α-aminoadipio-Delta-semialdehyde by an extract from bone. Proc Natl Acad Sci USA 61:708–714
Piper PJ, Vane JR (1969) Release of additional factors in anaphylaxis and its antagonism by inflammatory drugs. Nature 223:29–35
Pita JC, Cuervo LA, Madruga JE, Müller FJ, Howell DS (1970) Evidence for a role of protein polysaccharides in regulation of mineral. Phase separation in calcifying cartilage. J Clin Invest 49:2188–2197
Podrazky V, Stokrova S, Fric I (1975) Elastin – Proteoglycan interaction, conformational changes of α-Elastin induced by the interaction. Connect Tissue Res 4:51–54, Gordon and Breach Science Publishers, New York London Paris
Poole AR, Hembry RM, Dingle JT, Pinder I, Ring EFG, Cosh J (1976) Secretion and localisation of cathepsin D in synovial tissues removed from rheumatoid and traumatized joints. Arthritis Rheum 19:1295–1307
Pope RM, Teller DC, Mannik M (1975a) Intermediate complexes formed by self-association of IgG-rheumatoid factors. Ann NY Acad Sci 256:82–87
Pope RM, Martin GR, Lichtenstein JR, Penttinen R, Gerson B, Rowe DW, McKusick VA (1975b) Patients with Ehlers-Danlos-syndrome Typ IV, lack type III collagen. Proc Natl Acad Sci USA 72:1314–1316
Popper H (1975) Overview of past and future of hepatic collagen metabolism. In: Popper H, Becker K (eds) Collagen metabolism in the liver. Stratton Intercontinental Medical Book, New York, pp 227–242
Popper H (1977) Pathologic aspects of cirrhosis. Am J Pathol 87:228–258
Popper H (1978) Die Leberfibrose – Entstehung, Dynamik und klinische Bedeutung. Leber Magen Darm 8:65–72
Popper H, Becker E (Hrsg) (1975) Collagen metabolism in the liver. Stratton Intercontinental Medical Book, New York
Popper H, Bianchi L, Reutter W (1976) Membrane alterations as basis of liver injury. MTP Press, Lancaster
Popper H, Davidson CS, Leevy CM, Schaffner F (1969) The social impact of liver disease. N Engl J Med 281:1455–1458
Popper H, Kent G (1975) Cirrhosis. Clin Gastroenterol 2:225–463
Popper H, Orr W (1970) Current concepts in cirrhosis. Scand J Gastroenterol [Suppl 6], 5:203–222
Popper H, Paronetto F, Schaffner F, Perez V (1961) Studies on hepatic fibrosis. Lab Invest 10:265–290
Popper H, Udenfriend S (1970) Hepatic fibrosis, correlation of biochemical and morphologic investigations. Am J Med 49:707–721
Postlethwaite AE, Seyer JM, Kang AH (1978) Chemotactic attraction of human fibroblasts to type I, II, and III collagens and collagen-derived peptides. Proc Natl Acad Sci USA 75:871–875

Pott G, Gerlach U (1977) Leberfibrose – Anmerkungen zur Pathophysiologie und Aktivitätsdiagnostik. Med Welt 28:2030–2034

Pras M, Reschef T (1972) The acid-soluble fraction of amyloid-a fibril forming protein. Biochim Biophys Acta 271:193–203

Pras M, Schubert M, Zucker-Franklin D, Rimon A, Franklin EC (1968) The characterization of soluble amyloid prepared in water. J Clin Invest 47:924–933

Pras M, Zucker-Franklin D, Rimon A, Franklin EC (1969) Physical, chemical and ultrastructural studies of water-soluble human amyloid fibrils. J Exp Med 130:777–784

Priest RE (1967) Endocrine control of connective tissue metabolism. In: Wagner BM, Smith DE (eds) The connective tissue. Williams & Wilkens, Baltimore, pp 50–60

Priest RE, Moinuddin JS, Priest JH (1973) Collagen of Marfan-syndrome is abnormally soluble. Nature 245:264–266

Prockop DJ, Berg RA, Kivirikko KI, Uitto J (1976) Intracellular steps in the biosynthesis of collagen. In: Ramachandran GN, Reddi AH (eds) Biochemistry of collagen. Plenum Press, New York London, pp 163–273

Pryce-Jones RH, Saklatvala J, Wood GC (1974) Neutral proteases from the polymorphonuclear leukocytes of human rheumatoid synovial fluid. Clin Sci Mol Med 47:403–414

Quintarelli G, Dellovo MC (1970) The State of aggregation of the intercellular matrix of various cartilage tissues. In: Balazs EA (ed) Chemistry and molecular biology of the intercellular matrix, vol. III. Academic Press, New York, p 1403

Rabes HM (1976) Kinetics of hepatocellular proliferation after partial resection of the liver. In: Popper H, Schaffner F (eds) Progress in liver diseases. Grune & Stratton, New York San Francisco London, pp 83–99

Radhakrishnamurthy B, Ruiz HA, Berenson GS (1977) Isolation and characterisation of proteoglycans from bovine aorta. J Biol Chem 252:4831–4841

Rainsford KD (1978) The effects of Aspirin and other non-steroid anti-inflammatory/analgesic drugs on gastro-intestinal mucus glycoprotein biosynthesis in vivo: relationship to ulcerogenic actions. Biochem Pharmacol 27:877–885

Raisz LG, Trummel CL, Holick MF, Luca HF de (1972) 1,25-Dihydroxycholecalciferol: A potent stimulator of bone resorption in tissue culture. Science 175:768–769

Ramachandran GN (1967) Structure of collagen at the molecular level. In: Ramachandran GN (ed) Chemistry of collagen. Academic Press, New York, pp 103–183

Ramachandran GN, Ramakrishnan C (1976) Molecular structure. In: Ramachandran GN, Reddi AH (ed), Biochemistry of collagen. New York, Plenum Press, pp 45–84

Ramachandran GN, Reddi AH (1976) Biochemistry of collagen. Plenum Press, New York London

Rath NC, Reddi AH (1979) Collagenous bone matrix is a local mitogen. Nature 278:855–857

Rau R (1978) Die Leber bei entzündlichen Erkrankungen. Der Rheumatismus, Bd 43. Steinkopff, Darmstadt

Rauterberg J, Voss B (1978) Characterization and histoimmunological localization of basement membrans collagens in the arterial wall. In: Biochemistry of normal and pathological connective tissue, Colloques Int. CNRS 287:220

Rechler MM, Fryklund L, Nissley SP, Hall K, Podskalny JM, Skottner A, Moses AC (1978) Purified human somatomedin A and rat multiplication stimulating activity. Eur J Biochem 82:5–12

Rechler MM, Podskalny JM, Nissley P (1977) Characterization of the binding of multiplication-stimulating activity to a receptor for growth polypeptides in chick embryo fibroblasts. J Biol Chem 252:3898–3910

Reddi AH, Hascall WC, Hascall GK (1978) Changes in proteoglycan types during matrix-induced cartilage and bone development. J Biol Chem 253:2429–2436

Reddi HH (1976) Collagen and cell differentiation. In: Ramachandran GN, Reddi AH (eds) Biochemistry of collagen. Plenum Press, New York, pp 449–478

Remberger K, Gay S, Adelmann BC, Timpl R (1975a) Immunhistochemical demonstration of different collagen-types in synovial membranes and synovial fluids of rheumatoid arthritis. Scand J Rheumatol [Suppl 8] 4:36–02 Abstr

Remberger K, Gay S, Fietzek PP (1975b) Immunhistochemische Untersuchungen zur Kollagencharakterisierung in Leberzirrhosen. Virchows Arch [Pathol Anat] 367:231–240

Reuber MD, Dove LF, Glover EL (1968) Severe cirrhosis with hepatic vein thrombosis in rats given carbon tetrachloride and 3-methylcholanthrene. Pathol Microbiol (Basel) 32:41–48

Reuber MD, Glover EL (1967) Cholangiofibrosis in the liver of Buffalo strain rats injected with carbon tetrachloride. Br J Exp Pathol 48:319–322

Reuber MD, Glover EL (1968) Carbon tetrachloride induced cirrhosis: Effect of age and sex. Arch Pathol 85:275–279

Reuber MD, Grollman S, Glover EL (1970) Effect of 3-Methylcholanthrene on experimentally induced cirrhosis. Arch Pathol 89:531–536

Reynolds JI, Werb Z (1975) The relation of phagozytosis to the secretion of non-lysosomal enzymes by connective tissue cells. In: Slavkin HC, Greulich RC (eds) Extracellular matrix influences on gene expression. Academic Press, New York, pp 225–240

Rhoads RE, Udenfriend S (1968) Decarboxylation of α-ketoglutarate, coupled to collagen proline hydroxylase. Proc Natl Acad Sci USA 60:1473–1478

Riggs BL, Jowsey J, Kelly PS, Jones WD, Maher FT (1969) Effect of sex hormones on bone in primary osteoporosis. J Clin Invest 48:1065–1072

Rinderknecht H, Humbel RE (1976) Polypeptides with non-suppressible insulin-like and cell-growth promoting activities in human serum: isolation, chemical characterization and some biological properties of forms I and II. Proc Natl Acad Sci USA 73:2363–2369

Rindler R, Schmalzl F, Braunsteiner H (1974) Isolierung und Charakterisierung der chymotrypsinähnlichen Protease aus neutrophilen Granulozyten des Menschen. Schweiz Med Wochenschr 104:132–133

Robert B, Robert L (1970) Studies on the structure of elastin and the mechanism of action of elastolytic enzymes. In: Balazs EA (ed) Chemistry and molecular biology of the intercellular matrix, vol. 2. Academic Press, London New York, pp 665–670

Robert B, Robert L (1974) Structural glycoproteins of connective tissue. Their role in morphogenisis and immunopathology. In: Fricke R, Hartmann (eds) Connective Tissues. Springer, Berlin New York, pp 240–256

Robert L (1973) Aging of connective tissues-skin. Frontiers of matrix biology. S. Karger, Basel München

Robert L, Robert B (1973) Aging of connective tissues-skin. Routiert of matrix biology, vol 1. Karger, Basel

Robert L, Dorrell RW, Robert B (1970) Immunological properties of connective tissue glycoproteins. In: Balazs EA (ed) Chemistry and molecular biology of the intercellular matrix, vol 3. Academic Press, New York, pp 1591–1614

Roberts MH, Howell DRS, Bramhall JL, Reubner B (1960) Epidermolysis bullosa letalis. Pediatrics 25:283–290

Robertson WB (1958) Hormonal effects on collagen formation in granulomas. Endocrinology 63:250

Robertson WVB, Sanborn EC (1958) Hormonal effects on collagen formation in granulomas. Endocrinology 63:250–251

Robinson HC, Horner AA, Höök M, Ögren S, Lindahl U (1978) A proteoglycan form of heparin and its degradation to single-chain molecules. The J Biol Chem 253, no. 19, Issue Oct. 10:6687–6693

Robinson HJ, Granada JL (1974) Prostaglandins in synovial inflammatory disease. Surg Forum 25:476–477

Roblin R, Albert SO, Gelb NA, Black PH (1975) Cell surface changes correlated with density-dependent growth inhibition. Glycosaminoglycan metabolism in 3T3, SU 3T3, and C on A selected revertant cells. Biochemistry 14:347–357

Rodén L (1970) Structure and metabolism of the proteoglycans of chondroitin sulfates and keratan sulfate. In: Balazs EA (ed) Chemistry and molecular biology of the intercellular matrix, vol II. Academic Press, London New York, pp 797–821

Rodén L, Horowitz MJ (1978) Structure and biosynthesis of connective tissue proteoglycans. In: Horowitz MJ, Pigman W (eds) The glycoconjugates, vol II. Academic Press, New York San Francisco London, pp 13–71

Rodén L, Schwartz NB (1975) Biosynthesis of connective tissue proteoglycans. In: Whelan WJ (ed) MTP Int Rev Sci Biochemistry Ser. 1. Biochemistry of carbohydrates, vol 5. University Park Press, Baltimore, pp 96–152

Rodén L, Smith R (1966) Structure of the neutral trisaccharide of the chondroitin 4-sulphate-protein linkage region. J Biol Chem 241:5949–5954

Rojkind M, Giambrone M-A, Biempica L (1979) Collagen types in normal and cirrhotic liver. Gastroenterology 76:710–719

Rojkind M, Kershenobich E (1976) Hepatic fibrosis. In: Popper H, Schaffner F (eds) Progress in liver diseases. Grune & Stratton, New York San Francisco London, pp 294–310

Rojkind M, Martinez-Palomo A (1976) Increase in type I and type III collagens in human alcoholic liver cirrhosis. Proc Natl Acad Sci USA 73:539–543

Rosa M di, Girond JP, Willonghby DA (1971) Studies of the mediators of acute inflammatory response induced in rats in different sites by carrageenan and turpentine. J Pathol 104:15–29

Rosenberg RD (1977) Heparin: Structure – function relationship. Ups J Med Sci 82: Addendum

Rosenbloom J, Cywinski A (1976) Biosynthesis and secretion of tropoelastin by chick aorta cells. Biochem Biophys Res Commun 69:613–620

Rosenbloom J, Endo R, Harsch M (1976) Termination of procollagen chain synthesis by puromycin. J Biol Chem 251:2070–2076

Rosenbloom J, Harsch M, Jiminez S (1973) Hydroxyproline content determines the denaturation temperature of chick tendon collagen. Arch Biochem Biophys 158:478–484

Rosenthal CJ, Franklin EC (1975) Variation with age and disease of an amyloid A protein-related serum component. J Clin Invest 55:746–753

Rosenthal CJ, Franklin EC (1977) Serum amyloid A (SAA) protein-interaction with itself and serum albumin. J Immunol 119:630–634

Rosenthal CJ, Franklin EC, Frangione B, Greenspan J (1976) Isolation and partial characterization of SAA – an amyloid-related protein from human serum. J Immunol 116:1415–1418

Ross R (1973) The elastic fiber. J Histochem Cytochem 21:199–208

Ross R, Bornstein P (1969) The elastic fiber. I. The separation and partial characterization of its macromolecular components. J Cell Biol 40:366–381

Ross R, Bornstein P (1970) Studies of the components of the elastic fiber. In: Balazs EA (ed) Chemistry and molecular biology of the intercellular matrix. Academic Press, London New York, pp 641–655

Ross R, Bornstein P (1971) Elastic fibers in the body. Sci Am 224:44–52

Ross R, Harker L (1976) Hyperlipidemia and atherosclerosis. Science 193:1094–1100

Ross R, Glomset J, Kariya B, Harker L (1974) A platelet – dependent serum factor that stimulates the proliferation of arterial smooth muscle cells in vitro. Proc Natl Acad Sci USA 71:1207–1210

Rubin AL, Drake MP, Davidson PF, Pfahl D, Speakman PT, Schmitt SO (1965) Effects of pepsin treatment on the interaction of tropocollagen molecules. Biochemistry 4:181–190

Rubin E (1966) Autoradiographic characterization of sulfated acid mucopolysaccharides in experimental cirrhosis. J Histochem Cytochem 14:688–689

Rubin E, Lieber CS (1974) Fatty liver alcoholic hepatitis and cirrhosis produced by alcohol impremates. N Engl J Med 92:128–135

Rüttner JR, Rondez R (1960) Zur formalen Genese der Thioacetamid-Zirrhose der Ratte. Pathol Microbiol (Basel) 23:113–119

Ryan GB, Majno G (1977) Acute inflammation. A review. Am J Pathol 86:185–276

Rytämaa T, Toivonen H (1979) Chalones: concepts and results. Mech Ageing Dev 9:471–480

Saarni H (1978) Cortisol effects on the glycosaminoglycan snythesis and molecular weight distribution in vitro. Biochem Pharmacol 27:1029–1032

Saarni H, Hopsu-Havu VK (1977) Inhibition of acid mucopolysaccharide synthesis by hydrocortisone, hydrocortisone 17-butyrate and β-methasone 17-valerate. Br J Dermatol 97:505–507

Saarni H, Tammi M, Doherta NS (1978) Decreased hyaluronic acid synthesis, a sensitive indicator of cortisol action on fibroblast. J Pharm Pharmacol 30:200–201

Sajdera SW, Hascall VC (1969) Proteinpolysaccharide complex from bovine nasal cartilage. Comparison of low and high shear extraction procedures. J Biol Chem 244:77–87

Sakakibara K, Saito M, Umeda M, Enaka K, Tsukada Y (1976) Native collagen formation by liver parenchymal cells in culture. Nature 262:316–318

Sakakibara K, Takaoka T, Katsuta T, Umeda M, Tsukada Y (1978) Collagen fiber formation as a common property of epithelial liver cell lines in culture. Exp Cell Res 111:63–71

Sakakibara K, Umeda M, Saito S, Nagase S (1977) Production of collagen and acidic glycosaminoglycans by an epithelial liver cell clone in culture. Exp Cell Res 110:159–165

Sakomoto S, Goldhaberm P, Glimpcher MJ (1973) Mouse bone collagenase. The effect of heparin on the amount of enzyme released in tissue culture and on the activity of the enzyme. Calcif Tissue Res 12:247–258

Salin ML, McCord JM (1974) Superoxid dismutase in polymorphonuclear leukocytes. J Clin Invest 54:1005–1009

Salmon WD Jr, Daughaday NH (1957) A hormonally controlled serum factor which stimulates sulfate incorporation by cartilage in vitro. J Lab Clin Med 49:825–836

Salmon WD, Vall MR du (1970) A serum fraction with sulfation factor activity stimulates in vitro incorporation of leucine and sulfation to protein polysaccharide complexes, uridine into RNA, and thymidine into DNA of costal cartilage from hypophysectomized rats. Endocrinology 86:721–727

Salmon WD, Vall MR du, Thompson EY (1968) Stimulation by insulin in vitro of incorporation of (^{35}S) sulfat and (^{14}C) leucine into protein-polysaccharide complex, (^{3}H) uridine into RNA, and (^{3}H) thymidine into DNA of costal cartilage from hypophysectomized rats. Endocrinology 82:493–499

Sambe K, Kamegaya K, Oda M, Okazaki I (1974) Hepatic fibrosis. Mechanism of collagen fiber formation and resorption. In: Otaka Y (ed) Biochemistry and pathology of connective tissue. Thieme, Stuttgart, pp 249–276

Sandberg LB, Gray WR, Franzblau C (1977) Elastin and elastic tissue. Plenum Press New York London

Sandberg LB, Zeikus RD, Coltrain IM (1971) Tropoelastin purification from Copper-deficient swine: A simplified method. Biochim Biophys Acta 236:542–545

Sapolsky AI, Altmann RD, Howell DS (1973) Cathepsin D activity in normal and osteoarthritis human cartilage. Fed Proc 32:1489–1493

Sapolsky AI, Howell DS, Woessner JF Jr (1974) Neutral proteases and Cathepsin D in human articular cartilage. J Clin Invest 53:1044–1053

Sapolsky AI, Keiser H, Howell DA, Woessner FJ (1976) Metallproteases of human articular cartilage that digest cartilage proteoglycan at neutral and acid pH. J Clin Invest 58:1030–1041

Sasse J, Mark H, Mark K von der (1978) AB-Collagen: New marker for studies of muscle differentiation. J Cell Biol 79A: 323

Schaffner F, Popper H (1963) Capillarization of hepatic sinusoids in man. Gastroenterology 44:239–242

Schaffrath D, Stuhlsatz HW, Greiling H (1976) Interactions of glycosaminoglycans with DNA synthesizing enzymes in vitro. Hoppe Seylers Z Physiol Chem 357:499–508

Scheinberg MA, Cathcart ES (1976) A comprehensive study of humoral and cellular immune abnormality in 26 patients with systemic amyloidosis. Arthritis Rheum 19:173–182

Scher I, Hamerman D (1972) Isolation of human synovial-fluid hyaluronate by density-gradient ultracentrifugation and evaluation of its protein content. Biochem J 126:1073–1080

Schiller S (1961) The influence of the thyroid gland on metabolism of mucopolysaccharides in skin of rats. Fed Proc 20:163

Schiller S (1976) The effect of hormones on synthesis of the region linking chondroitin sulfate to protein. Biochim Biophys Acta 451:457–464

Schiller S, Slover GA, Dorfman A (1962) Effect of the thyroid gland on metabolism of acid mucopolysaccharides in skin. Biochim Biophys Acta 58:27–33

Schimpff RM, Donnadieu M, Glasinovic JC (1976) The liver as a source of somatomedin. Acta Endocrinol (Kbh) 83:363–372

Schmut O, Hofmann H (1975) Generation of H_2O_2 during some non-enzymic reactions changing the hyaluronic acid molecule. Biochim Biophys Acta 411:231

Schorlemmer HU, Allison AC (1976) Effects of activated complement components on enzyme secretion by makrophages. Immunology 31:781–788

Schwartz NB, Dorfman A (1975) Stimulation of chondroitin sulfate proteoglycan production by chondrocytes in monolayer. Connect Tissue Res 3:115–122

Schwarz W, Merker H-J, Jahnke A, Hofmann M (1958) Berl Med 88

Scott JE, Newton DJ (1975) The recovery and characterization of acid glycosaminoglycans in normal urine. Influence of a circadian rhythm. Connect Tissue Res 3:157–164

Sellers A, Reynolds J (1977) Identification and partial characterization of an inhibitor of collagenase from rabbit bone. Biochem J 167:353–360

Sellars A, Cartwright E, Murphy G, Reynolds JJ (1977) Evidence that latent collagenase are enzyme inhibitor complexes. Biochem J 163:303–307

Selye H (1961) Non-specific resistance. Ergeb Allg Pathol Pathol Anat 41:209–241

Severson AR (1978) The effect of cyclic nucleotides on the incorporation of ^{3}H-glucosamine into hyaluronate in bone culture. Horm Metab Res 10:256–260

Seyer JM, Hutcheson ET, Kang AH (1976) Collagen polymorphism in idiopathic chronic pulmonary fibrosis. J Clin Invest 57:1498–1507

Seyer JM, Hutcheson ET, Kang AH (1977) Collagen polymorphism in normal and cirrhotic human liver. J Clin Invest 59:241–248

Seyer JM, Kang AH (1977) Covalent structure of collagen: Amino acid sequence of cyanogen bromide peptides from the amino terminal sequent of type III collagen of human liver. Biochemistry 16:1158–1164

Seyer JM, Kang AH (1978) Covalent structure of collagen: Amino acid sequence of five consecutive CNBr peptides from type III collagen of human liver. Biochemistry 17:3404–3411

Shapiro B, Pimstone BL (1977) A phylogenetic study of sulphation factor activity in 26 species. J Endocrinol 74:129–135

Sheehan JK, Gardner KH, Atkins EDT (1978) Hyaluronic acid: A double helical structure in the presence of potassium at low pH and found also with the cations ammonium, rubidium and caesium. Zit. nach Comper und Laurent: Physiological function of connective tissue polysaccharides. Physiol Rev 58:255–315

Shinozawa T, Yahara I, Imahori K (1968) Interaction of polyvinylsulphate with ribosomes. J Mol Biol 36:305–319

Shirahama T, Cohen AS (1973) An analysis of the close relationship of lysosomes to early deposits of amyloid. Am J Pathol 73:97–114

Shirahama R, Cohen AS (1975) Intralysosomal formation of amyloid fibrils. Am J Pathol 81:101–116

Shuttleworth CA, Veis A (1972) The isolation of anionic phosphoproteins from bovine cortical bone VIA the periodate solubilization of bone collagen. Biochim Biophys Acta 257:414–420

Siegel RC (1974) Biosynthesis of collagen cross-links: increased activity of purified lysyl oxidase with reconstituted collagen fibrils. Proc Natl Acad Sci USA 71:4826–4830

Siegel RC, Martin GR (1970) Collagen cross-linking: enzymatic synthesis of lysine-derived aldehydes and the production of cross-linked components. J Biol Chem 245:1653–1658

Siegel RC, Pinnell SR, Martin GR (1970) Cross-linking of collagen and elastin. Properties of lysyloxidase. Biochemistry 9:4486–4492

Sievertsson H, Fryklund L, Uthne K, Hall K, Westermark B (1975) Isolation and chemistry of human somatomedins A and B. Adv Metab Disord 8:47–69

Silbert JE, Luca S de (1969) Biosynthesis of chondroitin sulfate. III. Formation of A sulfated glycosaminoglycan with a microsomal preparation from embryo cartilage. J Biol Chem 244:876–881

Sipe JD, Ignaczak TF, Pollock PS, Glenner GG (1976) Amyloid fibril protein AA: Purification and properties of the antigenically related serum component as determined by solid phase radioimmunoassay. J Immunol 116:1151–1156

Sirek OV, Sirek A, Fikar K (1977) The effect of sex hormones on glycosaminoglycan content of canine aorta and coronary arteries. Atherosclerosis 27:227–233

Skinner M, Cohen AS (1976) Aspects of the amyloid P-component. In: Wegelius O, Pasternack A (eds) Amyloidosis. Academic Press, New York London, pp 336–352

Skinner M, Cohen AS, Shirahama T, Cathcart ES (1974) P-Component (pentagonal-unit) of amyloid: isolation, characterization and sequence analysis. J Lab Clin Med 84:604–612

Slater TF (1969) Aspects of cellular injury and recovery. In: Bittor EE, Bittor N (eds) The biological basis of medicine. Academic Press, London, pp 369–408

Slavkin HC, Greulich RC (1975) Extracellular matrix influences on gene expression. Academic Press, New York London

Sletten K, Westermark P, Natvig JB (1976) Characterisation of amyloid fibril proteins from medullary carcinoma of the thyroid. J Exp Med 143:993–998

Slobin LI (1976) The inhibition of elongation factor 1 activity by heparin. Biochem Biophys Res Commun 73:539–547

Sly WS, Quinton BS, McAlister WH, Rimoin DL (1973) Beta-glucuronidase deficiency: report of clinical radiologic and biochemical features of a new mucopolysaccharidosis. J Pediatr 82:249–257

Smith AF, Castor CW (1978) Connective tissue activation. XII. Platelet connective activating factors in patients with rheumatoid arthritis. J Rheumatol 5/2:177–183

Smith BD, McKenney KH, Lustberg ThJ (1977) Characterization of collagen precursors found in rat skin and rat bone. Biochemistry 16:2980–2985

Smith DW, Abraham PA, Carnes WH (1975) Cross-linkage of salt-soluble elastin in vitro. Biochem Biophys Res Commun 66:893–899

Smith DW, Brown DM, Carnes WH (1972) Preparation and properties of Salt-soluble elastin. J Biol Chem 247:2427–2432

Smith DW, Weissman N, Carnes WH (1968) Cardiovascular studies on copper-deficient swine: XII. Partial purification of a soluble protein resembling elastin. Biochem Biophys Res Commun 31:309–315

Smith DW, Abraham PA, Carnes WH (1977) Studies of the biosynthesis of a soluble precursor of elastin. In: Sandberg LB, Gray WR, Franzblau C (eds) Elastin and elastic tissue. Plenum Press, New York London, pp 385–395

Smith GL, Temin HM (1974) Purified multiplication-stimulating activity from rat liver cell conditioned medium: comparison of biological activities with calf serum, insulin and somatomedin. J Cell Physiol 84:181–192

Smith KE, Hirsch CA, Henshaw EC (1973) Role of elongation factors and the effect of aurintricarboxylic acid on the synthesis of polyphenylalanine. J Biol Chem 248:122–130

Smith QT (1965) Urinary hydroxyprolin in various diseases. Acta Derm Venerol (Stockh) 45:44

Smith QT (1967) Radioactivity of hydroxyproline from swine and collagens of normal and cortisone-treated rats. Biochem Pharmacol 16:2171–2179

Smith QT, Allison DJ (1965) Cutaneous collagen and hexosamine and femur collagen of testosterone propionate treated rats of various ages. Biochem Pharmacol 14:709–720

Smith QT, Allison DJ (1966a) Studies on the uterus, skin and femur of rats treated with 17β-estradiol benzoate for one to twenty-one days. Acta Endocrinol (Kbh) 53:598–610

Smith QT, Allison DJ (1966b) Change of collagen content in skin, femur and uterus of 17β-estradiol benzoate-treated rats. Endocrinology 79:486–492

Smith QT, Allison DJ (1966c) 17β-estradiol decreases total skin collagen. Acta Endocrinol (Kbh) 53:598–610

Smith R (1975) Myositis ossificans progressiva: a review of current problems. Semin Arthritis Rheum 4:369–381

Sobel H (1953) The collagen and hexosamin content of the skin of normal and experimentally treated rats. Arch Biochem Biophys 46:221

Sondergaard J, Greaves MW (1970) Pharmacological studies in inflammation due to exponse to ultraviolet radiation. J Pathol 101:93–97

Spielvogel RL, Kersey JH, Goltz RW (1978) Mononuclear cell stimulation of fibroblasts collagen synthesis. Clin Exp Dermatol 3:25–30

Spranger I (1974) Mucopolysaccharidosen. In: Handbuch der inneren Medizin, Bd 7/1. Springer, Berlin Heidelberg New York, S 209–270

Spranger I (1978) Klinisch-biochemische Reaktionen bei Mucopolysaccharidosen. In: Lang H, Rick W, Rokal L (Hrsg) Aktuelle Probleme der Pathobiochemie. Springer, Berlin Heidelberg New York, S 70–84

Srinivasan SR, Radhakrishnamurthy B, Berenson GS (1975) Studies on the interaction of heparin with serum lipoproteins in the presence of Ca^{2+}, Mg^{2+}, and Mn^{2+}. Arch Biochem Biophys 170:334–340

Starkey PM, Barrett AJ, Burleigh MC (1977) The degradation of articular collagen by neutrophil proteinases. Biochim Biophys Acta 483:386–397

Stastny P, Rosenthal M, Ziff M (1975) Lymphokines in the rheumatoid joint. Arthritis Rheum 18:237–243

Steffen C (1974) Collagen anti-collagen immune complexes. Z Immunitaetsforsch Immunobiol 147:229

Stein GS, Roberts RM, Davis JL, Head WJ, Stein JL, Throll CL, Veen J van, Welch DW (1975) Are glycoproteins and glycosaminoglycans components of the eukaryotic genome? Nature 258:639–641

Stein Th, Keller R, Stuhlsatz HW, Greiling H, Ohst E, Müller E, Scharf HD (1982) Structure of the linkage region between polysaccharide chain and core protein in bovine corneal proteokeratan sulfate. Hoppe-Seylers Z Physiol Chem 363:825–833

Stenger RJ (1965) Fibrogenesis along the hepatic sinusoids in carbon tetrachloride-induced cirrhosis. An electron microscopic study. Exp Mol Pathol 4:357

Stephens RW, Ghosh P, Taylor TKF, Gale CA, Swann JC, Robinson RG, Webb J (1975) The origins and relative distribution of polysaccharidoses in rheumatoid and osteoarthritic fluids. J Rheumatol 2:393–400

Stoffyn P, Jeanloz RW (1960) The identification of the uronic acid component of dermatan sulfate (β-Heparin, chondroitin sulfate B). J Biol Chem 235:2507–2510

Stuart JM, Postlethwaite AE, Kang AH (1976) Evidence for cell-mediated immunity to collagen in progressive systemic sclerosis. J Lab Clin Med 88:601–607

Stuhlsatz HW (1979) Zur Struktur und Pathobiochemie Keratansulfathaltiger Proteoglykane. Habilitationsschrift, RWTH Aachen

Stuhlsatz HW, Greiling H (1976) The preparation dermatan sulfate. In: Hall DA (ed) The methodology of connective tissue research. Joynson-Bruvvers, Oxford, pp 137–146

Stuhlsatz HW, Eberhard A, Kristin H, Vojtisek O, Greiling H (1976) Die Glykosaminoglykane in der Synovialflüssigkeit bei chronischen Gelenkerkrankungen. Verh Dtsch Ges Rheumatol 4:444–454

Stuhlsatz HW, Enzensberger W, Greiling H (1977) Influence of urate on connective tissue metabolism. In: Müller MM, Kaiser E, Seegmiller EJ (eds) Purine metabolism in man. II. Physiology, pharmacology and clinical aspects. Plenum Press, New York, pp 195–200

Stuhlsatz HW, Greiling H (1982) Proteoglycans and glycosaminoglycans of human joint cartilage in health, senescence, and disease. In: Varma RS, Varma R, Warren Pa (eds) Glycosaminoglycans and proteoglycans in physiological and pathological processes of body systems, Karger, Basel, pp 276–289

Sussmann M, Lichtenstein JR, Nigra TP, Martin GR, McKusick VA (1974) Hydroxylysine-deficient skin collagen in a patient with a form of the Ehlers-Danlos-syndrome. J Bone Joint Surg [Am] 56:1228–1234

Suzuki S, Saito H, Yamagaty T, Anno K, Seno N, Kawai Y, Furuhashi T (1968) Formation of three types of disulfated disaccharides from chondroitin sulfates by chondroitinase digestion. J Biol Chem 243:1543–1550

Suzuki S, Kojima K, Utsumi KR (1970) Production of sulfated mucopolysaccharides by established cell lines of fibroblastic and neu fibroblastic origin. Biochim Biophys Acta 222:240–243

Suzuki S, Suzuki S, Nakamura N, Koizumi T (1976) The heterogeneity of dermatan sulfate and heparan sulfate in rat liver and a shift in the glycosaminoglycan contents in carbon tetrachloride-damaged liver. Biochim Biophys Acta 428:166–181

Sweet MBE, Thonar EJ-MA, Immelman AR, Solomon L (1977) Biochemical changes in progressive osteoarthrosis. Ann Rheum Dis 36:387–398

Sykes BC, Partridge SM (1972) Isolation of a soluble elastin from lathyritic chicks. Biochem J 130:1171–1172

Takano K, Hall K, Ritzen M, Oselius L, Sievertsson H (1976) Somatomedin A in human serum determined by radioreceptor assay. Acta Endocrinol (Kbh) 82:449–459

Takeuchi J (1966) Growth-promoting effect of acid mucopolysaccharides on Ehrlich ascites turnover. Cancer Res 26:797–802

Takeuchi J, Sobne M, Shamoto M, Yoshida M, Sato E, Leighton J (1977) Cell surface glycosaminoglycans of cell line MDCK derived from canine kidney. Cancer Res 37:1507–1512

Tanimoto K, Cooper R, Johnson JS, Vaugham JH (1975) Complement fixation by rheumatoid factor. J Clin Invest 55:437–445

Tanzer ML (1965) Experimental lathyrism. Int Rev Connect Tissue Res 3:91–112

Tanzer ML (1973) Cross-linking of collagen. Science 180:561–566

Tanzer ML, Rowland FN, Murray LW, Kaplan J (1977) Inhibitory effects of tunicamycin on procollagen biosynthesis and degradation. Biochim Biophys Acta 500:187–196

Taubenhaus M (1952) Hormonal interaction in regulation of granulation tissue formation. Endocrinology 51:183

Taylor SR, Cook RT (1977) Heparin causes a redistribution of chromosomal proteins. FEBS Lett 78:321–325

Teien AN, Abildgaard U, Höök M (1976) The anticoagulant effect of heparan sulfate and dermatan sulfate. Thromb Res 8:859–867

Teilum GJ (1964) Amyloidosis secondary to a gamma-globulinaemia. J Pathol Bacteriol 88:317–320

Thompson EB, Lippman ME (1974) Mechanism of action of glucocorticoids. Metabolism 23:159–202

Thonar EJ-MA, Sweet MBE, Immelman AR, Lyons G (1978) Hyaluronate in articular cartilage: age-related changes. Calcif Tissue Res 26:19–21

Thorngren K-G, Hansson LI (1973) Effect of thyroxine and growth hormone on longitudinal bone growth in the hypophysectomized rat. Acta Endocrinol (Kbh) 74:24–40

Timpl R (1976) Immunological studies on collagen. In: Ramachandran GN, Reddi AH (eds) Biochemistry of collagen. Plenum Press, New York London, pp 319–375

Timpl R, Wick G, Gay S (1977) Antibodies to distinct types of collagen und procollagen and their application in immunohistology. J Immunol Methods 18:165–182

Tkacz JS, Lampen JO (1975) Tunicamycin inhibition of polyisoprenyl N-acetylglucosaminyl pyrophosphate formation in calf liver microsomes. Biochem Biophys Res Commun 65:248–257

Toole BP, Lowther DA (1968) Dermatan sulfate-protein: isolation from and interaction with collagen. Arch Biochem Biophys 128:567–578

Trang LE, Granström E, Lövgren O (1977) Levels of prostaglandins $F_{2\alpha}$ and E_2 and Thromboxane B_2 in joint fluid in rheumatoid arthritis. Scand J Rheumatol 6:151–154

Traub W, Piez KA (1971) The chemistry and structure of collagen. Adv Protein Chem 25:243–352

Trelstad RL (1974) Human aorta collagens: evidence for 3 distinct species. Biochem Biophys Res Commun 57:717–732

Trelstad RL, Lawley KR (1977) Isolation and initial characterization of human basement membrans collagens. Biochem Biophys Res Commun 76:376–384

Trelstad RL, Catanese VM, Rubind DF (1976) Collagen fractionation: separation of native types I, II and III by differential precipitation. An Biochem 71:114–118

Trelstad RL, Rubind D, Gross J (1977) Osteogenesis imperfecta congenita – Evidence for a generalized molecular disorder of collagen. Lab Invest 36:501–508

Trnavsky K (1974) Some effect of antiinflammatory drugs on connective tissue metabolism. In: Scherrer RA, Whitehouse MW (eds) Antiinflammatory agents, medicinal chemistry, vol 13-II. Academic Press, New York San Francisco London, pp 303–326

Tuderman L, Kuutti ER, Kivirikko KI (1975) Radioimmunoassay for human and chick prolyl hydroxylases. Eur J Biochem 60:399–405

Tuderman L, Myllyllä R, Kivirikko KI (1977a) Mechanism of the prolyl hydroxylase reaction. 1. Role of Co-substrates. Eur J Biochem 80:341–348

Tuderman L, Risteli J, Miettinen TA, Kivirikko KI (1977b) Serum immunreactive prolyl hydroxylase in liver disease. Eur J Clin Invest 7:5537–5541

Uitto J (1971) Collagen biosynthesis in human skin. A review with emphasis on scleroderma. Ann Clin Res 3:250–258

Uitto J, Lichtenstein JR (1976) Defects in the biochemistry of collagen in diseases of connective tissue. J Invest Dermatol 66:59–79

Uitto J, Lindy S, Rokkanen P, Vainio K (1970) Increased protokollagen prolin hydroxylase activity in synovial tissue in rheumatoid arthritis. Clin Chim Acta 30:741–744

Uitto J, Ohlenschlager K, Lorenzen IB (1971) Solubility of skin collagen in normal human subjects in the patients with generalized scleroderma. Clin Chim Acta 31:13–18

Uitto J, Jimenez SA, Dehm P, Prockop DJ (1972a) Characterization of the precursor forms of the α-1 and α-2-chains of collagen from matrix free tendon cells. Biochim Biophys Acta 278:198–205

Uitto J, Lindy S, Turfo H, Vainio K (1972b) Collagen biosynthesis in rheumatoid synovial tissue. J Lab Clin Med 79:960–971

Underhill C, Dorfman A (1978) The role of hyaluronic acid in intracellular adhesion of cultured mouse cells. Exp Cell Res 117:155–164

Underhill CB, Keller JN (1975) A transformation dependent difference in the heparan sulfate associated with the cell surface. Biochem Biophys Res Commun 63:448–454

Unkeless JC, Gordon C, Reich E (1974) Secretion of plasminogen activator by stimulated mecrophages. J Exp Med 139:834–850

Usui J, Kanke J, Mori J (1977) Effects of gonadal hormones on hyaluronic acid content in male mouse skin. Endocrinol Jpn 24:399–402

Uthne K, Spencer HM, Arnold W (1978) Regulation of somatomedin-A in the rat, p 54 (Abstr). International Symposium on Somatomedins and Growth, Milano

Vaes D (1972) Inhibitory actions of calcitonin on resorbing bone explants in culture and on their release of lysosomal hydrolases. J Dent Res 51:362–366

Vaes G (1968) On the mechanism of bone resorption. The action of parathyroid hormone on the excretion and synthesis of lysosomal enzymes and on the extracellular release of acid by bone cells. J Cell Biol 39:676–697

Vaes GM, Nichols G Jr (1962) Metabolism of glycine 1-^{14}C by bone in vitro: Effects of hormones and other factors. Endocrinology 70:890–901

Valavaara M, Heikkinen E, Kulonen E (1968) Effect of hypoplupectony on the incorporation of proline in collagen fractions. Experientia 24:779–780

Vane JR, Ferreira SH (1978) Inflammation. Springer, Berlin Heidelberg New York
Vane JR, Ferreira SH (1979) Anti-inflammatory drugs. Springer, Berlin Heidelberg New York
Varadi DP (1972) Chemistry and fine structure of elastic fibers from normal adult skin. J Invest Dermatol 59:238–246
Velo GP, Dunn CJ, Giroud JP, Timsit J, Willoughby DA (1973) Distribution of prostaglandins in inflammatory exudate. J Pathol 111:149–158
Venn M (1979) Variation of chemical composition with age in human femoral head cartilage. (in press)
Venn M, Maroudas A (1977) Chemical composition and swelling of normal and osteoarthritic femoral head cartilage. I. Chemical composition. Ann Rheum Dis 36:121–129
Vogel A, Holbrook KA, Steinmann B, Gitzelmann R, Byers PH (1979) Abnormal collagen fibril structure in the gravis form (type I) of the Ehlers-Danlos-syndrome. Lab Invest 40:201–206
Vogel HG (1973) Connective tissue and ageing. Excerpta Medica, Amsterdam
Vuorio E (1977) Rheumatoid disease in cultured human synovial cells. Scand J Clin Lab Invest [Suppl 149] 37:1–72
Vuust J (1975) Procollagen biosynthesis by embryonic chick bone polysomes. Estimation of the relative numbers of active pro-α-1 and pro-α-2 messenger ribonucleic acids. Eur J Biochem 60:41–50
Wacker A, Ishimoto M, Chandra P (1967) Spezifische und unspezifische Hemmung der zellfreien Proteinsynthese mit Polyanionen. Z Naturforsch [B] 22:413–417
Wagner O (1976) Immunopathogenic mechanism in rheumatoid diseases with special reference to IgM rheumatoid factor. Scand J Rheumatol [Suppl 12], 5:67–76
Waite M, Sisson P (1973) Solubilization by heparin of the phospholipase A_1 from the plasma membranes of rat liver. J Biol Chem 248:7201–7206
Waldmann AA, Goldstein J (1973a) Inhibition by heparin of globin messenger ribonucleic acid translation in a mammalian cell-free system. Biochemistry 12:2706–2711
Waldmann AA, Goldstein J (1973b) Rabbit reticulocyte ribosomes and krebs-ascites supernatant: A mixed system dependent upon added mRNA. Biochim Biophys Acta 331:243–250
Waldmann AA, Marx G, Goldstein J (1974) Heparin as inhibitor of mammalian protein synthesis. II. Degree of sulfation; related sulfated mucopolysaccharides. Biochim Biophys Acta 343:324–329
Waldmann AA, Marx G, Goldstein J (1975) Isolation of rabbit reticulocyte initiation factors by means of heparin bound to sepharose. Proc Natl Acad Sci USA 72:2352–2356
Walker P (1969) In: Wright (ed) Lubrication and wear in joints. Sector Publishing, London
Wartiovaara J, Leivo I, Virtanen I, Vaheri A, Graham CF (1978) Appearance of fibronectin during differentiation of mouse teratocarcinoma in vitro. Nature 272:355–356
Wegelius O, Pasternack A (1976) Amyloidosis. Proc. of the 5th Sigrid Insulins Foundation Symposium, Helsinki, 1974. Academic Press, London New York
Weis-Fogh T, Anderson SO (1970) New molecular model for the long-range elasticity of elastin. Nature 227:718–721
Weiss J, Leibovidu SJ, Hunter JA, Cawley MI (1974) Abnormalities in rheumatoid synovial collagen: studies on synovial polymeric collagens (PC) from normal individuals and patients with rheumatoid and other arthropathies. Ann Rheum Dis 33:404
Weiss J, Shuttleworth CA, Brown R, Sedowfia K, Baildan A, Hunter JAA (1975) Occurrence of type III collagen in inflamed synovial membranes: A comparison between non-rheumatoid, rheumatoid and normal synovial collagens. Biochem Biophys Res Commun 65:907–912
Weissmann G, Dukor P, Zurier RB (1971a) Effect of cyclic AMP on release of lysosomal enzymes from phagocytes. Nature 231:131–135
Weissmann G, Zurier RB, Spieler PJ, Goldstein IM (1971b) Mechanisms of lysosomal enzyme release from leukocytes exposed to immune complexes and other particles. J Exp Med 134:149–165
Welgus HG, Stricklin GP, Eisen AZ, Bauer EA, Cooney RV, Jeffrey JJ (1979) A specific inhibitor of vertebrale collagenase produced by human skin fibroblasts. J Biol Chem 254:1938–1943
Weller DL, Morgan RS (1967a) Extraction of high molecular weight complexes of protein from 50 S ribosomes. Biochim Biophys Acta 553–561
Weller DL, Morgan RS (1967b) A new method for preparing ribosomal ribonucleic acid. Biochemistry 6:983–988
Werb Z, Gordon S (1975) Secretion of specific collagenase by stimulated macrophages. J Exp Med 142:346–360

Werb Z, Reynolds JJ (1974) Stimulation by endocytosis of the secretion of collagenase and neutral proteinases from rabbit synovia fibroblasts. J Exp Med 140:1482–1497

Werb Z, Burgleigh MC, Barrett AJ, Storkey PM (1974) The interaction of α_2-macroglobulin with proteinases: binding and inhibiting of mammalian collagenases and other metal proteinases. Biochem J 139:359–368

Werb Z, Mainardi CL, Vater CA, Harris ED Jr (1977) Endogeneous activation of collagenase by rheumatoid synovial cells. Evidence for a role of plasminogen activator. N Engl J Med 296:1017–1023

Westermark B, Wasteson A (1975) The response of cultured human normal glial cells to growth factors. Adv Metab Disord 8:85–100

Westermark P, Natvig JB, Anders RS, Sletten K, Husby G (1976) Coexistence of protein AA and immunoglobulin light-chain fragments in amyloid fibrils. Scand J Immunol 5:31–36

Whitehouse MW (1965) Some biochemical and pharmacological properties of anti-inflammatory drugs. Prog Drug Res 8:323–429

Whitehouse MW (1978) Some chemical aspects of inflammation: A brief overview. Aust NZJ Med [Suppl 1] 8:89–93

Wiebkin OW, Muir H (1975) Influence of the cells on the pericellular environment. Philos Trans R Soc Lond [Biol] 271:283–291

Wiebkin OW, Hardingham TE, Muir H (1974) The interactions of proteoglycans and hyaluronic acid on the effect of hyaluronic acid on proteoglycan synthesis by chondrocytes of adult cartilage. In: Burleigh PMC, Poole AR (eds) Dynamics of connective tissue macromolecules. North-Holland, Amsterdam, pp 81–98

Wiestner M, Krieg T, Hörlein D, Glanville RW, Fietzek P, Müller PK (1979) Inhibiting effect of procollagen peptides on collagen biosynthesis in fibroblast cultures. J Biol Chem 254:7016–7023

Willoughby DA, Giroud JP, Di Rosa M, Velo GP (1973) The control of the inflammatory response with special reference to the prostaglandins. In: Kohn RH, Lands WEM (eds) Prostaglandins and cyclic AMP: Biological actions and clinical applications. Academic Press, New York, pp 187–206

Winkel P, Juhl E, Tygstrup N (1976) Copenhagen Study Group of for Liver Diseases (CSL): The clinical significance of classification of cirrhosis: A comparison between conventional criteria and numerical taxonomy. Scand J Gastroenterol 11:33–40

Woda BA (1976) Immune complexes in rheumatic diseases. Lancet 2:859

Wohlgemuth B (1969) Autoradiographischer Nachweis Hylaseresistenter Mucopolysaccharide bei der Thioacetamid-induzierten Leberzirrhose. Acta Hepatosplenol 16:8–11

Wolinsky H (1973) Effects of estrogen treatment on the oophorectomized female rat aorta. Proc Soc Exp Biol Med 144:864–867

Wooley DE, Evanson JM (1977) Collagenase and its natural inhibitors in relation to the rheumatoid joint. Connect Tissue Res 5:31–35

Wooley DE, Lindberg KA, Glanville RW, Evanson JM (1975) Action of rheumatoid synovial collagenase on cartilage collagen. Different susceptibilities of cartilage and tendon collagen to collagenase attack. Eur J Biochem 50:437–444

Wooley DE, Roberts DR, Evansson JM (1976) Small molecular weight β_1 serum protein which specifically inhibits human collagenases. Nature 261:325–327

Wooley DE, Crossley MJ, Evanson JM (1977) Collagenase at sites of cartilage erosion in the rheumatoid joint. Arthritis Rheum 20:1231–1239

Wyk JJ van, Underwood LE, Hintz RL, Clemmons DR, Viona SJ, Weaver RP (1974) The somatomedins: a family of insulin like hormones under growth hormone control. In: Greep RO (ed) Recent progress in hormone research, vol 30. Academic Press, New York, pp 259–318

Wyk JJ van, Underwood LB, Baseman JB, Hintz RL, Clemmons DR, Marshall RN (1975) Explorations of the insulin-like and growth-promoting properties of somatomedin by membrane receptor assays. Adv Metab Disord 8:127–150

Wyk JJ van, Svaboda ME, Underwood LE (1980) Evidence from radioligand assays that SM-C and IGF-I are similar to each other. J Clin Endocrinol Metab 50:206–208

Yalow RS, Hall K, Luft R (1975) Radioimmunoassay of somatomedin B. Adv Metab Disord 8:73–83

Yamada KM, Olden K (1978) Fibronectins – adhesive glycoproteins of cell surface and blood. Nature 275:179–184

Yamamoto K, Terayama H (1973) Comparison of cell coat acid mucopolysaccharides of normal liver and various ascites hepatoma cells. Cancer Res 33:2257–2264

Yang S-L, Okamura H, Beer AE (1973) The effect of estrogen on collagen synthesis at the site of a skin autograft. Am J Obstet Gynecol 116:694–697

Yaron M, Yaron I, Wiletzki C, Zor U (1978) Interrelationship between stimulation of prostaglandin E and hyaluronate production by poly (I), poly (c) and interferon in synovial fibroblasts culture. Arthritis Rheum 21:694–698

Yonemasu K, Stroud RN, Niedermeier W, Butler WT (1971) Chemical studies on C 1qu: a modulator of immunoglobulin biology. Biochem Biophys Res Commun 43:1388–1394

Yoshikawa M, Fujita T, Orimo H, Ohata M, Okano K (1974) Endocrine factors in the aging of bone. In: Otaka Y (ed) Biochemistry and pathology of connective tissue. Thieme, Stuttgart, pp 127–138

Zapf J, Mader M, Waldvogel M (1975) Specific binding of non-suppressible insulin-like activity to chicken embryo fibroblasts and to a solubilized fibroblast receptor. Arch Biochem Biophys 168:630–637

Zingg AE, Froesch ER (1973) Effects of partially purified preparations with nonsuppressible insulin-like activity (NSILA-s) on sulfate incorporation into rat and chicken cartilage. Diabetologia 9:472–476

Zurier RB, Weissmann G, Hoffstein S, Tai HH (1974) Mechanisms of lysosomal enzyme release from human leukocytes. II. Effects of cAMP and cGMP, autonomic agonists, and agents which affect microtubule function. J Clin Invest 53:297–309

Die Literatur wurde bis Juli 1979 berücksichtigt

III. Klinische Diagnostik bei rheumatischen Krankheiten

Von

H. MÜLLER-FASSBENDER

Mit 4 Abbildungen und 8 Tabellen

A. Einleitung

Der Begriff „Rheumatismus" wird nach allgemeiner Übereinkunft heute rein klinisch-symptomatisch durch Schmerz und Einschränkung der Bewegungsfähigkeit definiert.

Eine solche relative Definition ergibt sich zwangsläufig durch unsere mangelhaften Kenntnisse ätiologischer und pathogenetischer Vorgänge bei rheumatischen Krankheiten. Einzelne labortechnische, morphologische oder immunologische Befunde, welche für die Gesamtheit der rheumatischen Krankheiten charakteristisch wären, gibt es nicht und sind auch nicht denkbar. Die verschiedenen rheumatologischen Krankheitsbilder haben im allgemeinen kein einzelnes beweisendes Kennzeichen. Die Diagnose einer rheumatischen Krankheit ergibt sich also meist aus einer Vielzahl von Befunden. Es spielt aber nicht nur die Zahl, sondern auch die Wertigkeit der einzelnen Befunde in der Diagnostik eine Rolle. Daher stehen in der rheumatologischen Diagnostik die aus der Anamnese und aus der Untersuchung gewonnenen klinischen Merkmale im Mittelpunkt. Bei der Diagnose von frühen Formen rheumatischer Erkrankungen ist man vielfach sogar fast ausschließlich auf anamnestische Daten bzw. subjektive Befunde angewiesen. Voraussetzung für eine optimale Diagnostik, d.h. eine Diagnosestellung zu einem möglichst frühen Zeitpunkt im Krankheitsverlauf, ist daher die gute Kenntnis der klinischen Krankheitsbilder, eine gründliche Erhebung anamnestischer Daten und eine sorgfältige Untersuchungstechnik. Letzteres verlangt in allen Fällen Zeit und Geduld.

B. Anamnese

1. Spontananamnese

Das ärztliche Gespräch, das die Untersuchung einleitet, wird mit der Frage nach den Beschwerden des Patienten eröffnet. Im Mittelpunkt der Spontananamnese stehen Angaben über Schmerzen am Bewegungsapparat. Seltener führt eine plötzlich wahrgenommene Bewegungseinschränkung den Patienten zum Arzt. Häufig hört man zusätzlich Klagen über allgemeine gesundheitliche Einschränkungen, die je nach Veranlagung des Patienten verschieden ausführlich dargestellt werden. Meist folgen dann Erwähnungen von eigenen diagnostischen Deutungen, die häufig beeinflußt sind von hergebrachtem volksmedizinischem Denken oder Laienauffassungen sowie Vordiagnosen und deren z.T. erfolglosen therapeutischen Konsequenzen. Typische Beispiele hierfür sind die vom Patienten genannten Diagnosen wie „Gicht" bei Auftreten von knotigen Veränderungen an den Fingergelenken, „Bandscheibenschäden" bei Kreuzschmerzen, oder die Verwendung des Begriffes „Rheuma" bei ziehenden Muskelschmerzen. Oft werden solche Angaben so charakteristisch vorgetragen, daß der rheumatologisch geschulte Arzt sogar aus den Fehlinterpretationen des Patienten die richtige Diagnose deuten kann. Meist ist es jedoch zu diesem Zeitpunkt für den untersuchenden Arzt erforderlich, die Anamnese durch gezielte Fragen zu ordnen.

2. Die gezielte Anamnese

a) Bewegungsapparat

α) Schmerzen und Art der Bewegungseinschränkung

Die Angabe des Begriffes Schmerz muß zunächst differenziert werden. Da der Begriff Schmerz komplex und nicht zu objektivieren ist, sollte das Vorgehen bei der Befragung des Schmerzes genau festgelegt sein. Dies ist um so wichtiger, als sich aus sorgfältig erhobenen Angaben schon entscheidende Hinweise auf die Art der rheumatischen Erkrankung erkennen lassen.

Bei der Erhebung der Schmerzanamnese sollte der Untersucher nach einem gezielten Schema vorgehen. Zu beachten sind die Punkte in Tabelle 1 (modifiziert nach WAGENHÄUSER).

Wird der Patient nach diesem Schema genau befragt, so ergibt sich aus den zunächst verständlicherweise diffusen Angaben ein überraschend klares Bild, das die Zuordnung zu dem einen oder anderen rheumatischen Krankheitsbild wesentlich erleichtert. Die Lokalisation des Schmerzes, die z.B. häufig im Oberschenkel oder im ganzen Bein angegeben wird, weist im allgemeinen auf einen Prozeß hin, der in der Wirbelsäule lokalisiert ist. Der Zusammenhang wird von dem Patienten jedoch meist nicht richtig erkannt. So sind für den Patienten unerklärliche Hinterhauptkopfschmerzen häufig auf ossäre oder weichteilbedingte Veränderungen der Halswirbelsäule zurückzuführen.

Tabelle 1

1. Lokalisation des Schmerzes:
   Ausstrahlung und Ausbreitung: oberflächlich, tief, punktförmig, diffus, anatomische Zuordnung

2. Zeitpunkt des Auftretens von Schmerzen:
   Tagesrhythmus: nachts, frühmorgens, tagsüber, abends, episodisch anhaltend

3. Abhängigkeit der Schmerzen von erkennbaren Faktoren

4. Bewegungsabhängige Schmerzen: beim Gehen, Bücken, Drehbewegungen, Anlaufschmerzen
   Gangabhängige Schmerzen: beim Liegen, Sitzen, Stehen, Knien
   Belastungsschmerzen: beim Heben, Tragen, Stoßen
   Witterungsabhängige Schmerzen: Auftreten bei Wetterwechsel, feuchtkaltem Wetter, Föhneinbruch
   Unabhängigkeit von den o.a. Faktoren

5. Art der Schmerzen: dumpf, bohrend, ziehend, krampfartig, gleichbleibend oder ständig wechselnd im Charakter, gering, heftig, unerträglich

Schmerzen im Bereich des Thorax, teils einseitig, teils gürtelförmig, werden oft als kardiale Symptome fehlgedeutet. In der Mehrzahl der Fälle handelt es sich aber um Schmerzen, die von der Brustwirbelsäule ausgehen und in entsprechende Organe ausstrahlen. Unabhängig davon ist aber in allen aufgezeigten Fällen eine Abklärung, sei es durch Röntgen, EKG oder andere technische Untersuchungsmethoden erforderlich, um nicht tatsächlich eine Mitbeteiligung dieser Organe zu übersehen.

Ohne Schwierigkeiten gestaltet sich die anatomische Zuordnung meistens dann, wenn die Schmerzen in einem peripheren Gelenk auftreten. Hierbei ist es wichtig, nach dem zeitlichen Auftreten und dem Schmerzcharakter zu fragen. Entzündungsschmerzen als Ausdruck von Synovialitiden müssen sich nicht unbedingt als Druckschmerz präsentieren. Sie können in ihrer Intensität wechseln und unterliegen hierbei auch einem gewissen Tagesrhythmus. Nicht selten sind sie nachts stärker als während des Tages, besonders wenn der Patient tagsüber noch ein antiphlogistisches Medikament eingenommen hat.

Die Unterscheidung zwischen Arthritis und Arthrose kann durch eine gezielte Schmerzanamnese ebenfalls bereits eingeengt und teilweise sogar abgeklärt werden.

Das arthrotische Gelenk ist in der Regel schmerzfrei, wenn es unbelastet ist und seine ursprüngliche Funktion, d.h. eine bestimmte Bewegung, nicht auszuführen gezwungen ist. Beschreibt der Patient zusätzlich bei der Befragung einen Anlaufschmerz, z.B. im Kniegelenk, der sich während einer Bewegung bessert, und ist das Gelenk im Ruhezustand weitgehend schmerzfrei, kann dies auch ohne weitere technische Untersuchungsmethoden bereits als eindeutiger Hinweis auf einen arthrotischen Gelenkprozeß gewertet werden. Typischerweise werden bei derartigen Gelenkveränderungen auch bestimmte Bewegungen, z.B. im Schulter- oder Ellenbogengelenk, als schmerzauslösend angegeben. So ist das Heben des Armes über die Horizontale hinaus mit Schmerzen verbunden, wenn die Schultergelenkskapsel, bedingt durch Kalkeinlagerungen oder durch eine Bindegewebsschrumpfung, diese Bewegung nicht mehr gestattet.

Eine Besserung dieser Beschwerden ist durch eine physikalische Therapie in Form von Überwärmung oder gezielter Bewegungsübung zu erreichen. Der Schmerzcharakter wird selten als schneidend und brennend, meist als dumpf, gelegentlich als ziehend oder auch stechend angegeben. Bei Angaben über Arthritiden dagegen dominiert besonders in der akuten Schubsituation der Hinweis auf einen schneidenden bohrenden Dauerschmerz. Eine ähnliche, häufig noch extremer geschilderte Schmerzsituation findet sich bei dem akuten Bandscheibenvorfall, in dessen Verlauf es zu einer Wurzelreizsymptomatik kommt. Neben einem lokalen umschriebenen Schmerz im Bereich der entsprechenden Lendenwirbelkörper wird ein schneidender Schmerz angegeben, der in die entsprechenden Segmente ausstrahlt. Zusätzlich finden sich dermatomabhängige Sensibilitätsstörungen, Reflexdifferenzen und auch motorische Störungen. Die Schmerzqualität reicht von schneidend zahnschmerzähnlichen bis ständig dumpf bohrend und wird vom Patienten in allen Fällen als unerträglich angegeben. Die Diagnose eines solchen Prozesses kann im überwiegenden Teil bereits aus diesen Angaben gestellt werden.

β) Gelenkschwellungen

Schwieriger zu beurteilen und in den Angaben ungenauer zu überprüfen ist die Frage nach Gelenkschwellungen.

Tabelle 2

1. Paraartikuläre Schwellungen
   Beteiligung der gelenknahen Bursen, Sehnenscheiden, Rheumaknoten
   Insgesamt asymmetrische Schwellung, häufig fehlen Überwärmung und Rötung
2. Synovialisschwellung
   Symmetrische, meist nicht nur das Gelenk, sondern auch den gesamten Gelenkumfang umfassende Schwellung. Verursacht wird diese Art der Schwellung durch eine Entzündung der dünnen einzelligen Synovialmembran. Hierbei werden gelegentlich auch die dem Gelenk angrenzenden Bezirke mitbetroffen.
3. Ergußbildung
   Ähnlich wie bei der Synoviaschwellung kommt es bei der Entwicklung eines Gelenkergusses zu starken Entzündungen der Synovialmembran und anschließend zu einer intraartikulären Flüssigkeitsansammlung, die z.T. zu einer massiven Kapselausweitung führen kann.

Diese Angaben sollten ebenfalls schematisch überprüft werden, besonders da dieses Phänomen in den Anfangsstadien rheumatischer Krankheiten nur flüchtig auftreten kann und vom Patienten gelegentlich gar nicht registriert wird. Diffuse Schwellungen werden oft mit lokalisierten Gelenkschwellungen verwechselt. Diagnostische Wertigkeit gewinnen die Angaben über Schwellungen erst, wenn diese vom Arzt beobachtet werden.

Da das subjektive Empfinden vom objektiven Befund abweichen kann, sind einige charakteristische Arten von Gelenkschwellungen zu unterscheiden (Tabelle 2).

γ) Gelenkerguß

Auf keinen Fall ist ein Gelenkerguß beweisend für ein bestimmtes rheumatisches Krankheitsbild. Ursache für einen Gelenkerguß kann auch eine Überbeanspruchung mit Kapselzerrung oder eine entsprechende Verletzung sein. Zwischen einem Erguß und einer frischen Synovialitis zu unterscheiden ist im allgemeinen schwierig, da beide Zustände häufig gleichzeitig auftreten können. Sie wird vom Patienten wie ein Eingerostetsein des Gelenkes empfunden. Die Steifigkeit bei der Arthritis und der Arthrose unterscheidet sich in erster Linie durch die Zeitdauer. Ähnlich wie bei den großen und kleinen Gelenken sind auch die Verhältnisse im Bereich der Wirbelsäule. So dauert die Steifigkeit bei der Spondylitis ankylosans am Morgen von einer bis zu mehreren Stunden, während die Steifigkeit bei degenerativen Wirbelsäulenveränderungen mehr der Anlaufsteifigkeit bei der peripheren Arthrose entspricht.

δ) Kraftlosigkeit

Kraftlosigkeit ist bei rheumatischen Krankheiten ein sehr generelles Symptom. Sie kann einerseits Ausdruck allgemeiner Schwäche bei einem konsumierenden systemischen Prozeß sein, andererseits auch Ausdruck einer direkten Muskelbeteiligung, z.B. bei der Polymyalgia rheumatica, den Kollagenosen im engeren Sinn und auch bei der chronischen Polyarthritis.

Aber auch durch Schmerzen im artikulären und periartikulären Bereich, die praktisch bei allen rheumatischen Krankheiten vorhanden sind, kann es reflektorisch zu Muskelschwächen kommen. Schließlich kann eine Inaktivität der Muskulatur als Begleiterscheinung jeder Störung des Bewegungsapparates auftreten.

Vom Patienten werden bei der chronischen Polyarthritis typischerweise Schwächen in der Hand, z.B. beim Öffnen von Schraubverschlüssen oder beim Händedruck, angegeben bzw. festgestellt.

Der Arthrotiker stellt fest, daß er z.T. ganz unerwartet plötzlich im Bein einknickt.

Der Patient mit einer beginnenden PMR (Polymyalgia rheumatica) ist beeindruckt von einer über Nacht aufgetretenen Schwäche im Becken- und Oberschenkelbereich und im Schulterarmbereich, die es unmöglich macht, von einem Stuhl aufzustehen oder einen Gegenstand über Augenhöhe vom Schrank zu nehmen, z.T. ist eine Selbstversorgung nicht mehr möglich.

ε) Parästhesien und Neuralgien

Parästhesien und Neuralgien treten bei einer Vielzahl rheumatischer Krankheiten auf. Gehäuft und oft als Primärzeichen werden Parästhesien bei dem Karpaltunnelsyndrom angegeben.

In 30–50% der Fälle (SCHILLING) können Polyneuropathien auch als Primärzeichen eines LED angesehen werden. Bei der chronischen Polyarthritis kommt es im allgemeinen nur in Spätstadien zu Nervenschädigungen.

Neben den entzündlichen rheumatischen Erkrankungen sind es die degenerativen Gelenkveränderungen, vor allem an allen Abschnitten der Wirbelsäule, die zu Parästhesien und Neuralgien führen können.

b) Allgemeines Befinden

Während der Untersuchung des Bewegungsapparates kann bereits erkannt werden, ob der Patient Behinderungen aufweist, die ihn in seinem allgemeinen Befinden stören. Möglicherweise handelt es sich dabei auch um z.T. angeborene Behinderungen in Folge Skelettfehlentwicklungen, an die sich der Patient gewöhnt hat und die ihn in seinem Allgemeinbefinden nur gelegentlich beeinträchtigen. Im Mittelpunkt steht die Frage, ob er den Arzt nur wegen einer lokalisierten Schmerzsymptomatik aufsucht oder wegen eines für den Patienten nicht erklärbaren Krankheitsgefühls. Fühlt sich der Patient insgesamt krank, so ist es sicher wichtig festzuhalten, ob eine somatische Ursache zu finden ist oder ob zusätzlich psychische Überlagerungen vorhanden sind. Gezielt wird der Patient gefragt, ob der Appetit nachgelassen habe und es dadurch zu einem Gewichtsverlust gekommen sei. Wichtig sind auch die Angaben über Schlafstörungen, die bei rheumatischen Krankheiten besonders häufig auftreten können (chronische Polyarthritis, Spondylitis ankylosans, Karpaltunnelsyndrom, akute Ischialgie, Gichtanfall). Bestehen konsumierende chronische Erkrankungen, wird der Patient auch über allgemeine starke Müdigkeit, Abgeschlagenheit und Schwächegefühl klagen. Damit einher geht gehäuft nächtliches Schwitzen, Schweißausbrüche bei geringsten körperlichen Anstrengungen verbunden mit einer Hyperhidrosis palmarum.

Mit den somatischen Störungen kann es auch zu psychischen Veränderungen kommen. So wird bei den Patienten mit einer chronischen Polyarthritis gehäuft eine depressive Grundhaltung angetroffen. In normaler bis ausgelassener Stimmung befindet sich dagegen der Gichtkranke, wenn er nicht gerade unter einem Anfall leidet (s. Tabelle 3).

c) Systemische bzw. organbezogene Begleiterscheinungen

Neben dem allgemeinen Befinden, das bei der Mehrzahl der rheumatischen Krankheiten (Tabelle 3) gestört ist, fallen dem Patienten auch spezielle organbezogene Befunde auf, die im Zusammenhang mit Gelenkschmerzen aufgetreten sind. Da dieser Zusammenhang vom Patienten oft nicht erkannt wird, sollten folgende Veränderungen beobachtet, oder nach ihnen gefragt werden.

Tabelle 3. Allgemeinbefinden bei rheumatischen Erkrankungen. (Nach BÖNI)

Rheumatische Erkrankungen	Allgemeinbefinden
Degenerative Gelenk- und Wirbelsäulenerkrankungen, Arthropathien in Remission, Mißbildungen an Gelenken und Wirbelsäule	Nicht gestört
Entzündliche rheumatische Erkrankungen	Gestört
Gelenk- und Wirbelsäulenerscheinungen bei Malignomen, Arthropathie im Gelenk, Gelenk- oder Wirbelsäulenmetastasen, Infektarthritiden	Gestört

α) Allgemeine Hauterscheinungen

Patienten mit langandauernder entzündlicher rheumatischer Krankheit weisen oft ein besonders blasses Hautkolorit auf. Dies bezieht sich ganz besonders auch auf die Schleimhäute (Folge einer Eisenmangelanämie). Dagegen findet sich bei dem Patienten mit einer Gicht häufig eine deutlich gerötete bis zyanotische Haut- und Gesichtsfarbe, die in einer Reihe von Fällen auch mit einem bestehenden Hypertonus und einer Polyzythämie in Zusammenhang zu bringen ist.

β) Spezielle Hauterscheinungen (Tabelle 4)

Bei einer Reihe rheumatischer Erkrankungen sind neben der Haut auch deren Anhangsgebilde, Nägel, Haare und Schweißdrüsen, an der Erkrankung beteiligt. Daher ist auf deren Veränderung zu achten, da sie Hinweise auf die Diagnose geben könnten. Dies gilt besonders für die Psoriasis, in deren Verlauf es in 5–8% der Fälle zu einer Mitbeteiligung der Gelenke kommt.

Typisch sind auch die Hautveränderungen bei Lupus erythematodes. Neben dem schmetterlingsförmigen Erythem an der Nase und Wangen wird hier auch gehäuft starker Haarausfall beobachtet.

Ein Erythema nodosum kann beim Lupus erythematodes, aber auch bei der Sarkoidose und hier wiederum bei der akuten Form (Löfgren-Syndrom) auftreten. Ein Palmarerythem ist zunächst ein Hinweis auf eine chronische Lebererkrankung. Es wird aber auch bei der chronischen Polyarthritis gefunden. Punktförmige Blutungen an den Akren und im Bereich der Nagelfalz sind Zeichen für eine lokalisierte und generalisierte Sklerodermie, typisch sind die z.T. dunkelroten (mit Schuppen bedeckten) Eryheme bei der Dermatomyositis, neben einer Hyperkeratose der Nagelfalz, kleinflächigen alabasterfarbenen Atrophien und punktförmigen Schuppungen.

Allergische Hautreaktionen müssen auf jeden Fall berücksichtigt werden, besonders wenn sie medikamentös induziert sein sollten.

Tabelle 4. Hautveränderungen bei rheumatischen Krankheiten. (Nach BÖNI)

Palmarerythem	c.P.
Erythema marginatum anulare	LED
Erythem an Nase und Wangen (Schmetterlingserythem)	
Kopfhaut: Haarausfall	Dermatomyositis
Flächenhaft unscharf begrenzte lila-weinrote Erytheme (periorbital)	
Brustausschnitt, Finger-, Ellenbogengelenke (20%)	Sklerodermie
Punktförmige Blutungen an Fingerkuppen und Nagelfalz	
Ischämische Hautbezirke an Fingerkuppen, Gangrän, Balanitis, Keratoderma blenorrhagicum, Schleimhautläsionen der Mundschleimhaut	M. Reiter
Belanitis, Ulcera im Genitalbereich und Mundschleimhautbereich	M Behçet
Psoriasiseffloreszenzen	Arthritis psoriatica

γ) Augenerscheinungen

Bei rheumatischen Krankheiten kann das Auge als Gesamtorgan beteiligt sein. Meist sind aber nur Teile des Auges, wie Kornea, Iris oder Retina betroffen. Der Patient ist nach gehäuften Konjunktivitiden zu fragen, bzw. ob er die Beobachtung gemacht habe, daß das Auge frühmorgens verklebt gewesen sei. Schmerzhafte Iritiden werden meistens vom Patienten angegeben, Episkleritiden (bei chronischer Polyarthritis) werden vom Arzt ohnedies bemerkt. Klagen über ein ständiges Fremdkörpergefühl bei jedem Lidschlag sollten durch gezielte Fragen nach ausreichendem Tränenfluß ergänzt werden (z.B. bei Reizungen wie nach Zwiebelschneiden). Sie können als wichtiger Anhaltspunkt für ein bestehendes Sicca-Syndrom gewertet werden.

Zusammengefaßt sind die Augenveränderungen in Tabelle 5.

Tabelle 5. Augenveränderungen bei rheumatischen Erkrankungen

Episkleritis 1%	c.P.
Skleromalacia perforans (in seltenen Fällen)	Sp.a.
Uveitis anterior (massive fibrinöse Exsudation, Exsudation in der Vorderkammer)	
Uveitis anterior (8%), Sekundärglaukom, Cataracta complicata, bei langen Steroidapplikationen in hohen Dosen Steroidkatarakt	Juvenile Polyarthritis Akutes Still-Syndrom
Fundus hypertonicus (20% Sehstörungen)	Arteriitis nodosa
Erblindung durch Verschluß der A. centralis, unscharf begrenzte Papille	Polymyalgia rheumatica
Konjunktivitis, Iritis mit Iridozyklitis	M. Reiter
Panuveitiden mit Hypopyon	M. Behçet
Keratoconjunctivitis sicca	Sjögren-Syndrom

δ) Symptome des Urogenitaltraktes

Das gemeinsame Vorkommen von Urethritiden und einer Balanitis circinata bei M. Reiter ist bekannt. Es sollte daher bei Patienten mit unklaren Mon- und Oligoarthritiden auch nach auffallenden Veränderungen im Bereich der Urethra (Ausfluß, Brennen beim Wasserlassen) gefragt werden. Die Anamnese muß insbesondere hinsichtlich eines (auch anhaltenden) venerischen Infektes ergänzt werden. Gehäuftes Auftreten von Urethritiden wird bei der Spondylitis ankylosans und den HLA-B-27-positiven Arthritiden beobachtet.

ε) Symptome des Verdauungstraktes

Während bis in die Zeit um 1955 Störungen des Verdauungstraktes wie Colitis ulcerosa oder Enteritis regionalis als eine von gleichzeitig auftretenden Arthritiden unabhängige Krankheit angesehen wurde, mußte nach dieser Zeit aufgrund umfassender Untersuchungen ein gleichzeitiges Auftreten beider Symptome als ein besonderes Krankheitsbild aufgefaßt werden. Die Häufigkeit von Gelenksymptomen bei Colitis ulcerosa wird mit 15–20% angegeben, bei der Enteritis regionalis werden rheumatische Symptome sogar in bis zu einem Drittel der Fälle festgestellt.

Fieberhafte Durchfälle dagegen und andere Infektionskrankheiten des Darmes (Shigellen, Yersinien, Clamydien) müssen durch entsprechende bakteriologische Untersuchungen abgeklärt werden.

d) Familienanamnese

Im Mittelpunkt der Familienanamnese bei dem Rheumapatienten steht die Frage nach gehäuftem Auftreten von Gelenkerkrankungen in der Familie. Meist wird diese Frage positiv beantwortet, da ja alle Gelenkerkrankungen vom degenerativen Bandscheibenvorfall über Polyarthrosen bis zur Gicht in die Beantwortung dieser Frage einbezogen werden.

Familiär gehäuftes Auftreten wird bei einigen rheumatischen Krankheiten beobachtet, so bei der Spondylitis ankylosans und der Fingerpolyarthrose (sog. Heberden-Arthrose), der Arthritis psoriatica und der Gicht. In Familien mit Spondylitis ankylosans werden auch M. Reiter, reaktive Arthritiden (B-27-positive Oligoarthritiden) sowie Uveitiden und vice versa gehäuft gefunden. In Familien von Patienten mit Arthritis psoriatica sind sowohl Arthritiden als auch Psoriasis vulgaris gehäuft zu finden. Bei der chronischen Polyarthritis ist eine familiäre Häufung nicht sicher nachgewiesen (HOLLÄNDER), allerdings fand sich bei Zwillingsstudien, hier besonders bei eineiigen Zwillingen, eine bis zu 30fache Häufung des Vorkommens der chronischen Polyarthritis gegenüber der Normalbevölkerung. Auch kann bei den Nachkommen Rheumafaktor-positiver c.P.-Patienten häufiger der Rheumafaktor ohne vorhandene rheumatische Beschwerden nachgewiesen werden.

Seltenere familiäre Krankheitsbilder mit Beteiligung des Bewegungsapparates sind Ochronose, Hämochromatose und eine Reihe von nur gelegentlich beobachteten Bindegewebskrankheiten. Für die routinemäßige Familienanamnese ergeben sich eine Anzahl von Fragen, die in Tabelle 6 aufgeführt sind und die als Begleiterscheinungen bei rheumatischen Krankheiten zu werten sind.

Tabelle 6. Bei einer rheumatologischen Familienanamnese sind folgende Störungen zu berücksichtigen

---
Gelenkerkrankungen
Rückenerkrankungen
Psoriasis vulgaris
Nierensteinleiden
Rezidivierende Iritiden (Uveitiden)
Rheumatisches Fieber und rheumatische Herzfehler
Auftreten von Knoten (im Bereich der Gelenke und der Subkutis)
Durchfallerkrankungen (Colitis ulcerosa, Enteritis regionalis)

---

e) Allgemeine Familienanamnese

Generell ist neben den Fragen nach rheumatischen Erkrankungen auch nach weiteren Erkrankungen zu forschen, die in der Familie beobachtet wurden. Herzfehler bei Familienangehörigen können ein Hinweis auf ein durchgemachtes rheumatisches Fieber sein. Zwar spielt diese Erkrankung heute keine wichtige Rolle mehr, es ist aber bekannt, daß das rheumatische Fieber familiär gehäuft auftritt. Dabei konnte nicht geklärt werden, ob hier eine familiäre Disposition vorliegt, oder eine vermehrte Anfälligkeit gegenüber Infekten mit β-hämolysierenden Streptokokken. Als Gicht fehlgedeutet werden von Familienangehörigen die charakteristischen paarig knotigen Veränderungen an Fingergelenken bei weiblichen Familienmitgliedern. Dabei handelt es sich im allgemeinen um die typischen Zeichen der Fingerpolyarthrose (Heberden-Arthrose). Andere Stoffwechselerkrankungen wie Diabetes mellitus oder eine Gicht sind zu erfragen. Zusätzlich müssen auch seltenere Erbkrankheiten wie Hämophilie oder Ochronose beachtet werden.

C. Klinische Untersuchungen

Bevor die dominierenden rheumatologischen Befunde am Patienten erhoben werden, sollte auf jeden Fall der internistische Allgemeinbefund festgestellt werden.

1. Allgemeinbefund

Durch eine gründliche internistische Untersuchung am vollständig entkleideten Patienten kann sich aus dem allgemeinen Zustand des Patienten das Krankheitsbild bereits verdeutlichen.

a) Gesamteindruck

Der Gesamteindruck, den der Arzt vom Patienten erhält, muß definitiv festgehalten werden. Es zeigt sich, ob der Patient dem Lebensalter entspricht oder vorgealtert ist, ob er noch rüstig ist, geistig verlangsamt, erregt, nervös oder einen somnolenten Eindruck macht. Bei diesem ersten Eindruck kann man auch feststellen, ob sich der Patient im entsprechenden Ernährungszustand befindet, adipös oder kachektisch ist.

b) Die psychische Grundeinstellung

Die psychische Grundeinstellung sollte ebenfalls festgehalten werden. Es ist wichtig, ob der Patient einen depressiven oder gelassenen Eindruck macht. So wird eine depressive Grundhaltung häufig bei Patienten mit chronischer Polyarthritis angetroffen.

2. Organbefund

Die Untersuchung des Patienten beginnt mit der Bestimmung von:

a) Größe und Gewicht

Die Feststellung von Größe und Gewicht muß unbedingt erfolgen, da sie wichtige Aussagen zuläßt. Eine Verminderung der Körpergröße kann auf Zusammensinterung der Wirbelkörper hinweisen, die im Rahmen von Bandscheibenleiden oder einer Stoffwechselstörung (Osteoporose) auftreten kann. Die Gewichtskontrolle ist wichtig, um einen zunehmenden Gewichtsverlust, der bei entzündlichen rheumatischen Krankheiten und konsumierenden Erkrankungen auftritt (paraneoplastisches Syndrom), kontrollieren zu können oder auch um eine Übergewichtigkeit entsprechend zu steuern.

b) Haut und sichtbare Schleimhäute

Hauterkrankungen wie Psoriasis vulgaris und Erythema nodosum können mit rheumatischen Erkrankungen einhergehen (Tabelle 4). Psoriasiseffloreszenzen müssen auch an wenig beachteten Stellen, so der Hauthaargrenze, dem äußeren Gehörgang, dem Nabelgrund oder der Rima ani gesucht werden. Eine Balanitis circinata und Schleimhautulzerationen, die bei der Reiter-Krankheit und beim M. Behçet vorkommen, müssen beachtet werden. Hyperpigmentierungen im Bereich der Extremitäten werden beim Felty-Syndrom beobachtet. Eine allgemeine Hautatrophie findet sich neben konsumierenden Prozessen vor allem als Folgezustand einer lange Zeit durchgeführten Kortikoidtherapie.

c) Schilddrüse

Die Schilddrüse weist bei rheumatischen Krankheiten nur gelegentlich Veränderungen auf. Am häufigsten werden Strumen gefunden, die durch langdauernde Medikamentengabe induziert sind (Oxyphenbutazon), selten treten blande oder leicht hypothyreote Strumen bei der Sarkoidose auf. Nur gelegentlich werden die Symptome einer Thyreoiditis bei einem Sicca-Syndrom gesehen. Schluckverschieblichkeit, Konsistenz und Umfang sollten regelmäßig kontrolliert werden. Hypothyreosen finden sich bei Myopathien, differentialdiagnostisch muß in solchen Fällen an Polymyositiden und an eine PMR gedacht werden.

d) Thoraxorgane

Die Untersuchung der Thoraxorgane beginnt mit der Inspektion und Palpation. Sie wird mit Perkussion und Auskultation fortgesetzt und durch die Messung des Blutdrucks ergänzt.

α) Knöcherner Thorax

Bei der Inspektion des Thorax weisen Verformungen bereits auf einen angeborenen oder erworbenen Haltungsschaden der Wirbelsäule, des Brustbeines und der Rippen hin (Kyphoskoliose, Trichterbrust, Hühnerbrust, Rippenanomalie). Eine Thoraxstarre mit gleichzeitig verbundener Einschränkung der Atemexkursion kann als Manifestation einer beginnenden oder schon fortgeschrittenen Spondylitis ankylosans gewertet werden. Ein Lungenemphysem, das bei dieser Erkrankung auftreten kann, findet sich in der Mehrzahl der Fälle bei Altersveränderungen der Lunge und bei einem Faßthorax.

Schwellungen, besonders im Bereich der Sternoklavikular-, Sternomanubrial- und Sternokostalgelenke sind nach Lokalisation und Größe festzustellen. Sie können bei der chronischen Polyarthritis, der Spondylitis ankylosans, seltener beim M. Reiter, der Arthritis psoriatica oder auch dem Tietze-Syndrom auftreten.

Tabelle 7. Klinische Kriterien der Lungenbeteiligung bei rheumatischen Krankheiten

Erguß	LED oft Erstsymptom
	c.P. bei hoher Aktivität
Fibrose	LED, Sklerodermie, andere Kollagenosen, Sp.a.
Emphysem	Sp.a., zystische Oberlappenfibrose, vor allem rechtsseitig

β) Lunge (Tabelle 7)

Wenn auch bei jeder rheumatologischen Untersuchung eine Röntgenaufnahme der Thoraxorgane obligat ist, da sie der klinischen Untersuchung in einigen Punkten überlegen ist, muß doch die übliche Auskultation und Perkussion durchgeführt werden, um vorher bereits eine Reihe pathologischer Veränderungen festzustellen. Ein Emphysem kann durch diese Methoden festgestellt werden, Dämpfungen weisen auf pulmonale Einlagerungen hin. Bei der juvenilen chronischen Polyarthritis finden sich gelegentlich Pleuritiden und Pleuraergüsse. Bei einem LED wird in 40% der Fälle eine z.T. exsudative flüchtige Pleuritis gefunden. Ein Pleuraerguß kann in wenigen Fällen auch persistieren.

Eine Herzinsuffizienz auf dem Boden einer langjährigen chronischen Polyarthritis oder auch eines LED wird ebenfalls zu entsprechenden Veränderungen in der Lunge führen (zentrale Stauung, Ergußbildung).

Im Röntgenbild finden sich entsprechende Veränderungen. Zusätzlich werden aber noch intrapulmonale Einlagerungen erkennbar. So finden sich bei 20% der Patienten mit einem LED Plattenatelektasen, um die herum sich mehr oder weniger ausgedehnt pulmonale Infiltrate ausbilden können.

Am auffallendsten ist die Entwicklung von Rheumaknoten in der Lunge, die als scharf begrenzte runde Einlagerungen imponieren und primär als Metastasen eines Malignoms angesehen werden können. Flüchtige Infiltrate, gelegentlich auch Fibrosierungen werden bei der chronischen Polyarthritis, aber auch bei Granulomatosen gesehen.

Tabelle 8. Herzbeteiligung bei rheumatischen Krankheiten

Herzvitium	Rheumatisches Fieber, M. Still
Aortitis (Aorteninsuffizienz)	Sp.a.
Perikarditis	LED, c.P. (hoher Aktivitätsgrad)
Herzrhythmusstörungen	c.P. (Granulome), M. Still (Amyloidose)
Myokarditis	Rheumatisches Fieber

γ) Herz (Tabelle 8)

Eine Beteiligung des Herzens, des Perikards, Myokards und Klappenapparates kommen bei rheumatischen Krankheiten in unterschiedlicher Form vor.

Neben der allgemeinen Beurteilung möglicher pathologischer Zeichen des Herzens wie Herzgröße, Rhythmusstörungen, Hinweis auf Hypertonus müssen spezielle Veränderungen, wie sie bei rheumatischen Erkrankungen auftreten, beachtet werden. Herzvitien auf dem Boden eines rheumatischen Fiebers können bereits durch den Auskultationsbefund diagnostiziert werden. Schwerer nachzuweisen sind kardiale Beteiligungen bei der Spondylitis ankylosans, die auf dem Boden einer dilatierenden Mesaortitis entstehen können. Überleitungsstörungen und Zeichen eines Myokardschadens können sich bei der chronischen Polyarthritis finden.

Allerdings muß bei allen kardialen Veränderungen unterschieden werden, ob sie tatsächlich auf eine rheumatische Erkrankung zurückzuführen sind oder bei den im allgemeinen doch in höherem Lebensalter stehenden Patienten auch durch andere Zusammenhänge aufgetreten wären.

e) Abdomen

Die Untersuchung des Abdomens umfaßt Inspektion und Palpation. Bei der Inspektion fällt neben dem Hautkolorit der Behaarungstyp auf (abdominelle Bauchglatze, männlicher oder weiblicher Behaarungstyp). Die Konsistenz der Bauchdecken (adipös, straff, hart, schlaff) muß geprüft werden.

α) Leber

Bei der Palpation der Leber wird die Größe des Organs sowie die Beschaffenheit und Konsistenz des Leberrandes untersucht. Ergänzt werden kann diese Untersuchung von Galle, Gallenblase, Gallengängen, Pankreas und Nieren durch die Sonographie. Die Sonographie gestattet eine Beurteilung der Organgröße, eine Abgrenzung der Organe und teilweise auch der Binnenstruktur. Zusätzlich können zur feineren Beurteilung dieser Organe auch die Computertomographie sowie noch weiter reichende Maßnahmen wie Angiographien eingesetzt werden. Mit Hilfe dieser technischen Methoden wird es möglich, bereits gestellte Verdachtsdiagnosen besonders hinsichtlich einer Parenchymveränderung der Leber oder auch der Niere zu erhärten.

Die Untersuchung der Leber mit der Feststellung von Organschäden ist besonders im Hinblick auf eine gezielte Therapie wichtig.

β) Niere

Da über die Nieren durch die klinischen Untersuchungen wie Palpation, Feststellung des Klopfschmerzphänomens oder auch die RR-Messung zwar sehr wichtige, aber doch nur unsicher zu bewertende Aussagen gemacht werden können, die Niere jedoch bei verschiedenen rheumatischen Krankheiten eine zentrale Bedeutung hat (LED, Panarteriitis nodosa, Sklerodermie, Gicht), wird man sich sehr häufig doch auf zusätzliche technische Untersuchungen verlassen müssen.

Eine allgemeine Laboruntersuchung wird bereits wichtige Hinweise auf eine Nierenstörung aufzeigen (LED, Nephropathie, Gichtniere, Amyloidose). Für Sonographie, IV-Pyelogramm, Nierenarteriographie oder Nierenbiopsie ergeben sich aus den jeweiligen diagnostischen Situationen relativ häufige Indikationen. Eine nephrogene Hypertonie, die durch eine Nierengefäßsklerose bei Sklerodermie im Endstadium auftreten kann, ist häufig die Ursache eines letalen Ausganges dieser Erkrankung. Dabei kommt es zu einem plötzlich einsetzenden und nicht mehr beherrschbaren malignen Hypertonus und in dessen Folge zu einem raschen Nierenversagen.

Eine nephrogene Hypertonie besteht auch bei der Panarteriitis nodosa.

γ) Milz

Durch Palpation, genauer jedoch durch Sonographie und Computertomographie kann eine Vergrößerung der Milz nachgewiesen werden. Eine Milzvergrößerung findet sich nach MARTIN und RACKE in 5–10% der Fälle von chronischer Polyarthritis. Eine Splenomegalie gehört außerdem zu den charakteristischen Kennzeichen des seltenen Felty-Syndroms.

f) Genitale Untersuchung

Das Genitale sollte untersucht werden, insbesondere dann, wenn ohnedies schon der Verdacht auf das Bestehen einer rheumatischen Erkrankung vorliegt, bei der gleichzeitig eine Komplikation von seiten des Urogenitaltraktes bekannt ist (M. Reiter, M. Behçet, GO-Arthritis). Eine Balanitis cirinata oder ein anderer ulzerierender Defekt im Bereich des Orificiums urethrae oder des Penis kann ein eindeutiger diagnostischer Hinweis auf das Vorhandensein dieser Erkrankung sein. Auch bei dem Verdacht auf eine Behçet-Erkrankung können ulzerierende Veränderungen in dieser Region zur Klärung der Diagnose beitragen.

g) Gefäßuntersuchung

Die peripheren Gefäße sind zu palpieren und zu auskultieren, falls Verschlußmechanismen vermutet werden. Die ausgeprägte Engstellung der arteriellen Gefäße bei Raynaud-Syndrom und der Sklerodermie sowie der Panarteriitis nodosa führt neben subjektiven Klagen über Kältegefühl in Händen und Füßen häufig zu einem Verschwinden der peripheren Pulse. Strömungsgeräusche werden wahrgenommen, wenn sich in den größeren Gefäßen, so der Arteria femoralis superficialis oder der Arteria carotis communis, Engpaßsituationen einstellen. Zu beachten sind Veränderungen der Arteria temporalis. Bei einer PMR ist dieses Gefäß häufig betroffen, der Patient klagt in diesem Zusammenhang über stechende Schläfenkopfschmerzen, die zunächst anfallsweise, später chronisch auftreten.

h) Neurologischer Untersuchungsbefund

Die neurologische Untersuchung sollte mit der Prüfung der Pupillenreaktion und der üblichen Prüfung auf Licht und Konvergenz beginnen. Daran schließt sich die Reflexprüfung der Trizeps- und Bizepssehne an. Überprüft wird der Radiusperiostreflex, der PSR, ASR und der Bauchdeckenreflex.

Einen wesentlichen Anteil der neurologischen Untersuchung umfaßt auch die Sensibilitätsprüfung. Sie ist besonders wichtig bei schon länger bestehender Wurzelkompressionssymptomatik. Die „rheumatoide Polyneuropathie" beginnt meistens an den Füßen und breitet sich symmetrisch im Bereich der langen Bahnen aus. Sie wird vom Patienten häufig gar nicht bemerkt, da sie ganz langsam einsetzt. Hinweissymptome und Klagen des Patienten über Mißempfindungen, Gangunsicherheit und Schraubstockgefühl sind verbunden mit Störungen der Sensibilität und der peripheren Motorik.

Motorische Störungen werden durch eine Prüfung der groben Kraft nachgewiesen. Hierbei wird der Kranke aufgefordert die Funktion der Extremitäten (Streckung/Beugung) jeweils gegen die Kraft des Untersuchers durchzuführen. Ergänzt werden diese Untersuchungen durch eine Prüfung auf latente Paresen, die mit einem Armhalteversuch (der Kranke hält beide Arme gestreckt in Supinationsposition vor sich bei geschlossenen Augen), einem Beinhalteversuch (Hochhalten der Beine in Rückenlage bei rechtwinklig gebeugten Hüften- und Kniegelenk, Mingazzinistellung) aufgedeckt werden können.

j) Lymphknoten

Eine Vergrößerung der Lymphknoten wird von dem Patienten meist von selbst angegeben. Die Größe, Konsistenz und Verschieblichkeit ist durch Palpation zu überprüfen. Lymphknotenvergrößerungen finden sich vor allem bei der Sarkoidose, LED, gelegentlich bei c.P. und Still-Felty-Syndrom. Unspezifische Infektgeschehen mit rheumatischen Begleiterscheinungen können ebenfalls zu einer Vergrößerung regionaler Lymphknoten führen.

3. Befunde am Bewegungsapparat

Schmerzen an den peripheren Gelenken, aber auch an der Wirbelsäule werden von dem Rheumakranken natürlicherweise zuerst als dominierend angegeben. Es ist daher nach der allgemeinen internistischen Untersuchung, die in vielen Fällen genügend Hinweise auf ein bestimmtes rheumatisches Krankheitsbild geben kann, der gesamte Bewegungsapparat besonders gründlich zu prüfen.

a) Wirbelsäulenuntersuchung

Für den Bereich der Wirbelsäule ist folgende Reihenfolge einzuhalten:
 1. Inspektion,
 2. Palpation,
 3. funktionelle Untersuchung (Abb. 1).

Die Untersuchung beginnt damit, den entkleideten Patienten bei guten Lichtverhältnissen, von allen Seiten zugänglich, im Stehen zu inspizieren. Die Beurteilung der Wirbelsäulenhaltung beim entkleideten Patienten von hinten,

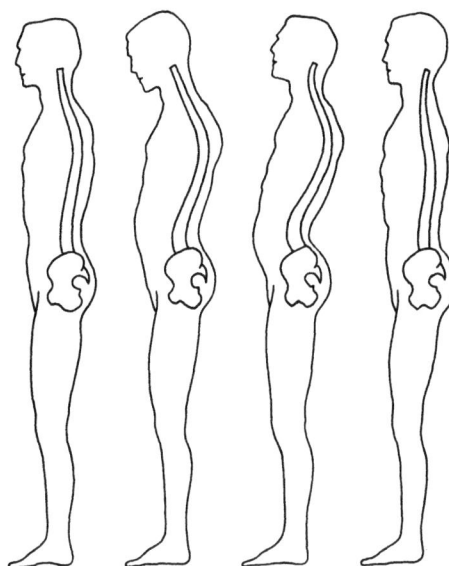

Abb. 1. Haltungstypen nach Staffel; von links: Normalhaltung, Rundrücken, hohlrunder Rücken, Flachrücken

seitlich und von vorne ist unerläßlich. Aufgrund dieser Inspektion kann dann eine Einordnung des Patienten in die Haltungstypen nach STAFFEL (s. Abb. 1) erfolgen, so daß nach der Normalhaltung die Ausbildung eines Rundrückens, eines hohlrunden Rückens, eines Flachrückens unterschieden werden kann.

Diagnostische Hinweise können hierbei bereits gewonnen werden. So neigen Patienten mit Flachrücken zu einer stark verminderten körperlichen Leistungsfähigkeit. Damit einher gehen frühzeitige degenerative Veränderungen und entsprechende Rücken- oder Kreuzschmerzen mit Ausstrahlung in die betreffenden Segmente. Erleichtert wird die morphologische Beurteilung, wenn man sich an gewisse topographische Fixpunkte und Orientierungslinien hält. Zu unterscheiden ist zwischen Fehlhaltung und fixierten Fehlformen. Während sich die funktionell bedingten Fehlhaltungen durch therapeutische Korrekturen ausgleichen lassen, sind die fixierten Fehlformen der Wirbel pathologisch fixierte Formanomalien.

Zentrale Bedeutung hat bei der Beurteilung die Stellung der Wirbelsäule zum Becken. Bei einem Beckenschiefstand besteht eine Asymmetrie des Taillendreieckes, gleichzeitig findet sich eine Ausgleichsskoliose, also keine strukturelle, sondern eine funktionelle Skoliose. Häufigste Ursache des Beckenschiefstandes ist eine Beinlängendifferenz, die mit einer Häufigkeit von 60–70% in der Normalbevölkerung gefunden wird. Bei der Inspektion von vorne ist auf die Thoraxform und auf das Abdomen zu achten. Kontrakturen der Pektoralismuskelgruppen verursachen Fehlhaltungen im Schultergürtel, Muskelatrophien müssen bei dieser Untersuchung beachtet werden, hier besonders die Muskelgruppen der unteren und oberen Extremitäten, die bei entsprechender Schonhaltung deutliche Seitenunterschiede aufweisen können.

Bei Schulterschiefstand oder Thoraxdeformität wird zunächst an eine degenerative vertebragene Erkrankung gedacht werden müssen. Bei der Inspektion der Wirbelsäule von hinten und vorne wird eine bestehende Thoraxstarre erkannt. Sie wird durch Messung der Atemexkursion überprüft. Dabei läßt man den Patienten zunächst maximal inspirieren und exspirieren. Anschließend wird nach nochmaliger Inspiration in dieser Stellung und nach maximaler Exspiration der Umfang des Thorax in Höhe der Mamillen bestimmt. Die Differenz zwischen In- und Exspiration sollte beim Erwachsenen nicht unter 5 cm liegen. Liegt sie darunter und klagt der Untersuchte gleichzeitig über tiefsitzende Kreuzschmerzen, möglicherweise auch noch über Husten- und Niesschmerz im Brustraum, so ist an das Vorliegen einer Sp.a. zu denken.

Bei der Seiteninspektion sind neben den Konturen des Rückens und der Beckenneigung, die durchschnittlich 12° beträgt, auch die Stellung der unteren Extremität und die Haltung des Kopfes zu beachten. Als Hilfsmittel zur Beurteilung kann das Anlegen eines Lotes angesehen werden, das normalerweise vom äußeren Gehörgang vor den zervikalen und thorakalen Abschnitten zum Promontorium fällt und von dort über das Kniegelenk zum Mittelpunkt des Sprunggelenkes zielt. Gröbere Abweichungen wie Hyperkyphosierung der Halswirbelsäule und Oberschenkelkontrakturen lassen sich auch ohne dieses Hilfsmittel erkennen. Sie treten wiederum besonders bei der Spondylitis ankylosans, aber auch bei Übergangsformen der Arthritis psoriatica, des M. Reiter in eine Spondylitis ankylosans auf und sind bereits als eindeutige Spätsymptome dieser Krankheit auszumachen.

Palpation: Die weitere Abklärung über eine Fehlhaltung der Wirbelsäule geschieht durch Palpation und Funktionsprüfung der Wirbelsäule. Die Palpation ermöglicht die Beurteilung des paravertebralen Muskeltonus. Einseitige Verspannungen und Myogelosen sind palpatorisch nachzuweisen. Die Palpation der paravertebralen Muskelgruppen erfolgt für die Halswirbelsäule im Sitzen, für die Brust- und Lendenwirbelsäule in Bauchlage. Durch die Palpation der Dornfortsätze kann eine lokalisierte Schmerzauslösung mit radikulärer Symptomatik ausgelöst werden. Der neurologische Befund muß dann zwischen pseudoradikulärer und radikulärer Symptomatik entscheiden (Abb. 2).

Während bei der pseudoradikulären Symptomatik Neuralgien und Paraesthesien bestehen können, bestehen bei der radikulären Symptomatik zusätzlich noch Reflexausfälle, Paresen und Sensibilitätsstörungen. Die gesamte Wirbelsäule kann durch einen Achsenstauchungsschmerz beurteilt werden. Hierbei genügt es, wenn sich der Patient aus dem Zehenstand auf die Fersen fallen läßt. Schmerzen werden dann meistens bei Osteoporose, entzündlichen Wirbelsäulenveränderungen, Spondylodiszitiden oder auch tumorösen Wirbelkörperveränderungen angegeben.

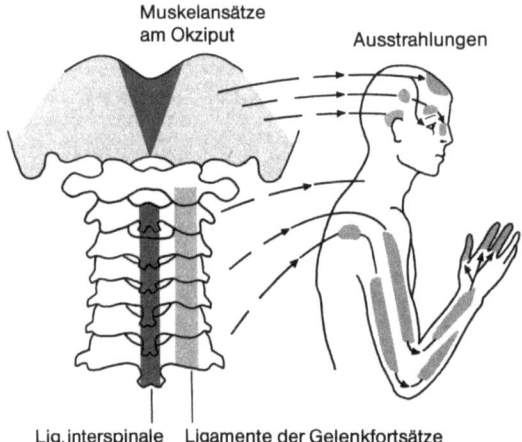

Abb. 2. Pseudoradikuläre Syndrome bei Affektionen des Periosts, des Bandapparates und bei Tendomyosen. (Aus HACKETT 1958)

Das Auslösen des Psoasphänomens gehört ebenfalls zum Bereich dieser aktiven Untersuchungsmethoden. Durch Überstreckung eines Beines im Hüftgelenk bei Bauchlage gegen Widerstand können Schmerzen durch Zug an den Querfortsätzen der Lendenwirbelsäule oder in der Nähe des Ileopsoas angegeben werden. Zu den Untersuchungsmethoden gehört auch die Untersuchung nach Mennel.

Der positive Ausfall dieser Untersuchung kann Aufschlüsse über eine floride Sacroiliitis bieten, die möglicherweise röntgenologisch noch gar nicht nachzuweisen ist.

α) Der Untersuchungsgang bei Mennelschem Handgriff

Der in Seitenlage befindliche Patient faßt mit beiden Händen das unten liegende, in Hüft- und Kniegelenk gebeugte Bein (Abb. 3). Der Untersucher bewegt mit der einen Hand ruckartig die obere Extremität nach dorsal, mit der anderen Hand fixiert er das Becken. Ein während dieser Manipulation auftretender lokaler Schmerz spricht für eine entzündliche Veränderung der Sakroiliakalgelenke. Ein negatives Mennelsches Zeichen schließt jedoch pathologische Veränderungen nicht aus, da die entzündlichen Veränderungen gelegentlich nicht sehr stark ausgeprägt sind oder auch bereits eine Ankylose der Sakroiliakalgelenke eingetreten ist.

β) Die Funktionsprüfung der Wirbelsäule

Die Funktionsprüfung der Wirbelsäule sollte grundsätzlich aktiv und passiv durchgeführt werden. Halswirbelsäule, Brustwirbelsäule und Lendenwirbelsäule sollten dabei getrennt voneinander untersucht werden. Flexion und Extension der Halswirbelsäule können in Winkelgraden gemessen werden. Der Abstand zwischen Sternum und Kinnspitze, der normalerweise Null beträgt, wird in Zentimetern angegeben. Die maximale Reklination der Halswirbelsäule erlaubt eine senkrechte Blickrichtung.

Die Untersuchung wird auch als Untersuchung des Kinnbrustbeinabstandes bezeichnet (KBA).

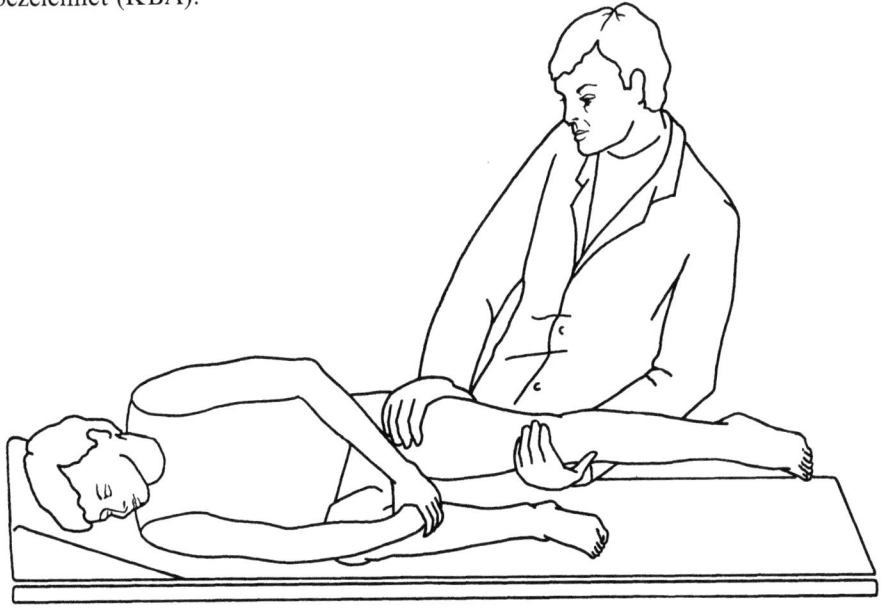

Abb. 3. Durchführung des Mennelschen Handgriffes

Eine weitere Funktionsprüfung ist die Hinterhauptwandabstanduntersuchung. Dabei wird der Patient mit den Fersen abschließend an eine Wand gestellt und muß nun mit dem Hinterhaupt die Wand berühren. Der Abstand sollte ebenfalls normalerweise Null betragen.

Besteht bei beiden Untersuchungen ein Abstand, der über 1 cm hinausgeht, ist dies als Hinweiszeichen einer Fehlhaltung der Halswirbelsäule zu bewerten. Sie findet sich besonders häufig bei einer Halswirbelsäulenbeteiligung bei der Spondylitis ankylosans.

Seitneigung und Drehung werden in Winkelgraden angegeben. Physiologischerweise ist eine Seitneigung und Drehung bis zu 90° möglich. Ein Anheben der Schultern ist bei dieser Untersuchung auf jeden Fall zu vermeiden. Eine Inkongruenz in der Rechts- und Linksrelation der Bewegungsausschläge sowie ein auffälliger Ruck im Bewegungsbogen sollte lokal abgeklärt werden (Röntgenaufnahmen der Wirbelsäule dieser Abschnitte sind dann unerläßlich).

Die Untersuchung der Brustwirbelsäule und Lendenwirbelsäule sollte sofort hintereinander erfolgen. Seitwärtsneigung und Rotation ist am sitzenden Patienten vorzunehmen. Die Flexion und Reklination ist am stehenden Patienten zu überprüfen.

Bei der Flexion sollte sich der Patient so weit wie möglich nach vorne beugen, dabei ist zu beachten, ob eine Ausweichskoliose auftritt oder eine Rigidität erscheint. Bei einer ausgedehnten Wirbelsäulendegeneration ist eine Spondylarthrose anzunehmen. Bei der Ausweichskoliose muß eher an einen lokal schmerzhaften Prozeß gedacht werden.

Zur Registrierung und Beurteilung des Bewegungsausmaßes von Brustwirbelsäule und Lendenwirbelsäule dient die Messung des Fingerbodenabstandes. Dieser wird gemessen zwischen den Fingerkuppen und dem Boden, wobei sich der Patient in maximaler Beugestellung mit durchgedrückten Knien befindet. Während dieser Untersuchung kann auch die Untersuchung nach SCHOBER sowohl im Bereich der Brustwirbelsäule (auch Untersuchung nach OTT) als auch der Lendenwirbelsäule durchgeführt werden.

Untersuchungsvorgang: Zunächst wird der Dornfortsatz C7 markiert und ein Abstand von 30 cm nach kaudal durchgeführt. Der Endpunkt wird wiederum markiert. Bei maximaler Beugung verlängert sich diese Strecke bis zu 2 cm und mehr.

Schobersches Zeichen: bei dieser Untersuchung wird der Dornfortsatz S 1 markiert. Eine Strecke von 10 cm nach kranial wird abgemessen. Beide Punkte weichen bei maximaler Inklination durchschnittlich 15 cm auseinander. Kürzere Meßstrecken weisen auf eine Fixation der Lendenwirbelsäule hin.

Die Reklination der Brustwirbelsäule/Lendenwirbelsäule kann im Stehen und Liegen gemessen werden. Sie ist eingeschränkt und schmerzhaft, wenn schon ausgeprägte degenerative Veränderungen der Lendenwirbelsäule vorliegen oder ein sog. Baastrup-Phänomen (kissing spines). Die Messung wird in Winkelgraden vorgenommen.

Eine Messung in Winkelgraden erfolgt auch bei der Rotation des Schultergürtels gegenüber dem feststehenden Becken. Sie kann im Stehen oder Sitzen vorgenommen werden. Die Seitneigung dagegen wird im Stehen gemessen. Ein Ausgleich der Beinlängendifferenz ist vorher durchzuführen.

b) Untersuchung der Gelenke

Die Untersuchung der Gelenke erfolgt durch Inspektion, Palpation und Funktionsprüfung. Bei der Untersuchung sollten systematisch die Gelenke, beginnend vom Kiefergelenk über den Schultergürtel bis zu den Fußgelenken überprüft werden.

Typische Veränderungen können bereits durch die Inspektion gefunden werden. Verständlicherweise muß diese am entkleideten Patienten bei guten Lichtverhältnissen vorgenommen werden. Seitendifferenzen sind bei Muskelatrophien, Rötungen, Schwellungen mit verstrichenen Gelenkkonturen bei entzündlichen Veränderungen sofort erkennbar. Durch Palpation der Gelenke läßt sich bereits eine pannöse Schwellung von einer frischen Synovialitis oder einem Erguß unterscheiden. Schmerzen, die durch Druck auf das betreffende Gelenk ausgelöst werden können, sind ein wichtiges Hinweiszeichen für den Entzündungsgrad. Durch die Palpation können auch Schmerzpunkte lokalisiert werden, wie Muskelansätze, Periostläsionen und Veränderungen im subkutanen Gewebe.

α) Funktionsprüfung

Durch einfache Funktionsprüfungen sind Abweichungen von der normalen Beweglichkeit, Störungen der motorischen Kraft und Sensibilität sowie Reflexausfälle nachweisbar. Die Bewegung eines Gelenkes erfolgt gegen Widerstand, um die Muskelkraft zu testen. Die Beweglichkeit ist aktiv und passiv zu überprüfen. Bei der passiven Durchbewegung kann ein Endphasenschmerz entstehen. Für einen entzündlichen Prozeß spricht der positive Endphasenschmerz und die lokale Druckdolenz. Die Einschränkung der Beweglichkeit eines Gelenkes beruht auf einer Reihe von Faktoren:
1. entzündliche Schwellung der Gelenkkapsel,
2. zunehmende Rigidität der Gelenkkapsel, Muskelkontraktionen,
3. knöcherne Ankylosen.

β) Schultergürtel

An den Bewegungen im Schultergürtel sind Humerus, Skapula und Klavikula im Sternoklavikular-, Akromioklavikular und Humeroskapular-Gelenk beteiligt.

Bei der Untersuchung wird der Patient aufgefordert, die Arme nach vorn und seitlich bis zur Horizontalen zu heben. Zur Innenrotation legt der Patient beide Hände wie zum Binden einer Schürze zum Rücken, zur Außenrotation hinter den Kopf. Die passive Untersuchung erfolgt durch entsprechende Bewegungen im Unterarm. Arthrotische Gelenkgeräusche (Reiben, Knacken, Knarren) werden dabei getestet, gelegentlich auch gehört. Krankhafte Stufenbildungen und Schwellungen im Bereich der Klavikula und ihrer Gelenke können gesehen und ertastet werden.

Schwellungen in proximalen und medialen Klavikularanteilen werden bei dem Tietze-Syndrom gefunden, können aber auch bei chronischer Polyarthritis und Spondylitis ankylosans auftreten. Einklemmungen des N. thoracius longus können zu flügelförmigen Abstehen des Schulterblattes führen. Schultergelenksergüsse führen zu einer Schwellung und starken Druckschmerzhaftigkeit der gesamten Schulterregion. Eine chronische Polyarthritis, eine Begleitarthritis oder ein traumatisches Geschehen muß dabei differentialdiagnostisch in Betracht gezogen werden.

Stellt sich nach dem Ausschluß eines eindeutigen Gelenkbefalles dagegen der Verdacht auf das Vorliegen einer Periarthritis hum. scap. ein, muß ein Befall der beteiligten Sehnen durch funktionelle Untersuchungen des Armes gegen Widerstand geprüft werden. In Frage kommen die am Humerus ansetzenden Muskelsehnen mit der dazugehörigen Muskulatur sowie die Bursa subaccromialis subdeltoidea. Da die Bizepssehne und die Sehne des M. subraspinatus am häufigsten betroffen sind, wird man auch meistens Schulterschmerzen finden, wenn die Beugung am suppinierten Unterarm stattfindet.

Bei der Bursitis subacromialis/subdeltoidea ist im akuten Fall die aktive und passive Abduktion des Armes gleich schmerzhaft. Im subakuten und chronischen Verlauf tritt als typisches Phänomen der sog. schmerzhafte Bogen auf. Dabei kann der Arm schmerzfrei bis ca. 70–90° angehoben werden. In dieser Stellung entstehen dann sehr starke Schmerzen, da die Bursa jetzt zwischen Humerus und Ligamentum thoracoacromiale und Acromion interponiert wird. Ist es möglich, die Situation zu überwinden, bleibt der Arm bis zur vollen Elevation schmerzfrei.

Eine gleichmäßige Behinderung der aktiven und passiven Beweglichkeit spricht für eine Kapselschrumpfung. An eine Ruptur der Sehnenmanschette ist zu denken, wenn die passive Beweglichkeit möglich, die aktive Beweglichkeit aber stark eingeschränkt ist. Ein Riß der langen Bizepssehnen führt zu einer auffälligen Schwellung im Bereich des Oberarmes, auch bei gestreckter Stellung. Schmerzhafte, derbe Schwellungen im Bereich des Oberarmes weisen auf eine Osteomyelitis hin. An ein tumoröses Geschehen sollte gedacht werden. Eine Bursitis im Bereich des Olekranon kann für eine chronische Polyarthritis sprechen. Bei Klagen über diffuse Schmerzen im Ellenbogen müssen zur Bestätigung oder zum Ausschluß einer Epikondylopathie die Epikondylen abgetastet werden (Tennisellenbogen).

γ) Handgelenke und Finger

Die palpatorische und funktionelle Untersuchung der Hände, der sog. Visitenkarte des Rheumapatienten ist besonders wichtig, da sich aus einer genauen Betrachtung des Gelenkbefalles und auch des sog. Gelenkbefallmusters häufig schon eindeutige diagnostische Rückschlüsse ziehen lassen. So wird man z.T. symmetrische spindelförmige synovitische Schwellungen der Fingermittelgelenke bei gleichzeitiger diffuser Schwellung der Hand- und Fingergrundgelenke bei chronischer Polyarthritis finden.

Das sog. Gaensslensche Zeichen (Druck der distalen Metakarpalköpfchen gegeneinander) ist dann meistens positiv, d.h. schmerzhaft. Die Interossealmuskulatur kann bereits wenige Wochen nach Beginn der Krankheit eine leichte Atrophie aufweisen. Gleichzeitige wallförmige Schwellungen über den Sehnen sind Zeichen einer akuten oder chronischen Tendovaginitis. Spindelförmige Schwellungen im Bereich der Fingermittelgelenke finden sich in ca. 36% der Fälle von chronischer Polyarthritis und an den Handgelenken in ca. 12% der Fälle. In fortgeschrittenen Stadien kommt es zur typischen ulnaren Abweichung und zum Caput-ulnae-Syndrom. Eine Überstreckung der proximalen Interphalangealgelenke bei gleichzeitiger Flexion der distalen Gelenke führt zu Schwanenhalsdeformität. Eine weitere charakteristische Spätveränderung wird als Knopflochdeformität bezeichnet, sie entsteht durch eine Beugefehlstellung der proximalen Fingergelenke bei gleichzeitiger Überstreckung der Interphalangealgelenke.

Diese durch Tendovaginitiden oder Sehnenrupturen hervorgerufenen Verformungen führen zu einem Faustschlußdefizit. Finden wir im Gegensatz zum oben beschriebenen Bild statt des symmetrischen Gelenkbefalles einen Befall der Gelenke hintereinander, so wird dies als ein Befall im Strahl bezeichnet. Häufig kommt es bei dieser Veränderung auch zu einer wurstförmigen Auftreibung des gesamten Fingers, einschließlich diffuser Schwellungen im Bereich des Handrückens und auch des Handgelenkes. Bestehen zusätzlich typische Nagelveränderungen (Tüpfelnägel) und Psoriasiseffloreszenzen, handelt es sich um das typische Bild einer Arthritis psoriatica.

Paarig knotige und wenig druckschmerzhafte Verdickungen im Bereich der Fingerendgelenke, gelegentlich bereits mit einer Beugekontraktur im Fingerendgelenk verbunden, erlauben die Blickdiagnose einer Fingerpolyarthrose (Heberden-Arthrose). Sie kann gleichzeitig mit harten Schwellungen im Bereich der Fingermittelgelenke verbunden sein (Bouchard-Arthrose).

Anfallsartige Rötungen und sehr druckschmerzhafte Schwellungen weisen auf einen Reizzustand dieses Gelenkes hin. Bei der Dermatomyositis, der Sklerodermie und dem Raynaud-Syndrom kommt es zu typischen Veränderungen im Bereich der Haut, der Nägel, der Nagelfalz und des distalen Fingerendgliedes. Hingewiesen sei auf typische punktförmige Blutungen im Bereich der Nagelfalz, lokalisierte Nekrosen, Hautatrophien und Ankylosen. Diffuse Handgelenksschwellungen können durch einen akuten Gichtanfall, ein Karpaltunnelsyndrom oder eine Sudeck-Atrophie entstehen. Neben der Schwellung imponiert bei dem CTS dabei vor allen Dingen eine Sensibilitätsstörung der betroffenen Nerven, im allgemeinen des N. medianus.

Hervorgerufen werden diese Störungen durch Druck des Ligamentum carpitransversum in Folge synovitischer Schwellung bei einer chronischen Polyarthritis. Zusätzlich können diese Sensationen durch eine extreme Flexion im Handgelenk gesteigert oder provoziert werden.

δ) Hüftgelenke

Die Untersuchung der Hüftgelenke wird am stehenden Patienten durchgeführt. Ein Beckenschiefstand weist auf eine Beinverkürzung hin. Auf Kontrakturen im Hüftgelenk ist zu achten. Beugekontrakturen liegen dann vor, wenn sich die Streckstellung bei maximaler Flexion des gesunden Beines nicht einhalten läßt. In Rückenlage werden die Flexion, die Adduktion, die Abduktion sowie Innen- und Außenrotation geprüft. Schmerzen bei allen Bewegungen im Hüftgelenk sowie Beugung, Außenrotation und Abduktion und Innenrotation treten bei einer akuten Coxitis auf. Bursitiden und Tendoperiostosen finden sich in dieser Region häufig. Brennende Schmerzen in diesem Gebiet, das durch den Nervus cutaneus femoralis lateralis versorgt wird, werden durch Kompressionen dieses Nervs im Bereich des Leistenbandes hervorgerufen (Meralgia peraesthetica).

Ziehende Schmerzen mit Projektion auf das Hüftgelenk können aber auch durch einen Leistenbruch hervorgerufen werden. Dieser sollte bei der Untersuchung des Hüftgelenkes nicht übersehen werden.

ε) Kniegelenke

Das Kniegelenk kann durch sportliche und berufliche Belastung sowie durch krankhafte Prozesse gleichzeitig in seiner Funktion gestört sein. Die Untersuchung des Kniegelenkes erfolgt in Rückenlage. Der Patient wird zur aktiven Streckung und Beugung des Kniegelenkes aufgefordert. Beim Druckschmerz am Gelenkspalt ist neben einem bestehenden Gelenkprozeß auch an eine Meniskusschädigung zu denken. Bänderläsionen können zur Instabilität des Kniegelenkes führen. Sie werden durch Abduktion oder Adduktion am gestreckten Kniegelenk geprüft. Die Prüfung der Kreuzbänder hingegen erfolgt bei rechtwinklig gebeugtem Kniegelenk, bei deren Schädigung (Lockerung) sich das sog. Schubladenphänomen findet. Tendoperiostosen, Bursitiden und Krepitation finden sich auch im Bereich der Patella. Sie können erstes Anzeichen für eine Chondropathia patellae sein. Suprapatellare und patellare Schwellungen weisen auf einen Kniegelenkerguß hin. Die Gelenkkonturen sind dann verstrichen. Bei ausgeprägtem Erguß entsteht das Phänomen der tanzenden Patella. Wenn auch, wie z.B. beim Hydrops intermittens, eine Ursache oft nicht gefunden werden kann, ist doch differentialdiagnostisch beim Auftreten eines Kniegelenkergusses an eine chronische Polyarthritis, Spondylitis ankylosans oder M. Reiter zu denken. Eine Arthritis urica wird in der Mehrzahl der Fälle durch den typischen Verlauf dieser Krankheit seine Erklärung finden. An seltenere Diagnosen, wie eine Sarkoidose, eine Infektarthritis (M. Koch, GO, Septischer Prozeß), muß gedacht werden.

ζ) Sprunggelenke, Füße und Zehen

In Rückenlage und im Stehen werden die Sprunggelenke sowie Füße und Zehen geprüft. Entzündliche oder traumatische Gelenkergüsse und Schmerzen, hindern den Patienten spontan bei aktiver Bewegung. Die passive Beweglichkeit ist ebenfalls herabgesetzt. Häufig finden sich im Bereich der Sprunggelenke verstrichene Konturen.

Mittelfüße und Zehen werden im gleichen Untersuchungsgang untersucht. Bei den Füßen wird man auf die Form, das Fußgewölbe und häufig auf die Stellung der Fersen achten. Rückenschmerzen und Schmerzen am Ansatz der Achillessehne können ihren Ursprung in einer Insertionstendinose haben, bei gleichzeitig bestehenden Kalkaneussporn. Bei den rheumatischen Erkrankungen des Achsenskelettes werden nicht selten Fersenschmerzen vom Patienten mit angegeben. Veränderungen im Bereich der Zehen, wenn auch nicht so auffällig wie in den Fingern, finden sich bei der chronischen Polyarthritis oder bei der Arthritis psoriatica. Durch destruierende ossäre Prozesse bei dieser Erkrankung kommt es oft recht rasch zu einer ausgeprägten Fehlstellung mit starken Schmerzen im Bereich der Zehen.

Das Tarsaltunnelsyndrom kann durch eine Kompression des N. tibialis unter dem Ligamentum laciniatum auftreten und zu starken Fußschmerzen führen.

η) Weichteilbeteiligung

Die Differentialdiagnose weichteilrheumatischer Prozesse ist wegen der schwierigen Abgrenzung gegenüber anderen Krankheitsbildern umfangreich. Meist wird eine Vielzahl von Symptomen beobachtet, die sich teils direkt am Muskel, teils an den Sehnen, Sehnenscheiden oder Bursen manifestieren können. Das para- und periartikuläre Gewebe ist in den meisten Fällen in den Krankheitsprozeß mit einbezogen. Die dabei auffallendsten Symptome sind Schmerzen, Schwächegefühl, Steifigkeit und allgemeine Ermüdungszeichen, die entweder generalisiert, auf einzelne Muskelregionen begrenzt oder auch streng lokalisiert auftreten können. Umfangreiche differentialdiagnostische Überlegungen werden auch beim Auftreten einer Polymyalgia rheumatica erfolgen: Obwohl dieses Krankheitsbild erst 1957 von BARBER so definiert wurde, ist es nahezu als klassisches Krankheitsbild unter den weichteilrheumatischen Prozessen anzusehen. Der besonders schwere Krankheitszustand, der meist über 60 Jahre alten weiblichen Patienten ist u.a. durch stärkste Schmerzen charakterisiert, die im Schulter/Nacken/Oberarmbereich, aber auch im Beckengürtel/Oberschenkelbereich lokalisiert sein können. Die Krankheit beginnt häufig mit einem sehr raschen Gewichtsverlust des Patienten bis hin zur Kachexie, so daß die ersten differentialdiagnostischen Überlegungen auf eine maligne Erkrankung hinzielen.

Begleitende Arthralgien werden häufig als paraneoplastisches Syndrom fehlgedeutet.

In etwa 25% der Fälle treten Riesenzellarteriitiden auf, bei deren Vorhandensein typische Klagen über die Symptome einer Arteriitis temporalis vorgebracht werden.

Das rasche Ansprechen auf Kortikosteroide mit guter Besserung des Gesamtzustandes des Kranken lassen in der Mehrzahl der Fälle die Diagnose ex-iuvantibus stellen.

Differentialdiagnostisch kommt außerdem eine Polymyositis oder Dermatomyositis in Betracht. Bei einer Polymyositis wird der Patient aber eher über Muskelschwäche und nicht so sehr über Muskelschmerzen klagen. Bei einer Dermatomyositis werden entsprechende Hautveränderungen beobachtet. Diese Krankheitsbilder können allerdings auch mit nichtentzündlichen generalisiert auftretenden Tendomyopathien verwechselt werden, die durch generalisierte Fibrositiden im Schulter-, Nacken- und Lumbalbereich charakterisiert sind.

Abweichend von diesen Krankheitsbildern wird sich die Pannikulose meist schon aufgrund der orangenschalenähnlichen Hautveränderungen bei gleichzeitiger Induration der Subkutis diagnostizieren lassen, während die häufig auftretenden lokalisierten Tendomyopathien gewöhnlich die Ursache von gleichzeitig auftretenden Schulter-, Nacken- und Armschmerzen sind.

Ursächlich kann bei diesen Symptomen auch an Infektionskrankheiten wie Bruzellosen, Tuberkulosen, Bornholmsches Fieber oder Virusinfekte gedacht werden. Prodromi einer chronischen Polyarthritis oder eines LED können ebenfalls zu einem ähnlichen Beschwerdebild führen. Tendomyopathien und Bursitiden können auch durch langdauernde Medikamentenabusus oder durch Drogeneinnahme hervorgerufen werden. Gedacht werden sollte vor allem an Cimetidin, Diuretika und Purgativa. Ebenso können die Beschwerden durch Alkoholabusus und Heroinsucht verursacht werden.

Überwiegen die Symptome der muskulären Steifigkeit die Schmerzen oder Schmerzhaftigkeit, könnte dem Krankheitsbild auch ein M. Parkinson oder eine Hyperthyreose zugrunde liegen.

Fibrositiden, Fibromyositiden und Pannikulitiden treten selten generalisiert auf. Sie sind im allgemeinen auf bestimmte Körperregionen beschränkt. Leitsymptom ist hierbei der lokalisierte Schmerz, der durch bestimmte Bewegungen provoziert oder gesteigert werden kann. Neben den Schmerzen imponiert eine zunehmende Steifigkeit der betroffenen Muskelgruppen, die durch eine erzwungene Schonhaltung noch verstärkt wird. Schlafstörungen, die aus den ständigen bohrenden Schmerzen resultieren, werden oft angegeben. Ähnliche regional begrenzte Schmerzen ergeben sich aus entzündlichen Veränderungen der Sehnen, Sehnenscheiden und Bursen, die aber auch Frühzeichen einer entzündlichen rheumatischen Gelenkserkrankung sein können.

Stoffwechselerkrankungen, wie Arthritis urica, Chondrokalzinosen, Hypoparathyreoidismus, Diabetes mellitus und Thesaurismosen, und parasitäre Erkrankungen können durch lokal bedingte Veränderungen – Einlagerungen von Kalk – oder auch durch neuromuskuläre Veränderungen zu Schmerzen der Muskulatur und Sehnen führen.

Infektionskrankheiten und systemische Erkrankungen wie z.B. Sklerodermien wird man durch entsprechende klinische Befunde und Laborbefunde verhältnismäßig rasch ausschließen können.

Insertionstendinosen und Periarthropathien, besonders im Bereich des Schultergelenkes, gehören mit zu den häufigsten Krankheitsbildern und sollten in die differentialdiagnostischen Überlegungen mit einbezogen werden. Als auslösende Momente kommen Traumen, physikalische Einflüsse (Kälte, Zugluft), systemische Erkrankungen (Osteoporose, Osteomalazie, Neoplasien), besonders jedoch häufig degenerative Veränderungen der Wirbelsäule in Betracht.

Nicht zu verwechseln mit diesen Krankheitsbildern ist das Schulter-Hand-Syndrom, das einseitig, auch gelegentlich doppelseitig auftreten kann und durch starke Ödeme, Schmerzen und Funktionseinschränkungen der betroffenen Abschnitte gekennzeichnet ist.

Haut- und Muskelatrophien und Pseudodupuytrensche Kontrakturen können beobachtet werden.

Lokalisiert auftretende Veränderungen sind die Enthesopathien, besonders bekannt sind die Schmerzen beim sog. Tennisellenbogen oder bei einem Fersensporn. Ähnliche Schmerzen, bedingt durch neurale Schädigung, treten bei dem Karpaltunnelsyndrom und der Meralgia paraesthetica auf; neurale Schädigung bei gleichzeitiger Muskel- und Sehnenbeteiligung führen daneben auch zum Auftreten des Tietze-Syndroms oder auch einer Dupuytren-Kontraktur.

ϑ) Untersuchung der Weichteile

Die Untersuchung des Bewegungsapparates umfaßt auch die Weichteile.

Systematisch sollten die Haut, das subkutane Gewebe, die Muskulatur mit Sehnen und Sehnenansätzen sowie Bursen auf pathologische Veränderungen überprüft werden. Bei Klagen über sehr starke Schmerzen mit ausgedehnter pseudoradikulärer Ausstrahlung, in Nacken- und Schultergürtelbereich, bei insgesamt ausgeprägtem Krankheitsgefühl des Patienten muß an eine Polymyalgia rheumatica gedacht werden, besonders bei Patienten in höherem Lebensalter. Druckdolente Muskelverhärtungen finden sich bei der Dermatomyositis und als Begleitmyositis bei Infektionskrankheiten und Trichinosen. Psychosomatische Überlagerungen können die Ursache eines muskulären Hartspannes bei gleichzeitiger Fehlhaltung sein.

Muskelkontrakturen, besonders im Gebiet der Pektoralismuskulatur, der Muskulatur im Nacken- und Schultergürtel und der Ileopsoas-Gruppe werden in großer Zahl durch Fehlhaltung und statische Veränderungen hervorgerufen.

D. Diagnose und differentialdiagnostische Wertung rheumatologischer Befunde

Anamnese und Befunderhebung sind im Untersuchungsprogramm formal getrennt, in der Praxis aber sind beide Methoden miteinander verwoben, so daß anamnestische Hinweise die klinische Untersuchung in besonderer Weise modifizieren können, andererseits entsprechende klinische Befunde die anamnestische Erhebung zur Wiederaufnahme der Anamnese in einem speziellen Teilaspekt finden kann (Nachanamnese). In der diagnostischen Wertung spielt es vielfach keine Rolle, ob ein Symptom aus der Anamnese oder der klinischen Untersuchung stammt. So kann ein anamnestisch erhobenes Symptom für die Diagnose von größerer Bedeutung, ja sogar für die Diagnose von entscheidender Wichtigkeit sein.

1. Gelenkbeteiligung

Ausgeprägte, d.h. fortgeschrittene Krankheitsbilder an den Gelenken bieten wie alle ausgeprägten Krankheitsbilder diagnostisch keine großen Schwierigkeiten. Am Beispiel der chronischen Polyarthritis soll gezeigt werden, wie häufig diese Krankheit überhaupt polyartikulär und symmetrisch, oligoartikulär und asymmetrisch bzw. monartikulär beginnt.

Im Falle eines monartikulären Beginns sind es vor allem die großen Gelenke, die befallen sind. Differentialdiagnostisch ist bei einer Monarthritis großer Gelenke allerdings auch an eine Gicht zu denken, besonders wenn diese Arthritis anfallsartig auftritt. Im allgemeinen sind hier jedoch am häufigsten die Großzehengrundgelenke befallen (sonst in der Reihenfolge der Häufigkeit Mittelfuß-, Sprung-, Knie-, Hand-, Zehen-, Finger- und Ellenbogengelenke). Die Dauer dieser Gelenkattacken beträgt meistens nur einige Tage.

Die Intervalle zwischen den einzelnen Attacken dauern zunächst Jahre, später verkürzen sich die Abstände auf Monate und Wochen, um dann in einen chronischen Verlauf überzugehen. Es ist möglich, bereits durch die Anamnese eine anfallsartige Arthritis oder eine akute Bursitis olecrani zu eruieren.

Bei einer Monarthritis der großen und mittelgroßen Gelenke ist neben einem monartikulären Beginn der chronischen Polyarthritis (hier muß wiederum das Alter des Patienten in Betracht gezogen werden) vor allem an symptomatische Arthritiden wie toxische, allergische oder bakterielle metastatische Arthritiden zu denken. Eine tuberkulöse Arthritis muß durch entsprechende Untersuchungsmethoden ausgeschlossen werden. Eine Gelenkpunktion ist bei gezieltem Verdacht auf dieses Krankheitsbild angezeigt. Sprunggelenksarthritiden treten bei akuter Sarkoidose und im Rahmen einer Oligoarthritis mit Zehenbeteiligung bei M. Reiter auf. Im Falle einer akuten Sarkoidose wird sich zusätzlich noch ein Erythema nodosum mit Fieber und ein entsprechender Hilusbefund im Röntgenthoraxbild finden lassen.

Das rheumatische Fieber bzw. die akute Polyarthritis ist besonders in den zurückliegenden Jahren ständig seltener diagnostiziert worden. Dabei werden erst mit zunehmendem Alter des Patienten Gelenkbeschwerden häufiger, während im Kleinkindes- und Kindesalter zunächst kardiale Beteiligung und Fieber überwiegen. Zur Sicherung der Diagnose trägt hier auf jeden Fall auch die Anamnese eines Infektes der oberen Luftwege 2–3 Wochen vor Beginn der eintretenden Gelenksymptomatik bei.

Periphere Oligoarthritiden kennzeichnen das präspondylitische Stadium einer juvenilen Spondylitis ankylosans, aber auch bei der Spondylitis ankylosans im Erwachsenenalter, die bei einem Teil der Fälle so beginnen kann.

a) Gelenkbefallmuster

Bei Vorliegen einer chronischen Polyarthritis finden wir einen charakteristischen, polyartikulären, häufig symmetrischen Gelenkbefall. Betroffen sind die Mittel- und Grundgelenke der Finger, jedoch nicht die Fingerendgelenke mit Ausnahme des Daumenendgelenkes. Dieses Befallmuster wird als horizontaler Befall bezeichnet im Gegensatz zum axialen Gelenkbefalltyp. Sind das End-, Mittel- und Grundgelenk des Fingers sowie mehrere Endgelenke betroffen, bestehen außerdem eine Schwellung der Zehengelenke sowie periostale Mitreaktio-

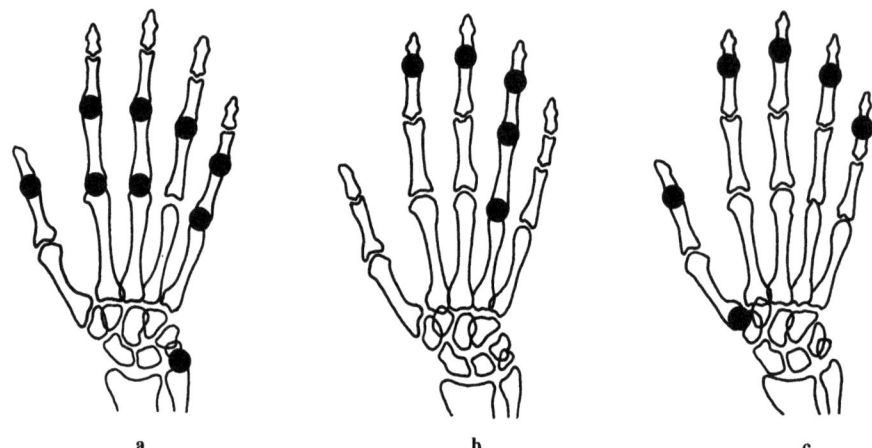

Abb. 4a–c. Verteilungsmuster des Gelenkbefalls bei: **a** chronischer Polyarthritis, **b** arthritis psoriatica, **c** Fingerpolyarthrose

nen der Grund- und Endphalangen mit gleichförmiger Schwellung der Finger und Zehen, spricht dies für eine Arthritis psoriatica (Abb. 4).

Im Gegensatz zur chronischen Polyarthritis verläuft diese Krankheit weniger progredient. Es finden sich schubartige Situationen und länger anhaltende Remissionen. Das Allgemeinbefinden ist im Gegensatz zur chronischen Polyarthritis weniger beeinträchtigt.

Stark beeinträchtigtes Allgemeinbefinden bei gleichzeitigen Fieberschüben, Haarausfall, Hautveränderungen und z.T. wenig ausgeprägte Arthritiden und Arthralgien müssen an eine Kollagenose im engeren Sinn denken lassen. Hier wäre zunächst ein LED in Betracht zu ziehen, aber auch an eine Sklerodermie zu denken. Der positive Ausfall einer immunologischen Untersuchung auf antinukleäre Faktoren sollte Anlaß zu weiteren immunologischen Untersuchungen sein, besonders zur Bestimmung der Anti-DNS-Antikörper. Differentialdiagnostisch muß aber auch an das Vorliegen eines paraneoplastischen Syndroms oder auch an eine Infektionskrankheit gedacht werden. Ein ähnlicher Verlauf ist im Anfangsstadium möglich. Bei einem symmetrischen Befall der Gelenke kann sogar eine chronische Polyarthritis vorgetäuscht werden.

Im Zusammenhang mit Übergewicht, beruflichen Belastungen und traumatischen Vorschäden entstehen bei einer großen Anzahl von Patienten Arthrosen an Knie-, Hüft- und Sprunggelenken. Eine Klärung läßt sich durch typische anamnestische Angaben (Anlaufschmerz, langsame Progredienz, guter Allgemeinzustand) und entsprechende unauffällige Labordaten sowie eindeutige Röntgenveränderungen erzielen. Eine rein idiopathische Arthrose ist die Polyarthrose, auch Fingerpolyarthrose (Heberden-Arthrose). Die Diagnose bietet mit dem klinischen Bild paarig indolenter Knötchen über der Dorsalseite der Fingerendgelenke auch keine differentialdiagnostische Schwierigkeit. Eine Daumenwurzelgelenksarthrose vervollständigt meist dieses Bild. Allerdings kann es im Rahmen dieser Erkrankung auch zur sog. Pfropfarthritis kommen, d.h. daß im längeren Verlauf bei zunehmend anfallsartigen Schmerzen auch entzündliche Veränderungen im Bereich der Daumengelenke und der Handgelenke auftreten können.

2. Wirbelsäulenbeteiligung

Schmerzhafte Bewegungseinschränkung der Halswirbelsäule im Zusammenhang mit intermittierenden Fieberschüben, Gewichtsabnahme, Gelenkschwellungen, Spleno- und Hepatomegalie sowie kardialer Beteiligung weisen beim Kind auf ein Still-Syndrom hin. Da im Rahmen dieser Erkrankung auch polyartikuläre schmerzhafte Gelenkschwellungen beobachtet werden, ist differentialdiagnostisch an eine chronische Polyarthritis zu denken, bei der jedoch der Halswirbelsäulenbefall als ein Symptom zu werten ist, das erst in einem Spätstadium der Erkrankung auftreten kann. Damit ist eine Möglichkeit der differentialdiagnostischen Abgrenzung gegenüber dem Still-Syndrom gegeben, bei dem die Halswirbelsäulenbeteiligung in mehr als der Hälfte der Fälle als frühes Symptom beobachtet wird.

Über akute schmerzhafte Bewegungseinschränkungen der Halswirbelsäule wird ebenfalls im Zusammenhang mit Kopfschmerzen und bewegungsinduziertem Schwindel geklagt. Zusätzliche Angaben sind Schmerzen im Schultergürtel, Kältegefühl und Kribbeln in den Fingern, Taubheitsgefühl besonders in den frühen Morgenstunden. Anamnestisch läßt sich oft ein langer Verlauf oder auch ein Schleudertrauma eruieren.

Der objektive Befund zeigt neben einem Hartspann der paravertebralen Halswirbelsäulenmuskulatur eine verspannte Schultergürtelmuskulatur sowie eine schmerzhafte Bewegungseinschränkung der Halswirbelsäule. Sensibilitätsstörungen können im Innervationsbereich des N. ulnaris und des N. medianus nachgewiesen werden.

Differentialdiagnostisch ist an ein Karpaltunnelsyndrom zu denken, das durch entsprechende Untersuchungen (EMG) ausgeschlossen werden sollte.

Wenn weiterhin differentialdiagnostisch eine entzündliche Genese, ein Skalenussyndrom oder auch Pancoast-Tumor ausgeschlossen sind, ist im allgemeinen an degenerative HWS-Veränderungen zu denken, die dann durch entsprechende Röntgenuntersuchungen bestätigt werden können.

Anhaltende oder remittierende Schmerzen im tiefen Kreuz, besonders in den frühen Morgenstunden bei jüngeren Männern, sind Anhaltspunkte für die Verdachtsdiagnose einer beginnenden Spondylitis ankylosans. Diese Verdachtsdiagnose wird verstärkt, wenn zusätzlich Schmerzen im Thoraxbereich, Einschränkung der Atemexkursion, Husten- und Niesschmerz angegeben werden. Weiterhin können Fersenschmerzen sowie Schmerzen an den Sitzknochen beim Sitzen auf harten Stühlen geäußert werden. In der Vorgeschichte finden sich nicht selten Iritiden, Oligoarthritiden, gelegentlich auch Affektionen des Urogenitaltraktes. Im fortgeschrittenen Stadium ist die Diagnose durch die Einschränkung der Wirbelsäulenbeweglichkeit, Beugekontraktur in den Hüftgelenken, Brustwirbelsäulenkyphose und Kugelbauchphänomen leicht zu stellen. Das Allgemeinbefinden ist nur in seltenen Fällen stärker beeinträchtigt. Die Sicherung der Diagnose erfolgt röntgenologisch und durch die Feststellung eines positiven HLA-B-27. Differentialdiagnostisch ist jedoch auch an eine Arthritis psoriatica, die eine der Spondylitis ankylosans ähnliche klinische Wirbelsäulensymptomatik aufweisen kann und an eine Reiter-Erkrankung zu denken. Die Differenzierung der Krankheitsbilder voneinander erfolgt durch zusätzliche Organbefunde. Bei der Arthritis psoriatica bestehen meist Psoriasiseffloreszenzen und multiple periphere Gelenkbeteiligungen. Eine Reiter-Erkrankung wird sich durch Feststellung einer bestehenden oder abgelaufenen spezifischen oder unspezifischen Uretritis oder rezidivierender Konjunktividen und Iritiden und gelegentlicher Monarthritiden von den übrigen Krankheitsbildern abgrenzen lassen. Ähnliche Beschwerden wie bei der Sp.a. können auch bei chronischen Darmkrankheiten wie z.B. der Enteritis regionalis (M. Crohn) oder der Colitis ulcerosa auftreten. Klinisch findet sich bei diesen Krankheiten ein umschriebener Druckschmerz über den Iliosakralgelenken sowie ein unspezifischer Wirbelsäulenbefund mit verspannter paravertebraler Muskulatur und segmentalen Fixierungen im lumbosakralen Übergang. Röntgenologisch ist gelegentlich eine Sakroiliitis nachzuweisen.

Plötzlich auftretende starke Schmerzen im Bereich der Lendenwirbelsäule oder auch der Brustwirbelsäule bei gleichzeitiger Ausstrahlung in ein oder beide Beine mit starker Bewegungseinschränkung lassen an eine akute oder bei längerem Verlauf an eine rezidivierende Ischialgie denken.

Die Ätiologie ist in der Regel auf einen degenerativen Wirbelsäulenprozeß zurückzuführen. Bestätigt wird diese Diagnose durch den Befund des Flachrückens, einer Schmerzskoliose sowie muskulären Hartspann der Paravertebralmuskulatur. Bei der funktionellen Untersuchung finden sich eine Segmentlockerung und eine Fixation der unteren Hälfte der Lendenwirbelsäule. Neurologisch wird diese Verdachtsdiagnose durch den Ischiasdehnungsschmerz, also durch einen positiven Lasègue bestätigt.

Liegt eine Störung der Sensibilität vor, weisen meist die Dermatome L 5/S 1 eine Hypästhesie auf. Eine diskrete Störung der Motorik im Bereich der Wurzel L 5 läßt sich durch eine Zehenheberschwäche besonders bei ausgeprägten Fällen nachweisen. Auf jeden Fall muß die Diagnose durch eine röntgenologische und laborchemische Untersuchung gesichert werden, da differentialdiagnostisch in erster Linie eine Tumorgenese ausgeschlossen werden muß. Die Heftigkeit der Schmerzen und eine zunehmende Störung der Motorik erfordern eine Myelographie. Diffuse Kreuzschmerzen werden auch mit zunehmendem Alter bei Fehlhaltung angegeben (tiefsitzende Kyphose, hohlrunder Rücken, Flachrücken).

Eine Überlastung der Wirbelbogengelenke führt zu einer Spondylarthrosis, aber auch zu einer Pseudospondylolisthesis. Werden verstärkte Kreuzschmerzen bei reklinierender Bewegung angegeben, bei gleichzeitiger lordotischer Fehlhaltung, muß differentialdiagnostisch an eine Arthrosis interspinosa (Baastrup-Syndrom) gedacht werden. Eine seitliche Lendenwirbelsäulen-Aufnahme sichert diese Diagnose.

Mit dem Alter zunehmend fortschreitende Bewegungseinschränkungen ganzer Wirbelsäulenabschnitte mit Muskelhartspann und Bewegungsschmerzen sind Folge einer allgemeinen Osteochondrose, Spondylose und Spondylarthrose. Differentialdiagnostisch ist bei bekannten Stoffwechselerkrankungen (Diabetes mellitus, Hyperurikämie) an eine Spondylosis hyperostotica (M. Forestier) zu denken. Dabei kommt es insbesondere im Bereich der Brustwirbelsäule zu breiten, knöchernen Überbrückungen der verschmälerten Bandscheibenräume. Wirbelsäulenschmerzen ohne radikuläre Symptomatik mit anhaltenden Nachtschmerzen, Erschütterungsschmerzen, häufiger von weiblichen Patienten mit höherem Lebensalter angegeben, weisen auf eine präsenile oder senile Osteoporose hin, die röntgenologisch durch die Verformung der Wirbelkörper (Fischwirbel) belegt werden kann. Bei älteren Patienten ist dabei an eine chronische Pankreasinsuffizienz, ein Malabsorptionssyndrom oder auch Laxantienabusus zu denken. Eine gleichzeitige bestehende Nephrolithiasis könnte als Hinweis auf einen Hyperparathyreoidismus zu werten sein. Das plötzliche Auftreten dieser Befunde bei gleichzeitig schlechtem allgemeinen Zustand, starkem Gewichtsverlust, Fieberschüben und Nachtschweiß muß auch an eine spezifische Spondylitis (Spondylitis tuberculosa) oder an einen M. Bang denken lassen. Ähnliche Symptome entwickeln sich bei malignen Wirbelsäulenerkrankungen. Dies besonders, wenn plötzlich unklare Rückenschmerzen auftreten bei einem bekannten malignen Primärtumor. In 70% aller nachgewiesenen Wirbelsäulengeschwülste handelt es sich um Metastasen.

E. Schlußbemerkung

Voraussetzung für eine sichere klinische Diagnostik ist auf jeden Fall eine exakte Kenntnis der rheumatischen Krankheitsbilder. Diese erleichtern bereits die Führung des ärztlichen Gespräches. Sie sind wichtig, um anamnestische Erhebungen zu machen, die ohne die Kenntnis der pathologischen und anatomischen, immunologischen und biochemischen Zusammenhänge übersehen werden könnte. Wichtig ist es auch, daß die klinische Diagnose darüber hinaus durch z.T. einfache Untersuchungsmethoden ohne wesentliche technische Hilfsmittel gesichert werden kann. Diese Methoden sollten daher auch dem Nicht-Rheumatologen geläufig sein. Er hat dadurch die Möglichkeit, im frühen Stadium der Erkrankung die Verdachtsdiagnose zu sichern oder zumindest die Verdachtsdiagnose durch gezielte technische, d.h. Labor- und Röntgenuntersuchungen bestätigen zu lassen. Darüber hinaus kann nach Sicherung der Diagnose mit gezielten therapeutischen Maßnahmen begonnen werden.

Literatur

Acheson ED (1960) An association between ulcerative colitis, regional enteritis and ankylosing spondylitis. Q J Med 29:489

Albrecht HJ (1975, 1979) Rheumatologie für die Praxis. Karger, Basel

Ansell BM, Bywaters EGL (1962) Diagnosis of probable Stills disease and its outcome. Ann Rheum Dis 21:253–283

Arendt W (1966) Die sog. Arthropathia psoriatica. Z Aerztl Fortbild 60 (16):944–953

Avila R, Pugh DG, Slocumb CH, Vinkelmann RK (1960) Psoriatic arthritis: a roentgenologic study. Radiology 75:691–702

Bacon PA (1979) Diagnose rheumatischer Erkrankungen. Documenta Geigy

Baker H (1964) Prevalence of psoriasis in polyarthritis patients and their relatives. Ann Rheum Dis 25:549–554

Baker H, Golding DN, Thompson M (1963) Psoriasis and arthritis. Ann Intern Med 58:909–925

Ball J, Sharp J (1971) Rheumatoid arthritis of the cervical spine. In: Modern trends in rheumatology, vol 2. Butterworth, London

Barber HS (1957) Myalgic syndrome with constitutional effects. Ann Rheum Dis 16:230

Beck ER, Hoffbrand BI (1966) Acute lung changes in rheumatoid arthritis. Ann Rheum Dis 25:459

Becker KL, Ferguson RH, McConahey WM (1963a) Clinical observations on rheumatoid arthritis associated with Hashimoto's thyroiditis. Proc Mayo Clin 38:153

Becker KL, Titus JL, Woolner LB, Ferguson RH (1963b) Thyroiditis and rheumatoid arthritis. Proc Mayo Clin 38:125

Behrend T, Behrend H (1971) Untersuchungen über Ätiologie und Pathogenese von Erkrankungen des rheumatischen Formenkreises bei Arbeitnehmern. Arbeitsmedizin 6:192

Beneke G (1974) Genetische Faktoren. Z Rheumatol 33:17

Berman L, Trappler B, Jenkins T (1979) Behçet's syndrome: family study and the elucidation of a genetic role. Ann Rheum Dis 38 (2):118

Bird HA, Esselinkx W, Dixon AStJ, Mowat AG, Wood PHN (1979) An evaluation of criteria for polymyalgia rheumatica. Ann Rheum Dis 38 (5):434

Bloch KJ, Buchanan WW, Wohl MJ, Bunim JJ (1965) Sjögren's syndrome: A clinical, pathological, and serological study of sixty-two cases. Medicine (Baltimore) 44:187

Bluefarb SM, Caro WA (1977) Cutaneous manifestations of rheumatic diseases. In: Katz WA (ed) Rheumatic diseases. Diagnosis and management. Lippincott, Philadelphia Toronto

Böni A (1958) Die Lungenaffektionen beim entzündlichen Rheumatismus. Dtsch Med J 9:109

Böni A (1962) Äiologie, Diagnose und Therapie der Bechterewschen Krankheit. Internist Prax 2:409

Böni A (1966) Heredität rheumatischer Krankheiten. Rheumatismus in Forschung und Praxis 3, 31 Ursache der rheumatischen Krankheiten. Huber, Bern

Boxley JD (1973) Reiter's disease and psoriasis. Proc R Soc Med 66:440

Bradley WG (1981) Muscle weakness. In: Kelley WN, Harris ED, Ruddy S, Sledge CB (eds) Textbook of rheumatology, vol I.

Brügger A (1960) Über vertebrale, radikuläre und pseudoradikuläre Syndrome. Acta Rheumatol 18:19

Bulger RJ, Healy LA, Polinsky P (1968) Renal abnormities in rheumatoid arthritis. Ann Rheum Dis 27:339

Bywaters EGL, Ansell BM (1958) Arthritis associated with ulcerative colitis. Ann Rheum Dis 17:169

Calin AC, Fries JF (1978) Ankylosing spondylitis; Discussions in patient management. Medical Examination Publishing, Garden City, NY

Caplan A (1953) Certain unusual radiological appearances in the chest of coal miners suffering from rheumatoid arthritis. Thorax 8:29

Chamberlain MA (1978) A family study of Behçet's syndrome. Ann Rheum Dis 37 (5):458

Clawson DK, Souter WA, Carthum CJ, Hymen ML (1971) Functional assessment of the rheumatoid hand. Clin Orthop 77:203

Convery FR, Minteer Convery M (1981) Examination of the joints. In: Kelley WN, Harris ED, Ruddy S, Sledge CB (eds) Textbook of rheumatology, vol I., p 359

Dahmer J (1978) Anamnese und Befund. Thieme, Stuttgart

Denko CW, Ruml D, Bergenstal DM (1955) Clinical experience with phenylbutazone in 205 patients. Am Pract 6:1865–1869

Diehlmann W (1973) Gelenke – Wirbelverbindungen. Thieme, Stuttgart

Dilsen AN (1975) Sacro-iliitis and ankylosing spondylitis in Behçet's disease. Scand J Rheumatol [Suppl] 8 (abstract 20)

Dixon AStJ (1979) Soft tissue rheumatism. Clin Rheum Dis 5:3

Dodson WhH, Hollingsworth JW (1966) Pleural effusion in rheumatoid arthritis. Impaired transport of glucose. N Engl J Med 275:1337

Downie WW, Leatham PA, Rhind VM, Wright V, Bronco JA, Anderson JA (1978) Studies with pain rating scales. Ann Rheum Dis 37 (4): 378

Emery AEH, Lawrence JS (1967) Genetics of ankylosing spondylitis. J Med Genet 4:239–244

Esdaile JM, Danoff D, Rosenthall L, Gutkowski A (1981) Deforming arthritis in systemic lupus erythematosus. Ann Rheum Dis 40 (2):124

Faber EM (1974) Relationship between psoriasis and arthritis. In: Proceedings of the 14th International Congress of Dermatology, Padua/Venice. Elsevier, New York, p 493

Fallet GH, Wettstein P, Ott H, Moismann U, Radi I (1970) Etude radiologique des articulations sacro-iliaques dans la polyarthrite rhumatoide séro-négative. Schweiz Med Wochenschr 100:1610

Fehr K (1967) Die Psoriasis Arthritis. Dtsch Med Wochenschr 92:2178

Feinstein AR (1967) Clinical judgement. Waverly, Baltimore

Fassbender HG (1974) Zur Pathogenese der Endocarditis rheumatica. Z Rheumaforsch

Fassbender HG (1975) Pathologie rheumatischer Krankheiten. Springer, Berlin Heidelberg New York

Fassbender HG, Schilling F (1974) Morphologie der Arthritis psoriatica und deren pseudoguttöse Verlaufsform. Vortrag auf dem Kongreß der Dtsch. Gesellschaft für Rheumatologie, Mainz 1974

Fassbender HG, Wegner K (1973) Pathologie und Pathogenese des Weichteilrheumatismus. Z Rheumaforsch 32:355

Forestier J (1939) The importance of sacro-iliac changes in the early diagnosis of ankylosing spondylarthritis. Radiology 33:389

Franco AE, Levine HD, Hall AP (1972) Rheumatoid pericarditis. Ann Intern Med 77:837

Fries JF (1981) General approach to the rheumatic disease patient In: Kelley WN, Harris ED, Ruddy S, Sledge CB (eds) Textbook of rheumatology, vol I.

Fries JF, Mitchell DM (1976) Joint pain or arthritis. JAMA 235:199
Fries JF, Spitz P, Kraines RG, Holman HR (1980) Measurement of patient outcome in arthritis. Arthritis Rheum 23 (2):137
Freyberger H, Ritter KHJ (1978) Klinisch-psychosomatische Schwerpunkte in der Rheumatologie. Verh Dtsch Ges Rheumatol 5:3–7
Gamp A, Gros H, Kirnberger EJ, Bopp A (1955) Störungen der Leberfunktion bei chronisch-rheumatischen Erkrankungen. Dtsch Med Wochenschr 80:782
Gardner DL (1965) Pathology of the connective tissue disease. Arnold, London
Gardner DL (1972) The pathology of rheumatoid arthritis. Arnold, London
Gardner DL, Duthie JJ, Macleod J, Allan WS (1957) Pulmonary hypertension in rheumatoid arthritis: report of a case with intimal sclerosis of the pulmonary and digital arteries. Scott Med J 2:183
Gilliam JN, Prystowsky SD (1977) Mixed connective tissue disease syndrome: Cutaneous manifestations of patients with epidermal nuclear staining and high titer serum antibody to ribonuclease-sensitive, extractable nuclear antigen. Arch Dermatol 113:583
Good AE (1964) Rheumatoid arthritis, Bakers's cyst and thrombophlebitis. Arthritis Rheum 7:56
Grahame R (1980) Low back pain. Clin Rheum Dis 6:1
Green L, Meyers OL, Gordon W, Briggs B (1981) Arthritis in psoriasis. Ann Rheum Dis 40 (4):366
Gross D (1965) Spondylarthritis ankylopoetica. Folia Rheumatol 3
Gross D (1975) Nicht-entzündliches Schmerzsyndrom des Bewegungsapparates. In: Psyche und Rheuma. Schwabe, Basel, pp 142–146
Grosshans E, Dirheimer Y, Malvelille J (1969) Les manifestations cutanées et muqueuses du syndrome de F.L.R. Rhumatologie (Aix-les-Bains) 21:101–108
Hackett GS (1958) Ligament and tendon relaxation, treated by prolotherapy. Thomas, Springfield
Hamilton EBD (1977) Other metabolic arthropathies In: Scott JT (ed) Copeman's textbook of the rheumatic diseases. pp 692–706
Hartmann F (1974) Arthropathien bei sogenannten Kollagenosen. Verh Dtsch Ges Rheumatol 3:222–228
Haslock I (1977) Enteropathic arthritis. In: Scott JT (ed) Copeman's textbook of the rheumatic diseases. pp 567–577
Holzmann H, Hoede N, Eissner D, Hahn K, Hülse R (1974) Joint involvement in psoriasis. Arch Dermatol Forsch 250:95–107
Holzmann H, Hoede N, Eissner D, Hahn K (1979) Die psoriatische Osteoarthropathie. Der Hausarzt 7:343–348
Huskisson EC (1974) Measurement of pain. Lancet 2:1127–1131
Jayson MIV, Bouchier IAD (1968) Ulcerative colitis with ankylosing spondylitis. Ann Rheum Dis 27:219
Jones JG, Hazleman BL (1981) Prognosis and management of polymyalgia rheumatica. Ann Rheum Dis 40 (1):1
Katz WA (ed) (1977) Rheumatic diseases. Diagnosis and management. Lippincott, Philadelphia Toronto
Kelley WN, Harris ED, Ruddy S, Sledge CB (eds) (1981) Textbook of rheumatology, vol I.
Kelley WN, Harris ED, Ruddy S, Sledge CB (eds) (1981) Textbook of rheumatology, vol II.
Kellgren JH (1964) The epidemiology of rheumatic diseases. Ann Rheum Dis 23:109
Kirk J, Cosh J (1969) The pericarditis of rheumatoid arthritis. Q J Med 38:389
Klein G, Borkenstein J (1972) Kardiopathien bei chronische Polyarthritis. Z Rheumaforsch 31:26
Labhardt F (1976) Das ärztliche Gespräch mit dem Rheumakranken. In: Fortbildungskurse für Rheumatologie 4. Karger, Basel
Labhardt F (1978) Psychosomatische und psychodynamische Aspekte weichteilrheumatischer Erkrankungen. Verh Dtsch Ges Rheumatol 5:8–14
Lambert JR, Wright V (1967) Eye inflammation in psoriatic arthritis. Ann Rheum Dis 35:354
Langness Ul, Müller W (1965) Funktionelle Störungen und morphologische Veränderungen der Leber bei der chronischen Polyarthritis. Med Klin 60:457
Mannerfelt L (1976) Die rheumatische Hand. Diagnostik 9:616
Martin E, Radi I (1970) Das Feltysyndrom. In: Schoen R, Böni A, Miehlke K (Hrsg) Klinik der rheumatischen Erkrankungen. Springer, Berlin Heidelberg New York, S 209
Mathies H (1972) Therapie der chronischen Polyarthritis. FdM-Tabellen für die Praxis. Fortschr Med 90:852

Mathies H (1973) Rheuma als Diagnose und Fehldiagnose. Kurse Aerztl Fortbildg 23:225
Mathies H (1974a) Klassifikation der Erkrankungen des Bewegungsapparates. Verh Dtsch Ges Rheumatol 3:180–183
Mathies H (1974b) Moderne antirheumatische Pharmakotherapie. Aerztl Praxis 26:3304
Mathies H (1977) Programmierte Diagnostik rheumatischer Erkrankungen für die Praxis. Munch Med Wochenschr 119 (22):747
McCarthy DJ (ed) (1979) Arthritis and allied conditions. Lea & Febiger, Philadelphia
Meenan RF, Gertman PM, Mason JH (1980) Measuring health status in arthritis: The arthritis impact measurement scales. Arthritis Rheum 23 (2):146
Mennell J (1964) Joint pain. Little Brown, Boston
Miehlke K (1977) Über die chronische Polyarthritis (cP). Documenta Geigy, S 4–6
Montgomery MM, Poske RM, Barton EV, Foxworthy DT, Baker LA (1959) The mucocutaneous lesions of Reiter's syndrome. Ann Intern Med 51:99–100
Müller P, Thoss K (1971) Neuropathie peripherer Nerven bei der progressiv chronischen Polyarthritis (PcP). Wiss Z Friedrich Schiller Univ Jena Math Naturwiss Reihe 20 (Heft 2/3):429
Müller W, Schilling F (1977) Differentialdiagnose rheumatischer Erkrankungen. Aesopus, München Lugano
Ott VR, Iser H, Podzich M (1965) Zur Differenzierung ankylosierender Wirbelsäulenerkrankungen. Arch Phys Ther 24:141
O'Duffy JD, Carney JA, Deodhar S (1971) Behçet's disease: Report of 10 cases, 3 with new manifestations. Ann Intern Med 75:561
Rau R, Kühn HA (1972) Die Leber bei der progredient-chronischen Polyarthritis. Schweiz Med Wochenschr 102:635
Reiter H (1916) Über eine bisher unbekannte Spirochaeteninfektion (spirochaetosis arthritica). Dtsch Med Wochenschr 42:1535–1536
Richter HR (1971) Fettgewebe -hernien-. Fortbildk Rheumatol 1:49–59
Ritchie DM, Boyle JA, McInnes JM, Jasani MK, Dalakos TG, Grieveson P, Buchanan WW (1968) Clinical studies with an articular index for the assessment of joint tenderness in patients with rheumatoid arthritis. Q J Med 37:393–406
Saviç B (1978) Allgemeine klinische Untersuchungen. Springer, Berlin Heidelberg New York
Schacherl M, Schilling F (1967) Röntgenbefunde an den Gliedmaßengelenken bei Polyarthritis psoriatica. Z Rheumaforsch 26:442–450
Schattenkirchner M (1970) Zur Symptomatologie der Arthritis psoriatica. Med Klin 65 (29):1360–1362
Schilling F (1974a) Knochenveränderungen bei chronischen entzündlich-rheumatischen Erkrankungen (Arthritis, Spondylitis) vom klinisch-radiologischen Standpunkt. Verh Dtsch Ges Rheumatol 3:142–156
Schilling F (1974b) Spondylitis ankylosans, die sogen. Bechterewsche Krankheit und ihre Differentialdiagnose. In: Diethelm L (Hrsg) Handbuch der medizinischen Radiologie, Bd 6/II. Springer, Berlin Heidelberg New York
Schilling F (1976) Die Differentialdiagnose der Gicht. In: Schwiegk H (ed) Handbuch der inneren Medizin, Bd VII/3. Springer, Berlin Heidelberg New York, pp 278–313
Schilling F, Schacherl M (1967) Röntgenbefunde an der Wirbelsäule bei Polyarthritis psoriatica und Reiter-Dermatose: Spondylitis psoriatica. Z Rheumaforsch 26:450
Schilling F, Gamp A, Schacherl M (1965) Das Reiter-Syndrom und seine Beziehungen zur Spondylitis ankylopoetica. Z Rheumaforsch 24:342–53
Schmid FR (1981) Approach to monarticular arthritis. In: Kelley WN, Harris ED, Ruddy S, Sledge CB (eds) Textbook of rheumatology, vol I.
Schoen R, Böni A, Miehlke K (1979) Klinik der rheumatischen Erkrankungen. Springer, Berlin Heidelberg New York
Sharp GC (1974/75) Mixed connective tissue disease. Bull Rheum Dis 25:828
Sharp JT (1972) Reiter's syndrome. In: Hollander JL, McArty DJ (eds) Arthritis and allied conditions. Lea & Febiger, Philadelphia
Steinbrocker O, Traeger CH, Batterman RC (1949) Therapeutic criteria in rheumatoid arthritis. JAMA 140:659
Stoeber E (1966) Chronische Polyarthritis (rheumatoide Arthritis) einschließlich M. Still. In: Opitz H, Schmid F (Hrsg) Handbuch der Kinderheilkunde, Bd 3. 204, Springer, Berlin Heidelberg New York, S 204

Stoeber E (1977) Juvenile chronische Polyarthritis und Still-Syndrom. Documenta Geigy
Sutter M (1975) Wesen, Klinik und Bedeutung spondylogener Reflexsyndrome. Praxis 42:1351–1357
Thumb N (1973) Klinik, Diagnose und Differentialdiagnose der chronischen Polyarthritis. In: Bauer R (Hrsg) Die primär chronische Polyarthritis. Thieme, Stuttgart
Tumulty PA (1973) The effective clinician. Saunders, Philadelphia
Vetter G (1978) Das unspezifische Schmerzsyndrom des Bewegungsapparates. Verh Dtsch Ges Rheumatol 5:22–23
Wagenhäuser FJ (1974) Frühdiagnosen der chronischen Polyarthritis. Therapeut Umschau 31:444
Wagenhäuser FJ (1976) Die rheumatologische Anamnese. In: Fortbildungskurse für Rheumatologie 4. Karger, Basel
Wagenhäuser FJ (1977) Polyarthritiden. Huber, Bern Stuttgart
Weintraub A (1975) Psychosomatische Schmerzsyndrome des Bewegungsapparates und ihre Konfliktspezifität. In: Psyche und Rheuma. Schwabe, Basel, S 153–165
Welfling J (1969) Der Schulterschmerz. Die Schultersteife. Folia Rheumatol 19d
Williams RC (1979) Clinical picture of rheumatoid arthritis. In: McCarthy DJ (ed) Arthritis and allied conditions. Lea & Febiger, Philadelphia, p 457
Wright V, Moll JM (1971) Psoriatic arthritis. Bull Rheum Dis 21:627–632
Zaias N (1969) Psoriasis of the nail: A clinical-pathologic study. Arch Dermatol 99:567
Zvaifler NJ (1979) Etiology and pathogenesis of rheumatoid arthritis. In: McCarthy DJ (ed) Arthritis and allied conditions. Lea & Febiger, Philadelphia, p 417

IV. Serologische Untersuchungen

Von

G.L. Bach

Mit 5 Abbildungen und 12 Tabellen

Serologische Untersuchungen stellen schon lange eine wertvolle Hilfe in der Differentialdiagnose rheumatischer Krankheiten dar. Ihre Ergebnisse sind meist nicht diagnostisch, sie ergänzen jedoch andere Untersuchungsmethoden und können so zur Diagnose beitragen.

1. Unspezifische serologische Untersuchungen

Von dem Ergebnis der qualitativen und quantitativen Auswertung der Zonenelektrophorese wird gewöhnlich für die Diagnostik zu viel erwartet. Dies gilt ganz besonders für die Diagnostik der rheumatischen Erkrankungen, bei denen meist eine unspezifische Dysproteinämie vorliegt. Im vorliegenden Abschnitt soll dieses Thema lediglich kurz gestreift und zusammengefaßt werden. Die Tabelle 1 gibt eine zusammenfassende Darstellung über die (mögliche) Bedeutung der Zonenelektrophorese bei einigen wichtigen rheumatischen Erkrankungen. Zusätzliche Vergleiche erlauben die BSG und das C-reaktive Protein.

Bei der c.P., der Spondylitis ankylosans und den verschiedenen Konnektividiten ist in Schubsituationen meist eine Zunahme der Akutphasenproteine mit entsprechender Erhöhung der Alpha- und Beta-Globuline zu verzeichnen. Eine Vermehrung der Gammaglobuline mit relativer Verminderung der Albumine folgt erst später im chronischen Stadium.

Der Wert der Zonenelektrophorese liegt vor allem in der Diagnostik monoklonaler Gammopathien, die nicht selten mit rheumatischen Erkrankungen der Gelenke und der Wirbelsäule verwechselt werden. Monoklonale Gammopathien werden aber auch bei rheumatischen Erkrankungen gelegentlich gefunden (Bach u. Bach 1981; Literatur siehe da). Eine weitere Bedeutung liegt in der Feststellung von Immundefekten (Hypo- bzw. Agamma-Globulinämie), die innerhalb des rheumatischen Formenkreises ebenfalls eine Rolle spielen (Buckley 1981).

Mit Hilfe der Immunelektrophorese gelingt eine weitere Abgrenzung. Die Paraproteine und die Immundefekte können auf die betreffende Gammaglobulin-Klasse (IgG, IgA, IgM, IgD, IgE) bezogen werden.

a) Quantitative Immunglobulinbestimmungen

Bei der c.P. und den Konnektividiten wurde über hohe IgG-, IgA- und IgM-Spiegel berichtet (Claman u. Merrill 1966). Wie auch andere Autoren zeigten, sind solche Befunde unspezifisch und diagnostisch nicht brauchbar (Mancini et al. 1965). Solche Veränderungen stehen allgemein für den Zustand „chronischer Infektion und Entzündung". Hohe Spiegel von IgM-RFen führen bei Patienten mit c.P. nur selten zu einem Hyperviskositäts-Syndrom (Jasin et al. 1970).

Tabelle 1. Zonenelektrophorese, BSG und CRP bei rheumatischen Krankheiten. (Aus BACH, G.L., Praktische Immunologie rheumatischer Krankheiten, Akt. Rheumatol. 1, 61, 1976)

Diagnosen	Elektrophorese	BSG in mm/1 Std. (Westergren)	C-reaktives Protein (CRP)
Chronische Polyarthritis (cP)	Im Frühstadium Vermehrung von Alpha und Beta, Alpha-2 korreliert mit Krankheitsaktivität, später vorwiegend Gamma-Globulinvermehrung	beschleunigt bis stark beschleunigt, (um 100), in 5–7% selbst im Schub normal	im Schub stark positiv, im inaktiven Stadium oft negativ
Spondylitis ankylosans	bei akuten Schüben Vermehrung von Alpha und Beta, speziell bei Gelenkbeteiligung Alpha-2 und Gammavermehrung, bei schleichendem Verlauf leichte Gammaglobulinvermehrung	beschleunigt, aber womöglich unter 100	häufig leicht positiv
Lupus erythematodes	Vermehrung von Gamma und Alpha, Alpha-2 bes. stark vermehrt bei nephrotischem Syndrom; häufig der cP ähnelndes Bild, aber Gamma etwas höher	im aktiven Stadium stark beschleunigt	häufig positiv
Dermato-/Polymyositis	Alpha-2- und Gamma-Globulinvermehrung	beschleunigt, aber auch normale Werte	positiv
Sklerodermie	häufig normal, mäßige Erhöhung des Beta- und Gamma-Globulins in späteren Stadien	normal bis leicht beschleunigt, vom Aktivitätsstadium abhängig	häufig negativ
Panarteriitis nodosa	variierende Dysproteinämie, bei Vorliegen einer chronischen Polyarthritis entsprechendes Bild	mittel bis stark beschleunigt	vor allen Dingen beim Bild der chronischen Polyarthritis stark positiv
Rheumatisches Fieber	besonders Vermehrung der Alpha-1 und Alpha-2, in geringem Ausmaße auch der Gammaglobuline	stark beschleunigt und parallel der Aktivität der Erkrankung	stark beschleunigt, auch hier parallelgehend der Aktivität der Erkrankung

b) Akute Phase-Proteine (Reaktantien)

Nach antigener Stimulation bzw. Gewebsschädigung kommt es zum unspezifischen Anstieg einer Reihe von Plasmaproteinen, die mit dem Sammelbegriff „akute Phase-Proteine" belegt werden (ARONSEN et al. 1972; KOJ 1974). Eine Zusammenfassung wichtiger Akutphasenproteine gibt die Tabelle 2. In der Gruppe A) wäre nach KUSHNER (1982) ein Anstieg um 50%, in B) eine 2–3fache Vermehrung, und in C) ein 100–1000facher Konzentrationsanstieg zu erwarten.

Bei bestimmten Entzündungsprozessen, Traumen und Gewebsuntergängen (einschl. Myokardinfarkt) sind Komplementspiegel oft erhöht. Die C_3-Komponente verhält sich dabei als akutes Phase-Reaktant (ALPER u. ROSEN 1975; AGNELLO 1978; LACHMANN u. ROSEN 1978; MÜLLER-EBERHARDT 1978).

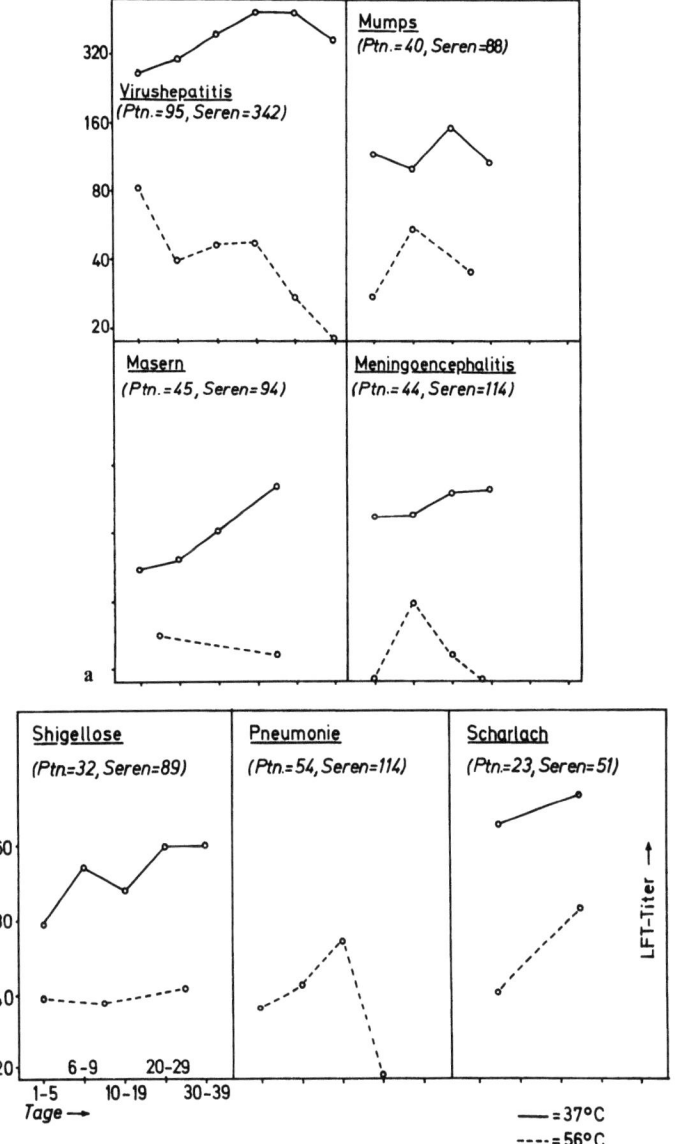

Abb. 1a, b Rheumafaktor- und C'1q-Titer bei Infektionskrankheiten

Das C-reaktive Protein (CRP) ist ein hochempfindlicher Indikator für untergehendes bzw. geschädigtes Gewebe und damit in der Diagnostik entzündlicher rheumatischer Erkrankungen nicht verwertbar (SCHWARZ 1980). Hohe CRP-Titer sollen jedoch mit dem Vorliegen einer Infektion beim LED übereinstimmen (HONIG et al. 1977), während sonst beim Lupus nur normale bis mäßig erhöhte CRP-Spiegel vorhanden sind (BECKER et al. 1979). Ebenso sollen fortschreitende Skeleterosionen bei der c.P. mehr mit einem CRP-Anstieg als mit der beschleunigten BSG korrelieren (AMOS et al. 1977).

Nach MCCORMICK (1966) ist die Produktion von RF von einem Stimulus, Infektion oder sonstigen Gewebsläsionen abhängig. Mit einer sehr sensiblen

Tabelle 2. Akute Phase-Proteine. (Nach Kushner 1981; Steffen 1982)

	Lokalisierung in der Zonenelektrophorese	Serumkonzentration Normalwerte in mg/dl
A) Coeruloplasmin	α_2	15–60
C_3-Komplement	β	80–170
B) α_1-Glykoprotein	α_1	40–140
α_1-Antitrypsin	α_1	200–400
α_1-Antichymotrypsin	α_1	30–60
Haptoglobin	α_2	40–180
Fibrinogen	β	200–450
C) CRP	γ	<1,2
„Rheumafaktor"	γ	<1:20 (Titer)
Protein SAA (Serum Amyloid A)	α_1	<10

Methode der RF- und der C'1q-Titer-Bestimmung (RF = gestrichelte Linie, C'1q – durchgehende Linie) sahen wir in eigenen Untersuchungen mit der Krankheitsaktivität steigende und fallende Titer (Abb. 1a, b). Dies wird besonders für die Virushepatitis (ohne serologische Unterscheidung), Mumps, Meningoenzephalitis und Pneumonie (überwiegend Pneumokokken) deutlich. In unseren Untersuchungen verhielten sich RF und C'1q (-Komplement) wie akute Phase-Reaktantien (Grieble et al. 1967).

2. Spezifische Antikörper

a) Serologie bei postinfektiösen Arthritiden

α) Virusbedingte Arthritiden

Eine ganze Reihe von Virusinfektionen oder vermutlich durch Viren ausgelöste Erkrankungen können Arthritiden und Arthralgien verursachen. Übersichten zu diesem Thema sind von Steere u. Malawista (1979), Malawista u. Steere (1981) und Schneider (1981) erschienen. Eine Virusisolierung ist oft sehr aufwendig, schwierig oder sogar unmöglich. Die Serodiagnostik der Antikörperbestimmung mit Hilfe von Komplementbindung, Immunfluoreszenz, Hämagglutinationshemm- und Neutralisationstest ist dagegen meist gut durchführbar (Tabelle 3). Auf technische Einzelheiten soll hier nicht eingegangen werden.

„Rheumatoide" Infektionskrankheiten sind häufig bei Röteln und Hepatitis B. Die Rubella-Arthritis kommt in 15–60% überwiegend bei erwachsenen Frauen vor (Malawista u. Steere 1981). Über gleichzeitiges Vorkommen von RF bestehen unterschiedliche Meinungen (Johnson u. Hall 1958; Lee et al. 1960; Kantor u. Tanner 1962; Janez et al. 1966). Bei Erwachsenen und Kindern kann die aktive Impfung mit attenuierten lebenden Rötelnviren zu ähnlichen Gelenkbeschwerden führen (Malawista u. Steere 1981).

Die Arthritis bei Hepatitis B ist möglicherweise wie das Rubella-Vaccine-Rheumatoid Folge zirkulierender Immunkomplexe. Männer und Frauen sind in 10–30% gleichhäufig betroffen (Mirick u. Shank 1959; Mosley u. Galambos

Tabelle 3. Serologie der Virus-Arthritiden/Arthralgien (gekürzt nach MALAWISTA u. STEERE 1981)

Erkrankung	RF	Komplement	Kryoglobuline	Spezifische Virusserologie
Hepatitis B	manchmal positiv	normal oder erniedrigt	häufig positiv	ja
Rubella	oft positiv			ja
Rubella-Vaccine	selten positiv	normal		ja
Epidemische Polyarthritis in Australien	negativ	normal		ja
Chikungunya				ja
O'nyong-nyong				ja
Mumps	selten positiv			ja
Erythema infectiosum				nein
Lyme-Arthritis	selten positiv	normal, erhöht, erniedrigt	häufig positiv	nein

1969; DUFFY et al. 1976). In Serum und Synovia findet sich im Arthritisschub HBsAg, welches mit Verschwinden der Gelenksymptome negativ wird und Anti-HB Platz macht (McKENNA et al. 1971; DUFFY et al. 1976).

Das Ross-River-Virus verursacht in Australien eine epidemische Polyarthritis. Chikungunya, ein Aborvirus, in Tansania, anderen Gegenden Afrikas, Südindiens und Südostasiens, und O'nyong-nyong in Uganda, Kenia, Tansania und Sudan sind ebenfalls Ursache fieberhafter epidemischer Polyarthritiden. Der serologische Nachweis ist für die Diagnostik am wichtigsten. Gelenkbeschwerden und Myalgien werden mit Sindbis in Südafrika und Südostasien, Mayaro in Trinidad und Brasilien und Bunyamwera in Afrika beobachtet (MALAWISTA u. STEERE 1981).

Arthritiden und Arthralgien sind seltene Komplikationen bei Mumps, Pokken und Vaccinia, Varizellen, infektöser Mononukleose und Infektionen mit Adenovirus Typ 7 und Echovirus Typ 6. Gelenksymptome kommen auch beim Erythema infectiosum vor, über dessen Ursache noch keine Klarheit besteht (AGER et al. 1966). Bei der infektiösen Mononukleose finden sich hohe Titer heterophiler Antikörper (Nachweis: Hanganatziu-Deicher-Reaktion, Paul-Bunell-Test und deren Modifikationen) und eine manchmal unspezifisch positive Wassermann-Reaktion.

Eine epidemische Arthritis wurde in Lyme (Lyme-Arthritis) und Nachbarorten im Staate Connecticut, USA, erstmals beobachtet. Überträger sind Arthropoden, der Erreger konnte bisher nicht identifiziert werden (STEERE et al. 1977).

β) Durch Bakterien verursachte Arthritiden

Bei akuten pyogenen Arthritiden kommt es auf den direkten (und schnellen) Nachweis der Erreger an. Das gilt auch für die Gonorrhoe, bei der einerseits der Erregernachweis oft nicht leicht ist und andererseits klinisch benigne Verläufe vorkommen (BRANDT et al. 1974; SEIFERT et al. 1974; HANDSFIELD et al.

1976; BROGADIR et al. 1979). Letztere können durchaus mit der c.P. verwechselt werden. Komplementfixationstests sind leider von sehr begrenztem diagnostischem Wert. Eine technisch einfache Methode zur Feststellung des Antikörpertiterverhaltens bei der Gonorrhoe steht noch aus (SHARP 1979).

In der Differentialdiagnose rheumatischer Erkrankungen scheint die Bedeutung der gramnegativen, fakultativ anaeroben Bakterien der Gruppe der Enterobacteriacease erst in den letzten Jahren richtig erkannt zu werden. So ruft der durch Nagetierbiß übertragene Streptobacillus moniliformis (Spirillum minus) in 50% eine nichtsuppurative migratorische Arthritis hervor. Ein Agglutinationstiter >1:80 führt zur Diagnose. Eine ähnliche (gleiche?) Erkrankung tritt nach Genuß kontaminierter Milch auf (Haverhill-Fieber, Erythema arthriticum epidemicum).

Die reaktive Arthritis nach Enteritis mit Shigella flexneri, Salmonellen und Yersinia enterocolita scheint ähnlichen immunologischen Mechanismen zu gehorchen wie der Streptokokkenrheumatismus. Hinzu kommt das häufige Zusammentreffen mit HLA-B27 (BREWERTON u. ALBERT 1977). Diese Arthritis und ihre Restsymptome erfüllen die Kriterien des Reiter-Syndroms. Die serologische Abgrenzung reaktiver Arthritiden nach Infektionen mit Salmonella, Shigella, Yersinia und Campylobacter ist von großer differentialdiagnostischer Bedeutung (KNAPP 1981).

γ) Beta-hämolysierende Streptokokken

Auf eine ausführliche Darstellung der Rolle der beta-hämolysierenden Streptokokken beim Streptokokken-Rheumatismus (rheumatisches Fieber) wird verzichtet, da zu diesem Thema ausführliche Darstellungen vorliegen (u.a. von MÜLLER 1976). Neben dem Nachweis von Antikörpern gegen Streptokinase, Hyaluronidase, Nikotinamid-Adenin-Dinukleosidase und Desoxyribonuklease spielt die Bestimmung des Antistreptolysin-O-Titers die wichtigste Rolle. Titer über 200 I.E./ml gelten als erhöht. Ein einziger erhöhter Titer ist jedoch nur ein indirekter Beweis für eine bestehende oder überstandene Streptokokkeninfektion. Die Diagnose eines rheumatischen Fibers, bei dem in 80% erhöhte Antistreptolysin-O-Titer vorliegen, kann so nicht gestellt werden. Zur Diagnose eines Streptokokken-Rheumatismus bedarf es der genauen Beobachtung klinischer Befunde zusammen mit den Titerschwankungen. Das Verhalten des Antistreptolysin-O-Titers, sein Ansteigen und Abfallen mit der Therapie und der Änderung der klinischen Symptomatik machen diesen Test für die Diagnostik des rheumatischen Fiebers unentbehrlich.

b) Antigammaglobuline (Rheumafaktoren)

Rheumafaktor(en) [RFen] sind Autoantikörper, die mit antigenen Bindungsstellen am Fc-Fragment des Gammaglobulin-G-(IgG)Moleküls reagieren. Ihre Bestimmung gehört zu den klassischen Labortests bei rheumatischen Erkrankungen (LEMMEL 1980).

Bereits 1922 stieß MEYER auf das Phänomen der Agglutination sensibilisierter Hammelblutkörperchen. Aber erst WAALER (1940) und dann ROSE et al. (1948) berichteten über das Vorkommen von RF bei der c.P.. Eine vereinfachte Methode brachte der Latexfixationstest (Latextest) von SINGER u. PLOTZ (1956).

RFen werden in allen drei Hauptimmunglobulinklassen, IgG, IgA und IgM, gefunden (FRANKLIN et al. 1957; LOSPALLUTO u. ZIFF 1959; KUNKEL et al. 1961; WILLIAMS u. KUNKEL 1963; HEIMER u. LEVIN 1966). Die in unseren Laboratorien routinemäßig nachgewiesenen RFen gehören der IgM-Klasse an. Der Nachweis von IgG- und IgA-RF ist schwierig.

α) Routineserologie der Rheumafaktoren

Beim Routinenachweis des RF haben sich zwei Testsysteme bewährt: In einem wird Human-IgG (System des Latexfixationstests) und im anderen Kaninchen-Ambozeptor bzw. Kaninchen-IgG (System der Waaler-Rose-Reaktion) als Antigen (bzw. Reaktant) für den RF verwendet. In der Praxis stehen für beide Systeme zahlreiche Schnelltests (meistens Objektträgertests), bei denen als Reagenzien haltbar gemachte Erythrozyten oder inerte Latexpartikel verwendet werden, zur Verfügung. An weiteren Nachweismethoden sollen Agglutinationshemmtest (ZIFF et al. 1956), Praecipitinreaktion (EPSTEIN et al. 1956), Immunfluoreszenztest (MCCORMICK 1963), quantitative Immunabsorption (TORRIGIANI u. ROITT 1967), Rosettenformationstest (BACH u. DELBARRE 1968), Radioimmunessay (FRANCHIMONT u. SUTEANU 1969) und Komplementfixation (TANIMOTO et al. 1975) erwähnt werden. Die Laser-Nephelometrie scheint sich neuerdings in der RF-Serologie immer mehr durchzusetzen, zumal hier auch die Antigammaglobuline der IgG-Klasse erfaßt werden können (SCHMOLKE et al. 1977; VORLAENDER u. SCHMOLKE 1979). Die Tabelle 4 zeigt einige Modifikationen der zum Nachweis des RF verwandten Agglutinationsmethoden. Diese Modifikationen bestehen in Veränderungen des Indikators bzw. Trägers (Erythrozyt, Latexpartikel) oder des Gammaglobulin-Reaktants (humanes oder tierisches IgG). Weiter kann in dem zu untersuchenden Serum eine Anreicherung des RF z.B. durch Kältepräzipitation erreicht werden. Als Antigen reagiert mit dem RF am besten (z.B. durch Hitze) denaturiertes Gammaglobulin. Die Abb. 2 zeigt Agglutinations-„Trauben" des Latexfixationstests im elektronenmikroskopischen Bild (Größe pro Latexpartikel 0,814 µ).

Tabelle 4. Wichtige Modifikationen der Agglutinationsmethoden zum Nachweis des Rheumafaktors

Indikatorpartikel	Gamma-Globulin als Antigen	Beladungsart	Autoren
Schaferythrozyten	Kaninchen-Ambozeptor	Antigen-Antikörper-Reaktion	WAALER 1940; ROSE et al. 1948; HELLER et al. 1949; SVARTZ u. SCHLOSSMANN 1954
menschliche Rh-positive Erythrozyten	inkompl. menschliche Rh-Antikörper	wie oben	WALLER u. VAUGHAN 1956
Formalin-behandelte Schaferythrozyten	Kaninchen-Ambozeptor	wie oben	MILGROM et al. 1964
Polystyrol-Latex	Human-Gamma-Globulin-Fraktionen	Adsorption	SINGER u. PLOTZ 1956; RHEINS et al. 1957
wie oben	Kaninchen-Gamma-Globulin-Fraktionen	wie oben	BACH u. SCHMIDT 1971; MARCOLONGO u. SALETTI 1974

(Tabelle entnommen aus: K. STÖRIKO und G. UHLEMANN: Serologische Reaktionen zur Diagnose rheumatischer Krankheiten. Medizinischen Information der Behringwerke AG, 1975. Mit freundlicher Genehmigung der Autoren)

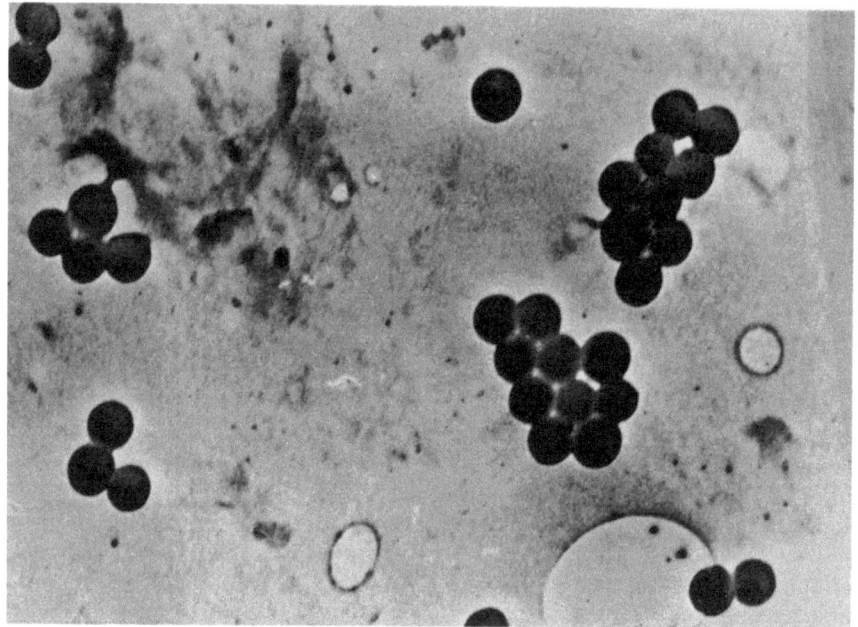

Abb. 2. Darstellung der Agglutination von Polystyrolpartikel (Größe = 0,814 µ im Latexfixationstest. Elektronenmikroskopische Aufnahme)

β) Rheumafaktoren bei der chronischen Polyarthritis

Das Auftreten von RFen ist bei der c.P. nicht obligat (seronegative c.P.). Wendet man jedoch analog klinischer Methodik den positiven Ausfall einer Testmethode zum Nachweis des RF differentialdiagnostisch an, dann steht die c.P. an erster Stelle (seropositive c.P.). Je höher der RF-Titer, umso wahrscheinlicher die Diagnose (Abb. 3).

Mit verschiedenen Techniken werden RFen in 70–100% im Serum chronischer Polyarthritiker gefunden. Bei der juvenilen c.P. sind es dagegen nur 10–20%. Sogenannte falschpositive Tests liegen in der Waaler-Rose-Reaktion bei gesunden (Kontroll-)Personen bei < 1%, während im Latextestsystem Werte um 5% zu erwarten sind.

γ) Probleme der Rheumafaktor-Serologie

Leider sind die Ergebnisse der RF-Bestimmung von Labor zu Labor und Methode zu Methode (Abb. 4) verschieden. Es treten erhebliche Titerschwankungen auf (BOZSOKY 1963; SINGER 1973, 1974; MATHIES 1974, 1975). Am wenigsten sollten solche Schwankungen beim Latextest zu erwarten sein. Aber auch hier zeigt sich der Einfluß der Testmethoden, der verschiedenen Kunststoffpartikel und der verwandten Serumglobulin-Reaktantien (BACH et al. 1968; BACH et al. 1968). Methoden mit großer Sensibilität für RF (Typ des Latextests) zeigen mehr falschpositive Ergebnisse und sind für die Diagnose einer c.P. relativ unspezifisch. Geringere RF-Sensibilität (Typ der Waaler-Rose-Reaktion) ist für die Diagnose der c.P. spezifischer (WALLER 1969, 1970). Für die RF-Serologie in der Praxis bedeutet dies jedoch, daß beide Testmethoden (Latextest und

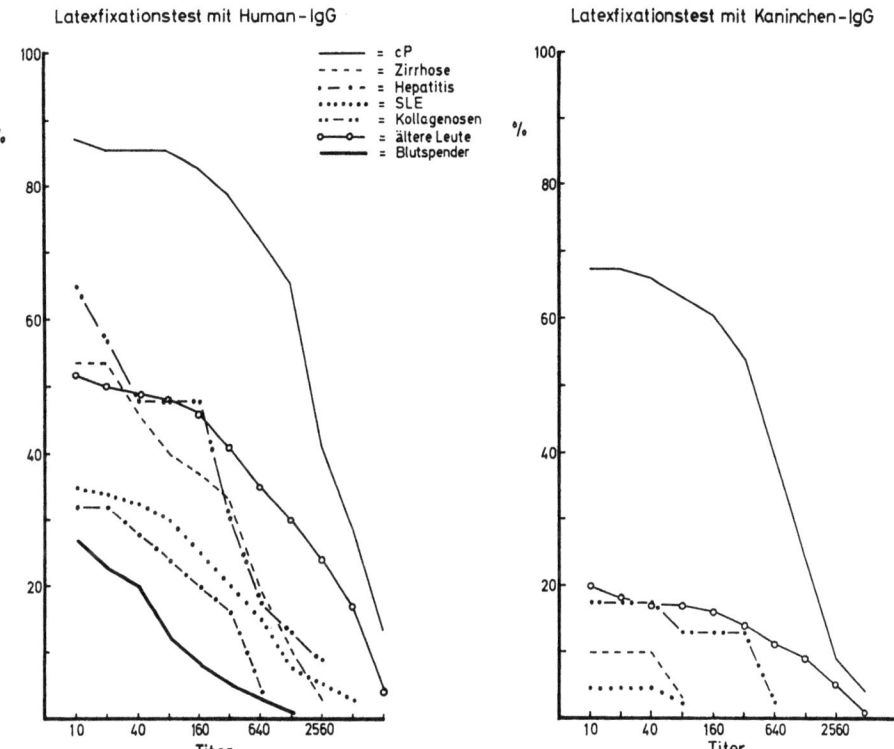

Abb. 3. Nachweis von Rheumafaktor gegen Human-IgG (*links*) und Kaninchen-IgG (*rechts*): Titerregressionskurven bei verschiedenen Erkrankungen. (G. BACH u. J. SCHMIDT, Z. Immun.-Forsch. 144, 42, 1972)

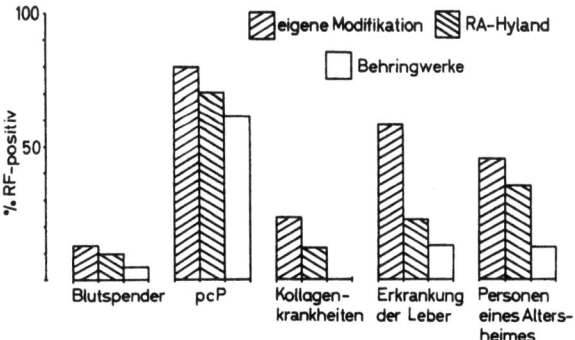

Abb. 4. Vergleich dreier verschiedener Latexfixationstests zur Bestimmung des Rheumafaktors

Waaler-Rose) „optimale" Ergebnisse bringen und daher zusammen durchgeführt werden sollen (BAENKLER 1972).

δ) Sogenannte falschpositive Rheumafaktoren

Positive RF-Nachweise finden sich bei den Konnektivitiden (VAUGHAN 1966), Leberparenchymschädigungen (BACH 1970), Lepra (CATHCART et al.

Tabelle 5. Positive Rheumafaktoren bei Patienten ohne chronische Polyarthritis

0–10%

Arthritis psoriatica, Spondylitis ankylosans, Colitis ulcerosa und Enteritis regionalis mit und ohne Arthritis/WS-Beteiligung, Weichteilrheumatismus, Gicht, degenerative Wirbelsäulenleiden, Arthrosen, multiples Myelom.

10–20%

Tuberkulose, Lepra, Lues, Sarkoidose, Trichinose, verschiedene Viruskrankheiten und bakterielle Infektionen (im Akutstadium liegt der niedrige Rheumafaktor-Titer – meist nur gegen Human-IgG gerichtet – häufig über 20%, um nach Genesung wieder zu verschwinden).

20–40%

„Autoimmunkrankheiten": Lupus erythematodes disseminatus, Sklerodermie, Dermatomyositis, Sjögren-Syndrom, Panarteriitis nodosa, Morbus Waldenström; ältere Personen (z.B. im Alter über 60 Jahre).
Leberaffektionen: Leberzirrhose (manchmal sogar um 50%), Virushepatitis (im Akutstadium), chronische Hepatitis (manchmal über 50%), biliäre Verschlüsse (benigne und maligne), Neoplasmen der Leber (manchmal über 50%)

50% und etwas höher

Subakute bakterielle Endokarditis, interstitielle Lungenfibrose (in verschiedenen Studien aber auch wesentlich höher als 50%)

1960), Kala-Azar und Sarkoidose (KUNKEL et al. 1958), Syphilis (PELTIER u. CHRISTIAN 1959), Lungentuberkulose (SINGER et al. 1962), subakuter bakterieller Endokarditis (WILLIAMS u. KUNKEL 1962) und nach Operationen am offenen Herzen mit multiplen Bluttransfusionen (PRETTY et al. 1968). Mit zunehmendem Alter kommen diese Antigammaglobulinfaktoren im Blutserum älterer Personen vor (HEIMER et al. 1963; LITWIN u. SINGER 1965; MIKKELSON et al. 1967; BACH et al. 1971). Die Tabelle 5 zeigt eine (ungefähre) Zusammenstellung über das Vorkommen von RFen bei Patienten ohne c.P. (s. auch MÜLLER 1962; FEHR 1978; PELTIER 1977; LEMMEL 1980).

ε) IgG-, IgA- und IgD-Rheumafaktoren

Die Messung von IgA- (und IgD) RFen ist technisch noch kompliziert. Da die Bedeutung dieser RF-Klassen noch sehr unklar ist, sollen sie lediglich erwähnt werden (HEIMER u. LEVIN 1966; TORRIGIANI u. ROITT 1967; FLORIN-CHRISTENSEN et al. 1974; MELLBY et al. 1975; SCHUR BIANCO u. PANUSH 1975; DUNNE et al. 1979).

Routinebestimmungen des bei der c.P. häufigen IgG-RF sind noch nicht möglich (TORRIGIANI u. ROITT 1967; BIANCO et al. 1974; THEOFILOPOLOUS et al. 1974; WINCHESTER 1975). Sie werden aber sicherlich in der nahen Zukunft zur Verfügung stehen. Diese niedermolekularen RFen haben eine größere klinische Spezifität und zeigen auch eine bessere Korrelation zum Aktivitätsgrad der Entzündung (VORLAENDER 1981). IgG-RFen haben im Gegensatz zu IgM-RFen weniger „Avidität" zur Verbindung mit IgG (als Reaktant), sie können jedoch zu Aggregatbildungen und damit zu Immunkomplexen und Vaskulitiden führen (SCHROHENLOHER 1961; KUNKEL et al. 1961; CHODIRKER u. TOMASI 1963; GREY et al. 1968; WINCHESTER et al. 1970; CAPRA et al. 1971). Selbstverständlich werden Vaskulitiden auch bei hohen IgM-RF-Spiegeln beobachtet (MONGAN et al. 1969). Bei juveniler und adulter c.P. können IgG-RFen vorkommen, während

Tabelle 6. Einige biologische Funktionen von Rheumafaktoren. (Nach LEMMEL 1980)

1. Beeinflussung der Phagozytosemechanismen
2. Amplifizierung von Virusneutralisation
3. Sterische Blockade der Komplementbindung auf der „denaturierten" Fc-Region des IgG
4. Inhibition von Thrombozytenaggregation (IgM-RF), Steigerung von Thrombozytenaggregation (IgG-RF)
5. Hemmung der Mitogenstimulation von Lymphozyten
6. Neigung zur Selbstassoziierung von RF zu Komplexen
7. Fixierung (und Aktivierung) von Komplement
8. Steigerung spontaner zytotoxischer Reaktionen

Routinemethoden zum Nachweis des RF negativ ausfallen (TORRIGIANI et al. 1969; TORRIGIANI et al. 1970). IgG-Antigobuline werden aber neben der c.P. auch bei chronischen Leberschäden und Neoplasien festgestellt (HARTMANN et al. 1974; SCHEDEL et al. 1976).

RFen sind für die Diagnose der c.P. weder obligat noch spezifisch. In der Langzeitbeobachtung kann die Titerhöhe mit der Krankheit (manchmal) übereinstimmen (LEMMEL 1980). Für die Prognose der c.P. scheint die RF-Positivität nicht günstig zu sein, was u.a. mit der Ablagerung von Immunkomplexen und ihren pathologischen Konsequenzen zusammenhängen kann. Die Tabelle 6 bringt eine Zusammenstellung wichtiger biologischer Funktionen der RFen.

c) Antinukleäre Faktoren

Antinukleäre Faktoren bzw. antinukleäre Antikörper (ANF, ANA) sind Antikörper, die gegen verschiedene Kernbestandteile gerichtet sind. Ihre Geschichte beginnt im Jahre 1948 mit der Entdeckung der LE-Zelle durch HARGRAVES et al. (s. auch „Geschichtliches" im Kapitel über den Lupus erythematodes,

Tabelle 7. Einteilung antinukleärer Antikörper. (Nach DAVIS 1981)

Antinukleoprotein

Anti-DNS
    Anti- (einzelstrangige) (ss) DNS (denaturiert)
    Anti- (doppelstrangige) (ds) DNS (nativ)

Anti-ENA
    Anti-RNP (anti Mo)
    Anti-Sm
    Anti-SS-A (anti-Ro)
    Anti-Ha; anti-SS-B (anti-La)
    Anti-(Pm-1); (anti-Mi)
    Anti-MA

Anti-RNS; anti-RNS-Protein

Antihistone

Antikörper gegen zytoplasmatische Antigene
    Antikörper gegen Nicht-Nukleinsäure-Antigen (anti-Ro)
    Anti-RNP (anti-La)

Antinukleär assoziiertes Antigen

Zellkern	Art der Fluoreszenz	Antikörper gegen	kommt bei folgenden Krankheiten vor
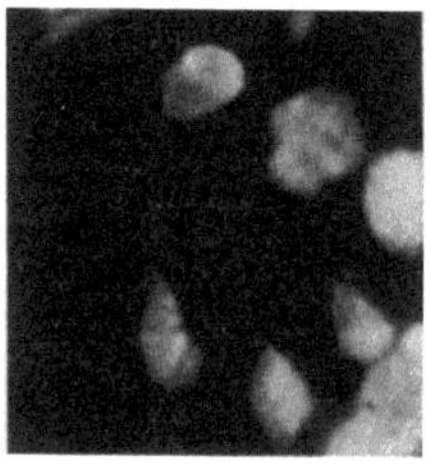	homogen	Nukleoprotein	Lupus erythematodes (auch im Inaktivstadium), gelegentlich bei chronischer Polyarthritis, chron. diskoidem Lupus, selten bei älteren Personen
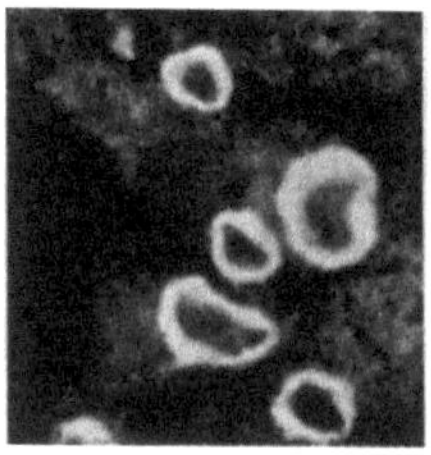	Kernmembran	überwieg. ds-DNS	aktiver Lupus erythematodes
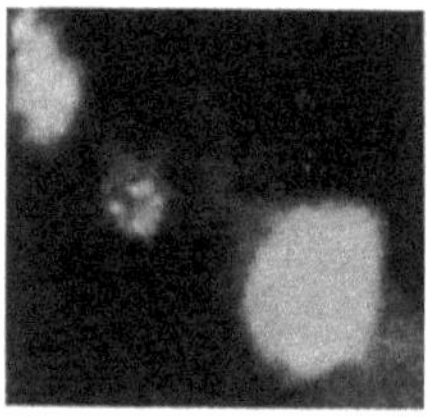	fleckig	lösliche Nukleoproteine, z.B. ENA	chronische Polyarthritis, Lupus erythematodes, chron. diskoider Lupus, Sharp-Syndrom progressive systematische Sklerose (Sklerodermie), Sjögren-Syndrom, chronische Lungenerkrankungen ältere Personen
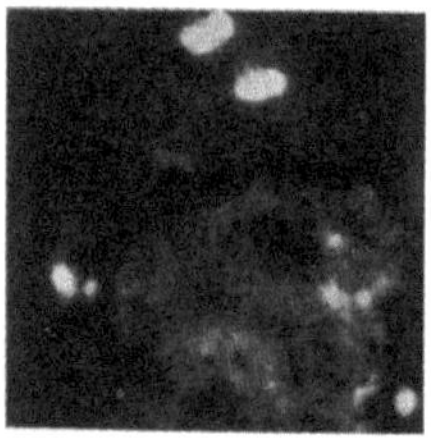	nukleolär	vor allem RNS	gewöhnlich bei der progressiven systemischen Sklerose, gelegentlich beim Lupus erythematodes und der chronischen Polyarthritis

Abb. 5. Die wichtigsten Formen der ANF-Immunfluoreszenz und zugeordnete Differentialdiagnose. (Aus BACH, G.L., Praktische Immunologie rheumatischer Krankheiten, Akt. Rheumatol. 1, 61, 1976)

Teilband C, Handb. d. inn. Med. Bd. VI/2). Für die Diagnose rheumatischer Erkrankungen sind die ANF sehr wichtig (MÜLLER 1976; HELMKE 1981). Sie sind schneller und technisch einfacher durchzuführen als der LE-Zelltest, der allerdings für die Diagnose des LED hochspezifisch ist (COHEN et al. 1971).

Unter den ANF unterscheidet man Antikörper gegen native, doppelstrangige (ds-DNS) und gegen denaturierte, einzelstrangige Desoxyribonukleinsäure (ss-DNS), gegen Ribonukleinsäure (RNS), gegen salzlösliche und mit Phosphatpuffer extrahierbare Kernbestandteile. Die Tabelle 7 zeigt eine Zusammenfassung der verschiedenen antinukleären Antikörper. Übersichtliche Darstellungen finden sich bei MEYER zum BÜSCHENFELDE und BANDILLA (1978), VORLAENDER (1980) und STEFFEN (1982).

Patienten mit LED zeigen ANF in nahezu 100% (FEHR 1978). Ein negativer Ausfall stellt die Diagnose eines LED in Frage. Eine Differenzierung der Antikörper hinsichtlich ihrer verschiedenen Reaktivität mit Zellkernantigenen gelingt mit der fluoreszierenden Antikörpertechnik. Das erhaltene Fluoreszenzmuster wird als homogen, gefleckt, ringförmig und nukleolär bezeichnet (Abb. 5). Viele Patienten mit ANF zeigen ein gemischtes Fluoreszenzmuster. Das für die Erkrankung typische Muster kommt erst nach Verdünnung des Serums hervor (MEYER ZUM BÜSCHENFELDE u. BANDILLA 1978).

Die homogene Fluoreszenz kommt am häufigsten vor, sie ist aber auch am unspezifischsten, denn sie kann auch bei anderen Konnektividen und chronischer Hepatitis vorkommen. Die Tabelle 8 zeigt positive ANF bei verschiedenen Erkrankungen. Das Fluoreszenzmuster wird durch Antikörper gegen unlösliches Deoxyribonukleoprotein hervorgerufen (LACHMANN u. KUNKEL 1961; BONOMO et al. 1965; DORSCH et al. 1969). Diese Antikörper sind auch für die Entstehung des LE-Zellphänomens verantwortlich (MIESCHER u. FAUCONNET 1954). Die periphere Fluoreszenz wird durch Antikörper gegen native DNS verursacht

Tabelle 8. Positive ANF bei verschiedenen Erkrankungen. (Aus BACH, G.L., Praktische Immunologie rheumatischer Erkrankungen, Akt. Rheumatol. 1, 61, 1976)

70% und höher

Sklerodermie, Sjögren-Syndrom

50–70%

Nach Therapeutika: Antikonvulsiva, Tuberkulostatika, Hydralazin, Methyldopa, Propylthiouracil, Procainamid (mit und ohne klinische Symptome von Lupus erythematodes)

20–40%

Dermatomyositis, Myasthenia gravis, Colitis ulcerosa, chronische aggressive Hepatitis, Lungenerkrankungen (mit Kollagenkrankheiten?), ältere Personen

30% und weit darunter

chronische Polyarthritis, Panarteriitis nodosa und andere Autoimmunprozesse, verschiedene Neoplasien, Tuberkulose

---

Tabelle 9. Methoden zum Nachweis der antinukleären Antikörper und einzelner Subfraktionen. (Nach HELMKE et al. 1981)

Gewebe-Gefrierschnitte	ANF	Solide-Phase-RIA	DNS/RNS
Leukozyten	ANF	Filter Assay	DNS/RNS
Vogelerythrozyten	ANF	LE-Zell-Test	DNP
Crithidia luciliae	DNS	Antiglobulin-Konsumptions-Test	ANF
Spot-Test	DNS/DNP	Gel-Präzipitation	DNS/ENA
Fixierte Monolayer	ANF	Komplement-Fixation	DNS/ENA
Spermatozoen	Histone	Passive Hämagglutination	DNP/DNS
		Passive Hämagglutination	Sm/ENA
Enzym-Assay		Bentonit-Flocculation	DNP/DNS
Radioimmun-Assay		Latex-Fixation	DNP/DNS
Farr-Technik	DNS, RNS	Immundiffusion	DNP/Histone
Doppel-Ak-Technik	DNS	Elektroimmundiffusion	DNP/DNS

Tabelle 10. Muster antinukleärer Antikörper bei verschiedenen Erkrankungen des rheumatischen Formenkreises. (Nach HELMKE et al. 1981)

Antinukleäre Faktoren

Antikörper gegen	Vorkommen bei
Nukleoprotein	LED, diskoider LE, (LE-Zell-Test)
DNS nativ	LED
DNS denaturiert	LED, c.P., aggressive Hepatitis, medikamentös induzierter LE
Histone	LED
Puffer lösliches Protein	LED, Sklerodermie, Sharp-Syndrom
SM-Antigen	LED, Sklerodermie, Dermatomyositis
Nukleolus	LED, Sklerodermie
RNS	LED

Tabelle 11. Weitere beim LED vorkommende Autoantikörper

Antikörper gegen Lipidantigene (positive Wassermann-Reaktion!)
Antikörper gegen Gerinnungsfaktoren
Antikörper gegen Erythrozyten, Leukozyten, Thrombozyten
Antikörper gegen T-Lymphozyten-Oberflächenantigene
Antikörper gegen B-Lymphozyten-Oberflächenantigene
Antikörper gegen verschiedene Gewebe

(CASALS et al. 1963; ROTHFIELD u. STOLLAR 1967; TAN 1967). Sie wird am häufigsten beim aktiven LED beobachtet und entspricht am besten Untersuchungsbefunden mit ds-DNS. Das gefleckte Muster bezieht sich auf Antikörper gegen extrahierbare lösliche Konstituenten des Zellkerns (BECK 1961). Es handelt sich dabei um verschiedene antigene Strukturen, die als Gruppe als „extrahierbare nukleäre Antigene" (ENA) bezeichnet werden (SHARP et al. 1971). Die bedeutendsten Untergruppen von ENA: das Sm-Antigen und Ribonukleoprotein (RNP). Ein nukleoläres Muster wird bei der Sklerodermie beobachtet (BECK et al. 1962).

Die Tabelle 9 zeigt eine Zusammenfassung der bekanntesten Nachweismethoden für ANF, die ständig erweitert werden (z.B. Counterimmunelektrophorese, solide Phase-Methode). Eine Zusammenstellung der verschiedenen Muster antinukleärer Antikörper bei verschiedenen rheumatischen Erkrankungen findet sich in der Tabelle 10.

Der Nachweis von Antikörpern gegen native ds-DNS bezieht sich hauptsächlich auf die Diagnose des LED. Nur wenige Ausnahmen von dieser Regel wurden bisher gefunden (TAN 1979). Eine übersichtliche Auflistung wichtiger beim LED vorkommender Autoantikörper zeigt die Tabelle 11.

d) Weitere Autoantikörper

Auf die verschiedenen Nachweismethoden für Immunkomplexe soll hier verzichtet werden, da diesem Thema mehr Platz eingeräumt werden muß. Ebenso ist eine vollständige Abhandlung über die Serologie der rheumatischen Krankheiten nicht Sinn dieser Ausführungen. Trotzdem soll in einer Zusammenfassung (Tabelle 12) auf die Bedeutung anderer Autoantikörper bei rheumatischen Erkrankungen hingewiesen werden.

Tabelle 12. Rheumatische Erkrankungen und wichtige Autoantikörper

Diagnose	Autoantikörper	Bemerkungen	Literatur-Nachweis
chronische Polyarthritis	RFen in $2/3$ und mehr, gewöhnlich hohe Titer; Latexfixationstest und Waaler-Rose-Test!		
	Anti-RANA	dieser Antikörper tritt bei c.P., nach EB-Virus-Infektion auf	ALSPAUGH et al. 1976
juvenile c.P.	RF in 40–50%	aber bei der polyartikulären Form, die mehr der adulten c.P. gleicht	BUJAK et al. 1973
	gelegentlich ANF	bei oligoartikulärem Verlauf mit Risiko einer Iridozyklitis	KEY u. KIMURA 1975
Felty-Syndrom	RFen in über $2/3$, hohe Titer; ANF in $2/3$	besondere Verlaufsform der c.P. mit viszeraler Beteiligung	PINALS 1981
Caplan-Syndrom	wie c.P., weniger RF-Positivität	c.P. und Pneumokoniose	CAPLAN 1953
Sjögren-Syndrom	Anti-SS-A (SS-A Präzipitin), Antikörper gegen saures Nukleoprotein aus Kaninchen-Milz-Extrakt	in 70% beim Sjögren-S.-Sicca-Komplex, 30% LED, 10% Sjögren-S.-c.P.	ALSPAUGH et al. 1976; SCOPELITIS et al. 1980, STRAND u. TALA 1970/80
	Anti-SS-B (SS-B Präzipitin), ... gegen Thymus-Extrakt	in 55–75% beim Sjögren-Sicca-Komplex, in 75–85% beim Sjögren-S.-LED	ALSPAUGH et al. 1976; STRAND u. TALAL 1979/80
	duktuläre Antikörper		VORLAENDER 1980
LED	Anti-ds-DNS	„diagnostisch" für LED	PETER u. DAWKINS 1979
	Anti-Sm	nur in 30%	NOTMAN et al. 1975
Sklerodermie (systemische)	Antizentromere Antikörper,	in 60% beim CREST-Syndrom	TAN et al. 1980
	Anti-Scl (-70) gegen Nicht-Histon-Kernproteine	unterstützt die Diagnose, aber nur in 20% vorhanden	TAN et al. 1980
Dermatomyositis/Polymyositis	Antikörper gegen Myosin		VORLAENDER 1980
Panarteriitis	in 50% HBs-Antikörper nachweisbar		VORLAENDER 1980
Pseudo-LE-Syndrom	Antimitochondriale Antikörper in hohen Titern	ebenso bei chronisch aktiver Hepatitis und primär biliärer Zirrhose	KLATSKIN u. KANTOR 1972

Literatur

Ager EA, Chin TDY, Poland JD (1966) Epidemic erythema infectiosum. N Engl J Med 275:1326

Agnello V (1978) Complement deficiency states. Medicine (Baltimore) 57, 1:23

Alper CA, Rosen FS (1975) Clinical applications of complement assays. In: Stollerman GH (ed) Advances in internal medicine. Yearbook Medical Publishers, Chicago, pp 61–88

Alspaugh MA, Talal N, Tan EM (1976) Differentiation and characterization of autoantibodies and their antigens in Sjögren's syndrome. Arthritis Rheum 19:216

Amos RS, Constable TJ, Crockson RA, Crockson AP, McConkey B (1977) Rheumatoid arthritis: relation of serum C-reactive protein and erythrocyte sedimentation rates to radiographic changes. Br Med J 1:195–197

Aronsen KF, Ekelund G, Kindmark CO, Laurell CB (1972) Sequential changes of plasma proteins after surgical trauma. Scand J Clin Lab Invest [29 Suppl] 124:127

Bach G (1970) Rheumafaktor und Erkrankungen der Leber. Z. Immunitaetsforsch 139:253

Bach GL, Bach MK (1981) Rheumafaktor bei Paraproteinämien. Verh Deutsch Ges Rheumatol 7:496

Bach G, Grieble H, Zschocke R, Anderson T (1968) Beitrag zum Problem der Standardisierung des Latexfixationstests zum Nachweis des Rheumafaktors. I. Vergleich dreier verschiedener Latexfixationstests und nähere Charakterisierung des Gammaglobulin-„Reaktant". Acta Biol Med Germ 20:233

Bach G, Grieble H, Zschocke R, Anderson T, Harter F (1968) Beitrag zum Problem der Standardisierung des Latexfixationstests zum Nachweis des Rheumafaktors. II. Künstliche Polymere verschiedener Größe und chemischer Struktur als Indikatoren zum Nachweis des Rheumafaktors. Acta Biol Med Germ 20:241

Bach G, Grieble H, Anderson T (1971) Zur Immunpathologie des Alterns: Antigammaglobuline (Rheumafaktoren) und andere serologische Abnormalitäten. Aktuelle Gerontologie 1:337

Bach JF, Delbarre F (1968) Nouvelle méthode de détection du facteur rheumatoide au niveau cellulaire. CR Acad Sci [D] (Paris) 267:143

Baenkler HW (1972) Krankheitsstadium und Rheumafaktoren bei rheumatoider Arthritis. Med Klin 67:222–225

Ball J, Lawrence JS (1963) The relationship of rheumatoid serum factor to rheumatoid arthritis. A five-year follow-up of a population sample. Ann Rheum Dis 22:311–318

Beck JS (1961) Variations in the morphological patterns of "autoimmun" nuclear fluorescence. Lancet 1:1203

Beck JS, Anderson JR, McElhinney AJ (1962) Antinuclear antibodies. Lancet 2:575

Becker GJ, Waldburger M, Hughes GRV, Pepys MB (1980) Value of C-reactive protein measurements in the investigation of fever in systemic lupus erythematosus. Ann Rheum Dis 39:50

Bianco NE, Dobkin LW, Schur PH (1974) Immunological properties of isolated IgG and IgM antigammaglobulins (rhoumatoid factors). Clin Exp Immunol 17:91

Bonomo L, Tursi A, Dammacco F (1965) Characterization of the antibodies producing the homogenous and the speckled fluorescence pattern of cell nuclei. J Lab Clin Med 66:42

Boszsoky S (1963) The problem of standardization in rheumatoid arthritis serology. Arthritis Rheum 6:641

Brandt KD, Cathcart ES, Cohen AS (1974) Gonococcal arthritis. Arthritis Rheum 17:503

Brewerton DA, Albert E (1977) In: Dausset J, Svejgaard A (eds) HLA and Disease. Munksgaard, Copenhagen

Brogadir SP, Schimmer BM, Myers AR (1979) Spectrum of the gonococcal arthritis-dermatitis syndrome. Sem in Arthritis Rheum 8:177

Buckley RH (1981) Immunodeficiency Diseases. In: Kelley WN, Harris ED, Ruddy S, Sledge CB (eds) Textbook of Rheumatology. Saunders, Philadelphia London Toronto, p 1351

Bujak JS, Aptekar RG, Decker JL, Wolff SM (1973) Juvenile rheumatoid arthritis presenting in the adult as fever of unknown origin. Medicine 52:431

Caplan A (1953) Certain unusual radiographic appearances in the chest of coal-miners suffering from rheumatoid arthritis. Thorax 8:29

Capra JE, Winchester RJ, Kunkel HG (1971) Hypergammaglobulinemic purpura. Studies on the unusual anti-gammaglobulins characteristic of the sera of these patients. Medicine 50:125

Carson DA (1981) Rheumatoid factor. In: Kelley WN, Harris ED, Ruddy S, Sledge CB (eds) Textbook of Rheumatology. Saunders, Philadelphia London Toronto, p 677

Casals SP, Friou GJ, Teague PO (1963) Specific nuclear reaction pattern of antibody to DNA in LE sera. J Lab Clin Med 62:625
Cathcart ES, Williams RC, Ross H, Calkins E (1960) The relationship of latex fixation test to the clinical and serological manifestations of leprosy. Arthritis Rheum 3:436
Chodirker WB, Tomasi TB (1963) Low molecular weight rheumatoid factors. J Clin Invest 42:876
Claman HN, Merrill D (1966) Serum immunoglobulins in rheumatoid arthritis. J Lab Clin Med 67:850
Cohen AS, Reynolds WE, Franklin EC (1971) Preliminary criteria for the classification of systemic lupus erythematosus. Bull Rheum Dis 22:643
Davis JS (1981) Antinuclear Antibodies (ANA). In: Kelley WN, Harris ED, Ruddy S, Sledge CB (eds) Textbook of Rheumatology. Saunders, Philadelphia London Toronto, pp 691–709
Dorsch CA, Gibbs CB, Stevens MB, Shulman LE (1969) Significance of nuclear immunfluorescent patterns. Ann Rheum Dis 28:313
Duffy J, Lidsky MD, Sharp JT, Davis JS, Person DA, Hollinger FB, Min KW (1976) Polyarthritis, polyarteritis, and hepatitis B. Medicine 55:19
Dunne JV, Carson DA, Spiegelberg HL, Alspaugh MA, Vaughan JH (1979) IgA rheumatoid factor in the sera and saliva of patients with rheumatoid arthritis and Sjögren's syndrome. Ann Rheum Dis 38:161
Epstein W, Johnson A, Ragan C (1956) Observation on a precipitin reaction between serum of patients with rheumatoid arthritis and a preparation (Cohn Fraction II) of human gamma globulin. Proc Soc Exp Biol Med 91:235
Fehr K (1978) Bemerkungen zur immunologisch-serologischen Differentialdiagnose rheumatischer Erkrankungen. Eular 7:145
Fink PC, Schedel I, Deicher H (1976) Estimation of IgG-antiglobulins in sera of patients with rheumatoid arthritis and chronic liver disorders. Klin Wochenschr 54:601
Florian-Christensen A, Arana RM, Morteo GE, Roux MEB, Hubscher O (1974) IgG, IgA, IgM and IgD antiglobulins in juvenile rheumatoid arthritis. Ann Rheum Dis 33:32
Franchimont P, Suteanu S (1969) Radioimmunassay of rheumatoid factor. Arthritis Rheum 12:482
Franklin EC, Holman HR, Müller-Eberhard HJ, Kunkel HG (1957) An unusual protein of high molecular weight in the serum of certain patients with rheumatoid arthritis. J Exp Med 105:425
Grey HM, Kohler PF, Terry WD, Franklin EC (1968) Human monoclonal gamma-G cryoglobulins with anti-gammaglobulin activity. J Clin Invest 47:1875
Grieble HG, Bach GL, Spies HW, Anderson TO (1967) C'1q, an acute phase reactant to viral and bacterial infections. J Lab Clin Med 70:1012
Handsfield HH, Wiesner PJ, Holmes KK (1976) Treatment of the gonococcal arthritis-dermatitis syndrome. Ann Intern Med 84:661
Hargraves MM, Richmond H, Morton R (1948) Presentation of two bone marrow elements: The "tart" cell and "L.E." cell. Proc Staff Meet Mayo Clinic 23:25
Hartmann D, Lewis MG, Proctor JQ, Lyons H (1974) In vitro interactions between anti-tumor antibodies and antibodies in malignancy. Lancet 21:1481
Heimer R, Levine FM (1966) On the distribution of rheumatoid factors among the immunoglobulins. Immunochemistry 3:1
Heimer R, Levine FM, Rudd E (1963) Globulins resembling rheumatoid factors in serum of the aged. Am J Med 35:175
Helmke K (1981) Antinukleäre Antikörper. Thieme Copythek, Thieme, Stuttgart New York
Honig S, Gorevic P, Weissman G (1977) C-reactive protein in systemic lupus erythematosus. Arthritis Rheum 20:1065
Jasin HE, LoSpalluto J, Ziff M (1970) Rheumatoid hyperviscosity syndrome. Am J Med 49:484
Johnson RE, Hall AP (1958) Rubella arthritis: Report of cases studied by latex tests. N Engl J Med 258:743
Kantor TG, Tanner M (1962) Rubella arthritis and rheumatoid arthritis. Arthritis Rheum 5:378
Key SN, Kimura SJ (1975) Iridocyclitis associated with juvenile rheumatoid arthritis. Am J Ophthalmol 80:425
Klatskin G, Kantor FS (1972) Antimitochondrial antibody in primary biliary cirrhosis and other diseases. Ann Int Med 77:533
Knapp W (1981) Yersinia-Arthritis. MMW 123:1903
Koj A (1974) Acute phase reactants. In: Allison AC (ed) Structure and function of plasma proteins, vol 1. Plenum Press, New York

Kunkel HG, Simon HJ, Fudenberg HH (1958) Observations concerning positive serologic reactions for rheumatoid factor in certain patients with sarcoidosis and other hyperglobulinemic states. Arthritis Rheum 1:289

Kunkel HG, Müller-Eberhard HJ, Fudenberg HH, Tomasi TB (1961) Gammaglobulin complexes in rheumatoid arthritis and certain other conditions. J Clin Invest 40:117

Kushner I (1981) The acute phase reactants and the erythrocyte sedimentation rate. In: Kelley WM, Harris ED, Ruddy S, Sledge CB (eds) Textbook of Rheumatology. Saunders, Philadelphia London Toronto, pp 669–676

Lachmann PJ, Kunkel HG (1961) Correlation of antinuclear antibodies and nuclear staining patterns. Lancet 2:436

Lachmann PJ, Rosen FS (1978) Genetic defects of complement in man. Springer Semin Immunpath 1:339

Lee PR, Barnett AF, Scholer JF, Bryner S, Clark WH (1960) Rubella arthritis. A study of twenty cases. Calif Med 93:125

Lemmel EM (1980) Praktische Auswertung immunologischer Laborbefunde zur Sicherung der Diagnostik. Therapiewoche 30:4571

Litwin SD, Singer JM (1965) Studies of the incidence and significance of anti-gammaglobulin factors in the aging. Arthritis Rheum 8:538

LoSpalluto J, Ziff M: Chromographic studies of the rheumatoid factor J Exp Med 110, 169, 1959

Malawista SE, Steere AC (1981) Viral Arthritis. In: Kelley WM, Harris ED, Ruddy S, Sledge CB (eds) Textbook of Rheumatology. Saunders, Philadelphia London Toronto, pp 1586–1601

Mancini G, Carbonara AO, Heremans JF (1965) Immunochemical quantitation of antigens by single radial immunodiffusion. Immunochemistry 2:235

Mathies H (1974/75) Fehlermöglichkeiten bei der Bestimmung und Beurteilung von Rheumafaktorenreaktionen. Allerg Immunol (Leipz) 20/21:77

McCormick JN (1966) Rheumatoid factor – Immunological Considerations. In: Hill AGS (ed) Modern trends in immunology, vol 1. Appelton-Century-Crofts, New York

McKenna PJ, O'Brian JT, Scheinmann HZ, Delaney WE, Pelecchia C, Lepore JJ (1971) Hepatitis and arthritis with hepatitis-associated antigen in serum and synovial fluid. Lancet 2:214

Mellby OJ, Hoyeraal HM, Michaelsen T, Natvig JB (1975) Human anti-immunoglobulin antibodies with specificity for native and pepsin digested IgD. Clin Exp Immunol 20:479

Meyer K (1922) Über Hämagglutininvermehrung und Hämagglutination fördernde Wirkung bei menschlichen Seren. Z. Immunitaetsforsch 34:229

Meyer zum Büschenfelde KH, Bandilla K (1978) Autoantikörper, Rheumafaktoren, HLA-B27, Synovialflüssigkeit. In: Thomas L (Hrsg) Labor und Diagnose. Med Verlagsgesellschaft Marburg, S 663–707

Miescher P, Fauconnet M (1954) Antigenic constituents of the polymorphonuclear leucocytes and their clinical importance. Schweiz Med Wochenschr 84:1036

Mikkelson WM, Dodge HJ, Duff IV, Kato H (1967) Estimates of the prevalence of rheumatic disease in the population of Tecumseh, Michigan, 1950–60. J Chronic Dis 20:351

Mirick GS, Shank RE (1959) An epidemic of serum hepatitis studied under controlled conditions. Am Clin Climat Ass 71:176

Mongan ES, Cass RM, Jacox RF, Vaughan JH (1969) A study of the relation of seronegative and seropositive rheumatoid arthritis to each other and to necrotizing vasculitis. Am J Med 47:23

Mosley J, Glambos J (1969) Viral hepatitis. In: Schiff L (ed) Diseases of the liver. JB Lippincott, Philadelphia

Müller W (1962) Die Serologie der chronischen Polyarthritis. Springer, Berlin Göttingen Heidelberg

Müller W (1976) Immundiagnostik rheumatischer Erkrankungen, Fortbild-K Rheumatol, Bd 4. Karger, Basel, S 122–148

Müller-Eberhardt HJ (1978) Complement abnormalities in human disease. Hosp Pract 13:65

Notman DD, Kurata N, Tan EM (1975) Profiles of antinuclear antibodies in systemic rheumatic dieseases. Ann Intern Med 83:464

Peltier A (1977) Serologie der Polyarthritis, Folia rheumatologica. Documenta Geigy

Peltier A, Christian CL (1959) The presence of the "rheumatoid factor" in sera from patients with syphilis. Arthritis Rheum 2:1

Peter JB, Dawkins RL (1979) Evaluating autoimmune disease. Diagnostic Med 2:68

Pinals R (1981) Felty's syndrome. In: Kelley WM, Harris ED, Ruddy S, Sledge CB (eds) Textbook of Rheumatology. Saunders, Philadelphia London Toronto, pp 964–970

Pretty HM, Fudenberg HH, Perkins HA, Gerbode F (1968) Anti-gammaglobulin antibodies after open heart surgery. Blood 32:205

Rose M, Ragan C, Pearce E, Lipman MO (1948) Differential agglutination of normal and sensitized sheep erythrocytes by sera of patients with rheumatoid arthritis. Proc Soc Exp Biol Med 68:1

Rothfield NF, Stollar BD (1967) The relationship of immunoglobulin class, pattern of antinuclear antibody and complement fixing antibodies to DNA in sera from patients with systemic lupus erythematosus. J Clin Invest 46:1785

Schmolke B, Leyssens H, Vorlaender KO (1977) Nachweis von Antigammaglobulinfaktoren mit Hilfe der Laser-Nephelometrie. Diagnostik Med 10:865

Schneider P (1981) Viral bedingte Arthritiden beim Menschen. MMW 123:1891

Schrohenloher RE (1961) Characterization of the gammaglobulin complexes present in certain sera having high titers of antigammaglobulin activity. J Clin Invest 45:501

Schur PH, Bianco NE, Panush RS (1975) Antigammaglobulins in normal individuals and in patients with adult and juvenile rheumatoid arthritis and osteoarthritis. Rheumatology, vol 6. Karger, Basel, pp 156–166

Schwarz HA (1980) Das C-reaktive Protein. Soll man es bei entzündlichen rheumatischen Krankheiten bestimmen? Schweiz Med Wochenschr 110:1962

Scopelitis E, Biundo JJ, Alspaugh MA (1980) Anti-SS-A antibody and other antinuclear antibodies in systemic lupus erythematosus. Arthritis Rheum 23:287

Sharp JT (1979) Gonococcal arthritis. In: McCarty DJ (ed) Arthritis and Allied. Conditions Lea and Febiger, Philadelphia, p 1353–1362

Sharp GC, Irvin WS, La Roque RL, Velez C, Daly V, Kaiser AD, Holman HR (1971) Association of autoantibodies to different nuclear antigens and clinical patterns of rheumatic disease and responsiveness to therapy. J Clin Invest 59:350

Seifert MH, Warin AP, Miller A (1974) Articular and cutaneous manifestations of gonorrhoea. Ann Rheum Dis 33:140

Singer JM (1973/74) Standardization of the latex test for rheumatoid arthritis serology. Bull Rheum Dis 24:762

Singer JM, Plotz CM (1956) The latex fixation test. I. Application to the serologic diagnosis of rheumatoid arthritis. Am J Med 21:888

Singer JM, Plotz CM, Peralta FM, Lyons HC (1962) The presence of anti-gammaglobulin factors in sera of patients with active pulmonary tuberculosis. Ann Intern Med 56:545

Steere AC, Malawista SE (1979) Viral arthritis. In: McCarty DJ (ed) Arthritis and allied conditions. Lea and Febiger, Philadelphia, p 1391–1407

Steere AC, Malawista SE, Snydman DR, Shope RE, Andiman WA, Ross MR, Steele FM (1975) Lyme arthritis: An epidemic of oligoarticular arthritis in children and adults in three Connecticut communities. Arthritis Rheum 18:83

Steffen C (1982) Immunologie für die ärztliche Praxis. Deutscher Ärzte-Verlag, Köln-Lövenich

Strand V, Talal N (1979/80) Advances in the diagnosis and concept of Sjögren's syndrome (autoimmune exocrinopathy). Bull Rheum Dis 30:1046

Tan EM (1967) Relationship of nuclear staining patterns with precipitating antibodies in systemic lupus erythematosus. J Lab Clin Med 70:800

Tan EM (1979) In: McCarty DJ (ed) Arthritis and allied conditions. Lea and Febiger, Philadelphia, p 715–722

Tan EM, Rodnan GP, Garcia I (1980) Diversity of antinuclear antibodies in progressive systemic sclerosis. Anti-centromere antibody and its relationship to CREST syndrome. Arthritis Rheum 23:617

Tanimoto K, Cooper NR, Johnson JS, Vaughan JH (1975) Complement fixation by rheumatoid factor. J Clin Invest 55:437

Theofilopolous AN, Burtonboy G, LoSpalluto J, Ziff M (1974) IgG rheumatoid factor and low molecular weight IgM. An association with vasculitis. Arthritis Rheum 17:272

Torrigiani G, Roitt IM (1967) Antiglobulin factors in sera from patients with rheumatoid arthritis and normal subjects. Quantitative estimation in different immunoglobulin classes Ann Rheum Dis 26:334

Torrigiani G, Ansell BM, Chown EEA, Roitt IM (1969) Raised IgG antiglobulin factors in Still's disease Ann Rheum Dis 28:424

Torrigiani G, Roitt IM, Lloyd KN, Corbett M (1970) Elevated IgG antiglobulins in patients with seronegative rheumatoid arthritis. Lancet 1:14

Vaughan JL (1966) The rheumatoid factors. In: Hollander JL (ed) Arthritis and allied conditions. Lea and Febiger, Philadelphia

Vorlaender KO (1980) Diagnostik unter Verwendung immunologischer Methoden. Thieme, Stuttgart New York

Vorlaender KO (1981) Immundiagnostik bei entzündlichen rheumatischen Erkrankungen. Akt Rheumatol 6:194

Vorlaender KO, Schmolke B (1979) Nachweis von Immunkomplexen durch Antigammaglobulinfaktoren mit Hilfe der Laser-Nephelometrie. IX. Europ Kongr für Rheumatologie, Wiesbaden, Sept 1979

Waller M (1969/70) Methods of measurement of rheumatoid factor. Ann NY Acad Sci 168:5

Williams RC, Kunkel HG (1962) Rheumatoid factor, complement and conglutinin aberrations in patients with subacute bacterial endocarditis. J Clin Invest 41:666

Williams RC, Kunkel HG (1963) Separation of rheumatoid factors of different specificities using columns conjugated with gammaglobulin. Arthritis Rheum 6:665

Winchester RJ (1975) Characterization of IgG complexes in patients with rheumatoid arthritis. Ann NY Acad Sci 256:73

Winchester RJ, Agnello V, Kunkel HG (1970) Gammaglobulin complexes in synovial fluids of patients with rheumatoid arthritis. Partial characterization and relationship to lowered complement levels. Clin Exp Immunol 6:689

Yanez JE, Thompson GR, Mikkelsen WM, Bartholomew LE (1966) Rubella arthritis. Ann Intern Med 64:772

Ziff M, Brown P, LoSpalluto J, Badin J, McEwen C (1956) Agglutination and inhibition by serum globulin in the sensitized sheep cell agglutination reaction in rheumatoid arthritis. Am J Med 20:500

V. Gelenkbiopsie

Von

N. Thumb

Mit 3 Abbildungen und 1 Tabelle

A. Einleitung

Die Entnahme von Synovialgewebe zur histologischen und eventuell auch bakteriologischen Untersuchung, kann sowohl durch einen chirurgischen Eingriff (offene Biopsie) als auch mittels einer Nadel- bzw. Trocarbiopsie erfolgen. Der folgende Beitrag wird sich ausschließlich mit der Nadel- bzw. Trocarbiopsie befassen. Bezüglich der offenen chirurgischen Biopsie darf auf die entsprechenden Kapitel in den Lehrbüchern der Orthopädie verwiesen werden.

Erste Versuche einer geschlossenen Gelenkbiopsie wurden bereits von Forestier (1932) unternommen, der mit einer Wurzelkanalnadel, die durch eine in das Gelenk eingestochene Injektionsnadel in das Gelenkscavum eingeführt wurde, kleinste Synovialmembranbröckel gewinnen konnte. Im Hinblick auf die unsicheren Ergebnisse konnte sich diese Technik jedoch damals nicht durchsetzen. Erst Polley und Bickel (1951a, b) gelang es, einen Trocar zu konstruieren, der bei einem allerdings noch relativ großen Durchmesser die Entnahme mehrerer Gewebestückchen im Verlauf einer Biopsie ermöglichte. In der Folge wurden von Parker und Pearson (1961, 1963) und bald darauf auch von Williamson und Holt (1966) dünnere Nadeln entwickelt, die auf dem Prinzip der Pleurabiopsienadel basierten. Von Cope und Bernhardt (1963) wurde die von Cope (1958) angegebene Pleurabiopsienadel auch zur Gelenkbiopsie herangezogen. Dieses Instrument ist allerdings stärker als die Parker-Pearson-Nadel und schwieriger in das Gelenk einzuführen. In letzter Zeit berichteten Moon et al. (1980) über den erfolgreichen Einsatz der Franklin-Silverman-Nadel zur Gelenkbiopsie.

B. Gelenke, die einer Biopsie zugänglich sind

Im Hinblick auf die Abmessungen des Trocars nach Polley und Bickel, aber auch der verschiedenen Biopsienadeln ist zur Einführung dieser Instrumente eine bestimmte Mindestgröße des Gelenkinnenraumes erforderlich. Diese Voraussetzung ist zunächst nur am Kniegelenk gegeben, weshalb eine Trocar- bzw. Nadelbiopsie fast ausschließlich an diesem Gelenk durchgeführt wird. Lediglich bei Vorliegen größerer Ergüsse können diese Instrumente z.B. auch an einem Schulter-, Ellbogen- und Handgelenk eingesetzt werden, wie vereinzelte Angaben in der Literatur (z.B. Ripault et al. 1967) zeigen.

Zur Biopsie der Sakroiliakalgelenke, die den Rheumatologen vor allem im Hinblick auf die Frühdiagnose einer Spondylitis ankylosans interessieren, wurde schon 1964 von Peter und Dihlmann eine Technik zur Punktion des Kreuz-

Darmbeingelenkes mit der von Barthelheimer für die Beckenkammbiopsie angegebenen Kanüle entwickelt. Von VINCENEUX et al. (1981) wurde erst kürzlich wieder eine perkutane, in Lokalanästhesie durchzuführende Trocarbiopsie des Sakroiliakalgelenkes angegeben, die mit dem sogenannten Tanzerschen Trocar durchgeführt wird. Aufgrund der großen technischen Schwierigkeiten infolge der relativ tief und schräg liegenden Sakroiliakalgelenke und der damit verbundenen Größe des Eingriffes haben sich diese Techniken in der Praxis nicht durchsetzen können. So berichten z.B. VINCENEUX et al. (1981) nur über 4 biopsierte Fälle.

C. Geschlossene Biopsie – Instrumente und Techniken

1. Praktische Durchführung einer Nadelbiopsie – Allgemeine Hinweise

Voraussetzung für eine Nadelbiopsie ist ein steril-chirurgisches Arbeiten mit entsprechender Hautdesinfektion, Abdeckung des Biopsieareals und Verwendung steriler Operationshandschuhe. Ein Operationssaal ist allerdings nicht unbedingt erforderlich, wie persönliche Erfahrungen und ein Erfahrungsaustausch mit anderen Rheumazentren, an denen ebenfalls Biopsien durchgeführt werden, zeigen (keine höhere Infektionsrate). Alle geschlossenen Biopsien werden in Lokalanästhesie durchgeführt. Bei Fehlen eines Ergusses wird vor der Biopsie die intraartikuläre Injektion einiger Milliliter physiologischer Kochsalzlösung (z.B. RIPAULT et al. 1967; WILLIAMSON u. HOLT 1966) oder eines Lokalanästhetikums (OBIDITSCH-MAYER et al. 1968; HUTH u. KLEIN 1977) empfohlen. Im Anschluß an die Biopsie soll der Patient vor allem nach Durchführung derselben mit dem Trocar nach POLLEY und BICKEL für 24 Std weitgehende Bettruhe einhalten und – wenn erforderlich – nur mit gestrecktem, steifem Bein kurze Strecken gehen. Nach den Angaben von POLLEY und BICKEL (1951a), DELBARRE et al. (1966) und GIRAUDON (1966) sowie eigenen Erfahrungen kann eine solche Biopsie auch ambulant durchgeführt werden. – Vor einer Gelenkbiopsie sollte eine Gerinnungsstörung ausgeschlossen werden.

Fixierung des Gewebes: Bei Verdacht auf das Vorliegen einer Gicht sind die Gewebestückchen in absolutem Alkohol und nicht in ein wäßriges Fixiermittel (z.B. Formol) zu geben, da sonst die Harnsäurekristalle herausgelöst werden.

2. Die Techniken im einzelnen

Trocar nach POLLEY *und* BICKEL: Dieser besteht aus insgesamt vier Teilen (Abb. 1) und zwar aus dem eigentlichen Trocar (a) mit der Spitze und einer knapp dahinter befindlichen seitlichen Öffnung, einem in diesen Trocar passenden röhrenförmigen Messer (b), weiterhin einem langstieligen, vorne korkenzieherartig gestalteten Instrument mit Griff (c) und schließlich einem, nach unseren

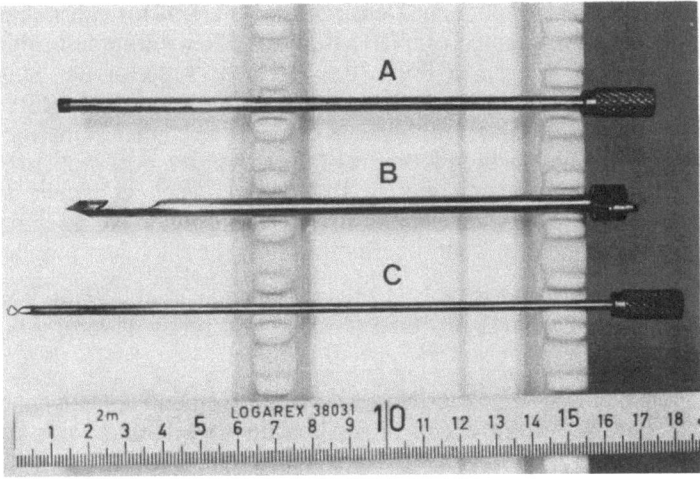

Abb. 1. Trocar nach Polley und Bickel. *A* Schneiderohr, *B* Trocar, *C* Korkenzieher zum Entnehmen der Biopsiestücke

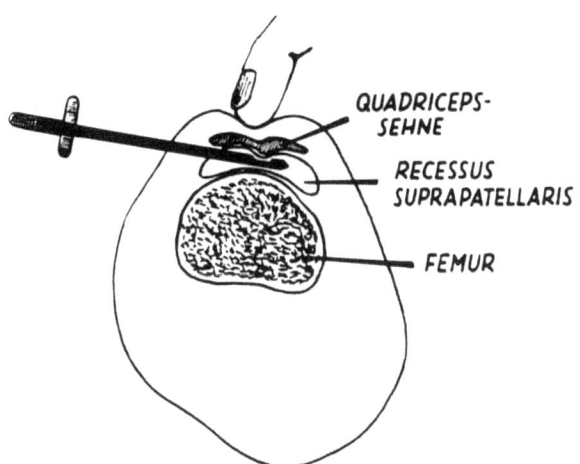

Abb. 2. Lage des Biopsie-Instrumentes nach Polley und Bickel im Recessus suprapatellaris des Kniegelenkes. Schematischer Querschnitt durch den Oberschenkel knapp proximal der Patella

Erfahrungen nicht unbedingt erforderlichen, an einem Stiel befestigten kurzen Zylinder zur Reinigung des Trocars. Nach vorherigem Setzen einer Stichinzision, die bis in die Tiefe der Gelenkskapsel reichen sollte, wird der Trocar in geschlossenem Zustand, d.h. mit in das Trocarrohr eingeführtem Schneiderohr, von lateral her in den Recessus superior des Kniegelenkes in Höhe knapp proximal des oberen Randes der Patella eingeführt (Abb. 2). Durch Zurückziehen des Schneidemessers wird die Öffnung, die unbedingt nach ventral zu zeigen hat, freigegeben und in diese Öffnung des Trocars von außen durch eine Hilfsperson, die ebenfalls sterile Operationshandschuhe trägt, Synovialmembran hineingepreßt. Dieses in den Trocar hineinragende Synovialmembranstückchen wird dann mit dem Schneidemesser gekappt und anschließend mit dem Korkenzieher aus dem Trocarrohr entnommen. Dadurch ist das Gerät für eine nächste Gewebeentnahme bereit. Für eine komplette Biopsie sollten zumindest 5 bis 6 Stückchen an quer über die ganze Breite des Recessus superior des Kniegelenkes verteilten Stellen entnommen werden. Nach Entfernen des Trocars aus dem Gelenk wird die Stichinzision mit einer Klammer bzw. einer Naht verschlossen. Danach Anlegen eines leichten Kompressionsverbandes. Auf größere Schwierigkeiten stößt eine Biopsie mit diesem Instrument, wenn es bereits zu einer – oft auch nur geringen – Kniegelenkkontraktur gekommen ist, da dann die Einführung des Instrumentes, wenn überhaupt, nur sehr erschwert möglich ist.

Literatur: POLLEY und BICKEL (1951 a, b), ZEVELY et al. (1956), BASSET et al. (1964), DELBARRE et al. (1966), OBIDITSCH-MAYER et al. (1968), THUMB et al. (1976).

Parker-Pearson-Nadel: Diese Nadel besteht aus einer 5 cm langen, dünnwandigen 14 Gauge Nadel mit einem dazupassenden Stilett und einer etwa 10 cm langen 15 Gauge Curette (Abb. 3). Nach Einführen der Nadel mit dem Stilett in das Gelenk wird durch diese Nadel die Curette eingebracht und Synovialmem-

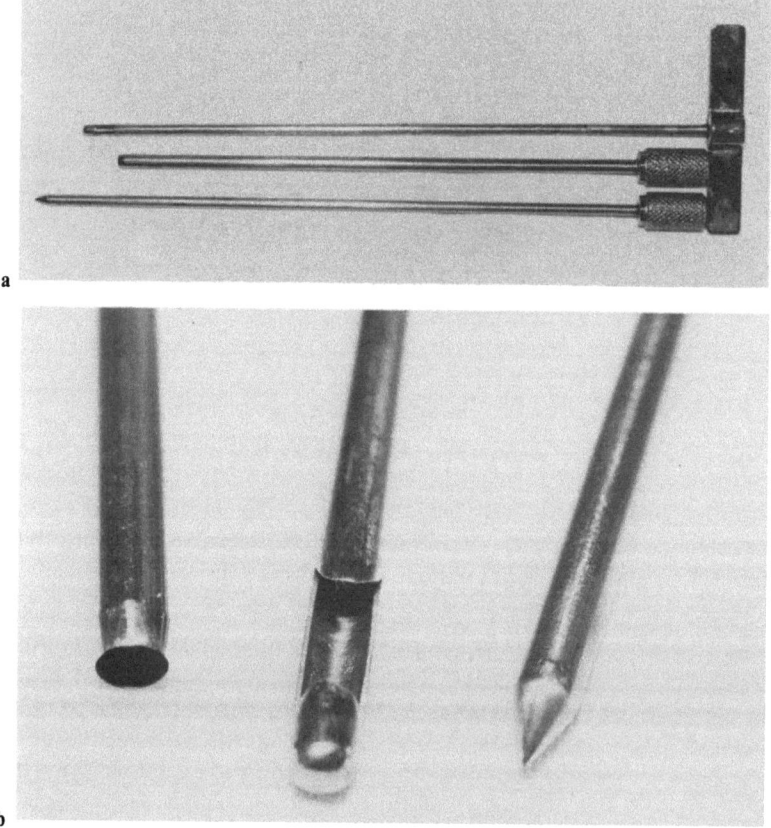

Abb. 3. a Die drei Teile der Parker-Pearson-Nadel in etwas modifizierter Form (etwas länger, geringfügig dicker), wobei oben die Curette zu sehen ist, darunter das Schneiderohr durch das die Curette eingeführt wird und als unterstes der Trocar für die Erstpunktion. **b** zeigt die Spitzen der drei Teile des Instrumentes

bran, ebenfalls wieder nach vorsichtigem Hineindrücken des Gewebes von außen durch Vorschieben der äußeren Nadel, abgeschnitten. Auch damit ist die Entnahme mehrerer Gewebeproben möglich.

Literatur: PARKER und PEARSON (1961, 1963), RIPAULT et al. (1967), SCHUMACHER und KULKA (1972), BOCANEGRA et al. (1980).

Cope-Pleurabiopsienadel: Eine vorne schneidende, zugeschliffene Kanüle mit einem Außendurchmesser von 2,8 mm wird zunächst mit einem in die innere Lichtung der Kanüle passenden Trocar in das Gelenk eingeführt. Nach Entfernung des Trocars wird durch die im Gelenk verbleibende Kanüle ein vorne mit einem Haken versehener Biopsietrocar eingeschoben. Das von diesem Haken erfaßte Gewebe wird durch Vorschieben des äußeren schneidenden Rohres bzw. Zurückziehen des Hakentrocars gekappt und mit dem Hakeninstrument entfernt. Auch mit dieser Nadel sind mehrere Gewebeentnahmen durch eine Stichinzision möglich.

Literatur: COPE (1958), COPE und BERNHARDT (1963).

Synovialbiopsienadel nach WILLIAMSON und HOLT: Diese Nadel besteht aus einem Trocar, einer Kanüle (äußerer Durchmesser 2,65 mm) und einer innen mit einem Haken versehenen Curette. Die Spitze des Trocars hat eine dreiseitig schneidende Spitze. Sowohl die mit einem stumpfen Ende versehene Curette als auch die Kanüle hat einen größeren rauhen Griff zur besseren Manipulation. Über eine 20 ml Spritze wird in der Curette ein Unterdruck erzeugt und damit Synovialgewebe in die Öffnung der Curette eingesaugt. Durch Vorschieben und Drehen der äußeren mit einer zirkulären Schneide versehenen Kanüle erfolgt die Abtrennung des eingesaugten Gewebestückes. Auch hier ist eine mehrmalige Gewebeentnahme möglich. Bei trockenen Gelenken wird von den Autoren die vorherige Injektion von 10–20 ml steriler Kochsalzlösung empfohlen.

Literatur: WILLIAMSON und HOLT (1966).

Von WILKINSON und JONES (1963) wurde die *Harefield-Pleurabiopsienadel* zur Kniegelenkbiopsie eingesetzt, wobei nach den Erfahrungen dieser Autoren in etwa 10% kein verwertbares Material gewonnen werden konnte. Auch der Einsatz der Franklin-Silverman-Nadel, wie er von MOON et al. (1980) angegeben wurde, dürfte gegenüber den bisherigen Techniken keine Vorteile bringen.

3. Komplikationen

Komplikationen sind im allgemeinen selten und meist nicht ernsthafter Natur. Faßt man die Angaben einer Reihe von Autoren hinsichtlich Art und Häufigkeit der Komplikationen der Trocar- bzw. Nadelbiopsie zusammen (Tabelle 1), so ergibt sich bei einer Anzahl von 1494 Biopsien eine Inzidenz von 0,67% (nach THUMB et al. 1978). Zu betonen ist, daß diese durchwegs leicht und ohne Dauerfolgen waren. Nachuntersuchungen nach zwei bis sieben Jahren an 101 mit dem Instrument nach Polley und Bickel biopsierten Patienten (THUMB et al. 1976) ergaben keinerlei Hinweise auf etwaige Spätfolgen dieses Eingriffes.

Eine Komplikation besonderer Art stellt der *Abbruch der Instrumentspitze,* wie er für das Instrument nach Polley und Bickel von FRAGA et al. (1967) und für die Parker-Pearson-Nadel von mehreren Autoren (BONG et al. 1977; KAKLAMANIS 1978; GUZMAN u. ARINOVICHE 1978; BOCANEGRA et al. 1980) beschrieben

Tabelle 1. Literaturübersicht über Komplikationshäufigkeit bei Trocarbiopsie des Kniegelenkes

Autor	Zahl der Biopsien	Zahl der Komplikationen	Art der Komplikationen			
			Reizerguß	Hämarthros	Infektion	Sonstige
POLLEY und BICKEL 1951b	130	0	–	–	–	–
ZEVELY et al. 1956	55	1	–	1	–	–
DŮSEK et al. 1966	198	0	–	–	–	–
GUIRAUDON 1966, 1973	800	4	2	1	–	1
THUMB et al. 1978	311	5	1	1	2*)	1
Summe	1494	10	3	3	2	2

*) geringfügiges Hautinfiltrat an der Klammerspitze

wurde. Allerdings stammten alle hier angeführten Parker-Pearson-Instrumente, bei denen die Curette im vorderen Bereich abbrach, von ein und derselben amerikanischen Firma, so daß eine schadhafte Fertigung bzw. Materialfehler als Ursache anzunehmen waren (BOCANEGRA et al. 1980). Da es durch das im Gelenk zurückgebliebene Metallstück zum Teil sehr rasch zu Reizzuständen kam, mußte z.B. im Fall von BOCANEGRA et al. (1980) noch am selben Tag die Curettenspitze operativ entfernt werden.

D. Indikationen, Kontraindikationen und Versagerquote

1. Indikationen

Im Hinblick auf die einfache und relativ gefahrlose Durchführung einer Nadel- bzw. Trocarbiopsie sollte eine solche in jedem unklaren Fall bei Vorliegen von Kniegelenkveränderungen durchgeführt werden, da davon in bestimmten Fällen eine diagnostische Hilfe zu erwarten ist. Dies gilt insbesondere für jede unklare Mono- oder Oligoarthritis, da sich unter Umständen histologisch schon relativ frühzeitig hinweisende Veränderungen für eine chronische Polyarthritis aber auch Psoriasisarthropathie, Gicht etc. finden lassen (RIPAULT et al. 1967; THUMB et al. 1976). Außerdem erlaubt die Nadelbiopsie Verlaufsbeobachtungen (BASSET et al. 1964) und eine Therapiebeurteilung (OBIDITSCH-MAYER et al. 1968; THUMB et al. 1976).

2. Kontraindikationen

Kontraindikationen sind: Gerinnungsstörungen, Vorliegen einer Pyodermie, floride ekzematöse Hauterscheinungen, Psoriasis etc. im Kniebereich sowie eine

Allergie gegenüber Lokalanästhetika. Als relative Kontraindikation ist nach unseren Erfahrungen eine beginnende Kniegelenkkontraktur (etwa 7 Grad und mehr) anzusehen, da es hier meist nicht gelingt, das Instrument in den Gelenkspalt einzubringen.

3. Versagerquote

Von POLLEY und BICKEL wurde in ihrer ersten Arbeit (1951 b) bei insgesamt 130 Biopsien in 86,2% ausreichendes Material für eine histologische Diagnose gewonnen. Die entsprechenden Vergleichszahlen betrugen in der Arbeit DELBARRE et al. (1966) bei 575 Biopsien 95,8% und in der Veröffentlichung von THUMB et al. (1976) bei 273 Biopsien 91,5%. Für die Parker-Pearson-Nadel veröffentlichten RIPAULT et al. (1967) bei 123 Biopsien eine Versagerquote von 7%. Bei Biopsien mit der Harefield-Pleurabiopsienadel nach WILKINSON und JONES (1963) waren 23% und mit der Pleurabiopsienadel nach COPE (COPE und BERNHARDT 1963) etwa 10% Versager. Diese Versager sind unserer Erfahrung nach in den meisten Fällen durch ein sehr straffes fibrosiertes Gelenkkapselgewebe bedingt, das das Instrument abrutschen läßt oder dadurch, daß die Gewebestückchen zu klein sind, um eine histologische Aussage zuzulassen.

E. Aussagekraft der geschlossenen im Vergleich zur offenen Biopsie

Da eine große Variabilität hinsichtlich der Art der Veränderungen innerhalb der Synovialmembran ein und desselben Gelenkes (RODNAN et al. 1960; WILKINSON u. JONES 1963; BASSET et al. 1964; RIPAULT et al. 1967; PÜSCHEL et al. 1976) besteht, wurden immer wieder Zweifel an der Gültigkeit der histologischen Aussage einer Nadelbiopsie im Vergleich zu einer offenen chirurgischen Gewebeentnahme geäußert. POLLEY und BICKEL (1951 b) fanden bei 11 Patienten, bei denen zunächst eine Trocarbiopsie und anschließend eine Synovektomie oder sonstige Gelenkoperationen durchgeführt werden mußten, keine wesentlichen Unterschiede im histologischen Befund. Voraussetzung hierfür war allerdings, daß zumindest 4, besser aber 6 Gewebestückchen von verschiedenen Stellen der Synovialmembran entnommen wurden. Zu einem ähnlichen Schluß kommen auch HOULI et al. (1964) aufgrund ihrer vergleichenden Untersuchungen. MÜLLER (1974) vertritt allerdings aufgrund ausgedehnter histologischer Studien von 6 Synovektomie-Präparaten die Auffassung, daß eine Untersuchung von mindestens 8 verschiedenen Stellen der Synovialmembran nötig sei, um die Diagnose einer chronischen Polyarthritis mit weitgehender Sicherheit stellen zu können. Nach PÜSCHEL et al. (1976) sollte ein negativer Befund in der Nadelbiopsie niemals zum Ausschluß eines Krankheitsprozesses verleiten. Da vor allem mit dem Trocar von POLLEY und BICKEL Gewebestückchen in einer Größe von 2,5 zu 3,7 mm gewonnen werden und dies unter Umständen von 6 bis 8 verschiedenen Stellen der Gelenkskapsel, dürfte diesen Kriterien auch mit der Trocarbiopsie entsprochen werden.

F. Diagnostische Wertigkeit der Nadelbiopsie

Entsprechend der sehr uniformen Reaktionsweise der Synovialmembran auf unterschiedliche Noxen, lassen sich nur für einige wenige Erkrankungen, wie z.B. Gicht, Pseudogicht, Tuberkulose, Synovitis villonodularis, spezifische histologische Bilder erheben. Für andere rheumatische Erkrankungen, wie z.B. chronische Polyarthritis (FASSBENDER 1969, 1970), Psoriasisarthropathie (BIERTHER 1973; MOHR 1978) aber auch Sklerodermie und Kollagenosen im engeren Sinn (COSTE et al. 1968) lassen sich hinweisende Bilder finden. Bei einem Vergleich der histologisch-bioptischen Befunde mit der klinischen Diagnose konnte von POLLEY und BICKEL (1951 b) in 66,2% der 112 Biopsien eine Diagnose gestellt werden, von BASSET et al. (1964) in 58% und von THUMB et al. (1976) bei 58% der Patienten mit chronischer Polyarthritis – wie ein Vergleich der klinischen und histologischen Diagnose bei 82 biopsierten Patienten bei der Nachuntersuchung nach 2 bis 7 Jahren ergab. Bei der Frühdiagnose der chronischen Polyarthritis, insbesondere bei monartikulärem Beginn am Kniegelenk kann die Histologie im positiven Fall wesentlich zur Diagnose beitragen. Allerdings ist nach unseren Erfahrungen die Zahl dieser Fälle relativ klein (THUMB et al. 1976). Zu einem ähnlichen Schluß kommen KULKA et al. (1955), während BAYLISS und DAWKINS (1973) einen wesentlich höheren Anteil histologisch hinweisender Resultate finden.

Über bioptische Nachuntersuchungen nach Synovektomie bei juveniler, monartikulärer rheumatoider Arthritis berichten KLEIN und KISS (1980).

Auch die immunfluoreszenzoptische Untersuchung der Synovialmembran auf das Vorkommen von IgG, IgM und Komplementkomponenten (PELTIER et al. 1973; BAYLISS u. DAWKINS 1973) wie auch IgG-β_{1c}-Komplexe (KINSELLA et al. 1969) hat für die Routinediagnostik zunächst keine wesentliche Verbesserung gebracht. Demgegenüber untersuchten EMMRICH und GEILER (1980) Synovialmembranen von Frühfällen chronischer Polyarthritiden immunhistochemisch auf das Vorkommen von Komplementfaktoren und Rheumafaktoren und konnten damit in einem Teil der Frühfälle die Diagnose einer chronischen Polyarthritis sichern. BALDASSARE et al. (1981) fanden bei 11 von 12 untersuchten Synovialmembranen von Patienten mit Reiter-Syndrom Immunglobulinablagerungen. DEGOTT et al. (1975) untersuchten Synovialbiopsien immunfluoreszenzoptisch hinsichtlich der Zahl der immunglobulin-positiven Zellen und beobachteten einen deutlichen Unterschied zwischen Fällen mit chronischer Polyarthritis und mechanischen Arthropathien und Arthrosen. Bezüglich der speziellen Histologie darf auf die entsprechenden Abschnitte in den betreffenden Kapiteln hingewiesen werden.

G. Schlußbetrachtung

Die Nadelbiopsie hat in der Routinediagnostik rheumatischer Erkrankungen auch heute noch ihren festen Platz. Allerdings wurde sie in letzter Zeit zunehmend durch die Arthroskopie, die die Möglichkeit einer gezielten Gewebeentnahme bietet, abgelöst. Dies kommt auch in der nur noch sehr geringen Zahl einschlägiger Publikationen in den letzten Jahren zum Ausdruck. Das Ergebnis einer

Trocar- bzw. Nadelbiopsie sollte jedoch immer in der Zusammenschau mit den Resultaten anderer diagnostischer Maßnahmen, wie z.B. Synovialflüssigkeitanalyse, gesehen werden, da die Histologie allein nur zum Teil eine eindeutige Diagnosestellung erlaubt.

Literatur

Baldassare AR, Weiss TS, Tsai CG, Arthur RE, Moore TL, Zuckner J (1981) Immunoprotein deposition in synovial tissue in Reiter's syndrome. Ann Rheum Dis 40:281–285

Basset F, Coste F, Guiraudon C, Delbarre F (1964) La ponction-biopsie de la synoviale du genou. Son intérêt pour le diagnostic des maladies rhumatismales. Presse Méd 72:1881–1886

Bayliss CE, Dawkins RL (1973) The realy diagnosis of rheumatoid arthritis. Abstr Nr 491, XIII. Int Congr Rheumatol Kyoto 1973. Exc Med, Bd 299

Bierther M (1973) Zur Zytologie der Synovitis im Kniegelenk. Therapiewoche 23:2706–2714

Bocanegra TS, McClelland JJ, Germain BF, Espinoza LR (1980) Intraarticular fragmentation of a new Parker-Pearson Synovial biopsy needle. J Rheumatol 7:248–250

Bong DA, Noall D, Bennett RM (1977) Intraarticular fragmentation of synovial biopsy needle. Arthritis Rheum 20:905

Cope C (1958) New pleural biopsy needle. Preliminary study. JAMA 167:1107–1108

Cope C, Bernhardt H (1963) Hook-needle biopsy of pleura, pericardium, peritoneum and synovium. Am J Med 35:189–195

Coste F, Delbarre F, Guiraudon C, Saporta L, Bontoux D (1968) La synoviale du lupus érythémateux, de la périartérite noueuse et de la sclérodermie. Rev Rhumatisme 35:416–422

Degott C, Benoist M, Potet F, Bloch-Michel H (1975) Examens des biopsies synoviales en immunofluorescence. Intérêt d'une évaluation quantitive des cellules fluorescentes dans l'étude des monoarthrites. Nouv Presse Méd 4:3051–3054

Delbarre F, Basset F, Guiraudon C (1966) La biopsie synoviale du genou (581 examens). Indications, intérêt et résultats. Rev Prat 16:3193–3203

Dušek J, Pěgřimova E, Pračke T, Vykydal M (1966) Die Punktionsbiopsie der Gelenke. Zur Problematik der Wertung der histologischen Befunde. Acta Univ Palack Olomuc 43:125–130

Emmrich J, Geiler G (1980) Veränderungen an der Synovialmembran bei Frühfällen der Rheumatoiden Arthritis. II. Immunhistochemische und serologische Untersuchungen. Z Rheumatol 39:157–169

Fassbender HG (1969) Spezifische und unspezifische Strukturen entzündlich-rheumatischer Erkrankungen. Z Rheumaforsch 28:60–72

Fassbender HG (1970) Morphologische Kriterien für die Beurteilung und Klassifikation von Synovialisgewebe. Therapiewoche 20:720–724 (1970)

Forestier J (1932) Instrumentation pour „Biopsie médicale". CR Soc Biol (Paris) 110:186–187

Fraga A, Mintz G, Lazcano MA (1967) An unusual complication of synovial punch biopsy. Arthritis Rheum 10:160

Guiraudon C (1966) L'histologie de la synoviale dans les rhumatismes inflammatoires. Bull Soc Med Hop 117:1267–1276

Guiraudon C (1973) L'apport de la biopsie synoviale dans le diagnostic des maladies rhumatismales. Biol Med 2:57–60 (1973)

Guzman L, Arinoviche R (1978) Intraarticular fracture of synovial biopsy needle. Arthritis Rheum 21:742

Houli J, Klein B, Pires A, Lemos C (1964) Synovial tissue biopsy in the diagnosis of rheumatic diseases. Postgrad Med 35:16–23

Huth F, Klein W (1977) Punktionsdiagnostik von Gelenken. Eine morphologische Dokumentation. Enke, Stuttgart, S 3

Kaklamanis PH (1978) Intraarticular fragmentation of synovial biopsy needle. Arthritis Rheum 21:279

Kinsella TD, Baum J, Ziff M (1969) Immunofluorescent demonstration of an IgG-β_{1c} complex in synovial lining cells of rheumatoid synovial membrane. Clin Exp Immunol 4:265–271

Klein W, Kiss Th (1980) Klinische und bioptische Nachuntersuchungen nach Synovektomie bei juveniler, monartikulärer rheumatoider Arthritis. Akt Rheumatol 5:25–33

Kulka JP, Bocking D, Ropes MW, Bauer W (1955) Early joint lesions of rheumatoid arthritis. Report of eight cases, with knee biopsies of lesions of less then one year's duration. Arch. Pathol 59:129–150

Mohr W (1978) Zur klinischen Aussage histologischer Untersuchungsverfahren bei rheumatischen Krankheiten. Therapiewoche 28:5848–5864

Moon MS, Kim I, Kim JM, Lee HS, Ahn YP (1980) Synovial biopsy by Franklin-Silverman-needle. Clin Orthop Relat Res (USA) 150:224–228

Müller P (1974) In: Immunologie und Biochemie der Rheumatoiden Arthritis. Friedrich-Schiller-Universität, Jena, S 27, zit nach Püschel et al. (1976)

Obiditsch-Mayer I, Thumb N, Gangl A, Beilhack H (1968) Ergebnisse der Trocar-Gelenkbiopsie. Verhdlg Dtsch Ges inn Med 74:1046–1049

Parker RH, Pearson CM (1961) A simplified synovial biopsy needle and its clinical application. Arthritis Rheum 4:430

Parker RH, Pearson CM (1963) A simplified synovial biopsy needle. Arthritis Rheum 6:172–175

Peltier AP, Cyna L, Dorfmann H, Dryll A (1973) Immunfluorescence de la membrane synoviale au cours des rhumatismes inflammatoires. Abstr Nr 115, XIII. Int Congr Rheumatol, Kyoto 1973. Exc Med, Bd 299

Peter E, Dihlmann W (1964) Zur Technik der Punktion des Kreuzdarmbeingelenkes zum Zweck bioptischer Untersuchung. Z Orthop 98:543–545

Polley HF, Bickel WH (1951a) Experiences with an instrument for punch biopsy of synovial membrane. Proc Mayo Clin 26:273–281

Polley HF, Bickel WH (1951b) Punch biopsy of synovial membrane. Ann Rheum Dis 10:277–287

Püschel W, Geiler G, Stiehl P (1976) Untersuchungen zur Aussagekraft von Synovialbiopsien in der Diagnostik und lokalen Aktivitätsbeurteilung der Rheumatoid-Arthritis. Z Rheumatol 35:278–285

Ripault J, Benoist M, Bloch-Michel H (1967) L'histologie synoviale en pathologie articulaire. Technique d'étude et valeur diagnostique. Press Méd 75:2779–2784

Rodnan GP, Yunis EJ, Totten RS (1960) Experience with punch biopsy of synovium in the study of joint disease. Ann Intern Med 53:319–331

Schumacher HR, Kulka JP (1972) Needle biopsy of the synovial membrane – experience with the Parker-Pearson-technic. N Engl J Med 286:416–419

Thumb N, Kolarz G, Klicpera M, Obiditsch-Mayer I (1976) Diagnostische Bedeutung der Trocar-Gelenkbiopsie. Nachuntersuchung nach 2–7 Jahren. Verh Deutsch Ges Rheumatol 4:377–382

Thumb N, Kolarz G, Mayrhofer F, Obiditsch-Mayer I (1978) Unveröffentlichte Ergebnisse

Vinceneux PH, Lasserre PP, Grossin M (1981) Technique de ponction-biopsie percutanée au trocart de l'articulation sacro-iliaque pour le diagnostique bacteriologique et histologique des sacroiliites. Rev Rhum Mal Osteoartic 48:93–94

Wilkinson M, Jones BS (1963) Evaluation of needle biopsy of synovial membrane. Ann Rheum Dis 22:100–105

Williamson N, Holt LPJ (1966) A synovial biopsy needle. Lancet 1:799

Zevely HA, French AJ, Mikkelsen WM, Duff IF (1956) Synovial specimens obtained by knee joint punch biopsy. Am J Med 20:510–519

VI. Arthroskopie

Von

R. Czurda

Mit 6 Abbildungen und 1 Tabelle

1. Geschichte

Die ersten Versuche mit der Gelenkendoskopie wurden 1918 von Takagi an Leichenpräparaten unternommen. Den ersten Bericht über Endoskopien am Menschen legte 1921 der Schweizer E. Bircher vor, der für diese Untersuchungen ein Laparoskop verwendete. Während jedoch Bircher aufgrund technischer Probleme die Methode bald wieder verließ, arbeitete Takagi systematisch an der Verbesserung des anfangs wegen des großen Kalibers kaum geeigneten Gerätes und konnte 1933 über die ersten Erfahrungen mit seinem 3,5 mm starken Endoskop berichten.

Zeitgleich mit den weiteren Entwicklungen Takagis beschäftigten sich in diesen Jahren mehrere Autoren in Amerika und Europa mit der neuen Methode, wobei vor allem die Arbeiten von Burman (1931, 1934) und Finkenstein (1933) Bedeutung haben. Als erster Autor wies 1938 Vaubel auf die Möglichkeiten der Methode bei der Diagnostik arthritischer Gelenkveränderungen hin und sah Vorteile für Diagnostik und Therapiewahl durch Inspektion der Synovialis und vor allem Verlaufskontrollen. Der entscheidende Durchbruch der Arthroskopie begann mit der Verwendung von Kaltlichtquellen und vor allem durch die umfassenden Arbeiten von Watanabe, dessen *Atlas of Arthroscopy* (1957) die erste systematische Dokumentation darstellte. Weitere große Erfahrungsberichte folgten durch Jayson und Dixson (1968), Casscells (1971), Jackson und Abe (1972) sowie O'Connor (1973). Im deutschen Sprachraum gingen Impulse zur Systematisierung der Untersuchungstechnik von Wruhs aus; ausführliche Erfahrungsberichte folgten durch Glinz (1973) und Henche (1973).

Die meisten dieser Arbeiten beschäftigten sich mit der Diagnostik posttraumatischer oder degenerativer Veränderungen am Kniegelenk; besondere Fragestellungen bei entzündlichen Gelenkveränderungen wurden durch Jayson und Dixson (1968), Robles (1968) und O'Connor (1973) aufgezeigt. Mit der Verfeinerung der Geräte und der Untersuchungstechnik wurden auch Untersuchungen an kleineren Gelenken möglich (Watanabe 1971; Cheng 1976). Die wesentliche Bedeutung der Endoskopie beschränkt sich jedoch nach wie vor auf das Kniegelenk.

2. Instrumentarium

Die heute verwendeten Geräte sind entweder Linsenoptiken (Linsenkombinationen oder Stablinsen) oder Glasfaseroptiken. Das Kaliber der Standarduntersuchungsoptiken liegt zwischen ca. 3 und 4 mm (Trokar 4–5 mm); neben Optiken mit geradem Ausblick stehen Winkeloptiken mit seitlichem Ausblick zwischen 30° und 100° (je nach Hersteller) zur Verfügung (Abb. 1). Am Schaft

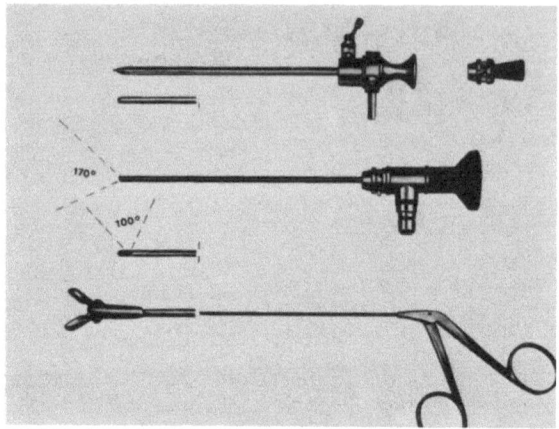

Abb. 1 Arthroskop der Fa. Wolff (Typ Wruhs) mit PE-Zange

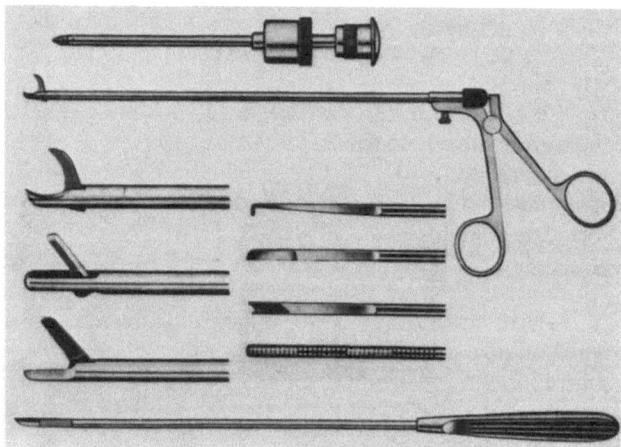

Abb. 2. Spezial-Operationsinstrumentar zur Arthroskopie (Fa. Storz)

des Trokars befinden sich mit Sperrventilen versehene Ansätze zum Einbringen von Gas oder Spülflüssigkeit. In den letzten Jahren wurden zunehmend Optiken mit kleinerem Kaliber (bis 1,7 mm) konstruiert, welche ein Vordringen auch in engere Gelenkanteile und damit eine umfassendere Beurteilung ermöglichen.

Das Einführen von *Probeexzisionszangen* erfolgt je nach Fabrikat entweder zugleich mit der Optik oder aber durch einen zweiten Trokar. Zur Durchführung intraartikulärer Eingriffe (Entfernung freier Körper, Abtragung defekter Knorpelanteile, Durchtrennung von Strängen) stehen spezielle Instrumente zur Verfügung (Abb. 2), die allerdings durch größer dimensionierte Trokars eingebracht werden müssen. Die Photodokumentation erfolgt entweder durch eigene Endoskopiekameras oder mittels Adapter anzuschließende Systemkameras.

3. Untersuchungstechnik am Kniegelenk

Abdecken des Beines unter hochsterilen Bedingungen wie zur Arthrotomie auch bei rein diagnostischer Arthroskopie. Lagerung des Kniegelenkes in 90°

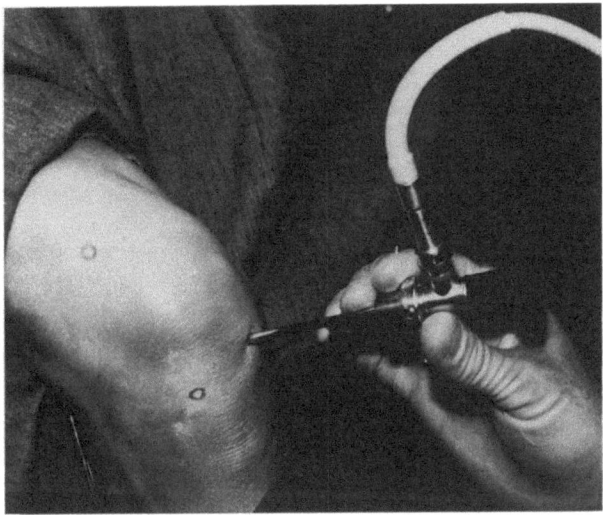

Abb. 3. Arthroskopie des Kniegelenkes: Gerät in den medialen Gelenkspalt eingeführt. Andere Einstichstellen am Knie markiert

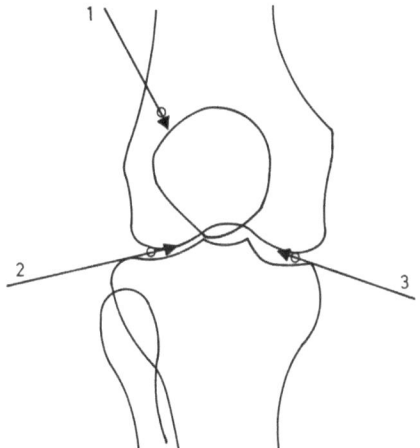

Abb. 4. Zugangswege am Kniegelenk. *1* Recessus superior lateral: zur Beurteilung von Synovialis und Patella und zur Gewebeentnahme; *2* lateraler Gelenkspalt: Hauptzugang zur Basisinformation; *3* medialer Gelenkspalt: idealer Einblick auf lateralen Meniskus

Beugestellung mit möglichst freier Beweglichkeit des Unterschenkels zur ungestörten Manipulation (Abb. 3). Die bei geplanten nachfolgenden operativen Eingriffen unumgängliche *Blutsperre* kann bei rein diagnostischer Endoskopie entbehrt werden (Vorteil: natürliches Schleimhautkolorit; Nachteil: Sichtbehinderung durch Blutung), zur ausschließlichen Untersuchung der Synovialmembran wird sie von manchen Autoren (McGinty u. Freedman 1976; Henche 1979) abgelehnt.

Während gezielte kurze Untersuchungen in Lokalanästhesie durchgeführt werden können (Infiltration der Weichteilschichten mit 5 ccm Scandicain 0,5% und Auffüllen des Gelenkes mit 25–50 cm^3 Bupivacain 0,5%), sind umfassende Untersuchungen günstiger in *Allgemeinanästhesie* durchzuführen, da durch den Wegfall der Muskelspannung ein ungehindertes Manipulieren des Beines möglich ist (Hertel 1975). Das Einbringen der Optik erfolgt wahlweise von *3 Einstichstellen:* medialer und lateraler Gelenkspalt parapatellar sowie lateral suprapatellar in den Recessus superior (Abb. 4). Die *Entfaltung der Kniegelenkkapsel* kann sowohl durch Einbringen von Kochsalzlösung (EICKELAAR 1975; JOHNSON 1978; MCGINTY 1978; GLINZ 1977) oder aber durch Gas (CO_2, HENCHE 1979) oder gefilterte Luft (WRUHS 1974) erfolgen; durch automatische Geräte ist die Aufrechterhaltung eines konstanten Druckes möglich (HENCHE 1979). Die besten Sichtbedingungen sind durch die Füllung mit Gas nach vorangehender Spülung zu erzielen; gerade zur Beurteilung von Veränderungen an der Synovialis kann das flüssige Milieu jedoch Vorteile bieten, da das freie Flotieren der Zotten („Aquarium-Effekt") auch schon geringgradige Veränderungen sichtbar macht. Nach Beendigung der Untersuchung Verschluß der Einstichstelle mit einer Naht. Nach dem Eingriff Anlegung eines elastischen Kompressionsverbandes und Lagerung des Beines in Streckstellung; nach 48 h Bettruhe in der Regel Mobilisierung und Belastung möglich.

4. Komplikationen

Die Rate der Komplikationen ist bei rein diagnostischer Arthroskopie gering. An erster Stelle steht das Auftreten eines postoperativen, meist serösen *Gelenkergusses* (JACKSON u. ABE 1972; WRUHS 1974). Das Auftreten eines *Hämarthros* ist selten (WRUHS 1974; JACKSON 1975; WATANABE et al. 1979). Bei Füllung des Gelenkes mit Gas kann es durch den Überdruck zu einem Austritt von Gas ins Gewebe kommen, das entstehende Hautemphysem wird bei Verwendung von CO_2 innerhalb weniger Stunden (HENCHE 1979), bei Verwendung von Luft in 2–3 Tagen völlig resorbiert. Luftembolien wurden nicht beobachtet.

Das *Infektionsrisiko* ist bei exakter, aseptischer Durchführung minimal; auch bei größeren Patientenkollektiven (JACKSON u. ABE 1972; WRUHS 1974; GLINZ 1976; WATANABE et al. 1979) wurde keine einzige sichere Infektion beobachtet. Auch bei nachfolgenden operativen Eingriffen liegt die Infektionsrate nicht höher als bei isolierter Operation.

Iatrogene Läsionen am Gelenkknorpel durch Einführen und Manipulation des Gerätes sind möglich (WRUHS 1974) und zur Vermeidung von Fehlbeurteilungen zu beachten.

5. Indikation

Die Indikation zur Arthroskopie ist generell bei allen jenen Gelenkprozessen gegeben, wo mit anderen – konservativen – Untersuchungen eine sichere Diagnose oder Klärung der Fragestellung nicht erzielbar ist. Als kleiner operativer Eingriff steht die Endoskopie zweifellos am Ende der Untersuchungsreihe, unmittelbar vor Durchführung einer Arthrotomie. Gerade beim sog. „Problemknie" kann die Arthroskopie in vielen Fällen als einzige Methode sichere Aufschlüsse bringen und unnötige Arthrotomien vermeiden helfen. EICKELAAR (1975) ist überhaupt der Ansicht, daß explorative Arthrotomien durch die Arthroskopie als obsolet zu betrachten sind. Der *Wert der Methode* ist jedoch je nach dem vorliegenden Grundleiden unterschiedlich und nach SMILLIE (1980) bei traumatischen Läsionen höher als bei chronischen Prozessen. Das Abwägen der zu erwartenden Aussage gegen die Effizienz anderer Untersuchungsmethoden muß daher in jedem Einzelfall erfolgen, zumal der relativ große Aufwand in personeller und räumlicher Hinsicht (stationärer Aufenthalt, Operationssaal, Anästhesie, lange Untersuchungsdauer) als Nachteil erscheint. Die teilweise erheblichen Nachteile anderer Spezialuntersuchungen wie etwa der Szintigraphie

(Strahlenbelastung) oder der Arthrographie (Strahlenbelastung durch Serienaufnahmen, Zeitaufwand) müssen abgewogen werden und sprechen je nach Fall für die Endoskopie. Die Anwendung bei chronisch degenerativen Gelenkprozessen findet zunehmend mehr Befürworter (CASSCELLS 1971; JACKSON 1972; JOHNSON 1973; GLINZ 1976; WRUHS 1975 u.a.), während die Verwendung bei entzündlichen Gelenkerkrankungen bisher im Hintergrund steht.

Ein wesentlicher Vorteil der Arthroskopie ist darin zu sehen, daß bei systematischer Untersuchungstechnik in einem Untersuchungsgang alle wesentlichen Anteile des Kniegelenkes betrachtet und beurteilt werden können. Lediglich die Darstellung der Meniskushinterhörner gelingt nicht regelmäßig (JACKSON u. DE HAVEN 1975; HENCHE 1978), so daß dieses Areal als Dunkelzone der Arthroskopie gelten muß. Für diesen Bereich sind exakte Hinweise auf etwaige Läsionen eher von der Arthrographie zu erwarten. Die *Sicherheit der Aussagekraft* ist bei der Arthroskopie in besonderem Maß von der Erfahrung des Untersuchers abhängig, was von mehreren Autoren betont wird (JACKSON 1974; MCGINTY u. FREEDMAN 1976). Unter Voraussetzung dieser Gegebenheit ist jedoch je nach der erfolgten Fragestellung mit einem hohen Prozentsatz positiver Aussagen zu rechnen. MCGINTY und FREEDMAN (1976) weisen darauf hin, daß in ihrem Krankengut bei 33,5% unklarer Kniebeschwerden durch die Arthroskopie eine Arthrotomie vermieden werden konnte.

6. Anwendung in der Rheumatologie

Der Anwendungsbereich der Arthroskopie ist sowohl für die *Diagnostik* als auch für Verlaufskontrollen und zur Durchführung kleiner *operativer Eingriffe* gegeben. Für die speziellen Fragestellungen rheumatischer Gelenkerkrankungen überwiegen generell die diagnostischen Erfordernisse; je nach Ätiologie und Art der Schädigung kommt der Methode dabei eine unterschiedliche Bedeutung zu. Der Wert der Arthroskopie liegt in der Möglichkeit verschiedener *Zielsetzungen* (s. Tabelle 1), die bei jedem einzelnen Krankheitsbild eine andere Gewichtung erfahren.

Tabelle 1. Klinisch-diagnostischer Wert

Diagnostik
Verlaufskontrolle
Operationsplanung
Vermeidung nicht erforderlicher Eingriffe
Kontrolle von Operationsergebnissen

a) Entzündliche Gelenkerkrankungen

α) Monarthritis, chronische Polyarthritis

Besonders in *Frühstadien arthritischer Manifestationen* bereitet die Abklärung der ätiologischen Faktoren wie auch die Differentialdiagnose gelegentlich Schwierigkeiten. Anamnese, klinischer Befund, Röntgen, serologische und immunologische Untersuchungen, die Analyse der Synovialflüssigkeit und auch die Histologie einer Probeexzision bringen nicht in jedem Fall eine Klärung. Durch die Arthroskopie ist eine weitreichende Information über Art und Ausmaß der Veränderungen an der Synovialmembran und auch am Gelenkknorpel möglich. Anhand einer Reihe von Arthroskopien entzündlich-rheumatischer Kniegelenke unternahmen JAYSON und DIXON (1968) den Versuch, die *Veränderungen der Synovialzotten und der Synovialmembran* generell zu klassifizieren und bestimmten Stadien zuzuordnen. Dabei wurden Form, Größe, Zahl sowie Gefäßzeichnung und Kolorit der Zotten herangezogen. Obwohl TESSON et al. (1970) bei der Endoskopie einiger Kniegelenke charakteristische Zeichen zu finden glaubten, blieb der Versuch von WATANABE et al. (1979) zur Erstellung eines Typenkataloges für die verschiedenen morphologischen Veränderungen an den Zotten ohne Wert für die Differentialdiagnose. Als Zeichen der Entzündung fanden sie eine hyperämische Rötung der Zotten, später auch Fibrinbeläge, sowie vor allem eine Hypertrophie der Zotten in Form von Verdickung mit z.T. polypöser Auftreibung, in manchen Fällen auch Verdünnung derselben. Die Aktivität der Entzündung ist aus diesen Veränderungen deutlich abzulesen, eine sichere Zuordnung spezifischer morphologischer Veränderungen zu bestimmten Krankheitsbildern ist jedoch nicht zu treffen. Die Endoskopie liefert daher an sich zur Frühdiagnose und Differentialdiagnose arthritischer Prozesse auf diesem Weg keinen entscheidenden Beitrag, sie bietet jedoch die Möglichkeit bei Entnahme einer Probeexzision die Trefferchance zu erhöhen (JAYSON u. DIXON 1968). Gegenüber der in der klassischen Form durchgeführten blinden Biopsie von mehreren Stellen des Synovialsackes (Recessus superior) kann arthroskopisch zunächst nach Revision des gesamten Recessus und auch seiner seitlichen Anteile die Lokalisation der ausgeprägtesten entzündlichen Veränderungen festgestellt werden und sodann aus diesen Arealen eine *gezielte Biopsie* mit geeigneten Zangen entnommen werden (LIPSON 1977; HENCHE 1978).

Größere Bedeutung hat die Arthroskopie als schonende und verläßliche Methode zur *Verlaufskontrolle* bei chronisch entzündlichen Prozessen. Die Auswirkungen einer länger bestehenden Synovitis mit Übergreifen auf den Gelenkknorpel sind klinisch und röntgenologisch immer erst mit einiger Verzögerung verifizierbar (CZURDA u. SCHWÄGERL 1974). Der nahezu lückenlose Überblick, der arthroskopisch über die gesamte Knorpelfläche zu erlangen ist, erlaubt es, Usuren an der Knorpel-Knochen-Grenze oder das Vorwachsen eines Pannus über den Femurknorpel deutlich zu erkennen, auch die synoviale Agression in der Kreuzbandnische kann so rechtzeitig erfaßt werden. Aus dieser frühen Diagnostik läßt sich die gesicherte *Indikation für eine echte Frühsynovektomie* ableiten.

Schließlich eignet sich die Methode zur *Kontrolle* erzielter Therapieeffekte: Die Auswirkungen von intraartikulären Kortikoidinjektionen auf die Synovialmembran oder die auf eine Synvioorthese folgenden atrophierenden Prozesse der Synovialzotten (TESSON et al. 1970) können verfolgt werden.

β) Kristallarthritis (Urica)

Die Diagnostik einer akuten Kristallarthritis ist in den meisten Fällen durch typische Klinik sowie den Kristallnachweis aus dem Punktat ohne Schwierigkeiten möglich. Die Arthroskopie kann die Diagnostik ergänzen und sichern. Der *Nachweis von Kristalleinlagerungen* in verschiedenen Anteilen der Synovialmembran wie auch der Menisken und Knorpel ist problemlos. O'CONNOR (1973) fand Kristalldepots vorwiegend im Recessus superior an den Zottenspitzen oder am Grund der oft stark geröteten und hypertrophen Zotten. Die Diagnostik kann durch die Entnahme einer Probeexzision unter Sicht ergänzt werden.

Ähnlich wie nach der *Spülung* arthrotischer Gelenke lassen sich nach Arthroskopien von Gelenken mit Kristallarthritis oft rapide Besserungen beobachten

(O'CONNOR 1973; JACKSON 1974). Dieser auf die Spülung zurückzuführende Effekt läßt sich durch Heranführen der Kanüle unter Sicht und damit gezielte Ausspülung der Kristalldepots noch steigern.

Auch bei der *Chondrokalzinose* erlaubt die Arthroskopie durch den optischen Nachweis von Kalziumpyrophosphatkristallen in der Synovia oder im Knorpel schon zu einem Zeitpunkt die Diagnose, wo im Röntgenbild noch keine Anzeichen einer Einlagerung bestehen (TESSON et al. 1970; O'CONNOR 1973).

Der diagnostische Wert der Arthroskopie bei entzündlich-rheumatischen Gelenken ist zwar insgesamt relativ gering, gerade die Frühdiagnose unklarer Arthritiden mit noch klinisch und röntgenologisch fehlenden Zeichen ausgeprägterer Schäden kann durch die Arthroskopie wesentlich verbessert werden.

b) Degenerative Erkrankungen

Die Analyse von Kniegelenkbeschwerden auf degenerativer Basis bereitet in vielen Fällen erhebliche Schwierigkeiten, und die Differenzierung der einzelnen kausalen Faktoren (Meniskusschaden, Knorpelläsion tibiofemoral und/oder an der Patella, freie Körper) ist auch bei Einsatz zahlreicher und teilweise aufwendiger Hilfsmethoden nicht in jedem Fall mit ausreichender Sicherheit möglich. Die Erkennung reiner Knorpelschäden stellt dabei das Hauptproblem dar (GLINZ 1976). Fehlinterpretationen von patellären oder condylären Knorpelschäden als Meniskusläsionen sind nicht selten. Am ehesten kann die Arthrographie unter optimalen Bedingungen zuverlässige Informationen geben, die jedoch wesentlich von der Erfahrung des Untersuchers abhängen (FISCHEDICK 1969; KAYE u. FREIBERGER 1975; HORNS 1977). Für die Diagnostik der Chondropathia patellae und anderer Knorpelschäden wie auch bei der Osteochondritis dissecans hält GRIFFITHS (1978) die Arthrographie für nur relativ geeignet.

Die zunehmende Differenzierung der operativen Therapiemöglichkeiten macht eine *sichere Information über Ausmaß und Lokalisation von Knorpelschäden* sowie den Ausschluß etwaiger gleichzeitiger Meniskusläsionen erforderlich.

α) Chondropathia patellae

Die Diagnostik dieses relativ häufigen Krankheitsbildes hat sich mit der genauen Kenntnis seiner Symptomatik und durch die routinemäßige Anwendung tangentialer Röntgenaufnahmen der Patella wesentlich verbessert; durch Einbeziehung der Doppelkontrast-Arthrographie können weitere Aufschlüsse über den Knorpelschaden gewonnen werden. Überlagerungen von Symptomenbildern einer Chondropathie und einer gleichzeitig bestehenden Meniskusschädigung können jedoch zu Fehlinterpretationen führen.

Der *diagnostische Wert der Arthroskopie* beruht einerseits im Ausschluß solcher Nebenbefunde und in der Verifizierung der Diagnose andererseits. Gerade durch die ideale Einsehbarkeit dieses Kniegelenkanteiles (Abb. 5) ist eine *vollständige Bestandaufnahme sämtlicher Veränderungen im femoropatellaren Bereich* möglich (GLINZ 1974; JACKSON 1974; WRUHS 1976). Sowohl Lokalisation und Ausdehnung des Knorpelschadens als auch der Schweregrad derselben lassen sich genau beurteilen, die Lage etwaiger einzelner tiefer Defekte genau angeben (Abb. 6). Leichte oberflächliche Schäden erscheinen als matte und leicht rauhe Areale, tiefer greifende Schäden sind durch meist unscharfe Begrenzung des gegenüber dem normalen Knorpelniveau eingesunkenen Grundes gekennzeichnet. Die Prüfung der Konsistenz des Erweichungsherdes durch Palpation mit einer eingeführten Sonde gibt ebenso weitere Aufschlüsse wie die Mobilität in

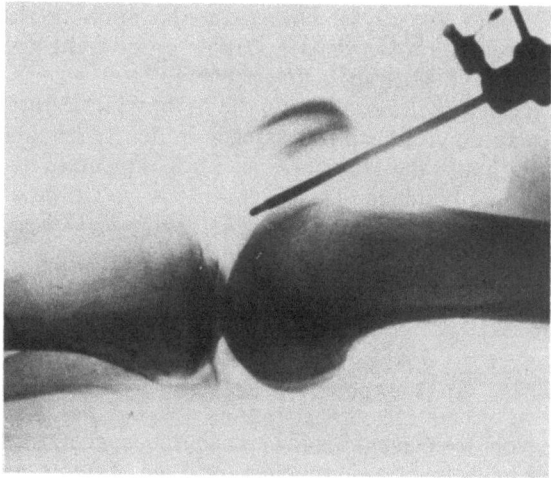

Abb. 5. Arthoskopie vom suprapatellaren Zugang: Einblick in das Femuropatellargelenk und in vordere Gelenkkammer möglich

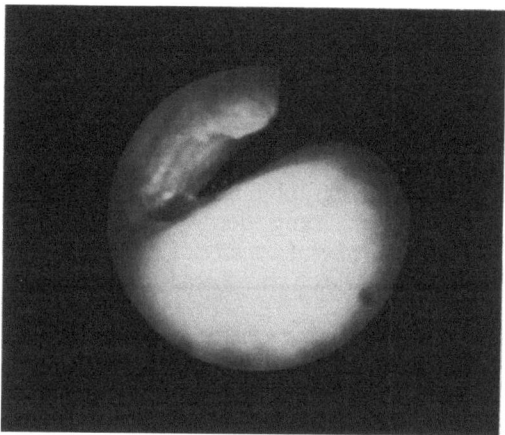

Abb. 6. Chondropathia patellae mit starker Unebenheit und Destruktion an der Patella

Ablösung befindlicher Anteile im Flüssigkeitsstrom. Bei der Einschätzung der Größe der aufgefundenen Läsionen müssen die durch die Optik bedingten Verzerrungen und Vergrößerungseffekte genau beachtet werden (WRUHS 1974; EICKELAAR 1975). Eine unter liegendem Arthroskop durchgeführte *funktionelle Analyse des Bewegungsablaufes* kann im Einzelfall die Ursache einer Störung im Patellagleitweg offenbaren.

Die genaue Erhebung aller dieser Befunde ermöglicht eine *morphologische Stadieneinteilung*, die für die Therapie exaktere Grundlagen als die klinisch-röntgenologische Stadieneinteilung bietet (HENCHE 1978).

Die *Verlaufskontrolle* von chondromalazischen Veränderungen unter konservativer Therapie (z.B. intraartikuläre Applikation von Mukopolysaccharid-schwefelsäureestern oder Knorpelextrakten) stellt eine Entscheidungshilfe für das weitere Procedere dar.

Für die *Planung einer operativen Therapie* ist die Erfassung des morphologischen Stadiums sowie etwaiger Störungen des Patellagleitweges durch mechanische Hindernisse von entscheidender Bedeutung. Durch die Arthroskopie kann die in vielen Frühfällen nicht erforderliche Arthrotomie vermieden werden und z.B. nur ein rein extraartikulärer Eingriff wie die Spaltung des lateralen Retinaculums durchgeführt werden. Bei höhergradigen Knorpelläsionen mit operativ sanierungswürdigen Veränderungen liefert die Arthroskopie die *Indikation zur intraartikulären Therapie*: Glättung von Knorpelrändern, Entfernung halbmobiler Knorpelanteile und freier Knorpelschuppen, Abrasio der Patella, Bohrung eines Defektgrundes nach PRIDIE. Selbst bei Indikation zur Ventralversetzung der Tuberositas tibiae nach MAQUET und BANDI stellt der arthroskopisch erfolgte Ausschluß einer gleichzeitigen Gelenköffnung einen erheblichen Vorteil in der postoperativen Behandlung dar. WRUHS (1976) wies auf die Möglichkeit hin, bei diesem Eingriff schon intraoperativ durch das Arthroskop den Effekt der Anhebung der Kniescheibe beobachten zu können.

Die Verlaufskontrolle nach eventuellen operativen Interventionen ist zur weiteren prognostischen Einschätzung im Einzelfall wertvoll.

β) Osteochondritis dissecans

In den Initialstadien des Krankheitsbildes kommt der Arthroskopie kein diagnostischer Wert zu. Nativröntgen, Brückenaufnahme nach FRICK und Tomographie ergeben für Diagnostik und Beurteilung ausreichende Hinweise. Die *Indikation zur Arthroskopie steigt im Krankheitsverlauf*. Auch bei noch erhaltenem Knorpelüberzug lassen sich leichte Unebenheiten, eine Eindellung über dem Herd sowie evtl. eine leichte Gelbfärbung und Mattigkeit feststellen. Die *Beurteilung* wird durch die palpatorische Untersuchung der verdächtigen Knorpelzone mittels Sonde vervollständigt. Ähnlich wie bei der Chondropathia patellae kann auch hier die nach röntgenologischen Kriterien erfolgte Stadieneinteilung exakt überprüft und verbessert werden.

Die weitere Entwicklung des osteochondrotischen Herdes (zunehmende Erweichung der Randzone, Einsinken der Decke und schließlich Infraktion mit konsekutiver Ablösung des osteochondritischen Blockes als Dissecat) ist durch keine andere Methode ähnlich exakt zu verfolgen. Daraus ergibt sich auch ohne Gelenköffnung die Möglichkeit den zum gegebenen Zeitpunkt entsprechenden Therapieplan und die *Indikation zur operativen Intervention* zu bestimmen. Zur Durchführung der operativen Maßnahmen ist die Arthrotomie unumgänglich; die Größe der Dissecate erlaubt es normalerweise nicht, diese durch das Arthroskop zu entfernen. Lediglich kleinere verbliebene Anteile lassen sich mit Faßzangen extrahieren. Gerade nach operativen Maßnahmen sind Kontrollen zur *Beobachtung des Einheilungsverlaufes* wichtig, vor allem in jenen Fällen, in denen eine Fixation des Dissecates oder Transplantates mit Drähten oder Schrauben erfolgte, liefert die Arthroskopie den für die Entfernung des Osteosynthesematerials nötigen Beweis der Einheilung.

γ) Spontane Osteonekrose

Die Frühdiagnose dieses beim älteren Menschen am medialen Femurcondylus auftretenden Prozesses ist oft schwierig. Nicht nur der plötzlich einsetzende heftige Schmerz, auch das anfängliche Fehlen jeglicher Strukturveränderung im Röntgen lassen primär eher an entzündliche Geschehen denken. AHLBÄCK und BAUER haben 1968 darauf hingewiesen, daß auch in diesen frühen Phasen schon durch eine Knochenszintigraphie eine sichere Diagnose gestellt werden kann. Für die Arthroskopie liegt der *diagnostische Wert* ähnlich wie bei der Osteochondritis dissecans zwar nicht in der Frühdiagnostik, sondern als *Entscheidungshilfe* in der Frage, ob die Therapie extraartikulär bleiben kann (Umstellungsosteotomie der Tibia) oder ob arthrotomiert werden muß (Ausräumung des nekrotischen Herdes, Schlittenendoprothese).

δ) Arthrose

Die *Zielsetzungen* der Arthroskopie am arthrotischen Gelenk sind ähnlich jenen bei Chondromalazie oder Osteochondritis dissecans. Nicht die Diagnose an sich ist das Ziel, sondern die *Aufklärung der für den weiteren Verlauf wesentlichen biomechanischen Störfaktoren oder der für das Beschwerdebild im Einzelfall maßgeblichen Läsionen*. Die Arthroskopie kann viele dieser Fragestellungen in befriedigendem Maß beantworten, auch wenn untersuchungstechnische Schwierigkeiten durch große Osteophyten, rigide Gelenkkapsel oder vergrößerten Fettkörper bestehen können (WRUHS 1974).

Der *Nachweis blockierender Elemente* wie etwa Meniskusteilen, großer Osteophyten, freier Körper oder hypertropher Zotten einerseits oder den normalen Bewegungsablauf störender Faktoren wie Knorpelschäden oder Bandläsionen andererseits ermöglicht die Beseitigung derselben und verhindert damit unbefriedigende Behandlungsergebnisse (JACKSON 1974). Gerade für die *Abwägung der Erfolgsaussichten bei gelenkerhaltenden Eingriffen* liefert die Arthroskopie die wichtigsten Hinweise: Die Verteilung der degenerativen Schäden (halbseitig oder total) und ihr Ausmaß beeinflussen etwa die Indikation zur hohen Tibiaosteotomie wesentlich. Statt dieser muß bei Erfassung zu schwerer Schäden der alloplastische Gelenkersatz erwogen werden (JACKSON 1974).

Die mögliche *therapeutische Anwendung* besteht in der Entfernung kleiner Fremdkörper, Knorpelschuppen oder Narbenstränge, kommt jedoch nur selten zur Anwendung, da bei fortgeschrittenen Arthrosen meist ein ausgedehntes Débridement erforderlich ist.

Verlaufskontrollen nach Umstellungsosteotomien geben Aufschluß über den Therapieeffekt, Berichte über Untersuchungen bei Komplikationen nach Prothesenimplantation liegen bisher nur vereinzelt vor (O'CONNOR 1978).

Insgesamt liegt der Wert der Arthroskopie bei degenerativen Schäden weniger in der Frühdiagnostik als vorwiegend in der Präzisierung der Indikationsstellung für operative Maßnahmen bzw. in der Vermeidung nicht zum Ziel führender Eingriffe.

Literatur

Aglietti P, Pimpinelli G (1975) Double contrast arthrography of the knee. Chir Organi Mov 62/6:617–631

Aignan M (1976) Arthroscopy of the hip. In: International review of rheumatology: Arthroscopy (special edition)

Bass AL (1978) Arthroscopy – Lesions of the synovium. In: Symposium in arthroscopy and arthrography of the knee. American Academy of Orthopedic Surgery Mosby. St. Louis, 95–104

Betts WE Jr (1968) Double contrast arthrography of the knee. J Am Osteopath Assoc 67/6:637–642

Bierbaum BE (1968) Double contrast knee arthrography. A safe and reliable aid to diagnosis of internal derangement. J Trauma 8/2:165–176

Bircher E (1921) Die Arthroendoskopie. Zentralbl Chir 48:1460–1461

Burman MS (1931) Arthroscopy or the direct visualisation of joints. An experimental cadaver study. J Bone Joint Surg 13:669–695

Burman MS, Finkelstein H, Mayer L (1934) Arthroscopy of the knee-joint. J Bone Joint Surg 16:255–268

Camerlain M (1974) Arthroscopy and its rheumatologic perspectives. Union Med Can 103/7:1262–1265
Casscells W (1971) Arthroscopy of the knee-joint. J Bone Joint Surg [Am] 53 287–298
Cheng Y (1976) Arthroscopy of the ankle joint. In: International review of rheumatology: Arthroscopy (special edition)
Czurda R, Schwägerl W (1974) Vergleichende röntgenologische und intraoperative Untersuchung bei der Frühsynovektomie. Z Rheumatol 33:327–333
Dandy DJ, Jackson RW (1975) The impact of arthroscopy on the management of disorders of the knee. J Bone Joint Surg [Br] 58/3:346–348
Delbarre F, Aignan M, Ghozlan R (1975) L'Arthroscopie du genou. Institut de Rhumatologie et la Faculté de Médecine de Paris-Cochin
Dorfmann H, Dreyfus P (1971) Arthroscopy of the knee (methods and results). Minerva Med 62:2621
Eickelaar HR (1975) Arthroscopy of the knee. Royal United Printers, Hoitsema
Ficat P, Philippe J, Belossi J (1971) Opaque arthrography of the knee. J Radiol Electrol Med Nucl 52/6:337–347
Finkelstein H, Mayer L (1931) The arthroscopy, a new method of examining joints. J Bone Joint Surg 13:583–588
Fischedick O (1969) Significance of arthrography of the knee joint. Z Orthop 106/4:759–765
Fujimoto K (1949) Arthroscopic findings of the experimental arthritis caused by intra-articular injection of various disinfectant medicaments. J Jap Orthop Assoc 22:60
Fujisawa Y (1976) The effect of high tibial osteotomy on osteoarthritis of the knee. An arthroscopical study of 26 knee joints. Clin Orthop Surg (Jap) 11:576–590
Glinz W (1974) Diagnostische Bedeutung der Arthroskopie bei Praearthrosen des Kniegelenkes. Unfallmed Berufskr 4:260–265
Glinz W (1976) Arthroskopie beim Knorpelschaden des Kniegelenkes. Hefte Unfallheilkd 127:46–57
Glinz W (1977) Arthroskopische Diagnostik der traumatischen Knorpelläsion am Kniegelenk. Hefte Unfallheilkd 129:242–246
Griffiths HJ (1978) Arthrography: Diseases of the synovium; diseases of the articular cartilage. In: Symposium on Arthroscopy and Arthrography of the knee. American Academy of Orthopedic Surgery Mosby. St. Louis, 142–151
Gross RH (1977) Arthroscopy in hip disorders in children. Orthop Rev
Haage H, Watanabe M (1973) Arthrography and arthroscopy. An assessment of the value of these techniques (author's translation). Z Orthop 111/2:178–183
Henche HR (1974) Indikation, Technik und Resultate der Arthroskopie nach Traumatisierung des Kniegelenkes. Orthopäde 3:128–133
Henche HR (1977) Die Arthroskopie des Kniegelenkes. Beitr Orthop Traumatol 24:217–220
Henche HR (1978) Die Arthroskopie des Kniegelenkes. Springer, Berlin Heidelberg New York
Hertel E (1975) Possibilities and limits of arthroscopy of rheumatoid joints. Z Orthop 113/4:798–801
Hertel E (1979) Der Wert der arthroskopischen Diagnostik von Kniegelenksveränderungen. Orthop Praxis 6:446–448
Horns JW (1977) The diagnosis of chondromalacia by double contrast arthrography of the knee. J Bone Joint Surg [Am] 59/1:119–120
Hurter E (1955) L'arthroscopie, nouvelle méthode d'exploration du genou. Rev Chir Orthop 41:763–766
Jackson RW (1974) The role of arthroscopy in the management of the arthritic knee. Clin Orthop 101:28–35
Jackson RW (1975) Diagnostic uses of arthroscopy. Recent Adv Orthop 10:217–234
Jackson RW, Abe J (1972) The role of arthroscopy in the management of disorders of the knee. J Bone Joint Surg [Brx] 54:310–322
Jackson RW, Dandy DJ (1976) Arthroscopy of the knee. Grune & Stratton, New York
Jackson RW, Haven KE De (1975) Arthroscopy of the knee. Clin Orthop 107
Jayson MI, Dixon ASJ (1968) Arthroscopy of the knee in rheumatic diseases. Ann Rheum Dis 27:503–511
Johnson LL (1973) Diagnostic arthroscopy of the knee. In: International Congress on the Knee-joint, Rotterdam, pp 131–139
Johnson LL Arthroscopy in joints other than the knee. In: Symposium on Arthroscopy and Arthrography of the Knee. American Academy of Orthopedic Surgery Mosby 1978. St. Louis, 249–261

Johnson LL, Becker RL The role of the assistant in arthroscopy. In: 42nd Annual Meeting, American Academy of Orthopedic Surgery, March 1975

Kaye JJ, Freiberger RH (1975) Arthrography of the knee. Clin Orthop 107:73–80

Kieser Ch, Rüttimann A (1976) Die Arthroskopie des Kniegelenkes. Schweiz Med Wochenschr 106:1631–1637

Lipson RL, Clenmons JJ, Reymoyer JW (1967) Arthroscopy: Experience with percutaneous biopsy of intraarticular structures under direct vision. Arthritis Rheum 10:294

Matsumo J (1959) Arthroscopic and histological studies of tuberculous and nonspecific chronic arthrides. J Jap Assoc Rheumatol 1:409

McGinty JB Technique of arthroscopy. In: Symposium of Arthroscopy and Arthrography of the Knee. American Academy of Orthopedic Surgery, pp 61–79. Mosby 1978. St. Louis

McGinty JB, Freedman PA (1976) Arthroscopy of the knee. Clin Orthop 121:173–180

Mennet P (1971) Möglichkeiten und Grenzen der Kniearthroskopie. Schweiz Med Wochenschr 101:1591

O'Connor RL (1973) The arthroscope in the management of crystal-induced synovitis of the knee. J Bone Joint Surg [Am] 55:1443

O'Connor RL Arthroscopic surgery. In: Symposium on Arthroscopy and Arthrography of the Knee. American Academy of Orthopedic Surgery. Mosby 1978. St. Louis 230–248

Ohnsorge J (1969) Arthroskopie des Kniegelenkes mittels Glasfasern. Z Orthop 106:535–538

Ricklin P, Rüttimann A, Buono MS Del (1974) Die Meniscusläsion. Praktische Probleme der Klinik, Arthrographie und Therapie. Thieme, Stuttgart

Robles GJ, Katona G (1969) Arthroscopy as a means of diagnosis and research. Review of 80 arthroscopies. (Proceeding of the 4th Panamerican Congress of Rheumatology) Excerpta Medica 209

Robles GJ, Katona G (1971) Clinical and therapeutic usefulness of arthroscopy. Gazz Sanit 20:16

Sato K (1955) An arthroscopic study of knee joint injury caused by dull force. J Jap Orthop Assoc 28:467

Smillie IS (1980) Diseases of the knee joint, 2nd edn. Churchill-Livingstone, Edinburgh London New York

Takagi K (1933) Practical experience using Takagi's arthroscope. J Jap Orthop Assoc 8:132

Taylor AR (1969) Arthrography of the knee in rheumatoid arthritis. Br J Radiol 42/499:493–497

Taylor AR, Ansell BM (1970) Arthrography of the knee following synovectomy. Ann Rheum Dis 29/2:198–199

Taylor AR, Ansell BM (1972) Arthrography of the knee before and after synovectomy for rheumatoid arthritis. J Bone Joint Surg [Br] 54/1:110–115

Tesson MC, Aignan M, Delbarre F (1970) Arthroscopy of the knee. Technique, indication, results. Presse Med 78:2467

Vaubel E (1938a) Die Endoskopie des Kniegelenkes. Z. Rheumatol 1:210–213

Vaubel E (1938b) Die Arthroskopie. Rheumatismus 9

Watanabe M (1949) Arthroscopy of the ankle joint of the horse. J Jap Orthop Assoc 22:51

Watanabe M, Takeda S (1960) The number 21 arthroscope. J Jap Orthop Assoc 34:1041

Watanabe M, Takeda S, Ikeuchi H (1979) Atlas of arthroscopy, 3rd edn. Igaku Shoin, Tokio

Weh L, Schubert J, Dahmen G (1979) Der arthroskopische Beitrag in der Diagnostik entzündlicher Kniegelenkserkrankungen. Orthop Praxis 9:762

Wruhs O (1970) Die Arthroskopie und Endophotographie zur Diagnostik und Dokumentation von Kniegelenksverletzungen. Wien Med Wochenschr 8:126–133

Wruhs O (1972) Die Arthroskopie. Orthop Praxis 9:75–78

Wruhs O (1973a) Endoskopisch faßbare Veränderungen des Femuropatellargelenkes. Z Orthop 111:525–526

Wruhs O (1973b) Die Arthroskopie des Kniegelenkes. Z Orthop 111:664–665

Wruhs O (1974) Der Informationswert der Endoskopie des Kniegelenkes. Hollinek, Wien

Wruhs O (1975) Arthroskopische Befunde bei Vorverlagerung der Tuberositas tibiae. Hefte Unfallheilkd 127:187–194

Yates DB, Scott JT (1975) Rheumatoid synovitis and joint disease. Ann Rheum Dis 34:1

Zollinger H (1977) Indikation und Aussage der Gelenkendoskopie bei der Chondropathia patellae. Z Orthop 115:617

Zollinger H, Schreiber A (1979) Wert der Arthroskopie des KG für die Beurteilung praearthrot. Zustände. Orthop Praxis 6:443–445

VII. Arthrographie am Beispiel der chronischen Polyarthritis

Von

O. Fischedick

Mit 14 Abbildungen

1. Einleitung

Die primär chronische Polyarthritis ist eine systemische Erkrankung, welche zuerst die Gelenkkapsel bzw. deren Synovia befällt und erst im späteren Stadium zu Knochen- und Bandveränderungen führt. Während Knochenveränderungen auf dem Nativ-Röntgenbild nachgewiesen werden können, sind pathologische Prozesse an der Synovia bzw. der Gelenkkapsel und an den Bändern und Sehnen nicht sichtbar. Allerdings ist die Xeroradiographie in der Lage, extrakapsuläre Prozesse in gewissem Maße darzustellen. Intraartikuläre Krankheitsprozesse, die noch nicht zu Veränderungen an den zugehörigen Knochenabschnitten geführt haben, lassen sich nur durch die direkte Darstellung des Gelenkbinnenraumes mit Hilfe von Kontrastmittel überprüfen. Neuerdings kommt die computertomographische Untersuchung hinzu, insbesondere aber die direkte Gelenkdarstellung (Gelenkbesichtigung) durch die Arthroskopie. Dieser Methode wird in letzter Zeit vermehrtes Interesse entgegengebracht, weil sie auch die Möglichkeit von Probeexzisionen aus der Kapsel zuläßt. Die Indikation zur Arthrographie ergibt sich durch den klinischen Befund und bei Verdacht auf eine Gelenkbeteiligung. Die Arthrographie kann diese entweder bestätigen oder ausschließen.

a) Pathologisch-anatomische Befunde

Das Schultergelenk wird von dem großen M. deltoideus umhüllt. Zwischen Akromion und dem Oberarmkopf liegt eine Muskelgruppe, die sog. Rotatorenmanschette, die aus M. supraspinatus, M. infraspinatus, M. teres minor und M. subscapularis besteht. Zwischen dem M. deltoideus und dieser Muskelgruppe ist eine große Bursa, die Bursa subacromialis bzw. subdeltoidea eingelassen, welche gelenkmechanisch als Kugellager funktioniert. Diese Bursa ist mit dem Dach der Rotatorenmanschette fest verwachsen, während der Boden der Rotatorenmanschette mit der Gelenkkapsel des Schultergelenkes fixiert ist.

Rupturen der Rotatorenmanschette führen daher zu einer Ruptur der Gelenkkapsel und der Bursa subacromialis. Dadurch entsteht eine freie Verbindung zwischen dem Gelenkraum und der Bursa. Durch die Gelenkkapsel zieht die lange Bizepssehne, die in ihrem extrakapsulären Anteil von der Vagina mucosa intertubercularis umgeben ist.

Am Kniegelenk ist zu beachten, daß die hintere Kniegelenkkapsel in etwa 30% der Fälle eine Bursa abgibt, die Bursa musculus capitis tibialis med. des M. gastrocnemius, welche wiederum mit der Bursa gastrocnemica verbunden ist, so daß diese Bursae den gemeinsamen Namen B. semimembranosa-gastrocnemia haben. Entzündliche Veränderungen der Kniegelenkkapsel können auf die Bursae übergreifen. Bei pathologischen Veränderungen entstehen aus der

Kniegelenkkapsel selbst oder aus der Bursa weitere Hohlräume, die sich nach kranial und kaudal von der Kniegelenkkapsel entwickeln können und im amerikanischen Sprachgebrauch als „Baker-Zyste" bezeichnet werden. Baker-Zysten sind jedoch keine anatomisch präformierten Hohlräume. Sie spielen bei der primär chronischen Polyarthritis des Kniegelenkes eine besondere Rolle.

b) Das Nativ-Röntgenbild

Radiologische Befunde, die für eine primär chronische Polyarthritis sprechen, sind hinreichend bekannt. Sie umfassen als primäres Merkmal die Osteoporose, die Verschmälerung, oder auch die Erweiterung des Gelenkraumes. Dann finden sich auch pseudozystische Knochenarrosionen oder eine Osteolyse. Periostale Reaktionen an den in der Nachbarschaft gelegenen Gelenken, z.B. an der Klavikula oder am Akromion oder eine Subluxationsstellung der Klavikula im Schultergelenk sind möglich. Vom Schultergelenk wissen wir aus Untersuchungen von ENNEVAARA (1967), MANNUEL (1963) u.a., daß die Synovitis, die Veränderungen der Vagina mucosa intertubercularis mit den Prozessen an der langen Bizepssehne sowie die Ruptur der Rotatorenmanschette im Nativ-Röntgenbild kaum nachzuweisen sind.

Am Ellenbogengelenk kommt es auch zur Erweiterung oder zur Verschmälerung des Gelenkraumes, zur Atrophie und zu Pseudozystenbildungen.

Am Kniegelenk finden sich neben der Osteoporose, der Verschmälerung des Gelenkspaltes, der Sklerose der Gelenkflächen mit den Kantenausziehungen u.U. erhebliche Weichteilveränderungen.

Am Fußgelenk führt die PCP zur Entkalkung und zur deutlichen Gelenkspaltverschmälerung.

2. Die Arthrographie

Es gibt jedoch nur wenige Mitteilungen in der Weltliteratur, die sich besonders mit der Arthrographie bei der chronischen Polyarthritis rheumatica befassen. Außer Hinweisen in Übersichtsreferaten haben zuerst DE SÈZE und WELFING (1960), DE SÈZE et al. (1961) und ENNEVAARA (1967) sowie MANNUEL (1963) und SERRE et al. (1962, 1965) über arthrographische Befunde am Schultergelenk berichtet. Über arthrographische Veränderungen am Ellenbogen- und Fußgelenk liegen nur einzelne Mitteilungen vor. Eine größere Zahl von Arbeiten beschäftigt sich mit den Weichteilveränderungen des Kniegelenkes im Arthrogramm. Hier sind besonders die Arbeiten von BLOCH und FISCHER (1958), PALLARDY et al. (1969) und RÜTTIMANN (1946) sowie die eigenen Handbuchbeiträge zusammen mit HAAGE zu nennen (FISCHEDICK u. HAAGE 1973; HAAGE u. FISCHEDICK 1973a, b).

a) Monokontrastdarstellung

Die Kontrastdarstellung der Gelenke ist eine Methode, die 1905 von den Wiener Chirurgen WERNDORFF und ROBINSON für das Kniegelenk eingeführt worden ist. Über die erste Kontrastdarstellung des Schultergürtels hat der Schweizer OBERHOLZER 1933 berichtet, nachdem bereits 1911 der Amerikaner CODMAN auf die Notwendigkeit der Darstellung des Schulterbinnenraumes hingewiesen hat. In den 40er Jahren haben sich besonders skandinavische Autoren unter Führung von LINDBLOM (1939), AXEN (1941) die Amerikaner KERNWEIN et al. (1957), NEVIASER (1975), die Franzosen DE SÈZE et al. (1961), CAILLENS (1979), CLAESSENS (1956) um das Schultergelenk, LINDBLOM (1939), VAN DE BERG und CREVECOEUR (1951) um das Kniegelenk verdient gemacht. Zusammenfassende Beiträge finden sich im *Handbuch der medizinischen Radiologie* (FISCHEDICK u. HAAGE 1973; HAAGE u. FISCHEDICK 1973a, b).

Als Kontrastmittel wird je nach Gelenkvolumen ein handelsübliches Kontrastmittel für die Gefäßdarstellung benutzt; für das Schultergelenk werden 6–8 ml, für das Kniegelenk 10–15 ml benötigt. Beim Schultergelenk wird das Kontrastmittel mit NaCl vermischt, um ein Gelenkvolumen von etwa 20 ml auszufüllen.

Röntgenaufnahmen des Schultergelenkes bei der Kontrastmitteldarstellung werden in Adduktion des Armes mit Innen- und Außenrotation, Elevation des Armes mit Innen- und Außenrotation, eine axiale Aufnahme und eine Darstellung des Sulcus intertubercularis angefertigt, so daß zusammen sechs Aufnahmen vorliegen.

Beim Ellenbogengelenk, bei dem man eine positive oder negative Mono- oder Doppelkontrastdarstellung durchführen kann, werden Aufnahmen a.–p. und seitlich und in Schrägeinstellung vorgenommen.

b) Doppelkontrastdarstellung

Die Doppelkontrastdarstellung geschieht unter den gleichen Voraussetzungen wie die Monokontrastdarstellung, jedoch werden nur geringe Mengen (3–5 ml) Kontrastmittel gebraucht und eine entsprechende Menge Luft dazugegeben, die sich nach der Größe des Gelenkvolumens richtet. Doppelkontrastdarstellungen verlangen für die Schulter z.B. Aufnahmen im Sitzen, damit die Luft an den höchsten Punkt des Gelenkes steigen kann. Diese Untersuchung nur im Liegen durchzuführen, würde Fehldeutungen begünstigen (GOLDMAN et al. 1978).

Kniegelenksaufnahmen werden zum Nachweis verschiedener Meniskusabschnitte in Drehstellung durchgeführt. Weitere Aufnahmen werden zur Darstellung der Kreuzbänder und des hinteren Kapselraumes bei Beugung und Streckung des Kniegelenkes empfohlen.

Aufnahmen des Fußgelenkes werden in a.–p. und seitlichem Strahlengang sowie im schrägen Durchmesser vorgenommen. Selbstverständlich müssen bei besonderen Fragestellungen und häufig auch zur Klärung der Befunde, Aufnahmen in anderen Einstellungsebenen durchgeführt werden (GOLDMANN et al. 1976).

c) Gefahren und Komplikationen

Zwischenfälle durch die Kontrastmitteldarstellung sind nicht bekannt. Kontrastmittelzwischenfälle kommen deswegen nicht vor, weil das Kontrastmittel relativ langsam resorbiert wird und dadurch offenbar keine allergischen Reaktionen entstehen können. Der Punktionsvorgang selbst ist ungefährlich, und Infektionen nach Punktion sind trotz einer großen Zahl von Untersuchungen nicht bekannt geworden. Auch kommt es bei entzündlichen Synoviaveränderungen zu keiner nennenswerten Reizerscheinung, so daß eine Verschlimmerung der Erkrankung nicht eintritt.

3. Allgemeine arthrographische Merkmale

Die bei der Kontrastdarstellung auftretenden Veränderungen sind Folgen der primär chronischen Polyarthritis, die ja zuerst die Synovia befällt. In Frühfällen wird sich die entzündliche Gelenkschwellung mit Zunahme des Gelenkvolumens durch den Erguß schon bei der Punktion nachweisen lassen. Bei der Kontrastfüllung zeigt sich in diesen Fällen eine unscharfe Begrenzung der Kapsel. Kommt es zur Ausbildung von Pannus bzw. von kleinen Zotten, die nur einige Millimeter Größe zu haben brauchen, findet sich im Arthrogramm das Bild einer unregelmäßigen Kapselbegrenzung mit mottenfraßähnlichen, unscharf begrenzten, kleinen Defekten. Die Bildung von Pseudozysten oder auch zystischen Erweiterungen ergibt arthrographisch das Bild von divertikelartigen Kontrastmittelansammlungen umschriebener oder diffuser Art. Die arthrographischen Veränderungen beginnen in der Regel an der Kapselansatzstelle zum Gelenk. Führt die Pannusbildung zu Knorpel- oder Knochendefekten, so werden diese Defekte durch Kontrastmitteleinlagerungen sichtbar. In fortgeschrittenen Fällen wird sich die Schrumpfung der Gelenkkapsel als Verminderung des Gelenkvolumens und Verschmälerung des Gelenkspaltes zeigen mit geringerer Kontrastmittelaufnahme. Als weitere Folge von Kapselveränderungen können Spontanrupturen der Gelenkkapsel auftreten, die röntgenologisch gut sichtbar gemacht werden können. In sehr vielen Fällen findet sich bei der Kontrastdarstellung eine Füllung der Lymphgefäße, die offenbar immer Zeichen entzündlicher Gelenkveränderungen sind. Ob die Füllung der Lymphgefäße Folge der Eröffnung von Lymphbahnen mit schnellem Abtransport von Lymphe ist oder ob entzündliche Prozesse mit ihrer Stoffwechselerhöhung die Lymphgefäßfüllung verursachen, ist nicht klar.

Die arthrographischen Veränderungen sind aber nicht spezifisch für die primär chronische Polyarthritis. Krankheitsbilder, welche differentialdiagnostisch in Betracht gezogen werden müssen, können im Arthrogramm ähnliche Bilder hervorrufen.

4. Gelenkspezifische arthrographische Merkmale

a) Schultergelenk

Am Schultergelenk kann man im Arthrogramm vier verschiedene Befundgruppen unterscheiden:
1. Diffuse oder lokalisierte Synovitis: Die diffuse Synovitis, die noch nicht zu nachweisbaren pathologisch-anatomischen Veränderungen an der Synovia bzw. der Kapsel geführt hat, wird sich, wie schon angegeben, nur in einer etwas unscharfen Begrenzung der Kapsel erkennen lassen. Erkannt wird aber die Synovitis dadurch, daß sich der entzündliche Gelenkerguß bei der Punktion des Gelenkes bemerkbar macht und eine Kontrastdarstellung erst nach weitgehender Entfernung des Gelenkergusses durchgeführt werden kann. Später entstehen umschriebene oder sehr ausgeprägte Kontrastmittelaussparungen, die durch die Pannusbildung hervorgerufen werden. Es kommt zu perlschnur- oder sägezahnähnlichen Defektbildungen in der Randkontur des Kontrastmittels und bei ausgeprägtem Stadium zu einem mottenfraßähnlichen Befund. Der Prozeß beginnt in der Regel im Recessus axillaris und führt auch zu einer Entkalkung und Strukturauflockerung im Bereich des Tuberculum majus (Abb. 1).

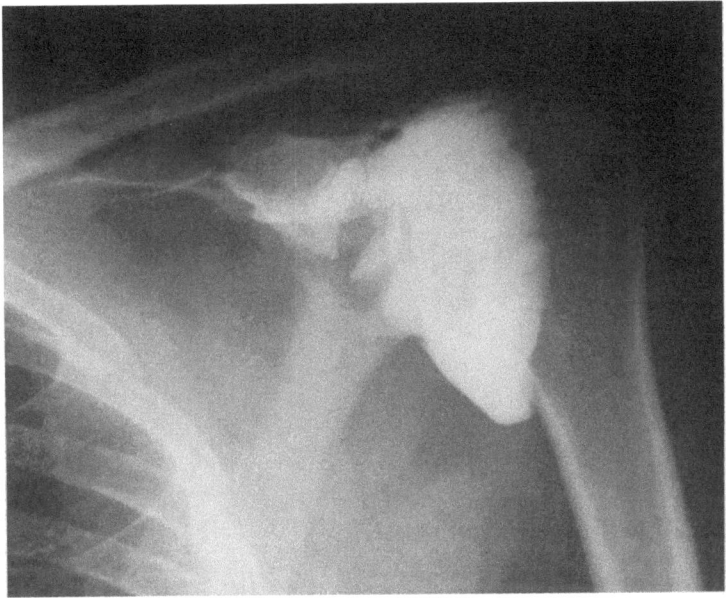

Abb. 1. Schulterarthrographie: Synovitis: Unregelmäßige Begrenzung der Gelenkkapsel mit ausgestanzten Defekten, hervorgerufen durch villöse Zottenbildung im Kontrastbild

2. An der Vagina mucosa intertubercularis und an der langen Bizepssehne kommt es zu einer spezifischen Tendovaginitis infolge der Pannusbildung. Es entsteht eine entzündliche Degeneration der langen Bizepssehne. Diese führt zu Adhäsionen zwischen der Vagina mucosa intertubercularis und der Bizepssehne. Die arthrographischen Veränderungen und Zeichen sind sehr eindrucksvoll. Bei dem Befall der Vagina kommt es zu unregelmäßigen mottenfraßähnlichen Defektbildungen in der Vagina mucosa intertubercularis, zu einer unregelmäßigen Darstellung und zu einer Erweiterung der Vagina, deren ampulläres Ende rupturieren kann, wobei das Kontrastmittel in die Weichteile austritt. Auch kann sich das distale Ende der Vagina ampullenartig erheblich erweitern. In fortgeschrittenen Fällen findet man allerdings auch eine erhebliche Schrumpfung der Vagina, bei der es nicht immer gelingt, die Vagina mucosa intertubercularis darzustellen. Nicht selten kommt es auch zu einer Luxation der Vagina mucosa aus dem knöchernen Bett, ein Befund, der sich auf der gezielten Aufnahme nachweisen läßt (Abb. 2, 3).

3. Die entzündlichen Veränderungen der Synovia greifen nicht nur auf die Kapsel über, sondern im Schultergelenk auch auf die Muskulatur der Rotatorenmanschette. Die Rotatorenmanschette quillt auf, und mit oder ohne Trauma kommt es zu einer teilweisen oder vollständigen Ruptur. Dadurch wird auch der Boden der Bursa subacromialis bzw. subdeltoidea eingerissen, und die pannusartigen Veränderungen können in die Bursa subacromialis übertreten und hier zu einem schweren entzündlichen Zustand führen. Die Ruptur selbst führt zu einer erheblichen, kaum zu beeinflussenden Schmerzhaftigkeit, und ein derartiger Schmerzzustand bei einem Patienten mit einer PCP ist immer auf eine Spontanruptur der Rotatorenmanschette und einer Mitbeteiligung der Bursa subacromialis verdächtig. Dabei ist die Bewegung erheblich eingeschränkt, insbesondere fehlt die Abduktionsmöglichkeit (Abb. 4, 5).

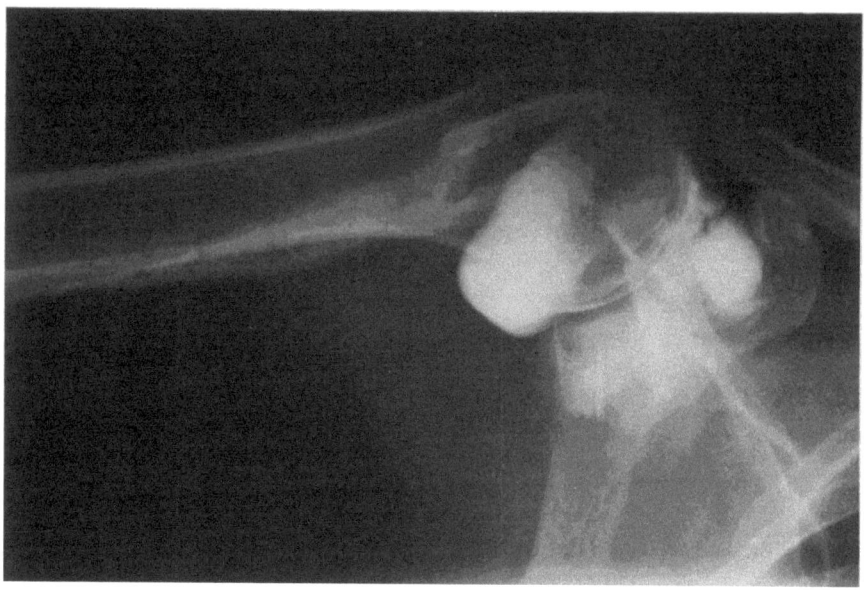

Abb. 2. Schulterarthrographie: Ausgeprägte Synovitis villosa vorwiegend im Bereich der Vagina mucosa intertubercularis. Ruptur der langen Bizepssehne mit Adhärenz zur Vagina. Schrumpfung der Gelenkkapsel

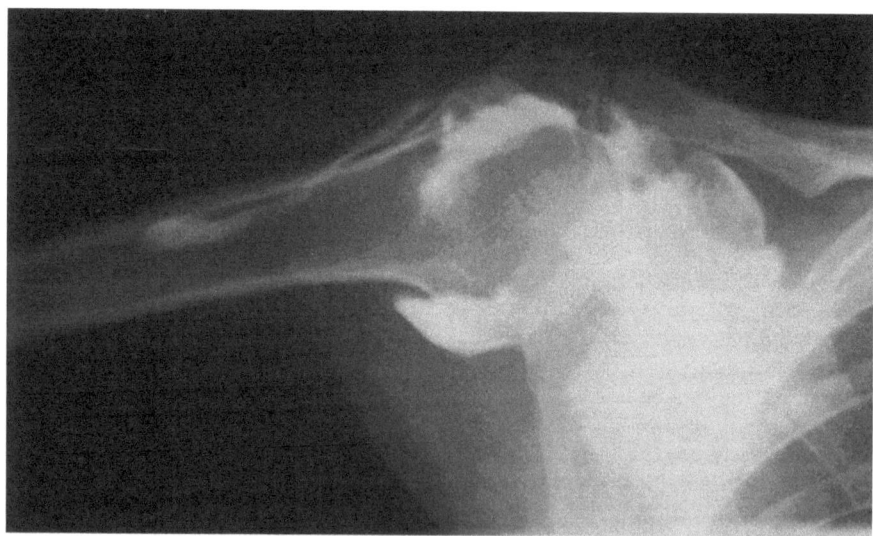

Abb. 3. Schulterarthrographie: Ampullenartige Erweiterung der Vagina mucosa intertubercularis extrakapsulär

4. Im fortgeschrittenen Stadium kommt es zu einer starken Schrumpfung der Gelenkkapsel, die auch als „frozen shoulder" bekannt ist. Das Arthrogramm zeigt dann die verminderte Möglichkeit der Auffüllung des Gelenkes, die Verschmälerung des Gelenkspaltes und auch die deutlichen Veränderungen an der Knorpelgelenkfläche, die zu Kontrastmitteleinlagerungen in Form von unregel-

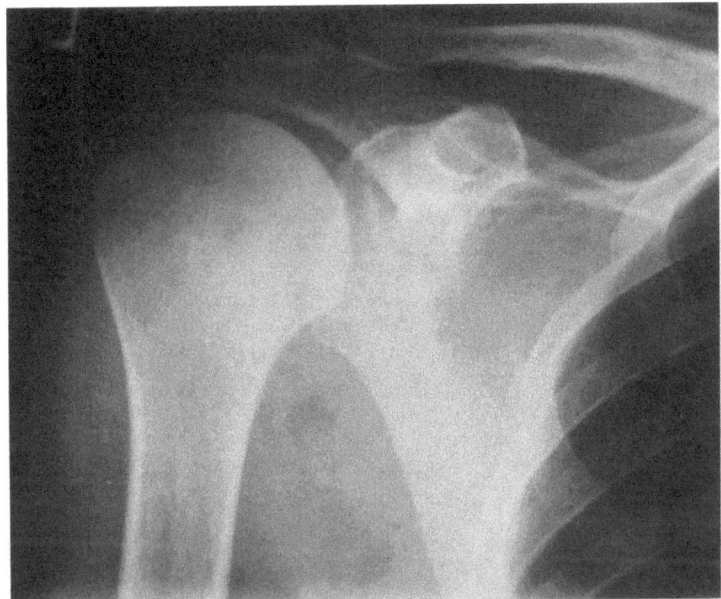

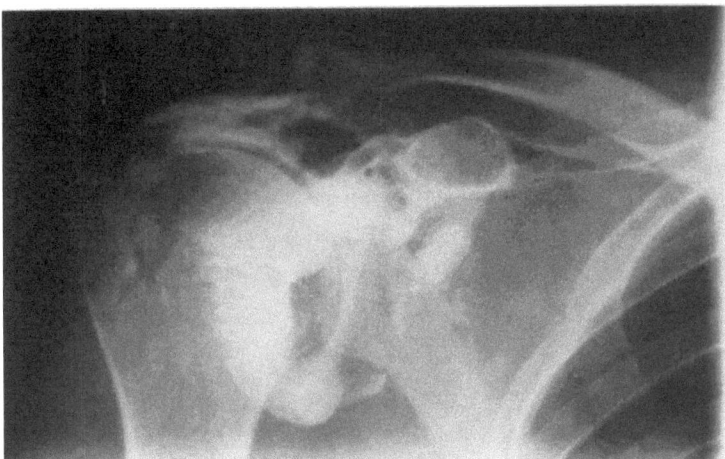

Abb. 4. a Übersichtsaufnahme – Schultergelenk: Ausgesprochene Usurierung im Bereich des Sulcus intertubercularis. **b** Arthrographie: Ruptur der Rotatorenmanschette mit unregelmäßiger Füllung der Bursa subacromialis und subdeltoidea. Beteiligung des Akromioklavikulargelenkes. Pannusbildung in der Gelenkkapsel. Synovitis villosa in der Vagina mucosa intertubercularis mit Adhäsion der langen Bizepssehne und auch hier sichtbarer Zerstörung des Knochenkanals

mäßigen Defektbildungen in der Knorpelgelenkfläche führen. In allen diesen Stadien ist eine Kontrastdarstellung einiger Lymphgefäße möglich (Abb. 6).

5. Vergleicht man das Nativ-Röntgenbild mit den arthrographischen Veränderungen, so ergibt sich im Stadium I des röntgenologischen Befundes arthrographisch eine lokalisierte Synovitis an den Ansatzstellen der Rotatorenmanschette, im Bereich des Tuberculum majus und des Recessus axillaris, d.h. an der unteren Begrenzung der Schultergelenkpfanne. Es sind noch keine Gelenk-

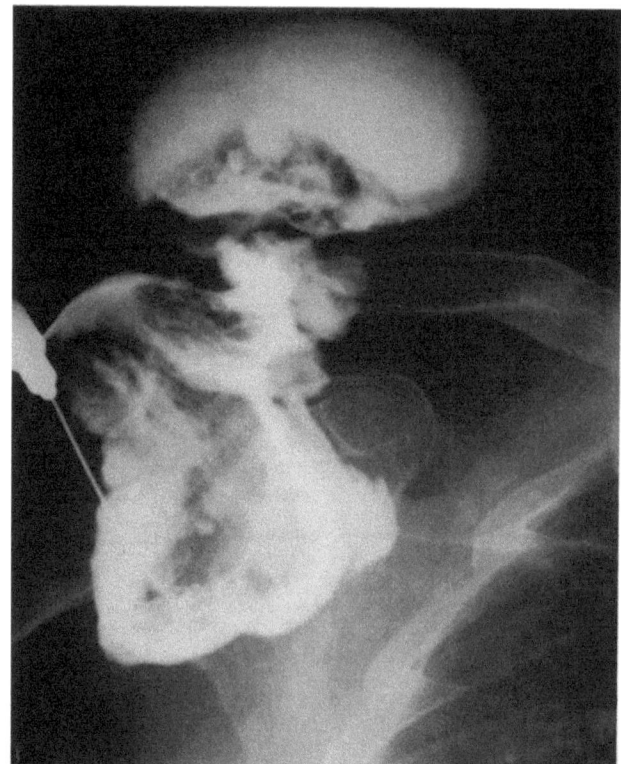
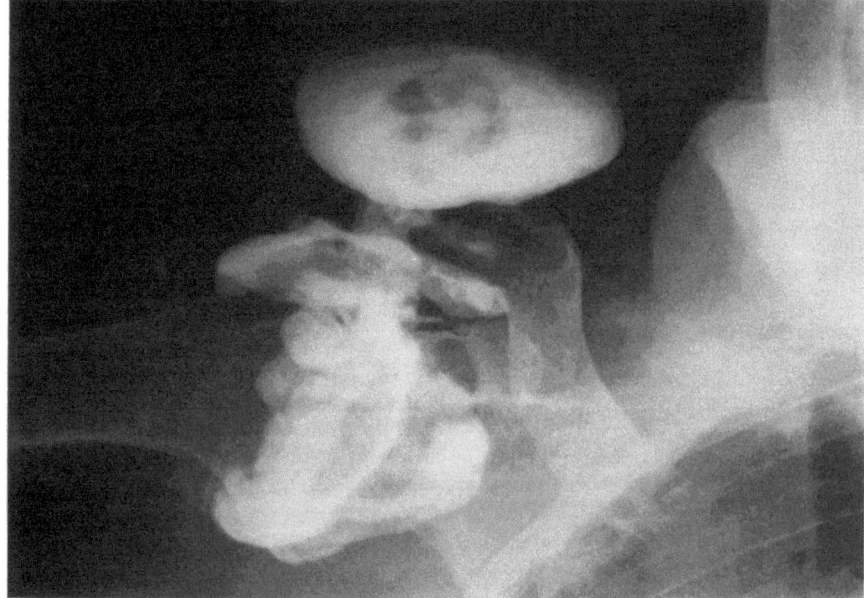

Abb. 5a, b. Schulterarthrographie: Teilweise Schrumpfung der Kapsel, massive Synovitis villosa mit Pannusbildung, totale Ruptur der Rotatorenmanschette, Pannusbildung in der Bursa subdeltoidea, Beteiligung der Gelenkkapsel des Akromioklavikulargelenkes, extrakapsulärer zystischer Weichteiltumor mit Pannusbildung, offenbar aus der Gelenkkapsel des Akromioklavikulargelenkes entstanden (Beobachtung: Prof. Dr. med. A. RÜTTIMANN, Institut für Röntgendiagnostik, Stadtspital Triemli/Zürich)

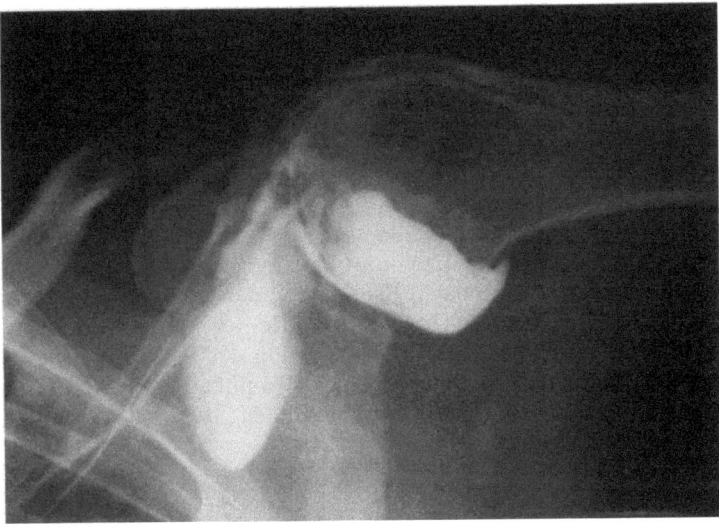

Abb. 6. Schulterarthrographie: Deutliche Schrumpfung der Gelenkkapsel, besonders im Bereich des Recessus axillaris

spaltverschmälerungen oder Sklerosierungen der beteiligten Knochengelenkabschnitte nachweisbar.

Im Stadium II der Knochenveränderungen mit Defektbildungen der Pfanne und des Oberarmkopfes findet sich arthrographisch eine ausgeprägte Pannusbildung der Kapsel, die an den Prädilektionsstellen zu einer Zerstörung des Knorpels und des Knochens geführt hat. Eine Gelenkspaltverschmälerung ist bereits nachweisbar.

Im Stadium III der röntgenologisch sichtbaren Veränderungen, die mit einer erheblichen Verschmälerung des Gelenkspaltes durch Zerstörung des Tuberculum majus am Oberarmkopf oder einer Osteosklerose mit Osteophytenbildung einhergehen, finden sich immer ganz erhebliche arthrographische Veränderungen an der Synovia mit Veränderungen der langen Bizepssehne.

Eine Schrumpfung der Kapsel mit oder ohne Ruptur der Rotatorenmanschette läßt sich auf dem Nativbild als Hochstand des Oberarmkopfes mit einer Verschmälerung des Raumes zwischen Akromion und Oberarmkopf nachweisen.

Bei sehr fortgeschrittenen Prozessen, bei denen eine totale Ruptur der Rotatorenmanschette vorliegt, kann es auch zu übergreifenden Veränderungen am Akromioklavikulargelenkspalt kommen. Hier zeigen sich dann auch im Röntgenbild unregelmäßige Defektbildungen. Auch hier kommt es zu Synoviaveränderungen mit Auszackungen und unregelmäßiger Kontrastmitteleinlagerung (BURGENER et al. 1972).

b) Ellenbogengelenk

Bei der primär chronischen Polyarthritis ist das Ellenbogengelenk in der Hälfte der Fälle beteiligt. Es gibt aber nur wenige Arbeiten, die sich mit der Arthrographie des Ellenbogengelenkes bei der PCP beschäftigen. Eine sorgfältige Studie von 21 Fällen stammt aus der Straßburger Arbeitsgruppe von DIR-

HEIMER et al. (1978). Hierbei wurde das Ellenbogengelenk an typischer Stelle von lateral punktiert und das Monokontrastverfahren durchgeführt. Dabei gab es keine nennenswert unterschiedlichen arthrographischen Ergebnisse gegenüber den Befunden an anderen Gelenken. Man kann auch hier unterscheiden zwischen der Zunahme des Gelenkvolumens, den Veränderungen an der Synovia, der Verschmälerung des Gelenkspaltes und der Darstellung der Lymphbahnen. Die Dilatation des Gelenkraumes zeigt sich mit divertikelartigen oder zystischen Erweiterungen des Kapselraumes, wobei auch Rupturen der Kapsel als Folge der Entzündung nachgewiesen worden sind. Typische Synoviaveränderungen, hervorgerufen durch die Synovitis villosa, mit Irregularitäten und, bei der mehr akuten Form, mit einer unscharfen Begrenzung der Kapsel sind zu finden. Die Gelenkspaltverschmälerung und die Beteiligung der knorpeligen Anteile zeigt sich auch in einer unregelmäßigen Konturierung der Knorpelgelenkflächen im Arthrogramm. Eine Kontrastanfärbung der Lymphbahnen wurde von den Autoren recht häufig gesehen. Arthrographische Studien werden aber auch nach einer Synovektomie durchgeführt.

c) Hüftgelenk

Wenn auch in der Regel die Hüftgelenke später als die kleinen Gelenke bei der PCP erkranken, gibt es doch einen primär isolierten Befall des Hüftgelenkes (LEGER 1968). Differentialdiagnostische Überlegungen, die z.B. in der Abgrenzung zur Tuberkulose bestehen, können durch die Arthrographie nicht eingegrenzt werden, da die durch die Arthrographie nachzuweisenden entzündlichen synovialen Veränderungen auch bei vielen anderen Krankheitsbildern vorkommen.

Daher ist die Arthrographie des Hüftgelenkes keine sinnvolle röntgenologische Methode, und Berichte über diese Untersuchung liegen in der Literatur offensichtlich nicht vor.

d) Kniegelenk

Die röntgenologischen Zeichen der primär chronischen Polyarthritis in der Übersichtsaufnahme des Kniegelenkes sind durch eine Entkalkung, eine Verschmälerung des Gelenkspaltes und Defektbildung in der Gelenkfläche gekennzeichnet. Umschriebene Defektbildungen an den Kapselansatzstellen weisen auf villöse Synovitis hin, die zu einer Knochenusur führen. Das Röntgenbild ist aber nicht pathognomonisch für eine primär chronische Polyarthritis, die Tuberkulose verursacht ähnliche Veränderungen.

Besondere Beachtung verdient aber auch die Weichteilschwellung der kniegelenknahen Abschnitte. Es findet sich häufig eine Vergrößerung der Bursa semimembranosa-gastrocnemia. Diese Weichteilveränderungen sind am besten in der Xeroradiographie zu sehen (WESTON 1971; OTTO u. MENNINGER 1977).

Die Technik der Kontrastmitteldarstellung erfolgt mit einer Punktion unter die Patella von lateral aus, wobei die Patella nach lateral verschoben wird. Bei der Monokontrastdarstellung injiziert man etwa 15 ml Kontrastmittel. Bei der Doppelkontrastmethode werden 5 ml Kontrastmittel und 40–60 ml Raumluft injiziert. Liegt ein vergrößertes Gelenkvolumen, z.B. bei einer sehr großen Bursa semimembranosa-gastrocnemia vor, so reichen die Kontrastmittelmenge und die Luft in der Regel nicht aus. Aufnahmen des Kniegelenkes werden entweder unter Durchleuchtung oder ungezielt zur Darstellung der verschiedenen Ab-

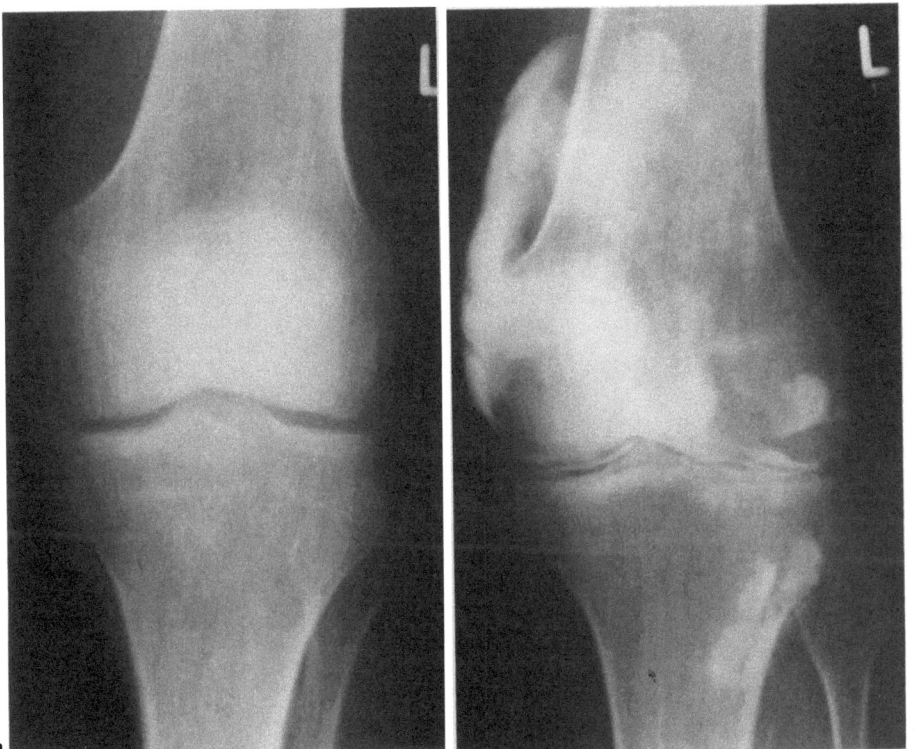

Abb. 7a. Kniegelenkaufnahmen a.-p. mit typischen Zeichen einer PCP. **b** Arthrographie: Starke Erweiterung des Recessus suprapatellaris mit unregelmäßiger Konturierung der Kapselwand und fleckförmigen Aufhellungen als Ausdruck der Synovitis. Verschmälerung des Gelenkspaltes. Abflachung des Innen- und Außenmeniskus. Erweiterung der Gelenkkapsel im Tibiofibulargelenk

schnitte des Meniskus (Vorderhorn, mittleres Segment, Hinterhorn), zur Darstellung der Kreuzbänder und der hinteren Kniegelenkkapsel vorgenommen.

Die arthrographischen Veränderungen sind parallel zu setzen mit denen, die bereits am Schultergelenk beschrieben worden sind. Bei einer reinen Synovitis, die ja zu einem erheblichen Erguß führt, wird man den Erguß bei der Punktion feststellen und entfernen. Liegen hypertrophierende Synoviaveränderungen vor, zeigen sich kleine Defektbildungen an der Synovia oder divertikelartige Aussparungen. Diese finden sich besonders ausgeprägt in der Bursa suprapatellaris und im hinteren Kniegelenksraum. Die Bursa suprapatellaris kann sich exzessiv ausweiten in Form von antefemoralen Synovialzysten (SEIDL et al. 1972).

Der Kniegelenkspalt ist verschmälert, in die Defekte der Gelenkflächen dringt Kontrastmittel ein, die Menisci sind abgeflacht und es können sich u.U. Rißbildungen zeigen, da infolge entzündlicher Degenerationen sehr leicht eine Ruptur des Meniskus auftritt (Abb. 7, 8, 9).

Besonderheiten finden sich aber im Bereich der hinteren Kniegelenkkapsel: In der Hälfte der Fälle besitzt das Kniegelenk, von der hinteren Kniegelenkkapsel ausgehend, die Bursa capitis musculus tibialis bzw. die Bursa semimembranosa-gastrocnemia. Sie haben eine Überlauffunktion, weil sie bei vermehrter Gelenkflüssigkeit den Erguß aufnehmen können. Bei der Beugung des Kniege-

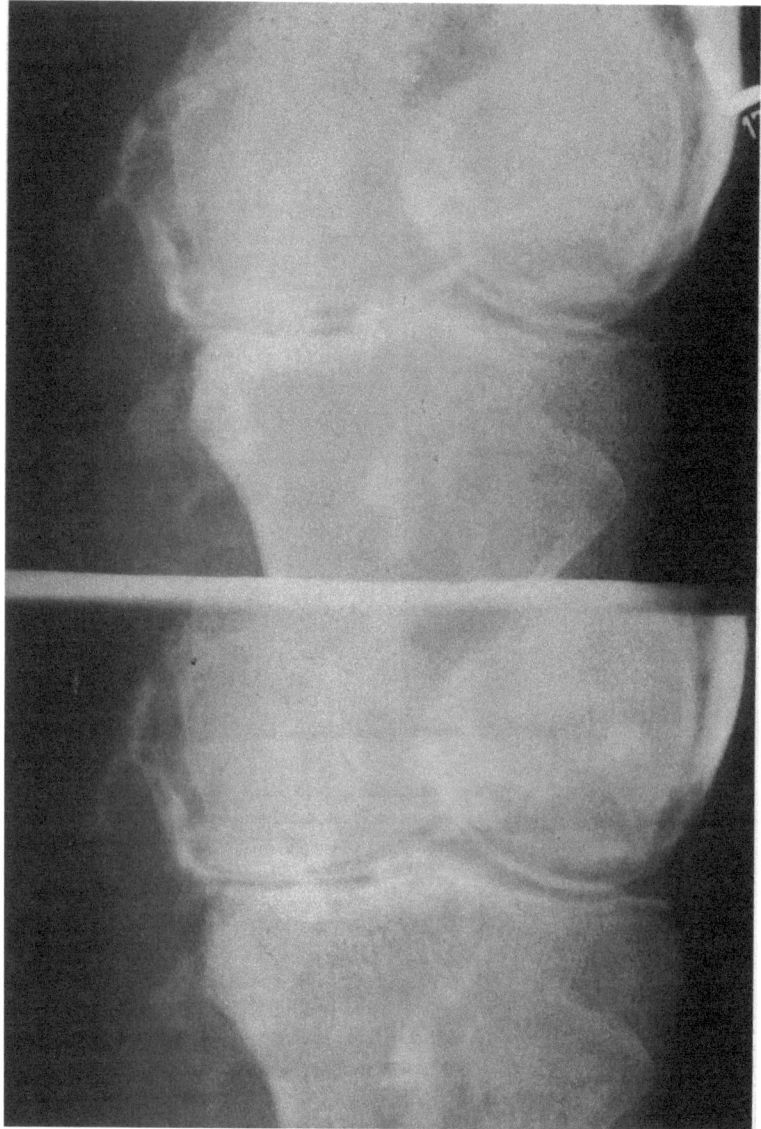

Abb. 8. Kniegelenkarthrographie (Stereoskopisch): Ausgeprägte Synovitis villosa. Zerstörung des Knorpels und des Knochens

lenkes erweitern sich die Bursae, bei der Streckung entleeren sie sich, wobei der Gang zwischen Kniegelenk und den Bursae bei der Streckung weitgehend geschlossen ist. Nach den Untersuchungen von Dixon et al. steigt der Druck im Kniegelenk bei der Beugung auf 1000 mm Hg an, wenn 30–40 ml Flüssigkeit vorhanden sind. Auch kommt es beim Laufen zu einem Ansteigen des Drucks auf 200–300 mm Hg, so daß auf die hintere Kniegelenkskapsel bzw. die Bursa suprapatellaris ein vermehrter Druck ausgeübt wird. Hierdurch und auch als Folge entzündlicher Veränderungen, die sich auch auf die Synovia der Bursae ausbreiten, kommt es zu einer Erweiterung der Bursae. An der Bursawand selbst

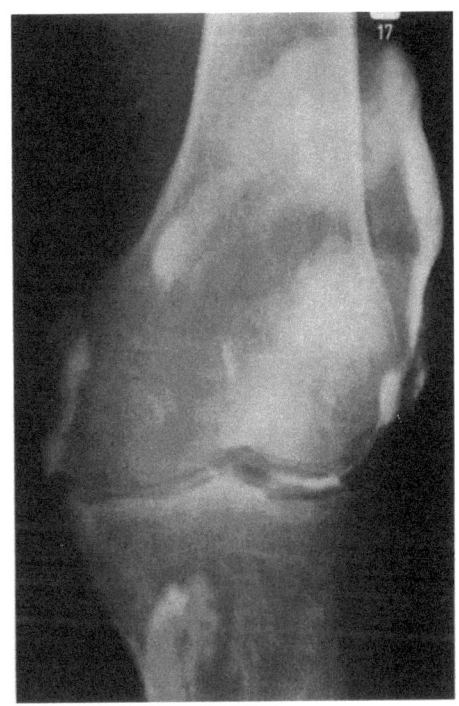

Abb. 9. Kniegelenkarthrographie: Korbhenkelriß im Außenmeniskus, schwere Knorpelschädigung an der Tibiagelenkfläche, spontaner Austritt des Kontrastmittels in das Innenband als Hinweis auf eine Kapselbeteiligung

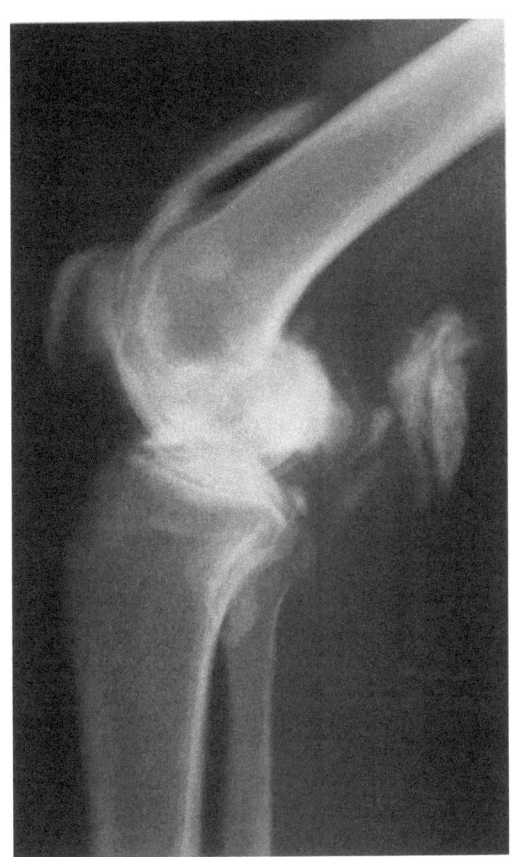

Abb. 10. Kniegelenkarthrographie seitlich: Füllung einer Bursa semimembranosa-gastrocnemia mit Zeichen einer Synovitis

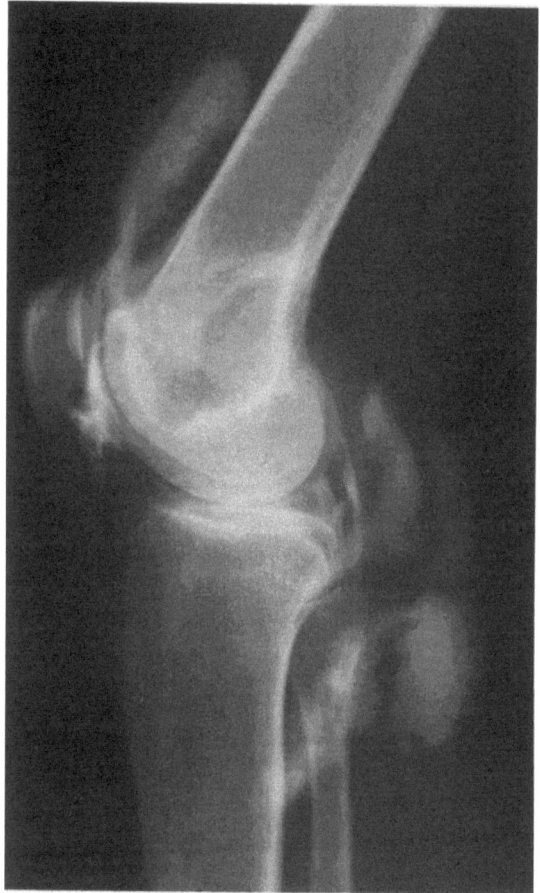

Abb. 11. Arthrographie seitlich: Kontrastdarstellung des Hoffafettkörpers, Aussparung im Recessus suprapatellaris infolge einer Synovitis villosa, Entwicklung einer entzündlich veränderten Baker-Zyste aus der Bursa semimembranosa-gastrocnemia

bzw. an der Kapselhinterwand und insbesondere dann, wenn die Bursae als Volumenausgleich fehlen, entsteht sehr leicht ein Einriß. Die Flüssigkeit ergießt sich in die Weichteile des Kniegelenkes, und hier bildet sich eine Pseudokapsel, die aus dichtem fibrösen Gewebe mit Entzündungszellen und Fibrinablagerungen besteht.

Aus diesen Pseudokapseln entstehen eigene Hohlräume, die entweder aus der Kniegelenkskapsel selbst oder auch aus der Wand der kommunizierenden Bursae hervorgehen können. Diese Hohlräume entsprechen dem im amerikanischen Schrifttum gebrauchten Begriff „Baker-Zyste", die jedoch von den präformierten Hohlräumen abgegrenzt werden müssen. Diese Bursae können sich unter der Haut, zwischen Haut und Muskulatur, zwischen dem M. gastrocnemius und dem M. soleus und gelegentlich zwischen dem M. soleus und Tibia entwickeln. Eine weitere Form entwickelt sich kranialwärts in der Oberschenkelmuskulatur (Abb. 10, 11).

Wenn auch die Ruptur schmerzlos ist, so kann es doch infolge der Reaktion auf die Synoviaflüssigkeit zu Schmerzen und zu einem Ödem kommen. Die Schwellung reicht gelegentlich bis zum Fußgelenk. In den Baker-Zysten bzw.

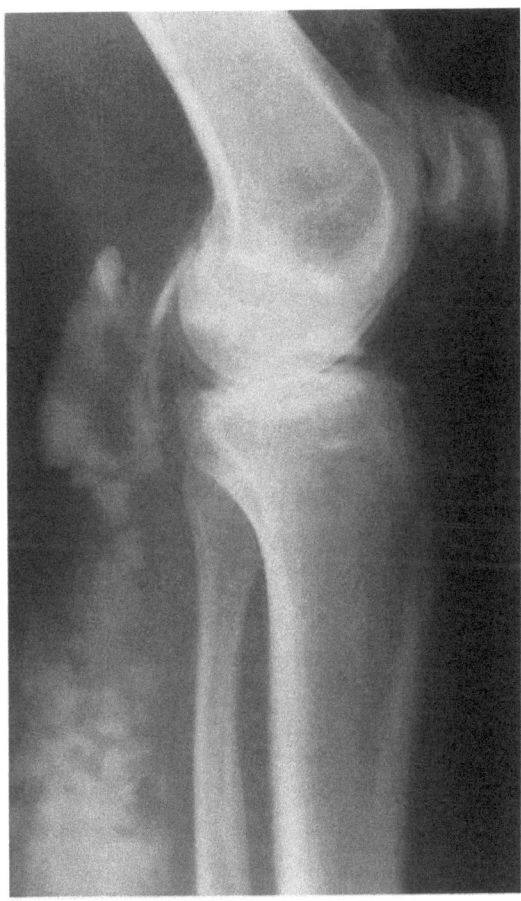

Abb. 12. Kniegelenkarthrographie seitlich: Ausbildung einer Baker-Zyste mit Synovitis villosa

in den präformierten kommunizierenden Bursae findet sich nicht selten eine Eindickung des Sekrets und eine massive Pannusbildung, so daß eine akute oder chronische Thrombophlebitis vorgetäuscht werden oder auch dadurch entstehen kann (Abb. 12, 13).

Plötzlich auftretende Schmerzen im Unterschenkel müssen bei einer primär chronischen Polyarthritis des Kniegelenkes an eine Kapselruptur oder an die Ausbildung einer großen Hohlraumbildung denken lassen, die nur durch eine Arthrographie abgeklärt werden können.

Es sei darauf hingewiesen, daß die Baker-Zysten nicht selten als Begleiterscheinung eines Meniskusschadens oder einer Kapsel- oder Bänderläsion auftreten können.

Im weit fortgeschrittenen Stadium der primär chronischen Polyarthritis kommt es aber wie beim Schultergelenk zu einer erheblichen Kapselschrumpfung, die zu einem Verschluß des Verbindungsganges zwischen dem Kniegelenk und den kommunizierenden Bursae bzw. der Baker-Zyste führen kann. Dabei kann die Vergrößerung der Bursae als Weichteiltumor im hinteren Kniegelenksabschnitt oder in den Weichteilen des Unterschenkels bestehenbleiben.

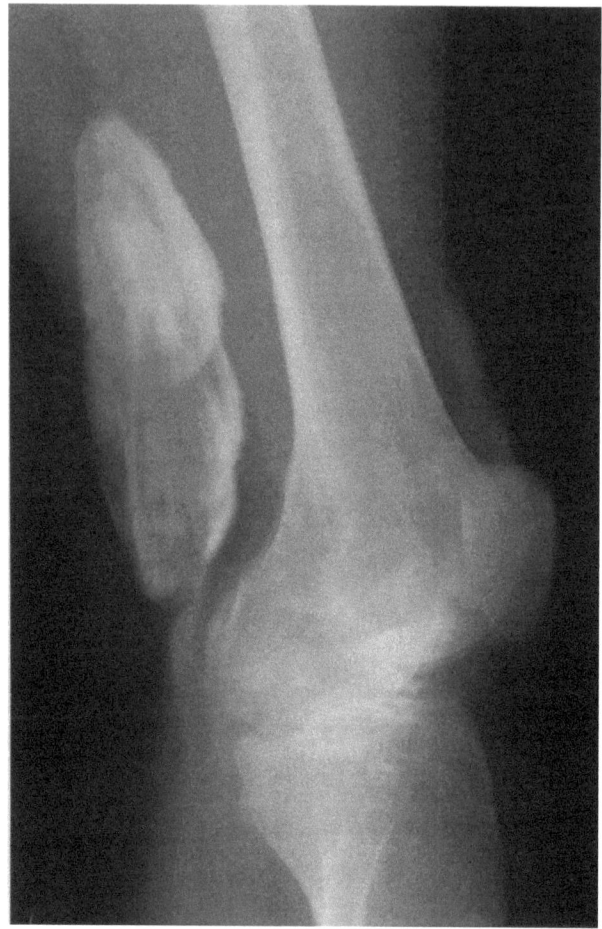

Abb. 13. Arthrographie seitlich (Kniegelenk): Bildung einer entzündlich veränderten Baker-Zyste kranialwärts in der Oberschenkelmuskulatur

e) Fußgelenk

In 30% der Fälle tritt auch die primär chronische Polyarthritis im Fußgelenk auf. Wegen der sehr engen Kapsel kommt es auch zu einer Gelenkschwellung, wahrscheinlich wohl auch zur Ausbildung eines Pannus, aber sehr schnell tritt eine Kapselschrumpfung im Sinne einer chronischen Kapsulitis auf. Röntgenologisch sieht man bei der Arthrographie eine erhebliche Einengung des Gelenkvolumens mit fehlender Darstellung der am Fußgelenk vorhandenen divertikelartigen Recessus. Häufig kommt es auch zum Austritt des Kontrastmittels aus dem Kapselraum, vor allem im Bereich des Lig. tibiofibularis (Abb. 14).

Verschiedentlich, insbesondere von Straßburger Autoren wird die Arthrographie zur Kontrolle nach Synovektomie angewandt. Größere Bedeutung könnte die Arthrographie auch bei der Indikation zur Synovektomie haben, da die Kontrastdarstellung in der Lage ist, über die vorhandenen Kapsel- und Gelenkverhältnisse sichere Aussagen zu machen.

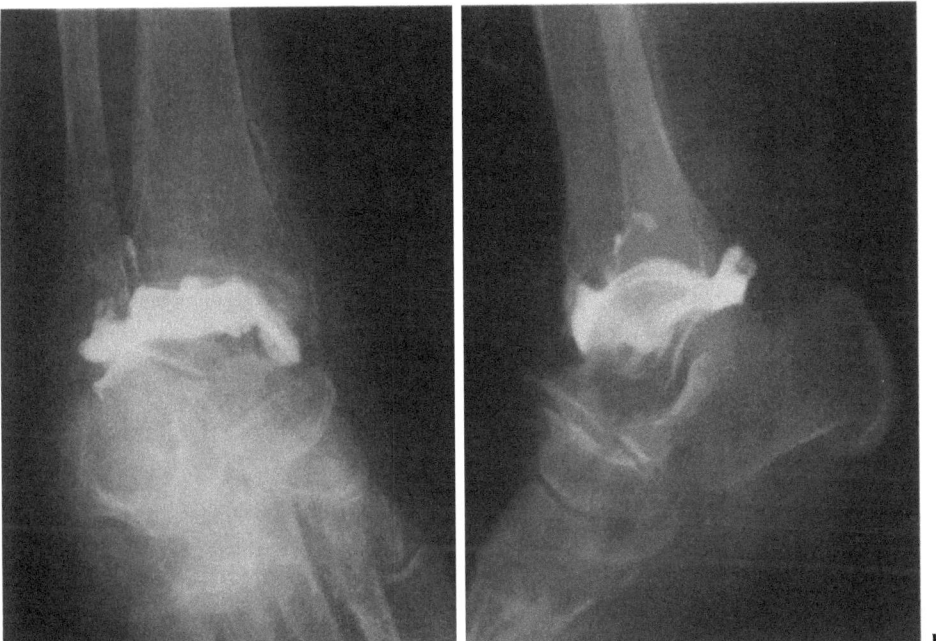

Abb. 14a, b. Fußgelenkarthrographie: Schrumpfung der Gelenkkapsel, Verschmälerung des Gelenkspaltes, spontaner Kontrastmittelaustritt im Bereich der medialen Kapselwand

5. Zusammenfassung

Im Arthrogramm der primär chronischen Polyarthritis finden sich zuerst Veränderungen an der Synovia, meist im Sinne einer villösen Synovitis. Bei degenerativen Prozessen an den Knorpeln und den knöchernen Gelenkabschnitten läßt sich im Arthrogramm ein Eindringen des Kontrastmittels in die gelenkzerstörenden Prozesse nachweisen.

Aufgrund anatomischer bzw. pathologisch-anatomischer Befunde ergeben sich Besonderheiten an den verschiedenen Gelenken. So zeigt das Schultergelenk durch den Krankheitsprozeß bedingte Synovialveränderungen, Prozesse an der Vagina mucosa intertubercularis und der langen Bizepssehne, eine partielle oder Totalruptur der Rotatorenmanschette und Übergreifen eines entzündlichen Prozesses auf die Bursa subacromialis.

Am Kniegelenk entstehen Veränderungen an der Kapsel, hier wiederum im Bereich der Bursa suprapatellaris und vor allem im Bereich der hinteren Kniegelenkskapsel.

Die präformierten Bursae können sich erweitern, durch einen Entzündungsprozeß verschlossen werden, und es bilden sich nicht präformierte Hohlräume, sog. Baker-Zysten aus.

Alle im Arthrogramm festzustellenden Veränderungen sind aber nicht pathognomonisch für die Polyarthritis rheumatica, sondern lassen sich auch bei anderen entzündlichen degenerativen Kniegelenksprozessen nachweisen.

Bei klinisch unklaren Gelenkbefunden oder bei röntgenologisch schwierig einzuordnenden Gelenkerkrankungen oder auch als präoperative Übersicht ist die Arthrographie von großem Wert, zumal sie bei richtig durchgeführter Technik ohne Komplikationen verläuft.

Literatur

Axen O (1941) Über den Wert der Arthrographie des Schultergelenkes. Acta Radiol (Stockh) 22:268
Berg F van de, Crevecoeur M (1951) La méniscographie en série du genou. J Belge Radiol 34:7
Bloch J, Fischer Fr-R (1958) Probleme der Schultersteife. Documenta Rheumatologica Geigy Basel 15
Burgener FA, Weiss JJ, Doust V (1972) Die Schulterarthrographie bei primär chronischer Polyarthritis. ROEFO 116:4
Caillens JP (1979) L'arthrographic de l'épaule. Masson, Paris, p 84
Claessens H (1956) L'arthrographie de l'épaule. Brux Med 15:4
Codman EA (1911) On stiff and painful shoulder, as explained by subacromical bursitis and partial rupture of the tendon of the supraspinatus. Boston Med Surg J 165:115–120
Dirheimer Y, Ludig J-J, Meyer P, Capesius P (1978) L'arthrographie du coude dans la polyarthrite rhumatoide. J Med Strasbourg 7/11:491–497
Ennevaara K (1967) Painful shoulder joint in rheumatoid arthritis. Acta Rheumatol Scand [Suppl] 11:116
Fischedick O, Haage H (1973) Die Kontrastdarstellung der Schultergelenke. In: Diethelm L (Hrsg) Handbuch der medizinischen Radiologie, Bd V/2. Springer, Berlin Heidelberg New York, S 294–329
Goldman AB, Ghelmaan B (1978) The double contrast shoulder arthrography. Radiology 127:655–663
Goldman AB, Katz MC, Freiberger R-H (1976) Posttraumatic adhesive capsulitis of the ankle: arthrographic diagnosis. Am J Roentgenol 127:585–588
Griffiths HJ (1978) Arthrography. In: Symposion on arthroscopy and arthrographie of the knee. St Louis, Mosby
Haage H, Fischedick O (1973a) Arthrographie des Ellenbogengelenks. In: Diethelm L (Hrsg) Handbuch der medizinischen Radiologie, Bd V/2. Springer, Berlin Heidelberg New York, S 331–351
Haage H, Fischedick O (1973b) Arthrographie des Sprunggelenks. In: Diethelm L (Hrsg) Handbuch der medizinischen Radiologie, Bd V/2. Springer, Berlin Heidelberg New York, S 543–571
Herder BA den (1977) Clinical significance of arthrography of the humeroscapular joint. Radiol Clin (Basel) 46:185–193
Kernwein GA, Rosenberg B, Sneed WR (1957) Arthrographie studies of the shoulder joint. J Bone Joint Surg [Am] 39:1267–1279
Lagier MR (1962) Modifications anatomiques et radiologiques de l'épaule en function du vieillissement. Rheumatologiy XIV 201–234
Lapayowker MS, Cliff MM, Tourtellotte ChD (1970) Arthrography in the diagnosis of calf pain. Radiology 95:319–323
Leger W (1968) In: Aktuelle Probleme des Rheumatismus. Schattauer, Stuttgart New York
Lindblom K (1939) Arthrography and roentgenography in ruptures of the tendons of the shoulder joint. Acta Radiol (Stockh) 20:548–562
Mannuel R (1963) L'atteinte de l'épaule dans la polyarthrite rhumatoide. Thèse, Universite de Paris
Neviaser JS (1975) Arthrography of the shoulder. Thomas, Springfield Ill
Oberholzer J (1933) Die Arthro-Pneumoradiographie bei habitueller Schulterluxation. Röntgenpraxis 5:589–590
Otto R, Menninger H (1977) Die Diagnose von Weichteilprozessen der Knieregion mit Hilfe der Xeroradiographie. Röntgenblaetter 30:79–83
Pallardy G, Fabre P, Ledoux-Lebard G, Delbarre F (1969) L'arthrographie du genou dans l'étude des bursites et des kystes synoviaux. J Radiol Electrol Med Nucl 50/6-7:481–494
Patershank SP, Mitchell DM (1977) Knee joint bursal abnormalities in rheumatoid arthritis. J Can Assoc Radiol 28
Ranawat Ch (1969). J Bone Joint Surg [Am] 51:1269–1281

Rüttimann A (1946) Die Doppelkontrastmethode des Kniegelenkes. Thesis. Thieme, Stuttgart
Seidl GS, Scherak O, Höfer W (1972) Antefemoral dissecting cysts in rheumatoid arthritis. Radiology 133:343–347
Serre H, Simon L, Caillens J-P (1962) Rev Rhum XXIX:4 165–172
Serre H, Simon L, Vialla M, Caillens JP (1965) In: Problèmes actuels de rhumatologie, St Gallen, Zollikofer, p 251
Sèze S de, Welfing J (1960) Bull Acad Nat Med (Paris) 144:540
Sèze S de, Welfing J, Debeyre N (1961) Les Lésious anatomiqúes macroscopieñes de l'épaule dans la polyarthrite rhumatoïde. A propos de quatre vérifications unatomiques. Rev Rhum 28:625–650
Weiss JJ, Thompson GR, Doust V, Burgener F (1975) Rotator cuff tears in rheumatoid arthritis. Arch Intern Med 135:521–525
Werndorff KR, Robinson H (1905) Verh Dtsch Ges Orthop Chir (IV. Kongreß) 9–11
Weston WJ (1971) The extrasynovial and capsular fat pads on the posterior aspect of the knee joint. Br J Radiol 44:277–283

VIII. Grundsätze der Röntgenuntersuchung in der Rheumatologie

Von

K. MEYTHALER

Mit 10 Abbildungen

In der Rheumatologie spielt die Röntgenuntersuchung des Patienten, vor allem seiner Bewegungsorgane einschließlich des Achsenskelettes eine äußerst wichtige, oftmals entscheidende, jedenfalls unverzichtbare Rolle. Sie dient der Krankheitsdiagnose und gibt Auskunft über Art, Lokalisation (Verteilungsmuster), Umfang und nicht selten auch über die Phase des Krankheitsgeschehens. Die Röntgenuntersuchung kann Behandlungserfolge feststellen oder bestätigen; ferner gewährt sie nicht zuletzt Einblick in die Bewegungsleistung von Organen oder auch in ihr Verhalten bei Funktion bzw. unter Belastung.

Eine einwandfreie technische Durchführung ist eine unabdingbare Voraussetzung für die klare Darstellung von pathologischen Veränderungen. Die Standardisierung der Untersuchungstechnik und damit die Reproduzierbarkeit der Untersuchungen sind dabei von größter Bedeutung.

Die Übersichtsaufnahmen in sagittaler Strahlenrichtung dienen der ersten Orientierung über die jeweiligen Verhältnisse. Die Röntgenuntersuchung in nur einer Ebene darf wohl zu den medizinischen Kunstfehlern gerechnet werden.

Teile der Bewegungsorgane in Sonderheit des Knochengerüstes des Menschen werden zunächst mit den sog. *Standardtechniken* erfaßt. Zu solchen Standardmethoden gehören für das Achsenskelett, d.h. für die gesamte Wirbelsäule mit ihren drei freien Abschnitten-, für sämtliche Gelenke des Menschen und schließlich für alle größeren Knochenschäfte die Darstellung einer *zweiten Ebene*. Bei ihr verlaufen die bildwirksamen Röntgenstrahlen in der Regel senkrecht zur erstgewählten, (meist sagittalen) Strahlenrichtung. Häufig ist diese zweite Ebene die frontale, gemäß den bekannten anatomischen Orientierungsebenen des Menschen. Je nach Notwendigkeit müssen weitere Strahlenrichtungen herangezogen werden, z.B. schräge Einstellungen oder eventuell sogar Durchleuchtungskontrolle um den fraglichen Befund eindeutig zu klären. Wir halten es – auch unter den Gesichtspunkten der Strahlenbelastung – für besser *eine* gezielte Durchleuchtungsaufnahme anzufertigen, um unter Umständen unzählige Aufnahmen unter „blinden Verhältnissen" zu vermeiden.

Die Strahlenbelastung des Patienten kann erheblich gemindert werden durch die genauen Kenntnisse des klinischen Befundes, welcher den radiologisch tätigen Arzt in die Lage versetzt, eine technisch exakte Untersuchung durchzuführen und eine zutreffende Beurteilung vorzunehmen bzw. abzugeben.

Im täglichen Routinebetrieb ist es dem Röntgenfacharzt sicherlich nicht möglich selbst eine genaue klinische Anamneseerhebung vorzunehmen. So sollte er unbedingt auf einen kurzen, nur die wichtigsten klinischen Daten enthaltenden Bericht des überweisenden Arztes entschiedenen Wert legen.

Er sollte die Röntgenbilder möglichst nicht unter Zeitdruck oder voreingenommen für eine bestimmte Diagnose betrachten, auch nicht durch Voruntersucher oder Auftraggeber beeinflussen lassen.

An einem gleichmäßig ausgeleuchteten Schaukasten, welcher frei von Wärmestrahlung sein muß, sollten die Röntgenbilder betrachtet werden. Die Ergänzung durch einen sogenannten „Grellstrahler" (Halogenlampe) erscheint in der Skelettdiagnostik ebenso unerläßlich wie die Lupenbetrachtung von Kleinobjekten und Feinstrukturen.

Wegen der Detailerkennbarkeit der Feinstrukturen und aus strahlenschutztechnischen Gründen sollten die verschiedenen Knochenverbindungen auf „kleinstmöglichsten" Formaten abgebildet werden.

Die entzündlich rheumatischen Gelenkerkrankungen sind in der Regel polyartikulär. Deshalb liefert uns die Handaufnahme mit 20 übersehbaren Gelenken die meiste Information.

Im folgenden sollten die wichtigsten Knochenverbindungen in ihrer Röntgentechnik bei rheumatischen Erkrankungen besprochen werden.

1. Aufnahmen der Hände

Wichtig ist, daß immer beide Hände gleichzeitig unter gleichen Bedingungen mit gespreizten Fingern wegen des Seitenvergleiches (Gelenkspalt, Mineralsalzgehalt) aufgenommen werden.

Auf der sagittalen *dorso-volaren* Aufnahme sind die bereits erwähnten 20 Gelenke abgebildet (Abb. 1). Man kann periartikuläre Weichteilschwellungen und Weichteilverdichtungen erkennen. Ferner erhält man Information über den periartikulären Mineralsalzgehalt und eventuell vorhandene Defektbildungen (Destruktionen). Letztere stellen sich jedoch gerade im Frühstadium einer entzündlichen Gelenkerkrankung meist eindeutiger in der zweiten schrägen *volo-dorsalen* Strahlenrichtung dar (Abb. 2).

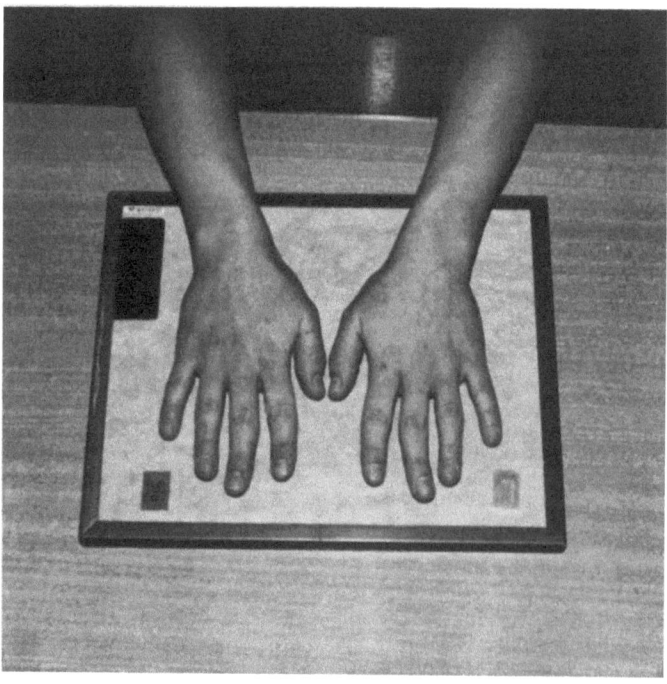

Abb. 1. Dorso-volare Aufnahme der Hände

Grundsätze der Röntgenuntersuchung in der Rheumatologie

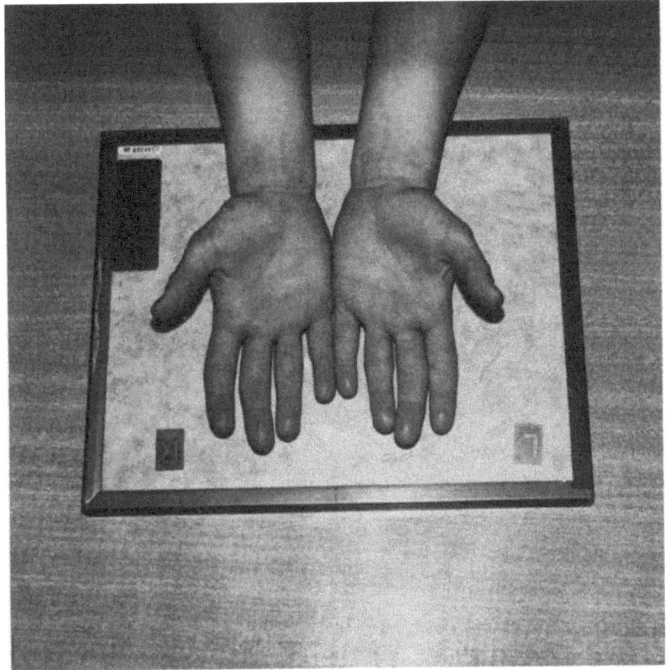

Abb. 2. Volo-dorsale Schrägaufnahme der Hände

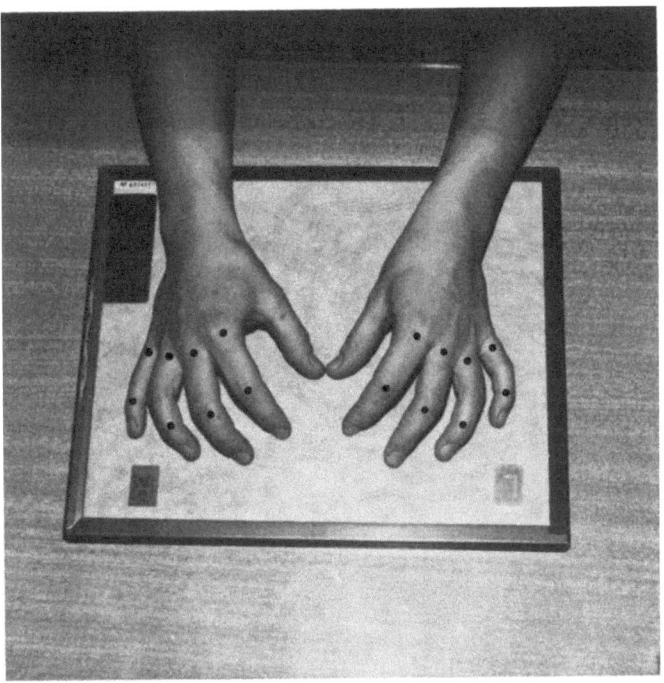

Abb. 3. „Zitterspielerhaltung" der Hände

Bei der *dorso-volaren schrägen* Strahlenrichtung (Hand ist dabei etwa 45° angehoben, sogenannte „Zitterspielerhaltung") überlagern sich die schwarz gepunkteten Gelenke (Abb. 3); diese sind – wie bereits oben auf Abb. 2 zu erkennen – frei einsehbar. Zum Ausmaß der Fehlstellungen besonders bei präoperativer chirurgischer Fragestellung ist die *sagittale volo-dorsale* Strahlenrichtung zu bevorzugen, da die Fehlstellungen der Finger durch Druck auf die Kassette nicht ausgeglichen werden können (Abb. 3).

Technik. kV: 42, mAs: 20, Abstand: 1,10 m, Fokus: klein, Folie: Detail, Zentralstrahl: Köpfchen des Metacarpale II

Format. 24 × 30 Bd. Hände a.p.

Anmerkung. Diese technischen Daten sind natürlich nur als Anhaltspunkte gedacht.

2. Aufnahmen der Ellenbogengelenke

Die Röntgenaufnahmen des Ellenbogengelenkes verursachen bei freier Beweglichkeit in der Regel keine Schwierigkeiten.

Bei der *anterior-posterioren* Aufnahme sollten Ober- und Unterarm auf die Kassette aufgelegt werden, das Ellenbogengelenk gestreckt, die Hand supiniert sein. Der Zentralstrahl ist auf die Mitte des Gelenkes gerichtet.

Die *seitliche* Aufnahme erfordert strenge 90° Beugung im Gelenk, der Unterarm liegt ulnarseits auf der Kassette auf, die Hand steht streng seitlich mit nach oben gerichteten Daumen. Der Zentralstrahl ist hierbei auf das Caput radii gerichtet.

Bei nicht eindeutig zu klärenden Befunden liefern zusätzliche sog. „gestaffelte" Aufnahmen in den zwei schrägen Strahlenrichtungen, und eventuell Zielaufnahmen unter Durchleuchtung weitere Informationen. Bei diesen Untersuchungen ist der Patient durch Bleischutz weitgehend zu schützen.

Technik. kV: 58, mAs: 25, Abstand: 1,10 m, Fokus: klein, Folie: fast Detail, Format: 18 × 24.

3. Aufnahmen der Schultergelenke

Die Standardaufnahmen des Schultergelenkes sind die anterior-posteriore und die axiale Aufnahme. Zur Beurteilung des Gelenkspaltes und des Zustandes der Rotatorenmanschette sollte auch bei diesem Gelenk immer die kontralaterale Seite mitgeröntgt werden. Destruktionen erkennt man auf der sogenannten *Axialaufnahme (zweite Ebene)* an der Knorpel-Knochen-Grenze des Humeruskopfes besonders deutlich. Wir führen als zweite Ebene wegen des geringeren technischen Aufwandes und zur besseren Beurteilung des Schultereckgelenkes in der Regel die posterior-anteriore Aufnahme in Elevationsstellung des Oberarmes am Wandstativ durch.

a) Die anterior-posteriore Schulteraufnahme

Der Patient sitzend oder stehend, evtl. sogar liegend; das Schultergelenk sollte plan an das Stativ bzw. die Kassette angedrückt sein: der Unterarm streng 90° im Ellenbogengelenk flektiert, die Handfläche supiniert. Der Zentralstrahl ist auf die Kassettenmitte (Humeruskopfmitte) gerichtet.

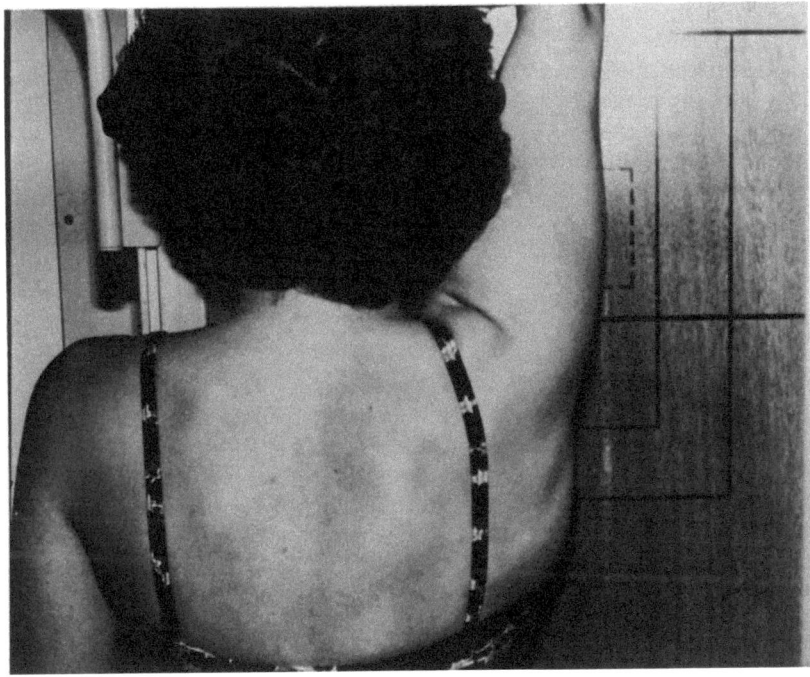

Abb. 4. Posterior-anteriore Schultergelenkaufnahme

b) Posterior-anteriore Schultergelenkaufnahmen

Patient stehend, Oberarm und Brustpartie eng an Wandstativ gedrückt, Oberarm eleviert (Abb. 4).

Weitere ergänzende Aufnahmen des Schultergelenkes sind die Aufnahmen des sogenannten „Schwedenstatus" in anterior-posteriorer Strahlenrichtung:
a) Oberarm 45° außen- bzw.
b) 45° innen-rotiert bei Beugung in 90° Stellung im Ellenbogengelenk
c) Oberarm 90° abduziert und maximal außen rotiert.

Diese Aufnahmen sind besonders bei rezidivierenden Schulterluxationen zur Darstellung der „Hill-Sachs Läsion" angezeigt. Bei unklaren Befunden (z.B. nicht eindeutig lokalisierbaren Verkalkungen, ossär oder extraossär Zystenbildungen) führen wir gerne auch an diesem Gelenk unter verschiedenen Funktionsstellungen Zielaufnahmen unter Durchleuchtung durch (Format 24 × 30, viergeteilt).

Technik. kV: 66, mAs: –, Fokus: groß, Folie: fast Detail Belichtungsautomatik: Ja, Durchleuchtung: 81 kV, Format: 18 × 24

4. Sternum

Bei entzündlicher Fragestellung der Synchondrosis manubrio-sternalis verzichten wir weitgehend auf die Standardaufnahmen des Sternums im schrägen und frontalen Strahlengang und führen sofort eine sagittale Tomographie durch (linear, Schichtwinkel 3,5, Schichttiefe etwa 2–3,5 cm, bei etwa 60 kV).

5. Sternoklavikulargelenke

Bei diesen Gelenken empfehlen wir gezielte Aufnahmen unter Sichtkontrolle (Format 24 × 30, viergeteilt; je zwei leicht gedrehte Aufnahmen auch der Gegenseite 81 kV).

Diese Zielaufnahmen liefern unseres Erachtens ein besseres Ergebnis als die „blind" angefertigten Aufnahmen am Wandstativ: abzubildendes Gelenk ist Kassettenfern ca. 45° nach dorsal gedreht, Zentralstrahl von dorsal auf dieses abzubildende Gelenk gerichtet.

6. Hüftgelenke

Auf einer Beckenübersichtsaufnahme werden beide Hüftgelenke unter gleichen Aufnahmebedingungen abgebildet. Hierdurch ist ein Vergleich der Gelenkspalten, der periartikulären Weichteilverhältnisse und des Mineralsalzgehaltes beidseits möglich. Außerdem gibt sie Auskunft über eventuell vorhandene Insertionstendinosen an den Sitzbeinhöckern und Darmbeinkämmen und ferner über die Verhältnisse an der Symphyse. Zur Beurteilung von frühen entzündlichen Veränderungen der Kreuz-Darmbeingelenke ist sie nicht geeignet. Hierzu bedarf es einer Zusatzaufnahme der Iliosakralgelenke in Steinschnittlage (Abb. 5), bei Bedarf Tomographie in Schichttiefe 4 bis 8 cm. Bei Schrägaufnahmen der Iliosakralgelenke können eventuell vorhandene Destruktionen aus dem Strahlenfeld weggedreht werden. Wir verwenden sie in schweren Fällen nur zum Ausschluß einer vorgetäuschten Ankylosierung. In der Regel wird die Beckenübersichtsaufnahme in Rückenlage angefertigt, bei orthopädischer Fragestellung kann eine Aufnahme im Stehen von Nöten sein.

Zu beachten ist, daß die Oberschenkel um etwa 20° innenrotiert sind. Dies erreicht man durch leichtes Übereinanderlegen der Großzehen. Die Kniescheiben sollten gerade und senkrecht zur Decke zeigen.

Als zweite Ebene wird bei rheumatischen Fragestellungen die sog. Lauenstein-Aufnahme eines Hüftgelenkes angefertigt (Abb. 6). Das Hüftgelenk ist maximal außenrotiert, der Unterschenkel im Kniegelenk gebeugt, der Fuß berührt die Innenfläche des anderen Beines etwa in Kniehöhe, der Zentralstrahl liegt in Hüftgelenkmitte. Eine sog. „Hüftübersicht"-Aufnahme sollte bei Prothesen zur gesamten Darstellung der Prothese einschließlich des Schaftendes angeordnet werden.

Technik; Becken. kV: 73, Abstand: 1,30 m, Fokus: groß, Format: 35 × 43, Folie: Saphir, Automatik: Ja.

Lauenstein: kV: 73, Abstand: 1,30 m, Fokus: groß, Format: 24 × 30, Folie: Saphir, Automatik: Ja.

7. Wirbelsäule

Die Standardaufnahmen der Wirbelsäulenabschnitte in sagittaler und frontaler Strahlenrichtung dienen der ersten Orientierung über die jeweiligen Verhältnisse. Weitere Röntgenaufnahmen sollte der röntgentätige Arzt (Röntgenologe) vom klinischen Befund bzw. von der klinischen Fragestellung abhängig machen. Die Halswirbelsäule und Lendenwirbelsäule spielen bei rheumatischen Fragestellungen die wichtigste Rolle.

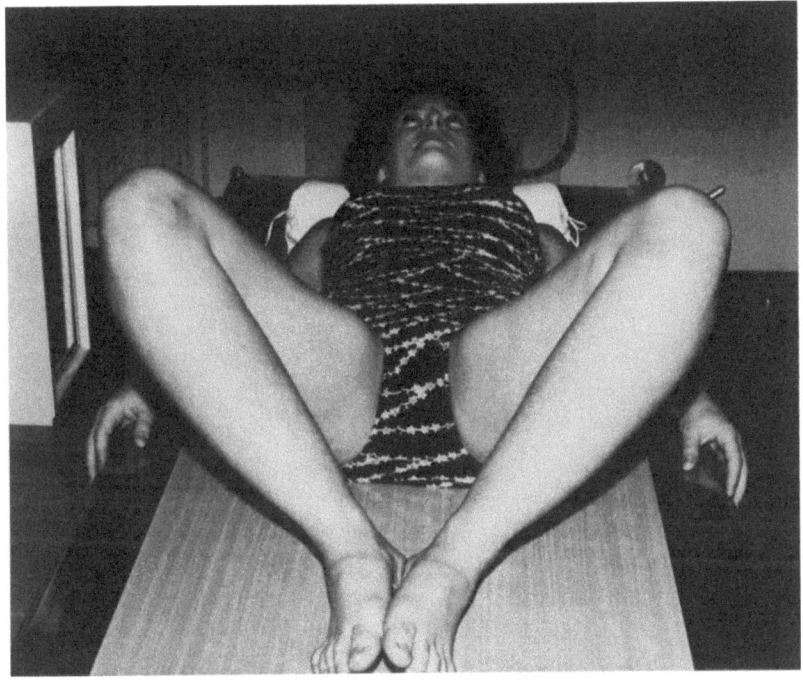

Abb. 5. Aufnahme der Iliosakralgelenke in Steinschnittlage

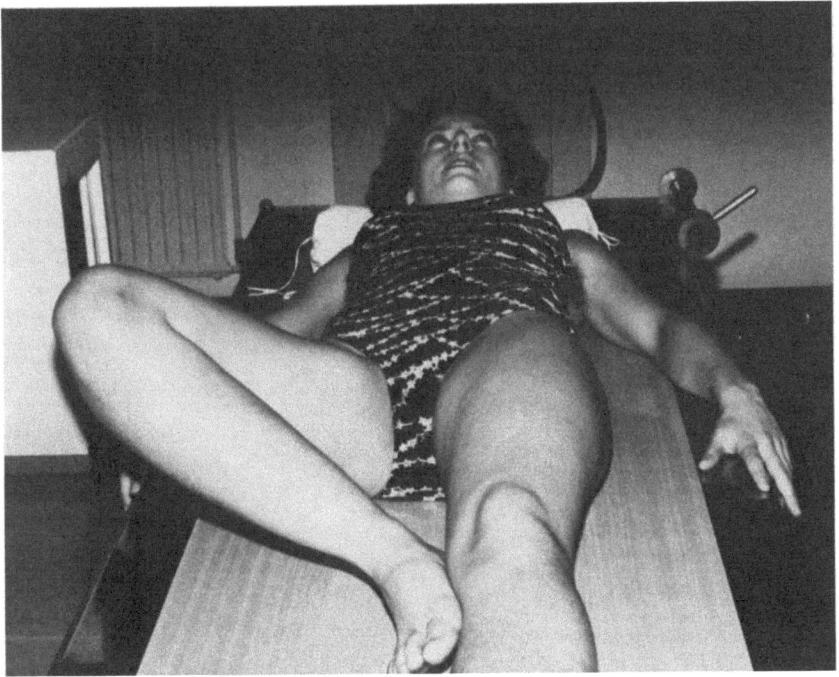

Abb. 6. „Lauenstein-Aufnahme" eines Hüftgelenkes

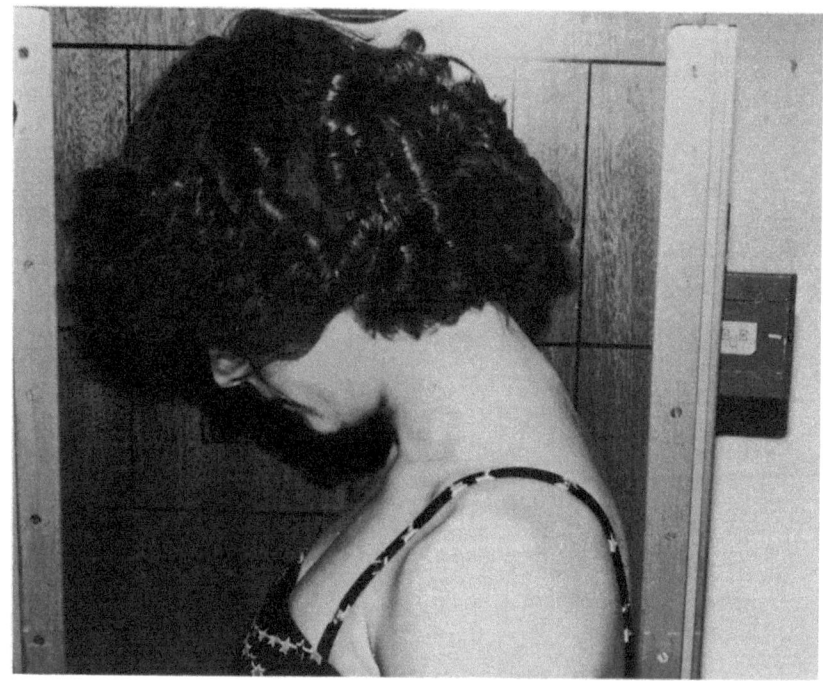

Abb. 7. Anteflexionsaufnahme der HWS

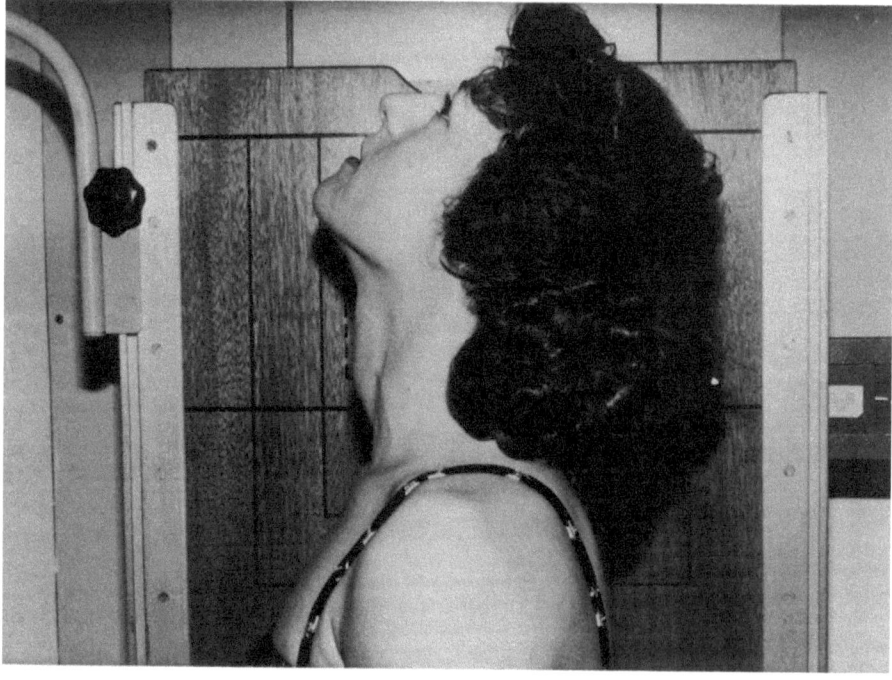

Abb. 8. Retroflexionsaufnahme der HWS

a) Halswirbelsäule

Durch die Entzündung der kleinen Zwischenwirbelgelenke, aber auch bei degenerativen Veränderungen kommt es sehr häufig zu segmentalen Wirbelverschiebungen. Diese können auf der normalen Seitebene übersehen werden. Zum Ausschluß bzw. der Bestätigung einer ventralen Atlasdislokation ist die *Anteflexionsaufnahme* unbedingt erforderlich (Abb. 7). Evtl. auch Schichtaufnahmen der Atlasregion in 2 Ebenen.

Die Aufnahme der Reklination (*Retroflexionsaufnahme*) ist bei degenerativen Erkrankungen indiziert, ebenso wie die zwei Schrägaufnahmen zur Klärung der Verhältnisse der Foramina intervertebralia (Abb. 8).

Technik. kV: 66, mAs: –, Abstand: 1,50 m, Fokus: groß, Folie: Saphir, Automatik: ja.

b) Brustwirbelsäule

Neben den bekannten Standardaufnahmen in zwei Ebenen kommt bei rheumatischer Fragestellung, speziell bei Frühveränderungen der Spondylitis ankylosans (z.B. Kastenwirbel, Syndesmophyten) lediglich die Zielaufnahme des *thorakolumbalen Überganges* zur Ergänzung in Frage. Patient hierbei stehend am Wandstativ, Rücken gegen die Kassette. Richtung des Zentralstrahles auf den 12. BWK anterior-posterior und seitlich. Format 18 × 24 cm. Seitliche Aufnahmen zur Fragestellung von Kastenwirbeln und Spondylodiscitis zusätzlich zu empfehlen.

Technik. kV: 70, mAs: –, Abstand: 1,10 m, Fokus: groß, Folie: Saphir, Automatik: ja.

c) Lendenwirbelsäule

Um die Iliosakralgelenke besser mitbeurteilen zu können, führen wir die anterior-posteriore Lendenwirbelsäulenaufnahme im Liegen sogleich in Steinschnittlage durch. Die Seitebene wird zur Beurteilung der statischen Verhältnisse im Stehen durchgeführt. Bei Verdacht auf Wirbelsäulenverschiebungen, sei es bei degenerativen Veränderungen oder auch bei einer echten Spondylolisthesis, werden 45° Schrägaufnahmen a.p., evtl. auch *Funktionsaufnahmen* in maximaler Anteflexionsstellung und in maximaler Retroflexionsstellung bei seitlichem Strahlengang (seitlicher Strahlenrichtung) angefertigt (Abb. 9).

Technik; LWS a.p. kV: 73, mAs: –, Abstand: 1,10 m, Fokus: groß, Folie: Saphir, Automatik: ja.

LWS seitl. kV: 88, mAs: –, Abstand: 1,30 m, Fokus: groß, Folie: Saphir, Automatik: ja.

8. Kniegelenke

Nach Hafner und Meuli genügen für eine allgemeine Orientierung vier Aufnahmen.

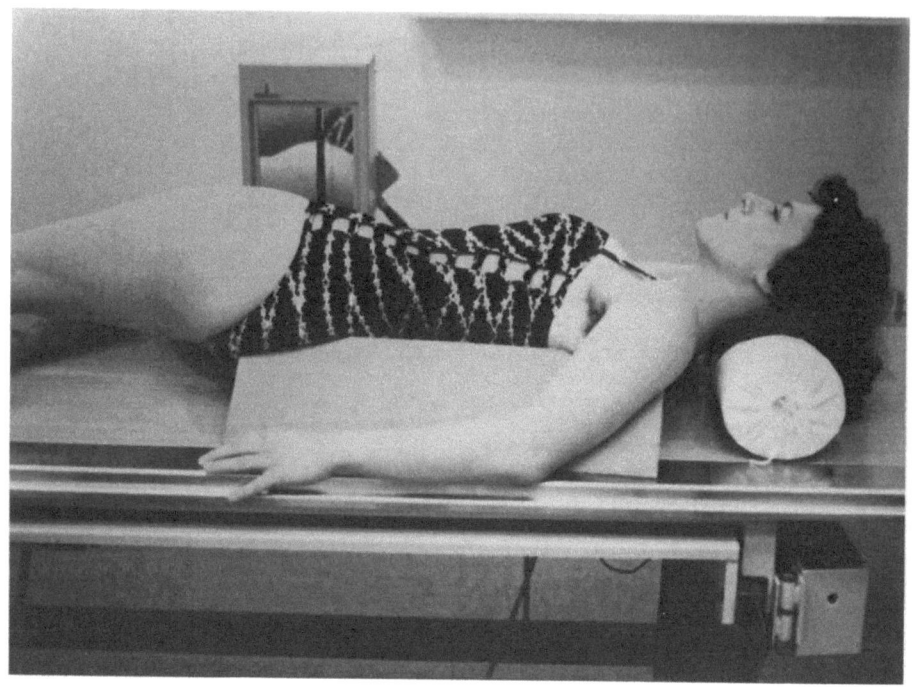

Abb. 9. Schrägaufnahme der LWS

a) Die anterior-posteriore Aufnahme

Patient in Rückenlage, Kniegelenke gestreckt auf Kassettenmitte, Bein innenrotiert.
Format: 18 × 24
Bei Achsenfehlstellungen präoperativ werden beide Kniegelenke im Stehen gleichzeitig aufgenommen.
Format: 35 × 35

b) Die seitliche Aufnahme

Patient in Seitenlage, Lateralseite des Kniegelenkes der Kassette angelegt. Gelenk 30° flektiert, Ferse unterpolstert (zur besseren Darstellung des Tibiofibulargelenkes).
Format 18 × 24

c) Die interkondyläre Aufnahme (sog. Tunnelaufnahme n. Frik)

Diese Aufnahme hat zur Feststellung eines freien Gelenkkörpers ihre Berechtigung (auch nach Arthrographie). Patient in Rückenlage, Kniegelenk 45° flektiert. Richtung des Zentralstrahles auf den distalen Pol der Patella mit 45° nach proximal gekippter Röhre.
Format: 18 × 24

d) Die sog. Defilé-Aufnahmen der Patella in 30°, 60°, 90° Beugung

Hierdurch werden die verschiedenen Typen der Patella nach Wiberg, Fehlstellungen und degenerative Veränderungen am besten festgestellt.

Patient halbsitzend, Kniegelenke entsprechend gebeugt, Kassette senkrecht auf den Oberschenkel vom Patienten selbst aufgesetzt.
Format: 13 × 18 cm.
Richtung des Zentralstrahles auf den distalen Patellapol auf Kassettenmitte.
Die übliche Patellaaufnahme wird in 90° Beugung in Rücken- bzw. Bauchlage angefertigt.
Technik a–d. kV: 60, mAs: 20, Abstand: 1,10 m, Fokus: klein, Folie: fast Detail, Automatik: –, nötigenfalls Streustrahlenraster.

9. Sprunggelenk

Bei den Aufnahmen des Sprunggelenkes in anterior-posteriorer Strahlenrichtung sollte beachtet werden, daß das Bein leicht um 15° innenrotiert ist.

Die seitliche Sprunggelenksaufnahme kann zusätzlich eine entzündliche Insertionstendopathie aufdecken.

Technik, kV: 58, mAs: 25, Abstand: 1,10 m, Fokus: klein, Folie: fast Detail, Automatik: –.

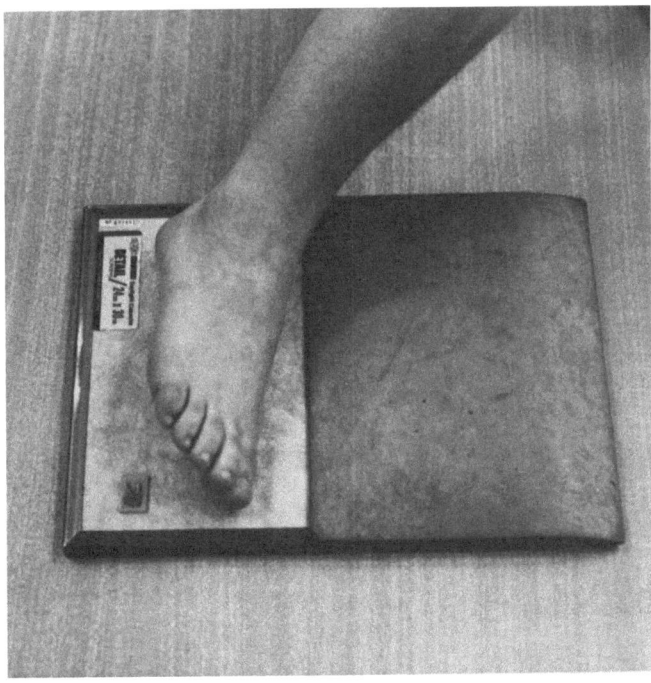

Abb. 10. Schrägaufnahme des Vorfußes

10. Vorfüße

Häufig entdeckt man auch ohne entsprechende Beschwerden des Patienten bei chronischer Polyarthritis Destruktionen. Wir haben es uns zur Regel gemacht, bei diesen Patienten *immer* Aufnahmen der Hände und Vorfüße auch bei klinischem Korrelat nur an einer der beiden Lokalisationen anzufertigen.
Format: 18 × 24 cm.
Richtung des Zentralstrahles auf Mitte des Metatarsale II. Bei der schrägen Aufnahme ist der laterale Fußrand um 45° angehoben (Abb. 10).
Technik. kV: 44, mAs: 20, Abstand: 1,10 m, Fokus: klein, Folie: Detail, Automatik: –.

Literatur

Dihlmann W (1976) Röntgenuntersuchungsmethoden bei rheumatischen Gelenkerkrankungen aus Fortbildungskurse für Rheumatologie, Bd 4. Karger, Basel, S 161–176
Frik P (1932) Fortschr. Roentgenstr 46:155
Janker R (1971) Röntgenaufnahmetechnik.
Hafner E, Meuli HCh (1975) Röntgenuntersuchung in der Orthopädie. Bern, Huber

IX. Thermographie

Von

J.-M. ENGEL

Mit 29 Abbildungen und 2 Tabellen

1. Thermographie in der Rheumatologie

Die Infrarot-Thermographie (IRT) ist für die Rheumatologie noch eine sehr neue, komplementäre Untersuchungsmethode. Dem Arzt erweitert sie die klassischen Untersuchungen mittels Inspektion, Palpation und Funktionsprüfung bei der Beurteilung rheumatischer Krankheiten. Für den Patienten ist es eine einfache, nicht belastende, nicht-invasive Technik, die so oft als notwendig in völliger Sicherheit wiederholt werden kann. Im Gegensatz zu radiologischen und sonographischen Untersuchungsverfahren gibt die Infrarot-Thermographie jedoch kein Bild struktureller, morphologischer Veränderungen, sondern zeigt funktionelle Veränderungen in der physiologischen Regelung der Oberflächentemperatur des Körpers an. Da die Oberflächentemperatur des menschlichen Körpers einer ständigen Regelung im Rahmen der Temperaturregulation unterliegt, haben thermographische Untersuchungen wesentlich kürzere Zeitkonstanten als radiologische und sonographische Untersuchungsverfahren, deren strukturelles anatomisches Substrat nur über größere Zeiträume Veränderungen unterworfen ist.

Die Infrarot-Thermographie stellt daher besondere Anforderungen an die Untersuchungstechnik und die Vorbereitung des Patienten. Genaue und wiederholbare Messungen lassen sich nur mit einem zuverlässigen und präzisen Gerätesystem erreichen, welches in einem entsprechend eingerichteten Raum betrieben wird. Darüber hinaus ist die Thermographie nur bedingt delegierbar. Sie sollte, wenn möglich, von dem Arzt durchgeführt und überwacht werden, der die klinischen Befunde des Patienten kennt. Nur so ist eine zuverlässige Interpretation der Wärmebilder möglich.

a) Thermographie der rheumatischen Entzündung

Krankheiten des Bewegungsapparats, die mit Entzündungen einhergehen, sind im pathophysiologischen Geschehen gekennzeichnet durch die Freisetzung von Entzündungsmediatoren (Prostaglandine, Bradykinin, Histamin, 5-OHT und andere). Dabei kann der entzündliche Prozeß primär an der Gelenkinnenhaut (Synovialis), jedoch gleichermaßen auch an Sehnenscheiden, Bindegewebe, Muskeln, Knochen oder Blutgefäßen ablaufen. Damit der entzündliche Prozeß thermographisch sichtbar wird, müssen Entzündungsmediatoren in ausreichender Menge in die Blutgefäße der Mikrozirkulation der Haut gelangen, um dort ihre vasodilatatorische Wirkung entfalten zu können. Durch diese mediator-bedingte Vasodilatation kommt es zu einer Verstärkung des advektiven Wärmetransports vom Körperkern zur Peripherie mit nachfolgender Erhöhung der Oberflächentemperatur. Das Thermogramm zeigt damit weniger die anatomische Lage des entzündlichen Prozesses als vielmehr die pathophysiologische Situation und das Ausmaß der Entzündung. Mit der IRT lassen sich so der Krankheitsverlauf und seine Reaktionen auf systemische oder lokale Behandlung verfolgen. Wirkungen der medikamentösen und physikalischen Therapie lassen sich objektiv direkt am Substrat des pathologischen Prozesses nachweisen und mit quantitativen Parametern im Verlauf kontrollieren. Dies gilt

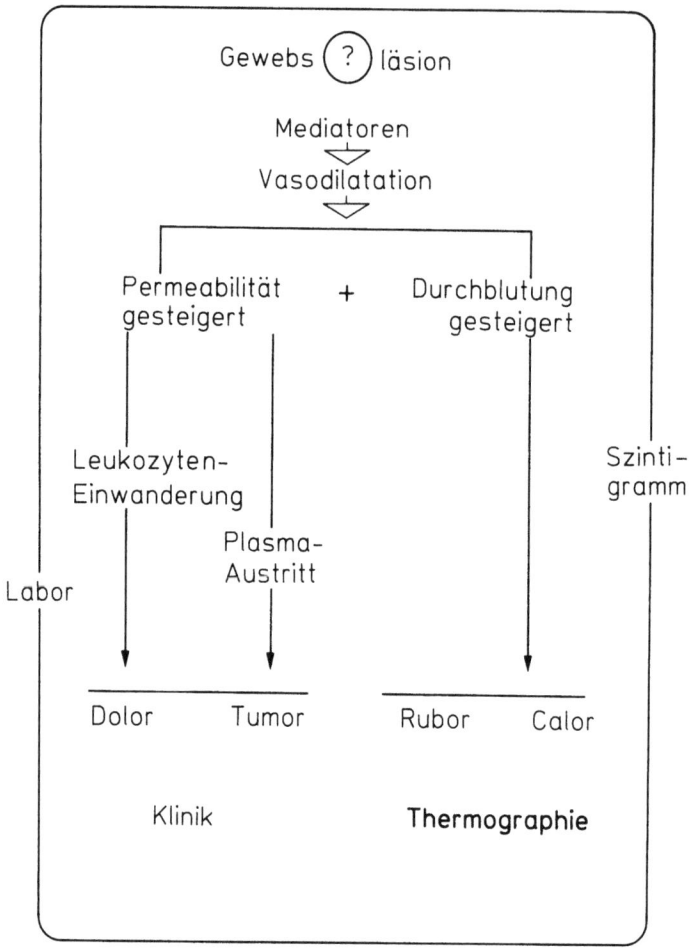

Abb. 1. Klinisch diagnostischer Stellenwert der Thermographie bei der Beurteilung des pathophysiologischen Ablaufs der entzündlichen Gelenkerkrankungen

auch für tierexperimentielle Studien. Mit der IRT steht damit eine Methode zur Verfügung, die sowohl bei experimentellen wie klinischen Prüfungen vergleichbar angewandt werden kann.

Bei differentialdiagnostischen Überlegungen ist jedoch einschränkend festzustellen, daß die Thermographie nur das Ausmaß und die Intensität, nicht jedoch die Art der entzündlichen Veränderungen des Bewegungsapparats differenzieren kann. Ebenso uniform wie Entzündungsmediatoren in pathophysiologische Prozesse unterschiedlichster Genese eingebettet sind, ebenso uniform reagiert die Oberflächentemperatur des Körpers und damit das thermographische Bild. Außerdem setzt die Thermographie stets eine intakte Hautoberfläche voraus. Sobald Verletzungen oder Erkrankungen der Haut vorliegen, verdecken die im Rahmen dieser Läsionen freigesetzten Mediatoren das thermographische Bild der rheumatischen Entzündung, ebenso wie die physikalische Änderung der IR-Emissivität.

Mit der quantitativen IRT können entzündlich-rheumatische Krankheiten der unterschiedlichsten Genese in ihrem Verlauf verfolgt werden. Besonders geeignet sind hier die peripheren Gelenke und Strukturen der Extremitäten. Dabei kann sich das thermographische Bild bereits deutlich vor einem Rückgang der klinischen Symptome ändern. Schmerz und Schwellung sind nicht notwendigerweise mit einer deutlichen Hyperthermie vergesellschaftet. Der thermographische Befund kann den klinischen Veränderungen naturgemäß vorausgehen: so kann sich das thermographische Bild schon wieder weitgehend normalisiert haben, während klinisch noch die Schwellung weiter besteht.

Auch vaskulitische Veränderungen im Rahmen entzündlich-rheumatischer Krankheiten lassen sich thermographisch sehr gut abklären. Dies gilt ebenfalls für die Raynaud-Symptomatik, die mit einem dynamischen thermographischen Test einfach und ohne große Belästigung für den Patienten untersucht werden kann (AARTS et al. 1976; ATSUMI 1973; BIRD u. RING 1978; BOAS 1964; BOURJAT et al. 1969; COSH'UR COLLINS 1972; COLLINS et al. 1976; DALINKA et al. 1973; ENGEL 1978 a, b, c; ENGEL 1979 b, c, d; ENGEL 1980 a; ENGEL 1981 a; FARRELL u. O'HARA 1972; GERSHON-COHEN 1970; GHYS 1973; GOLDIE 1969 b; GROS et al. 1969; KAFARNIK u. ENGEL 1979; KONERMANN u. KOOB 1975; KONERMANN u. KOOB 1981; KOOB u. SCHLEGEL 1971; LENHART u. KEYL 1975; ORLOFF 1977; RING 1980; RING u. BARKER 1978; RING et al. 1975; RUSCH 1981; SALISBURY et al. 1981; SANTILLI 1979; SHLENS et al. 1975; TAUCHMANNOVA u. HAJZOK 1978; VIITANEN u. LAAKSONEN 1970).

b) Funktionelle Störungen

Bei funktionellen Störungen des Bewegungsapparats („Blockierungen") ist der Schmerz das kennzeichnende klinische Symptom. In vielen Fällen läßt sich kein anatomisch-morphologisches Substrat für diese Störung nachweisen. Hier bietet die thermographische Diagnostik eine Möglichkeit zur Objektivierung der vom Patienten angegebenen Beschwerden. Dies gilt insbesondere für funktionelle Störungen im Bereich der Wirbelsäule. Reflektorisch kommt es infolge der Nozizeption zu einer motorischen und sympathischen Efferenz. Resultierende Symptomatik ist klinisch eine Verspannung der Muskulatur und thermographisch eine sympathikus-induzierte Vasokonstriktion. Mit einer entsprechend angepaßten thermographischen Untersuchungstechnik läßt sich diese Vasokonstriktion nachweisen und quantitativ erfassen. Dabei folgt die Vasokonstriktion den Dermatomen der jeweils betroffenen Segmente. Ein Einfluß therapeutischer Maßnahmen (physikalische Therapie, manuelle Therapie oder medikamentöse Therapie) läßt sich thermographisch gut verfolgen.

Gerade diese funktionellen Störungen im Bereich des Bewegungsapparats spielen für die tägliche Praxis eine große Rolle. Bislang bestand häufig eine Diskrepanz zwischen den von dem Patienten geklagten subjektiven Beschwerden und dem vom Arzt erhobenen Untersuchungsbefund. In vielen Fällen kann diese Diskrepanz durch die Thermographie beseitigt werden. Mit großer Zuverlässigkeit finden sich hypotherme Bezirke in den jeweils betroffenen Dermatomen. Wird der Patient aufgefordert, die besonders schmerzenden Stellen zu zeigen, sind es mit konstanter Regelmäßigkeit die im Thermogramm als hypotherm erkennbaren Zonen.

Auch bei diesen funktionellen Störungen des Bewegungsapparats sind noch nicht alle thermographischen Möglichkeiten voll ausgeschöpft. Dennoch ist besonders hier erkennbar, welchen Wert die Thermographie als komplementäres diagnostisches Untersuchungsverfahren für die Rheumatologie bietet.

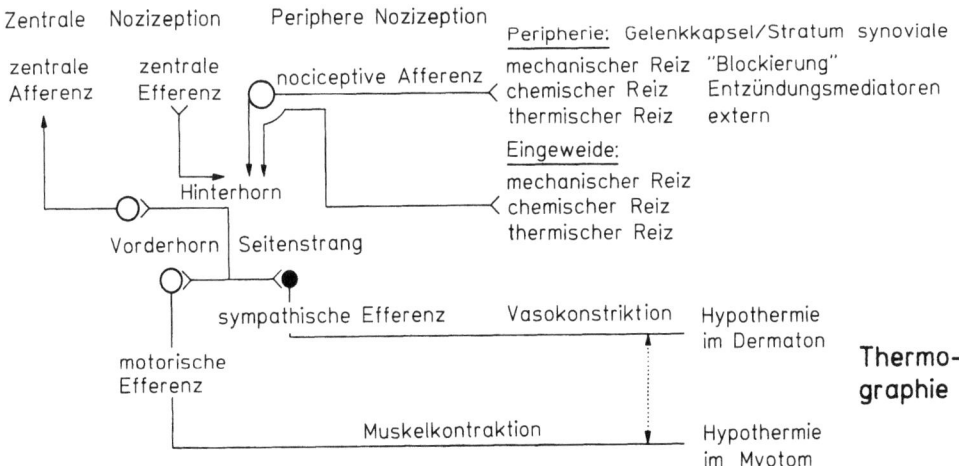

Abb. 2. Pathophysiologie der funktionellen Störungen mit sympathikus-induzierter Vasokonstriktion in den zugehörigen Hautarealen. Die resultierende Hypothermie ist mittels Thermographie nachweisbar

Tabelle 1. Geschichte der Temperaturmessung des menschlichen Körpers

400 v. Chr.	HIPPOKRATES benutzt seine Hand als Thermometer und erkennt die Erhöhung der Körpertemperatur als Krankheitszeichen.
1595	GALILEI entwickelt in Pisa das erste Thermometer.
1612	SANCTORIUS in Padua benutzt ein Thermometer zur Bestimmung der Körpertemperatur.
1729	BOERHAAVE in Leyden mißt die Körpertemperatur seiner Patienten. Seine Schüler SWIETEN und DE HAEN untersuchen in den folgenden Jahren die zirkadianen Schwankungen der Körpertemperatur bei alten Menschen und bei Fieber.
1742	CELSIUS entwickelt seine Temperaturskala.
1766	HUNTER entdeckt segmentale Temperaturunterschiede bei lokalen Infektionen.
1774	BLADGEN beschreibt Temperaturveränderungen bei Personen, die hohen Außentemperaturen ausgesetzt sind.
1780	LAVOISIER und LAPLACE untersuchen den Ursprung der Körperwärme.
1798	CURRIE beschreibt Temperaturänderungen unter Therapie.
1800	HERSCHEL in Bath entdeckt die Infrarot-Strahlung.
1830	Um diese Zeit untersuchen GENTIL, HOME, THOMPSON, BUNTZEN, DALTON, DAVY und EDWARDS Temperaturänderungen als Folge verschiedener innerer und äußerer Faktoren. Es folgen Temperaturmessungen an verschiedenen Körperstellen.
1838	PIORRY benutzt ein Stethoskop mit Thermometer. FRICKE mißt die Temperatur während der Menstruation.
1842	GIERSE, CHOSSAT und ROGER arbeiten über die Temperatur des Körpers bei verschiedenen pathologischen Zuständen.
1851	WUNDERLICH in Leipzig beginnt die Reihenuntersuchungen der Körpertemperatur bei allen seinen klinischen Patienten.
1866	Es liegen WUNDERLICHS Ergebnisse von mehr als 25000 Patienten mit mehr als einer Million Messungen vor.
1871	Die Messung der Körpertemperatur wird als Routine an allen Kliniken eingeführt und benutzt.
1929	CZERNY erfindet den Evaporographen zur Messung der Infrarot-Strahlung, basierend auf den Arbeiten und Ergebnissen von HERSCHEL (1840).
1936	HARDY kann nachweisen, daß sich die menschliche Haut wie ein fast idealer „schwarzer Körper" verhält.

Radikuläre Irritationen und Läsionen peripherer Nerven sind ebenfalls thermographisch objektivierbar. Partielle Läsionen zeigen eine Sympathikus-induzierte Hypothermie, komplette Läsionen eine Hyperthermie im Segment bzw. Ausbreitungsgebiet der betroffenen neuralen Struktur durch Ausfall der neuralen vasokonstriktorischen Aktivität (GOODLEY 1980; HOBBINS 1982; RASKIN et al. 1976; SANTILLI 1979; TICHAUER 1977; WEXLER 1980; CHING u. WEXLER 1978).

2. Methoden der Thermometrie

a) Kontaktthermometrie

Die Kontaktthermometrie beruht auf dem Prinzip der Wärmeleitung von Meßobjekt zum Sensor. Dieser Sensor kann punkt- oder flächenförmig nach

Tabelle 1 (Fortsetzung)

1953	SCHWAMM und REEH entwickeln in Deutschland ein erstes Bolometer für medizinische Zwecke (Thermoregulationsdiagnostik)
1955	LAWSON in Montreal mißt die Temperatur von Mammatumoren und findet typische Temperaturerhöhungen.
1956	LAWSON erhält den vorher als militärisches Geheimnis gehütete Bird-Evapographen für medizinische Studien. 1957 erfolgt die erste Publikation.
1960	LLOYD-WILLIAMS publiziert erstmals über die Möglichkeiten der Thermographie in der allgemeinen Medizin.
1963	LAWSON und CHUGHTAI zeigen Zusammenhänge zwischen der Höhe der Temperatur und dem Malignitätsgrad von Tumoren.
1965	Einführung der medizinischen Thermographie in Europa.
1974	COLLINS, RING et al. aus Bath beschreiben erstmals einen quantitativen Parameter (Thermographie-Index) zur Bildanalyse bei Erkrankungen des Bewegungsapparates.
1974	1. Europäischer Thermographie-Kongreß in Amsterdam.
1976	Erste Publikation einer speziellen wissenschaftlichen Zeitschrift: *Acta Thermographica*, inzwischen offizielles Organ der Europäischen Gesellschaft für Thermographie, des französischen Clubs für klinische Telethermographie und der japanischen Vereinigung für biomedizinische Thermographie.
1978	2. Europäischer Kongreß für Thermographie in Barcelona.
1978	Publikation einer offiziellen thermographischen Terminologie durch die Europäische Gesellschaft für Thermographie.
1979	Die Anglo-Dutch Thermographic Society erstellt erstmals Richtlinien für die Thermographie bei Erkrankungen des Bewegungsapparates.
1979	In Erweiterung der Aufgabenstellung des Fachgebiets wird die ETA umbenannt in Europäische Gesellschaft für Thermologie.
1979	Die Universität Strasbourg errichtet in der medizinischen Fakultät ein Labor für biomedizinische Thermologie.
1980	In Deutschland wird eine Gesellschaft für Thermologie gegründet.
1982	3. Europäischer Kongreß für Thermologie in Bath.

verschiedenen Meßprinzipien arbeiten. Allen Methoden der Kontaktthermographie haftet jedoch der Nachteil einer Beeinflussung der Oberflächentemperatur durch den Sensor an: Wärmekapazität des Sensors und Druck auf die Oberfläche.

Elektrische Thermometer (Thermoelemente, Thermistoren) sind nur für punktförmige Messungen geeignet. Die Handhabung ist relativ einfach, die thermische Auflösung sehr hoch. Der Meßvorgang bei Krankheiten des Bewegungsapparats ist insgesamt jedoch zeitraubend. Anatomische Meßorte sind nur schwer reproduzierbar.

Der *Plattenthermographie* erlaubt flächenförmige Messungen (SCHLENS et al. 1975). Allerdings reagieren die flüssigen Cholesterinkristalle in den Folien jeweils nur in einem relativ engen Temperaturbereich mit einem Farbumschlag. Daher müssen oft mehrere Folien benutzt werden, um den physiologischen Bereich der Gelenktemperatur zu erfassen. Zusätzlich erschwert die Anatomie des Bewegungsapparats mit ihren im Bereich der Extremitäten sehr starken Radiusschwankungen den Gebrauch der relativ starren Folie. Für die Rheumatologie können nur flexible Folien Anwendung finden, die sich der Oberfläche voll anlegen. Vorzugsweise lassen sich Plattenthermographie-Folien bei funktionellen Störungen des Bewegungsapparats insbesondere bei der Segmentdiagnostik entlang der Wirbelsäule einsetzen (ENGEL 1981a).

Aber auch bei vaskulitischen Veränderungen im Bereich der Hände oder Füße können Flüssigkristall-Folien zur qualitativen Diagnostik benutzt werden (RING 1981).

Quantitative Auswertungen der Plattenthermographie sind nur in Verbindung mit einem elektrischen Kontaktthermometer möglich. Die sekundäre Bilddatenverarbeitung aus einem Foto ist zu aufwendig und zeitraubend. Für die orientierende Diagnostik in der Praxis kann jedoch bei einer weiteren Entwicklung der Flüssigkristall-Folien auch die Plattenthermographie Anwendung finden (BAEU 1980; EICHENLAUB 1979; ENGEL 1981a; KATZ u. MASTERFANO 1980; KOOPMANN 1980; MAGDEBURG 1981; RING 1981; FLESCH 1980).

b) Kontaktlose Thermometrie

Mit einer Temperatur oberhalb 0 K strahlt der menschliche Körper Energie in Form elektromagnetischer Wellen ab. Das Maximum der abgestrahlten Energie liegt bei Wellenlängen um 10 µm, also im fernen Infrarot-Bereich. Bei diesen Wellenlängen ist die menschliche Haut zudem ein fast idealer „Schwarzer Strahler" mit einem Emissionskoeffizienten $\varepsilon = 0,989$. Das heißt, die menschliche Haut absorbiert alle bei diesen Wellenlängen auftreffenden Strahlen. Entsprechend gering ist die bei der Messung störende Reflexion der Umgebungsstrahlung (STEKETEE 1973).

Bei der Infrarot-Thermographie wird die im Infrarot-Bereich liegende, von der Oberfläche des menschlichen Körpers abgestrahlte Energie mit einem geeigneten Detektor gemessen. Das Maximum der Empfindlichkeit eines solchen Detektors (Bolometer oder Halbleiter-Kristall) sollte im Maximum der abgestrahlten Energie liegen, also bei Wellenlängen zwischen 8 und 14 µm. Physikalisches Meßprinzip ist eine Änderung der Stromstärke eines durch den Detektor fließenden Ruhestroms proportional zur 4. Potenz der Temperatur. Nach Messung dieser neuen Stromstärke kann die Temperatur berechnet werden. Das erhaltene Analogsignal läßt sich digital umwandeln, anzeigen und abspeichern (FRIEDRICH 1980).

Bolometer sind Strahlungsmeßgeräte zur Bestimmung der Temperatur in einem kleinen, eher punktförmigen Bereich. Sie sind einfach in der Handhabung. Allerdings ist die Reproduzierbarkeit der anatomischen Meßpunkte schwierig. Flächenhafte Temperaturmessungen sind unbrauchbar zeitraubend. Für bestimmte Fragestellungen sind Bolometer auch bei rheumatischen Krankheiten einsetzbar, vor allem wegen ihrer Robustheit und des geringen Preises.

Infrarot-Kameras tasten die IR-Strahlung des Körpers über ein opto-mechanischen System aus Linsen und rotierenden Spiegeln ab, um aus der punktförmigen Messung ein flächenhaftes Thermogramm aufzubauen. Detektor ist meist ein Halbleiter-Kristall, das mit flüssigem Stickstoff gekühlt wird. Kameras mit einem Kristall müssen das zweidimensionale Wärmebild erst punkt-, dann zeilenweise aufbauen. Das ist zwar relativ zeitraubend, liefert aber eine hohe thermische und geometrische Auflösung. Es gibt auch Kamera-Systeme, die mit mehreren Detektor-Kristallen in einer Zeile arbeiten und damit zeilenweise abtasten. Es resultiert ein sehr schnelles Wärmebild, mit allerdings deutlich geringerer geometrischer und thermischer Auflösung (FRIEDRICH 1980).

Für die Rheumatologie ist eine hohe geometrische und thermische Auflösung bei den meisten Fragestellungen wichtiger als eine schnelle Bildfolge. Darauf ist bei der Auswahl des Kamera-Systems zu achten.

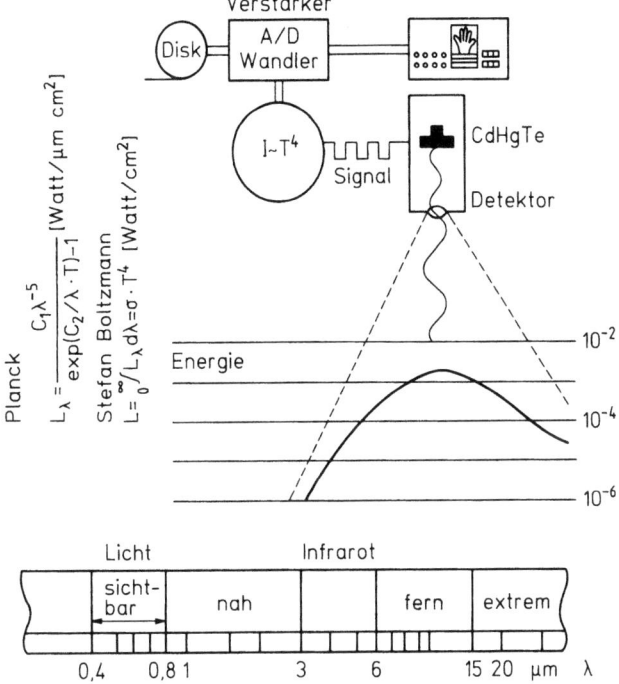

Abb. 3. Die vom menschlichen Körper nach dem Planck-Gesetz abgestrahlte elektromagnetische Energie verschiedener Wellenlänge wird von einem Detektor-Halbleiter-Kristall in ein elektrisches Signal umgewandelt und kann entsprechend dem Stephan-Boltzmann-Gesetz in Temperaturen umgerechnet werden. Meßprinzip ist die Änderung der Stromstärke eines durch den Detektor fließenden Strom proportional zur Energie der auftreffenden Infrarotstrahlung. Dabei ändert sich die Stromstärke proportional zur 4. Potenz der Temperatur. Das so erhaltene elektrische Signal kann digital umgewandelt, abgespeichert und weiterverarbeitet werden

Pyro-elektrische Vidikons arbeiten nach dem Prinzip einer Fernsehkamera. Die auftreffende Strahlung verändert die Ladung eines target an der Front einer Kathodenstrahlröhre. Diese Ladungsänderungen können elektronisch zeilenweise ausgetastet werden, um ein flächenhaftes Wärmebild zu erzeugen. Die Entwicklung dieser Kameras ist jedoch noch nicht abgeschlossen. Daher sind sie für klinische Messungen noch nicht verfügbar. Man kann sich jedoch bei weiterer Verbesserung des technischen Prinzips eine erhebliche Verbilligung und Verbesserung der Thermographie versprechen, da Vidikons vom Meßprinzip her weniger störanfällig sind als opto-mechanischen Kameras (VERMEIJ 1979). Bei der *Mikrowellen-Thermographie* wird die vom Körper abgestrahlte Energie im Wellenlängenbereich zwischen 1 mm und 1 m gemessen. Durch Messung bei verschiedenen Wellenlängen und Frequenzen ist die Möglichkeit eröffnet, auch Wärmebilder aus tieferen Schichten aufzuzeichnen, da nicht nur die von der Oberfläche abstrahlende Energie registriert wird. Auch bei der Mikrowellen-Thermographie ist die technische Entwicklung noch nicht soweit abgeschlossen, daß ein klinischer Einsatz möglich wäre. Vor allem die Probleme der flächenhaften Aufzeichnung und der Tiefenauflösung sind noch nicht befriedigend gelöst.

Von den gegenwärtig verfügbaren thermographischen Verfahren kommen für den Einsatz in der klinischen Rheumatologie in Betracht:
- Flüssigkristall-Folien für die orientierende qualitative Beurteilung der Temperaturverteilung
- Bolometer für die punktförmige, berührungslose Temperaturmessung
- IRT-Kameras für die flächenhafte, berührungslose Temperaturmessung

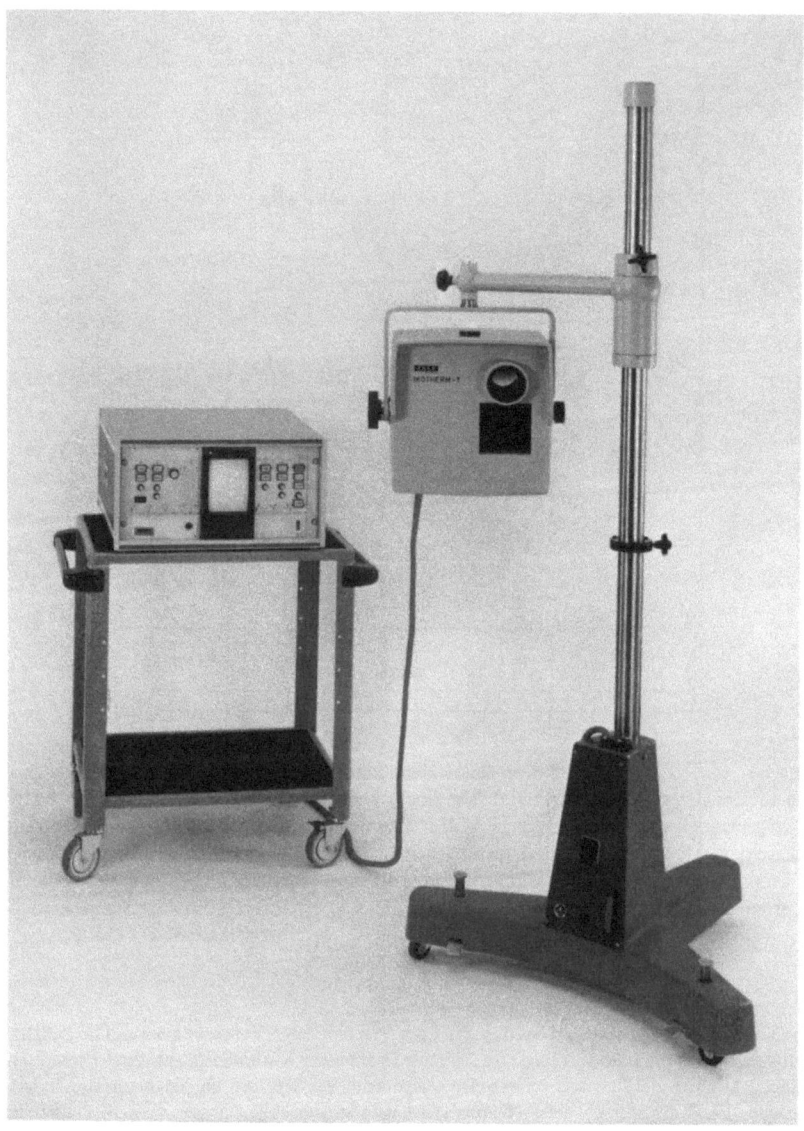

Abb. 4. IKOTHERM-Thermographie-System der Firma Zeiss, Oberkochen, als Beispiel eines modernen Infrarot-Kamera-Systems für medizinische Anwendungen

Alle genannten Verfahren haben ihre spezifischen Vor- und Nachteile. Der vergleichsweise hohe Aufwand für IRT-Kameras, die für den klinischen Einsatz ausgelegt und in Verbindung mit Minicomputern auch für die quantitative Auswertung verfügbar sind, wird durch die diagnostischen Vorteile jedoch weitgehend ausgeglichen. Im Vergleich zu anderen technischen Untersuchungsgeräten (Röntgen, Szintigraphie, Ultraschall) ist der finanzielle Aufwand für die Infrarot-Thermographie durchaus vertretbar (AARTS et al. 1976; BAEU 1980; BÖSIGER u. SCARONI 1981; CHEN u. PANTAZATOS 1980; COLLINS u. RING 1974; ENGEL

1979c; FLESCH 1980; GOLDIE 1969b; JATTEAU 1969; KÜRBITZ 1981; MAMOUNI et al. 1981; PANTAZATOS u. CHEN 1978; PHILLIPS u. PAGE THOMAS 1979a; RING et al. 1981; SHIMMINS 1977; VERMEIJ 1979).

3. Technik der Thermographie

a) IRT-Kamera

Für medizinische IRT-Kameras muß eine hohe thermische und geometrische Auflösung gefordert werden. Das Optimum sollte bei Aufnahmeabständen von 0,5–1,5 m liegen. Für quantitative Berechnungen ist diese Distanz so gering wie möglich zu halten, um ein Maximum an thermischen Daten zu gewinnen. Aus physikalischen Gründen muß der Meßbereich der IRT-Kamera im Wellenlängenbereich von 8–14 µm liegen, dem Maximum der vom menschlichen Körper abgestrahlten Energie (JATTEAU 1969).

Aufgrund der in Deutschland geltenden Eichvorschriften muß jede im medizinischen Bereich eingesetzte IRT-Kamera den Bestimmungen der Physikalischen Technischen Bundesanstalt entsprechen. Einschlägige Vorschriften werden derzeit ausgearbeitet (KUNZ 1981).

Vom Hersteller meist nicht angegeben wird die Zeit, die die Kamera eingeschaltet sein sollte, ehe das erste Thermogramm aufgenommen wird. Für quantitative Bestimmungen ist es ratsam, die thermische Stabilität der Kamera täglich vor Beginn und am Ende der Messungen mit einem präzisen Referenzstrahler zu überprüfen. Die Wiedergabefunktion des gesamten Kamerasystems sollte außerdem regelmäßig mit der Bestimmung der MTF (modular transfer function) geprüft werden.

Bei der Aufnahme selbst ist auf gute Fokussierung zu achten. Die Kameraposition muß für alle Aufnahmen standardisiert werden, wobei eine stabile Aufhängung in einem höhenverstellbaren Parallelstativ zweckmäßig ist. Der Gebrauch normaler Kugelkopfstative kann für die Rheumatologie nicht empfohlen werden, da sehr leicht Meßfehler durch Winkelverschiebungen auftreten.

Für die IRT-Bildwiedergabe sind von den Kamera-Herstellern zahlreiche Optionen erhältlich:

Das *Grauton-Thermogramm* zeigt Temperaturen als Grauwertunterschiede. Es ist gut geeignet zum Fokussieren und Einstellen des Bildes sowie zur Betrachtung feiner Details und Strukturen. Die meisten Grauton-Bilder haben eine höhere Auflösung als farbig kodierte Thermogramme (256 Graustufen/16 Farbstufen).

Farbige Thermogramme zeigen – unter Detailverlust – deutlicher die Temperaturgradienten und erlauben eine einfachere Abschätzung der thermischen Symmetrie. Die Isothermen-Einblendung *ist bei Kalibrierung* auf eine bekannte Temperatur zur Quantifizierung geeignet.

Der *line scan* – ein Temperaturprofil – erlaubt die Beurteilung der geometrischen Temperaturverteilung über anatomisch definierten Kennlinien sowie eine unmittelbare quantitative Auswertung. Wird im Thermogramm ein Temperaturprofil (*line scan*) für die quantitative Verlaufsbeobachtung aufgezeichnet, muß es sorgfältig eingestellt werden. Die präzise, reproduzierbare Plazierung eines einzelnen *line scan* kann sehr schwierig sein. Es empfiehlt sich, sichere anatomische Strukturen (z.B. den Gelenkspalt) für die Aufzeichnung eines *line scan* auszuwählen.

Aus diesem *Temperaturprofil* kann eine erste semiquantitative Aussage gewonnen werden. Gleichzeitig sind bei Eichung auf absolute Temperaturen punkt- und linienförmige quantitative Messungen auch ohne elektronische Bild-

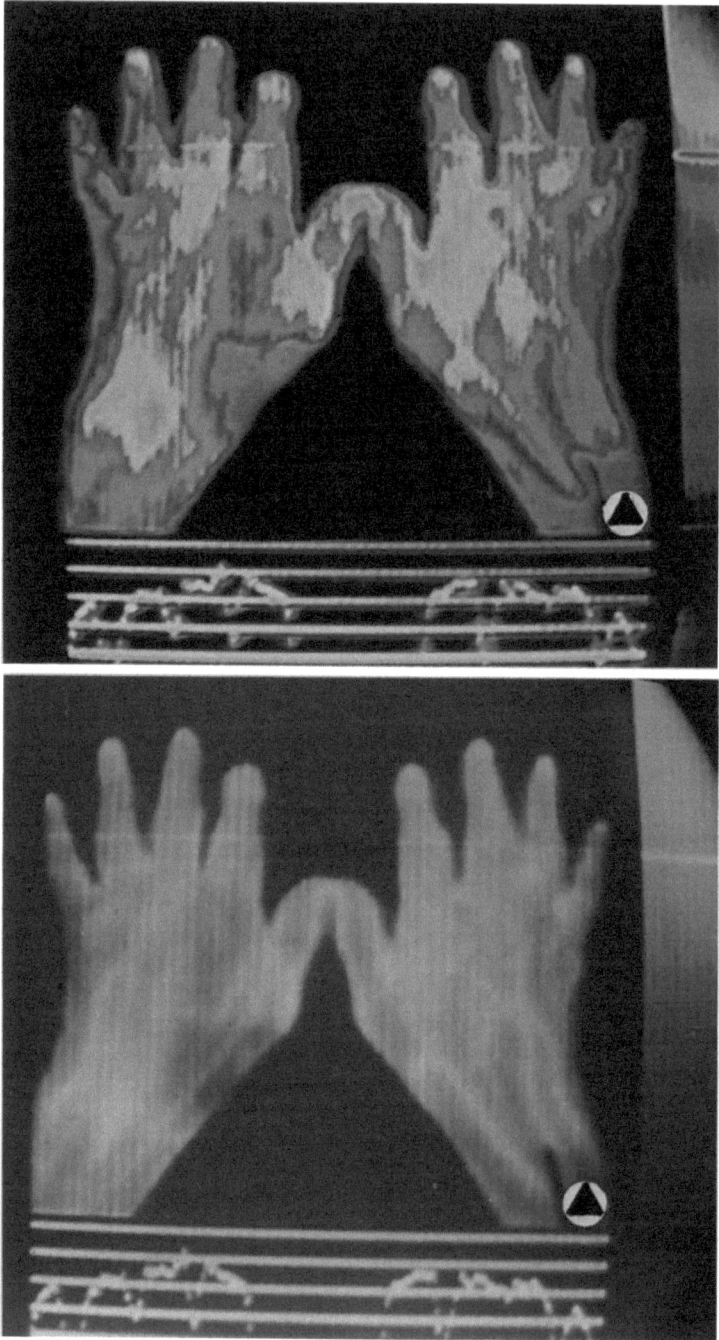

Abb. 5. Gegenüberstellung von Farb- und Grauton-Thermogramm: Deutlich werden die Vorteile der jeweiligen Wiedergabe erkennbar. Während die Farbumsetzung überwärmte Zonen deutlich hervortreten läßt (rot = warm), zeigt das Grauton-Thermogramm eine bessere Detaildarstellung insbesondere der oberflächlichen Blutgefäße wegen der höheren Auflösung

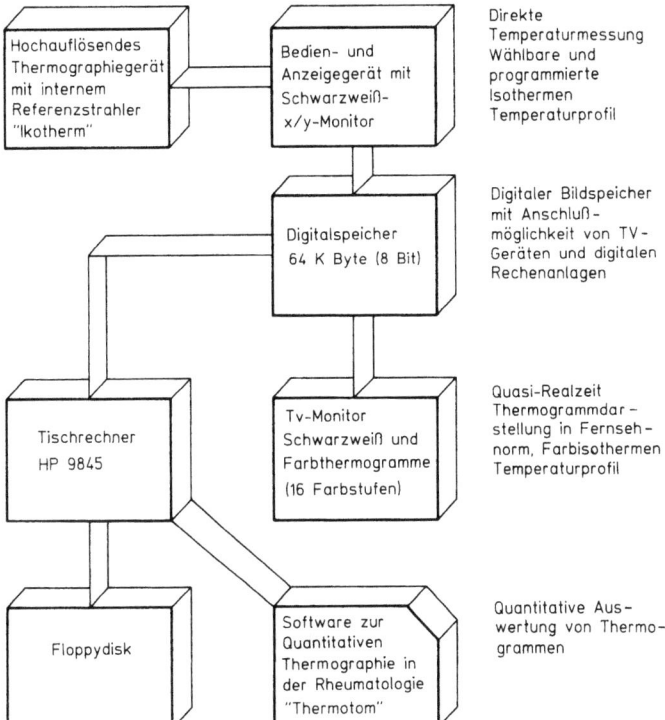

Abb. 6. Blockdiagramm des modular aufgebauten IKOTHERM-Systems mit Digitalspeicher und Monitor sowie Anschluß eines Tischrechners mit spezieller Software (THERMOTOM) zur quantitativen Bilddatenverarbeitung

datenverarbeitung möglich, z.B. mittels Planimetrie der Flächen unter der Kurve. Bei elektronischer Bilddatenverarbeitung können alle Zeilen des Bildes als Temperaturprofile dargestellt werden (z-mode). Es ergibt sich so ein Temperaturrelief, das für manche visuelle Auswertungen und Vergleiche zusätzliche Informationen liefern kann.

Bei photographischer Oszilloskop-/TV-Monitor-Dokumentation muß das Thermogramm sehr sorgfältig eingestellt und fokussiert werden. Es wird mehr Information durch ineffieziente Photographie verloren als durch jeden anderen Fehler in der Aufnahmetechnik. Abgesehen von farbigen Thermogrammen liefert die „Sofortbild"-Photographie weniger präzise Ergebnisse als herkömmliches Filmmaterial. Bei alleiniger Photodokumentation des Thermogramms ist für spätere Vergleiche Kleinbildfilm vorzuziehen (DEININGER 1981).

Viele Hersteller bieten magnetische Aufzeichnungsmöglichkeiten (analog oder digital) an. Diese sind nur für die quantitative EDV-Bilddatenverarbeitung erforderlich. Für die einfache Bildspeicherung scheinen sie weniger empfehlenswert, da für den Befundbericht nach wie vor Thermographie-Photos gefordert werden, zumindest solange die quantitativen Daten ohne die optische Information des Thermogramms noch nicht als ausreichend betrachtet werden (AARTS et al. 1976; ATSUMI 1973; BAEU 1980; BÖSIGER u. SCARONI 1981; DEININGER 1981; ENGEL 1979c; ENGEL et al. 1979; FRIEDRICH 1980; KUNZ u. KAUFMANN 1981; MÜLLER-VOGT 1981; RUSCH 1981; RUSCH u. OTT 1977; SHIMMINS 1977).

b) Messung absoluter Temperaturen

Zur Berechnung quantitativer Parameter aus dem Thermogramm ist eine Messung absoluter Temperaturen erforderlich. IRT-Kameras der 3. Generation haben eine eingebaute Temperaturreferenz, die automatisch abgefragt wird und das Thermogramm auf absolute Temperaturen abgleicht. Die Maximaltemperatur der Bildszene oder die Basistemperatur müssen als *temperature level* ebenso in Absolutwerten angezeigt werden wie der *temperature range,* die Breite des beobachteten Temperaturfensters. Nur so sind vergleichende Verlaufskontrollen möglich. Die Farb- oder Grauwert-Umsetzung ist immer am „temperature level" orientiert und teilt den „temperature range" in die entsprechende Anzahl Temperaturstufen. Gleiche Farb- oder Grauwerte können damit bei unterschiedlichem „level" verschiedene absolute Temperaturwerte repräsentieren!

Ältere IRT-Kameras benötigen zur Kalibrierung jedes Thermogramms einen externen *Referenzstrahler.* Zweckmäßig ist ein flexibler Ständer mit dieser Temperaturreferenz in der Objektebene. Der Referenzstrahler muß sich auf eine konstante, vorzugsweise immer gleiche Temperatur einstellen lassen. Die jeweilige Temperatur muß angezeigt und im Thermogramm festgehalten werden. Die ausschließliche Messung relativer Temperaturdifferenzen ist für die quantitative Thermographie des Bewegungsapparats ungeeignet. Mit einem externen Referenzstrahler muß die Konstanz der Absoluttemperaturmessung im Sinne der Qualitätskontrolle bei jeder IRT-Kamera ständig überprüft werden.

Das Problem der Messung absoluter Temperaturen stellt sich ganz besonders für Verlaufsbeobachtungen und Therapiekontrolle, weniger bei diagnostischen Untersuchungen im Seitenvergleich. Auch sind bei rheumatischen Krankheiten häufig beide Seiten symmetrisch vom rheumatischen Prozeß befallen, so daß

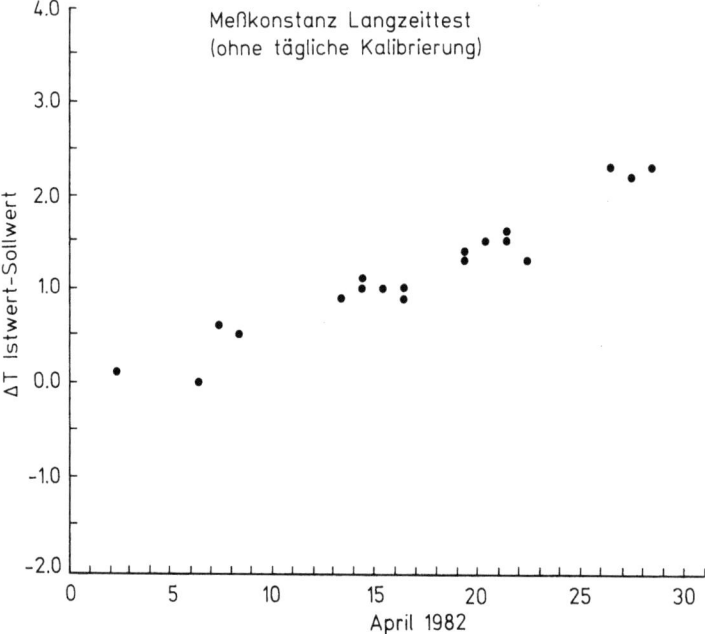

Abb. 7. Die Notwendigkeit einer täglichen Qualitätskontrolle unterstreicht dieser Computerausdruck einer Serie unkorrigierter Meßwerte (ohne Kalibration der Kamera) mit einer Temperaturdrift von ca. 2,5° C/Monat

eine Bewertung nur anhand der absoluten Temperaturen erfolgen kann. Aus diesem Grunde sind vor den Aufnahmen am Patienten tägliche Messungen eines Referenzstrahlers im interessierenden Temperaturbereich (30–33° C) im Sinne einer Qualitätskontrolle unbedingt erforderlich, um eine Drift in den elektronischen Schaltungen rechtzeitig erkennen zu können.

Aus meßtechnischen Gründen ist es auch erforderlich, daß alle temperaturbezogenen Potentiometer zur Einstellung des „temperature level" und „temperature range" rastbar ausgelegt sind. Nur dann ist eine präzise, reproduzierbare Einstellung dieser für die Absoluttemperatur-Festlegung wichtigen Bedienelemente möglich. Zu fordern ist auch, daß in den Angaben des Herstellers der Spektralbereich des Detektors und der Umrechnungsfaktor für den Emissionskoeffizienten angegeben wird. Sollte das Kamerasystem eine Einstellung verschiedener Emissionskoeffizienten vorsehen, sollte grundsätzlich die Emissivität auf 1 eingestellt werden (der wahre Wert für die intakte menschliche Hautoberfläche liegt bei $\varepsilon = 0{,}989$).

Die Beachtung dieser physikalischen, meßtechnischen Voraussetzungen ist unerläßlich, um zu reproduzierbaren und qualitativ ausreichenden Thermogrammen zu kommen (GRAUL et al. 1981; ENGEL 1981 c, d; ENGEL u. MANN 1980; FLESCH 1980; FRIEDRICH 1980; KÜRBITZ 1981; RING u. COLLINS 1976; RUDOWSKI 1980; RUSCH u. OTT 1977; STEKETEE 1973, 1976; RING 1981).

4. Thermographische Aufnahmetechnik

a) Physiologie der Oberflächentemperatur

Die Temperaturregulation des Menschen garantiert bei funktionierendem Regelkreis eine sehr konstante Körper-Kerntemperatur. Dies ist nur zu erreichen, indem die Oberflächentemperatur entsprechend variiert wird. Darüber

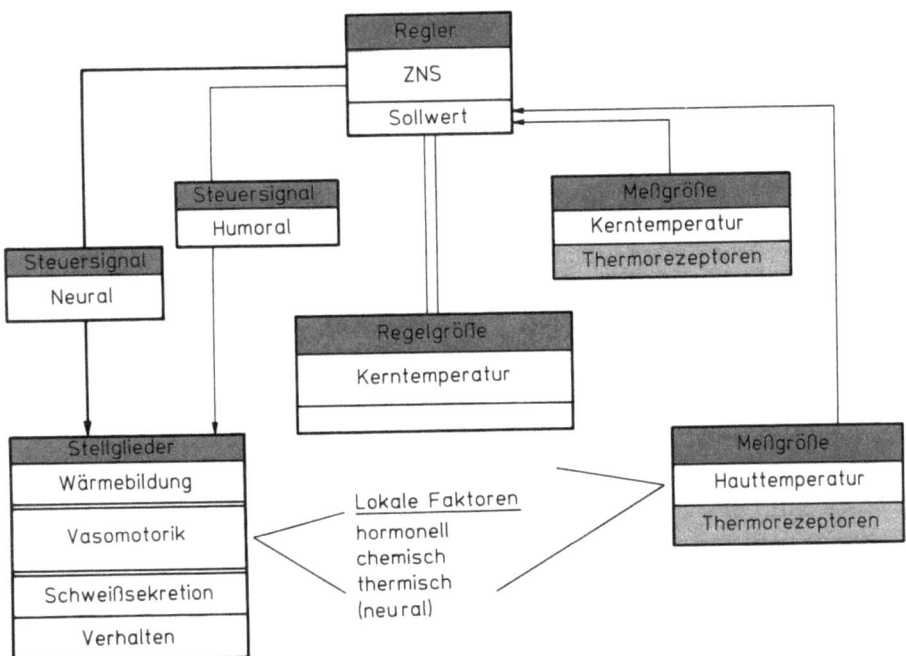

Abb. 8. Regelgrößen und Steuersignale der Temperaturregulation des Menschen

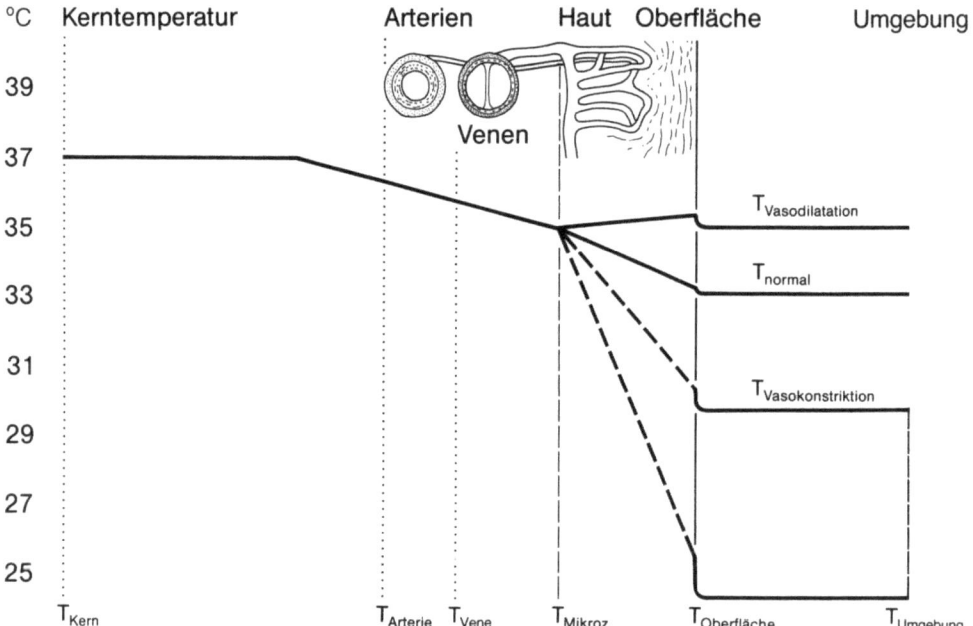

Abb. 9. Einflußfaktoren auf die Oberflächentemperatur des menschlichen Körpers: Bestimmende Größe ist der advektive Wärmetransport über das Blut vom Körperkern zur Mikrozirkulation der Haut. Entsprechend bestimmt der Funktionszustand der Mikrozirkulation die Oberflächentemperatur

hinaus ist der Regelkreis der Körpertemperatur noch eng verbunden mit der Blutdruck-Regulation. Beide Regelkreise interferieren im Bereich der Mikrozirkulation der Haut, dem thermographischen Meßobjekt! Als Stellglied im Rahmen der Thermoregulation wird die Oberflächentemperatur von zahlreichen Einflußfaktoren geprägt, die es für die thermographische Messung entweder auszuschließen, konstant zu halten oder zu überspielen gilt.

Grundsätzlich wird die Oberflächentemperatur bestimmt von den thermogenetischen Vorgängen im Körperkern und den thermoregulatorischen Mechanismen des advektiven Wärmetransports über die Blutgefäße. Die lokale Wärmeproduktion in der Peripherie durch örtliche Stoffwechselvorgänge in der Haut selbst, im Fettgewebe und in der darunterliegenden Muskulatur spielt demgegenüber nur eine untergeordnete Rolle. Wichtiger dagegen sind die Einflüsse der geometrischen Verhältnisse der Oberfläche und die Einflüsse der Umgebungstemperatur. Auch psychische Faktoren spielen über das vegetative Nervensystem eine wichtige Rolle.

Die Höhe der Oberflächentemperatur wird nur in geringem Maße durch die anatomischen Strukturen, überwiegend aber durch die physiologische Regulation der Mikrozirkulation der Haut bestimmt.

Wird die Oberflächentemperatur über die Infrarotstrahlung gemessen, sind die physikalischen Gesetzmäßigkeiten der Infrarotstrahlung von nicht zu unterschätzender Bedeutung: Abstrahlung von gekrümmten Oberflächen und Emissivität der Haut. Besonders dieser Faktor der Emissivität spielt bei Infrarot-Temperaturmessungen eine große Rolle. Grundsätzlich wird eine intakte Hautoberfläche zur thermographischen Messung vorausgesetzt. Jede Zerstörung der Hautoberfläche oder der Auftrag von Kosmetika und Salben hat eine Änderung der Emissivität und damit eine Änderung des thermographischen Bildes zur Folge. Diese Tatsache muß bei der Beurteilung von Thermogrammen unbedingt beachtet werden.

Bei kontaktthermographischen Messungen (punkt- oder flächenförmig) entfallen zwar diese Besonderheiten der Infrarot-Strahlungstemperaturmessung. Dafür spielt die Wärmekapazität des Sensors eine große Rolle. Durch die bei Plattenthermographie-Folien sehr hohe Wärmekapazität der Folie werden unweigerlich thermoregulatorische Vorgänge ausgelöst, die sich im Meßergebnis widerspiegeln können.

Zwischen Körperkern und Peripherie besteht ein *axialer Temperaturgradient*, der mit zunehmender Entfernung vom Körperkern stark zunimmt und im wesentlichen beeinflußt wird von den thermoregulatorischen Steuermechanismen. Zusätzlich besteht ein *radialer Temperaturgradient*, der von Volumen und Radius des jeweiligen Körperteils und der Wärmeleitfähigkeit der Gewebe sowie der Umgebungstemperatur bestimmt wird. Beide Gradienten sind in ihrer Ausprägung von der Umgebungstemperatur abhängig, der axiale Temperaturgradient über die thermoregulatorischen Vorgänge, der radiale Temperaturgradient über die physikalischen Vorgänge der Wärmeübertragung. Bei extremen Umgebungstemperaturen kann es zu einer Verstärkung oder zu einer Umkehr dieser Gradienten kommen. Der *thermische Kontrast*, also die Unterscheidung verschiedener Temperaturen auf der Körperoberfläche, ist in starkem Maß von der Umgebungstemperatur und den dadurch hervorgerufenen Regulationsmechanismen in der Mikrozirkulation der Haut sowie den physikalischen Bedingungen der Wärmeabgabe oder Wärmeaufnahme zwischen Körper und Umgebung abhängig.

Nachdem der thermographisch zu untersuchende pathologische Mechanismus einmal durch eine Vasodilatation (Entzündung) oder durch eine Vasokonstriktion (funktionelle Störung) gekennzeichnet sein kann, müssen die Umgebungsbedingungen entsprechend gewählt werden: eine Vasodilatation läßt sich nur dann thermographisch sicher beurteilen, wenn alle nicht betroffenen Areale durch eine entsprechende kühle Umgebungstemperatur zur Vasokonstriktion veranlaßt werden. Vasokonstriktorische Vorgänge sind nur dann thermographisch sichtbar, wenn in den nicht betroffenen Arealen die normale Ruhedurchblutung der Haut herrscht, also im thermischen Indifferenzbereich für Luft untersucht wird.

Um auswertbare und vergleichbare Thermogramme zu erhalten, müssen diese Umgebungsbedingungen strikt eingehalten und reproduzierbar gestaltet werden. Zusätzlich sind zahlreiche physiologische und technische Randbedingungen einzuhalten, einschließlich mathematischer Korrekturen der gemessenen absoluten Temperaturen.

Grundsätzlich bleibt festzuhalten, daß die Oberflächentemperatur von den Vorgängen im Bereich der Mikrozirkulation der Haut bestimmt wird und die Wärmeleitung von tieferen Körperschichten nur eine untergeordnete Rolle spielt. Entsprechend zeigt das Thermogramm nur sehr grob die anatomischen morphologischen Strukturen. Wesentlicher Bildinhalt sind die physiologischen Regulationsmechanismen für die Mikrozirkulation der Haut und ihre pathologischen Änderungen. Das unterscheidet die Thermographie grundsätzlich von den anderen bildgebenden Verfahren bei den Krankheiten des Bewegungsapparats (CABANC u. MASSONET 1977; CHEN 1980; DAMM et al. 1974; EBERHARDT et al. 1980; ENGEL 1981b; FAGRELL 1981; GAUTHERIE 1969; GOLENHOFEN 1981a, b; GROSSKLAUS u. BERGMANN 1981; HENSEL et al. 1973; HOUDAS u. GUIEU 1977; ILLIG 1961; KIRSCH 1981; KREATINGE u. HARMANN 1980; LAMPRECHT 1981;

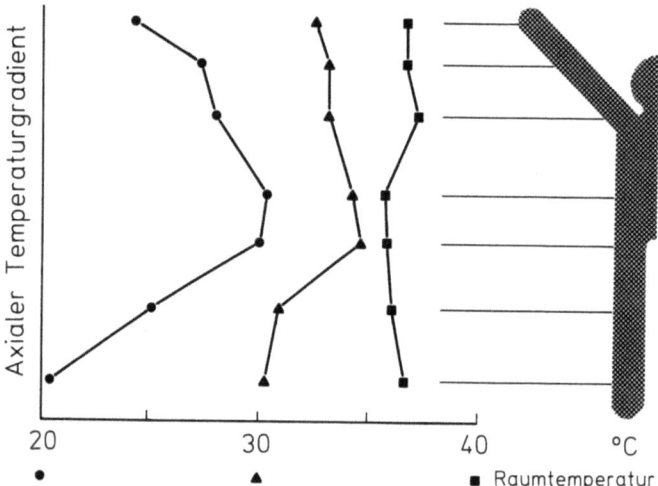

Abb. 10a. Der axiale Temperaturgradient Kern→Peripherie ist deutlich von der Umgebungstemperatur abhängig: je niedriger die Raumtemperatur (●=20° C), desto größer wird der Gradient und damit der thermische Kontrast an der Oberfläche. Ursache ist eine reflektorische Vasokonstriktion vor allem in den peripheren Körperabschnitten der Extremitäten. Liegt die Raumtemperatur über der Körper-Kerntemperatur (■=40° C) kehrt sich der Gradient sogar etwas um, weil im Bereich der Peripherie bei maximaler Vasodilatation zusätzlich Wärme aus der Umgebung aufgenommen wird. Alle Daten beziehen sich auf gesunde Personen, unter Ruhebedingungen (HOUDAS u. GUJEU 1977)

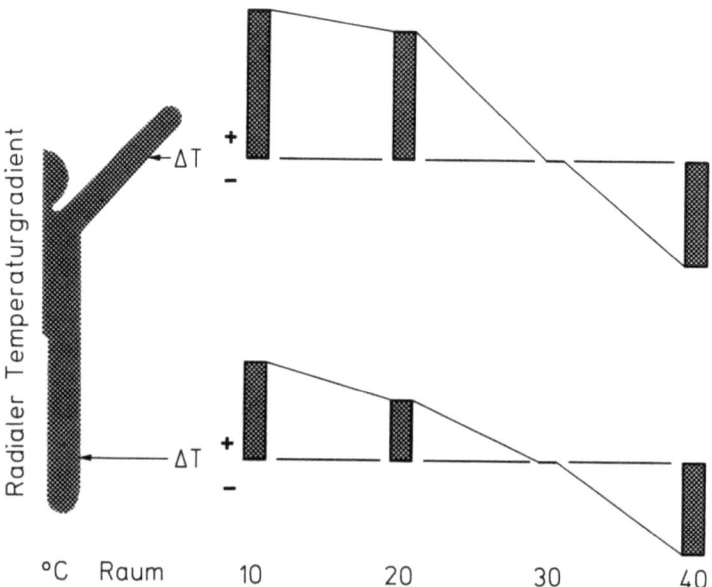

Abb. 10b. Der radiale Temperaturgradient innen → außen wird bestimmt vom Volumen des Körperabschnitts. Hier ist ebenfalls ein Einfluß der Umgebungstemperatur nachzuweisen. ΔT ist die Temperaturdifferenz $T_{Objekt} - T_{Raum}$. Bei niedriger Raumtemperatur wird die Temperaturdifferenz positiv, bei 30° C ≈ 0 und negativ bei hohen Umgebungstemperaturen. Damit ist die Größe ΔT ebenfalls ein Maß für den thermischen Kontrast der Oberfläche

LEMAIRE u. HAUTTEMENT 1976; MONTGOMERY u. WILLIAMS 1976; SCHMIDT u. THEWS 1980; SCHMIDT-SCHÖNBEIN 1980; SCHMIDT-SCHÖNBEIN et al. 1980; STOLWIJK 1977; THEVES 1978; WERNER u. REENTS 1980).

b) Thermographie-Abteilung

Der Thermographie-Untersuchungsraum muß einige wichtige Bedingungen erfüllen:
- stabile Klimatisierung
- Umkleidekabinen für Voruntersuchungen und thermische Anpassung des Patienten an die Umgebungstemperatur
- Aufnahmeraum mit Kamera und angeschlossenen Meß- und Registriergeräten

Tabelle 2. Randbedingungen für die medizinische IR-Thermographie

Kamera
Hohe thermische und geometrische Auflösung
Messung absoluter Temperaturen
Thermische Stabilität
Grauton- und Farbwiedergabe
Digitale Bilddatenspeicherung und -verarbeitung

Raum
Stabile Klimatisierung (Bereich: 16–25° C, ±0,5° C bei 18° C und 24° C)
Windgeschwindigkeit unter 0,2 m/s (zugfrei)
Relative Luftfeuchtigkeit um 40–45%
Keine Infrarot-Fremdstrahlung
- keine Fenster (oder Nordfenster)
- Leuchtstofflampen
- keine Heizkörper
ausreichende Arbeits- und Verkehrsfläche
Umkleide- und „Vorkühl"-Kabinen

Patient
Anpassung an die Raumtemperatur mindestens 15 min
Mindestens 1 h vor der Aufnahme:
- keine körperliche Anstrengung
- keine physikalische Therapie
- kein Alkohol, Nikotin oder Koffein
- keine schwere Mahlzeit
- gefäßwirksame Medikation beachten

Aufnahme
Optimale Untersuchungszeit für quantitative Verlaufsmessungen 9.00–12.00 Uhr
Messungen möglichst immer zur gleichen zirkadianen Zeit
Registrierung der Kerntemperatur (rektal/tympanal)
Standard-Aufnahmepositionen:
- Abstand Kamera – Patient
- Winkel
- Umlenkspiegel – falls erforderlich
- nur oberflächenversilberten Spiegel
- Spiegel in 45°
präzise Fokussierung

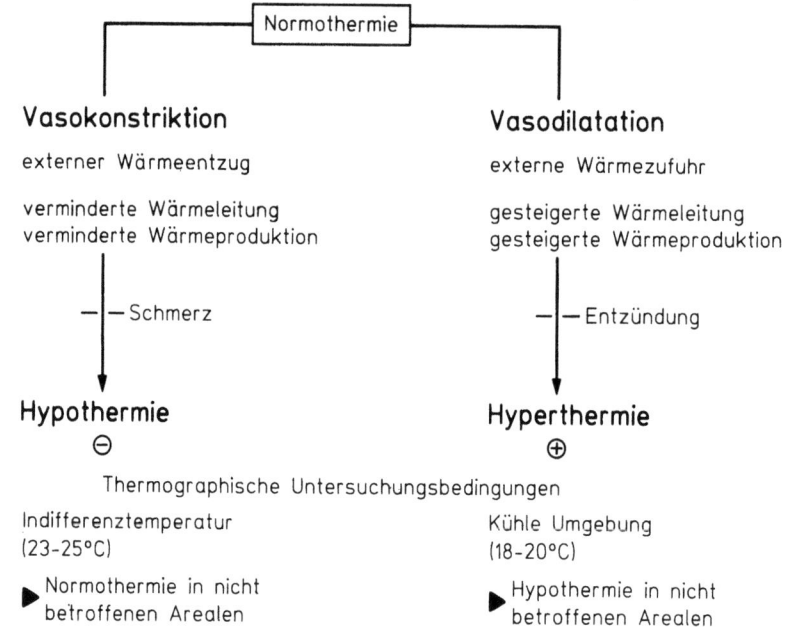

Abb. 11. Pathophysiologie der Oberflächentemperatur durch Änderung der Mikrozirkulation in der Haut (Vasokonstriktion/Vasodilatation und Auswirkungen auf die thermographischen Untersuchungsbedingungen)

Neben einem zuverlässigen IRT-Kamerasystem sind die stabilen thermischen Umgebungsbedingungen die wichtigste Voraussetzung für jede Thermographieabteilung. Bei quantitativer Auswertung der Thermogramme, wie sie für die Rheumatologie zu fordern ist, sind diese Voraussetzungen unabdingbar. Für die quantitative Thermographie bei Krankheiten des Bewegungsapparates gibt es entsprechende Empfehlungen der Europäischen Gesellschaft für Thermologie (ENGEL, J.-M., E.F.J. RING et al. 1979).

Der Thermographieraum sollte stabil über einen Temperaturbereich von 16–25° C klimatisierbar sein, ohne daß wesentliche Luftströmungen Temperaturdifferenzen an der Hautoberfläche hervorrufen. Wichtig sind zur Diagnostik entzündlicher Erkrankungen die Temperaturbereiche um 18° C und zur Diagnostik funktioneller Störungen der Temperaturbereich um 24° C.

c) Vorbereitung des Patienten

Die sorgfältige Vorbereitung des Patienten zur Thermographie ist besonders wichtig, um alle Störfaktoren auszuschalten. Folgende Faktoren beeinflussen die Infrarot-Abstrahlung von der Oberfläche und damit die zu messende Strahlungstemperatur im Thermogramm:
- allgemeine Einflüsse auf den advektiven Wärmetransport Kern → Peripherie
- zirkadiane Schwankungen der Körperkerntemperatur
- hormonelle Schwankungen der Körperkerntemperatur
- lokale Einflüsse auf den Emissivitätsgrad und den Wärmeübergang
- Struktur der Hautoberfläche
- Wärmekapazität des Gewebes
- Temperaturdifferenz zur Umgebung

Die allgemeine Temperatursituation des Patienten kann durch Messung der Körperkerntemperatur (rektal/oral) erfaßt und beurteilt werden. Um zirkadiane Schwankungen auszugleichen, sollten Verlaufsmessungen immer zur gleichen Tageszeit stattfinden. Alternativ kann in gewissen Grenzen die Kerntemperatur rechnerisch auf 37° C standardisiert werden. Körperliche Aktivitäten mit Einfluß auf die Temperaturregulation sind mindestens 1 Stunde vor der Untersuchung zu vermeiden. Sinnvoll ist, eine mindestens halbstündige Ruheperiode vor der thermographischen Messung einzuhalten. Selbstverständlich sind alle nutritiven und medikamentösen Einflüsse auf die Mikrozirkulation auszuschließen. Dies gilt insbesondere für Rauchen, Kaffee- oder Teegenuß sowie gefäßwirksame Medikamente. Auch physikalische Therapie oder Krankengymnastik sollte vor der Thermographie unterbleiben. Besonderes Augenmerk ist bei den Infrarot-Strahlungstemperaturmessungen auf eine vorherige lokale Salbenbehandlung zu richten. Hier können Effekte durch perkutan resorbierte Wirkstoffe noch über 24 Stunden später nachgewiesen werden (ZERWECK u. ENGEL 1978; ENGEL 1982). Kosmetika können einen Einfluß durch Änderung der Emissivität der Hautoberfläche hervorrufen (STEKETEE 1976) und sind daher streng zu vermeiden.

Im Vorbereitungsraum muß jeder Patient seine Oberflächentemperatur mindestens 15 Minuten mit entblößter Extremität oder zu untersuchender Körperregion an die Raumtemperatur angleichen. Bei Thermographie der Extremitäten ist sorgfältig darauf zu achten, daß keine Störung der Blutzirkulation in der Meßregion z.B. durch hochgestreifte Kleidungsstücke auftritt.

Während der Untersuchung selbst ist emotionaler Streß für den Patienten auf ein Minimum zu reduzieren, besonders dann, wenn thermographische Aufnahmen an Händen und Vorfüßen gefertigt werden. Auf emotionalen Streß reagiert der Körper unmittelbar mit einer Erhöhung des Sympathikotonus und damit mit einer Vasokonstriktion. Da viele rheumatische Patienten bewegungsbehindert sind, muß die Thermographie-Assistentin ausreichend Zeit und Geduld aufbringen, wenn sie den Patienten während der Untersuchung betreut. Jeder physische oder psychische Streß kann die Ergebnisse der Thermographie nicht unerheblich beeinflussen. Aus diesem Grund ist die Thermographie auch nur bedingt an Hilfspersonal delegierbar. Der Arzt muß die Untersuchungsumstände schon genau kennen, um das Thermogramm diagnostisch beurteilen zu können. Außerdem sollte ihm der klinische Untersuchungsbefund bekannt sein. Der Arzt sollte auch die Möglichkeit haben während der Untersuchung thermisch auffällige Zonen durch genaue Inspektion der Hautoberfläche zu beurteilen. Jede Hauterkrankung oder vorübergehende Störung (z.B. Urticaria factitia durch Kratzeffekte oder Druckbelastungen durch Aufliegen) können das Thermogramm nicht unerheblich beeinflussen und einen pathologischen Befund vortäuschen.

d) Standardisierung der Aufnahmepositionen

Eine vergleichende Beurteilung thermographischer Aufnahmen ist nur möglich unter Einhaltung strenger, standardisierter Aufnahmebedingungen, insbesondere dann, wenn quantitative Parameter berechnet werden.

Jedes Thermogramm sollte gekennzeichnet sein mit
- anatomischer Region
- Aufnahmerichtung
- Aufnahmewinkel

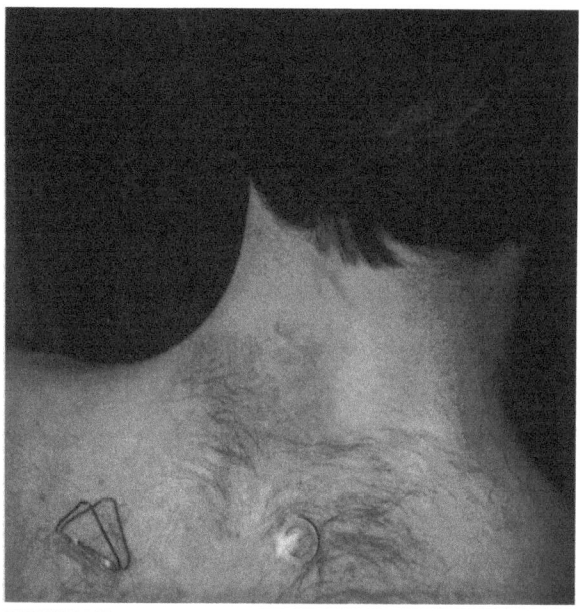
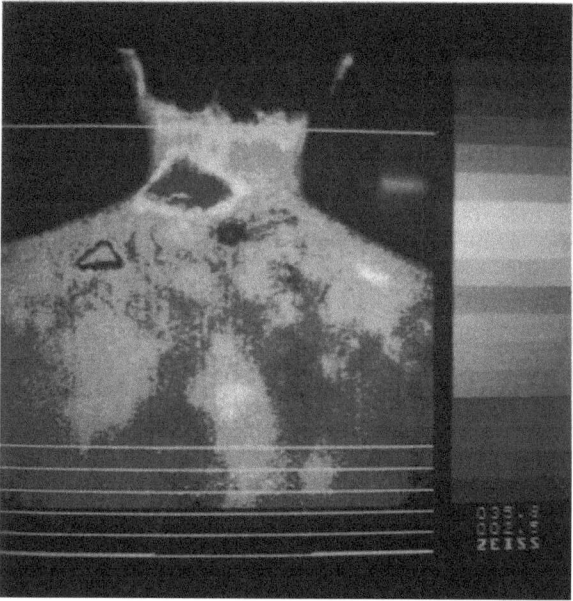

Abb. 12. Lokale Hyperthermien werden nicht nur durch rheumatisch-entzündliche Prozesse hervorgerufen, sondern durch jede mediator-bedingte Vasodilatation der Haut-Mikrozirkulation, wie dieses Beispiel einer urtikariellen Hyperthermie bei einem 33jährigen Patienten beweist

Die Seitenbezeichnung kann sich an den gebräuchlichen Normen für nuklearmedizinische und radiologische Untersuchungen orientieren (ENGEL 1981). Sinnvoll ist eine Auswahl der anatomischen Meßregion entsprechend den in der Radiologie gebräuchlichen Einstellungen.

Um eine Kennzeichnung der linken Körperseite in der Objektebene und gleichzeitig eine saubere Fokussierung zu erreichen, hat sich das Auflegen einer kleinen dreieckigen Metallmarke bewährt (ENGEL 1981).

Nicht alle anatomischen Regionen sind einer aussagekräftigen thermographischen Untersuchung gleichermaßen zugänglich. Bewährt haben sich folgende Aufnahmepositionen (ENGEL 1981):

- Hände dorsal (0°), ventral (180°)
- Ellbogen lateral (90°/270°)
- Knie anterior (180°), posterior (0°) und lateral (90°/270°)
  (letztere in 90° Beugung)
- Sprunggelenke lateral (90°/270°)
- Füße anterior (180°)
- Wirbelsäule (0°)

Die Wirbelsäule kann prinzipiell in ihrer gesamten Länge thermographiert werden, wobei in vielen Fällen jedoch ein Ausschnitt über der interessierenden Region erforderlich ist, die dann entsprechend gekennzeichnet werden muß. Empfehlenswert ist die Thermographie am liegenden Patienten, um durchblutungsbedingte Fehler zu vermeiden. Nur bei schwerbehinderten Patienten mit erheblichen Bewegungseinschränkung der Gelenke sind Aufnahmen im Sitzen erforderlich. Aufnahmen im Stehen haben sich wegen der unterschiedlichen Muskelarbeit nicht unbedingt bewährt (ENGEL 1978c, 1981d; ENGEL et al. 1979; KONERMANN u. KOOB 1981; RING 1980; RING u. COLLINS 1976; RING et al. 1981; STEKETEE 1976; Thermographic Terminology 1978).

5. Quantitative Thermographie

Die visuelle Auswertung des Infrarot-Thermogramms kann in der Rheumatologie nur einen orientierenden Charakter haben, da visuelle Verlaufskontrollen der Thermogramme nur schwer möglich sind. Jedoch kann bereits die systematische Kalibrierung von (farbigen) Isothermen dazu benutzt werden, das Bild der Oberflächentemperaturverteilung in einem standardisierten Farbkode darzustellen. Die Isothermen-Darstellung ermöglicht im Seitenvergleich oder im Vergleich mit einem „normalen" oder „Kontrollthermogramm" eine erste Beurteilung. Dieses Vorgehen ist jedoch stark abhängig davon, daß die Thermogramme alle nach dem gleichen Farbkode im Verhältnis zu einer festen Temperatur-Referenz aufgenommen wurden.

Für Diagnostik und Therapiekontrolle in der Rheumatologie ist die Berechnung quantitativer Parameter der subjektiven Beurteilung des Thermogramms überlegen. In einfachen Maßzahlen läßt sich die komplexe Temperaturverteilung auch für den thermographisch wenig erfahrenen Rheumatologen nachvollziehbar gestalten. Die Zuverlässigkeit dieser Parameter ist aber abhängig von der konsequenten Beachtung der genannten technischen und methodischen Hinweise (ENGEL et al. 1979c).

a) Thermographie-Index

Neben der Maximaltemperatur in der interessierenden Region hat der „Thermographie-Index" (TI) die bisher größte Verbreitung gefunden. Der TI wurde

1974 von der Arbeitsgruppe um COLLINS, RING et al. eingeführt und hat sich bei einer Vielzahl rheumatischer Erkrankungen und ihrer thermographischen Kontrolle bewährt.

Der TI ist die mittlere Temperaturdifferenz des Meßbezirks *(region of interest)* zu einer empirisch festgelegten Basistemperatur:
+26° C für die untere Extremität
+28° C für die obere Extremität/Körperstamm

Durch die Wahl dieser Basistemperaturen, die stets unter dem physiologischen Minimum der entsprechenden Körperregion liegen, bewegt sich der TI in „handlichen" Größenordnungen zwischen 0 und 10. Als mittlere Temperaturdifferenz müßte der TI eigentlich mit der physikalischen Dimension „°C" angegeben werden; üblicherweise erfolgt jedoch eine Angabe des TI ohne Dimension.

Berechnet wird der TI nach folgender Formel:

$$TI = \frac{\Sigma(\Delta T * a)}{A}$$

ΔT = Temperaturdifferenz aktuelle minus Basistemperatur ($T_a - T_{Basis}$)
a = Teilfläche der Isotherme
A = Gesamtfläche

Die Berechnung des TI erfolgt mittels Planimetrie der Isothermen oder durch zusätzliche Peripheriegeräte der IRT-Kamera, beispielsweise einen Integrator oder Minicomputer. Diese Geräte werden zunehmend in Verbindung mit verschiedenen IRT-Kameras angeboten und vereinfachen die Berechnung des Thermographie-Index erheblich.

Unter Benutzung der gleichen Formel kann der TI auch aus dem line scan berechnet werden, wenn man die Flächen durch Strecken ersetzt:

$$TI_{line\ scan} = \frac{\Sigma(\Delta T * i)}{I}$$

Für die globale Beurteilung eines Patienten mit multiplen entzündlichen Veränderungen, z.B. bei rheumatoider Arthritis, kann aus den Thermographie-Indizes der Einzelgelenke zusätzlich ein mittlerer TI der Gesamtaktivität gebildet werden:

$$\overline{TI} = \frac{\Sigma\ TI(Einzelgelenk)}{n}$$

Dieser mittlere Index $\overline{TI}$ ist vorwiegend für die Langzeitbeobachtung und Verlaufskontrolle des Patienten geeignet. Der TI der einzelnen Gelenke zeigt dagegen die eher lokalen Änderungen der entzündlichen Aktivität im speziellen Gelenk an, jeweils in Abhängigkeit auch von der Größe des Gelenks. Für die lokale Beurteilung der Entzündungsaktivität darf natürlich nur der TI des Einzelgelenks herangezogen werden.

b) Weitere quantitative Parameter

Insgesamt ist der TI jedoch nur ein sehr grober, robuster Parameter der Temperaturverteilung, vergleichbar der BSG bei den Laborwerten. Eine feinere

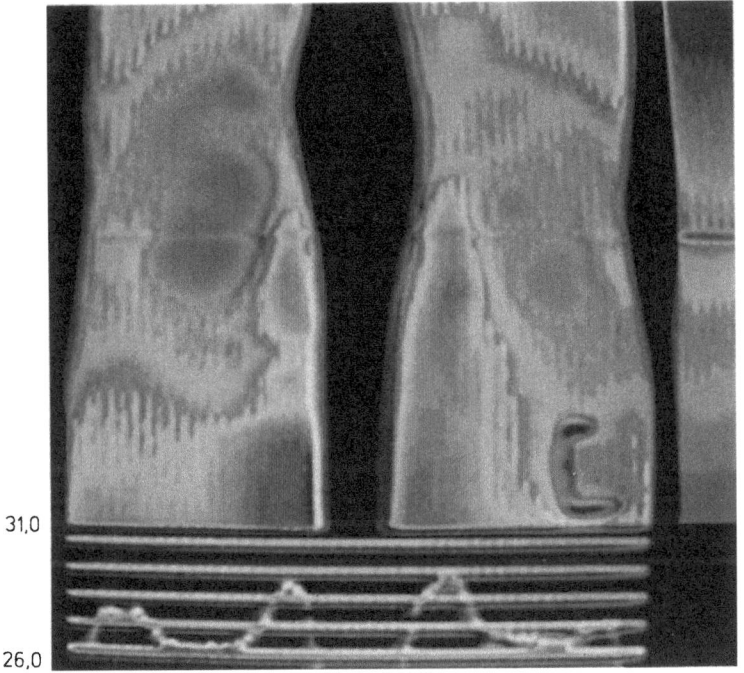

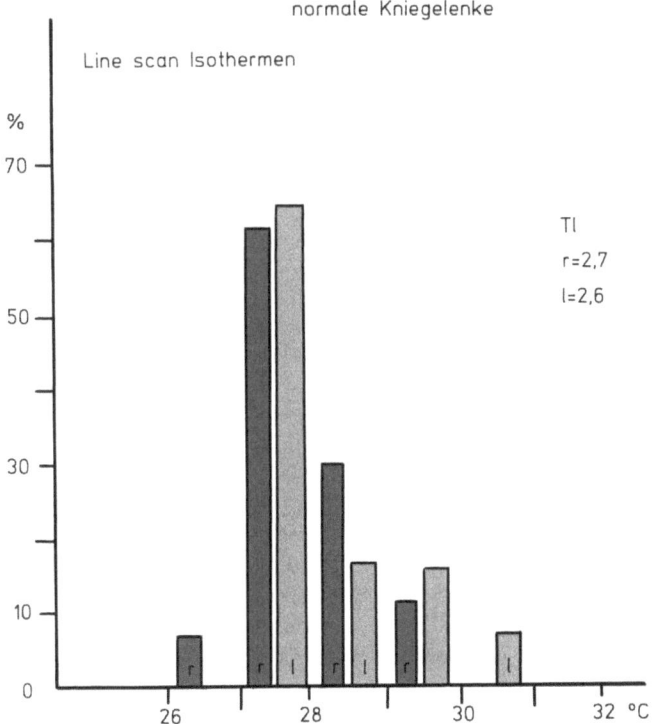

Abb. 13. Beispiel zur Berechnung quantitativer Parameter aus dem Thermogramm normaler Kniegelenke: *Oben* das Thermogramm mit Angabe des Temperatur„fensters" (Minimal- bzw. Maximaltemperatur der Szene). *Unten* das Histogramm der Isothermenflächen in Prozent der Gesamtfläche für das rechte (*r*) und das linke (*l*) Kniegelenk. Vermerkt sind außerdem die Thermographie-Indizes, berechnet aus dem Line-Scan über dem Gelenkspalt (Markierung im Thermogramm)

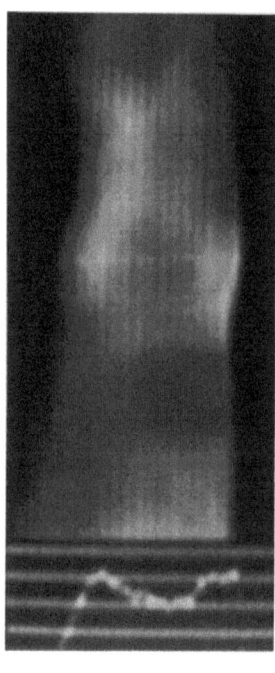

Korrektur der Temperaturen	Thermographie-Index
an der Bild-Referenztemperatur	$TI = \dfrac{\Sigma (\Delta T \cdot a)}{A}$
an der Kerntemperatur	$\Delta T = T + (37 - T_{Kern})$
	$\Delta T = T - T_{Ref} + (37 - T_{Kern})$

Isothermen-Flächen (%)

Summe der maximalen Isothermenfläche (%)

Isothermen-Index

$T_{Isoth} = \Sigma (\Delta T_s \cdot a_s)$

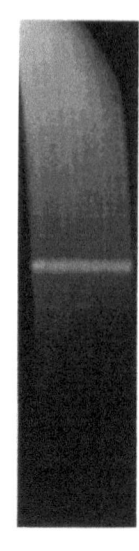

Maximale Temperatur   Line-Scan-Profil über Kennlinien des Gelenks   Geometrische Temperaturverteilung

Abb. 14. Synopsis der quantitativen Parameter der thermographischen Bildanalyse

Differenzierung erlauben folgende Parameter, die jeweils für die Meßregion berechnet werden:
- prozentualer Flächenanteil einer bestimmten Temperatur (Isotherme)
- summierte prozentuale Flächenanteile der Isothermen
- Isothermen-Index $TI_{ISOTH} = \Sigma(\Delta T_s * a_s)$
- Maximaltemperatur über anatomisch definierten Punkten/Fläche
- Koeffizienten der geometrischen Temperaturverteilung im line scan
- HDI nach SALISBURY (1981)

c) Korrekturfaktoren

Für alle genannten Parameter gilt, daß die gemessenen absoluten Temperaturen anhand der Körperkerntemperatur normalisiert werden können. Der advektive Wärmetransport vom Körperkern zur Peripherie bedingt eine Abhängigkeit der peripher gemessenen Oberflächentemperatur von der Kerntemperatur. Wird parallel zur Thermographie die Kerntemperatur (rektal, oral, tympanal) gemessen, können die peripheren Temperaturen auf eine Kerntemperatur von 37° C standardisiert werden:

$$T_{peripher} = T_{gemessen} + (37° - T_{Kern})$$

Hormonelle, medikamentöse und zirkadiane Einflüsse auf die Kerntemperatur können dadurch zumindest teilweise eliminiert werden (ENGEL 1978a, b).

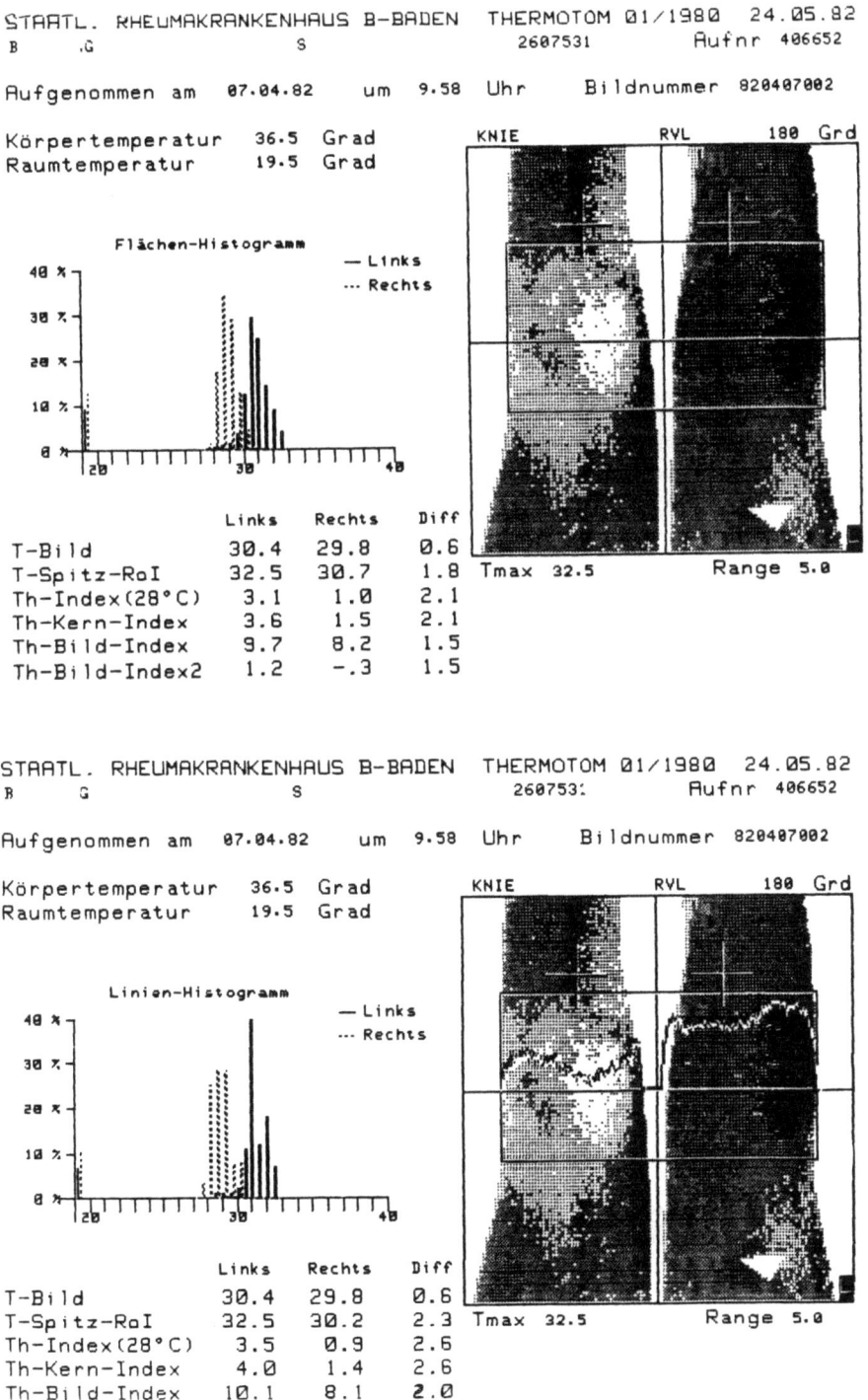

Abb. 15. Beispiel einer quantitativen Auswertung eines Thermogramms mit der THERMOTOM-Software zur thermographischen Bildanalyse in der Rheumatologie

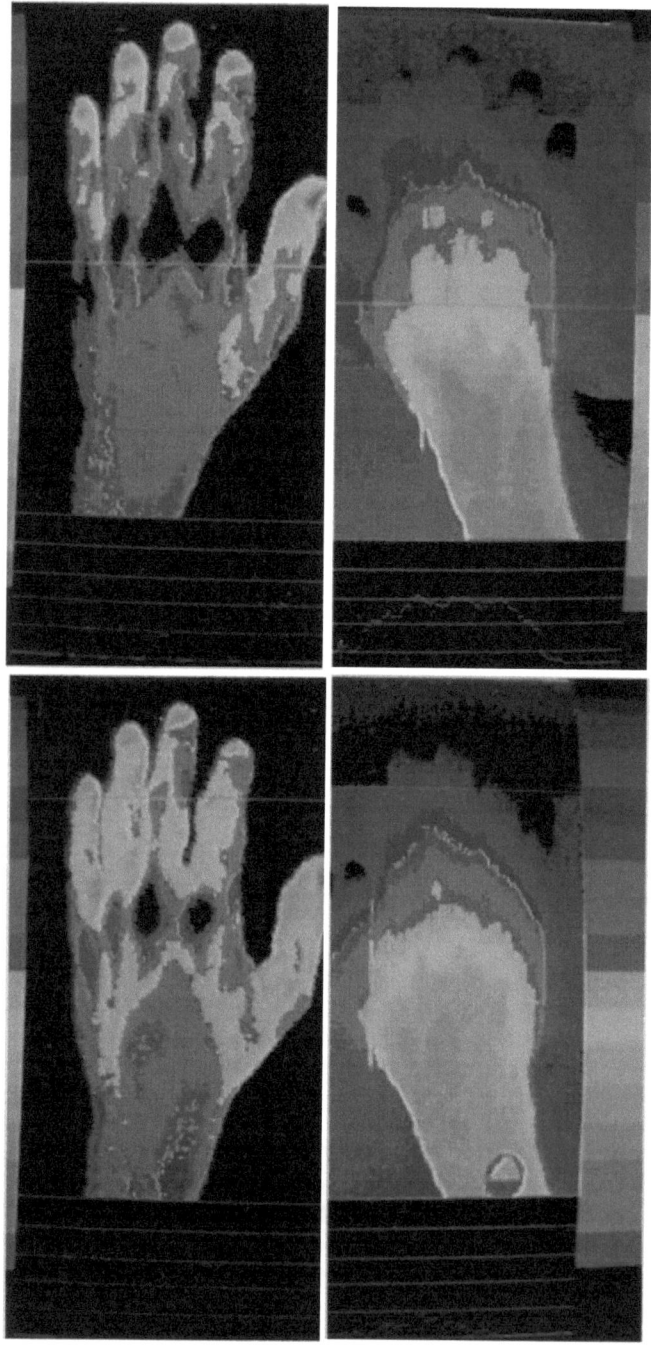

Abb. 16a. Thermographie-Test zum Nachweis eines Raynaud-Syndroms. (Nach RING u. BACON 1977.) Die mit Einmal-Handschuhen geschützten Hände des Patienten werden nach einer Voraufnahme für eine Minute in Wasser von ca. 18–20° C getaucht. Danach werden Thermogramme in Abständen von 1, 3, 5, 10 und 20 Minuten (gegebenenfalls auch länger) angefertigt und ausgewertet. Dabei zeigt eine normale Hand unmittelbar eine gleichmäßige erniedrigte Temperatur, gefolgt von einer

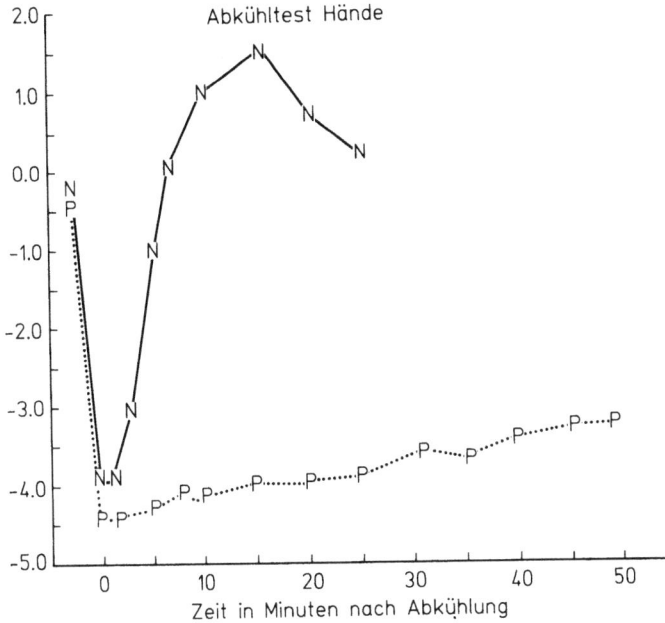

Abb. 16b. Dieser dynamische Kälteprovokationstest kann durch Verlaufsbeobachtung der quantitativen Parameter über den Fingern und der Mittelhand quantifiziert werden. (N = normal, P = pathologisch)

d) Dynamische Thermographie

Die beschriebenen quantitativen Parameter können unmittelbar bei allen statischen Thermogrammen als Basis der Auswertung dienen. Unter *statischen* Thermogrammen versteht man die Thermographie im thermischen Gleichgewicht mit der Umgebung (ruhender Patient, ausreichende Zeit der Anpassung an die Umgebungstemperatur). Mit den gleichen Parametern lassen sich aber auch Thermogramme im Rahmen *dynamischer* Tests (Wärme- oder Kältereiz) auswerten. Der Verlauf dieser Parameter über die Zeit ist dann das diagnostische Kriterium. Stehen entsprechende Rechnerkapazitäten zur Verfügung, kann bei dynamischen Tests eine Auswertung auch mit den Methoden der nicht-linearen Regression erfolgen (BÖSIGER 1981). Als Beispiel sei der dynamische Test auf Raynaud-Syndrom angeführt: hier läßt sich die Wiedererwärmung der Finger von der Basis als charakteristisch für das Raynaud-Syndrom mit dem TI quantitativ erfassen. Normale Hände zeigen eine reaktive Hyperämie der Finger mit entsprechenden Anstieg der Differenz $TI_{Finger}-TI_{Hand}$ innerhalb eines Zeitraums von 5–20 Minuten.

Wird die Differenz $TI_{Finger}-TI_{Hand}$ betrachtet, eliminieren sich alle äußeren Einflüsse und man erhält eine brauchbare Maßzahl zur Verlaufsbeobachtung und Therapiekontrolle (RING u. BACON 1977).

---

mehr oder minder schnell einsetzenden Hyperthermie der Finger infolge einer reaktiven Vasodilatation auf den Kältereiz. Bei Vorliegen einer vasospastischen Erkrankung (Raynaud-Syndrom) besteht bereits auf dem ersten Thermogramm eine deutliche Hypothermie der Finger, die sich nach Abkühlung noch deutlicher ausbildet. Eine reaktive Hyperthermie der Finger bleibt völlig aus. Es folgt eine sehr langsame Wiedererwärmung von proximal nach distal

Dynamische Tests mit Wärme- oder Kälteprovokation lassen sich auch zur differentialdiagnostischen Unterscheidung entzündlicher und degenerativer Veränderungen heranziehen. Die Basis der Auswertung ist auch hier die Bestimmung der quantitativen Parameter und ihr Verlauf nach dem thermischen Reiz. Aufgrund der Mediator-Ausschüttung bei entzündlichen Vorgängen mit nachfolgender Vasodilatation in den Haut-Blutgefäßen ist die Wiedererwärmung nach Abkühlung bei synovialitisch veränderten Gelenken wesentlich rascher als beim Gesunden oder bei degenerativen Veränderungen (ACCARI et al. 1978; BACON et al. 1977a, 1980; BÖSIGER u. SCARONI 1981; COLLINS et al. 1974a, b, 1976; ENGEL 1978a, b, c, 1979a, b, c, d, 1981c; KAFARNIK u. ENGEL 1979; PHILIPPS u. PAGE THOMAS 1979a; PORTO et al. 1978; RING 1980; RING 1981; RING u. BACON 1977; RING u. BARKER 1978; RING u. COLLINS 1976; RING et al. 1975, 1981; RUSCH 1981; RUSCH u. OTT 1977; SALISBURY et al. 1981; ZERWECK u. ENGEL 1978).

6. Klinische Anwendung

Die IRT ist primär ein diagnostisches Verfahren; die klinische Anwendung liegt aber heute schwerpunktmäßig mehr im Bereich der Therapiekontrolle als in der Diagnostik und Differentialdiagnostik rheumatischer Erkrankungen. Mit größerer Zuverlässigkeit der Aussage lassen sich intraindividuelle Verlaufskontrollen durchführen als interindividuelle Vergleiche. Erwähnter Vorteil der IRT ist die mögliche Anwendung bei tierexperimentellen Untersuchungen ebenso wie bei klinischen Prüfungen. Für die Prüfung der Wirksamkeit antirheumatischer Pharmaka steht somit eine unmittelbar vergleichbare Methode zur Verfügung.

Der klinischen Forschung dient die IRT beim Nachweis der Wirksamkeit physikalischer Therapie, insbesondere der Thermo-Kryotherapie. In der operativen Rheumatologie leistet die IRT neben der Erfolgskontrolle auch eine postoperative Kontrolle des Wundbereichs auf Entzündungen und Wundheilungsstörungen.

In allen Fällen ist die absolute Ungefährlichkeit und beliebige Wiederholbarkeit der Thermographie ein unschätzbarer Vorteil gegenüber anderen Untersuchungsmethoden der Rheumatologie.

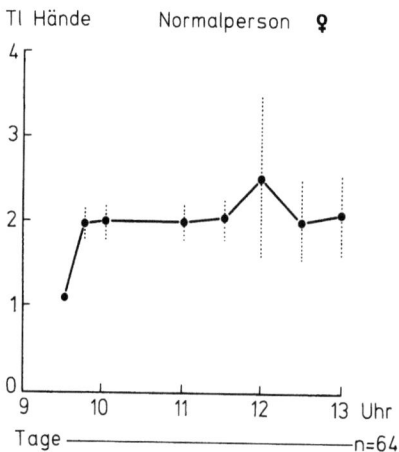

Abb. 17. Tageszeitliche Schwankungen des TI bei einer gesunden Frau verfolgt über mehrere Monate. Im Laufe des Vormittags sind die Mittelwerte stabil, die Standardabweichungen sehr gering. Daher sollten – solange keine sicheren Korrekturfaktoren entwickelt sind – vergleichende Thermographien im statischen Bild nach Möglichkeit vormittags erfolgen. (Daten des Royal National Hospital for Rheumatic Diseases, Bath, England)

a) Diagnostik entzündlicher Veränderungen

Bei entzündlichen Krankheiten des Bewegungsapparats steht die Freisetzung von Entzündungsmediatoren (Prostaglandine, Histamin, Bradykinin u.a.) im Vordergrund des pathologischen Geschehens der Synovialitis. Diese Mediatoren rufen lokal eine extreme Vasodilatation hervor, die sich bei entsprechender Ausprägung und anatomischer Lage des Prozesses bis an die Oberfläche des Körpers fortsetzt. Die regionale Mehrdurchblutung wird erheblich gesteigert, vermehrt Wärme aus dem Körperkern an die Oberfläche der Peripherie transportiert. In unmittelbarer Abhängigkeit von der Akuität der Entzündung steigen die maximale Temperatur über dem Gelenk sowie der Thermographie-Index an. Gleichzeitig erhöht sich der flächenmäßige Anteil höherer Temperaturstufen (= Fläche der Einzelisothermen).

Bei der Diagnostik und Therapiekontrolle entzündlicher Veränderungen ist ein statisches thermographisches Untersuchungsverfahren anzuwenden, bei dem die Raumtemperatur möglichst niedrig gewählt wird (um 18° C). Diese niedrige Umgebungstemperatur bedingt eine reflektorische Vasokonstriktion in den Haut-Blutgefäßen der Körperoberfläche. Die mediator-bedingte Vasodilatation in der betroffenen Region tritt dann deutlich als Hyperthermie-Zone hervor. Ausmaß und Intensität der Hyperthermie lassen sich quantitativ über die Maximaltemperatur in der Meßregion (region of interest) erfassen. Der Thermographie-Index, die mittlere Temperaturdifferenz zu einer Standardtemperatur und die mittlere Temperaturdifferenz zur Temperatur eines anatomischen Bezugspunkts sind weitere geeignete quantitative Parameter, um eine diagnostische Aussage zu gewinnen und Krankheitsverlauf und Therapieerfolg thermographisch zu kontrollieren.

Die Normalwerte der Temperaturen und Temperaturverteilung über den Gelenken unterliegen naturgemäß einer gewissen Schwankungsbreite. Systematische thermographische Untersuchungen an Gesunden zur Ermittlung der Normalwerte unter den genannten statischen Aufnahmebedingungen wurden noch nicht unternommen. Alle nachfolgend genannten Daten beziehen sich auf Klinik- oder Ambulanzpopulation, die keine Normalpopulation im streng statistischen Sinne darstellen. Dennoch können die bis heute vorliegenden Untersuchungen bereits einen Hinweis auf die Größenordnung der verschiedenen quantitativen Parameter geben.

Die Werte des Thermographie-Index können über die geeignete Wahl der Standard-Gelenktemperatur bei der Berechnung so eingestellt werden, daß die Normalwerte immer zwischen 0 und 3 liegen, während der sicher pathologische Bereich bei 4 beginnt (RING 1975, 1976; ENGEL 1978a, b). Innerhalb gewisser Grenzen ist der Thermographie-Index ein robuster Parameter, dessen Werte nur wenig von der Größe der region of interest abhängig sind, sofern sie nur einigermaßen über der zu untersuchenden Gelenkregion liegt.

Normale Gelenke haben etwa zwei bis drei Isothermen (Stufen von 1° C) mit einem jeweils gelenktypischen charakteristischen Muster. Am Beispiel des Kniegelenks sind wärmere Zonen im Bereich größerer Gefäße (medial und lateral) nachzuweisen, während die Patella stets ein niedrigeres Temperaturniveau zeigt. Normale Hände zeigen ebenfalls ein typisches Temperaturmuster mit relativ wenigen Isothermen über der Hand bei deutlicher Venenzeichnung sowie deutlicher wärmeren Zonen über den Fingerendgliedern. Im linienförmigen Temperaturprofil entlang der Handachse läßt sich die normale Verteilung der Temperatur auch graphisch gut darstellen. Selbst bei physiologischer Vasokonstriktion im Bereich der Finger beträgt die Temperaturdifferenz zwischen Hand-

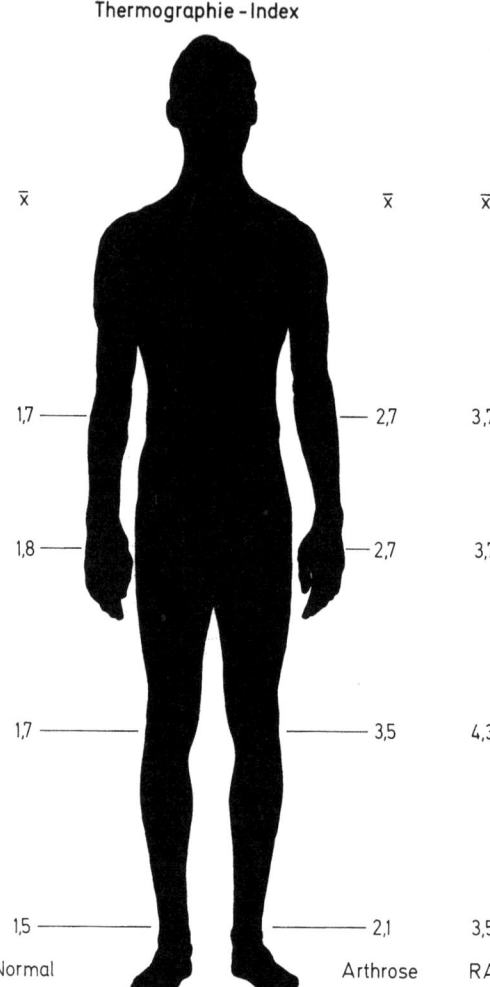

Abb. 18. Mittlere Normalwerte für den Thermographie-Index an verschiedenen Gelenken sowie Mittelwert für Arthrosen und rheumatoide Arthritis/chronische Polyarthritis. Die Daten sind eine Zusammenstellung aus mehr als 1000 untersuchten Gelenken am Royal National Hospital for Rheumatic Diseases, Bath (England) und dem Staatlichen Rheumakrankenhaus Baden-Baden

gelenk und Fingerspitzen bei der normalen Hand immer weniger als 4° C (Accari et al. 1978; Porto et al. 1978).

Bei entzündlich-rheumatischen Krankheiten ändert sich die Temperaturverteilung an der Oberfläche in typischer Weise: Am Kniegelenk wird durch die Synovialitis die Maximaltemperatur angehoben, die Isothermen verschieben sich in ihren Flächenanteilen zu höheren Temperaturen. Bei akuter Arthritis wird die normal kältere Patella überwärmt, während die beim normalen Kniegelenk wärmer erscheinenden medialen und lateralen Gelenkpartien relativ kälter werden. Das line-scan-Profil über dem Kniegelenkspalt ändert seine Form in Richtung eines kuppelförmigen Verlaufs.

An der Hand sind entzündliche Veränderungen einzelner Gelenke oder Sehnenscheiden durch deutlich hypertherme Bezirke gekennzeichnet, die sich oft scharf von der Umgebung abgrenzen lassen. Je nach klinischer Fragestellung kann der Thermographie-Index über einzelnen Gelenken oder Abschnitten der Hand sowie global über der ganzen Hand bestimmt werden. Mit Zunahme der entzündlichen Veränderung ist in jedem Fall ein Anstieg des Thermographie-Index zu verzeichnen.

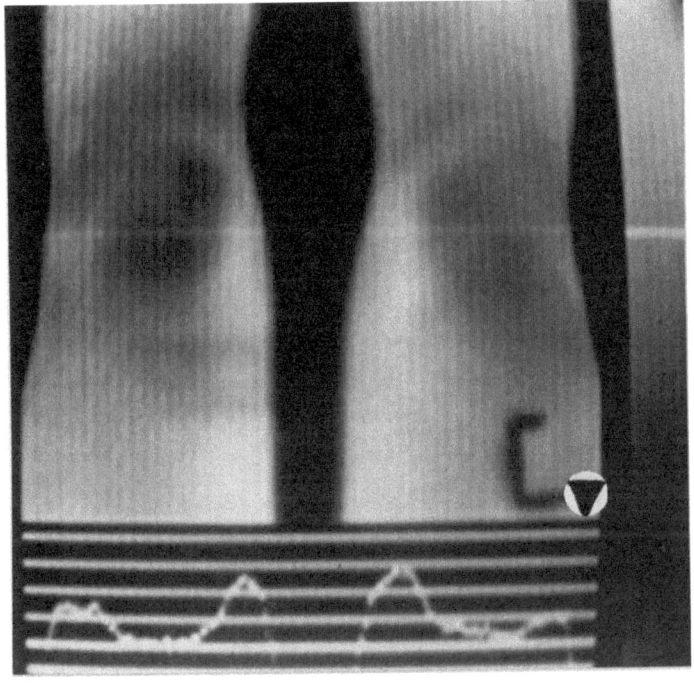

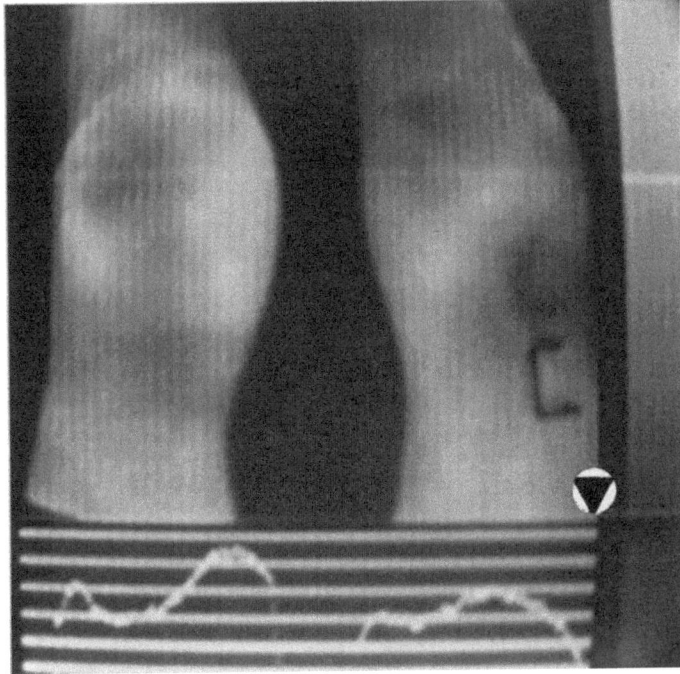

Abb. 19. Grauton-Thermogramm normaler Kniegelenke (*oben*): Thermographie-Index im Normbereich. Typisches, zweigipfliges Temperaturprofil in Line-Scan über dem Gelenkspalt. Entzündlich veränderte Kniegelenke (*unten*): Erhöhter Thermographie-Index und typisch abgeflachtes bis kuppelförmiges verändertes Temperaturprofil im Line-Scan

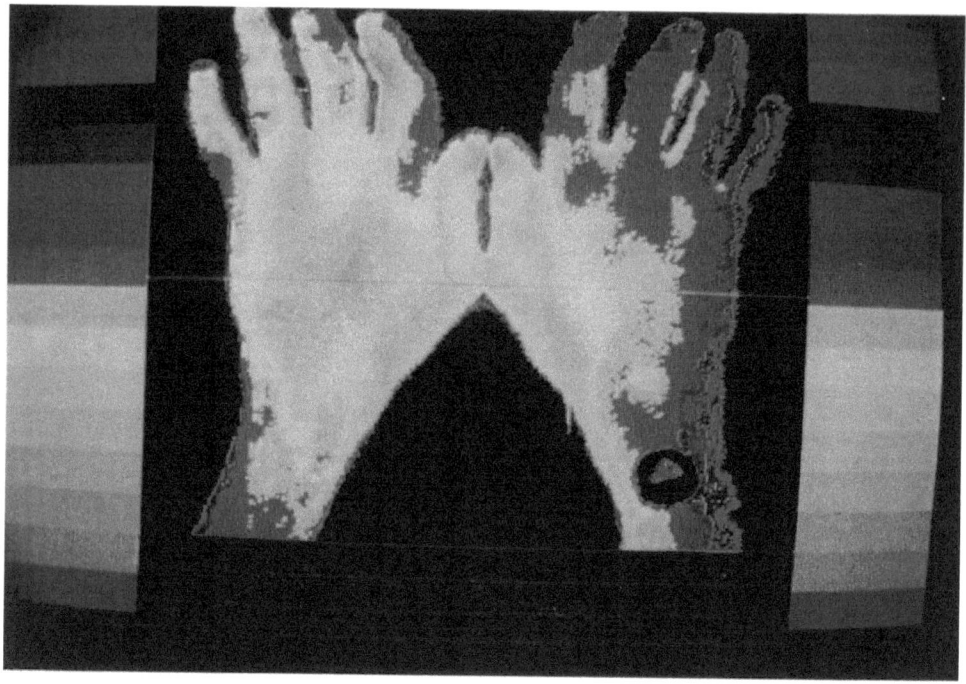

Abb. 20. Thermogramm der Hände einer Patientin mit akuter Synovialitis des Handgelenks rechts mit Tenosynovitis und entzündlichen Veränderungen auch an einigen Fingergelenken rechts sowie dem Daumengrundgelenk links (Beachte: Thermogramm durch Aufnahme mit Umlenkspiegel seitenverkehrt)

Die hier exemplarisch besprochenen Veränderungen an Händen und Kniegelenken lassen sich auch für Sprunggelenke, Vorfüße, Ellbogen, Schulter und Iliosakralgelenke nachweisen (AGARWAL et al. 1970; ASCARELLI u. ZORZIN 1980; ACCARI et al. 1978; BIRD u. RING 1978; BIRD et al. 1978; BOAS 1964; COSH u. COLLINS 1972; COLLINS et al. 1976; ENGEL 1978a, c, 1979b, d, 1980a; GOLDIE 1969b; KONERMANN u. KOOB 1981).

Entzündlich rheumatische Veränderungen an Muskulatur und Weichteilen, z.B. im Rahmen einer Myositis, können ebenfalls thermographisch nachgewiesen werden, sofern die entzündliche Komponente stark genug ist, um eine lokale Vasodilatation in den Haut-Blutgefäßen hervorzurufen (FILIPCZINSKI 1978; GOODLEY 1980; KOOB et al. 1972; LENHART u. KEYL 1975; SANTILLI 1979; SHLENS 1975; TAUCHMANNOVA u. HAJZOK 1978; TICHAUER 1977).

An den Blutgefäßen können vaskulitische Veränderungen besonders im Bereich der peripheren Gefäße der Hand thermographisch untersucht werden. Sie äußern sich in einer Minderdurchblutung mit entsprechendem Abfall der Temperatur der Oberfläche. Temperaturdifferenzen zwischen Handgelenk und Fingerspitze erreichen 6–10° C, wobei meist alle Finger gleichmäßig betroffen sind. Weisen nur einzelne Finger derartige Temperaturdifferenzen auf, liegt der Verdacht einer arteriosklerotischen oder neuralen Genese der Minderdurchblutung vor. Um vasospastische/vaskulitische Veränderungen thermographisch von einer physiologischen Vasokonstriktion im Bereich der Peripherie abzugrenzen ist die Durchführung eines Kaltwasser-Expositionstests erforderlich, wie er zum Nachweis des Raynaud-Syndroms beschrieben wurde. Bei Gesunden kommt

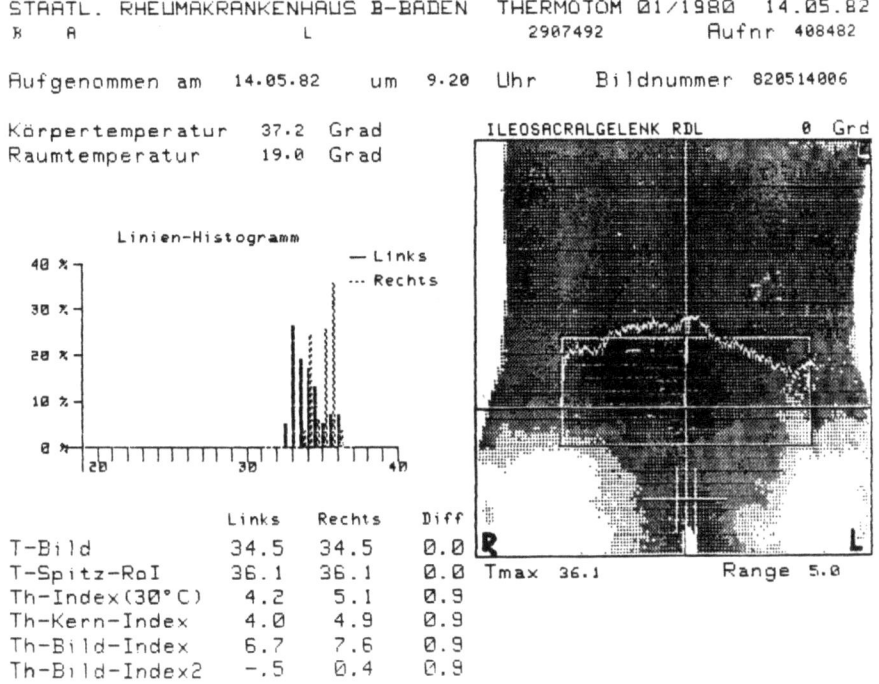

Abb. 21. Quantitative Thermographie der IS-Gelenke mit Hyperthermie-Befund bei einer Patientin mit einseitiger florider IS-Arthritis rechts

es immer zu einer reflektorischen Vasodilatation mit nachfolgender Hyperämie und Hyperthermie der Finger gegenüber der Hand. Dies gilt auch dann, wenn im Rahmen der physiologischen Temperaturregulation die Ausgangswerte relativ niedrige Temperaturen über den Fingern ergaben (GOLENHOFEN 1981 a; RING u. BACON 1977; RING et al. 1981; ENGEL 1979c).

Verschiedene Autoren haben die Korrelation thermographischer und laborchemischer, entzündungsspezifischer Befunde nachgewiesen (HALL et al. 1979). Mit szintigraphischen Befunden besteht bezüglich der Durchblutungsphase im Szintigramm bei Untersuchungen mit ^{99m}Tc ebenfalls eine gute Korrelation, wenngleich systematische Untersuchungen im direkten Vergleich beider Methoden noch ausstehen (COLLINS et al. 1976).

Bei degenerativen rheumatischen Krankheiten muß eine (sekundär) entzündliche Reaktion vorhanden sein, wenn der Befund thermographisch nachweisbar sein soll. Bei solchen sekundär-entzündlichen Vorgängen sind leicht erhöhte Maximaltemperaturen und Anstiege des TI zu verzeichnen, allerdings weniger deutlich als bei primär entzündlichen Läsionen. Hierin liegen gewisse differentialdiagnostische Schwierigkeiten: vorbehandelte oder wenig aktive Arthritiden zeigen dann ein ähnliches thermographisches Bild wie sekundäre Arthritiden bei primär arthrotischen Gelenkveränderungen. Allerdings sind sekundäre Entzündungen im Sinne lokaler Reizung gelegentlich auf bestimmte Gelenkabschnitte begrenzt und somit auch thermographisch faßbar, wenn sich die Temperaturverteilung in Richtung höherer Temperatur über den betroffenen Arealen verschiebt. Das Thermogramm kann also nur unter Berücksichtigung der anato-

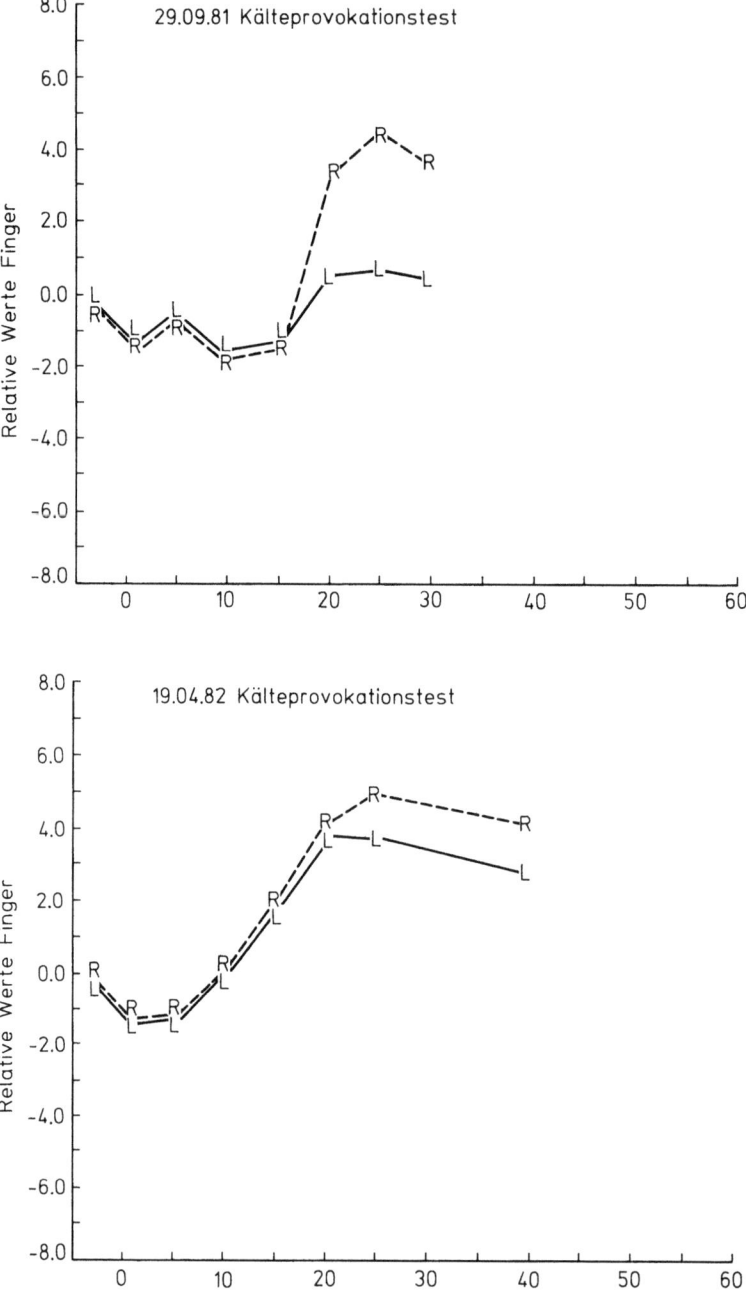

Abb. 22. Abkühltest: Hände bei einer 22jährigen Patientin mit einer rezidivierenden, einseitigen Iritis links. Hier ist die vasospastische Reaktion durch einen erhöhten Sympathicotonus links als reflektorische Schmerzreaktion zu erklären. Die Schmerzfasern des Auges werden sympathisch über die oberen Halsganglien geschaltet. Mit Abklingen der Iritis normalisierte sich auch der thermographische Befund

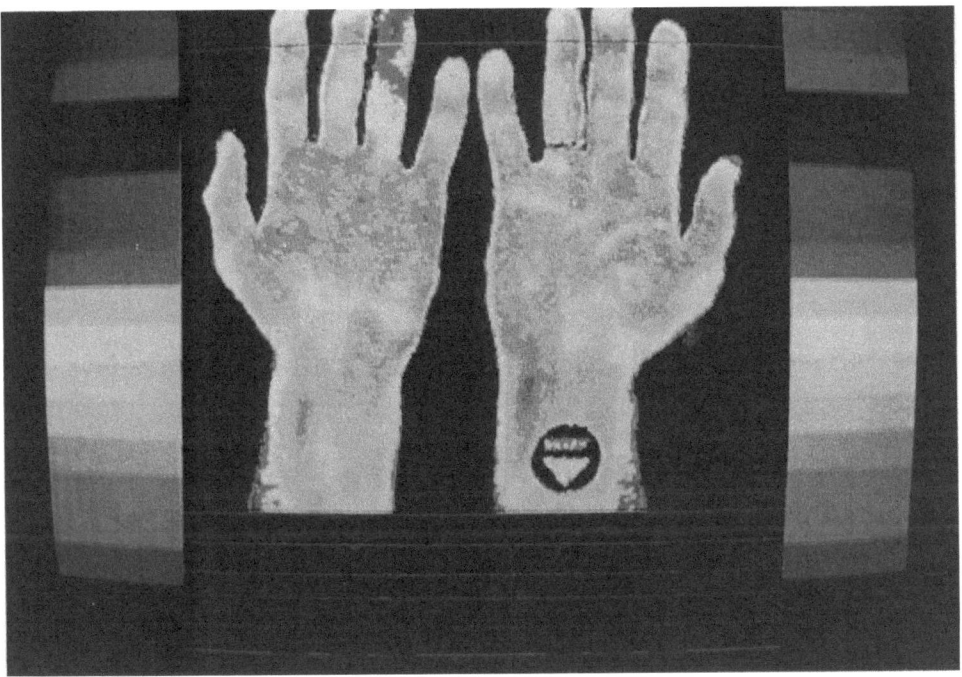

Abb. 23. Thermogramm eines 35jährigen Patienten mit Raucher-Anamnese. Die Hypothermie des Ringfingers rechts ist wahrscheinlich auf dem Boden isolierter peripherer Gefäßveränderungen zu sehen

mischen Struktur, des klinischen Befundes und der röntgenologischen Veränderungen beurteilt werden. Allerdings ist durch die komplementäre Thermographie möglich, das Ausmaß sekundär entzündlicher Veränderungen zu bestimmen (RING et al. 1981; KONERMANN u. KOOB 1981).

b) Diagnostik funktioneller Veränderungen

Funktionelle Veränderungen des Bewegungsapparats („Blockierungen") sind gekennzeichnet durch Schmerz, Muskelverspannung, bindegewebige Härten und Hyperalgesie in den betroffenen Dermatomen. Thermographisch nachweisbar ist eine Hypothermie in den betroffenen Dermatomen, meist parallel zur Schmerzprojektion wie sie vom Patienten angegeben wird. Diese Hypothermie ist pathologisch-anatomisch durch eine Sympathikus-induzierte Vasokonstriktion hervorgerufen: auf den nozizeptiven Eingang folgt reflektorisch ein motorischer Ausgang, der zu Muskelverspannungen führt. Gleichzeitig wird über eine Aktivierung des Sympathikus die Vasokonstriktion in den Haut-Blutgefäßen hervorgerufen. Der gegenüber der Norm verminderte Durchfluß führt zu einer Verringerung des advektiven Wärmetransports aus dem Körperkern an die Oberfläche. In unmittelbarer Abhängigkeit von der Akuität der sympathischen Aktivität sinkt die maximale Temperatur über dem betroffenen Dermatom. Auch die mittlere Temperaturdifferenz (Thermographie-Index) sinkt ab.

Bei der Diagnostik und Therapiekontrolle funktioneller Veränderungen wird ein statisches thermographisches Untersuchungsverfahren benutzt, bei dem die

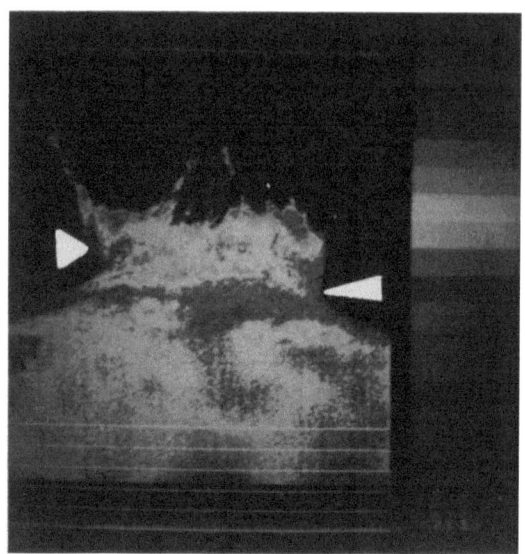

Abb. 24. Thermogramm eines 33jährigen Patienten mit funktioneller Störung im Segment C 4 rechts sowie geringer auch im Segment C1/C2 links nach seitlichem Schleudertrauma des Kopfes. Das Röntgenbild war in diesem Fall völlig unauffällig. Nach entsprechender manualtherapeutischer und physikalischer Therapie verschwanden die klinischen Schmerzsymptome. Das Thermogramm zeigte wieder eine symmetrische Temperaturverteilung

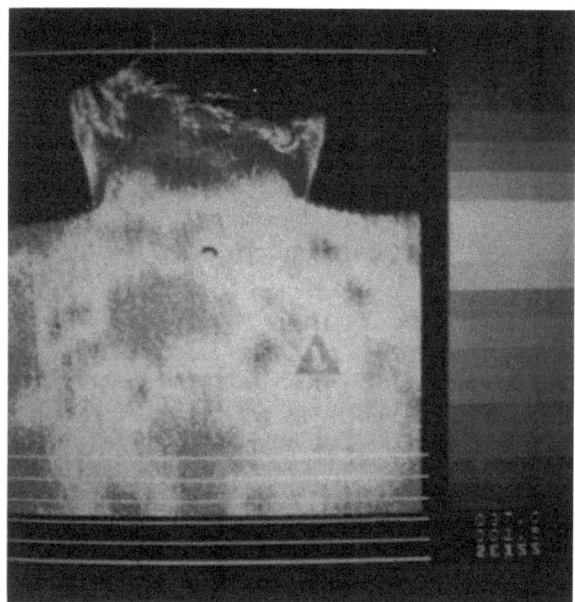

Abb. 25. Deutliche thermische Asymmetrie im Bereich der BWS. Thermographischer und klinischer Befund einer lokalen Hyperästhesie und Schmerzprojektion stimmen überein

Raumtemperatur möglichst hoch gewählt wird (bis 25° C). Diese Temperatur der Umgebung entspricht der thermischen Indifferenztemperatur für Luft und führt zu einer normalen Ruhedurchblutung der Haut. Vasokonstriktorische Effekte werden deutlich als Hypothermie-Zone sichtbar. Ausmaß und Intensität der Hypothermie lassen sich quantitativ über die Maximaltemperatur in der

Meßregion, den Thermographie-Index und die mittlere Temperatur-Differenz zur Temperatur eines anatomischen Bezugspunktes erfassen.

Da bei funktionellen Störungen zumeist nur eine einseitige Symptomatik vorliegt, liefert der Seitenvergleich der genannten quantitativen Parameter die wichtigsten Hinweise. Normal ist eine symmetrische Temperaturverteilung der Körperoberfläche. Großflächige Abweichungen hiervon sind – sofern Erkrankungen der Haut ausgeschlossen wurden – unter indifferenten Umgebungsbedingungen immer ein Zeichen für eine Störung. Die Thermographie liefert hier ein unmittelbares Bild des Schmerzens.

Aus dem thermographischen Bild allein läßt sich eine exakte Segmentlokalisation nicht in allen Fällen treffen, da die sympathische Versorgung nicht streng den klassischen motorischen und sensiblen Dermatomen folgt. Es wurde daher schon vorgeschlagen, von „Thermotomen" zu sprechen (HOBBINS 1982).

Ebenso wie bei den entzündlichen Veränderungen kann die Thermographie auch bei funktionellen Störungen keine ätiologischen Hinweise geben, diese können nur aus der Zusammenschau der klinischen und thermographischen, gegebenenfalls auch der radiologischen Befunde gewonnen werden (CHING u. WEXLER 1978; GOODLEY 1980; HOBBINS 1982; WEXLER 1980).

c) Diagnostik radikulärer Irritationen

Die unmittelbare Irritation des Rückenmarks bzw. peripherer Nerven führt ebenfalls zu einer thermographisch nachweisbaren Veränderung. Gewählt werden muß ein thermographisches Aufnahmeverfahren wie bei funktionellen Störungen. Die Umgebungstemperatur liegt – um eine Ruhedurchblutung der Haut zu erreichen – im Bereich der Indifferenztemperatur für Luft (etwa 25° C). Thermographisches Zeichen ist wieder die sympathikus-induzierte Vasokonstriktion, solange eine teilweise Irritation oder partielle Kompression des Nerven vorliegt. Bei einer kompletten Kompression ist die Hyperthermie im betreffenden Ausbreitungsgebiet das thermographische Kennzeichen, bedingt durch den Ausfall der inhibitorischen vasokonstriktorischen Sympathikus-Aktivität. Man erhält thermographisch das gleiche Bild wie bei einer Sympathikusblockade (CHING u. WEXLER 1978; HOBBINS 1982; RASKIN et al. 1976; TICHAUER 1977; WEXLER 1980; POCHNACZEVSKY 1981; DAVIDSON u. BASS 1979).

d) Thermographische Therapiekontrolle

Besondere Vorzüge besitzt die Thermographie als nicht-invasives Untersuchungsverfahren, welches beliebig oft ohne Belästigung oder Gefährdung des Patienten wiederholt werden kann, bei der Verlaufs- und Therapiekontrolle. Müssen zur Differentialdiagnose neben den thermographischen Befunden immer auch noch die Befunde der klinischen Untersuchung und ergänzender technischer Untersuchungen zur Bewertung herangezogen werden, kann die Verlaufskontrolle auch mit der Thermographie alleine durchgeführt werden. Eine standardisierte Aufnahmetechnik vorausgesetzt erlaubt der intraindividuelle Vergleich eine zuverlässige objektive und reproduzierbare Aussage über den Krankheitsverlauf und den Erfolg der Therapie. Thermographische Besserungen oder Verschlechterungen des Befundes müssen dabei nicht notwendigerweise den Ergebnissen anderer Untersuchungen unmittelbar parallel gehen. In den meisten Fällen zeigt die Thermographie früher als andere Untersuchungen eine lokale Befundänderung an.

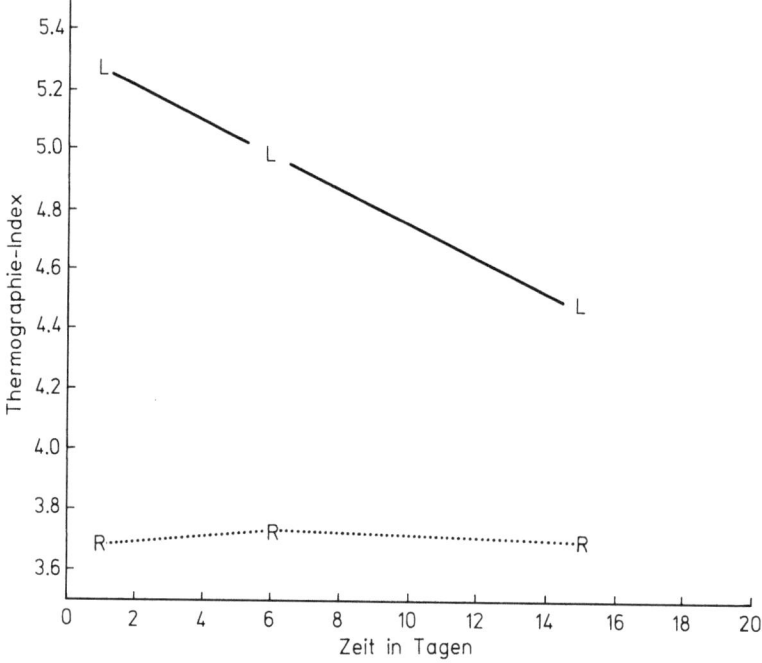

Abb. 26. Thermographische Verlaufskontrolle bei einer 48jährigen Patientin mit akuter Monarthritis des linken Kniegelenks. Unter entsprechender antiphlogistischer Therapie deutlicher Rückgang der anfänglich stark erhöhten Werte des Thermographie-Index links

Die systematische Anwendung der quantitativen IRT bei zahlreichen Arzneimittel-Prüfungen hat gezeigt, daß die antiphlogistische Wirkung eines oralen, nicht-steroidalen sofort wirksamen Antirheumatikums bereits innerhalb weniger Tage nachweisbar ist. Dabei zeigen kleine Gelenke eine schnellere Reaktion (etwa nach 2–5 Tagen) als große Gelenke, die nach 4–10 Tagen einen entsprechenden Abfall in den quantitativen Parametern im thermographischen Bild erkennen lassen, sofern das entsprechende Medikament wirksam ist. Über den Thermographie-Index lassen sich auch Dosis-Wirkungsrelationen aufstellen. Damit werden Prüfungen von Arzneimittel-Interaktionen auf antiphlogistisch additive oder kompetitiv hemmende Wirkung möglich (COLLINS et al. 1974a, b; RING et al. 1975; BACON et al. 1977a, b).

Lokale Injektionen, insbesondere steroidhaltiger Medikamente, vor allem in das Kniegelenk gehören zu den thermographisch am besten untersuchten Therapieformen. In zahlreichen Untersuchungen zeigte sich nach einer einseitigen Injektion eines Kortikosteroids ein massiver Abfall des Thermographie-Index, gefolgt von einem mehr oder minder schnellen Wiederanstieg auf die Ausgangswerte innerhalb 2–3 Wochen. Die Höhe dieser Reaktion ist von der Art des injizierten Präparats abhängig. Je nach Substanz tritt auch eine systemische Wirkung durch resorbierten Wirkstoff auf, nachweisbar durch einen parallelen, allerdings weniger starken Abfall des TI auch über den nichtbehandelten Gelenken. Damit erweist sich die IRT als geeignet, die lokale und systemische Wirkung verschiedener lokal injizierbarer Steroide zu überprüfen. Gleiches gilt für die systemische antiphlogistische Wirkung bei intramuskulärer oder intravenöser Injektion (COLLINS et al. 1974a, b; RING et al. 1975; BIRD et al. 1977, 1979; PHILIPPS et al. 1979).

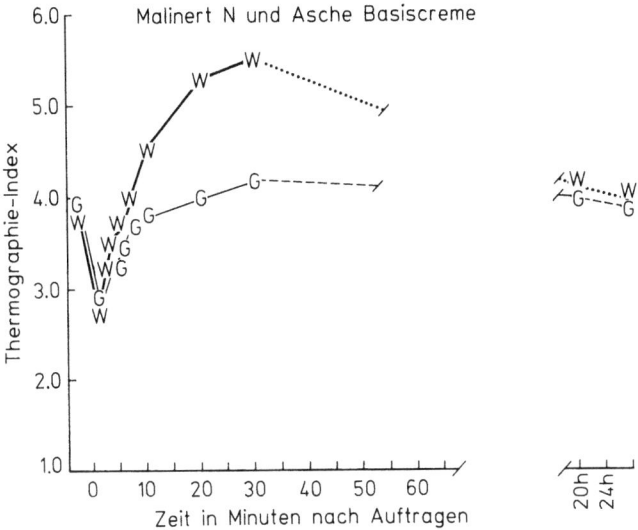

Abb. 27. Thermographische Verlaufskontrolle der lokalen Salbentherapie (hier: MALINERT-N) im Vergleich zu der wirkstoff-freien Salbengrundlage. Initial wird die Oberfläche durch Verdunsten von Wasser und ätherischen Ölen aus der Salbenpräparation abgekühlt. Dieser Effekt ist auf der Placebo-Seite deutlich geringer ausgeprägt. Nach Resorption der vasoaktiven Substanzen kommt es zu einer wirkstoffinduzierten Hyperämie, die über längere Zeit anhält. Reflektorisch kommt es kurzdauernd auch zu einer diskreten Hyperthermie auf der kontralateralen Seite. Ursache sind wahrscheinlich reflektorische Mechanismen

Andere Formen der lokalen Therapie mit perkutan resorbierbaren Wirkstoffen lassen sich thermographisch in ihrer lokalen und systemischen Wirkung überprüfen. Allerdings kann durch den Salbenauftrag neben der mechanischen Einwirkung des Einmassierens auch von der Substanz selbst eine Änderung der Emissivität der Oberfläche hervorgerufen werden. Zusätzlich können thermische Isolation, Aufquellen des Stratum corneum und eine unmittelbare Beeinflussung der Mikrozirkulation der Haut durch die applizierte und penetrierte Substanz als Störfaktor auftreten. Bei der thermographischen Beurteilung der Wirkung einer Salbe sind diese Effekte unbedingt zu beachten. Bei Arzneimittelprüfungen muß immer gegen die gleiche, wirkstoff-freie Salbengrundlage geprüft werden. Eine vorherige in-vitro-Bestimmung der Emissivität ist ratsam, um Fehler durch Änderung des Emissionskoeffizienten zu vermeiden (STEKETEE 1976; ZERWECK u. ENGEL 1978; ENGEL 1982).

Bei regelmäßiger Bestimmung quantitativer Thermographieparameter für das Einzelgelenk und des durchschnittlichen TI aller oder bestimmter Gelenke über einen längeren Zeitraum können auch die Wirkungen der sogenannten Basistherapeutika thermographisch überprüft werden. Dabei öffnen sich durch erste, noch nicht abgeschlossene Untersuchungen neue Perspektiven: die Reaktion der Gelenktemperaturen gemessen am TI, können in ihrer Geschwindigkeit mit dem Auftreten bestimmter Nebenwirkungen parallel gehen oder ihnen sogar vorauseilen. Erste Untersuchungen lassen vermuten, daß unter D-Penicillamin-Therapie ein rascher Abfall des TI auf Normalwerte innerhalb weniger Wochen vorwiegend bei solchen Patienten eintritt, die später renale Nebenwirkungen entwickeln. Wegen der notwendigen Zahl von Beobachtungen und dem langen Zeitraum solcher Untersuchungen können für die langsam wirkenden Antirheu-

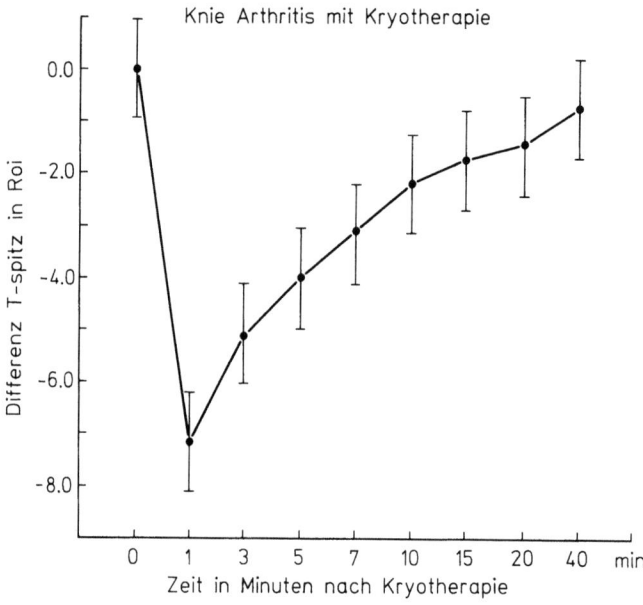

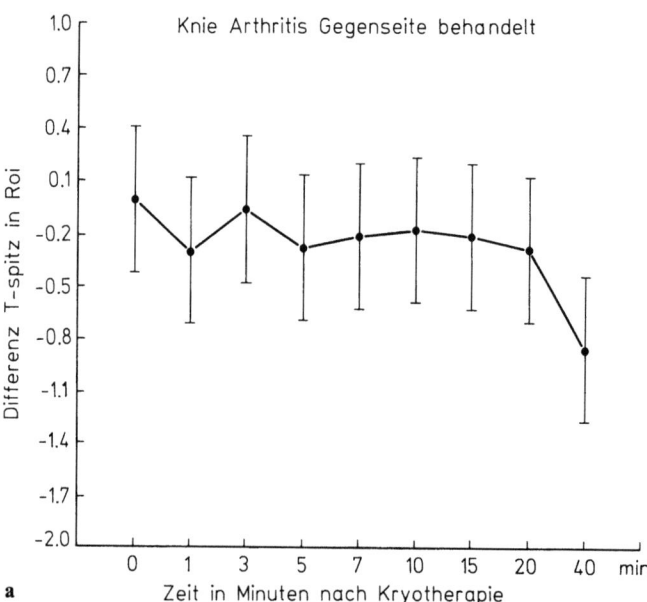

Abb. 28a, b. Summarische Darstellung der thermographischen Kontrolle einer 3minütigen Kyrotherapie des Kniegelenks. Arthritisch veränderte Gelenke kühlen unter der Kyrotherapie weniger ab und erwärmen sich schneller wieder als normale Kniegelenke. Wurde das entzündete Gelenk einseitig allein behandelt, fand sich auf der Gegenseite immer eine reflektorische Hypothermie. Diese Reaktion blieb aus, wenn das nicht-entzündete Gelenk behandelt wurde und auf der Gegenseite eine entzün-

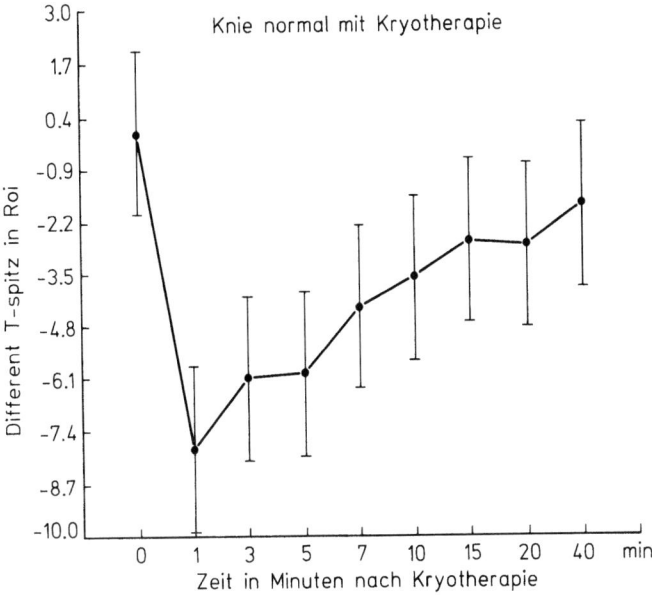

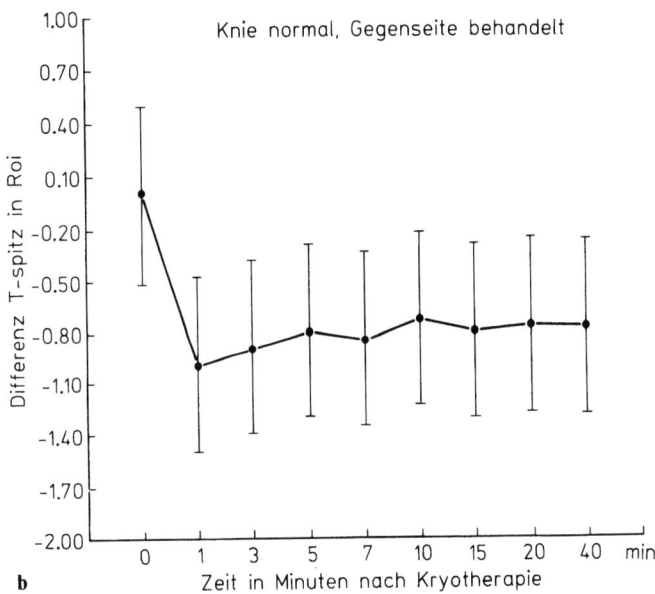

dungsbedingte Vasodilatation der Haut-Blutgefäße im Rahmen einer Arthritis vorlag. Dies ist nicht nur ein Beispiel für die Möglichkeiten der Thermographie bei der Therapiekontrolle physikalischer Maßnahmen sondern auch ein Beweis für die These, daß thermographisch die mediator-induzierte Vasodilatation der Mikrozirkulation der Haut gemessen wird

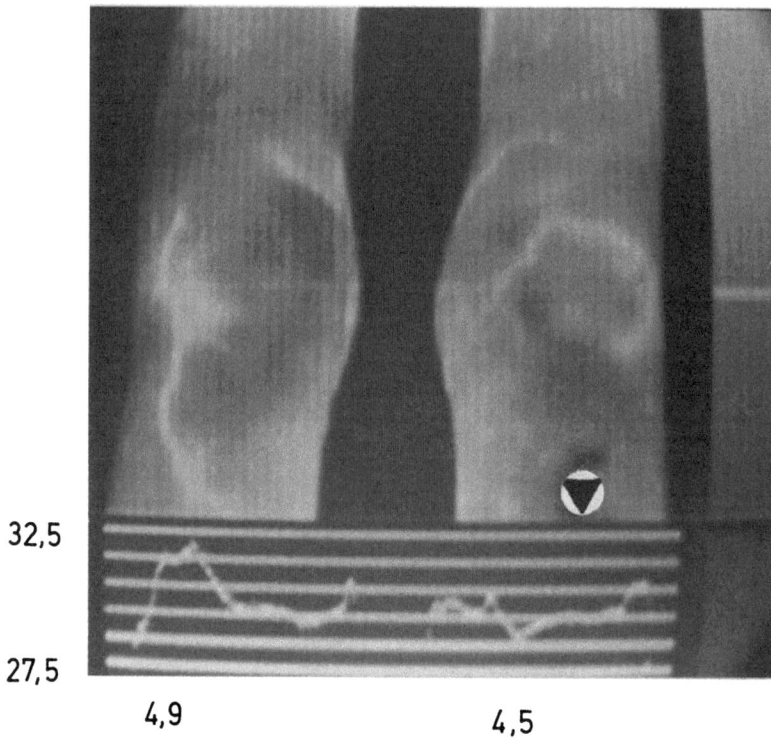

Abb. 29. Thermogramm bei Zustand nach beidseitiger Synovialektomie. An beiden Kniegelenken besteht ein noch immer erhöhtes Temperaturniveau. Die bogenförmigen Hyperthermie-Zonen liegen im Bereich der Narben und sind nicht als Zeichen einer Entzündung zu werten. Narbengewebe ist anders kapillarisiert und hat ein verändertes Haut- und Unterhautgewebe. Die Oberflächentemperatur muß notwendigerweise hier höher liegen als bei intakter Haut

matika nur Perspektiven, aber noch keine Ergebnisse aufgezeigt werden (Bucknall 1976; Bird et al. 1977).

Die Wirkung physikalischer Therapie auf rheumatisch erkrankte Strukturen des Bewegungsapparates läßt sich ebenfalls thermographisch objektivieren. Voraussetzung ist allerdings eine sorgfältige Beachtung der standardisierten Aufnahmebedingungen und die Berechnung quantitativer Parameter. Die teilweise sehr subtilen Effekte der physikalischen Therapie können dann durch Änderung der Oberflächentemperatur nachgewiesen werden. Von Vorteil ist hier besonders die berührungslose IRT-Messung ohne Beeinflussung der Oberflächentemperatur durch den Sensor. In zahlreichen Untersuchungen der letzten Jahre wurden die Wirkungen der Kryo- und Thermotherapie, des Ultraschalls sowie der elektrischen und elektromagnetischen Energie studiert (Atsumi et al. 1980; Danz 1979; Danz u. Callies 1978, 1979; Filipczinski 1978; Haasters et al. 1976; Hettinger et al. 1980; Konermann et al. 1974, 1976; Lehmann et al. 1978; Mecheels u. Umbach 1980; Schmidt et al. 1979, 1980; Schmidt 1981; Tauchmannova 1980; Graber u. Singer 1980; Trnavsky 1980; Trnavsky et al. 1981; Warnke u. Altmann 1979).

Im Rahmen der operativen Therapie rheumatischer Krankheiten kann die Thermographie neben den Differentialindikationen auch den postoperativen

Verlauf und Therapieerfolg dokumentieren. Dies gilt beispielsweise bei Synovialektomien, Endoprothesen und rekonstruktiven Eingriffen. Die postoperative Wundreaktion manifestiert sich immer im thermographischen Bild als Hyperthermie, die im Laufe weniger Wochen abklingt. Durch Narbenbildung im Operationsbereich kann aber das thermographische Bild nachhaltig verändert werden, so daß hier eine sorgfältige Interpretation notwendig ist. In der unmittelbar postoperativen Phase leistet die IRT einen guten Beitrag zur Verlaufskontrolle der Wundheilung. Nekrosen und Infektionen können bei täglicher Beobachtung auch schon vor der klinischen Manifestation thermographisch nachgewiesen werden (GOLDIE 1969a, b; KOOB et al. 1972; LAMBIRIS u. STOBOY 1981; TRIFAUD et al. 1981).

Literatur

Aarts NJM, Gautherie M, Ring EFJ (1976) Thermography. Bibl Radiol 6. Karger, Basel
Accari L, Cugola L, Max R, Nogarin L (1978) The thermographic hand. Acta Thermogr 3:65–75
Agarwal A, Kenneth NL, Dovey P (1970) Thermography of the spine and sacro-iliac joints in spondylitis. Rheumatol Phys Med 10:349–55
Ascarelli AA, Zorzin L (1980) Thermography in the study of the sacro-iliac joints. Acta Thermogr 5:18–19
Atsumi K (1973) Medical Thermography. University of Tokyo Press, Tokyo
Atsumi K, Fujimasa I, Imachi K, Miyake H, Kuono A (1980) Studies on biological effects of rotationg magnetic fields by means of infrared thermography. Acta Thermogr 5:62–68
Bacon PA, Davies J, Ring EFJ (1977a) The use of quantitative thermography to assess the antiinflammatory dose range for fenclofenac. Proc R Soc Med [Suppl 6] 70:18–19
Bacon PA, Ring EFJ, Collins AJ (1977b) Thermography in the assessment of anti-rheumatic agents. In: Gordon JL, Hazleman BL (eds) Rheumatoid Arthritis. Elsevier, Amsterdam, pp 105–110
Bacon PA, Davies J, Ring EFJ (1980) Benoxaprofen – Dose-Range studies using quantitative thermography. J Rheumatol 6:48–53
Baeu D (1980) Thermal instrumentation. In: Rakesh K, Gullino J, Gullino PM (ed) Thermal characteristics of tumors. New York Academy of Sciences, New York, p 335
Bird HA, Ring EFJ (1978) Thermography and radiology in the localization of infection. Rheumatol Rehabil 17:103–107
Bird HA, Ring EFJ, Daniel R, Bacon PA (1977) Comparison of intra-articular methotrexate with intra-articular hexacetonide by thermography. Curr Med Res Opin 5:141–146
Bird HA, Ring EFJ, Bacon PA (1978) Lack of correlation of arthroscopic synovial appearance with thermography in joint inflammation. Rheumatol Rehabil 17:107–112
Bird HA, Ring EFJ, Bacon PA (1979) A thermographic and clinical comparison of three intra-articular steroid preparations in rheumatoid arthritis. Ann Rheum Dis 38:36–39
Boas NF (1964) Thermography in rheumatoid arthritis. Ann NY Acad Sci 121:223–234
Bösiger P, Scaroni F (1981) Ein mikroprozessor-unterstütztes Thermographie-System zur quantitativen on-line-Analyse von statischen und dynamischen Thermogrammen. In: Engel J-M (Hrsg) Thermologie-Fachberichte 2, Baden-Baden, S 15
Bourjat P, Dirheimer Y, Singer S (1969) L'eploration thermographique dans les affections rhumatismales. J Radiol 50:185–187
Bucknall R (1976) Rheumatoid arthritis – response to penicillamine therapy using thermography. Acta Thermogr 1:83–84
Cabanac M, Massonet B (1977) Thermoregulatory responses as a function of core temperature in humans. J Physiol 265:587–596
Chen MM (1980a) Microvascular contributions in tissue heat transfer. In: Rakesh K, Gullino J, Gullino PM (eds) Thermal Characteristics of Tumors. Ann of the New York Academy of Sciences, New York, 335, pp 137–150
Chen MM, Pantazatos P (1980b) Tomographical thermography. In: Rakesh K, Gullino J, Gullino PM (eds) Thermal characteristics of tumors. Applications in detection and treatment. Ann of the New York Acedemy of Sciences, New York, 335

Ching C, Wexler CE (1978) Peripheral thermographic manifestations of lumbar-disk disease. Appl Radiolgy 8–9:53–57
Collins AJ, Ring EFJ (1974) Eine einfache Methode zur Entzündungsobjektivierung bei Mensch und Tier mittels Radiometrie. Z Rheumatol 33:417–424
Collins AJ, Ring EFJ, Cosh JA, Bacon PA (1974a) Quantitation of thermography in arthritis using multi-isothermal analysis: I. Thermographic index. Ann Rheum Dis 33:113–115
Collins AJ, Ring EFJ, Cosh JA, Bacon PA (1974b) Quantitation of thermography in arthritis using multi-isothermal analysis: II. Effect of nonsteroidal anti-inflammatory therapy on the thermographic index. Ann Rheum Dis 33:353–365
Collins AJ (1976) Anti-inflammatory drug assessment by the thermographic index. Acta Thermogr 1:73–79
Collins AJ, Ring EFJ, Bacon PA, Brookshaw JD (1976) Thermography and radiology – complimentary methods for the study of inflammation. Clin Radiol 27:237–243
Cosh JA, Collins AJ (1972) Infra-red Radiometry and Thermography: Their Applications in Rheumatology. Proc R Soc Med 65:24
Dalinka MK, Lally JF, Gohel VK (1973) Evaluation of thermography as a screening procedure in internal derangement of the knee. Invest Radiol 8:228–232
Damm F, Döring G, Hildebrandt G (1974) Untersuchungen über den Tagesgang von Hautdurchblutung und Hauttemperatur unter besonderer Berücksichtigung der physikalischen Temperaturregulation. Phys Med Rehabil 15:1
Danz J (1979) Objektivierung differenzierter Kurzwellenthermographie mittels Thermovision. Z Physiother 31:139–143
Danz J, Callies R (1978) Thermometrische Untersuchungen bei unterschiedlichen Ultraschallintensitäten. Z Physiother 30:335–340
Danz J, Callies R (1979) Infrarotthermometrie bei differenzierten Methoden der Niederfrequenztherapie. Z Physiother 31:35–39
Davidson JW, Bass AL (1979) Thermography and patello-femoral pain. Acta Thermogr 4:98–103
Deininger HK (1981) Photographische Dokumentation thermographischer Befunde. In: Engel J-M (Hrsg) Thermologie-Fachberichte 3, Baden-Baden, S 27
Eberhart RC, Shitzer A, Hernandez EJ (1980) Thermal dilution methods: estimation of tissue blood flow and metabolism. In: Rakesh K, Gullino J, Gullino PM (eds) Thermal characteristics of tumors. Applications in Detection and treatment. Ann of the New York Academy of Sciences, New York, 335
Eichenlaub D (1979) Klinische Thermometrie seit über einem Jahrhundert. Ther Ggw 118:118–128
Engel JM (1978a) Quantitative Thermographie des Kniegelenks. Z Rheumatol 37:242–253
Engel JM (1978b) Quantitative thermography of knee joint. Acta thermogr 3:147–149
Engel JM (1978c) Quantitative Thermographie in der Rheumatologie. Biomed Tech (Berlin) [Suppl] 23:78
Engel JM (1979a) Quantitative Parameter der thermographischen Gelenkuntersuchung. Biomed Tech (Berlin) [Suppl] 24:180–181
Engel JM (1979b) Thermographische Diagnostik in der Rheumatologie. Aktuel Rheumatol 4:25–37
Engel JM (1979c) Thermographie – Technik und klinische Anwendung. Dtsch Aerztebl 44:2877–2886
Engel JM (1979d) Thermographische Diagnostik von Erkrankungen des Bewegungsapparates. In: Morscher E (ed) Funktionelle Diagnostik in der Orthopädie. Enke, Stuttgart, S 237–240
Engel JM (1980a) Thermographie bei Erkrankungen des Bewegungsapparates. Thermologie-Fachberichte 1, Baden-Baden, S 2–4
Engel JM (1980b) Thermography in locomotor diseases. Acta Thermogr 5:11–14
Engel JM (1980c) Thermographie (Einführungskurs). MEDICA 1:65–66
Engel JM (1981a) Flüssigkristall-Thermographie bei Erkrankungen des Bewegungsapparats. In: Engel JM (Hrsg) Thermologie-Fachberichte 3, Baden-Baden, S 45
Engel JM (1981b) Thermographie: die andere Dimension der Diagnostik. D Med Wochenschr 27:879–881
Engel JM (1981c) THERMOTOM – Ein Software-Paket für die thermographische Bildanalyse in der Rheumatologie. In: Engel JM (Hrsg) Thermologie-Fachberichte 2, Baden-Baden, S 13
Engel JM (1981d) Kennzeichnung von Thermogrammen. In: Engel JM (Hrsg) Thermologie-Fachberichte 2, Baden-Baden, S 26
Engel JM (1982) Physical and Physiological Influence of Medical Ointments on infrared thermography. 3. Europ Congress on Thermology, Bath

Engel JM, Cosh JA, Ring EFJ, Page Thomas DP, Waes P van, Schoenfeld D (1979) Thermography in locomotor diseases. Recommended procedure. Locomotor diseases Group Report of the Anglo Dutch Thermographic Society. Eur J Rheum Inflamm 2:299–306

Engel JM, Mann R (1980) Filteroperationen zur thermographischen Bildverarbeitung. In: Engel JM (Hrsg) Thermologie-Fachberichte 1, Baden-Baden, S 39

Esselinckx W, Bacon PA, Ring EFJ, Crooke D, Collins AJ, Demottaz D (1978) A thermographic assessment of three intra-articular prednisolone analogues given in rheumatoid synovitis. Br J Clin Pharmacol 5:447–451

Fagrell B (1981) Mikrozirkulation. Nutritive Kapillaren. Münch Med Wochenschr 123:35

Farrell C, O'Hara AE (1972) The use of thermography in the pediatric patient. Clin Pediatr (Phila) 11:673–683

Filipczinski L (1978) Measurement of the temperature increases generated in soft tissue by ultrasonic diagnostic doppler equipment. Ultrasound Med Biol 4:151–155

Flesch U (1980) Thermologie in der Medizin II. Acta Medicotechnica 28:230–234

Friedrich KH (1980) Assessment criteria for infra-red thermography systems. Acta Thermogr 4:68–76

Gautherie M (1969) Etude analogique du mécanisme et des facteurs du phénoméne d'oscillations périodiques des temperatures cutanées à la pulpe digitale. Acta Electron 12:313–338

Gershon-Cohen J (1970) Thermography and panography in diagnosis of bone disease. Radiol Clin North Am 8:241–249

Ghys R (1973) Thermographie médicale. Maloine, Paris Quebec

Goldie I (1969a) Thermographic evaluation of results of synovectomy in rheumatoid knee joints. Acta Orthop Scand 40:382–391

Goldie I (1969b) Infrared thermography in inflammation. Bull Soc Int Chir 1:64–71

Goldie IF, Gunterberg B, Tiselius P (1974) An objective evaluation of naproxen for the inflammatory reaction in the rheumatoid hand. Scan J Rheumatol 3:161–168

Golenhofen K (1981a) Physiologie der Hautdurchblutung. In: Korting GW (Hrsg) Dermatologie in Praxis und Klinik, Bd 1, Allgemeine Dermatologie. Thieme, Stuttgart

Golenhofen K (1981b) Allgemeine Physiologie der Haut. In: Korting GW (Hrsg) Dermatologie in Praxis und Klinik, Bd 1, Allgemeine Dermatologie. Thieme, Stuttgart

Goodley PH (1980) Muscolo-skeletal pain and thermography. Acta Thermogr 5:1–3

Graber J, Singer F (1980) Thermographie zur Objektivierung physikalischer Maßnahmen in einem komplexen Reha bilitationsprogramm. In: Engel J-M (Hrsg) Thermologie Fachberichte 1, Baden-Baden

Graul EH, Lissner J, Kretschko J (1981) BÄK-Fortbildungsforum. Qualitätssicherung in der apparativen Medizin. Medical Tribune 21:23–24

Grayson MF (1974) Knee joint temperatures during the use of anti-inflammatory drugs. Ann Clin Res 6:167–170

Gros C, Gautherie M, Bourjat P, Vrousos C (1969) Les applications médicales de la thermographie infrarouge. Acta Electron 12:63–119

Grossklaus R, Bergmann KE (1981) Physiologie und Regulation der Körpertemperatur. In: Engel J-M (Hrsg) Thermologie-Fachberichte 2, Baden-Baden, S 3

Haasters J, Konermann H, Koob E (1976) Thermographische Untersuchung zur Effektivität krankengymnastischer Behandlungsmaßnehmen. Z Phys Med 2:50

Hall ND, Bird HA, Ring EFJ, Bacon PA (1979) A combined clinical and immunological assessment of four cyclophosphamide regimens in rheumatoid arthritis. Agents Actions 9:97–102

Hazleman B (1979) Clinical experience with thermography using Diflunisal in the rheumatic diseases. In: DIFLUNISAL – Royal Society of Medicine Congress and Symposium Series, vol 6. Academic Press, London, pp 39–43

Hensel H, Brück K, Raths P (1973) Homeothermic Organisms. In: Precht H, Christophersen J, Hensel H (Hrsg) Temperature and Life. Springer, Berlin Heidelberg New York

Hettinger Th, Müller B, Schubert K (1980) Hauttemperatur im Textiltrageversuch und bei Salbenapplikation. Kassenarzt 20:875–883

Hobbins W (1982) Differential Diagnosis of Pain from Thermography. Vortrag 3. Int Congress on Thermology, Bath

Houdas Y, Guieu J (1977) Physiologie humaine: la fonction thermique. Simep, Villeurbanne

Huskisson EC, Berry H, Browett JP, Wykeham Balme H (1973) Measurement of inflammation: II. Comparison of technetium clearance and thermography with standard methods in a clinical trial. Ann Rheum Dis 32:99–102

Illig L (1961) Die terminale Strombahn. Capillarbett und Mikrozirkulation. Springer, Berlin Göttingen Heidelberg

Jatteau M (1969) Thermographe fonctionnant à 40 ou 10 microns et permettant le tracé précis des isothermes. Acta Electron 12:21–62

Kafarnik D, Engel JM (1979) Gelenkszintigraphie und Thermographie als diagnostische Hilfsmittel bei der rheumatoiden Arthritis. Therapiewoche 29:7291–7298

Katz S, Masterfano Th (1980) A preliminary report on the clinical testing of a new elastomeric liquid crystal film. In: Rakesh K, Gullino J, Gullino PM (eds) Thermal Characteristics of Tumors. Ann of the New York Academy of Sciences 335, New York 1980

Kirsch K (1981) Physiologie der Hautoberflächentemperatur. In: Engel J-M (Hrsg) Thermologie-Fachberichte 2, Baden-Baden, S 2

Konermann H, Koob E (1975) Möglichkeiten der Infrarot-Thermographie zur Diagnostik und Therapiekontrolle in der Orthopädie. Biomed Tech (Berlin [Suppl] 20

Konermann H, Koob E (1981) Thermographie. In: Witt AN, Rettig H, Schlegel KF, Hackenbroch M, Hupfauer W (Hrsg) Orthopädie in Praxis und Klinik, Bd II, Allgemeine Orthopädie. Thieme, Stuttgart

Konermann H, Koob E, Lilie J (1974) Infrarot-thermographische Untersuchungen bei aktiven und passiven physikalischen Maßnahmen. Phys Med Rehabil 15:239–243

Konermann H, Haasters J, Koob E (1976) Infrarot-Thermographische Bewertung von Spulenfeld und Teillichtbadbehandlungen. Z Phys Med 2:49–50

Koob E, Schlegel KF (1971) Die Bedeutung der Thermographie bei der Beurteilung und der Behandlung der primär chronischen Polyarthritis. Beitr Orthop 18:1–2

Koob E, Schuh R, Geerling A (1972) Infrarotthermographische Befunde in der Handchirurgie. Handchirurgie 4:123–126

Koopman DE (1980) Cholesteric plate thermography: the state of the art. In: Rakesh K, Gullino J, Gullino PM (eds) Thermal Characteristics of Tumors. Ann of the New York Academy of Sciences 335, New York

Kreatinge WR, Harmann MC (1980) Local Mechanisms Controlling Blood Vessels 8 Direct effects of temperature on blood vessels. Monographs of the Physiological Society 37

Kürbitz G (1981) Auslegungskriterien für radiometrisch messende Wärmebildgeräte. In: Engel J-M (Hrsg) Thermologie-Fachbericht 2, Baden Baden 58

Kunz H, Kaufmann HJ (1981) Zulassung von medizinischen Strahlungsthermometern zur Eichung. In: Engel J-M, Stüttgen G, Flesch U (Hrsg) Thermologie Fachberichte 2, Thermologische Messmethodik, Baden-Baden

Lambiris E, Stoboy H (1981) Thermographie bei Osteosynthesen und Totalendoprothesen des Kniegelenkes mit und ohne Infektion. Z Orthop 119:521–524

Lamprecht I (1981) Calorimetrie. In: Engel J-M (Hrsg) Thermologie-Fachberichte 2, Baden-Baden, S 22

Lehmann JF, Stonebridge JB, Delateur BJ, Warren CG, Halar E (1978) Temperatures in human tighs after hot pack treatment followed by ultrasound. Arch Phys Med Rehabil 59:472–475

Lemaire R, Hauttement JL (1976) Physiologie: la convection thermique cutanée. CR Acad Sci [D] (Paris) 283:57–58

Lenhart P, Keyl W (1975) Die Thermographie bei Sportverletzungen und Sportschäden des Bewegungsapparates. Fortschr Med 93:124–126

Magdeburg H (1981a) Plattenthermographie – Ein kontaktthermographisches Meßverfahren? In: Engel J-M (Hrsg) Thermologie-Fachberichte 3, Baden-Baden, S 25

Magdeburg H (1981b) Medizinische Elektrothermometer. MEDICA 6:414–420

Mamouni A, Robillard M, Chive M, Leroy Y, Sozanski JP, Moschetto Y (1981) Un Nouveau type d'Instrumentation Biomedicale (La Thermographie Microonde). Innov Techn Med 2:268–280

Mecheels J, Umbach K-H (1981) Hauttemperatur – Textile und bekleidungsphysiologische Anforderungen an therapeutische Wärmesegmente. Kassenarzt 20:282–287

Montgomery LD, Williams BA (1976) Effect of ambient temperature on the thermal profile of the human forearm, hand and fingers. Ann Biomed Eng 4:209–219

Müller-Vogt G (1981) Thermologische Meßmethodik im Patentrecht. In: Engel J-M (Hrsg) Thermologie-Fachberichte 2, Baden-Baden, S 25

Orloff S (1977) Some new criteria for the evaluation of disease activity in rheumatoid arthritis. Acta Rhum Belgica 1:263–278

Pantazatos P, Chen MM (1978) Computer aided tomographic thermographyy: a numerical simulation. J Bioeng 2:397–410
Phillips NC, Page Thomas DP (1979) Monitoring of experimental arthritis in rabbits. Ann Rheum Dis 38:89–93
Phillips NC, Page Thomas DP, Knight CG, Dingle JT (1979) Liposome-incorporated corticosteroids: II. Therapeutic activity in experimental arthritis. Ann Rheum Dis 38:553–557
Pochnaczevsky R (1981) Liquid crystal thermography of the spine and extremities – its value in the diagnosis of spinal root syndrom postgraduate course neuroradiology. Columbia-Presbyterian Medical Center, New York
Porto LOR, Graber J, Ring EFJ (1978) Thermographic study of the rheumatoid hand. Acta Rheumatol Portoguesa 6:147
Raskin MM, Martinez-Lopez M, Sheldon JJ (1976) Lumbar thermography in discogenic disease. Radiology 119:149–152
Ring EFJ (1980) Objective measurement of arthritis by thermography. Acta Thermogr 5:14–18
Ring EFJ (1981) Kontaktthermographie der Planta pedis. In: Engel J-M (Hrsg) Flüssigkristall-Thermographie. Thermologie Fachberichte 3, Baden-Baden
Ring EFJ, Bacon PA (1977) Quantitative Thermographic assessment of Inositol Nicotinate therapy in Raynaud's phenomena. J Int Med Res 5:217–222
Ring EFJ, Barker JR (1978) Thermal studies of the tibia in Paget's disease. Méditerr Méd 141:95–98
Ring EFJ, Collins AJ (1976) Quantitative thermography. Rheumatol Phys Med 10:337–341
Ring EFJ, Collins AJ, Bacon PA (1975) Evaluation thermographique des traitements anti-inflammatoires dans la polyarthrite rhumatoide. Rev Rhum 42:131–133
Ring EFJ, Dieppe PA, Bacon PA (1981) The thermographic assessment of inflammation and anti-inflammatory drugs in osteoarthritis. Br J Clin Pract 263
Ring EFJ, Steketee J, Aarts N (eds) (1981) Thermographic Image Processing. Walton Conference Center, Glasgow
Ring F, Watson C, Barker J (1981) Infrarot-Thermographie und thermische Clearance der Haut. In: Engel J-M (Hrsg) Thermologie-Fachberichte 2, Baden-Baden, S 18
Rudowski G (1980) The relationship between the quality and contents of thermovision images and the emissivity of objects and ambient temperature. Pol Przeg Rad Med Nukl XLIV:1–5
Rusch D (1981) Dynamische, quantitative Thermographie. In: Engel J-M (Hrsg) Thermologie-Fachberichte 2, Baden-Baden, S 13
Rusch D, Ott VR (1977) Neues Verfahren zur Auswertung von Rückenthermogrammen. Z Phys Med 6:43
Salisbury RS, Silva MDE, Hazleman BL, Parr G, Page Thomas DP (1981) Thermography and the assessment of inflammation. Ann Rheum Dis 40:522
Santilli G (1979) Achilles tendinopathies and paratendinopathies. J Sports Med Phys Fitness 19:245–258
Schmid-Schönbein J, Grunau G, Bräuer H (1980a) Exempla hämorheologica. Roussel Pharma, Wiesbaden
Schmid-Schönbein H (1980b) Physiologie und Pathophysiologie der Mikrozirkulation sowie Konsequenzen für deren pharmakologische Behandlung. Vortrag 1. Congress on Microcirculation and Ischemic Vascular Diseases, München
Schmidt KL (1981) Möglichkeiten und Grenzen der Schmerzbekämpfung mit Wärmeanwendungen. Z Phys Med 10:30–41
Schmidt KL, Mäurer R, Rusch D (1979) Zur Wirkung örtlicher Wärme- und Kälteanwendungen auf die Hauttemperatur am Kniegelenk. Z Rheumatol 38:213–219
Schmidt KL, Mäurer R, Rusch D (1980) Zum Verhalten der Hauttemperatur über entzündeten Kniegelenken unter täglicher Kryotherapie. Z Phys Med [Suppl] 1:58–59
Schmidt R, Thews G (1980) Physiologie des Menschen. Springer, Berlin Heidelberg New York
Shimmins J (1977) The digitization and analysis of thermographic images. Phys Med Biol 22:95–97
Shlens M, Stoltz MR, Benjamin A (1975) Orthopedic applications of liquid crystal thermography. West J Med 122:367–370
Steketee J (1973) Spectral emissivity of skin and pericardium. Phys Med Biol 18:686–694
Steketee J (1976) The influence of cosmetics and ointments on the spectral emissivity of skin. Phys Med Biol 21:920–930
Stolwijk JAJ (1977) Responses to the thermal environment. Fed Proc 36:1655–1658

Tauchmannova H, Hajzok O (1978) Sklerodermie – Verlaufskontrolle durch Thermografie. Aerztl Praxis 96:3268

Tauchmannova H (1980) Anwendung physikalisch-therapeutischer und Rehabilitationsmaßnahmen in der Behandlung diffuser Bindegewebskrankheiten. Z Physiother 32:105–110

Tauchmanova H (1978) Thermographic Terminology. Acta Thermogr [Suppl] 2

Theves B (1978) Die Wärmeabgabe von der Hautoberfläche des menschlichen Körpers: Herleitung aus einer Symmetrie der mittleren Gesamtkrümmung. Eur J Appl Physiol 38:239–259

Tichauer ER (1977) The Objective Corroboration of Back Pain Through Thermography. J Occup Med 19:727–731

Trifaud A, Amalric R, Piotout D, Liegey-Bagarry D (1981) Surveillance telethermographique des tumeurs osseuses irradiees. Rev Chir Orthop 67:187–192

Trnavsky G, Kern H, Fessl L (1980) Verhalten der Muskeltemperatur unter Kryotherapie. Z Phys Med 9:215–219

Trnavsky G (1981) Kryotherapie bei der Schmerzbekämpfung. Z Phys Med 10:42–48

Vermeij GF (1979) The pyroelectric vidicon camera as a medical thermograph. J Med Eng Technol 3:5–11

Viitanen SJ, Laaksonen AL (1970) Thermography in juvenile rheumatoid arthritis. Acta Rheumatol Scand 16:91–98

Warnke U, Altmann G (1979) Die Infrarotstrahlung des Menschen als physiologischer Wirkungsindikator des niederfrequent gepulsten schwachen Magnetfeldes. Z Phys Med 8:166–174

Werner J, Reents T (1980) A contribution to the topography of temperature regulation in man. Eur J Appl Physiol 45:87–94

Wexler CE (1980) Thermographic evaluation of trauma (spine). Acta Thermogr 5:3–5

Zerweck WJ, Engel JM (1978) Pharmakologische und thermographische Objektivierung der Wirksamkeit von Malinert-N-Salbe bei nichtentzündlichen rheumatischen Erkrankungen. Therapiewoche 28:3131–3142

X. Gelenkszintigraphie

Von

P. Pfannenstiel

Während der vergangenen 15 Jahre konnte die Gelenk- und Stützgewebsszintigraphie zu einem Verfahren entwickelt werden, das heute bei der Diagnostik und Verlaufskontrolle von entzündlichen und nicht entzündlichen Skeletterkrankungen zunehmend praktische Bedeutung gewinnt.

Von Maxfield et al. (1964) wurde zunächst ^{131}J-markiertes Humanserumalbumin zur Darstellung der entzündlichen Gelenkveränderungen empfohlen, das kurz darauf durch das kurzlebige Radionuklid ^{99m}Tc-Pertechnetat (^{99m}Tc-O$_4$), das sich nach intravenöser Injektion zu 90% an Serumalbumine bindet, ersetzt wurde (Alacron-Segovia et al. 1967). Die gesteigerte Anreicherung von ^{99m}Tc-Pertechnetat in entzündeten Gelenkweichteilen ist während der Frühphase, d.h. 10–20 min nach der intravenösen Injektion, vor allem auf die Hyperämie (Creutzig et al. 1972) und während der Spätphase, d.h. ca. 2 h nach der intravenösen Injektion, auf einen Übertritt des freien Pertechnetats in einen vorhandenen Gelenkerguß infolge von Permeabilitätsstörungen (McCarty et al. 1970; Hoffer 1976; Bergmann u. Kolarz 1976) zurückzuführen.

Die Entwicklung von ^{99m}Tc-Phosphatkomplexverbindungen durch Subramanian et al. (1971, 1972) brachte Anfang der 70er Jahre einen entscheidenden Fortschritt in der Erkennung von Skelettläsionen. Die Phosphatkomplexe werden nicht nur aufgrund einer gesteigerten Vaskularisation (Genant et al. 1974; Büll et al. 1975), sondern hauptsächlich auch aufgrund einer vermehrten Anlagerung in den gelenknahen Knochenabschnitten bei entzündlichen und nicht entzündlichen Gelenkerkrankungen angereichert (Büll 1975). Da die genaue chemische Zusammensetzung der ^{99m}Tc-Phosphatkomplexe noch nicht völlig geklärt ist, liegt auch noch keine einheitliche Theorie vor, die das pharmakokinetische Verhalten dieser Verbindungen erklären könnte (Kriegel 1977; Subramanian et al. 1975a). In der Anlagerung der ^{99m}Tc-Phosphatkomplexe an die Oberfläche des Hydroxyapatitis („Chemisorption") wird heute ein wesentlicher Mechanismus für die Anreicherung im Knochen gesehen (Citrin et al. 1975a, b; Subramanian et al. 1975b). Zusätzlich wird eine Abhängigkeit vom Kollagenstoffwechsel angenommen (Kaye et al. 1975; Desaulniers et al. 1974; Rosenthall u. Kaye 1975). Schließlich werden Beziehungen zum Kalziumgehalt des Gewebes (Silberstein et al. 1975) diskutiert.

Wahrscheinlich spielt die Summe der Komponenten „Chemisorption", „Kollagenaufnahme" und „Hyperämie" eine wesentliche Rolle für die Anreicherung von ^{99m}Tc-Phosphatkomplexen (Büll 1977), wodurch das Stützgewebsszintigramm in seiner Aussage vieldeutig wird und deshalb nur zusammen mit klinischen und röntgenologischen Daten interpretiert werden kann.

Während sich die ^{99m}Tc-Phosphatkomplexe sowohl im Knochen als auch im umgebenden Stützgewebe anreichern, erfolgt die Aufnahme von ^{99m}Tc-Pertechnetat vorwiegend in den den Weichteilen zuzurechnenden Geweben. Die ^{99m}Tc-Pertechnetat-Szintigraphie wird daher auch als „Weichteilszintigraphie"/ „Gelenkszintigraphie", die Szintigraphie mit ^{99m}Tc-Phosphatkomplexen als

„Knochen-" oder „Stützgewebsszintigraphie" bezeichnet. Obwohl das unterschiedliche biokinetische Verhalten von ^{99m}Tc-O_4 und ^{99m}Tc-Phosphatkomplexen zwar eine gewisse differentialdiagnostische Aussage ermöglicht, sind beide Verfahren unspezifisch.

Während sich die Analyse eines Röntgenbildes bei geringer Sensitivität durch hohe Spezifität auszeichnet, zeigt die Szintigraphie ein umgekehrtes Verhalten. Sie bildet Veränderungen in den Weichteilen oder in den gelenknahen Knochen bereits zu einem Zeitpunkt ab, zu dem diese sich noch im „mikroskopischen Bereich" abspielen. Damit vermittelt die Szintigraphie neben den morphologisch deskriptiven Aussagen des Röntgenbildes (Form, Knochenstruktur, Mineralsalzgehalt) eine komplementär ergänzende Information über die metabolisch-funktionelle Dynamik (HERMANN et al. 1975).

Wegen des unspezifischen Anreicherungsmechanismus ist das Alter des Patienten (physiologische Darstellung der Epiphysenfugen bei jüngeren Patienten) zu berücksichtigen. Es ist an Traumen (Anreicherung im Bereich von Prellungen, Hämatomen und vor allem frischen und z.T. auch noch alten Frakturen) zu denken. Es sind vorausgegangene operative Eingriffe am Skelett und andere anamnestische Angaben sowie pathologische Laborwerte wie z.B. die alkalische Knochenphosphatase, das Serumkalzium etc. zu berücksichtigen. Eine rein nuklearmedizinische Befundzuordnung ist meist nicht möglich.

Bei der Beurteilung der Stützgewebsszintigraphie im Bereich der Gelenke wird der nuklearmedizinisch tätige Arzt oft in eine Situation gebracht, in der er ohne Kenntnis anderer Befunde eine vermehrte Radioaktivitätsanreicherung zu beschreiben und zu deuten hat. In der klinischen Routine erfolgt die Beurteilung der Radioaktivitätsanreicherung in den Gelenken in der Regel durch einen visuellen Vergleich der Radioaktivitätsverteilung in dem untersuchten Gelenk mit der in einem benachbarten „normalen" Gelenk bzw. mit derjenigen im kontralateralen Gelenk oder mit derjenigen im angrenzenden Knochenbezirk.

In der Regel werden die Gelenk- und Stützgewebsszintigramme heute mit einer Gamma-Kamera aufgenommen. Wegen der besseren Darstellungsmöglichkeit, vor allem im Bereich des Hand- und Fußskeletts, eignen sich besonders Einzelaufnahmen. Verkleinerte Ganzkörperaufnahmen bringen nur im Bereich der großen Gelenke eine ausreichende Information.

Um Voraussetzungen für vergleichbare Ergebnisse sowohl bei der Frühdiagnostik als auch bei der individuellen Verlaufsuntersuchung sowie beim Vergleich verschiedener Patientengruppen untereinander schaffen zu können, sind standardisierte Aufnahmebedingungen erforderlich (PFANNENSTIEL et al. 1977, 1978a):

1. Gleiche Vorbereitung des Patienten: Eine Minimierung der äußeren und nicht krankheitsbedingten Einflüsse auf die Radioaktivitätsanreicherung, vor allem bei der ^{99m}Tc-O_4-Szintigraphie, sollte durch Beachtung folgender Punkte angestrebt werden: Etwa 30minütige Ruhepause vor der Untersuchung, Vermeiden einer durch Muskelarbeit oder Therapie bedingten Hyperämie (keine balneophysikalischen Maßnahmen am Tag der szintigraphischen Untersuchung).

2. Einheitliche Dosierung der Radiodiagnostika: Um die Radioaktivitätsanreicherung bei verschiedenen Patienten vergleichen zu können, sollte eine einheitliche Dosierung der Radiodiagnostika festgelegt werden. Es haben sich entweder die Verwendung von 10 mCi ^{99m}Tc-O_4 oder – wegen des größeren Zeitabstandes zwischen Injektion und szintigraphischer Aufnahme – von etwa 15 mCi ^{99m}Tc-Phosphatkomplexen, bei Kindern und Jugendlichen entsprechend Körpergewicht und Körpergröße niedrigere Radioaktivitätsmengen, bewährt.

3. Standardisierung der Aufnahmezeit: Die Zeitspanne zwischen der intrave-

nösen Injektionen und dem Beginn der szintigraphischen Untersuchung wird durch die oben erwähnte unterschiedliche Biokinetik der beiden Radiodiagnostika bestimmt. Da bei Verwendung von ^{99m}Tc-O$_4$ die Blutflußrate bestimmt werden soll, wird mit der szintigraphischen Untersuchung 15 min nach der intravenösen Injektion begonnen. Bei Verwendung von ^{99m}Tc-Phosphatkomplexen wird ein Zeitabstand von 3 h nach der intravenösen Injektion gewählt, da zu diesem Zeitpunkt die renale Ausscheidung des nicht vom Stütz- und Weichteilgewebe gebundenen Radioindikators so weit fortgeschritten ist, daß sich nur noch 10% der injizierten Dosis im Blut befinden und sich zu diesem Zeitpunkt ein ausreichendes Target-/Non-Target-Verhältnis ergibt (KRISHNAMURTY et al. 1975; SNOW u. WEBER 1975).

4. Reproduzierbarer Untersuchungsablauf: Um intra- und interindividuelle Vergleiche anstellen zu können, muß eine jeweils identische anatomische Position der zu untersuchenden Gelenkabschnitte beachtet werden. In einer konstanten Reihenfolge sollten die Finger-/Hand-, Ellenbogen-, Sprung- und Fußgelenke in der Horizontalebene szintigraphisch aufgenommen werden. Für eine vergleichende Aufnahme paariger Gelenke sollten jeweils die Finger-/Hand- und Zehengelenke nebeneinander simultan aufgenommen werden. Die Schulter-, Ileosakral- (ISG), Hüft- und Kniegelenke (seitlich und a.p.) sollten bei vertikaler Stellung des Strahlendetektors aufgenommen werden.

5. Einheitliche Expositionszeit: Bei den peripheren Gelenken und z.T. bei den ISG sollte pro Aufnahme eine jeweils konstante Expositionszeit gewählt werden. Bei den stammnahen Schulter-, Hüft- und z.T. noch Iliosakralgelenken sollte eine Impulsvorwahl eingehalten werden.

6. Einheitliche Filmbelichtung: Für die heute meist mit Hilfe eines Photoregistriersystems vorgenommene Dokumentation der Gelenkszintigramme auf Röntgenfilm sollte die Filmbelichtung konstant gehalten und auf eine fehlerlose Filmentwicklung geachtet werden.

Bei der hier beschriebenen standardisierten Aufnahmetechnik stellen sich unauffällige Gelenke im Photoszintigramm unter besonderer Berücksichtigung der Expositionszeiten „blaß" dar, während erst diskret erkrankte Gelenke von normalen Gelenken im Szintigramm schon frühzeitig durch eine vermehrte Radioaktivitätsanreicherung unterschieden werden können.

Wahl des Radiodiagnostikums. Bei der klinischen Frage nach entzündlichen Veränderungen in den peripheren Gelenken sollte zunächst immer eine Szintigraphie der Gelenke mit ^{99m}Tc-O$_4$ erfolgen (PFANNENSTIEL et al. 1977), während für die Untersuchung der stammnahen Gelenke und der Ileosakralgelenke (ISG) wegen Weichteilüberlagerungen die Szintigraphie mit ^{99m}Tc-Phosphatkomplexen geeigneter erscheint. Die ^{99m}Tc-O$_4$-Gelenkszintigraphie ist für die Frühdiagnostik bzw. den Ausschluß einer Arthritis in den peripheren Gelenken ein außerordentlich empfindlicher Parameter, der jedoch eine geringe Spezifität besitzt. Die ^{99m}Tc-Phosphatkomplex-Szintigraphie der peripheren Gelenke kann aufgrund des anderen biokinetischen Verhaltens dieses Radioindikators bei der Frühdiagnostik initialer entzündlicher Gelenkveränderungen vor allem bei jungen Patienten zu Fehlinterpretationen führen, da neben der Hyperämie Faktoren wie Anlagerung des Indikators an die Hydroxyapatidoberfläche oder das Kollagen die Aufnahme des Radioindikators in den gelenknahen Knochenanteilen mitbestimmen.

Klinische Bedeutung. In der Frühdiagnostik peripherer entzündlicher Gelenkerkrankungen stellen die visuell-semiquantitative ^{99m}Tc-O$_4$-Szintigraphie und die klinischen Untersuchungsmethoden in der Hand des erfahrenen Rheumatologen gleichwertige Verfahren dar (KAFARNIK et al. 1978; PFANNENSTIEL et al. 1978a). Bei der Diagnose der sero-negativen chronischen Polyarthritis kann die Szintigraphie mit ^{99m}Tc-O$_4$ weiterhelfen.

Die quantitative ^{99m}Tc-O$_4$-Szintigraphie hat bei Verlaufsuntersuchungen, z.B. bei der Überprüfung der Wirksamkeit eines Medikamentes im Rahmen der Arthritisbehandlung Bedeutung, wenn mit Hilfe einer an die Gamma-Kamera angeschlossenen Datenverarbeitungsanlage die Radioaktivitätsanreicherung nach standardisierten Aufnahmebedingungen quantitativ ausgewertet wird. Eine nicht krankheitsbedingte Streuung von etwa 15% der quantitativen Werte ist jedoch bei der Verlaufsuntersuchung zu berücksichtigen (KAFARNIK et al. 1980).

Die gleiche Streubreite von etwa 15% muß auch bei der Verlaufsuntersuchung von Patienten mit einer Sakroileitis berücksichtigt werden. Die Bestimmung des ISG-Kreuzbeinquotienten (LENTLE et al. 1977a, b; NAMEY et al. 1977; PFANNENSTIEL et al. 1978b; SEMMLER et al. 1978) erlaubt allein nicht die Diagnose einer entzündlichen Gelenkerkrankung, ebensowenig wie ein niedriger ISG-Kreuzbeinquotient eine aktive Sakroileitis nicht mit völliger Sicherheit ausschließt. Die Röntgenaufnahme der Ileosakralgelenke ist zur Beurteilung auf jeden Fall heranzuziehen (BANDILLA et al. 1977a, b; CREUTZIG et al. 1979; HENGST u. FISCHER 1979).

Während die fehlende Spezifität der ^{99m}Tc-O$_4$-Gelenkszintigraphie und der ^{99m}Tc-Phosphatkomplex-Stützgewebsszintigraphie und damit die differentialdiagnostischen Schwierigkeiten Nachteile der Verfahren sind, können folgende Vorteile genannt werden (PFANNENSTIEL et al. 1978b; PFANNENSTIEL u. SEMMLER 1978):

1. Einfache und nicht belastende Durchführung des Verfahrens, das weit weniger kostspielig und in Frühfällen teilweise ergiebiger als ein röntgenologischer Skelettstatus sein kann.

2. Die klinisch erhobenen Befunde korrelieren in Frühfällen besser mit den nuklearmedizinischen als mit den röntgenologischen Befunden, zumindest bezüglich der peripheren Gelenke.

3. Die Erfassung aller Gelenke ist – je nach Indikation im ^{99m}Tc-Pertechnetat- oder ^{99m}Tc-Phosphatkomplex-Szintigramm – in einem Untersuchungsgang von nur etwa 30 min Dauer möglich.

4. Für die Dokumentation der meist viele Gelenke befallenden chronischen rheumatoiden Arthritis sind die szintigraphischen Verfahren besser geeignet als die röntgenologischen Untersuchungsverfahren, zumindest in Frühfällen.

5. Eine fehlende Anreicherung von ^{99m}Tc-Pertechnetat bei Gelenkbeschwerden macht eine entzündliche Genese der Gelenkbeschwerden unwahrscheinlich, wodurch bei unklaren Arthralgien eine Abgrenzung von degenerativen Prozessen möglich ist.

6. Durch die wiederholte Anwendung der Gelenk- und Knochenszintigraphie können der Krankheitsverlauf und der Erfolg therapeutischer Maßnahmen objektiviert werden.

Literatur

Alacron-Segovia D, Trujegue M, Tovar E (1967) Scintillation scanning of joints with technetium-99m. In: Proc Ann Meeting of the American Rheumatoid Association, New York

Bandilla K, Pfannenstiel P, Berg D, Henne W (1976) Nuklearmedizinische Diagnostik entzündlich-rheumatischer Primärläsionen: II. Vergleichende Untersuchungen des anamnestischen, klinischen, röntgenologischen und nuklearmedizinischen Befundes. Verh Dtsch Ges Rheumatol 4:168–175

Bandilla K, Semmler U, Berg D, Adam W, Pfannenstiel P (1977a) Klinische Bedeutung der quantitativen Auswertung von ^{99m}Tc-EHDP-Szintigrammen der Ileosakralgelenke. Verh Dtsch Ges Inn Med 82:1801–1805

Bandilla K, Berg D, Semmler U, Pfannenstiel P (1977b) HLA-B27-typing in combination with bone scanning for differential diagnosis of back pain. J Rheumatol [Suppl 3] 4:114

Bergmann H, Kolarz G (1976) Pertechnetate uptake of joints in rheumatoid arthritis. Eur J Nucl Med 1:205–210

Büll U (1977a) Zur Problematik der Knochenszintigraphie: Biokinetik knochenaffiner Radiopharmaka in pathologisch veränderten Knochen- und Weichteilregionen. Med Welt 28:68–72

Büll U, Schattenkirchner M, Frey KW (1974) Vergleich röntgenologischer und szintigraphischer Befunde bei der Spondylitis ankylopoetica. Fortschr Roentgenstr 121:369–377

Büll U, Lieven H v, Leisner B (1975) Zur Frage der Weichteilkonzentration von ^{99m}Tc-Zinn-Phosphat-Komplexen. Nucl Med 14:91–105

Citrin DL, Bessent RG, McGinley E, Gordon D (1975) Dynamic studies with ^{99m}Tc-EHDP in normal subjects and in patients with bone tumors. J Nucl Med 16:886–890

Citrin DL, Bessent RG, Tuohy JB, Elms ST, McGinlay E, Greig WR, Blumgart LH (1975b) A comparison of phosphate bone-scanning agents in normal subjects and patients with malignant disease. Br J Radiol 48:118

Creutzig H, Wittenborg A, Hernady T (1972) Vergleichende Untersuchungen zur Gelenkszintigraphie mit ^{99m}Tc und ^{113m}In. Fortschr Roentgenstr 117:81–86

Creutzig H, Baushausen C, Dach W (1979) Quantitative Knochenszintigraphie des Ileosakralgelenkes? Nucl Med 18:2

Desaulniers M, Fuks A, Hawkins D, Lacourciere Y, Rosenthall L (1974) Radiotechnetium polyphosphate joint imaging. J Nucl Med 15:417–423

Genant H, Bautovich GJ, Singh M, Lathrop K, Harper PV (1974) Bone-seeking radionuclides: An in-vivo-study of factors effecting skeletal uptake. Radiology 113:373–382

Hengst W, Fischer M (1979) Kritische Untersuchungen zur nuklearmedizinischen Diagnostik der ankylosierenden Spondylitis. Acta Rheumatol 4:19–24

Hermann HJ, Kraska H, Falk I, Sörensen H, Soulier W (1975) ^{99m}Tc-Polyphosphat-Gelenkszintigraphie, Xeroradiographie und Röntgendiagnostik der Hände. Nucl Med 13:341

Hoffer PB, Genant HK (1976) Radionuclide joint imaging. Semin Nucl Med 6:121–137

Kafarnik D, Semmler U, Miehlke K, Pfannenstiel P (1980) Die Wertigkeit klinischer, röntgenologischer und szintigraphischer Befunde in der Frühdiagnostik entzündlicher Gelenkerkrankungen. Verh. Dtsch Ges Rheumatol 6:426

Kafarnik D, Semmler U, Wiegmann A, Pfannenstiel P, Miehlke K (1981) Vergleichende Arzneimittelstudie mit szintigraphischen Kontrolluntersuchungen. Z Rheumatol 40:62

Kaye M, Silverton S, Rosenthall L (1975) Technetium-99m-pyrophosphate: studies in vivo and in vitro. J Nucl Med 16:40–45

Kriegel H (1977) Pharmakologische und biokinetische Daten bei Verwendung von ^{99m}Tc-markierten Phosphatverbindungen. Med Welt 28, 2:55–60

Krishnamurty GT, Huebotter RJ, Walsh CF, Rylor JR, Kehr MD, Tubis M, Blahd WH (1975) Kinetics of ^{99m}Tc-Labelled pyrophosphate and polyphosphate in man. J Nucl Med 16:109–115

Lentle BC, Russel AS, Percy JS, Jackson FI (1977a) Scintigraphic findings in ankylising spondylitis. J Nucl Med 18:524–528

Lentle BC, Russell AS, Percy JS, Hackson FI (1977b) The scintigraphic investigation of sacroiliac disease. J Nucl Med 18:529–533

Maxfield WS, Weiss TE, Murison PJ, Hidalgo JV (1964) Localisation of I.H.S.A. in rheumatoid joints. J Nucl Med 5:373

McCarty DJ, Polcyn RE, Collins PA, Gottschalk A (1970) 99m-technetium scintiphotography in arthritis: I. Technic and interpretation; its nonspecificity and clinical and roentgenographic correlations in rheumatoid arthritis. Arthritis Rheum 13:11–32

Namey ThC, McIntyre J, Buse M, LeRoy EC (1977) I. Quantitative sacroiliac scintigraphy in early HLA-B27-associated sacroiliitis. Arthritis Rheum 20:1058–1064

Pfannenstiel P (1978) Klinische Bedeutung der quantitativen Gelenkszintigraphie. In: Schmidt, Woldring (Hrsg) Nuklearmedizin – Stand und Zukunft. Schattauer, Stuttgart, S 307–313

Pfannenstiel P (1978) Möglichkeiten der Früherkennung der chronischen Polyarthritis und der Spondylitis ankylans durch neue szintigraphische Methoden. Therapiewoche 28:6180–6184

Pfannenstiel P (1978) Nuklearmedizinische Methoden in der Diagnostik von Gelenkerkrankungen.

In: Ortis-Berrocal J, Schmidt HAE (Hrsg) Klinische Bedeutung nuklearmedizinischer Diagnostik und Therapie. Schattauer, Stuttgart

Pfannenstiel P, Semmler U (1977) Stellenwert der Gelenk- und Knochenszintigraphie bei benignen Skeletterkrankungen. Med Welt 28:73–80

Pfannenstiel P, Semmler U (1978) Die diagnostische Bedeutung der Szintigraphie bei entzündlichen Erkrankungen des Skelettsystems. Nuklearmedizin 1:47–57

Pfannenstiel P, Semmler U, Adam W (1977) Gelenkszintigraphie 15 min nach ^{99m}Tc-O$_4$ und 15 bzw. 180 min nach ^{99m}Tc-EHDP. Nuc Compact 8:71–76

Pfannenstiel P, Semmler U, Adam W, Halbsguth A (1978) Quantitative Gelenkszintigraphie. In: Höfer R (Hrsg) Radioaktive Isotope in Klinik und Forschung, Egermann, Wien, Bd 13.

Pfannenstiel P, Semmler U, Adam W, Halbsguth A (1978b) Indikationen für die Skelettszintigraphie im Vergleich zur Röntgendiagnostik. Intern Welt 1:96–102

Pfannenstiel P, Semmler U, Adam W, Halbsguth A (1980) Comperative study of quantitating radioactivity in sacroiliac scintigraphy. Proc 2nd Congr Europ Soc Nucl Med London. Eur J Nucl Med 5:49

Rosenthall L, Kaye M (1975) Technetium-99m-pyrophosphate kinetics and imaging in metabolic bone disease. J Nucl Med 16:33–39

Semmler U, Bandilla K, Pfannenstiel P (1978) Quantitative Szintigraphie der Ileosakralgelenke. In: Schmidt, Woldring (Hrsg) Nuklearmedizin – Stand und Zukunft. Schattauer, Stuttgart, S 335–338

Semmler U, Pfannenstiel P (1979) Möglichkeiten und Grenzen der Gelenkszintigraphie bei Kindern. In: Hahn K (Hrsg) Pädiatrische Nuklearmedizin, Bd 1. Kirchheim, Mainz, S 115

Semmler U, Pfannenstiel P, Adam W, Wiegmann A (1980) Vereinfachte quantitative Auswertung von Gelenkszintigrammen. Verh Dtsch Ges Rheumatol 6:271

Silberstein EB, Francis MD, Tofe AJ, Slough CL (1975) Distribution of ^{99m}Tc-Sn-diphosphonate and free ^{99m}Tc-pertechnetate in selected soft and hard tissues. J Nucl Med 16:58–61

Snow RM, Weber DA (1975) Time-dependent image quality using ^{99m}Tc-pyrophosphate. J Nucl Med 16:879–882

Subramanian G, McAfee JG, O'Mara RE, Rosenstreich M, Merter H (1971) ^{99m}Tc-polyphosphate pp 46, a new radiopharmaceutical. J Nucl Med 12:399–400

Subramanian G, McAfee JG, Mehter A, Connor T (1972) ^{99m}Tc-EHDP: A potential radiopharmaceutical for skeletal imaging. J Nucl Med 13:947–950

Subramanian G, McAfee JG, Blair RJ, Kailfelz FA, Thomas DF (1975a) Technetium-99m-methylene diphosphonate – a superior agent for skeletal imaging: comparison with other technetium complexes. J Nucl Med 8:744–755

Subramanian G, McAfee JG, Blair RJ, Rosenstreich M, Coco M, Duxbury CE (1975b) Technetium-99m-labeled stannous imidodiphosphonate, a new radiodiagnostic agent for bone scanning: comparison with other ^{99m}Tc-complexes. J Nucl Med 12:1137–1143

XI. Medikamentöse Therapie

Von

N. Thumb

Mit 4 Abbildungen und 17 Tabellen

Vorbemerkungen

Die Zahl der schon im Handel befindlichen und der derzeit noch in Erprobung stehenden antirheumatischen Substanzen nimmt jährlich rasch weiter zu und die Entwicklung auf diesem Gebiet ist nur noch sehr schwer zu überblicken. In Anbetracht dieser Tatsache und des begrenzten zur Verfügung stehenden Raumes, wird bei der Besprechung der einzelnen Substanzen nur auf die wesentlichen Daten betreffend Pharmakologie, Pharmakokinetik, Indikation und vor allem auch Nebenwirkungen eingegangen werden. Eine solche Beschränkung widerspricht zwar dem Charakter eines Handbuches, ist aber unter den gegebenen Umständen nicht zu vermeiden. Dieser Tatsache soll dadurch Rechnung getragen werden, daß, wo immer möglich, Hinweise auf entsprechend weiterführende Literatur (Monographien, Symposionsberichte etc.) gegeben werden. Die verschiedenen chemischen, pharmakologischen und pharmakokinetischen Angaben über die einzelnen Substanzen wurden vorwiegend aus in Fachzeitschriften veröffentlichten Publikationen, zum Teil aber auch, wo solche nicht vorlagen, nach Angaben der verschiedenen Herstellerfirmen zusammengestellt.

Eine ausgezeichnete Übersicht zur Therapie rheumatischer Erkrankung und insbesondere deren medikamentöse Behandlung, wurde von Mathies et al. (1980a) publiziert.

Substanzen zur Behandlung der Gicht werden in dieser Abhandlung bewußt nicht erwähnt, da sie ausführlich im Band VII/2 (Gicht) dieses Handbuches dargestellt sind.

A. Basistherapeutika bei entzündlichen Gelenkerkrankungen

Die sogenannten Basistherapeutika greifen nicht wie die Symptomatika (nichtsteroidale Antirheumatika) direkt am Erkrankungsort, sondern irgendwo in den pathogenetischen Mechanismus der entzündlich-rheumatischen Erkrankungen ein (Mathies 1979). Zu dieser Substanzgruppe gehören Antimalariamittel, Goldsalze, D-Penicillamin, Immunsuppressiva und Immunmodulatoren. Im anglo-amerikanischen Sprachraum hat sich in letzter Zeit für diese Substanzgruppe der Begriff „slow onset antirheumatic drugs" beziehungsweise „disease modifying antirheumatic drugs" eingebürgert.

1. Goldverbindungen

a) Geschichte

Nach dem ersten Bericht von KOCH (1890) über die Wirksamkeit von Gold-Zyanid auf Tuberkelbazillen in der Kultur, folgte zunächst die erste klinische Anwendung bei verschiedenen Tuberkuloseformen durch BRUCH u. GLÜCK 1913 und JUNKER 1913. 1927 publizierten, unabhängig voneinander, LANDE und PICK über die Anwendung von Natriumaurothioglukose (Solganal) bei verschiedenen rheumatischen Gelenkerkrankungen. Der Durchbruch der Goldsalze in der Behandlung der chronischen Polyarthritis erfolgte nach den grundlegenden Arbeiten von FORESTIER 1929 und 1935, der zunächst Goldthiopropanolnatriumsulfonat (Allochrysine) verwendete (Übersicht bei SCHATTENKIRCHNER 1977).

b) Pharmakologie und Pharmakokinetik

Eine Übersicht über die heute in Verwendung stehenden Goldpräparate gibt Tabelle 1. Die verschiedenen Goldverbindungen unterscheiden sich zunächst durch ihre unterschiedlichen, fast ausschließlich organischen Trägersubstanzen, sowie durch den unterschiedlichen Goldgehalt.

Nach Einbringen des Goldes in den Organismus, erfolgt der Transport desselben im Blut, wie Tierversuche am Kaninchen (McQUEEN u. DYKES 1969)

Tabelle 1. Goldpräparate

Chemische Verbindung	Goldgehalt (%)	Präparatenamen
Parenterale Präparate		
Natriumaurothiomalat	46	Myocrysin (USA)
		Myochrisine (Skandinavien und England)
		Tauredon (Bundesrepublik Deutschland, Österreich)
Auro-thioglukose	50	Solganal (USA)
		Aureotan (Bundesrepublik Deutschland)
Natriumauro-thiosulfat	37	Sanocrysin (Skandinavien und Ostblockländer)
Phosphorkomplex aus dem Natriumsalz der p-dimethylamino-phenylphosphinsäure und Gold und Natriumthiosulfat	21	Fosfocrisolo (Italien, Schweiz)
Auro-thiopolypeptid	13	Auro-Detoxin (Bundesrepublik Deutschland)
Auro-thiopropanol-Natriumsulfonat	30	Allochrysine (Frankreich)
Orales Präparat		
2,3,4,6-tetra-o-acetyl-1-thio-β-D-glucopyranosato-s-triethylphosphin-gold (Auranofin)	29	Ridaura (Bundesrepublik Deutschland)

und Untersuchungen von EBERL und ALTMANN (1970) am Menschen gezeigt haben, fast ausschließlich durch Bindung an Serumalbumin. GERBER et al. (1974) fanden nach einer Tracer-Injektion von Au 195-Aurothiomalat nach 60 Tagen noch 43% des Goldes im Körper bei einer mittleren Serumhalbwertszeit von $5,5 \pm 0,4$ Tagen. WALLER et al. (1979) fanden nach dem 14. Tag eine Halbwertszeit von etwa 10 Tagen.

In letzter Zeit haben sich vor allem EBERL (1974) und SCHATTENKIRCHNER (1977) mit der Pharmakokinetik der Goldverbindungen beschäftigt. Nach SCHATTENKIRCHNER (1977) erreicht der Plasmagoldspiegel bei üblicher Dosierung im allgemeinen 0,2–0,8 mg% bei einer zugehörigen Harnausscheidung von etwa 2–3 mg und einer Stuhlexkretion von 0,2–0,4 mg täglich. Dies bedeutet, daß etwa 83–90% des Goldes über die Niere und 10–17% über den Darm (SCHATTENKIRCHNER 1977) ausgeschieden werden. Studien über die Goldverteilung im Organismus stammen von FREYBERG et al. 1941, BLOCK et al. 1944 sowie LAWRENCE 1961.

GOTTLIEB et al. (1972) fanden bei einem tödlich verunglückten, unter Goldtherapie stehenden Patienten, eine besondere Anreicherung des Goldes in den Geweben des retikulo-endothelialen Systems (Lymphknoten, Leber und Milz).

Weitere Übersichten zum Metabolismus: HERRLINGER u. WEIKERT (1981); Goldkeratinat: JELLUM et al. (1980).

c) Lokalisation von Gold im Gelenk

Goldsalze reichern sich im entzündeten Gewebe an (JEFFREY et al. 1958) und nach LAWRENCE (1961) ist die Goldkonzentration in einem entzündeten Gelenk zweieinhalbfach höher als in einem symptomfreien. LEWIS und ZIFF (1966) und MADSEN et al. (1977) konnten Goldkörnchen im Zytoplasma der synovialen Deckzellen und subsynovialen Phagozyten nachweisen. NAKAMURA und IGARASHI (1977) fanden Gold in den Lysosomen nur der Deckzellen Typ A und den subsynovialen, mononukleären Zellen. In einer Literaturübersicht und anhand eigener Untersuchungen über die Goldlokalisation im Gelenk an 21 Patienten mit chronischer Polyarthritis kommt MOHR (1982) zu dem Schluß, daß Gold keinen wesentlichen Einfluß auf die Struktur der Synovialmembran hat.

d) Wirkungsweise

Der Effekt auf das *Immunsystem* scheint für die Wirkung der Goldverbindungen bei der chronischen Polyarthritis sehr wesentlich zu sein. Über eine Hemmung der Antigen- und Mitogen-induzierten Lymphozytenstimulation in vitro berichten LIPSKY und ZIFF (1976, 1977) und bei mit Gold behandelten Patienten mit chronischer Polyarthritis FIKRIG und SMITHWICK (1968) und BAENKLER und SCHEIFFARTH (1971). HARTH et al. (1976) fanden eine Beeinflussung der T-lymphozytenabhängigen Funktionen in vitro durch therapeutische Goldsalzkonzentrationen, NOWOTNY et al. (1976) eine solche der Phagozytose der Granulozyten.

Sehr wesentlich für die Wirkung der Goldverbindungen bei chronisch-entzündlichen Gelenkprozessen dürfte außerdem auch deren Effekt auf die mononukleären Phagozyten sein. So beobachteten JESSOP et al. (1973) unter Goldtherapie eine Normalisierung der zunächst erhöhten Phagozytoseaktivität der Makrophagen und neutrophilen Granulozyten bei Patienten mit chronischer Polyarthritis und UGAI et al. (1979) bei Inkubation mononukleärer Zellen aus menschlichem peripherem Blut morphologische Veränderungen und eine Herabsetzung der funktionellen Aktivität dieser Phagozyten. KLEINE et al. (1982) beobachteten in vitro eine Hemmung der Monozytenfunktion (Chemotaxis, Phagozytose) durch verschiedene Goldverbindungen. Nach MOWAT (1978) führt Natriumaurothiomalat in vitro zu einer dosisabhängigen *Hemmung der Chemotaxis* neutrophiler Granulozyten von cP-Patienten.

Diese Ergebnisse sprechen dafür, daß die Hauptwirkung des Goldes auf einer Beeinflussung der mononukleären Phagozytenfunktion beruht. Über einen Vergleich der Auranofin- mit der Natriumaurothiomalat-Wirkung auf die Immunantwort, berichten LORBER et al. (1982).

Eine Beeinflussung spezifischer Antikörpertiter wie z.B. natürlich vorkommender Antikörper gegen Masern, Pertussis oder Diphterie, wurde von THUMB et al. (1970) nicht beobachtet.

Natriumaurothiomalat verhindert außerdem die Aktivierung von C4 und C2 durch die C1-Komponente (SCHULTZ et al. 1974). HASSELBACHER (1981) fand ebenfalls eine Hemmung, vorwiegend der klassischen *Komplementkaskade*, geringer aber auch des „alternative pathway" durch Natriumaurothiomalat, allerdings in Konzentrationen die deutlich über den in Patientenseren zu beobachtenden lagen.

Am *Kollagen* bewirkt Gold eine Zunahme der Quervernetzung und dadurch eine geringere Immunogenität (ADAM 1968) bei gleichzeitiger Verschiebung des Verhältnisses löslichen zu unlöslichem Kollagen (BURKHARDT et al. 1971). Nach WAGNER et al. (1969) bewirken therapeutisch niedrige Dosen eine Stimulierung des Bindegewebsstoffwechsels (Zunahme der Inkorporationsrate von ^{35}S-Sulfat in die Sulfomukopolysaccharide).

Eine *Hemmung lysosomaler Enzyme* in verschiedenen Systemen wurde von PERSELLIN und ZIFF (1966), ENNIS et al. (1968), PERPER und ORONSKY (1974) und TAKALA et al. (1977) beobachtet. *Hemmung der Hyaluronidase* in der Synovialflüssigkeit (STEPHENS et al. 1975a).

Nach Untersuchungen von DEBY et al. (1973) sowie PENNEYS et al. (1974) vermögen Goldsalze in Konzentrationen von 10^{-5} bis 10^{-6} M die *Prostaglandinsynthese* in vitro zu hemmen.

e) Wirksamkeit der Goldsalze – Ergebnisse von Doppelblinduntersuchungen

Die Wirksamkeit der Goldsalze bei entzündlichen Gelenkerkrankungen, insbesondere der chronischen Polyarthritis, war bereits aufgrund zahlreicher publizierter offener Therapiestudien weitgehend gesichert (Literaturzusammenstellung bei MOLL 1958). Dies gilt auch für die Behandlung der juvenilen Arthritis (MÄKELÄ et al. 1978). – Über einen Leukozytenanstieg beim Felty-Syndrom berichten MASTAGLIA u. OWEN (1981) und LUTHRA et al. (1981). Dem Research Sub-Committee des Empire Rheumatism Council (1960, 1961) kommt das Verdienst zu, durch eine kontrollierte Doppelblindstudie die Wirksamkeit der Goldtherapie bei der chronischen Polyarthritis eindeutig bewiesen zu haben. Seither sind einige weitere Doppelblindstudien und zwar von The Cooperative Clinics Committee der ARA (1973), SIGLER et al. (1974) und TRNAVSKY et al. (1974) durchgeführt worden.

Hinsichtlich der Kosten für die Durchführung einer Goldkur wird auf die interessanten Untersuchungen von LIANG und FRIES (1978) in den USA hingewiesen.

f) Indikationen und Kontraindikationen für eine Goldtherapie

Als *Indikation* für die Durchführung einer Goldtherapie gelten die verschiedensten entzündlichen Gelenkerkrankungen wie chronische Polyarthritis, juvenile Arthritis, chronischer Morbus Reiter, Psoriasisarthropathie und in beschränktem Maß auch die Spondylarthritis ankylopoetica, allerdings nur bei Vorliegen einer peripheren Gelenkbeteiligung. Nicht hingegen ist eine Goldkur indiziert bei ausgebrannten Formen einer chronischen Polyarthritis, einer Psoriasisarthropathie mit hochfloriden Hauterscheinungen und den Spondarthritiden ohne periphere Gelenkbeteiligung sowie dem Sjögren-Syndrom. Eine *absolute Kontraindikation* stellen die Kollagenosen im engeren Sinne wie SLE, Sklerodermie, Polymyositis und Dermatomyositis und die verschiedensten Arteriitiden (Panarteriitis nodosa etc.) dar. Weitere *Kontraindikationen* für eine Goldkur sind nach MEYER u. TAUBNER (1963): Blutungsneigung, Anämie, Thrombozyto- und Leukozytopenie; akute und chronische Leberschäden; Nierenschäden; Tuberkulose; dekompensierte Herzinsuffizienz; Neoplasmen und Kachexie; Schwangerschaft (ist umstritten, s. unter j, S. 342).

g) Dosierung und Therapieführung

Dosierung: Eine Goldsalzbehandlung ist immer mit einschleichender Dosierung zu beginnen, wobei man sich im allgemeinen an die Dosierungsschemata, wie sie im Beipacktext der verschiedenen Präparate angeführt sind, halten kann. Im Rahmen einer solchen Goldkur, die sich im allgemeinen über einen Zeitraum von 4–5 Monaten erstrecken wird, sollte eine Gesamtdosis an reinem Gold von etwa 0,65–0,7 g erreicht werden. Spricht ein Patient mit chronischer Polyarthritis auf Gold gut an, sollte im allgemeinen die Behandlung in Form einer Dauertherapie (SIGLER et al. 1974; SRINIVASAN et al. 1979) mit z.B. 20–25 mg *reinem Gold* alle 3 Wochen fortgeführt werden.

Bei nicht Ansprechen auf die initiale Goldkur kann diese nach einem Intervall von etwa 6–8 Wochen wiederholt werden.

Klinische und Laborkontrollen: Im Hinblick auf die große Zahl von Nebenwirkungen ist vor allem auf das Auftreten von Haut- und Schleimhautveränderungen, Magen-Darm-Störungen, Nierenschäden, Blutbildschäden etc. zu achten. Dies bedingt folgende Laborkontrollen: In 14tägigen Abständen Leukozyten-, Differential- und Thrombozytenzählung und kompletter Harnbefund. In 4–6 Wochen-Abständen gesamtes Blutbild, Leberfunktionswerte, Nierenfunktionswerte. Beim Auftreten von leichten Hautveränderungen, einer Proteinurie oder sonstigen Laborveränderungen (z.B. Eosinophilie, DAVIS u. HUGHES 1974) ist die Behandlung bis zur Normalisierung des Befundes zu unterbrechen und kann dann unter Umständen mit einer geringeren Dosis, bei weiterhin strenger Überwachung fortgesetzt werden. Schwere Haut- und Schleimhautveränderungen, aber auch eine höhergradige Proteinurie (über 2 g je 24 h) stellen eine eindeutige *Kontraindikation* für die Fortführung der Behandlung dar.

Versuche, die Wirksamkeit einer Goldtherapie durch Serumgoldspiegelbestimmungen (BARHUS et al. 1975; GOTTLIEB et al. 1974a; LORBER 1977) und durch Messung der Goldkonzentrationen in Haaren, Nägel und Haut (GOTTLIEB et al. 1974b) zu steuern, ergaben bisher uneinheitliche Resultate.

h) Nebenwirkungen

Die Angaben über die Häufigkeit von Nebenwirkungen im Verlauf einer Goldtherapie schwanken zwischen 5% (HAPPEL u. MEYER 1953) und über 50%

(GRAHAM u. FLETCHER 1943; THUMB et al. 1970). In einer Literaturzusammenstellung von FREYBERG (1966) über 7693 Fälle von cP, die in den Jahren 1935–1958 behandelt wurden, betrug im Durchschnitt die Nebenwirkungsquote 32,2%. Ernste Nebenwirkungen traten nach neueren Berichten in 4,5% auf (FREYBERG 1966). SCHATTENKIRCHNER (1977) beobachtete bei 74 mit Gold behandelten Patienten in 32 Fällen Nebenwirkungen und EBERL (1975) mußte bei 268 mit verschiedenen Goldpräparaten behandelten Patienten in 56 Fällen (=21%) die Therapie wegen Komplikationen abbrechen. Über pathologisch-anatomische Veränderungen als Folge einer Goldtherapie berichtet MOHR (1975).

Hautveränderungen: Am häufigsten werden Hauterscheinungen beobachtet, wobei als Frühzeichen häufig ein Pruritus auftritt. Nach FREYBERG (1966) ist jede im Verlauf einer Goldtherapie auftretende Hauterscheinung zunächst auf diese Behandlung zu beziehen. Im einzelnen handelt es sich um folgende Veränderungen: Dermatitis, lokalisierte Ekzeme zum Teil ähnlich einem Lichen planus (KONSTANTINOV et al. 1976), bleibende Nagelveränderungen wie Onycholyse und Nageldystrophie (VOIGT u. HOLZEGEL 1977), Haarausfall (ZAUN 1978) und Hyperpigmentierung.

Schleimhautveränderungen: Metallischer Geschmack, Stomatitis (FREYBERG 1966), aphtoide Ulcera (KUFFER et al. 1976).

Augenveränderungen:
α) Ablagerungen von metallischem Gold in der Kornea, die nach Absetzen der Therapie wieder reversibel sind (BEHREND u. RODENHÄUSER 1969; HASHIMOTO et al. 1972).
β) Augenentzündung mit Ausbildung von Kornealulzera (BEHREND u. RODENHÄUSER 1969).

Lungenveränderungen in Form von diffusen Infiltraten wurden in den letzten Jahren zunehmend beschrieben. Eine Übersicht über acht bisher in der Literatur mitgeteilte Fälle und über einen eigenen Fall geben TALA et al. (1979). Über je einen weiteren Fall berichten AUTRAN et al. (1977), PODELL et al. (1980) und SMITH und BALL (1980).

Vasomotorenreaktionen („Nitritoide Reaktion") werden seit dem ersten Bericht von LINTZ (1941) gelegentlich unter Natriumaurothiomalat (SMITH et al. 1958; AUSTAD 1970; GOTTLIEB u. BROWN 1977; CRUZ-FILHO et al. 1979), viel seltener mit Auro-Thioglucose beschrieben (SMITH et al. 1958). SMITH et al. (1958) beobachteten eine solche Vasomotorenreaktion in 2,8% ihrer 207 mit Natrium-Auro-Thiomalat behandelten Patienten. GOTTLIEB und BROWN (1977) beschrieben einen 69jährigen Mann, bei dem es im Anschluß an eine Natriumaurothiomalat-Injektion zum Auftreten eines Vorderwandinfarktes gekommen war. DAVISON (1980) sah eine nitritoide Reaktion in 2 Fällen erst nach den sehr hohen Gesamtdosen von 6225 bzw. 7600 mg Natriumaurothiomalat.

Magen-Darm-Erscheinungen: Nausea, Anorexie, Diarrhoe und abdominelle Krämpfe (FREYBERG 1966). Schwere Enterokolitiden hingegen sind äußerst selten. STEIN und UROWITZ (1976), die einen eigenen Fall publizierten, fanden in der Literatur nur weitere 10 einschlägige Fallberichte. Weitere Fallberichte stammen von GERSTER et al. (1976), HERTZ et al. (1978) und HUSTON (1980).

Unter dem oralen Goldpräparat Auranofin werden wesentlich häufiger Diarrhoen (15–20%) beobachtet, die dann oft zum Abbruch der Therapie zwingen (s. unter l, S. 343).

Leberschäden sind ebenfalls selten (MEYER 1963), wurden jedoch in Form allergisch-cholestatischer Hepatosen von MOESCHLIN u. SIEGENTHALER (1960), WIONTZEK u. SCHMIDT (1970), SCHENKER et al. (1973), FAVREAU (1977) und GISHAN et al. (1978) gesehen. Ein weiterer Fall von CHARHON et al. (1980).

Eine Gold-Neuropathie wurde in einigen wenigen Fällen beschrieben (WALSH 1970; GERBER u. PAULUS 1975), desgleichen auch Fälle mit Guillain-Barré-Syndrom (Übersicht bei SERRE et al. 1975; KATRAK et al. 1980). Hirnorganisches Syndrom (ERHARDT et al. 1978).

Nephropathie: Eine Nephropathie, eine eher seltene Komplikation, tritt in etwa 1–3% der Fälle auf (Research Sub-Committee Empire Rheumatism Council, 1960, 1961). Ausführliche Publikationen über die Gold-Nephropathie stammen u.a. von SILVERBERG et al. 1970; VAAMONDE u. HUNT 1970; KATZ u. LITTLE 1973; SKRIFVARS 1979. Nach Tieruntersuchungen an der Ratte (NAGI et al. 1971) und Untersuchungen am Menschen (VAAMONDE u. HUNT 1970; VIOL et al. 1977; SKRIFVARS 1979) handelt es sich bei diesen Läsionen um eine Immunkomplexnephropathie mit granulären Ablagerungen von IgG-C3-Komplexen und gelegentlich auch IgM und noch seltener IgA und IgE (BERGER et al. 1979) entlang der glomerulären Basalmembran, also um eine membranöse Glomerulonephritis. Daneben wurde in letzter Zeit von PALOSUO et al. (1978) das Auftreten präzipitierender Antikörper gegen ein ubiquitäres Nephritis-assoziiertes Gewebsantigen bei mit Gold behandelten Fällen von chronischer Polyarthritis beobachtet. (Kurze Literaturübersicht bei BURGER et al. 1979.)

Blutbildschäden sind selten, enden aber oft tödlich. WOHLENBERG (1972) berichtet über einen eigenen Fall und 32 weitere einschlägige Fälle in einem Literaturüberblick der Jahre 1932–1969, von denen 22 letal ausgingen. KAY (1976) veröffentlichte die dem Committee on Safety of Medicine in Großbritannien zwischen 1965 und 1971 bekanntgewordenen 55 Patienten, die unter Goldtherapie eine Blutdyskrasie entwickelten, von denen schließlich 15 an einer Panmyelopathie starben (Knochenmarkshypoplasie).

Weitere Übersichten zu diesem Thema: EDITORIAL des British Medical Journal (1971) und GIRDWOOD (1974).

Eine *Thrombozytopenie* kommt nach ROTHERMICH (1979) in etwa 1% aller behandelten Fälle vor, ist aber gewöhnlich gutartig und bildet sich nach Absetzen der Goldsalze zurück. Eine einschlägige Übersicht anhand 1000 eigener Behandlungsfälle und Korrelation mit HLA DR-Antigenen wurde von COBLYN et al. (1981) publiziert. Auch noch $1^1/_2$ Jahre nach Absetzen des Goldsalzes wurde von STAFFORD und CROSBY (1978) eine Thrombopenie beobachtet, sowie von HERBST et al. (1975) eine chronische Thrombopenie.

Eine *Granulozytopenie* ist ebenfalls sehr selten und, wenn sie ohne sonstige Knochenmarksschädigung auftritt, im allgemeinen gutartig (ROTHERMICH 1979).

Ein Fall einer reinen *Erythrozytenaplasie* nach Goldbehandlung (120 mg Gold) wurde von REID und PATTERSON (1977) veröffentlicht. Von HARTH et al. (1978) wurden 10 Patienten mit reiner Thrombozytopenie nach Natriumaurothiomalat ohne sonstige Knochenmarksaplasie ohne tödlichen Ausgang geschildert und eine kurze Literaturübersicht über hypoplastische und aplastische Anämie gegeben. Relativ häufig wird noch vor Beginn anderer Nebenwirkungen wie Hautveränderungen, Schleimhautveränderungen etc. eine *Eosinophilie* gefunden (DAVIS u. HUGHES 1974).

Die Rate tödlicher Komplikationen als Folge einer Goldtherapie wird in der Literatur mit 0,4% (SHORT et al. 1946) bis 0,8% (MEYER 1963) angegeben, dürfte aber heute deutlich niedriger liegen. Siehe auch GUMPEL (1978).

Verabreichte *Goldsalzgesamtmenge* und *unerwünschte Wirkungen*: Wie verschiedene Untersuchungen ergeben haben, besteht eine eindeutige Korrelation zwischen der Höhe der wöchentlich gegebenen Goldsalzmenge und der Häufigkeit der verschiedensten Nebenwirkungen bei einer Goldtherapie (FREYBERG 1966). Außerdem dürfte die Verträglichkeit des Goldes mit steigendem Alter abnehmen (DEBOSSET u. BITTER 1973). JALAVA et al. (1977) kamen bei dem Versuch, bei cP-Patienten Befunde zu finden, die eine Vorhersage auf eventuelle Goldnebenwirkungen ermöglichen zu dem Schluß, daß bei Patienten mit Nebenwirkungen höhere IgM-Spiegel bestanden.

j) Goldtherapie und Gravidität

Hier liegen nur wenige Berichte vor. ZVAIFLER (1979) erwähnt nur in einem Satz, daß bei graviden Frauen unter einer Goldtherapie weder bei der Mutter noch am Kind unerwünschte Effekte gesehen wurden. MIYAMOTO et al. (1974) sahen bei 26 Patientinnen, die während der gesamten Gravidität Goldsalze erhalten hatten, gesunde Kinder und auch bei 43 weiteren Patientinnen, bei denen die Goldtherapie am Anfang bis zur Mitte der Gravidität abgebrochen worden war, lediglich zwei kongenitale Hüftveränderungen. SMITH et al. (1982) sahen je ein gesundes Kind nach Natriumaurothiomalat bzw. Auranofin.

Allerdings liegen Berichte über Langzeitbeobachtungen solcher Kinder noch nicht vor und ROCKER und HENDERSON (1976) konnten bei einem 20 Wochen alten Fetus bei morphologisch unauffälligem äußeren und inneren Erscheinungsbild in den verschiedensten Organen Goldablagerungen nachweisen. Nach COHEN et al. (1981) stellt der Eintritt einer Gravidität unter einer laufenden Goldtherapie keine Indikation zum Abbruch dieser Behandlung dar, allerdings sollte eine Goldbehandlung im Verlaufe einer Schwangerschaft nicht neu begonnen werden. Über den Stoffwechsel von Gold während der Laktation berichtet BLAU (1973).

k) Zur Therapie der Goldnebenwirkungen

Zur Therapie der Goldnebenwirkungen wird seit langem BAL (British antilewisite [Dimercapto-Propanol]), eine schwermetallchelierende Substanz, verwendet.

Nach FREYBERG (1966) sollten 2,5 mg BAL/kg Körpergewicht 4 × täglich injiziert werden. Die Nebenwirkungen dieser Therapie sind allerdings nicht unbeträchtlich (Salivation, Nausea, Erbrechen, Blepharospasmus, Schwitzen, Bauchkrämpfe, Kopfschmerzen etc.).

Von EYRING und ENGLEMAN (1963) wurde D-Penicillamin, ebenfalls ein Schwermetallchelator, zur Therapie der Goldnebenwirkungen eingesetzt. Nach den Befunden von DAVIS und BARRACLOUGH (1977) und den Untersuchungen von SCHAEFFER et al. (1980), ebenso wie LYLE (1981) ist aufgrund der außerordentlich festen Eiweißbindung des Goldes auch im Gewebe D-Penicillamin nicht imstande Gold in merkbarem Ausmaß in vivo zu chelieren. Dementsprechend ist das Ausmaß der Goldmobilisierung gering. Im Tierversuch an der Maus ist Penicillamin in niedrigen Dosen ineffizient, in hohen Dosen hingegen (entsprechend etwa 1 200 mg täglich beim Menschen) doch bis zu einem gewissen Grad wirksam (AASETH et al. 1980).

Als weitere therapeutische Maßnahmen werden Kortikosteroide, ACTH und zur Behandlung der Thrombozytopenie noch Vincristin angegeben (HARTH et al. 1978).

Von BALDWIN et al. (1977) wurde in drei Fällen einer Knochenmarkaplasie durch Gold, ein Behandlungsversuch mit einer Knochenmarktransplantation unternommen, der allerdings nur in einem Fall erfolgreich war.

COMBS et al. (1976) führten bei einer Goldintoxikation eine Peritonealdialyse durch und konnten damit eine größere Menge Goldes aus dem Körper entfernen.

Weiterführende Literatur zur parenteralen Goldbehandlung: FREYBERG 1966; EBERL 1974; GOTTLIEB 1976/1977; SCHATTENKIRCHNER 1977; ROTHERMICH 1979. Mit besonderer Berücksichtigung der Röntgenveränderungen: LUUKKAINEN 1980.

l) Orale Goldtherapie

Ein schon um 1950 synthetisiertes, zur oralen Anwendung bestimmtes Goldsalz und zwar Rubidium-Auritetrachlorid-Kreatininchlorhydratchloroaurat (Goldgehalt 0,9 mg, Aurubin, Hormon-Chemie, München) zeigte nach SAIRANEN und VÄHÄTALO (1973) nur eine sehr schlechte intestinale Resorption.

Von SUTTON et al. (1972) wurde erstmalig über ein in den Laboratorien von Smith Kline & French entwickeltes orales Goldpräparat (Freiname Auranofin, SK&F D-39162) berichtet. Chemisch handelt es sich hierbei um ein Triäthylphosphingold-Derivat mit der Formel [(2, 3, 4, 6-Tetra-O-Acetyl-1-Thio-β-D-Glucopyranosato-S) (Triäthylphosphin)Gold]. Im Gegensatz zu den bisherigen parenteral anzuwendenden Goldsalzen, wie z.B. dem polymeren, wasserlöslichen Natriumaurothiomalat ist Auranofin eine monomere, fettlösliche Verbindung. Daraus resultieren Unterschiede im biochemischen Verhalten, in der Wirkungsweise und in geringerem Maß auch in der klinischen Wirksamkeit und den Nebenwirkungen (z.B. bessere Bioverfügbarkeit und leichtere Penetration durch die Zellmembranen).

Auranofin besitzt eine größere Affinität zu den zellulären Blutkomponenten, insbesondere den Erythrozyten (HERRLINGER et al. 1981), woraus sich unterschiedliche Serum- und Blutspiegel ergeben (WALZ et al. 1980). Die Blutspiegel liegen bei oralen Auranofin-Dosen von 2–9 mg tgl. zwischen 0,2–1,0 µg/ml (GOTTLIEB 1979 u. 1981). Während nach intramuskulärer Gabe von Natrium-Auro-Thioglukose nur etwa 40% des Salzes im Verlauf der Therapie vor allem in Harn (70%) aber auch mit dem Stuhl (30%) ausgeschieden werden, wird Auranofin zu 75–100% und zwar vorwiegend über den Stuhl (bis 95%) aus dem Körper abgegeben (GOTTLIEB 1979 u. 1981). BLOCKA et al. (1981) fanden bei Untersuchungen der Kinetik nach einmaliger Gabe von 6 mg Auranofin, eine Gesamtkörperhalbwertszeit von etwa 67 Tagen.

Auranofin führt zur *Hemmung folgender Funktionen*:
- Freisetzung lysosomaler Enzyme (FINKELSTEIN et al. 1977, 1981);
- Phagozytose (DAVIS et al. 1981);
- Lymphozytenstimulation und Makrophagenfunktion wie auch DNS-Synthese (LIPSKY 1981 a);
- humorale Immunantwort im Tierversuch (Antikörper-abhängige zelluläre Zytotoxizitätsteste; WALZ et al. 1979, 1982);
- der durch Eppstein-Barr-Virus hervorgerufenen Lymphozytenstimulation, eine Hemmung die wesentlich früher einsetzt und viel stärker ausgeprägt ist als unter Natriumaurothiomalat (LORBER 1982; LORBER et al. 1981)
- DNS-Reparatur (THUMB et al. 1981);
- Bildung von O_2^- Radikalen durch Granulozyten nach Aktivierung mit FMLP.
- Zur Beeinflussung der Immunantwort s. auch LORBER et al. (1979).

Die *Wirksamkeit* des Auranofins bei der chronischen Polyarthritis ist durch mehrere offene Studien (FINKELSTEIN et al. 1976; BERGLÖF et al. 1978; WEISMAN und HANNIFIN 1979), eine offene Multicenter Studie (BANDILLA u. TAUSCH 1981), eine Doppelblind-Multicenter Studie (KAIK et al. 1981) und eine Placebo-kontrollierte Studie von PROUSE et al. (1981) erwiesen. Danach hat Auranofin eine etwas höhere Versagerquote als Natriumaurothiomalat.

Ein von SCOTT und HUSKISSON (1981) durchgeführter Wirkungsvergleich zwischen Penicillamin, Levamisol und Auranofin ergab nach 6 Monaten keinen sicheren Wirkungsunterschied zwischen den drei Substanzen.

Dosierung und Therapieführung

Auranofin-Tabletten zu 3 mg Wirksubstanz (Ridaura). Dosierung: 2 × 3 mg täglich von Beginn an, Dauertherapie durch mindestens 3–6 Monate. Kontrollen wie bei parenteraler Goldtherapie (s.S. 339).

Nebenwirkungen

Diese sind nach den bisher vorliegenden Berichten (WEISMAN 1981; CALIN et al. 1981; SCHATTENKIRCHNER et al. 1981) seltener, zum Teil andersartig und im Vergleich zur parenteralen Goldtherapie nicht so schwerwiegend. Die Angaben über die Nebenwirkungshäufigkeit schwanken zum Teil auch je nach Dosierung zwischen 7 und 28%, wobei vor allem Diarrhöen bzw. weicher Stuhl und Exantheme im Vordergrund stehen. Viel seltener fanden sich ein leichter Thrombozytenabfall, eine Proteinurie (REVACH et al. 1979) oder ein Hämoglobinabfall (HOMMA et al. 1981). Von SCHATTENKIRCHNER et al. (1981) wurde ein Fall eines Herpes zoster beobachtet.

Übersichtsliteratur zur oralen Goldtherapie

DAVIS und HARTH (1979); Abstracten-Heft „Auranofin-Symposium" am 15. Int. Rheumatologie-Kongreß, Paris, 21.–27. Juni 1981. Proceedings. Therapeutic innovation in rheumatoid arthritis: Worldwide Auranofin Symposium Montreal, P.Q., Canada 1981; J. Rheumatol. [Suppl. 8] 9: 1–209 (1982)

2. Antimalariamittel

In seiner Übersicht über die Geschichte der Antimalariamittel weist LEDEN (1981) darauf hin, daß bereits PAYNE 1894 Fälle von Lupus erythematosus mit Chininsulfat mit zum Teil gutem Resultat behandelt hat.

Erste Berichte über den erfolgreichen Einsatz eines Chininderivates und zwar des Mepacrins (=Atebrin=Quinacrine) in der Behandlung der chronischen Polyarthritis, wurden 1951 von PAGE und im gleichen Jahr von BRENNECKE et al., sowie 1952 von FREEDMAN und BACH veröffentlicht. Von den seither verwendeten Chininderivaten kommen heute nur noch folgende Substanzen therapeutisch zum Einsatz:

1. Chloroquinphosphat: 7-Chlor-4-(4'-Diäthylamino-1'-Methylbutyl-Amino)Chinolindiphosphat
2. Hydroxychloroquinsulfat: 7-Chlor-4-[4'-(N-Äthyl-N-Beta-Hydroxy-Äthylamino)-1'-Methylbutylamino]-chinolinsulfat.

a) Pharmakokinetik

Chloroquinphosphat wird rasch und vollständig aus dem Darm resorbiert und bei oraler Gabe von täglich 500 mg wird erst nach etwa 4 Wochen der maximale Blutspiegel von 200 µg/l erreicht.

Nach der von ZVAIFLER und RUBIN (1962) veröffentlichten sehr kurzen Übersicht über den Stoffwechsel des Chloroquins, kommt es zu einer geringen Bindung der Chloroquin-Derivate an die Plasmaproteine. Die langsame Ausscheidung erfolgt zu 30% über den Harn, zu 10% mit dem Stuhl. Nach der sehr raschen Resorption kommt es zu einer deutlichen Anreicherung der Substanz in Leber, Milz, Niere und Lunge über eine starke Bindung derselben an Nukleoproteine. Chloroquin besitzt außerdem eine große Affinität zu pigmenthaltigen Strukturen wie Iris und Retina. So waren 28 Tage nach Gabe einer Einzeldosis immer noch sehr große Mengen dieser Substanz und auch nach 5 Monaten noch meßbare Mengen in diesen Geweben nachweisbar.

b) Wirkungsweise des Chloroquins

Die Wirkung des Chloroquins kann unter zwei allgemeinen Aspekten betrachtet werden. Zum Einen hat Chloroquin eine chemische Affinität zu zahlreichen Körperkomponenten wie insbesondere Nukleoprotein, Skelettmuskel, glattem Muskel, Melanin, verschiedenen Serumproteinen und parenchymatösen Organen (Literatur bei MACKENZIE 1970) und zum Anderen wird Chloroquin in den membrangebundenen Organellen und Lysosomen angereichert, wodurch die letzteren resistent gegenüber einer Ruptur werden (WEISSMANN 1964; SUSCHKE et al. 1980). Diese Befunde sind aber zum Teil umstritten, da bei Verwendung menschlicher statt Meerschweinchen- oder Kaninchen-Leukozyten, keine Beeinflussung der Freisetzung lysosomaler Enzyme durch Chloroquin beobachtet wurde (PERPER u. ORONSKY 1974).

Weitere Wirkungen des Chloroquins: Hemmung der Synthese des Chondroitinsulfats (Übersicht bei BÄUMER 1971), Komplexbildung mit Proteoglycanen, insbesondere des Chondroitinsulfatproteins (GREILING 1971). Chloroquin bewirkt auch eine Hemmung des Hyaluronatabbaues durch Herabsetzung der Aktivität der N-Acetyl-Glycosaminidase (STEPHENS et al. 1975b). MATHIES und WILL (1962) beobachteten einen hemmenden Effekt des Chloroquins auf die Hyaluronidase, außerdem ist es auch ein Prostaglandinantagonist (COLLINS et al. 1976).

Daneben wurden auch noch beobachtet: Herabsetzung der Stimulierbarkeit peripherer Blutleukozyten (immunsuppressiver Effekt; PANAYI et al. 1973), Immunrosettenhemmung (NAGY et al. 1978) und überwiegend Hemmung nichtmikrosomaler Enzyme (OLATUNDE 1976), Hemmung der Bildung von Rheumafaktoren, antinukleärer Antikörper, Kälteagglutinine, erythrozytärer IgG-Isoantikörper etc. und Spaltung von Immunkomplexen (MANTEL u. HOLTZ 1975). Chloroquin hemmt auch direkt die Chemotaxis und die Phagozytose-Aktivität der Granulozyten (WARD 1966).

Von besonderer Bedeutung ist die rasche *Komplexbildung* des Chloroquins mit *Desoxyribonukleinsäure* (KURNICK u. RADCLIFFE 1962; COHEN u. YIELDING 1965).

(Übersichten zur Wirkungsweise: HUSMANN 1979; MACKENZIE u. SCHERBEL 1980).

c) Wirksamkeit – Doppelblindstudien

Die *Wirksamkeit der Chinolinderivate* wurde bisher durch vier kontrollierte, ausreichend lange geführte Doppelblindstudien eindeutig unter Beweis gestellt und zwar für Chloroquin durch FREEDMAN und STEINBERG (1960) sowie POPERT et al. (1961), für Hydroxychloroquinsulfat von MAINLAND und SUTCLIFFE (1962) und Amopyroquin von BARTHOLOMEW und DUFF (1963).

Die Antimalariamittel sind als milde Basistherapeutika zu bezeichnen und sind schwächer wirksam als z.B. Goldsalze oder D-Penicillamin. Über eine Langzeittherapie berichten BAGNALL (1957, 1960) und BÄUMER und SCHWIETE (1958).

d) Präparate – Dosierung

Plaquenil-Dragées zu 200 mg (Winthrop – London, New York) – Hydroxychloroquinsulfat.

Resochin-Tabletten zu 250 mg (Bayer – Leverkusen) – Chloroquindiphosphat.

Dosierung

Chloroquindiphosphat maximal 4 mg/kg Körpergewicht (ROTHFIELD 1969).

Hydroxychloroquinsulfat maximal 7 mg/kg Körpergewicht und Tag (MACKENZIE u. SCHERBEL 1968). Dies entspricht im allgemeinen 1 Tablette Chloroquindiphosphat zu 250 mg oder 2 Dragées Hydroxychloroquinsulfat täglich (ZVAIFLER 1979). Im Hinblick auf mögliche Augenveränderungen, Behandlungsdauer im allgemeinen nicht länger als 1 Jahr, Gesamtdosis nicht über 100 g, entsprechend 150 g Chloroquinbase (WHO weekly epidem. Rec. 1976).

Kontrollen

Vor Behandlungsbeginn und danach vierteljährlich Augenkontrolle, eventuell mit Elektroretinogramm. Ebenfalls in größeren Abständen Kontrolle des Blutbildes und der Leber- und Nierenfunktionswerte.

Chloroquin besitzt eine *hohe Toxizität*. Eine einzige Chloroquindosis von 3–6 g für einen Erwachsenen und 1 g für ein Kind, kann rasch tödlich sein. Ein Antidot ist bisher nicht bekannt, lediglich symptomatische Intensivtherapie.

e) Nebenwirkungen

Die Angabe über die Häufigkeit von Nebenwirkungen im Verlauf einer Chloroquinmedikation variieren je nach Autor und schwanken, wie aus Tabelle 2 ersichtlich, zwischen 2 und 62,5%. Sie dürfte im Mittel etwa zwischen 10–20% liegen.

Die *wichtigsten Nebenwirkungen* sind in Tabelle 3 zusammengefaßt. Im folgenden soll nur auf einige wichtigere Nebenwirkungen näher eingegangen werden. Chinolinderivate wie z.B. Chloroquin, verursachen vor allem bei höherer Dosierung selten eine vakuoläre Myopathie und auch eine Neuropathie (LOFTUS 1963; EBRINGER u. COLVILLE 1967; kurze Übersicht bei MACKENZIE 1970).

Chloroquin führt auch zu einer Beeinträchtigung des Herzmuskels mit Leitungsstörungen, Bradykardie und Arrhythmie (ALVING et al. 1948; HESS u. SCHMIDT 1959; WHISNANT et al. 1963; SMITH u. O'GRADY 1966 u. MICHAEL u. AIWAZZADEH 1970). Außerdem hat Chloroquin auch eine rasche und direkt

Tabelle 2. Literaturübersicht über die Häufigkeit von Nebenwirkungen bei Behandlung mit Chloroquinpräparaten (n. SIEGMETH 1975)

Autor	Zahl der Patienten	Präparat	Nebenwirkungen in %
BAGNALL (1957)	125	Chloroquin	2
SCHERBEL et al. (1957)	25	Chloroquin	24
DUCHANGE (1956)	45	Chloroquin	24
KERUZORE et al. (1960)	89	Chloroquin	31
	51	Hydroxychloroquin	16
FREEDMAN u. STEINBERG (1960)	53	Chloroquin	62,5
OTTO u. TAUTENHAHN (1966)	480	Chloroquin	9
SIEGMETH (1975)	56	Chloroquin	6

dämpfende Wirkung auf die gesamte glatte Muskulatur (Darm, Arterien, Ziliarkörper – Akkommodationskörper; PERCIVAL u. MEANOCK 1968). Chloroquin kann zu einem Ausbleichen der Haare (DALL u. KEANE 1959) wie auch zu blauschwarzer Pigmentation der prätibialen Haut etc. führen (TUFFANELLI et al. 1963; Übersicht bei SAMS 1967). Von SCHUMM et al. (1981) wurde ein Myasthenie-Syndrom unter Chloroquin gesehen. Bei einer Patientin mit SLE kam es unter Chloroquinphosphat zu einer fetalen Mißbildung im Bereich des Ohres (HART u. NAUNTON 1964). Zur Ototoxizität: TOONE et al. (1965).

Augenveränderungen

Während einer Chloroquinbehandlung kann es zu reversiblen *Ablagerungen* von Chloroquinsalzen *in der Kornea* kommen, die unter Umständen zu Höfen um Lichter, leicht verschwommenem Sehen und gelegentlich auch Verlust der Kornea-Sensibilität führen (SCHERBEL et al. 1965; PERCIVAL u. MEANOCK 1968). *Retinaveränderungen:* CAMBIAGGI (1957) und HOBBS et al. (1959) berichteten als erste über zentrale, destruktive Retinaveränderungen als Folge der Chloroquinbehandlung. Von HOBBS et al. (1959) wie auch BURNS (1966), wurde bereits die Beobachtung gemacht, daß die Retinaveränderungen auch nach Absetzen der Chloroquin-Therapie fortschreiten können.

Chloroquin hat eine außerordentliche Affinität zu den Melaningranula und wird an diese physikalisch adsorbiert, so daß die freien Radikale des Melanins unverändert bleiben (MACKENZIE u. SZILAGY 1968). Histologische Untersuchungen zeigen deutlich, daß die initialen Schäden am retinalen Pigmentepithel auftreten (BERNSTEIN u. GINSBERG 1964; MEIER-RUGE 1965).

Nach MACKENZIE und SCHERBEL (1968), MACKENZIE und SZILAGY (1968) und MACKENZIE (1970), dürfte Chloroquin durch seine Bindung an Melanin den normalen Abwehrmechanismus der Retina gegenüber Licht inaktivieren, wodurch es zu einem initialen Schaden am Pigmentepithel und in der Folge zu Veränderungen an den Retina-Photorezeptoren kommt. Nach einer kurzen Literaturzusammenstellung von MACKENZIE (1970), beträgt die obere Grenzdosis für die Entwicklung einer Retinaveränderung 4 mg/kg Körpergewicht/Tag Chloroquinphosphat und für Hydroxychloroquinsulfat 7 mg/kg Körpergewicht pro Tag (MACKENZIE u. SCHERBEL 1968). Zur Erfassung der Frühveränderungen

Tabelle 3. Nebenwirkungen von Chloroquinderivaten bei der Behandlung von Kollagenosen (n. SIEGMETH 1975)

Organ	Symptome	Vorsichtsmaßnahmen	Bemerkung
Auge Keratopathie	verschwommenes Sehen, Halo-Sehen, Photophobie	Spaltlampenuntersuchung alle 3 Monate	Symptome reversibel, dosisabhängig; häufiger bei Chloroquin als bei Hydroxychloroquin; nicht selten
Retinopathie	a) symptomloses Stadium, reversibel b) symptomatisches Stadium, meist irreversibel; gestörte Farbenempfindung, Hemeralopie, Abnahme der Nahsicht, Gesichtsfeldausfälle (besonders parazentral und zentral), Verlust an Sehschärfe	Untersuchung des Augenhintergrundes, Gesichtsfeldbestimmung (besonders für Rot); evtl. Elektrookulographie, Elektroretinographie, Fluoreszenzangiographie alle 3 bis 4 Monate	es gibt keine echten Frühsymptome, keine absolute Korrelation zwischen Retinopathie und Sehstörungen, dosisabhängig
Gastrointestinaltrakt	Appetitlosigkeit, Übelkeit, Erbrechen, Dyspepsie, Durchfall	Dosisreduktion, Therapiepause, Präparatwechsel	Beschwerden meist gering, manchmal schwierig, ob wirklich substanzbedingt
Haut und Anhangsgebilde, Schleimhäute	Diverse Hautallergien, Photosensibilität Pigmentation, blauschwarze Flecken, insbesondere Gesicht, Gaumen, prätibial und subungual	Präparatwechsel	selten, reversibel, manchmal schwierig, ob wirklich substanzbedingt
	Depigmentation der Haare besonders Augenbrauen		selten
Hämatopoetisches System	Leukopenie, Agranulozytose, Thrombozytopenie, Panzytopenie		sehr selten
Neuromyopathie	Schmerzen und Schwäche, beginnend in der Oberarm- und Oberschenkelmuskulatur	Prüfung der Muskelkraft und Sehnenreflexe, Elektromyogramm und Muskelbiopsie, Muskelenzyme	sehr selten, dosisabhängig, nur langsam reversibel (Monate)
	Abschwächung bis Verlust der Sehnenreflexe ohne sensorische Störungen		Potenzierung der Symptome durch Kortison; pathologisch-anatomisch: vakuoläre Myopathie
Zentrales Nervensystem	Vertigo, Tinnitus Psychosen: Depersonalisation, Agitation und Verwirrtheit		sehr selten, irreversibel, dosisabhängig sehr selten
Fetale Schäden	Hörschäden, Augenschäden		nur einzelne Fallberichte in der Literatur

hat sich zunächst die Untersuchung des zentralen Gesichtsfeldes mit kleinen roten Marken (Einengung!) als vielversprechend erwiesen (PERCIVAL u. MEANOCK 1968). In der Folge wurden zunehmend das Elektro-Retinogramm und Elektro-Okulogramm in Verbindung mit einer genauen allgemeinen Augenuntersuchung zur Früherfassung der Chloroquinschäden der Retina herangezogen (PARIZOT 1972; FRANCOIS et al. 1972). Prophylaktisch wird das Tragen von Sonnenbrillen mit einer Lichtabsorption von etwa 50% im Bereich der sichtbaren Wellenlängen empfohlen (MACKENZIE 1970).

In den USA wird in letzter Zeit fast ausschließlich Hydroxychloroquin verwendet, das ebenso wie Chloroquin eine Retinatoxizität besitzt (SHEARER u. DUBOIS 1967; SCHERBEL et al. 1965). RYNES et al. (1979) fanden jedoch bei 99 Patienten unter einer Langzeitbehandlung mit Hydroxychloroquin (400 mg tgl.) bei keinem Patienten eine signifikante Abnahme der Sehkraft oder Einengung des Gesichtsfeldes und nur 3 Patienten zeigten geringe Zeichen von Toxizität. Nach Durchsicht der Literatur und aufgrund ihrer eigenen Ergebnisse kommen diese Autoren zu dem Schluß, daß Hydroxychloroquin weitgehend risikolos für das Auge ist. ELMAN et al. (1976) weisen auf die Notwendigkeit einer niedrigen Dosierung und strengen Kontrolle zur Prävention der Retinopathie hin.

MARKS und POWER (1979) fanden bei insgesamt 222 mit im Mittel 210 g Chloroquin durch 29 Monate behandelten Patienten, bei 33 Chloroquin-Ablagerungen in der Kornea, die jedoch nicht als Indikation zum Therapie-Abbruch angesehen wurden und bei 22 Patienten eine Retinopathie. Insgesamt nahm die Häufigkeit der Retinopathie mit zunehmendem Patientenalter sowie mit zunehmender Gesamtdosis und Behandlungsdauer zu.

Von HOBBS (1966) wurde über Fälle von Chloroquinretinopathie mit dem Erscheinungsbild einer Retinitis pigmentosa berichtet und von KALSBECK (1960) über eine Diplopie als Folge einer beidseitigen Abducensparese.

Übersichtsliteratur: ZVAIFLER 1979; MACKENZIE u. SCHERBEL 1980.

3. D-Penicillamin

D-Penicillamin ist eine dreifunktionelle Aminosäure, die Karboxyl-, Amino- und Sulfhydrilgruppen enthält und als D-(−)Beta, Beta-Dimethylzystein oder auch als D-(−)-Beta-Mercaptovalin bezeichnet werden kann (Abb. 1). D-Penicillamin wird heute entweder aus Penicillin hergestellt oder zur Gänze synthetisiert und ist frei vom L-Isomer (VIDLER 1977).

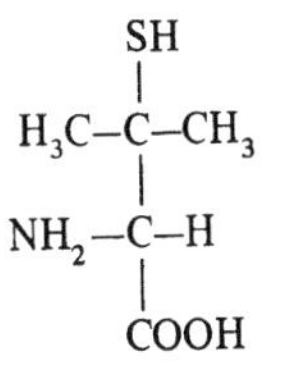

$$
\begin{array}{l}
SH \\
| \\
H_3C-C-CH_3 \\
| \\
NH_2-C-H \\
| \\
COOH
\end{array}
$$

D-(−)-β,β-Dimethylzystein

D-(−)-β-Mercaptovalin

D-(−)-n-^{2}Amino-β-mercaptoisovaleriansäure

Abb. 1. Strukturformel des D-Penicillamin

a) Geschichte

D-Penicillamin wurde 1943 als Spaltprodukt des Penicillins von Abraham et al. entdeckt und in seiner chemischen Struktur aufgeklärt. Walshe (1956) setzte diese Substanz mit Erfolg zur Behandlung des M. Wilson ein und Jaffe kommt das Verdienst zu, D-Penicillamin 1962 zur Basistherapie der chronischen Polyarthritis herangezogen zu haben. Im deutschen Sprachraum wurde D-Penicillamin z.B. von Prohaska et al. schon 1965 mit gutem Erfolg in dieser Indikation angewendet.

b) Pharmakokinetik

D-Penicillamin wird aus dem Magen-Darm-Trakt, bevorzugt aus dem Duodenum schnell und weitgehend resorbiert (Gibbs u. Walshe 1971). Innerhalb von 7 Stunden wird die Hälfte der zugeführten Dosis und innerhalb von 24 Stunden weitere 10% mit dem Harn ausgeschieden (Gibbs u. Walshe 1971). Im Blut ist D-Penicillamin hauptsächlich an Albumin und in geringen Mengen auch an Coeruloplasmin gebunden oder erscheint als freies Disulfid (Ruiz-Torres 1974). Penicillamin ist im Körper in seiner reduzierten Form oder als Disulfid über lange Zeitspannen verfügbar (Lyle 1979). Der Hauptanteil von ^{14}C-markiertem Penicillamin wird nach den Untersuchungen von Planas-Bohne (1972) in der Haut und im Plasma gefunden.

Nach Gabe von ^{14}C-markiertem D-Penicillamin beobachteten Patzschke et al. (1977) eine sehr lange Halbwertszeit entsprechend einem fest an Kollagen und elastische Gewebestrukturen gebundenen Anteil der Dosis.

(Übersichten zur Pharmakokinetik bei Planas-Bohne 1972; Zimmermann und Friedrich 1975; Lyle 1979).

c) Wirkungsmechanismen

Die Wirkungsmechanismen des D-Penicillamins sind sehr mannigfaltig und können nach Pütter (1974) im wesentlichen auf drei Reaktionstypen zurückgeführt werden:
– Chelatbildung mit Schwermetallionen
– Austauschreaktionen mit Disulfiden
   a) mit niedermolekularen Substanzen
   b) mit Proteinen
– Bindung an Aldehyde
   a) an Pyridoxalphosphat
   b) an Aldehydgruppen in Kollagen usw.

Im einzelnen wurden bisher folgende Wirkungen bekannt:
Immunsuppressive Wirkung: Synthesehemmung für die Immunglobuline G und A (Schumacher 1975), Hemmung der mitogenstimulierten Lymphozytentransformation (Roath u. Tobin 1965; Junge et al. 1973; Schumacher et al. 1975; Schumacher 1977). D-Penicillamin wirkt allerdings auch bei Patienten mit chronischer Polyarthritis und IgA-Mangel (Mbuyi-Muamba et al. 1981) und steigert die Makrophagenphagozytose (Binderup et al. 1980). Nach Lipsky 1981b) hemmt D-Penicillamin in Kombination mit $CuSO_4$ die Helfer-T-Zellaktivität, jedoch nicht die B-Zellfunktion.

Wirkung auf den *Kollagen-* und *Mesenchymstoffwechsel:* Nach Nimni (1965) sowie Ruiz-Torres (1968) kommt es zu einer Interferenz des D-Penicillamins mit den Aldehyden des Tropo- und Prokollagens mit nachfolgender Verhinderung der Quervernetzung der Peptidketten und der Fibrillenbildung des Kollagens. Es wird dadurch die Überführung des löslichen, unreifen Kollagens in die unlösliche reife Form gehemmt (NIMNI 1967; NIMNI u. BAVETTA 1965). SCHORN et al. (1979) beobachteten in Hautbiopsien eine Reduktion der mittleren Kollagensynthese unter D-Penicillamin um 36%.

KOLARZ et al. (1981) untersuchten die Aktivität kollagenolytischer Enzyme in Hautbiopsien von Patienten mit chronischer Polyarthritis ohne und mit D-Penicillamin-Therapie sowie gesunder Kontrollpersonen. Unter D-Penicillamin lagen die Aktivitätswerte wesentlich unter denen der Kontrollpersonen, sodaß ein inhibierender Effekt des D-Penicillamins auf kollagenolytische Enzyme in der Haut anzunehmen ist.

MERKER et al. (1972) konnten eine Hemmung der Proteoglykansynthese durch D-Penicillamin nachweisen (Übersicht bei MORITZ 1975; Übersicht über D-Penicillamin und Kollagenstoffwechsel sowie Glukosaminoglykansynthese bei progressiver Sklerodermie bei KREYSEL u. KIMMIG 1975).

Depolymerisation von Makromolekülen (DEUTSCH u. MORTON 1957; HEIMER u. FREDERICO 1958), d.h. auch des Makroglobulins Rheumafaktor.

Chelatbildung mit Schwermetallionen wie Kupfer (Therapie des M. Wilson!), Eisen, Kobalt, Mangan, Nickel und Zink (PÜTTER 1974). Nach JAFFE (1974) und MIEHLKE (1975) besteht kein Zusammenhang zwischen dem Effekt der D-Penicillamintherapie und der Kupfer-chelierenden Wirkung des D-Penicillamins bei der chronischen Polyarthritis.

TAUSCH et al. (1978) beobachteten bei 6 Patienten mit chronischer Polyarthritis unter D-Penicillamin während einer dreiwöchigen Untersuchungsperiode unter anderem einen Anstieg der Zinkausscheidung im Harn.

Austauschreaktionen mit Disulfiden (CRAWHALL et al. 1963; GORIN et al. 1967), wodurch der bei Patienten mit chronischer Polyarthritis herabgesetzte Gesamtgehalt an SH-Gruppen wieder angehoben wird.

Prostaglandine: Kupfer scheint die Synthese des PGF auf Kosten des PGE zu erhöhen (LEE u. LANDS 1972). NEWCOMBE und ISHIKAWA (1976) beobachteten eine Zunahme des Quotienten der PGE/PGF-Bildung durch D-Penicillamin in bestimmten Fraktionen menschlicher Synovialfibroblasten über eine Abnahme der PGF-Synthese. Allerdings sind Berichte über die Wirkung des D-Penicillamins auf die PG-Synthese derzeit noch eher widersprechend (Übersicht bei VAPAATALO et al. 1979).

Wachstumshemmung des Poliovirus in vitro über eine Hemmung der viralen RNA-Synthese (GESSA et al. 1966).

Immunstimulation: Tierexperimentelle Untersuchungen könnten dafür sprechen, daß D-Penicillamin die zelluläre Immunreaktion verstärkt (HUSKISSON 1977a; ZILKO et al. 1977).

Beeinflussung von Enzymaktivitäten: In der Haut in vitro Aktivierung der Glukose-6-Phosphatdehydrogenase und der sauren Phosphatase (RAAB u. GMEINER 1975; RAAB et al. 1978).

Interferenz mit Vitamin B 6, das unter anderem für die Bildung zirkulierender Antikörper erforderlich ist.

Reduktion der semikonservativen DNS-Synthese in menschlichen Blutzellen (EBERL et al. 1974; KLEIN u. WOTTAWA 1975), während die DNS-Reparatur nicht beeinflußt wird (KLEIN u. WOTTAWA 1975).

In den Zellen der Synovialflüssigkeit kommt es bei lokaler Applikation von 5–250 mg D-Penicillamin zu einer linearen konzentrationsabhängigen Hemmung der Proteinsynthese (BRÖLL et al. 1978a).

WACKER et al. (1955) beschrieben eine *wachstumsanregende* Wirkung bei Kücken und D-Penicillamin fungiert dort somit als Wuchsstoff. ANSELL und SIMPSON (1977) beobachteten jedoch keine Beeinflussung des Größenwachstums von Kindern.

Blutgerinnungssystem: Signifikanter Anstieg der Aktivitäten der Faktoren I, II, V, X und XII mit signifikanter Erniedrigung der Euglobulinlysezeit (evtl. hämorrhagische Komplikationen!) (ZÖLLER et al. 1974).

d) Wirksamkeit und Doppelblindstudien

Die Wirksamkeit des D-Penicillamins bei der chronischen Polyarthritis wurde in zahlreichen offenen (z.B. BAUM 1979; ROTHERMICH et al. 1981; MUNTHE und KASS 1981) und einigen kontrollierten Studien (MULTICENTER TRIAL GROUP 1973; GOLDING et al. 1973; DIXON et al. 1975; MERY et al. 1976; SHIOKAWA et al. 1977) bestätigt.

Bei Sclerodermie MELLSTEDT et al. (1977).

e) Dosierung und Therapieführung

Handelsformen

Metalcaptase-Präparate (HEYL u. Co., Berlin)
D-Penicillamin-HCl, Kapseln zu 0,185 g (=0,15 g freie Base), Tabletten zu 0,3 g freier Base
Durchstichflaschen mit 1 g D-Penicillamin (iv-Anwendung)

Artamin-Präparate (Biochemie Ges. m.b.H., Wien)
D-Penicillamin Base, Kapsel zu 150 mg und 250 mg

Trolovol (Bayer, Leverkusen und Homburg, Frankfurt)
D-Penicillamin Base 300 mg je Tablette. Vollsynthetische Herstellung.

Distaminpräparate (Dista-London, England)
Penicillaminhydrochlorid Kapsel zu 150 mg und D-Penicillamin-Base Tabletten zu 250 mg. Auf Anfrage auch N-Acetyl-D-Penicillamin in Kapseln zu 150 mg.
Gewinnung von Artamin und Distamin durch Hydrolyse von Penicillin.

Dosierung

Nach anfänglichen Therapieversuchen mit sofort einsetzenden hohen Dosen (bis 1 800 mg/Tag), hat sich heute allgemein das von JAFFE (1975) empfohlene „go slow-go low-regime" durchgesetzt. Danach wird täglich in den ersten vier Wochen 250 mg gegeben, in den folgenden 4 Wochen 2 × 250 mg täglich. Ist es nach dieser Zeit zu keiner Besserung gekommen, kann noch auf 3 × 250 mg täglich für die folgenden acht Wochen gesteigert werden. Mit einer Besserung ist im allgemeinen innerhalb der ersten sechzehn Behandlungswochen zu rechnen (JAFFE 1975). Nach Wirkungseintritt ist die Erhaltungsdosis zu bestimmen, mit der der erreichte klinische Effekt aufrecht erhalten werden kann. Im Fall eines schlechten Ansprechens, kann in der Folge die Dosis jeweils nach acht Wochen um 250 mg pro Tag erhöht werden. Der Trend geht heute zunehmend in Richtung einer immer niedrigeren D-Penicillamin-Dosierung (GOLDING et al. 1977; JAFFE 1977). Bereits mit einer einmaligen täglichen Dosis von 250 mg D-Penicillamin, konnte JAFFE (1977) einen deutlichen Therapieeffekt beobachten. WEBLEY und COMMES (1979) fanden keinen Unterschied im klinischen Ergebnis zwischen täglichen Dosen von 750–1200 mg D-Penicillamin gegenüber 600 mg oder weniger.

Nach der Empfehlung von JAFFE (1977/78) sollte D-Penicillamin etwa $1^1/_2$ Stunden nach den Mahlzeiten und in einem einstündigen Abstand von anderen Medikamenten gegeben werden. Zu erwähnen ist außerdem, daß gleichzeitige Eisengaben die Harnausscheidung von Kupfer stark vermindern (LYLE und KLEINMAN 1977) und daß es zumindest in vitro zu einer Interaktion zwischen Vitamin C und D-Penicillamin kommt (MCLAUGHLIN et al. 1981). Von HALL et al. (1981) wurde eine Methode (Bestimmung der Serumsulfhydrilgruppenreaktivität) zur Überprüfung der D-Penicillaminresorption und damit auch der Patientencompliance angegeben. LYLE (1976) und HALL et al. (1981) sahen auch eine Blockierung der D-Penicillaminresorption durch gleichzeitige orale Gabe von Eisensulfat. Von RUSSELL et al. (1979) wurde eine aufwendigere, aber empfindliche Methode zur Bestimmung der Penicillaminspiegel in Blut und Harn publiziert.

Aufgrund der schwermetallchelierenden Wirkung des D-Penicillamins und damit auch einer erhöhten Zinkausscheidung im Harn (TAUSCH et al. 1978) wurde von verschiedenen Autoren in den Anfängen dieser Therapie eine zusätzliche Zinksulfatgabe befürwortet. Aufgrund klinischer Erfahrungen wurde dies jedoch sehr bald wieder verlassen und in vitro-Untersuchungen wie auch klinische Studien sprechen sogar für einen Antagonismus zwischen Zink und D-Penicillamin (MERY et al. 1976). Von SCHEINBERG (1981) wurde die Gabe von Kupfer-Penicillaminat bei chronischer Polyarthritis vorgeschlagen.

Kontrollen

Innerhalb der ersten vier Monate sollen in vierzehntägigen Abständen ein komplettes Blutbild, Thrombozytenzählung sowie eine Harnanalyse durchgeführt werden, danach in dreiwöchentlichen Abständen (s. auch LYLE 1979).

f) Nebenwirkungen

Einen Überblick über die Art und Häufigkeit der verschiedenen Nebenwirkungen unter D-Penicillamin (Tabelle 4), geben THUMB (1975b), HALVERSON et al. (1978), BAUM (1979) und MUNTHE u. KASS (1981). STEIN et al. (1980) sahen bei 259 Patienten mit chronischer Polyarthritis unter D-Penicillamin in 58% zumindest eine Reaktion. HALVERSON et al. (1978) beobachteten in 62% von 156 Patienten Nebenwirkungen, deretwegen in 36% die Therapie unterbrochen werden mußte. BAUM (1979) fand in seiner Literaturübersichtsstudie über insgesamt 1343 mit D-Penicillamin behandelten Patienten eine Nebenwirkungsrate von 37% und zwar im einzelnen Geschmacksverlust 13%, Exantheme 12%, gastrointestinale Störungen 12%, Neutropenie und/oder Thrombozytopenie 9%, Proteinurie 9%. Nach ANDREWS et al. (1973) sollen ältere Patienten mit chronischer Polyarthritis mit einem höheren Nebenwirkungsrisiko belastet sein.

Auf einige Nebenwirkungen soll näher eingegangen werden:

Lunge: Reversible Lungeninfiltrate nach 7 Wochen Therapie (PETERSON u. MOLLER 1978), diffuse Alveolitis (EASTMOND 1976).

Tabelle 4. D-Penicillamin – Art und Häufigkeit der verschiedenen Nebenwirkungen (nach THUMB 1975 b)

Nebenwirkung	Häufigkeit in %
Geschmacksverlust	ca. 25
Nausea, Magenbeschwerden	ca. 25
Kopfschmerz	ca. 5
Hauterscheinungen	bis 50
allerg. Exantheme, Trockenheit, Schuppung, (Dermatitis exfoliativa)	
Schwindel	ca. 5
Blutbildveränderungen	
Leukopenie	?
Thrombopenie	1
Anämie	?
Eosinophilie	?
Cholestatische Hepatose	sehr selten
Autoimmunopathien	
Immunkomplexnephropathie	
schwer	3–5
leicht	20 (–50)
LE-Syndrom	ca. 1
Myasthenia gravis	ca. 1
Pemphigus vulgaris bzw. erythematodes	?
Polymyositis	?

Medikamentenfieber: RAUTENSTRAUCH (1977). Nach JAFFE (1977/78) innerhalb der ersten drei Behandlungswochen gemeinsam mit generalisiertem morbiliformen Exanthem Auftreten eines Fiebers.

Hauterscheinungen: Vor allem Exantheme, Hautjucken. – Zu erwähnen ist ein tödlich verlaufener Fall eines 7jährigen Mädchens mit juveniler Arthritis, bei der es zu einer allergischen Hautreaktion vom Spättyp und durch iatrogene Verwechslung von D-Penicillamin mit Penicillin, schließlich zu einem protrahierten Schock und zum Exitus kam (ERKRATH et al. 1980). BERNSTEIN et al. (1981) sahen nach einjähriger D-Penicillaminbehandlung mit 150 mg tgl., Morphea-ähnliche Plaques. GEISSLER und PEVNY (1974) sahen kaum eine Kreuzallergie mit Penicillin.

Weitere Nebenwirkungen sind: Beeinträchtigung des Geschmacksinnes (jedoch bisher kein Fall eines dauernden Geschmacksverlustes bekannt, JAFFE 1977/78), gelegentlich gutartige Vergrößerung der Brust (DESAI 1973), aphthöse Stomatitis, Hepatopathie mit intrahepatischer Cholestase (Fallbericht und Literaturübersicht bei SEIBOLD et al. 1981) und z.B. bei Therapiekombination mit Indometacin (MATHIES zit. n. SIGMUND 1976; BARZILAI et al. 1978) sowie schließlich eine sehr starke Abnahme bzw. komplettes Schwinden der IgA aus dem Serum (PROESMANS et al. 1976; STANWORTH et al. 1977; HJALMARSON et al. 1977). Die in einigen Fällen früher gesehene Optikusatrophie dürfte auf das damals noch verwendete DL-Razemat zurückzuführen gewesen sein (HENNINGSEN et al. 1973). Über eine rezidivierende Schilddrüsenschwellung bei normaler Thyreoideafunktion wurde von HAAS und WENDT (1974) berichtet.

Blutbildschäden: D-Penicillamin kann zu Leukopenien bzw. Granulozytopenien, Thrombozytopenien und schließlich Panmyelopathien führen. In der Literatur sind einige Fälle von Panmyelopathien mit tödlichem Ausgang beschrieben (CORCOS et al. 1964; SELANDER und CRAMER 1965; BOURKE et al. 1976; MCALLISTER und VALE 1976; RICHARDS et al. 1976; SCHNEIDER 1978). Im Falle von MCALLISTER und VALE dürfte allerdings eine kurz vorangegangene Goldtherapie wesentlich zur Irreversibilität der Knochenmarksschädigung beigetragen haben. Bei Leukozyten unter 3000 je mm^3 ist die Therapie sofort zu unterbrechen (JAFFE 1977/78). – Haemolytische Anämie und Thrombopenie (HARRISON u. HICKMANN 1976). Aplastische Anämie (WEISS et al. 1978, BARNET und WHITESIDE 1976). Aktivierung der Fibrinolyse als Ursache einer Haemorrhagie (ZÖLLER et al. 1974).

Nierenveränderungen: Eine Proteinurie wird in bis zu 20% der Patienten unter einer Langzeit-D-Penicillamin-Therapie gefunden. In etwa 1–3% kommt es nach einer Behandlungsdauer von durchschnittlich 8 Monaten (6 Wochen bis 60 Monate) (FELTS et al. 1968; DAVISON et al. 1977) zum Auftreten eines schweren nephrotischen Syndroms, das sich meist erst nach 4 Monaten bis 2 Jahre nach Absetzen des D-Penicillamins rückbildet. Immunhistologisch finden sich in diesen Fällen neben rein granulären Ablagerungen von IgG und Komplement an der epithelialen Seite der Basalmembran, auch kontinuierliche lineare Deposits von IgG und Komplement im Bereich der Basalmembran (HENNINGSEN et al. 1973). Über Verlaufsbeobachtungen von D-Penicillamin-Nephropathien anhand von Nierenbiopsien, berichten BACON et al. (1976). Von RAUTENSTRAUCH (1977) wurde zur Früherkennung einer glomerulären Proteinurie die monatliche Durchführung einer Urin-Discelektrophorese empfohlen. TAUSCH et al. (1979) sahen nach einjähriger Therapie gleichzeitig mit dem Auftreten einer Proteinurie eine Fingergangrän.

Autoimmunphänomene und -syndrome: Von HELMKE et al. (1974, 1975) wurde im Rahmen der Behandlung seropositiver Fälle von chronischer Polyarthritis eine deutliche Zunahme der Titer antinukleärer Faktoren abhängig von der Behandlungsdauer und der Dosierung des Penicillamins beobachtet. KOLARZ et al. (1975) und SCHERAK et al. (1978) sahen hingegen keine Zunahme der Inzidenz antinukleärer Antikörper und auch die DNS-Antikörper waren durchwegs im Normbereich. Auch CAMUS et al. (1981), die bei insgesamt 176 Patienten mit chronischer Polyarthritis im Verlauf einer D-Penicillamin-Therapie 16 verschiedene Autoantikörper untersuchten, beurteilen den praktischen Wert einer systematischen Bestimmung von Autoantikörpern unter einer D-Penicillaminbehandlung als fragwürdig. Eine Symposions-Übersicht über die verschiedenen Aspekte des medikamenteninduzierten LE wurde kürzlich von HESS (1981) herausgegeben.

Weiterhin wurde unter einer D-Penicillamin-Therapie das Auftreten einer größeren Zahl von Autoimmunsyndromen beschrieben, wobei nach übereinstimmender Meinung der meisten Autoren, D-Penicillamin als Hapten auslösend wirken dürfte. Im einzelnen handelt es sich um folgende Erkrankungen:

Myasthenia gravis: Fallberichte von MIEHLKE (1974), (1 Patient), BUCKNALL et al. (1975), (4 Fälle), DELRIEU et al. (1975), (1 Fall), SEITZ et al. (1976), (12 Patientinnen), BALINT et al. (1975), (2 Fälle), ONGERBOER et al. (1978), (1 Fall), ALBERS et al. (1980), (1 Fall), THUMB (1981), (1 Fall). Zusammenfassung der Literatur bei BUCKNALL (1977) und SCHUMM et al. (1981).

Polymyositis – Dermatomyositis: NISHIKAI et al. (1974), (1 Fall), BETTENDORF und NEUHAUS (1974), (1 Fall), FERNANDES et al. (1977), (1 Fall), PETTERSEN et al. (1978), (1 Fall), OSTENSEN et al. (1980), (1 Fall), SCHLUMPF et al. (1981), (1 Fall).

Goodpasture-Syndrom: STERNLIEB et al. (1975): 3 tödliche Fälle bei M. Wilson nach 3,5 g Penicillamin täglich.

Moschcowitz-Syndrom: BETTENDORF und PÖTTERS (1975), (1 tödlicher Fall).

Obliterierende Bronchitis: BREWERTON (1976), (1 Fall). Eine kurze Übersicht hierzu und Mitteilung zweier eigener Fälle findet sich bei MURPHY et al. (1981).

Pemphigus vulgaris: DEGOS et al. (1969), HEWITT et al. (1971), ANDREWS et al. (1973), MIEHLKE (1975), FROM und FREDERIKSEN (1976), MARSDEN et al. (1977), SPARROW (1978).

Pemphigus erythematodes: KOLARZ et al. (1975), (1 Fall).

Lupus Syndrom: HARPEY et al. (1971). Hautlupus: APPELBOOM et al. (1978).

g) Wundheilung und D-Penicillamin

ANSELL et al. (1977) beobachteten bei Tagesdosen von 375 mg bis 1 g D-Penicillamin keine ernsteren Wundheilungsstörungen, TILLMANN (1978) sah bei 45 operierten Patienten einmal eine oberflächliche Wundheilungsstörung und in einem zweiten Fall eine komplette Verzögerung der Wundheilung allerdings bei Vorliegen einer ausgeprägten Nephropathie und schwerer Hypalbuminämie, weswegen von diesem Autor die D-Penicillaminbehandlung eine Woche vor bis zwei Wochen nach der Operation unterbrochen wird. Nach Untersuchungen von SCHORN und MOWAT (1977) betrug die mittlere Wundheilungszeit bei 42 orthopädischen Operationen an insgesamt 21 Patienten unter D-Penicillaminbehandlung 19,8 ($\pm$13,1) Tage. Danach hatte D-Penicillamin einen ähnlichen Effekt auf die Wundheilung wie Glukokortikoide nach einer 3jährigen Behandlung.

h) Gravidität und D-Penicillamintherapie

Nach JAFFE (1977/78) ist eine Schwangerschaft eine Kontraindikation gegen den Beginn oder die Fortsetzung einer D-Penicillaminbehandlung. CHLUD (1972) berichtet aus der Literatur über 8 Frauen, die wegen eines M. Wilson oder einer Zystinurie auch während der Schwangerschaft mit D-Penicillamin 900–3000 mg täglich behandelt werden mußten. Bei sieben der acht schwangeren Frauen kamen gesunde Neugeborene zur Welt. Lediglich in dem Fall von MJØLNEROD et al. (1971) fand sich ein angeborener Kollagen- und Bindegewebsdefekt, ähnlich einem Ehlers-Danlos-Syndrom. Das Kind starb am 50. Tag nach der Geburt. Von LAVER und FAIRLEY (1971) und SCHEINBERG und STERNLIEB (1975) wurde je über einen normalen Schwangerschaftsverlauf mit Geburt eines gesunden Kindes unter D-Penicillaminbehandlung berichtet. Nach einer neueren Zusammenstellung von ENDRES (1981), kam es bei insgesamt 87 retrospektiv erfaßten Graviditäten (20 bei Patientinnen mit chronischer Polyarthritis, 14 bei Patientinnen mit Zystinurie und 53 bei Patientinnen mit Wilsonscher Krankheit) unter einer allerdings zum Teil sehr hoch dosierten D-Penicillamin-Therapie zweimal zu schwerwiegenden Schäden des Fetus durch Störungen des Kollagenstoffwechsels. Siehe auch bei LYLE (1979).

j) Mögliche Wechselwirkung (Nebenwirkungshäufigkeit) zwischen Penicillamin und einer vorangegangenen Goldtherapie

Die Multicenter Trial Group (1974) und WEBLEY und COOMES (1979) fanden mit Ausnahme von etwas häufigeren Hauterscheinungen keine sichere Wechselwirkung. Demgegenüber beobachteten HYLLAND et al. (1980) eine etwas erhöhte Nebenwirkungsrate bei vorangegangener Goldmedikation und KEAN et al. (1980) sehen aufgrund ihrer Erfahrungen an 101 Patienten eine vorangegangene Goldtoxizität als einen eindeutigen Risikofaktor für eine nachfolgende D-Penicillaminbehandlung an. DODD et al. (1980) fanden bei allen Patienten mit der Anamnese einer Goldtoxizität, die innerhalb von sechs Monaten danach D-Penicillamin bekamen, ähnliche Nebenwirkungen wie unter Gold. BAIER (1973) berichtet über eine tödliche Panmyelophthise unter D-Penicillamin, 2 Jahre nach Ende der Goldbehandlung. GOLDING et al. (1978) beobachteten ebenfalls ein erhöhtes Nebenwirkungsrisiko bei Gabe von D-Penicillamin nach einer vorangegangenen Goldtherapie.

Übersichtsarbeiten zu D-Penicillamin: Symposionsberichte: OTT und SCHMIDT (1974), MUNTHE (1976), LYLE und KLEINMAN (1977), JAFFE et al. (1981), MAINI und BERRY (1981).

Zur Pharmakologie und Pharmakokinetik: ZIMMERMANN und FRIEDRICH (1975). Weitere Übersichtsliteratur LYLE 1979; FELDKAMP 1979.

4. Immunsuppressiva

a) Einleitung

Unter Immunsuppressiva versteht man Substanzen, die über eine Hemmung spezifischer und unspezifischer Abwehrreaktionen des Organismus überschießende bzw. pathologische Immunreaktionen des Organismus, die ihrerseits zu krankhaften Veränderungen führen, beeinflussen und damit zu einer Besserung der jeweiligen Erkrankung führen.

Die Anfänge der zytostatischen bzw. immunsuppressiven Therapie der chronischen Polyarthritis gehen auf JIMENÈZ-DIAZ et al. (1951) zurück, die erstmalig Stickstofflost bei dieser Gelenkerkrankung gaben. In den folgenden Jahren konnten diese günstigen Resultate von FLEISCHHACKER und DITTRICH (1951), ROBECCHI et al. (1954), LEUPOLD und OTTO (1954), ERLSBACHER et al. (1956) bestätigt werden. 1960 wendeten DAMESHEK und SCHWARTZ erstmalig 6-Mercaptopurin beim SLE an und erklärten aufgrund ihrer tierexperimentellen Untersuchungen (SCHWARTZ et al. 1958) den günstigen Effekt dieser Substanz bei den Autoimmunerkrankungen über eine Hemmung der dabei ablaufenden immunologischen Vorgänge.

b) Übersicht und Chemie

Eine Übersicht über die bisher zur immunsuppressiven Therapie ganz allgemein und in der Rheumatologie im speziellen herangezogenen Substanzen gibt Tabelle 5.

In letzter Zeit wurde von HERRMANN und MÜLLER (1979) ein Therapieversuch mit Cyclosporin A, einem zyklischen Polypeptid, bei der chronischen Poly-

Tabelle 5. Immunsuppressive Substanzen bei Rheuma-Erkrankungen

Alkylierende Substanzen	N-Lost-Derivate	a) N-Lost (Sina-Lost)[a]
		b) Mannit-Lost (Degranol)[a]
		c) Chlorambucil (Leukeran)
		d) Cyclophosphamid (Endoxan)
		e) Isophosphamid
	Äthylen-imine	Triaethylenmelamin (TEM)[a]
		Thio-tepa[a]
	Äthylen-iminbenzochinon	Tris-Äthyleniminobenzochinon (Trenimon)[a]
	Methylsulfonsäureverbindung	Busulfan (Myleran)[a]
	Methylhydrazin	Procarbazin (Natulan)[a]
Antimetaboliten	Folsäureantagonisten	Amethopterin (Methotrexat)
		Aminopterin[a]
	Purinantagonisten	6-Mercaptopurin (Puri-Nethol)[a]
		Azathioprin (Imurel, Imurek)
		6-Thioguanin[a]
	Pyrimidinantagonisten	Azauridin[a], Azauracil[a]
Alkaloide		Podophyllin (Proresid)
		Vincaleucoblastin (Velbe)[a]

[a] In dieser Indikation nur noch von historischer Bedeutung

Cyclophosphamid:

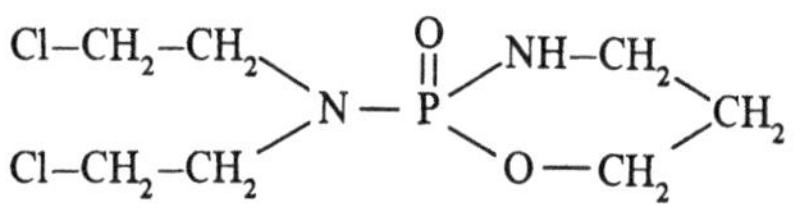

Azathioprin:

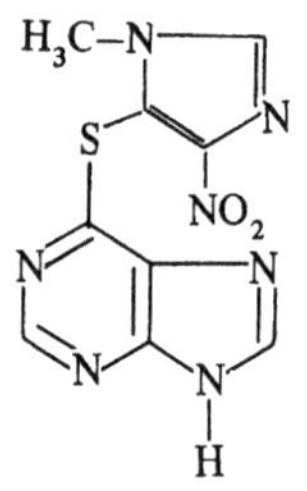

Chlorambucil:

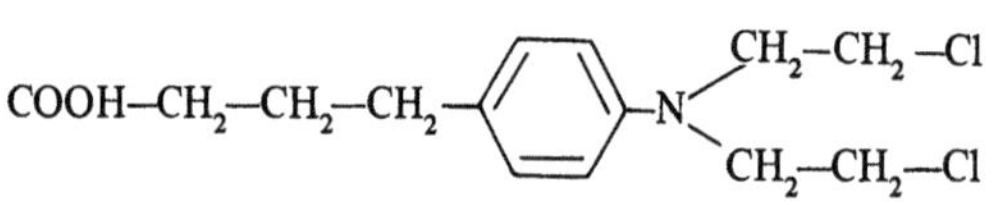

Methotrexat:

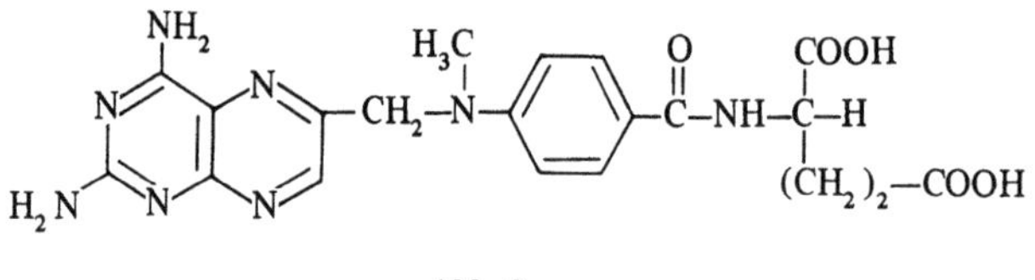

Abb. 2

arthritis unternommen. Diese Substanz hat eine extrem niedrige Myelotoxizität und wirkt selektiv auf die Lymphozyten, insbesondere die T-Helferzellen (Übersicht bei BOREL 1981).

Von den zahlreichen, in Tabelle 5 angeführten *Substanzen*, haben sich bis heute nur einige wenige behaupten und praktisch bewähren können: die Alkylantien Cyclophosphamid und Chlorambucil, der Antimetabolit Azathioprin sowie im speziellen bei der Psoriasisarthropathie der Antimetabolit Methotrexat (Chemische Strukturen Abb. 2).

c) Pharmakologie und Pharmakokinetik von Azathioprin und Cyclophosphamid

Azathioprin wird im Magen-Darm-Trakt zu 88% resorbiert, 12% werden unverändert im Stuhl ausgeschieden. Maximaler Blutspiegel nach 2 Stunden (etwa 2 µg/ml für Azathioprin und seine Metaboliten zusammen). In vivo entstehen mehrere Metaboliten, darunter der wichtigste und ausschließlich intrazellulär gebildete, das 6-Mercaptopurinribonukleotid (= Thioinosinsäure). Diese Verbindung hemmt mehrere Enzyme des Purinstoffwechsels und ist hauptsächlich für die immunsuppressive Wirkung von Azathioprin verantwortlich. Der Abbau von Azathioprin erfolgt überwiegend über Leber und Niere. Die Serumhalbwertszeit von S-35-Azathioprin beträgt 5 Stunden. Endprodukt des Azathioprin-Stoffwechsels ist die immunsuppressiv inaktive 6-Thioharnsäure neben einer Reihe weiterer methylierter und hydroxylierter Purine und anorganischem Sulfat. Die Ausscheidung erfolgt hauptsächlich über die Niere. Etwa 50% der eingenommenen Dosis werden im 24-Stunden-Harn in Form mehrerer Metaboliten ausgeschieden. Da auch geringe Mengen der unveränderten Substanz durch die Nieren ausgeschieden werden, kann die biologische Wirksamkeit und damit auch die Toxizität bei schweren Nierenschäden bis zu etwa dem Zweifachen der Norm erhöht sein (alle Daten nach Angabe der Herstellerfirma).

Cyclophosphamid: Gute Resorption nach oraler Gabe. Ausscheidung zum größten Teil metabolisiert im Harn, 10 bis 30% werden als unverändertes Cyclophosphamid ausgeschieden, geringere Mengen auch über Fezes und Atemluft. Die Halbwertszeit von Cyclophosphamid nach iv.-Gabe weist zwei Gipfel auf und zwar einen ersten nach ca. 1,5 Stunden und einen zweiten nach 4–6 Stunden, bedingt durch den Rückstrom von Cyclophosphamid aus den Geweben. Cyclophosphamid ist unter in vitro-Bedingungen inaktiv und wird wie BROCK und HOHORST (1963) zeigen konnten, durch ein mikrosomales Enzymsystem der Leber unter Verbrauch von Sauerstoff und reduziertem Triphosphorpyridinnukleotid aktiviert. Dieser Prozeß ist als mischfunktionelle Oxydation aufzufassen. Dieses 4-Hydroxi-Cyclophosphamid wird über die Zwischenstufen 4-Keto-Cyclophosphamid, Aldophosphamid und Iminophosphamid zu Acrolein, Karboxyphosphamid und Phosphoramid-Lost metabolisiert, von denen Phosphoramid-Lost die stärkste alkylierende Wirkung besitzt (JORDINE 1980).

d) Wirkungsweise der Immunsuppressiva

Wirkung auf das Immunsystem

Alkylierende Substanzen: Diese vermögen hochaktive Radikale zu bilden, die bevorzugt mit NH_2-, COH-, SH- und PO_3H_2-Gruppen reagieren (ROSS 1958). Die am weitesten verbreiteten biologischen Verbindungen, die solche

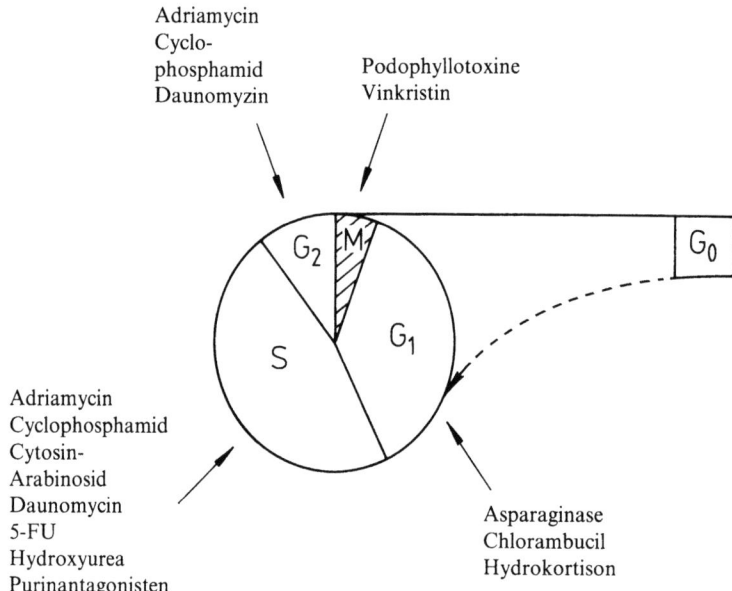

Abb. 3. Phasen des Zellteilungszyklus – Angriffspunkte der verschiedenen Zytostatika (nach SCHWARZMEIER 1980)

Gruppen besitzen, sind DNS, RNS, Enzyme, Strukturproteine und Zellwandbestandteile.

Demgegenüber setzen die Purinantagonisten, im speziellen das 6-Mercaptopurin und Azathioprin über einen feed back-Mechanismus die de novo-Synthese der Nukleotide des Adenins und Guanins herab. Da die Purinnukleotide des Adenin und Guanin bei der Zellteilung zur Replikation der DNS nötig sind, hat ein Mangel dieser Purinnukleotide eine antiproliferative Wirkung. Der Folsäure-Antagonist Methotrexat führt zu einer spezifischen Hemmung des Enzyms Dihydrofolsäure-Reduktase und damit zu einer Unterdrückung der Bildung von Tetrahydrofolsäure mit nachfolgender Blockierung der Zellteilungsvorgänge in der Metaphase.

Übertragen auf die Immunreaktion bedeutet dies, daß sowohl Alkylantien, wie auch Antimetaboliten die Transformations- und/oder Proliferationsphase hemmen. Allerdings greifen die *Antimetaboliten* nur in die kurze Phase der DNS-Synthese ein, wodurch lediglich der relativ kleine Teil der proliferierenden Zellen, die sich gerade in der S-Phase befinden, gehemmt wird. Dementsprechend können diese Substanzen praktisch nur bei Gabe kurz nach Applikation des antigenen Stimulus wirksam werden. Demgegenüber reagieren die *Alkylantien* auch mit fertigen, vorhandenen Strukturen der DNS und beeinflussen dementsprechend nicht nur eine bestimmte Phase des Zellteilungszyklus, wodurch die größere Wirksamkeit dieser Substanzen zu erklären ist (Abb. 3).

Über die *Wirkung* der *einzelnen Immunsuppressiva* auf die Immunreaktion sind bisher eine Vielzahl von tierexperimentellen Arbeiten, wie auch Untersuchungen am Menschen, erschienen, die zum Teil zu sehr unterschiedlichen Resultaten geführt haben. Diese Unterschiede sind vor allem dadurch bedingt, daß eine Vielfalt von Faktoren das Ergebnis solcher Untersuchungen beeinflußt, wie z.B. Wahl der Tierspezies; Art, Menge und Häufigkeit der Antigengabe; Wahl des Zeitintervalls zwischen den Antigengaben; Dosis, Applikationsweg und Anwendungsdauer des Immunsuppressivums; zeitliche Beziehung zwischen

Gabe des antigenen Stimulus und Immunsuppressivum etc. Eine ausführliche *Übersicht* über einschlägige Arbeiten, geordnet nach den geprüften Substanzen bis zum Jahre 1970, findet sich bei MAKINODAN et al. (1970). Weitere Übersicht bei PEARSON und LEVY (1975).

CLEMENTS et al. (1974) beobachteten unter Zytostatika keinen signifikanten Unterschied in der Hemmung der T- und B-Lymphozyten, fanden jedoch einen deutlichen Rückgang der Lymphozytenzahl. MANTEL und HOLTZ (1975) konnten bei ihren in-vitro-Untersuchungen keinen Einfluß auf die Antigen-Antikörper-Reaktion feststellen. THUMB (1972) sah bei 16 Patienten mit chronischer Polyarthritis unter einer immunsuppressiven Stoßtherapie bei sechs Patienten eine Abnahme der Masern-HAI-Antikörper und der Diphtherie-Antitoxine. Eine ausführliche Studie zur Wirkung von Cyclophosphamid bei der experimentellen Arthritis des Kaninchens wurde 1978 von CHLUD veröffentlicht.

Übersichten: GOERTZ und MERK (1981); HERSH (1975).

e) Klinische Wirksamkeit und Doppelblindstudien

Die Wirksamkeit der immunsuppressiven Behandlung bei der chronischen Polyarthritis ist durch eine Reihe heute schon klassischer Doppelblind-Langzeitstudien sowohl für Azathioprin (MASON et al. 1969; UROWITZ et al. 1971) als auch für Cyclophosphamid (Cooperating Clinics Committee of the ARA, 1970 und TOWNS et al. 1972) bewiesen. Demgegenüber liegen unseres Wissens noch keine kontrollierten Studien für die Stoßtherapie vor. Für die übrigen Indikationen in der Rheumatologie, wie systemischer Lupus erythematodes, Dermatomyositis, Panarteriitis nodosa und auch Sklerodermie sowie Reiter-Syndrom, Spondylitis ankylopoetica, Psoriasisarthropathie etc., sind in der Literatur eine Vielzahl von Fallberichten veröffentlicht worden. Von CHLUD et al. (1968) und BERGLUND et al. (1978) wurde über positive Therapieeffekte auch mit einem Podophyllinderivat bei der chronischen Polyarthritis berichtet.

Nach eigenen Untersuchungen (THUMB 1972) und solchen von STOJANOVIC et al. (1978), ist auch nach Absetzen einer Langzeitbehandlung mit Immunsuppressiva mit einem längeren Anhalten der erzielten Besserung zu rechnen (mehrere Monate bis Jahre). Wie aufgrund der unterschiedlichen Wirkungsmechanismen von Antimetaboliten und Alkylantien nicht anders zu erwarten, zeigen die Alkylantien, z.B. Chlorambucil, in eigenen Untersuchungen eine deutlich stärkere Wirkung als der Antimetabolit Azathioprin (THUMB 1972). Eine ausführliche Übersicht zur Anwendung von Chlorambucil bei der chronischen Polyarthritis geben AMOR und MERY (1980).

f) Immunsuppressiva und ihre Dosierung

Chlorambucil (Leukeran, Tabl. zu 2 und 5 mg; Hersteller: Wellcome, London).

Azathioprin (Imurek, Imuran, Tabletten zu 50 mg und Durchstichfläschchen zu 50 mg iv.; Hersteller: Wellcome, London).

Cyclophosphamid (Endoxan, Dragées zu 50 mg, Durchstichfläschchen zu 100, 200 und 500 mg; Hersteller: Asta-Werke, Brackwede).

Podophyllinsäure-aethylhydrazid = Mitopodozid (Proresid, Kapseln zu 50 mg und Ampullen zu 400 mg; Hersteller: Sandoz, Basel).

Tabelle 6. Dosierung der Immunsuppressiva (Anfangsdosierung nach Therapieschema, dann je nach Leukozytenwerten)

Stoßtherapie
   Amethopterin (Methotrexat): 2mal 2,5 mg täglich durch maximal 8 Wochen
   Cyclophosphamid (Endoxan): 200 mg täglich, z.B. als Infusion, Gesamtdosis 2000 mg
   Chlorambucil (Leukeran): 10–15 mg täglich (0,1–0,2 mg/kg Körpergewicht)
     durch maximal 8 Wochen
   Podophyllinsäure-aethylhydrazid (Mitopodozid; Proresid): 800 mg täglich als Infusion
     durch 20 Tage

Langzeittherapie
   Azathioprin (Imurek): 100 mg täglich (50–100 mg), 0,75–1,5 mg/kg Körpergewicht
   Chlorambucil (Leukeran): nach anfänglicher Stoßtherapie 4–8 mg täglich
   Cyclophosphamid (Endoxan): 50–100 mg täglich

4-Amino-N 10-Methyl-Pteroyl-Glutaminsäure (*Methotrexat*, Tabletten zu 2,5 mg, Ampullen zu 5 mg und Durchstichfläschchen zu 50 mg; Hersteller: Lederle, New York).

Übersicht über die Dosierung der oben angeführten Substanzen sowohl für die Stoß-, als auch Langzeittherapie (Therapiedauer sechs Monate bis zunächst maximal ein Jahr) siehe Tabelle 6.

g) Kontrollen

Bei allen oben angeführten Substanzen ist während der Stoßtherapie jeden 3. bis 4. Tag eine Leukozyten- und Thrombozytenzählung angezeigt. Bei Langzeittherapie zunächst wöchentlich Leukozyten- und Thrombozytenzählung, ab etwa der vierten Woche bei guter Verträglichkeit alle zehn bis vierzehn Tage. Die Dosis ist in Abhängigkeit von einer eventuell auftretenden Leukopenie oder Thrombopenie zu reduzieren und ab Werten unter 3000 Leukozyten und 100000 Thrombozyten für einige Zeit, zumindest jedoch bis zur Normalisierung der Leukozyten- und Thrombozytenwerte zu pausieren. Kontrolle der Leberfunktionsproben in sechswöchigen Abständen.

Im Hinblick auf die Möglichkeit fetaler Mißbildungen ist für die Zeit der Durchführung einer immunsuppressiven Therapie unbedingt eine Antikonzeption angezeigt. Dies gilt auch bei der Behandlung des männlichen Partners.

h) Nebenwirkungen

Die wichtigsten Nebenwirkungen und deren Häufigkeit sind aus einer von THUMB (1975a) veröffentlichten Literaturzusammenstellung (Tabelle 7) zu entnehmen. Die Zahlen für Chlorambucil stammen aus einer französischen Gemeinschaftsstudie (DESHAYES et al. 1971).

Als Folge der Immunsuppression kommt es relativ häufig zu Infekten, so insbesondere zu verschiedenen Virusinfekten wie Herpes zoster (DOLIN et al. 1978), Zytomegalie-Infektionen etc., aber auch Pilzinfektionen (ZAZGORNIK et al. 1975). Kurze Übersicht bei THUMB (1975a).

Weitere Nebenwirkungen unter Immunsuppressiva sind Überempfindlichkeitsreaktionen in Form eines Medikamentenfiebers (z.B. Azathioprin, DITT-

Tabelle 7. Häufigkeit der Nebenwirkungen unter immunsuppressiver Therapie bei chronischer Polyarthritis (Literaturzusammenstellung nach THUMB 1975a)

Gesamtfallzahl	Chlorambucil 495	Cyklophosphamid 369	Azathioprin 163
Nebenwirkungen			
Leukopenie	11%	17%	12%
Thrombopenie	8%	0,2%	2,5%
Anämie	5%	0,1%	0,6%
Magen-Darm	4%	35%	13%
Haarausfall	2%	30%	–
Hauterscheinungen	4%	0,05%	2,5%
Leber	?	2,4%	4%
Zystitis	0	6,2%	–
Infekte			
Viren (Zoster)	10%	?	?
Mykosen	4%	?	?
Banale Keime	12%	?	?

RICH et al. 1970), Einschränkung der Nierenfunktion (z.B. Azathioprin, akute interstitielle Nephritis, SLOTH und THOMSEN 1971), cholestatischer Ikterus (FREISE et al. 1976), Leberschäden unter Methotrexat (DAHL et al. 1971), psychische und neurologische Veränderungen (Vincristin, Chlorambucil, Procarbazin), Lungenveränderungen in Form von Fibrosen (Cyclophosphamid, Busulfan, Methotrexat), Gynäkomastie, Diabetes mellitus, Zyklusstörungen (Amenorrhoe etc.), Azoospermien (Cyclophosphamid; BUCHANAN et al. 1975; LAZOWSKI et al. 1978) (Übersicht bei THUMB 1972, 1975a) sowie Pankreatitiden (2–5,6% bei Nierentransplantierten, SCHÖLZEL et al. 1978) und unter Azathioprin Hypotonie mit Oligurie (2 Fälle; KEYSTONE und SCHABAS 1981). Eine ausführliche Übersicht über die toxischen Wirkungen der Zytostatika beim Menschen hinsichtlich Chromosomenaberrationen, Fertilität, angeborener Mißbildungen und Karzinogenität, findet sich bei SIEBER und ADAMSON (1975). Siehe auch VORMITTAG (1974).

Die wichtigste mögliche *Spätfolge,* die die Anwendung der Immunsuppressiva bei den nicht-lebensbedrohlichen rheumatischen Erkrankungen auch heute noch problematisch erscheinen läßt, ist ihre potentielle tumorinduzierende Wirkung. 1970 hatten SCHMÄHL und OSSWALD bei der Ratte unter der Einwirkung verschiedener alkylierender Substanzen ein gehäuftes Auftreten von Malignomen beobachtet. In den letzten Jahren wurde auch über ein zunehmendes Auftreten von Malignomen bei unter einer immunsuppressiven Behandlung stehenden Patienten mit Organtransplantaten berichtet (SCHNECK u. PENN 1971; PENN 1975). Danach fanden sich bei 10000 Transplantatempfängern 256 Malignome. Von RENIER et al. (1978) wurde das weitere Schicksal (Beobachtungsperiode 4–12 Jahre) von 139 Patienten mit schwerer chronischer Polyarthritis verfolgt, die zwischen den Jahren 1965 und 1974 inklusive mit Chlorambucil oder Cyclophosphamid behandelt worden waren. Davon konnten 8 Patienten nicht mehr aufgefunden werden, 93 wurden nachuntersucht und 38 waren verstorben. Sieben Todesfälle waren auf Hämolymphoretikulopathien verschiedenen zytologischen Typs, 6 auf Darmkrebs und 3 auf Tonsillenkrebs zurückzuführen. Dies zeigt, daß eine solche Behandlung das Risiko von Hämopathien, jedoch offensichtlich nicht das von Darmkrebs erhöht, allerdings nicht in Abhängigkeit von der verabreichten Gesamtdosis der Substanz. Eine sehr umfassende Literaturübersicht zu diesem Thema findet sich bei SODOMANN und GROPP (1979).

In einer 1979 von KINLEN et al. veröffentlichten Zusammenstellung über 3823 Nierentransplantatempfänger und 1349 andere immunsuppressiv behandelte Patienten (vor allem Azathioprin), fand sich ein dreifach erhöhtes Risiko der Entstehung maligner Erkrankungen, insbesondere von Non-Hodgkin-Lymphomen, Plattenepithelkarzinomen der Haut und mesenchymalen Tumoren. Ähnliches gilt auch für die maligne Entartung von Naevi zu Melanomen (GREEN et al. 1981). KAHN et al. (1979a, b) fanden in ihrer Übersicht über 2006 Patienten mit einem Durchschnittsalter von 55 Jahren eine Gesamtinzidenz an akuten Leukämien von 0,93%, für Patienten mit chronischer Polyarthritis im speziellen 0,75%, bei einer Verlaufsbeobachtung zwischen 1 und 13 Jahren bei einer überwiegenden Chlorambucil-Behandlung. Für Cyclophosphamid beobachteten KAHN et al. (1979a, b) eine ähnliche Inzidenz akuter Leukämien, während SEIDENFELD et al. (1976) unter Azathioprin eine solche von 1,3% sahen. Der Zeitraum zwischen Beginn der Behandlung und dem Auftreten der akuten Leukämie betrug $5,7 \pm 2,9$ Jahre, wobei allerdings bisher bei Gesamtdosen von unter 1 g Chlorambucil und einer Behandlungsdauer unter 6 Monaten keine Leukämien beobachtet wurden (KAHN et al. 1979a). Nach BURIOT et al. (1979) ist das Risiko der Induktion einer Leukämie bei Kindern unter Chlorambucil besonders hoch (3 von 40, keine unter 160 Kontrollen).

LEWIS et al. (1980) berichten über die Todesursachen bei Patienten mit chronischer Polyarthritis unter Azathioprin. In einer ausführlichen Studie kommen ISOMÄKI et al. (1978) aufgrund ihrer Untersuchungen an 45000 Patienten mit chronischer Polyarthritis zu dem Schluß, daß das Mortalitätsrisiko an Lymphomen, einschließlich Hodgkin'scher Erkrankung, Leukämie oder Myelom bei der chronischen Polyarthritis zweimal so hoch wie erwartet war.

Bekannt ist auch das Auftreten von vereinzelten Blasenkarzinomen nach einer längerdauernden Cyclophosphamid-Therapie (KAUFMANN und WEGMANN 1981).

JOSS und BRUNNER (1979) berichteten über Schwangerschaften nach zytostatischer Therapie. Siehe auch bei THUMB (1975a).

Übersichtsarbeiten – Immunsuppressiva

Zur Wirkungsweise: MAKINODAM et al. 1970; PEARSON und LEVY 1975; HUSMANN 1979.

Zur Klinik: RICKEN u. SCHUMACHER 1971; THUMB 1972; CHLUD 1977.

Zu den Nebenwirkungen: THUMB 1975; SIEBER u. ADAMSON 1975; SODOMANN u. GROPP 1979.

j) Zytostatika – Intraartikuläre Anwendung

SCHERBEL et al. (1957) wendeten als Erste Stickstofflost (Methyl- bis Chloräthylamin) mit 66% günstigen Resultaten bei 107 Gelenken an, während die Erfahrungen von VAINIO und JULKUNEN (1960) ebenfalls mit dieser Substanz weniger befriedigend waren. In der Folge berichteten FLATT (1962), GROSS (1963), PACE et al. (1964), CURREY (1965), ZUCKNER et al. (1966), DELBARRE et al. (1968) und ELLISON und FLATT (1971) über Erfolge mit der intraartikulären Thiothepa-Anwendung bei Fingergelenken von Patienten mit chronischer Polyarthritis. In zwei Doppelblindstudien finden einerseits PACE et al. (1964) eine deutliche Überlegenheit des Thiothepa gegenüber intraartikulärer Kortisongabe, während andererseits ZUCKNER et al. (1966) dies nicht bestätigen konnten.

Auch andere Zytostatika wie Cyclophosphamid (CAWLEY 1969; CHLUD et al. 1972; OTTO 1969) und Triazichon (JULKUNEN 1969) wurden zum Teil mit gutem Erfolg intraartikulär, vor allem in Kniegelenke gegeben.

Synovialbiopsien vor und nach intraartikulärer Gabe eines Zytostatikums wurden von CHLUD et al. (1972) erhoben, während die zytologischen und biochemischen Veränderungen unter dieser Therapie von JULKUNEN (1969) und VOJTISEK et al. (1970) näher charakterisiert wurden.

Im Hinblick auf die wechselnden Therapieergebnisse ist die lokale Anwendung der Zytostatika jedoch in den letzten Jahren wieder in den Hintergrund getreten.

5. Immunmodulatoren

Unter Immunmodulatoren verstehen wir Substanzen, welche imstande sind, gestörte immunologische Abwehrsysteme zu normalisieren oder die körpereigene Abwehr soweit unspezifisch zu stimulieren, daß Krankheiten, welche mit einer verminderten körpereigenen Abwehr einhergehen, gebessert werden können.

Man unterscheidet dabei zwei Gruppen von Substanzen: Solche, die das zelluläre Immunsystem stimulieren, zu denen u.a. BCG, Thymosin, Aristocholsäure und Transferfaktor gehören und solche, welche ganz allgemein die gestörte zelluläre Immunität so verändern, daß wieder eine annähernd normale zelluläre Abwehrlage hergestellt wird. Zu dieser zweiten Gruppe gehören unter anderem Levamisol und Clotrimazol sowie z.B. ein Anthranilsäurederivat und Tilorone.

a) Levamisol

α) Geschichte

Levamisol wurde 1964 in den Laboratorien der JANSSEN Pharmaceutika, Beerse, Belgien, als Anthelminticum synthetisiert (THIENPONT et al. 1966; JANSSEN 1976) und zunächst in der Veterinärmedizin, später aber auch beim Menschen, vor allem in den Tropen, eingesetzt. RENOUX und RENOUX (1971) berichteten erstmalig, daß diese Substanz den Schutzeffekt einer Bakterienvakzine bei der Maus verstärkt. DIPERRI aus Siena, Italien, gab als erster Levamisol vier Patienten mit chronischer Polyarthritis oder Sjögren-Syndrom und beobachtete eine deutliche Besserung. SCHUERMANS (1975) publizierte als erster positive Therapieresultate mit dieser Substanz bei sechs Patienten mit chronischer Polyarthritis. HUSKISSON et al. (1976a) berichteten bald danach über 12 behandelte Patienten.

β) Chemie

Levamisol ist ein (S)-(−)-2,3,5,6-Tetrahydro-6-phenylimidazo-[2,1-b]thiazol-hydrochlorid. Diese Substanz ist gut wasserlöslich und hydrolisiert in alkalischer Lösung unter der Bildung des wasserunlöslichen dl-2-Oxo-3-(2-mercaptoethyl)-5-phenyl-imidazolidin (OMPI), welch letzteres eine freie Sulfhydrilgruppe enthält.

γ) Pharmakokinetik

Levamisol wird rasch aus dem Magen-Darm-Trakt wie auch von den Injektionsstellen resorbiert und hat eine sehr gute Verteilung in allen Geweben. Nach einer Standarddosis von 150 mg werden beim Menschen innerhalb von 2 Stunden die höchsten Blutspiegel von 0,5 µg/ml erreicht (HEYKANTS et al. 1975). Die Plasmahalbwertszeit von Levamisol beträgt beim Menschen etwa 4 Stunden.

Die Substanz wird in der Leber metabolisiert und innerhalb der ersten 72 Stunden werden etwa 70% der verabreichten isotopenmarkierten Dosis im Harn (60% innerhalb der ersten 24 Stunden) ausgeschieden. In derselben Zeit finden sich nur 4% der gegebenen Radioaktivität in den Faeces. Der größte Anteil der Harnradioaktivität besteht aus Metaboliten (bisher nur Parahydroxillevamisol identifiziert) und nur 6% betreffen unverändertes Levamisol (ADAMS 1978).

δ) Wirkungsweise

Antiphlogistische Wirkung: In Dosen, die die in der Klinik verwendeten bei weitem überschreiten, hat Levamisol eine schwache, antiinflammatorische Wirkung (Übersicht bei SYMOENS u. SCHUERMANS 1979). Dieser Effekt dürfte über eine vermehrte Steroidbildung in der Nebennierenrinde hervorgerufen werden, da er durch eine Entfernung der Nebennieren unterdrückt werden kann (BOADA et al. 1977).

Antivirale Wirkung: Eine solche wurde von HADDEN et al. (1977) beobachtet.

Kollagensynthese-Hemmung in einer Konzentration von 10^{-3} molar (TRNAVSKA et al. 1978).

Hemmung der Enzymfreisetzung aus Leukozyten: MIKULIKOVA und TRNAVSKY (1980) beobachteten eine Hemmung der Freisetzung neutraler Proteinasen, außerdem β-Glucuronidase, Myeloperoxydase und Laktatdehydrogenase in vitro.

Wirkung auf das Immunsystem: Levamisol vermag in therapeutischen Konzentrationen, allerdings nur bei deutlich herabgesetzten Ausgangsfunktionen, sowohl in vivo als auch in vitro, viele der Funktionen der T-Lymphozyten, Granulozyten, Makrophagen und Monozyten zu normalisieren. Nach neueren Untersuchungen von COVELLI et al. (1981) führt Levamisol bei Patienten mit chronischer Polyarthritis zu keiner Veränderung der Tγ Zellpopulation (Suppressor Zellen), während es die Tμ Subpopulation (Helper Zellen) normalisiert. Auch die spontane und mitogen-induzierte T-Zell-Proliferation, die aktive und totale E-Rosettenbildung, der MIF und die Produktion anderer Lymphokine werden zur Norm zurückgeführt. Gleiches gilt auch für die Funktionen der phagozytierenden Zellen wie z.B. Migration, Chemotaxis, Phagozytose, intrazelluläres Killing, N.B.T.-Reduktion, Antikörper- und Komplementrezeptor-Aktivität und Adherenz (SYMOENS u. ROSENTHAL 1977; SYMOENS et al. 1979).

Levamisol vermag in therapeutischen Dosen auch die Allergie vom verzögerten Typ bei anergischen Patienten zu normalisieren, desgleichen auch eine verminderte Makrophagenmigration im Hautfenstertest (SYMOENS u. ROSENTHAL 1977; SYMOENS et al. 1979). Demgegenüber stimuliert Levamisol nicht die B-Lymphozyten. Schließlich reduziert diese Substanz auch die Zahl der „O-Zellen" (ROSENTHAL et al. 1976).

Die Differenzierung und Ausreifung unreifer T-Lymphozyten (SYMOENS et al. 1979) ist eine vom zyklischen AMP abhängige Funktion. Nachdem Levamisol diese Wirkung nicht in vitro, sondern nur in vivo erzielen kann, dürfte diese Funktion über einen bisher noch nicht bekannten, erst im Körper erzeugten Faktor vermittelt werden. Dies könnte auch die relative Verzögerung des in-vivo-Effektes auf unreife T-Zellen erklären (GOLDSTEIN 1978; SYMOENS u. SCHUERMANS 1979; SYMOENS et al. 1979).

Die Frage, wie weit Levamisol eine thymomimetische Substanz ist, konnte bisher nicht geklärt werden. Nach GOLDSTEIN (1978) könnte jedoch ein für

Thymopoetin und Levamisol gemeinsamer Rezeptor, der für den Effekt auf Lymphozyten, Granulozyten und Makrophagen verantwortlich ist, vorliegen. VERHAEGEN et al. (1980) untersuchten den Einfluß von Thymopoietin-Pentapeptid und Levamisol auf menschliche periphere T-Lymphozyten mittels der E-Rosettenbildung. Levamisol führte dabei zu einer kompletten, Thymopoietin-Pentapeptid zu einer teilweisen Aufhebung der Azathioprinhemmung der rosettenbildenden Zellen und verhielten sich somit sehr ähnlich. Die Autoren kommen zu dem Schluß, daß Thymopoietin-Pentapeptid und Levamisol möglicherweise über ein gemeinsames zyklisches Nukleotid Folgesignale bewirken.

ε) Klinische Wirksamkeit – Doppelblinduntersuchungen

Die Wirksamkeit des Levamisols bei der *chronischen Polyarthritis* ist durch eine ganze Reihe von Doppelblindstudien bewiesen (Übersicht bei SYMOENS u. SCHUERMANS 1979). Eine Studie der Multicentre-Study Group (1978a), bei der an insgesamt 253 Patienten entweder ein Placebo oder Levamisol in einer täglichen Dosis von 150 mg an drei oder sieben aufeinanderfolgenden Tagen durch mindestens sechs Monate gegeben worden war, zeigt ein statistisch signifikant besseres Abschneiden des Levamisols. MILLER et al. (1980) beobachteten in einer placebokontrollierten Doppelblind-Crossover-Studie mit der allerdings sehr hohen Dosis von täglich 150 mg Levamisol, ein gegenüber Placebo signifikant besseres Abschneiden dieser Substanz. Eine weitere Studie der Multicentre-Study-Group (1978) zeigte, daß der Wirksamkeits-/Nebenwirkungsquotient einer einmaligen wöchentlichen Dosis von 150 mg dem einer Gabe von 150 mg täglich an drei oder sieben aufeinanderfolgenden Tagen jeder Woche überlegen ist. Diese einmalige wöchentliche, abendliche Gabe von 150 mg Levamisol wurde von DIPERRI et al. (1978) im Hinblick auf die zahlreichen Nebenwirkungen eingeführt. Der optimale Behandlungseffekt wird gewöhnlich zwischen dem sechsten und zwölften Behandlungsmonat erreicht und nach dieser Zeit ist mit einer weiteren Besserung nicht mehr zu rechnen (BASCH et al. 1978). Über Langzeitergebnisse in Korrelation mit immunologischen Parametern, berichten FELDMANN et al. (1981). EL-GHOBAREY et al. (1980) fanden bei Patienten mit chronischer Polyarthritis, die auf Levamisol klinisch nicht ansprachen, eine gegenüber Kontrollpersonen und Patienten mit chronischer Polyarthritis (cP) mit gutem Therapieeffekt deutlich verminderte Reaktion peripherer Blutlymphozyten auf Phytohämagglutinin und PWM. Möglicherweise wird in Zukunft anhand des Ausfalles des Lymphozytenstimulationstestes eine bessere Selektionierung der cP-Patienten für eine Levamisol-Therapie gegeben sein. Auch positive Langzeitergebnisse bei einer Behandlungsdauer bis zu 6 Jahren liegen von VEYS et al. (1981) vor.

PINALS et al. (1981) verglichen in einer randomisierten Doppelblindstudie die Wirksamkeit einer einmaligen wöchentlichen Gabe von 150 mg Levamisol mit der Gabe von 150 mg an drei aufeinanderfolgenden Tagen einer Woche. Mit der niedrigen Dosis war die Zahl der Nebenwirkungen wohl deutlich geringer, jedoch nur 14% der Patienten unter der niedrigen Dosis zeigten im Vergleich zu 45% unter der hohen Dosis eine Besserung.

Eine Zusammenstellung über die Erfahrungen mit der Levamisolbehandlung bei *anderen rheumatischen Erkrankungen* (Juvenile Arthritis, SLE, Spondylitis ankylopoetica, Reiter-Syndrom, PSS etc.) findet sich bei SYMOENS und SCHUERMANS (1979) und ROSENTHAL (1978). Über die Anwendung von Levamisol beim SLE berichten im speziellen GORDON u. YANAGIHARA 1977, sowie SCHERAK et al. 1979. HADIDI et al. (1981) sahen im Rahmen einer kontrollierten Studie bei insgesamt 26 Patienten mit SLE unter einer Dauerprednisolon-Therapie keine Beeinflussung des Krankheitsverlaufes durch Levamisol im Vergleich mit einem Placebo. Über Erfolge bei der Psoriasisarthropathie berichten STEPHENS et al. (1979). MERIEUX et al. (1981) konnten bei 9 von 11 Patienten mit komplettem Behçet-Syndrom eine Besserung erzielen. Nach den Arbeiten von BALINT et al. (1977) scheint das Sjögren-Syndrom eine Kontraindikation für Levamisol darzustellen.

ζ) Therapieführung

Präparat: Ergamisole – Tabletten zu 50 mg Levamisol.
Hersteller: Janssen-Pharmaceutika, Beerse, Belgien.
Dosierung: 150 mg Levamisol abends als einmalige Dosis an einem Tag in der Woche. Ist der Behandlungserfolg nach sechs Monaten insuffizient, kann die Dosis auf 2 mal wöchentlich 150 mg gesteigert werden (VEYS et al. 1981). Die Behandlung ist nach den bisherigen Erfahrungen durch Jahre fortzusetzen, da es gewöhnlich nach Absetzen des Levamisols oft schon nach 1–2 Monaten zu Rückfällen kommt (SYMOENS u. SCHUERMANS 1979).

Kontrolluntersuchungen: Im Hinblick auf eine mögliche Agranulozytose, die innerhalb von Stunden nach der Medikamenteneinnahme auftreten kann, ist eine Leukozytenzählung und Differenzierung etwa 10 Stunden nach der wöchentlichen, abendlichen Medikamenteneinnahme erforderlich. Zeigt die Differentialzählung eine Granulozytenzahl unter 25%, so ist die Levamisolbehandlung zu beenden. Liegt diese zwischen Normalwerten und 25%, so ist die Zählung der weißen Blutkörperchen vor und nach jeder nächsten Medikamenteneinnahme zu wiederholen. Kommt es zu keiner weiteren Leukopenie, bzw. Granulozytopenie, kann die Medikation fortgesetzt werden. Später Differentialzählung nach jeder zweiten Medikamenteneinnahme.

η) Nebenwirkungen

Nebenwirkungen verschiedenster Art sind relativ häufig, meist jedoch gutartig und treten im allgemeinen innerhalb der ersten Behandlungsmonate auf. Detaillierte Übersichten hierzu wurden von RAVE et al. (1977), MIELANTS und VEYS (1978) und SYMOENS et al. (1979) veröffentlicht. Nach diesen Autoren lassen sich unterscheiden:
1. idiosynkrasische Reaktionen wie Agranulozytose, Hautausschlag, Mundulcera und grippeähnliche Erkrankungen
2. senso-neurale Reaktionen, insbesondere Geschmacks- und Geruchsveränderungen und
3. gastrointestinale Syndrome.

Neben den häufigsten, in Tabelle 8 zusammengefaßten Nebenwirkungen wurden auch noch seltener auftretende Nebenwirkungen beschrieben wie Tremor, Schwindel, visuelle Haluzinationen, Somnolenz, Verwirrtheit, Depressionen, Lymphknotenschwellung, lupusähnliche Reaktionen, allergische Vaskulitis, Sicca-Syndrom, Anstieg der Transaminasen und angioneurotisches Ödem (SYMOENS et al. 1979). Schwere gastrointestinale Veränderungen wie Magengeschwüre oder Magenblutungen wurden bisher unter einer Levamisol-Therapie nicht beobachtet.

In einigen wenigen Fällen wurden auch milde, vorübergehende *Nierenveränderungen* gesehen, darunter Azotämie und Proteinurie (PINALS 1978). Ihre Häufigkeit war jedoch mit 0,1 bzw. 0,5% sehr gering und ihr Zusammenhang mit der Levamisolbehandlung fraglich. Von MENKES et al. (1978) wurde ein

Tabelle 8. Nebenwirkungen bei Levamisol-Behandlung (n. SYMOENS u. SCHUERMANS 1979)

Art der Nebenwirkung	Rheumatische Erkrankungen (n = 989)		Andere Erkrankungen (n = 2911)	
	Nebenwirkungen (%)	abgesetzt (%)	Nebenwirkungen (%)	abgesetzt (%)
Sensorineural:				
Sensorische Stimulation	6,2	0,5	4,1	0
Hyperalerter Zustand	1,8	0	0,9	0
Schlaflosigkeit	1,4	0	1,2	0
Kopfschmerzen	1,3	0,2	2,0	0
Benommenheit	2,9	0	1,1	0
Gastrointestinal:				
Nausea	5,0	1,3	8,3	0,4
Unverträglichkeit	5,7	0,8	4,2	0,4
Anorexie	2,7	0	1,2	0
Erbrechen	2,1	0,2	3,8	0
Diarrhoe	0,3	0,1	1,4	0
Idiosynkrasische:				
Agranulozytose	3,0	3,0	0,8	0,8
Hautausschlag	14,8	7,0	2,0	0,5
Fieberhafte, grippeähnliche Erkrankung	3,9	1,5	3,1	1,0
Stomatitis	1,9	0,3	0,2	0

ausgeprägtes nephrotisches Syndrom auf Basis einer extramembranösen Glomerulonephritis durch Levamisol bei einem Patienten mit chronischer Polyarthritis beschrieben.

Allergische Vaskulitiden mit einer etwas anderen Lokalisation als man sie sonst bei der chronischen Polyarthritis sieht, werden nur bei höheren Dosen beobachtet (VEYS et al. 1981) und sind nach Absetzen voll reversibel.

Exantheme sind die häufigste Ursache für einen Therapieabbruch (7%), klingen im allgemeinen sehr rasch ab, können aber gelegentlich auch drei bis vier Wochen persistieren (PINALS 1978). Nach diesem Autor wurde bis zum Jahre 1978 lediglich ein Fall einer lupuslike Reaktion beobachtet.

Hämatologische Nebenwirkungen: Diese sind für 4,9% der Therapieabbrüche verantwortlich. Erste Berichte über schwere, zum Teil tödliche Agranulozytosen unter Levamisol bei Patienten mit chronischer Polyarthritis wurden von ROSENTHAL et al. (1976, 1977), GRABER et al. (1976), RUUSKANEN et al. (1976), WILLIAMS (1976), CLARA und GERMANES (1977) publiziert. Diese gefährlichste Komplikation der Levamisoltherapie scheint heute durch das neue Dosierungs- und Kontrollschema (einmal wöchentliche Gabe von 150 mg, DIPERRI et al. 1978) weitgehend überwunden. MIELANTS und VEYS (1978) unterscheiden zwischen der relativ harmlosen Leukopenie (Leukozyten unter 3000, mehr als 20 Relativ-% Granulozyten) und dem selektiven Abfall der Granulozyten unter 20%, der unabhängig von der Dosis meist innerhalb der ersten drei Behandlungsmonate, aber unter Umständen auch noch nach 2 Jahren auftreten kann. Auffallend war bei Patienten mit Agranulozytose eine signifikante genetische Prädisposition auf Basis eines positiven HLA-B 27 (SCHMIDT u. MÜLLER-ECKHARDT 1977; VEYS et al. 1977) und eine gleichzeitige Rheumafaktor-Positivität. Die bei 49 Patienten mit Agranulozytose mittels eines Fragebogens erhobenen Knochenmarksbefunde (MIELANTS u. VEYS 1978) können eher als eine Erschöpfung der Myelozyten- und Metamyelozytenreserven gedeutet werden, denn als eine echte Reifungsstörung (allergische Agranulozytose). Es dürfte sich dabei um eine immunzytologische Reaktion handeln, nachdem in vier von acht Patientenseren Antikörper gefunden wurden, die in Gegenwart von Levamisol sowohl Patienten- als auch Spendergranulozyten agglutinierten. Levamisol wirkt dabei offensichtlich als Hapten an der Leukozytenmembran. Kortikosteroide oder Granulozytentransfusionen scheinen die Knochenmarkserholung nicht zu beschleunigen und können möglicherweise sogar schädlich sein (ROSENTHAL et al. 1977).

Abschließend ist noch eine Beobachtung von EL GHOBAREY et al. (1979) zu erwähnen, die über einen Fall einer schweren hämorrhagischen Varizella-Infektion bei einem mit 150 mg/die Levamisol behandelten Patienten mit chronischer Polyarthritis berichten und die Frage eines Zusammenhanges des Auftretens dieser Erkrankung mit der Levamisol-Medikation diskutieren. SEGAL et al. (1977) sahen bei 2 von 8 mit Levamisol behandelten Patienten mit Crohnscher Erkrankung das Auftreten einer schweren Arthritis, die sich nach Absetzen des Levamisols wieder rückbildete.

Übersichtsliteratur: SYMOENS u. ROSENTHAL 1977; ANSELL u. SYMOENS 1978; MOWAT u. VISCHER 1979; SYMOENS u. SCHUERMANS 1979; SYMOENS et al. 1979.

b) Weitere Immunmodulatoren

Clotrimazol: WYBORN-MASON (1976) behandelte zehn Fälle von aktiver chronischer Polyarthritis mit Clotrimazol mit gutem Erfolg. LUND-OLESEN (1977) berichtete über die Behandlung von fünf Patienten mit chronischer Polyarthritis mit dieser Substanz und vermutete aufgrund seiner Untersuchungsergebnisse eine direkte Stimulation der Nebennierenrinde durch Clotrimazol. Aufgrund verschiedener experimenteller Untersuchungen wird heute dem Clotrimazol eine immunstimulierende Wirkung zugeschrieben. Im Hinblick auf schwere Unverträglichkeitsreaktionen wurde allerdings eine weitere klinische Prüfung dieser Substanz in dieser Indikation abgebrochen.

Tilorone vermag die Entwicklung einer Adjuvans-induzierten Arthritis dosisabhängig und parallel dazu die Entwicklung der zellulären Immunantwort auf ein sekundäres Immunogen (EL_4 Zellen) zu unterdrücken (CHANG 1977). Nach CHANG könnte die antiarthritische Wirkung auch über eine Induktion von Interferon erfolgen. ABRUZZO (1978) reiht Tilorone aufgrund seiner verstärkenden Wirkung auf die PHA- und PWM-Stimulation von Lymphozyten als Immunstimulans ein und erwähnt auch eine antivirale Wirkung. Nach KATZ et al. (1976) wird durch Tilorone das Wachstum des Herpes simplex-Virus Typ I gehemmt, desgleichen Virus DNA-Polymerase (SCHAFER et al. 1974; GREEN et al. 1975; CLERQ u. DANN 1980).

Dapsone (4,4-Diaminodiphenylsulfon; Disulone (Specia); Udolac (ICI)) ist heute die Standardtherapie der Lepra, wird aber auch zur Behandlung bullöser Dermatosen, insbesondere der Dermatitis herpetiformis eingesetzt.

Aufgrund seiner hemmenden Wirkung auf den alternate pathway der Komplementaktivierung (MILLIKAN u. CONWAY 1974) und auf die polymorphonukleäre Leukozytentoxizität (STENDHAL et al. 1978) wird Dapsone eine immunmodulierende bzw. aufgrund der Untersuchungen von BARNETSON et al. (1976)

eine immunsuppressive Wirkung zugeschrieben. Im Tiermodell zeigte Dapsone eine deutliche entzündungshemmende Aktivität, desgleichen auch eine antipyretische und analgetische, letztere ähnlich der des Phenylbutazon (LEWIS et al. 1978) und hemmt nach BARRANCO (1974) auch lysosomale Enzyme. Dapsone wurde bisher vorwiegend bei der chronischen Polyarthritis gegeben und war in einer Dosierung von 100 mg täglich in der Studie von MCCONKEY et al. (1976) ebenso wirksam wie Goldsalze und in der Studie von SWINSON et al. (1981) signifikant besser als Placebo.

RUZICKA und GOERZ (1981) konnten in einigen Fällen von SLE die bei dieser Erkrankung häufig auf dem Boden einer Vaskulitis auftretende Urticaria und oralen Ulzerationen mit Dapsone 100 mg täglich sehr rasch zum Abheilen bringen.

Nebenwirkungen betreffen besonders das Auftreten von hämolytischen Anämien, Methämoglobinämien, Hauterscheinungen etc. (Adverse reactions to dapsone 1981).

OM-8930 – ein Bakterienprodukt, das ebenfalls immunstimulierende Eigenschaften besitzt, wurde von ROSENTHAL und PLATTNER (1981) mit Erfolg bei 10 Patienten mit aktiver seropositiver chronischer Polyarthritis intermittierend durch 6 Monate eingesetzt. OM 8930 wird aus 18 verschiedenen E. coli-Stämmen von den OM-Laboratorien Genf hergestellt.

Frentizol – 1-(6-Methoxy-2-Benzothiazolyl)-3-Phenylurea (Eli Lilly). Diese immunsuppressive Substanz wurde in einer Dosierung von 4 mg je kg täglich zur Behandlung der Thrombozytopenie bei systemischem Lupus erythematodes und refraktärer idiopathischer thrombozytopenischer Purpura eingesetzt (O'DUFFY et al. 1980). Wegen Auftretens von pathologischen Leberproben in etwa 50% der behandelten Patienten und von Dickdarminfarkten wurde die Substanz jedoch nicht mehr weiter angewendet.

Sulphasalazin – 4-[Pyridyl-(2)-amidosulfonyl]-3'-carboxy-4'-hydroxyazobenzol, Salazopyrin (Pharmacia, Uppsala). Diese Substanz, der nach MCCONKEY et al. (1980) eine fragliche immunsuppressive Wirkung zumindest in vitro zukommt, wurde schon von SVARTZ (1942) zur Behandlung der chronischen Polyarthritis herangezogen. Von MCCONKEY et al. (1980) wurden 68 Patienten mit chronischer Polyarthritis mit einer Anfangsdosis von 0,5 g täglich steigernd um 0,5 g wöchentlich, bis zu einer Gesamtdosis von 2 g/Tag, behandelt. Bei 38 Patienten kam es zu einer deutlichen Besserung auch der Senkung sowie des CRP. Als schwere Nebenwirkung wurde das Auftreten einer megaloblastischen Anämie und einmal einer Neutropenie, die beide komplett reversibel waren, beobachtet.

6. Andere Substanzen mit antirheumatischer und zum Teil basistherapeutischer Wirkung

a) 4,4'-Dithiodimethylen-bis-5-ethanyl-2-methyl-3-pyridinolsulfat-monohydrat

(JPC-80) wurde von NORTON et al. (1982) in einer Phase II-Prüfung an 12 Patienten mit aktiver seropositiver chronischer Polyarthritis in Dosen bis zu 300 mg tgl., Gesamtdosis bisher 4–30 g im Verlauf von 12–44 Wochen getestet. 4 von 8 Patienten mit einer Gesamtdosis von 10 oder mehr Gramm zeigten eine mäßige (1 Patient) oder deutliche (3 Patienten) Besserung.

b) Linolsäure

Von MCCORMICK et al. (1977) wurde eine natürlich vorkommende Mischung essentieller ungesättigter Fettsäuren, enthaltend 70% Linolsäure und 7% Gamma-Linolsäure in einer Dosis von 2,1 g täglich als eine Art Basistherapie bei der chronischen Polyarthritis eingesetzt. Diese Fettsäuremischung führte im Experiment zu einer signifikanten Hemmung der PHA-induzierten Lymphozytenstimulation, sodaß die Wirkung dieser Substanzen über eine Immunsuppression erklärt werden kann.

c) Ovulationshemmer

Anfang der 60er-Jahre wurde über günstige Behandlungsresultate bei 17 Patienten mit chronischer Polyarthritis unter 40 mg Norethyodrel (Enovid), einem Ovulationshemmer, bei der chronischen Polyarthritis (c.P.) von ROTSTEIN et al. (1962) berichtet, ein Ergebnis, das von BLAIS und DEMERS (1962) im Kurzzeitversuch an 6 Patienten mit c.P. bestätigt werden konnte. Hervorzuheben ist auch der Kortikosteroid-einsparende Effekt.

Später erschienen allerdings Arbeiten, die über eine Induktion von antinukleären Antikörpern und LE-Zellen (KAY et al. 1969) sowie rheumatischer Symptome (BOLE et al. 1969) berichteten.

d) Pyrithioxin

Von CAMUS et al (1978, 1979, 1980) wurde Pyrithioxin (z.B. Encephabol) aufgrund seiner chemischen Verwandtschaft mit D-Penicillamin (Thiol-Derivat) als Basistherapeutikum bei 150 Patienten mit chronischer Polyarthritis zunächst in einer Dosis von 600 mg, später 800–1 000 mg pro die gegeben, nachdem bereits BREGEON (1977) Pyrithioxin in dieser Indikation eingesetzt hatte. Ein Wirkungseintritt war erst nach 4–6 Monaten zu beobachten. 49% zeigten einen guten Erfolg, d.h. es war eine Reduktion der Dosis nichtsteroidaler Antirheumatika, und in 33% auch der Steroiddosis möglich. Die Wirkung des Pyrithioxins als Basistherapeutikum ist allerdings schwächer als die von Gold bzw. D-Penicillamin. Ein Therapieabbruch war in 22,7% erforderlich. Die Nebenwirkungen entsprachen im wesentlichen denen, wie sie unter der D-Penicillamin-Therapie gesehen werden. Siehe auch bei JAFFE (1980) und HUSKISSON et al. (1980).

e) Thiopronin

Ausgehend von der Hypothese, daß D-Penicillamin über seine Sulfhydrilgruppen wirkt, wurden auch verschiedene andere Substanzen auf ihre basistherapeutische Wirkung bei der chronischen Polyarthritis untersucht (Übersicht über andere penicillaminähnliche Substanzen bei HUSKISSON (1981)). Thiopronin (2-Mercapto-propionyl-glycin) besitzt ebenfalls ein Thiol-Radikal und ist somit in die Gruppe der penicillaminähnlichen Substanzen einzuordnen. AMOR et al. (1980) gaben Thiopronin in einer Doppelblinduntersuchung gegen Placebo je 20 Patienten mit chronischer Polyarthritis durch 4 Monate in einer Dosis von 1 000 mg täglich. Es zeigte sich dabei eine leichte, statistisch jedoch nicht signifikante Besserung gegenüber der Placebo-Gruppe. 1 500 mg waren deutlich wirksamer, die Nebenwirkungen jedoch denen des D-Penicillamins ähnlich. PASERO und COMPI (1979) sahen ebenfalls einen geringen günstigen Effekt.

f) Orgotein – Superoxiddismutase

Von LUND-OLESEN und MENANDER (1974) wurden erstmalig 22 Patienten mit Gonarthrose und Coxarthrose mit einer einmaligen oder mehrmaligen Dosis von Orgotein intraartikulär behandelt. Von 19 ausreichend lang beobachteten Patienten waren 16 für mehr als 90 Tage nach Therapie-Ende gebessert.

α) Pharmakologie und Pharmakokinetik

MANN und KEILIN (1939) isolierten erstmalig aus Rindererythrozyten und -leber Kupfer enthaltende Proteine, die nach MCCORD und FRIDOVICH (1969) eine Superoxiddismutaseaktivität besitzen.

Orgotein ist der vom amerikanischen „Adopted Names Council" festgelegte, ungeschützte Freiname für ein aus roten Blutzellen, Leber und anderen Geweben isolierbares, wasserlösliches Protein mit ungefährem Molekulargewicht von 30000. Seine kompakte Konfiguration wird von ca. 4 Grammatom zweiwertigen komplexierten Metallionen aufrecht erhalten. Gegenwärtig wird es aus Rinderleber als $Cu-Zn$-Chelat gewonnen, hat Superoxiddismutaseaktivität und liegt in reiner, injizierbarer Form vor. Es kommt als ein steriles, pyrogenfreies, lyophilisiertes Pulver, stabilisiert mit Sucrose, in den Handel.

Eine erste Veröffentlichung betreffend die Charakterisierung und pharmakologischen Eigenschaften dieses neuen, entzündungshemmenden Proteins erfolgte durch HUBER et al. (1968). Nach bisher noch unveröffentlichten Daten der Herstellerfirma verteilt sich das injizierte Orgotein sehr rasch im Extrazellulärraum des ganzen Körpers. Aufgrund seines Molekulargewichtes wird es jedoch nicht in die Zellen aufgenommen und beeinflußt daher die metabolisch wichtigen intrazellulären O_2^--Radikale nicht. Es werden nur jene krankhaften Prozesse günstig beeinflußt, die mit einer extrazellulären Superoxidbildung einhergehen, wie sie z.B. bei progrediententzündlichen Prozessen, Nebenwirkungen bei Röntgenbestrahlungen und Intoxikationen mit radikalbildenden Stoffen gesehen werden.

Toxikologische Studien bis zu der tausendfachen, beim Menschen angewendeten Dosis ergaben im Tierexperiment keine faßbaren toxischen Effekte (CARSON et al. 1973).

β) Wirkungsmechanismus

Bei der vollständigen Reduzierung von Sauerstoff zu Wasser, können als Intermediärprodukte Superoxid-Radikale (O_2^-), Wasserstoffsuperoxid (H_2O_2) und Hydroxyl-Radikale (OH-) auftreten, die toxisch sind. Menschliche, periphere neutrophile Granulozyten können als Reaktion auf ihre Aktivierung durch einen synthetischen chemotaktischen Faktor (N-Formyl-methionyl-leucyl-phenylalanin) Superoxidradikale bilden (SIMCHOWITZ et al. 1979). Solche Superoxidradikale führen unter anderem zu einer Depolymerisierung von Hyaluronsäure in der Synovia (MCCORD 1974), außerdem zur Denaturierung von Enzymen und schließlich zu Strukturveränderungen von Zellen durch Membranschädigung (FEE u. TEITELBAUM 1972; KELLOG u. FRIDOVICH 1977) (Übersicht hierzu: MCCORD u. FRIDOVICH 1978; BECKMANN u. FLOHÉ 1981).

Folgende *Wirkungsmechanismen* des Orgotein sind bisher bekannt:
- Membranstabilisierende Wirkung durch Hemmung der Peroxidation und der Lyse von Membranlipiden (FEE u. TEITELBAUM 1972; KELLOG u. FRIDOVICH 1977)

- Verhinderung von morphologischen Veränderungen bzw. der Lyse von ganzen Zellen und Zellverbänden (Kellog u. Fridovich 1977)
- Verhinderung der Zerstörung und Inaktivierung von Makromolekülen wie Hyaluronsäure (McCord 1974) und Strukturproteinen (Michelson 1977)
- Hemmung der Kollagen-Gelation (Greenwald u. Moy 1979).

Übersicht zum Wirkungsmechanismus: Flohé und Loschen (1981).

γ) Wirksamkeit – Doppelblinduntersuchungen

Huskisson (1979) konnte in einer Doppelblinduntersuchung bei Gonarthrose im Vergleich zur intraartikulären Applikation von physiologischer Kochsalzlösung ein statistisch signifikant besseres Abschneiden des Orgotein beobachten. Menander-Huber (1979) fand in einem Doppelblindvergleich bei insgesamt 160 Patienten mit chronischer Polyarthritis mit Orgotein 8–168 mg pro Woche, einen einer Goldbehandlung (75 mg pro Woche) vergleichbaren Effekt. Walravens und Dequeker (1976) sahen bei einem Vergleich von Gold und Orgotein bei chronischer Polyarthritis eine Überlegenheit der Goldsalze (86% Besserung) gegenüber Orgotein (52% Besserung). Von Finkenbein et al. (1981) wurde in einer offenen Studie an 89 Patienten vorwiegend mit Gonarthrose, nach insgesamt 6 intraartikulären Injektionen in 48 eine sehr gute und in 28 eine gute Wirkung gesehen.

δ) Dosierung und Handelspräparate

Die Dosierung ist derzeit noch nicht eindeutig festgelegt und schwankt für die intramuskuläre Injektion je nach Alter zwischen 8–16–24 mg bei Gesamtdosen bis zu 168 mg pro Woche. Bei lokaler Applikation werden z.B. 4–8 mg einmal pro Woche intraartikulär bzw. subkutan an die Schmerzpunkte (z.B. bei Epikondylitis) gegeben.

Präparat: Peroxinorm (Grünenthal-Chemie, Stolberg, BRD), Amp. zu 4 und 8 mg.

ε) Indikationen

Intraartikuläre Applikation bei Arthrosen und entzündlichen Gelenkprozessen, intramuskuläre bei chronischer Polyarthritis, lokale Applikation bei Weichteilprozessen.

ζ) Nebenwirkungen

Nebenwirkungen wurden bisher kaum beobachtet (Lund-Olesen und Menander-Huber 1974; Marberger et al. 1975). Bei intraartikulärer Applikation wurde von Puhl et al. (1979) einmal eine kapsuläre Irritation gesehen, von Finkenbein et al. (1981) bei 89 Patienten dreimal eine Reaktion mit Schwellung und Erguß. Besonders ist darauf hinzuweisen, daß bisher unter Orgotein keinerlei blutchemische Veränderungen beobachtet wurden (Huskisson u. Scott 1981; Puhl et al. 1981). Nach Firmenangabe wurden allerdings drei anaphylaktische Reaktionen gemeldet.

Übersichtsarbeiten: Michelson et al. (1977); Huber u. Menander-Huber (1980); Huber u. Huskisson (1981); Orgotein-Workshop (1981). Zur Chemie und Biochemie der Superoxiddismutasen: Hassan und Fridovich (1981).

g) Sitosterin

Seit einigen Jahren wird über Therapie-Erfolge in der konservativen Behandlung des Prostata-Adenoms mit Sitosterin (pflanzliches Sterin aus Pinien, bzw. der Pflanze Hypoxis rooperi) berichtet (BAUER u. OTTO 1975; EBBINGHAUS u. BAUER 1977; OTTO 1977). Nach WALKER (1977) läßt sich der antiphlogistische Effekt des Sitosterins über eine Hemmung der Prostaglandin-Synthetase erklären. BACH (1978) konnte in einer offenen Studie bei 80 Patienten mit chronischer Polyarthritis mit einer Anfangsdosis von 3–4 mal 10 mg täglich in mehr als 50% eine deutliche Besserung erzielen (Wirkungseintritt durchschnittlich erst nach 4 Wochen). Nebenwirkungen wurden bisher bei einer Behandlungsdauer bis zu 3 Jahren nicht beobachtet (BACH 1978).

h) Zinksulfat

SIMKIN (1976) setzte in einer Doppelblindstudie gegen Placebo Zinksulfat mit Erfolg bei der chronischen Polyarthritis ein. Dieses Ergebnis wurde zunächst von MENKES et al. (1978) bestätigt, konnte aber von diesen Autoren in einer späteren Doppelblinduntersuchung bei 35 Patienten mit einer täglichen oralen Zinksulfatgabe von 600 mg über 4 Monate nicht reproduziert werden (MENKES et al. 1981). CLEMMENSEN et al. (1980) berichten über gute Therapieerfolge mit oraler Zinksulfatgabe in einer Doppelblind cross-over-Studie gegen Placebo bei 24 Patienten mit Psoriasisarthropathie.

j) Retinoid

Von ROSENTHAL (1979) wurde Retinoid (Ro 10-9359, Tigason, Hoffmann-La Roche, Basel) bei 4 Patienten mit Psoriasisarthropathie in täglichen Dosen von 30 mg für mindestens 4 Monate gegeben. Bei allen 4 Patienten kam es zu einer deutlichen Besserung der Zahl der geschwollenen Gelenke, des Ritchie Index und der Morgensteifigkeit. An Nebenwirkungen sind zu erwarten: starke Trockenheit der Schleimhäute, Cheilitis, mögliche teratogene Wirkung, leichte Transaminasenerhöhung.

k) Prostaglandine

Im Langzeitversuch vermag PGE_1 die Überlebenszeit von NZB/NZW (Lupus) Mäusen zu verlängern (ZURIER et al. 1977, 1978).

KUNKEL et al. (1981) konnten durch die orale Gabe von 15-Methyl-PGE_1 die chronische Adjuvans-induzierte Polyarthritis und die immunkomplex-induzierte Vaskulitis bei der Ratte unterdrücken, woraus sich möglicherweise für die Zukunft neue therapeutische Wege ergeben könnten.

7. Wirkungsvergleich verschiedener Basistherapeutika bei der chronischen Polyarthritis

In verschiedenen Doppelblinduntersuchungen wurden einzelne Basistherapeutika in ihrer Wirksamkeit bei der chronischen Polyarthritis gegeneinander verglichen. GUMPEL et al. (1974) fanden im Vergleich von Gold und Cyclophosphamid eine signifikante Besserung durch beide Substanzen, wobei Cyclophosphamid in manchen Parametern etwas besser abschnitt. Allerdings zeigte die Blutsenkung unter Gold einen signifikant besseren Rückgang als unter Cyclophosphamid. Auch waren die Nebenwirkungen unter dieser letzteren Substanz geringfügig häufiger.

Bei Vergleich von Azathioprin, Cyclophosphamid und Gold (WOODLAND et al. 1974; CURREY et al. 1974), war nach 18 Monaten Cyclophosphamid wirksamer als Azathioprin oder Gold und nur mit Cyclophosphamid und Azathioprin konnte eine Reduktion der Kortikoiddosis erreicht werden. HUSKISSON et al. (1974) beobachteten bei einem Vergleich von Penicillamin und Gold keinen sicheren Unterschied in der Wirksamkeit bei etwas häufigeren Nebenwirkungen unter den Goldsalzen. WARNATZ et al. (1975) fanden keinen sicheren Unterschied in den Ergebnissen einer D-Penicillamin-, Gold- und immunsuppressiven Behandlung.

In einem einjährigen Doppelblindvergleich von Azathioprin und D-Penicillamin an insgesamt 65 Patienten ergab sich für beide Substanzen eine ähnliche Wirksamkeit und Toxizität (BERRY et al. 1976). DWOSCH et al. (1977) verglichen die Wirkung von Azathioprin, Gold und Chloroquin bei je 11 Patienten mit chronischer Polyarthritis und einer Erkrankungsdauer unter 5 Jahren. Nach 12 und 24 Wochen fand sich für alle 3 Substanzen eine signifikante Besserung bei relativ geringer Toxizität. Im Hinblick auf mögliche Spätfolgen des Azathioprins ist nach diesen Autoren jedoch Gold und Chloroquin bei Frühfällen von chronischer Polyarthritis der Vorzug zu geben. Eine weitere Vergleichsstudie Gold – Azathioprin wurde von LEWIS et al. (1977) durchgeführt. HUSKISSON et al. (1976a) sahen keinen Unterschied in den Behandlungsergebnissen bei chronischer Polyarthritis zwischen D-Penicillamin und Levamisol.

MÄKISARA et al. (1978) verglichen das Ergebnis einer jeweils einjährigen Behandlung mit D-Penicillamin und Gold bei je 50 Patienten mit chronischer Polyarthritis und fanden hinsichtlich der klinischen Besserung und der Laborteste keinen Unterschied. Wegen Nebenwirkungen mußte in der Penicillamin-Gruppe bei 15 Patienten die Therapie abgebrochen werden.

Von HUSAIN und RUNGE (1980) wurde anhand einer life table Analyse das Risiko des Auftretens verschiedenster Nebenwirkungen unter vier verschiedenen Basistherapeutika und zwar Hydroxychloroquin, Gold, D-Penicillamin und Levamisol untersucht. Danach wies Levamisol mit 67% das höchste Risiko auf, gefolgt von den etwa gleichwertigen Substanzen D-Penicillamin und Gold und erst weit danach folgte Hydroxychloroquin mit 30%.

8. Kombination von Basistherapeutika bei chronischer Polyarthritis

Basistherapeutika sollten nach übereinstimmender Meinung verschiedener Autoren (z.B. SCHATTENKIRCHNER 1981) prinzipiell nicht miteinander kombiniert werden. Die Kombination von Goldsalzen und Chloroquin wird allerdings gelegentlich angewandt, z.B. als Übergang von der Goldbehandlung zu einer Chloroquintherapie (SCHATTENKIRCHNER 1981).

Von BUNCH et al. (1980) wurde D-Penicillamin und Chloroquin kombiniert gegeben, wodurch bei allerdings verringerter Wirksamkeit die Toxizität von D-Penicillamin herabgesetzt werden konnte.

CHLUD (1980) führte in Ausnahmefällen bei Patienten mit chronischer Polyarthritis unter einer D-Penicillamin-Dauertherapie wegen akuter polyartikulärer Schübe, zusätzlich eine immunsuppressive Stoßtherapie mit entweder Podophyllin und Triazichon (letztere Substanz nicht mehr im Handel), Podophyllin und Cyclophosphamid oder Podophyllin allein mit gutem Erfolg durch. An unerwünschten Wirkungen wurden vor allem Abnahme der Leukozytenzahlen und zwar zweimal bei 50 Patienten unter Podophyllin und Triazichon, dreimal bei Podophyllin und Cyclophosphamid (18 Patienten) und kein Abfall unter Podophyllin allein, beobachtet. Die Leukopenie erreichte jedoch nie Werte unter $2000/mm^3$ und war immer nach 10–14 Tagen nach Absetzen der Immunsuppressiva reversibel.

B. Basistherapeutika bei Arthrose

Eine kausale Behandlung der Arthrose ist bisher nicht bekannt. Ziel der therapeutischen Bemühungen ist es, die dekompensierte (WAGENHÄUSER 1973) bzw. aktivierte (OTTE 1974) Arthrose wieder in eine Phase der Latenz zu bringen.

Unter Basistherapeutika bei der Arthrosebehandlung verstehen wir in Analogie zur Therapie der chronischen Polyarthritis Substanzen, die imstande sind, die Progredienz des arthrotischen Prozesses zu bremsen (WAGENHÄUSER 1978).

Zu diesen Substanzen werden ein Knorpel-Knochenmarkextrakt und Glykosaminoglykanpräparate gerechnet.

1. Glykosaminoglykanpolysulfat

a) Chemie

Arteparon, ein Mukopolysaccharidpolyschwefelsäureester (MPS) bzw. Glykosaminoglykanpolysulfat, enthält in alternierender Reihe Hexosamin und Uronsäure, wobei an eine Disaccharid-Einheit durchschnittlich 3 Sulfatgruppen gebunden sind. Molekulargewicht bei 10000. Strukturell und biochemisch ist der Arteparonwirkstoff den sauren Mukopolysacchariden der Bindegewebsgrundsubstanz verwandt.

b) Pharmakokinetik

Nach parenteraler Gabe wird der Mukopolysaccharidpolyschwefelsäureester (MPS) überwiegend über die Niere ausgeschieden, wie Untersuchungen mit ^{3}H-MPS am Kaninchen (PANSE et al. 1976) und beim Menschen (ENISLIDIS 1972) gezeigt haben.

Die Halbwertszeit im Blut beträgt nach PANSE et al. (1976) etwa 5 Stunden. BACH et al. (1977) fanden nach intramuskulärer Injektion von 125 mg ^{3}H-markiertem MPS im arthrotischen Gelenk Konzentrationen, die im biochemischen Versuch eine Hemmung knorpelabbauender lysosomaler Enzyme bewirken.

EISENMENGER et al. (1977) konnten nach subkutaner Gabe von MPS bei Ratten eine Einlagerung dieser Substanz in die Gelenke nachweisen, wobei in geschädigten Gelenken eine höhere Konzentration an MPS gefunden wurde. Aus in vitro-Versuchen von DETTMER (1966) geht hervor, daß es im Knorpelgewebe zu einer festen Bindung der MPS-Polyanionen an freie Valenzen der Kollagenfibrillen kommt.

c) Wirkungsweise

Nach GREILING und STUHLSATZ (1966), GREILING und KANEKO (1973) und VERBRUGGEN und VEYS (1976) hemmen MPS sowohl in vitro wie auch in vivo kompetitiv eine Reihe von Glykosidhydrolasen (Beta-Galaktosidase, Beta-Glukuronidase, Beta-N-Azetylglukosaminidase, Hyaluronidase etc.), die am Abbau der Mukopolysaccharidketten beteiligt sind (Konzentrationsbereich 1 µg MPS je Liter Substrat). Außerdem führen MPS auch zu einer Hemmung proteolytischer bzw. kollagenolytischer Enzyme wie Kathepsin B 1 (STANCIKOVA et al. 1977; TRNAVSKÝ 1980) und neutraler Proteasen, die am Proteinkore von Proteoglykanen angreifen (KRUZE et al. 1976a; KRUZE et al. 1976b). Arteparon bewirkt daneben auch eine Hemmung der DNA-Polymerase, der RNA-Polymerase und der „reverse transcriptase", wodurch es denkbar ist, daß durch einen Eingriff in das Informationsgefüge zwischen Kern, endoplasmatischem Retikulum und Golgiapparat eine Normalisierung der Biosynthese der Glykosaminoglykane erfolgen kann (GREILING 1980). BAICI und FEHR (1980) beobachteten eine hyperbolisch unkompetitive Hemmung humaner lysosomaler Granulozyten-Elastase durch Arteparon in Konzentrationen von 1 µg/ml oder weniger.

VERBRUGGEN und VEYS (1977) sahen eine Zunahme der Hyaluronsäuresynthese menschlicher in vitro kultivierter Synovialzellen nach Zusatz von MPS. MOMBURG et al. (1976), VERBRUGGEN und VEYS (1979) und GREILING (1980) fanden nach intraartikulärer Injektion von MPS eine statistisch signifikante Zunahme der Hyaluronatkonzentration und Steigerung der Hyaluronatsynthese und eine Zunahme des Polymerisationsgrades der Hyaluronsäure.

Nach VON DER MARK (1980) führt Arteparon in Konzentrationen zwischen 2–20 µg/ml an Chondrozyten aus embryonalen Hühnerknorpeln zu einer Stimulierung der Kollagen- und Gesamtproteinsekretion ins Kulturmedium, während der Kollagengehalt der Zellschicht und die Gesamtkollagenproduktion im Vergleich zu Kontrollkulturen verringert werden.

d) Wirksamkeit und Doppelblindstudien

1960 publizierte EYLAU seine ersten Erfahrungen mit der intraartikulären MPS-Therapie bei degenerativen Gelenkerkrankungen.

Über die klinische Wirksamkeit von sauren MPS (Arteparon) liegen zahlreiche offene Untersuchungen vor, wobei nur die Arbeiten von EYLAU (1966), DETTMER (1966), MIEHLKE (1972) und FUJIMOTO und UENO (1973) erwähnt werden sollen, in denen Erfolgsquoten von etwa 40–60% bei Gon- und Coxarthrosen angegeben werden.

Eine einzige *Doppelblinduntersuchung* wurde bisher von WAGENHÄUSER (1978) publiziert, in der bei mittelschweren Gonarthrosen die intraartikuläre Gabe von Arteparon mit der von Kochsalzlösung verglichen wurde. Lediglich für die subjektiven Beurteilungskriterien ergab sich ein mit $p < 0{,}05$ signifikantes Ergebnis zugunsten des Arteparon.

Die intramuskuläre Anwendung von MPS beruht auf der Tatsache, daß außerordentlich geringe MPS-Konzentrationen erforderlich sind, um die oben erwähnten katabolen Knorpelenzyme zu hemmen und daß diese nach den Untersuchungen von BACH et al. (1977) auch nach im.-Applikation erreicht werden. DETTMER (1979) verglich die intramuskuläre mit der intraartikulären Applikationsart und fand keinen signifikanten Unterschied im Therapieerfolg.

Arteparon wurde von MIEHLKE (1972) bei Kniegelenkspülungen als Zusatz zur Spülflüssigkeit und zwar 250 mg auf 500 ml (0,9% Kochsalzlösung) eingesetzt.

Über weitere positive Ergebnisse mit dieser Methode (offene Studien) berichteten KLEIN et al. (1979) und MAYRHOFER et al. (1981). Diese letzteren Autoren fanden eine GAGPS-Retention im Kniegelenk von im Mittel 15 mg.

e) Therapieführung und Dosierung

Präparat: Arteparon, Ampullen zu 1 ml à 50 mg MPS und 0,5 ml zu 125 mg MPS.

Hersteller: Luitpold-Werk, München

Dosierung: Bei intraartikulärer Anwendung werden 50 mg Ampullen in den ersten 3 Wochen jeweils 2 mal wöchentlich injiziert, ab der 4. bis inklusive 8. Woche 1 mal wöchentlich.

Bei intramuskulärer Anwendung in den ersten 2 Wochen jeweils 3 Injektionen in den weiteren 3 Wochen je 2 und in der 6., 8. und 12. Woche je eine, sodaß eine Gesamtzahl von 15 Injektionen zu 0,5 ml mit je 125 mg Arteparon erreicht wird.

In letzter Zeit geht der Trend dahin, die injizierte Arteparon-Dosis auf 50 mg i.m. zu reduzieren, die Therapiedauer jedoch zu verlängern.

Kontraindikationen: Hämorrhagische Diathesen, Endocarditis lenta, manifeste nicht kontrollierbare Hypertonie, schwerere Leber-, Nieren- und Pankreaserkrankungen, Magen- und Darm-Ulzera, Apoplexien etc. Es gelten somit die für eine Antikoagulantientherapie üblichen Kontraindikationen.

f) Nebenwirkungen

Gelegentlich Schmerzen im Gelenk, Hämatome an der Injektionsstelle nach im.-Applikation, selten allergische Reaktionen, unter Umständen bis zum schweren Schock. Lokale Hämatome (BACH et al. 1977), vorübergehender Haarausfall.

Übersichtsarbeiten: DETTMER u. JOSENHANS 1967; WAGENHÄUSER 1978; DETTMER et al. 1980. Zum Wirkungsmechanismus: VERBRUGGEN u. VEYS 1979.

2. Knorpel-Knochenmark-Extrakt

Zusammensetzung lt. Angabe der Herstellerfirma (Robopharm, Basel): Extr. cartilaginis ca. 0,0035 g, Extr. medullae ossium rubrae ca. 0,003 g, m-Cresolum max. 0,003 g, aqua ad injection. ad 1 ml.

a) Wirkungsweise

Durch den Knorpel-Knochenmark-Extrakt Rumalon (KKE) wird in vitro die ^{35}S-Aufnahme in den Rippenknorpel von Ratten (WEIGEL u. JASINSKI 1962) wie auch von alternden Meerschweinchen (RICHTER 1964) und im arthrotischen menschlichen Knorpel (RICHTER 1964) signifikant gesteigert. Nach den experimentellen Studien von ADAM et al. (1978) steigert Rumalon auch im Knorpel von Hühnerembryonen sowohl die Synthese der Glukosaminoglykane, als auch die des Kollagens, gemessen am ^{14}C-Prolin-Einbau. Von verschiedenen Autoren wie JASINSKI und WEIGEL (1965), FABER und WALTHER (1966), BOLLET (1968), wurde auch in verschiedenen tierexperimentellen Modellen eine Stimulation der Knorpelbildung beobachtet.

In späteren Untersuchungen konnten aus dem KKE verschiedene Teilfraktionen isoliert werden, und zwar neben dem Knochenmarkextrakt ein Mukopolysaccharid-Peptid-Komplex (DAK 16) mit einem Molekulargewicht von 55000, eine niedermolekulare Fraktion und eine MPS-ähnliche Fraktion ohne Peptidanteil. Während der Knochenmarkextrakt allein bereits den ^{35}S-Einbau am isolierten Knorpel steigert, führt der DAK-16-Komplex zu einer Wundheilungsbeschleunigung und Steigerung der MPS-Synthese in Fibroblastenkulturen. Die MPS-ähnliche Fraktion hingegen bewirkt eine Hemmung kataboler Enzyme (KARZEL u. DOMENJOZ 1971; KALBHEN et al. 1968; Übersicht bei WAGENHÄUSER 1978).

Nach erst kürzlich veröffentlichten Untersuchungen von BAICI et al. (1981) vermag der Knorpel-Knochenmarktextrakt menschliche lysosomale Elastase und Elastase aus polymorphkernigen Leukozyten um 93% zu hemmen.

b) Klinische Wirksamkeit

Die von WAGENHÄUSER et al. (1960), MARTIN (1965) und ADLER et al. (1970) vorwiegend an Gonarthrosen gegenüber Placebo durchgeführten Doppelblinduntersuchungen ergaben eine statistisch signifikante Besserung zugunsten des KKE.

An offenen Studien sind vor allem die Multicentre-Studie von WAGENHÄUSER et al. (1968) und die Langzeitvergleichsstudie von REJHOLEC und KRALOVA (1974) zu erwähnen.

Ein merkbarer Erfolg ist in den meisten Fällen erst nach 1–2 Jahren deutlich erkennbar (REJHOLEC u. KRALOVA 1975; SCHIAVETTI u. TUZI 1977).

c) Dosierung

3 mal wöchentlich 1 ml Rumalon tief intramuskulär oder 2 mal wöchentlich 2 ml im. bis zu einer Mindestgesamtmenge von 50 ml; jährlich 2 Injektionsserien, in schweren Fällen auch drei.

d) Nebenwirkungen

Sehr selten allergische Reaktionen (Urtikaria, Pruritus mit z.T. temporärer Eosinophilie). Gelegentlich Polyarthralgie sowie lokale Schmerzen an der Injektionsstelle. Selten leichte Übelkeit bis Erbrechen und Magenbrennen, leichter Kopfschmerz zum Teil mit Schwindel und Hitzegefühl.

Übersichtsarbeit: WAGENHÄUSER 1978.

3. Tribenosid

Im Tierexperiment konnte an einem eine spontane Gonarthrose entwickelnden C 57-Black-Mäusestamm mit Tribenosid, einem D-Glukofuranosederivat (Glyvenol) eine deutliche Knorpelschutzwirkung beobachtet werden (WILHELMI 1976, 1977, 1978).

C. Nichtsteroidale Antirheumatika

1. Einleitung und Geschichte

„Heutzutage gehört schon ein gewisser Muth dazu, ein neues Mittel zu empfehlen. Beinahe täglich werden solche auf den Markt geworfen, und man müßte ein großartiges Gedächtnis besitzen, wenn man alle die neuen Namen behalten wollte. Viele tauchen auf, werden von einzelnen Autoren und besonders von den Fabriken gerühmt und empfohlen und nach kurzer Zeit hört man nichts mehr von ihnen". Dieses sehr modern anmutende Zitat wurde bereits 1899 von WITTHAUER (zit. n. RODNAN und BENEDEK 1970) an den Anfang einer Arbeit über die klinische Anwendung von Aspirin gestellt und trifft auch heute wieder auf die Situation auf dem Gebiet der nichtsteroidalen Antirheumatika weitgehend zu.

Die *Geschichte* der modernen nichtsteroidalen Antirheumatika beginnt mit der Synthese von Phenylbutazon durch H. STENZEL 1946 in den Laboratorien der Firma Geigy, gefolgt von der Entwicklung des Indometacin durch Merck Sharp & Dohme 1958. Seither nimmt die Zahl der nichtsteroidalen Antirheumatika jährlich rasch zu, ohne daß soweit bisher überschaubar, entscheidende Fortschritte hinsichtlich der Wirkungs/Nebenwirkungsrelation erzielt wurden. Derzeit geht die Tendenz in Richtung der Entwicklung von Substanzen mit zum Teil bereits extrem langer Plasmahalbwertszeit (z.B. OXAPROZIN, PIROXICAM), die eine nur noch einmalige tägliche Einnahme erfordern und damit eine verbesserte Patientencompliance erwarten lassen, eine Entwicklung, die allerdings aufgrund praktischer Überlegungen (z.B. Persistenz eventueller schwerer Nebenwirkungen) nicht unwidersprochen geblieben ist.

Nichtsteroidale Antirheumatika, die auch als *Symptomatika* bezeichnet werden können (MATHIES 1979), wirken „antirheumatisch" am Erkrankungsort, wobei sie nicht nur für die Zeit der Anwendung die Krankheitssymptome beruhigen, sondern durch ihre antiphlogistischen Eigenschaften wohl auch den Krankheitsprozeß verlangsamen (MATHIES 1979). Klinische Merkmale dieser Substanzgruppe sind der rasche Wirkungseintritt und das rasche Nachlassen des Therapieeffektes. Die Tatsache, daß klinisch nicht alle nichtsteroidalen Antirheumatika das gleiche Wirkungsspektrum haben, spricht gegen einen in allen Qualitäten einheitlichen Wirkungsmechanismus (MATHIES 1979).

Ein weiteres auffallendes Phänomen ist die individuelle Variation des einzelnen Patienten in der Reaktion auf entzündungshemmende Substanzen, wie auch deren oft unterschiedliche Verträglichkeit (HUSKISSON et al. 1976b). Zu dem Thema „Faktoren, die die Variationen in der Patientenantwort auf Medikamente beeinflussen" fand 1980 ein Symposium statt (Scand. J. Rheumatol., Suppl. 39), auf dem ORME et al. (1981) über die Pharmakokinetik und biochemische Effekte bei Patienten, die auf nichtsteroidale entzündungshemmende Substanzen reagieren und nicht reagieren, berichteten.

Kürzere allgemeine Übersichten: HUSKISSON 1977b; MATHIES 1979.

2. Chemie und Wirkungsmechanismen der nichtsteroidalen Antirheumatika

Die nichtsteroidalen Antirheumatika lassen sich entsprechend ihrem chemischen Aufbau in verschiedene Untergruppen einteilen: Salizylate und Molekülverbindungen, Pyrazolone und Molekülverbindungen, Anthranilsäurederivate (Fenamate), Arylessigsäure-Derivate (Fenac-Verbindungen) und Arylpropionsäurederivate (Profene) einteilen. Hinzu kommen noch nichtsaure Substanzen wie z.B. das Quinazolinon-Derivat Proquazon und das Benzothiazin-Derivat Piroxicam (Tabelle 9). Bezüglich der einzelnen Substanzen und deren Dosierung darf auf den Abschnitt C.3 verwiesen werden.

Der Wirkungsmechanismus über den die nichtsteroidalen Antirheumatika ihre antiphlogistische und analgetische Wirkung entfalten, ist komplex und es lassen sich verschiedenste Einzeleffekte nachweisen, auf die im folgenden näher eingegangen werden soll.

a) Hemmung von Histamin und Serotonin

Einige nichtsteroidale Antirheumatika und Salizylate (HAINING 1956; SKIDMORE u. WHITEHOUSE 1966), nicht jedoch Indometacin (WINTER 1971) und Ketoprofen haben einen hemmenden Effekt auf die Bildung und Freisetzung von Histamin.

Eine Hemmung des Histamins sowie Blockierung der Gewebsantwort auf Histamin durch nichtsteroidale Antirheumatika wurde auch von SPECTOR und WILLOUGHBY (1968) beobachtet. Von diesen Autoren wurde auch eine Hemmung des Serotonins und eine Hemmung und Blockierung der Gewebsantwort auf Gabe dieser Substanz festgestellt. Die Serotonin- und Histamin-induzierte Bronchokonstriktion wird dagegen zumindest durch Salizylate nicht beeinflußt (COLLIER u. SHORLEY 1960).

b) Entkoppelung der oxydativen Phosphorylierung

Von ADAMS und COBB (1958) wurde als eine wesentliche Wirkung der nichtsteroidalen Antirheumatika eine Entkoppelung der oxydativen Phosphorylierung postuliert. Dagegen spricht, daß einige potente Entkoppler dieser Reaktion, wie z.B. trizyklische Psychopharmaka (KRUPP u. WESP 1975) und Dinitrophenol (CASTOR 1972) keine entzündungshemmende Wirkung besitzen (GOLDSTEIN et al. 1968).

c) Beeinflussung der Synthese und Sekretionshemmung der Glukosaminoglykane

Nichtsteroidale Antirheumatika hemmen die Synthese der Glukosaminoglykane der Knorpelgrundsubstanz durch die Fibroblasten sowie auch den Schwefeleinbau (BOSTRÖM et al. 1964; KARZEL u. PADBERG 1977; PETERS et al. 1975).

Es bestehen allerdings Hinweise dafür, daß Diclofenac die Glukosaminoglykansynthese und den Sulfateinbau am wenigsten hemmt, obwohl es ein starker Prostaglandininhibitor ist (KRUPP et al. 1975, 1976a).

Von STUHLSATZ und GREILING (1979) wurde ein hemmender Effekt von Proquazon auf die Aufnahme von $^{35}SO_4$ in Proteochondroitinsulfat und auch Proteokeratansulfat beobachtet, und die Wirkung der entzündungshemmenden

Substanzen ganz allgemein auf eine Hemmung der Proteoglykansynthese in der anabolen Phase der Entzündung zurückgeführt.

Diese Wirkung könnte dafür verantwortlich sein, daß Antirheumatika einen ungünstigen Einfluß auf den Knorpelstoffwechsel und damit auch auf die Knorpelstruktur ausüben können (BRÖHR u. KALBHEN 1968; KALBHEN et al. 1976, 1978; PALMOSKI u. BRANDT 1980). Im Tierexperiment gelang es sogar, eine Arthrose mit einem nichtsteroidalen Antirheumatikum zu erzeugen (KALBHEN et al. 1976).

d) Hemmung der Zellproliferation

DOMENJOZ (1971) führt die Hemmung der Zellproliferation auf einen zytostatischen Effekt der nichtsteroidalen Antirheumatika zurück. Diese Hemmung der Zellteilung war von einer Zunahme des mittleren Zellvolumens und des Proteingehaltes der Zellen begleitet, wobei jedoch die Veränderung am Proteingehalt der Zellen und die Wirkung auf RNS und DNS substanzabhängig waren (DOMENJOZ 1971). Die Entwicklung von Granulationsgewebe nach Schwamm-Implantation läßt sich konzentrationsabhängig durch verschiedene nichtsteroidale Antirheumatika hemmen (KULONEN u. POTILA 1975). Die in vitro wirksamen Hemmdosen entsprechen zumindest teilweise denen, die auch in vivo erreicht werden können. Diese Proliferationshemmung ist eine Eigenschaft, die allen nichtsteroidalen Antirheumatika zukommt (Übersicht bei DOMENJOZ 1971).

e) Beeinflussung der Leukozytenmigration

In vitro-Untersuchungen von DIROSA et al. (1971) sprachen dafür, daß nichtsteroidale Antirheumatika das Einwandern von Leukozyten in Entzündungsherde herabsetzen. MEACOCK und KITCHEN (1976) konnten in vitro lediglich für Phenylbutazon und Indometacin eine Hemmung der Leukozytenmigration feststellen. In vivo hingegen waren Phenylbutazon, Indometacin, Ketoprofen, Ibuprofen, Azetylsalizylsäure, Phenoprofen und Naproxen nicht imstande, die Einwanderung von polymorphkernigen Leukozyten in eine Carrageenin-induzierte Pleuritis zu unterdrücken. Lediglich in hohen Dosen führten Phenylbutazon und Indometacin zu einer Hemmung der Einwanderung von Monozyten.

f) Immunsuppressiver Effekt

Eine in vitro hervorgerufene Hemmung der durch Phytohämagglutinin induzierten Lymphozytentransformation durch verschiedene Substanzen in therapeutischen Dosen, wird im allgemeinen als Hinweis für eine immunsuppressive Wirkung der jeweiligen Substanz angesehen. Phenylbutazon (FORBES u. SMITH 1967), Ibuprofen (PANAYI u. RIX 1974 und PANAYI 1975), Azetylsalizylsäure, Naproxen und Meclofenamat (PANUSH u. ANTHONY 1976) hemmen die Lymphozytentransformation in vitro. Diese Befunde konnten auch in vivo von PANUSH (1975) und PANUSH und ANTHONY (1976) bis zu einem gewissen Grad bestätigt werden. Wie weit diese Befunde auch für den therapeutischen Effekt am Patienten von Bedeutung sind, ist noch unklar, da zum Beispiel LOCKSHIN (1975) keine signifikante Beeinflussung der Lymphozytenreaktion auf Mitogene durch Salizylate nachweisen konnte. Im Gegensatz zu Phenylbutazon und Ibuprofen liegen die für eine Hemmung der Lymphozytenstimulation notwendigen Dosen bei Indometacin so hoch, daß sie in vivo nicht erreicht werden. In allerdings hohen Konzentrationen vermögen die beiden ersteren Substanzen die Komplementaktivierung zu hemmen (HARRITY u. GOLDLUST 1974).

g) Unterdrückung der Aktivität der Kollagenasen, Hyaluronidase, Glukuronidase, N-Azetyl-Glukosaminidase und Proteasen

Die oben genannten Fermente, die Kollagen abbauen und Proteoglykane depolymerisieren, zeigen im entzündlichen Gewebe eine deutlich vermehrte Aktivität (MATHIES 1956). Azetylsalizylsäure, Indometacin und Phenylbutazon und in geringerem Ausmaß auch Flufenaminsäure, hemmen die Kollagenase aus Leukozyten (WOJTECKA-LUKASIK u. DANCEWICZ 1974), während zumindest Indometacin die Kollagenase aus Synovialzellen nicht beeinflußt (DAYER et al. 1976). Eine Hemmung der Hyaluronidase und damit des Hyaluronatabbaues wurde im Tierversuch und zum Teil auch am Menschen für Salizylate (MATHIES u. JANKOWSKI 1957), Phenylbutazon (MATHIES 1959), Oxyphenbutazon (MATHIES u. SCHOLZE 1962) und Indometacin (MATHIES 1966) nachgewiesen bzw. bestätigt. Ähnliche Befunde wurden von STEPHENS et al. (1975b) für Indometacin, Phenylbutazon, Flufenaminsäure, Natriumsalizylat, aber auch für Kortison, Chloroquin und D-Penicillamin erhoben. Auch neutrale Leukozytenproteasen, die am Abbau der Proteoglykane des Knorpels beteiligt sind, werden durch die meisten antirheumatischen Substanzen wie Pyrazolone, Naproxen, Indometacin, Diclofenac, Azapropazon etc. gehemmt (KRUZE et al. 1976b), während Salizylate, Alclofenac und reine Analgetika kaum einen Einfluß haben (KRUZE et al. 1976b).

h) Lysosomenstabilisierung und Hemmung lysosomaler Enzyme

Lysosomale Enzyme werden aus Lysosomen phagozytierender Zellen freigesetzt und der Gehalt der Synovialflüssigkeit an solchen Enzymen nimmt mit der entzündlichen Aktivität des Gelenkprozesses zu (EBERHARD et al. 1972). Auch kommen neutrale Proteasen in menschlichen Lysosomen vor (siehe oben). Interessant ist, daß cGMP (zyklisches Guanosinmonophosphat) die Enzymfreisetzung aus Lysosomen stimuliert (IGNARRO u. GEORGE 1974). Wenngleich aufgrund verschiedener Untersuchungen eine lysosomenstabilisierende Wirkung von Pyrazolonderivaten, Indometacin, Diclofenac und Azapropazon (ARRIGONI-MARTELLI u. RESTELLI 1972; LEWIS et al. 1971a; DOUWES 1974; KRUZE et al. 1976b; SMYTH u. BRAVO 1975; RAU et al. 1977) mit großer Wahrscheinlichkeit anzunehmen ist, sind die Ergebnisse zahlreicher Untersuchungen über diesen Effekt der nichtsteroidalen Antirheumatika noch teilweise widersprüchlich wie HUSMANN (1979) in seiner ausführlichen Übersicht feststellt. Von den lysosomalen Enzymen wird nach KRUZE et al. (1976a) z.B. Cathepsin B_1 gehemmt (Pyrazolon-Derivate, Diclofenac und Indometacin). STANCIKOVA et al. (1977) fanden eine kräftige Hemmung der kollagenolytischen Aktivität von Cathepsin B_1 durch Phenylbutazon, während Indometacin und Flufenaminsäure nur schwach hemmend wirkten und Flurbiprofen wirkungslos war. Außerdem findet sich in vitro zum Teil eine starke Hemmung des Glukoseoxydase-Peroxydase-Systems durch Phenylbutazon, Azapropazon und Indometacin, während Azetylsalizylsäure kaum eine Wirkung entfaltet (BEKEMEIER et al. 1975). SMITH und IDEN (1980) beobachteten eine verminderte Ausstoßung von β-Glukuronidase und Lysozym aus mit N-Formyl-Methionyl-Leucyl-Phenylalanin-stimulierten Granulozyten.

j) Antagonistische Wirkung gegenüber Kininbildung und -aktivität

Kinine entstehen im Rahmen von Antigen-Antikörper-Reaktionen (NIES u. MELMON 1968) und können eine Entzündung auslösen. Salizylate (SMYTH u. BRAVO 1975) hemmen die Kininaktivierung, während Salizylate und Phenylbutazon besonders deutlich den permeabilitätssteigernden Effekt des Bradykinins herabsetzen.

k) Wirkung auf Mitochondrien und Lymphozyten

Nichtsteroidale Antirheumatika, mit Ausnahme der Azetylsalizylsäure, führen zu einer ausgeprägten Schwellung der Mitochondrien von Rattenlebern (FAMAEY 1973), woraus auf einen Einfluß der nichtsteroidalen Antirheumatika auf den Ionentransport durch die Mitochondrienmembran geschlossen wurde. Außerdem führen diese Substanzen nach FAMAEY und WHITEHOUSE (1973) zu einer Schwellung der Lymphozytenmembran von Ratten- und Kaninchenthymozyten, Lymphknotenzellen sowie von zirkulierenden Lymphozyten des Menschen. Mit Ausnahme der Salizylate bewirken fast alle geprüften Antirheumatika eine derartige Schwellung der Zellmembran. Nach FAMAEY und WHITEHOUSE (1973) soll diese Wirkung der Pharmaka auf einer Reaktion mit den Thiol-Gruppen der Membranen sowie auf einer Modifikation der Membranladungen beruhen.

l) Prostaglandine

Prostaglandine sind biologisch aktive Lipide, deren Biosynthese durch Aktivierung der Phospholipase-A_2, die aus Leukozyten und Thrombozyten stammt, eingeleitet wird. Dieses Ferment bewirkt eine Abspaltung ungesättigter Fettsäuren, darunter auch der Arachidonsäure aus Membranphospholipiden. Eine solche Steigerung der Aktivität der Phospholipase-A_2 wurde im Rahmen von Entzündungsvorgängen nachgewiesen.

Die so entstehende Arachidonsäure wird in der Folge über zwei unterschiedliche, enzymatische Reaktionswege oxydiert. Es handelt sich hierbei einerseits um den Zyklooxygenase-pathway, der zur Bildung der Prostaglandine führt und andererseits den Lipoxygenase-pathway, aus dem u.a. die Leukotriene resultieren.

α) Zyklooxygenase-pathway: Die Arachidonsäure wird durch die Zyklooxygenase (HAMBERG u. SAMUELSSON 1974) in die intermediären Endoperoxyde PGG2 und PGH2 umgewandelt. Diese labilen intermediären Peroxyde werden in der Folge teils chemisch, teils enzymatisch zu den sogenannten primären Prostaglandinen PGE2, PGF2-α und PGD2 isomerisiert, bzw. reduziert. Daneben werden aus den zyklischen Endoperoxyden PGG2 und PGH2 auch noch Thromboxan A2 (HAMBERG et al. 1975) und Prostazyklin (PGI2) (MONCADA et al. 1976) gebildet. Sowohl PGE2 als auch PGF2-α finden sich in entzündlichen Exsudaten, jedoch nur PGE2 ist imstande, Entzündungssymptome wie Überwärmung, Rötung und daneben Vasodilatation sowie auch Schmerz- und Temperatursteigerung, jedoch nicht Ödeme zu induzieren (FERREIRA u. VANE 1974).

β) Lipoxygenase-pathway: Aus der Arachidonsäure werden durch die Lipoxygenase zunächst Eicosatetraensäuren und daraus einerseits 12-HPETE und andererseits 5-HPETE (Hydroxyperoxyeicosatetraensäure) gebildet. Aus 5 HPETE entstehen Leukotrien A und daraus wieder Leukotrien B und Leukotrien C (Abb. 4).

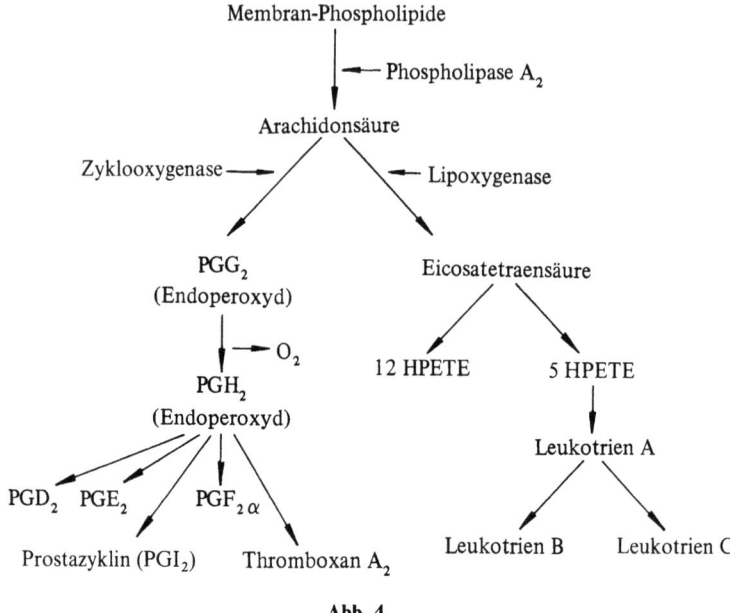

Abb. 4

γ) Einige Wirkungen der Prostaglandine und Leukotriene: Die *Prostaglandine* und zwar vor allem PGE2, *steigern* die Chemotaxis der Leukozyten, die Plättchenaggregation, die Freisetzung lysosomaler Enzyme, erhöhen die Gefäßpermeabilität und *führen* zu einer Zunahme des zyklischen Guanosinmonophosphates und auch der Kollagensynthese. Sie verursachen außerdem eine Hyperalgesie und in Verbindung mit Histamin oder Bradykinin durch Sensibilisierung der entsprechenden Rezeptoren, heftige Schmerzen, greifen auch in die Regulation der Körpertemperatur ein und beeinflussen die Bronchialmuskulatur.

Mononukleäre Phagozyten spielen eine essentielle Rolle bei der chronischen Entzündung (DAVIES u. ALLISON 1976) und setzen als Entzündungsmediatoren Prostaglandine frei (BRUNE et al. 1979).

Auch *Leukotriene* haben einen Einfluß auf den Entzündungsprozeß. So steigert z.B. Leukotrien B4 die Aggregation und Chemotaxis von Granulozyten sowie die Migration von Granulozyten, Monozyten und Makrophagen, wodurch es zu einer Akkumulation von Granulozyten und Makrophagen kommt. Außerdem verändert Leukotrien B4 auch die Gefäßpermeabilität bei Gegenwart von PGE$_2$ (FORD-HUTCHINSON et al. 1981). Nach neueren Untersuchungen dürfte ein Metabolit des Leukotrien C (HAMMARSTRÖM et al. 1979) mit der sogenannten slow reacting substance (SRS) der Anaphylaxie ident sein (MORRIS et al. 1980; LEWIS et al. 1980), die als bronchokonstriktive Substanz ein wichtiger Mediator des allergischen Asthmas beim Menschen ist.

δ) Wirkung der NSAR auf Prostaglandine und Leukotriene: VANE (1971) und SMITH und WILLIS (1971) beschrieben als erste eine hemmende Wirkung der Azetylsalizylsäure und des Indometacin auf die Prostaglandinsynthese und erklärten die *Wirkung der nichtsteroidalen Antirheumatika* über eine Inhibition der *Prostaglandinsynthetase*. Wie weitere Untersuchungen ergaben, führen fast alle Antirheumatika in vitro zu einer Hemmung der Prostaglandinsynthese über eine Blockierung der Zyklooxygenase, die, wie z.B. für Azetylsalizylsäure irreversibel, bei zahlreichen anderen Substanzen jedoch reversibel ist. Phenylbutazon blockiert die Transformation von Endoperoxyd in Prostaglandin E 2 und F 2α. BRUNE et al. (1979) fanden in ihren Untersuchungen eine überraschend gute Übereinstimmung der in vivo zu beobachtenden entzündungshemmenden Wirkung verschiedener nichtsteroidaler Antirheumatika mit deren Fähigkeit, die Prostaglandinfreisetzung aus Makrophagen in vitro zu hemmen.

Demgegenüber haben *nichtsteroidale Antirheumatika* keinen Einfluß auf die *Lipoxygenase* und potenzieren sogar wie z.B. Indometacin und Aspirin in vitro die Lipoxygenase-Aktivität (HAMBERG u. SAMUELSSON 1974). Nach den Untersuchungen von EAKINS et al. (1979), verstärken niedrige Dosen von Indometacin oder Salizylsäure die Leukozytenmigration in vivo. Dies könnte erklären, warum chronisch-leukozytenmediierte Entzündungsprozesse durch nichtsteroidale Antirheumatika nicht beeinflußt bzw. sogar verstärkt werden (HIGGS et al. 1979a).

Aus dem Gesagten ergibt sich, daß eine Hemmwirkung sowohl auf die Zyklooxygenase, wie auf die Lipoxygenase signifikante therapeutische Vorteile gegenüber einer selektiven Zyklooxygenasehemmung haben dürfte. Es könnte damit möglicherweise die bisher den nichtsteroidalen Antirheumatika innewohnende Potenzierung der Leukozytenmigration verhindert und damit auch eine echte Beeinflussung chronischer Entzündungsprozesse möglich werden.

In letzter Zeit wurden verschiedene Substanzen mit einer Wirkung sowohl auf die Zyklo-, als auch auf die Lipoxygenase gefunden, wie z.B. TYA (5,8,11,14 Eicosatetraensäure), Phenylpyrazoline (z.B. BW755C) (kurze Übersicht bei HIGGS et al. (1979)) und was klinisch von besonderem Interesse ist, Benoxaprofen (WALKER u. DAWSON 1980).

Da PGE2 spezifisch antisekretorisch (Übersicht bei OELZ 1977) auf die Magenschleimhaut wirkt, führen Zyklooxygenaseinhibitoren, d.h. alle nichtsteroidalen Antirheumatika über eine Hemmung des PGE2 auch zur Entstehung von Magenschleimhautläsionen und unter Umständen zu Ulzerationen. Eine ausführliche Übersicht zum Thema Prostaglandine und Entstehung von Magenschleimhautläsionen durch nichtsteroidale Antirheumatika, findet sich bei RAINSFORD (1979). Es handelt sich hier somit um eine allen nichtsteroidalen Antirheumatika innewohnende Wirkung, die von dem entzündungshemmenden Effekt nicht zu trennen ist.

Übersicht zu Prostaglandine und Entzündung: RAINSFORD u. FORD-HUTCHINSON (1979).

Literatur zur Hemmung der Prostaglandinsynthetase durch nichtsteroidale Antirheumatika: VANE (1971); FERREIRA (1972); FLOWER et al. (1973); FERREIRA u. VANE (1974), AYLWARD (1975); BEKEMEIER et al. (1975); KRUPP et al. (1975); KRUPP et al. (1976).

m) Beeinflussung von O_2-Radikalen

Bei der Umwandlung von PGG2 und PGH2, ebenso wie bei der Umwandlung von 15 Hydroxiperoxyarachidonsäure (15-HPETE) zu 15 Hydroxi-Arachidonsäure (15-HETE) wird ein toxisches Sauerstoffradikal freigesetzt, das eine wichtige Rolle bei der Schmerzgenese und im Rahmen des Entzündungsprozesses spielen dürfte (KUEHL et al. 1977; BECKMANN u. FLOHÉ 1981). Diese Radikale werden durch verschiedene Substanzen wie z.B. Paracetamol, Phenol und Diflunisal abgefangen und unschädlich gemacht (KUEHL u. EGAN 1978). Auch Indometacin, Ibuprofen und Phenylbutazon führen in therapeutisch erreichbaren Konzentrationen zur dosisabhängigen Hemmung der Superoxid-Radikalbildung, während der Effekt von Azetylsalizylsäure und Aurothioglucose vernachlässigbar ist (SIMCHOWITZ et al. 1979). Superoxiddismutase vermag ebenfalls extrazellulär gelegene O_2-Radikale unschädlich zu machen (siehe Orgotein, A/6/f).

Übersichtsliteratur: Ciba Foundation Symposium 65 (1979); BECKMANN u. FLOHÉ (1981).

n) Beeinflussung der Thrombozytenaggregation und -adhäsion

Die Wirkung der nichtsteroidalen Antirheumatika im Sinne einer Hemmung der Thrombozytenaggregation (PAULUS u. WHITEHOUSE 1973) ist nach neueren Untersuchungen ebenfalls wieder über eine Beeinflussung der Prostaglandinsynthese in Form einer Hemmung des Thromboxan A2 zu erklären (Übersicht bei HUSMANN 1979).

Übersichten zur Wirkungsweise der nichtsteroidalen Antirheumatika: VANE (1976); HUSMANN (1979); SCHÖNHÖFER (1979, 1981); SHEN (1979); FERREIRA u. VANE (1979); KALBHEN u. DOMENJOZ (1977).

3. Nichtsteroidale Antirheumatika im einzelnen

Nach der Entdeckung des Phenylbutazons wurde eine Reihe von Pyrazolidinderivaten in die Therapie der rheumatischen Erkrankungen eingeführt. Einen weiteren Fortschritt brachte die Entwicklung der Arylessigsäuren (z.B. Indometacin), von denen die meisten ein gewisses Maß an entzündungshemmender Aktivität aufweisen. Es ist daher verständlich, daß diese Gruppe von Verbindungen in Anbetracht ihrer antiphlogistisch-analgetischen Wirkung nach allen Richtungen ausgeschöpft wird. Da aber alle diese Karboxylsäuren ihre Wirkung über einen ähnlichen pharmakodynamischen Mechanismus ausüben, führen sie auch zu denselben Nebenwirkungen. Es wurde daher in den letzten Jahren nach antiphlogistisch wirksamen Verbindungen nicht-saurer Natur gesucht und als erstes eine nicht-saure Quinazolin-Verbindung und zwar das 1-Methyl-4-Phenyl-2(1H)-Quinazolinon synthetisiert (OTT u. DENZER 1968). Eine kurze Übersicht betreffend die nicht-sauren entzündungshemmenden Substanzen findet sich bei SHEN (1977).

LEE et al. (1976) untersuchten zehn verschiedene Antirheumatika hinsichtlich ihrer analgetischen Wirkung bei chronischer Polyarthritis.

a) Auflistung der einzelnen nichtsteroidalen Antirheumatika

Eine Übersicht über die wichtigsten, heute im mitteleuropäischen Raum in Verwendung und in verschiedenen Ländern zum Teil auch noch in klinischer Prüfung stehenden nichtsteroidalen Antirheumatika ohne Anspruch auf Vollständigkeit, gibt Tabelle 9. Ein nicht uninteressanter Vergleich über die Kosten der Behandlung mit den verschiedenen nichtsteroidalen Antirheumatika aus Schweizer Sicht, wurde von MATOSO u. RADI (1980) angestellt. Dabei schneiden vor allem die älteren Präparate wie Azetylsalizylsäure, aber auch das Phenylbutazon kostenmäßig am günstigsten ab.

Die Aufzählung der nichtsteroidalen Antirheumatika erfolgt nach ihren Freinamen in alphabetischer Reihenfolge mit den wichtigsten Kurzangaben betreffend chemische Formel (ChemF), klinische Prüfbezeichnung (PB), Handelsname

Tabelle 9. Nichtsteroidale Antirheumatika (modifiziert n. MATHIES et al. 1980)

Internationaler Freiname	Handelsname	Empfohlene Tageshöchst-dosis für Erwachsene
Salizylsäurederivate		
Acetylsalizylsäure	Acetylin, Aspirin, Colfarit, etc.	
Calciumacetylosalizylcarbamid	Iromin	
Salizylamid	Salizell	bis 6 g
Benorylat	Benortan, Benoral	8 g
Anthranilsäurederivat (Fenamate)		
Mefenaminsäure	Parkemed, Ponalar Ponstan	1 000 mg
Flufenaminsäure	Arlef, Surika, Baxaquil	600 mg
Nifluminsäure	Actol, Nifluril	750 (–1 000) mg
Tolfenamsäure	Clotam	600 mg
Aluminiumflufenamat	Opyrine	750 mg
Pyrazolone und Molekülverbindungen		
Phenylbutazon	Butazolidin Elmedal	400 (–800) mg
Oxyphenbutazon	Tanderil	400 (–600) mg
Ketophenylbutazon	Kebuzon, Ketazon	750 (–1 500) mg
Suxibuzon	Solurol, Flamilon Calibène	750 mg
Mofebutazon	Monobutyl, Monorheumetten	400 (–1 000) mg
Bumadizon	Eumotol	660 (–880) mg
Azapropazon	Prolixan	900 (–1 800) mg
Clofezon	Perclusone	600 (–1 200) mg
Pyrazinobutazon	Ranorac	300 (–600) mg
Feprazon	Zepelin	400 (–600) mg
Indol-/Indenderivate		
Indometacin	Amuno, Indocid	75 (–200) mg
Sulindac	Imbaral, Clinoril	300 (–400) mg
Glucametacin	Teorema	210 (–560) mg
Arylpropionsäurederivate (Profene)		
Ibuprofen	Brufen	1 200 (–2 400) mg
Ketoprofen	Alrheumun, Orudis, Profenid	150 (–300) mg
Carprofen	Imadyl	300 (–600) mg
Naproxen	Proxen, Naprosyn	500 (–750) mg
Flurbiprofen	Froben	150 (–300) mg
Indoprofen	Flosint	800 mg
Pirprofen	Rengasil	600 (–1 200) mg
Aryl- u. Heteroarylessigsäurederivate		
Alclofenac	Neoston	2 000 (–3 000) mg
Diclofenac	Voltaren	75 (–200) mg
Fenbufen	Cinopal, Lederfen	600 mg
Fenprofen	Feprona, Nalfon	1 800 (–2 400) mg
Tolmetin	Tolectin	800 (–1 800) mg
Sonstige Präparate		
Benzydamin	Tantum	200 mg
Piroxicam	Felden	20 mg
Proquazon	Biarison	900 mg

Tabelle 10. Nichtsteroidale Antirheumatika (Nebenwirkungen und Kontrollen)
(n. MATHIES et al. 1980)

Mögliche Nebenwirkungen	Notwendige Kontrolluntersuchungen	Häufigkeit der Kontrolluntersuchungen
Magenunverträglichkeit (evtl. Ulkus oder Blutungen) (bes. Acetylsalicylsäure)	Befragung evtl. Röntgenuntersuchung des Magens bzw. Gastroskopie	wie unten nur bei entsprechenden Klagen und Befunden
Hautallergien	Befragung, Untersuchung	
Obstipation, Durchfälle	Befragung	
Leberschädigung (bes. bei Butazonen u. Clofezon)	Kontrolle der Enzyme; alkal. Phosphatase, Gamma-GT, SGOT, SGPT	Wenn nicht Klagen des Patienten zu früheren Untersuchungen Anlaß geben, gilt folgende Empfehlung: Für alle Befragungen und körperlichen Untersuchungen: bis 3. Monat alle 2 Wochen, dann jeden Monat. Für alle Laboruntersuchungen: 1.–3. Monat alle 2 Wochen, dann alle 2 Monate.
Leukopenie, Thrombopenie (bes. bei Butazonen u. Clofezon)	Kontrolle des Blutbildes (einschl. Differentialblutbild) u. der Thrombozyten	
Struma (bes. bei Butazonen u. Clofezon)	Befragung, Untersuchung	
Ödeme (bes. bei Butazonen, auch Azapropazon, Indometacin etc.)	Befragung, Untersuchung	
Kopfschmerzen (bes. Indometacin)	Befragung	
Schwindel (bes. Indometacin, auch Nifluminsäure)	Befragung	
Konzentrationsschwäche (bes. Indometacin)	Befragung	
Müdigkeit (bes. Indometacin, auch Flufenaminsäure)	Befragung	
Herzklopfen	Befragung evtl. Pulskontrollen	
Ohrensausen, Schwerhörigkeit (nur bei Salicylaten)	Befragung	
Ausscheidungshemmung für Antikoagulantien und orale Antidiabetika (nur bei Butazonen u. Clofezon)	Die betr. Antirheumatika möglichst nicht gleichzeitig geben, sonst jedenfalls besondere Vorsicht und Kontrolle der Blutgerinnung bzw. des Blutzuckers	täglich, bis Einstellung überprüft und evtl. entsprechend geändert

(HN), Herstellerfirma (HF), Dosierung und Darreichungsformen (D), Pharmakologie und Pharmakokinetik (Pharmakol-Pharmakin), spezielle Nebenwirkungen (NW), die über das Normschema (Tabelle 10) hinausgehen, klinische Arbeiten zur Anwendung (KlinArb) und zusammenfassende Übersichtsliteratur (Lit). Nicht zu allen oben angeführten Punkten konnten jedoch für jede Substanz in der dem Autor zugänglichen Literatur Angaben gefunden werden, weshalb bei einzelnen Substanzen die oben angeführten Punkte nicht vollständig berücksichtigt sind.

Acemetacin

ChemF: [1-(p-Chlorbenzoyl)-5-Methoxy-2-Methylindol-3-azetoxy] Essigsäure
PB: TV 1322
HN: Rantudil (BRD)
HF: Tropon Arzneimittel, Köln

D: 90–180 mg/die, im akuten Gichtanfall am 1. Tag bis 300 mg; Kapseln zu 30 mg (Rantudil) und 60 mg (Rantudil forte)
Pharmakol-Pharmakin: Nahezu vollständige Resorption; renale Ausscheidung zum Teil als freies und glucuronid-konjugiertes Acemetacin und als Indometacin sowie weitere Metaboliten; gering auch über die Galle und Fäzes. Abbau des Acemetacin durch Esterolyse zu Indometacin und weiteren Metaboliten (DELL et al. 1980). Im Blut liegen Acemetacin und metabolisch entstandenes Indometacin etwa im Verhältnis 1:1 vor
NW: Keine speziellen
KlinArb: In kontrollierten Doppelblindstudien bei chronischer Polyarthritis kein Wirkungsunterschied gegenüber Indometacin (HEITER et al. 1980; KRONHAGEL 1980). In einer multizentrischen Langzeitprüfung war Acemetacin besser verträglich als Indometacin (BLUMBERGER et al. 1980).

Alclofenac

ChemF: 4-Allyloxy-3-chlorophenylessigsäure
HN: Mervan (Belgien, Schweiz, BRD), Prinalgin (Großbritannien)
HF: Continental Pharma, Brüssel, Belgien
D: 3 × 0,5 bis 3 × 1,0; Tabletten zu 500 mg
Pharmakol-Pharmakin: Gute Resorption, Serumhalbwertszeit 3,5 Std. (RONCUCCI et al. 1971), Plasmakonzentration 110 µg/ml, Ausscheidung 70–90% mit dem Harn, 2–5% mit Galle als Glucuronid (RONCUCCI u. LAMBELIN 1977). Verschiedene Metaboliten (RONCUCCI u. LAMBELIN 1977)
NW: Häufig Exantheme (HORT 1975). Proliferative Glomerulonephritis (HORT 1975)
KlinArb: Vergleich Alclofenac und D-Penicillamin (BERRY et al. 1978; MADDOCK et al. 1975); bei chronischer Polyarthritis (AYLWARD et al. 1975). Rückgang der Blutkörperchensenkung (MADDOCK et al. 1975), der Immunglobuline und des Rheumafaktors (AYLWARD et al. 1974). Fragliche basistherapeutische Wirkung (AYLWARD 1975a, b)
Lit: RONCUCCI u. LAMBELIN 1977.

Aloxiprin

ChemF: Polyoxyaluminiumazetylsalizylat
HN: Rumatral (Schweiz), Superpyrin (CSSR), Paloxin (Großbrit.)
HF: Nicholas Lab., Slouh, Großbritannien; Wander, Bern, Schweiz; Spofa, Prag, CSSR
D: Tagesdosis 3,6–6 g, Tabl. zu 600 mg
Pharmakol-Pharmakin: Entspricht im wesentlichen denen der Azetylsalizylsäure.

Aluminiumflufenamat

ChemF: Aluminium N-(3'-Trifluoromethylphenyl)anthranilat
HN: Opyrine (Japan);
HF: Taisho Pharmaceutical Co., Ltd., Tokio, Japan
D: 3 × 125 bis 150 mg tgl.; Tabletten zu 125 mg
Pharmakol-Pharmakin: Rasche orale Resorption als Flufenaminsäure. Nach einmaliger oraler Gabe von 375 mg maximaler Plasmaspiegel von 2 mg% nach etwa 4 Std. Ausscheidung durch die Niere nach Konjugation mit Glucuronsäure.
NW: Keine speziellen.

Azapropazon (Apazone)

ChemF: 5-Dimethylamino-9-methyl-2-propyl-1H-pyrazolo[1,2-α][1,2,4]Benzotriazin-1,3-Dion-dihydrat
PB: Mi 85
HN: Prolixan 300 (BRD, Schweiz, Österreich), Rheumox (Großbritannien), Mitrolan (USA)
HF: Siegfried AG, Zofingen, Schweiz
D: 600–1 200 mg täglich; Kapseln zu 300 mg
Pharmakol-Pharmakin: Serumhalbwertszeit 8,5 Std. (4–16,5) (SCHATZ et al. 1970; KLATT u. KOSS 1973). Plasmakonzentration 25–70 µg/ml (SCHATZ et al. 1970); 76–96% unverändert im Harn ausgeschieden (JONES 1976). Möglicherweise enterohepatische Rezirkulation. Mehrere Metaboliten. Übersicht zur Pharmakologie: JONES 1976; SONDERVORST 1979. Zur Toxikologie: ADRIAN et al. (1976)
NW: Relativ häufig Exantheme
KlinArb: Deutlicher steroid-einsparender Effekt (MATHIES u. KILANI 1970; FENNER u. EBERL 1977)
Lit: SONDERVORST (1979).

Benetazon

ChemF: 1,2-Diphenyl-3,5-Dioxo-4-(4,4-Dimethyl-3-Oxopentyl)-Pyrazolidin. Frühere Bezeichnung Trimethazone
HF: SPOFA, Vereinigte Pharmazeutische Werke, Prag, CSSR
D: 2 bis 3mal 200 mg täglich.

Benorylat

ChemF: 4(Azetamido)phenyl-2-Azetoxybenzoat (Ester der Azetylsalizylsäure und des N-Azetyl-p-aminophenol)
PB: WIN 11450
HN: Benoral (BRD), Benortan (Schweiz), Benorlat (Großbritannien)
HF: Winthrop Lab., Surbiton on Thames, Surrey
D: Max. 8 g täglich; in einigen Fällen bis 12 g. 40%ige Suspension, Teilchengröße ca. 5 µ; Tabletten zu 750 mg
Pharmakol-Pharmakin: Praktisch keine Hydrolyse im Darm (ROBERTSON 1973), langsame Resorption (ROBERTSON 1973). Ausscheidung 85% im Harn, 15% in den Fäzes. Neben verschiedenen Salizylsäureabkömmlingen als zweiter Hauptmetabolit Paracetamol
NW: Keine speziellen, relativ gute Magenverträglichkeit (SPOONER 1973)
KlinArb: PAVELKA et al. (1971, 1973a); REIZENSTEIN u. DÖBERL (1973); KUNTZ et al. (1976); HINGORANI (1976). Bevorzugt auch bei Kindern: KÖLLE (1971); MAY u. SWOBODA (1974); POWELL u. ANSELL (1974)
Lit: Scand. J. Rheumatol., Suppl. 13, 5–40 (1976).

Benoxaprofen

ChemF: 2-(4-Chlorophenyl)-α-methyl-5-Benzoxazol-Essigsäure
PB: LRCL 3794
HN: Coxigon (BRD), Opren (Großbritannien)
HF: Eli Lilly, USA
D: 400–600 mg täglich als einmalige morgendliche Gabe, Kapseln zu 300 mg

Pharmakol-Pharmakin: Rasche Absorption, maximaler Blutspiegel nach 2–6 Std. Eliminationshalbwertszeit etwa 32 Std. Ausscheidung 64% als β-Glucuronid im Harn und 28% unverändert mit dem Stuhl (Ridolfo et al. 1979). Weitere Arbeiten: Cashin et al. (1977); Smith et al. (1977). Hemmung der Leukozytenmigration sowohl in vitro als auch in vivo (Meacock et al. 1979). Benoxaprofen hemmt neben der Prostaglandinsynthese auch die Lipoxygenase (Walker u. Dawson 1980), was den Effekt dieser Substanz auf die Leukozytenfunktion bei der Entzündung (Meacock u. Kitchen 1979) erklären könnte. Effekt auf Monozyten
NW: Photosensibilisierung (−9%) vorübergehende Onycholysis in 3,8% (Ridolfo et al. 1979), eine Nebenwirkung, die bisher nur bei dieser Substanz bekannt geworden ist; selten geringe Wasserretention. Kaum gastrointestinale Nebenwirkungen
KlinArb: Ridolfo et al. 1978; Wright 1980. Langsamer Wirkungseintritt (oft erst nach 5–7 Tagen) (Huskisson 1979).
Lit: Ridolfo et al. (1979); Benoxaprofen (1979); Droste (1982).
Benoxaprofen wurde im Sommer 1982 aus dem Handel genommen, nachdem es in England zu mehreren Todesfällen an cholostatischem Ikterus bei alten Patienten gekommen war (Benoxaprofen, Editorial (1982) Brit med J 285:459–460).

Bumadizon

ChemF: Butyl-malonsäure-mono(1,2-Diphenyl-Hydrazid)-Calcium-Semihydrat (Malonsäurederivat)
PB: FR-BSM 7565
HN: Eumotol (BRD, Österreich, Schweiz)
HF: Byk, Gulden Lomberg, Konstanz
D: 3 × 110–3 × 220 mg. Dragées zu 110 mg
Pharmakol-Pharmakin: Zur antiphlogistisch-antipyretisch-analgetischen Wirkung Riedel u. Schoetensack 1973; Pharmakokinetik an der Ratte Ludwig u. Ache 1973; Toxizität an Hund und Ratte König et al. 1973
NW: Etwas häufiger allergische Erscheinungen als bei Oxyphenbutazon (Widhammer u. Frenger 1973)
KlinArb: Medenica et al. (1973); Widhammer u. Frenger (1973); chronische Polyarthritis Bröll et al. (1977).

Butibufen

ChemF: 2-(p-isobutylphenyl)Buttersäure
HN: Butilopan (Spanien)
HF: Juste, Madrid
D: 3 × 1 bis 3 × 2 Kapseln; Kapseln zu 350 mg
Pharmakol-Pharmakin: Siehe bei Aparicio (1977)
NW: Um etwa 20%, davon vorwiegend Magen-Darm-Erscheinungen
KlinArb: Arthrose – Poal Ballarin (1976); chronische Polyarthritis Jiménez et al. (1978).

Carprofen

ChemF: 2-(6-Chlorcarbazol-2-yl)-Propionsäure.
PB: Ro 20-5720

HN: Imadyl (Schweiz)
HF: Hoffmann-La Roche und Co. AG, Basel
D: 2 × 150 mg–2 × 300 mg täglich; Tabletten zu 150 mg
Pharmakol-Pharmakin: Nach oraler Gabe Resorption im Mittel 92%. Maximale Serumkonzentration nach 1 Std. Biologische Halbwertszeit 10,7 Std. Plasmaspiegel etwa 5–10 µg/ml (alle Angaben nach Crevoisier und Ziegler 1980).
NW: Bisher keine speziellen
KlinArb: Bei chronischer Polyarthritis Jensen et al. (1980); Lussier et al. (1980); Kirchheiner et al. (1980)
Lit: Firmenangaben.

Clofezon

ChemF: n-butyl-4-diphenyl-1-2-oxo-3pyrazolidin-önolat-5-N (diäthylamino-2-äthyl) (chlor-4-phenoxy)azetamid. Komplex von Clofexamid mit Phenylbutazon
PB: ANP 3260
HN: Perclusone (BRD, Schweiz, Frankreich); Perclustop (Spanien)
HF: Mack, Illertissen, Bayern)
D: 3 × 200 bis 4 × 200 mg; Kapseln zu 200 mg; Supp. zu 400 mg
Pharmakol-Pharmakin: Thuillier (1968)
NW: Keine speziellen
KlinArb: Vitaus et al. 1973; Frech u. Kessler 1975; Rejholec 1975; Brackerts 1978.

Clopirac

ChemF: Pyrolessigsäurederivat, *PB:* CP 172 AP
HF: Continental Pharma, Brüssel
Von der Firma zurückgezogen, nicht mehr im Handel.

Cloximat

ChemF: [[(p-chloro-α-methylbenzyliden)amino]oxy]essigsäure2-(dimethylamino)äthylester
PB: DU 22599
HF: Philips Duphar, B.V., Weesp, Niederlande
Von der Firma aus der Prüfung genommen.

Clozic

ChemF: 2-(4-p-chlorophenylbenzyloxy)-2-methyl-propionsäure
PB: ICI 55897
HF: ICI-Pharma, Großbritannien
Von der Firma aus der Prüfung genommen.

Diclofenac

ChemF: Natrium-[o-[(2,6-dichlor-phenyl)-amino]-phenyl]-azetat
PB: GP 45840
HN: Voltaren (BRD, Österreich, Schweiz); Voltarol (Großbritannien)
HF: Ciba Geigy Pharmazeutika, Basel

D: 3 × 25 bis 3 × 50 mg; Tabletten zu 25, 50 mg und 100 mg, Supp. zu 25, 50 und 100 mg, Ampullen zu 75 mg
Pharmakol-Pharmakin: Rasche Resorption mit maximaler Plasmakonzentration nach etwa 2 Std. Sehr rasche biphasische Elimination, zu 90% 1,5 bis 2,5 Std. nach dem Plasmamaximum. Plasmakonzentrationen zwischen 500 und max. 1 500 ng/ml. Eiweißbindung 99% (RIESS et al. 1976, 1978). Ausscheidung zu 60% über die Niere, der Rest über die Galle (RIESS et al. 1978). 4 Metaboliten (MENASSÉ et al. 1978; KRUPP et al. 1976b)
NW: Keine speziellen. Sehr selten Leukopenien
KlinArb: MICHOT et al. (1975); DÜRRIGL et al. (1976); CICCOLUNGHI u. CHAUDRI (1977); CICCOLUNGHI et al. (1978); KAJANDER u. MARTIO (1978); MUTRU et al. (1978); HASLOCK et al. (1979); TAUSCH et al. (1976)
Lit: FOWLER (1979); Scand. J. Rheumatol. Suppl. 22, 1978; HASLOCK et al. (1979); BROGDEN et al. (1980)

Diflunisal

ChemF: 5-(2',4'-Difluorophenyl)salizylsäure. *PB*: MK-647
HN: Fluniget (BRD, Österreich), Dolobid (Großbritannien)
HF: Merck Sharp & Dohme.
D: Anfänglich 2 × 500 mg täglich, max. 1 500 mg, dann evtl. 2 × 250 mg. Filmtabletten zu 500 mg (Fluniget)
Pharmakol-Pharmakin: Nahezu komplette Resorption aus dem Magen-Darmtrakt; maximaler Plasmaspiegel nach 2–3 Std. (TEMPERO et al. 1977), Plasmaspiegel je nach Dosis zwischen 30 und 110 µg/ml (DRESSE et al. 1978). Halbwertszeit 7,5 bis 8 Std. Diflunisal wird nicht metabolisiert (TOCCO et al. 1975) und zu 95% als Glukuronid mit dem Harn ausgeschieden
NW: Ähnlich wie bei Salizylaten, jedoch etwas besser verträglich (VAN WINZUM u. VERHAEST 1979)
KlinArb: TAIT et al. (1978); DIEPPE u. HUSKISSON (1978); CARUSO et al. (1978); HONIG (1978); VAN WINZUM u. VERHAEST (1979); ESSIGMAN et al. (1979)
Lit: Allgemeine Übersicht bei VAN WINZUM u. VERHAEST (1979); MIEHLKE (1978). Zur Pharmakologie STONE et al. (1977)

Diftalon

ChemF: 7H-phtalizino[2,3-b]phtalazinedion-5,12
HN: Aladione (Italien)
HF: Gruppo Le Petit, SPA, Mailand
Wurde von der Firma wieder aus dem Handel gezogen.

Etofenamat

ChemF: 2-(2-hydroxyäthoxy)äthyl-N-(α,α,α-trifluor-m.tolyl)anthranilat (N-arylanthranilsäurederivat)
PB: B 577, TV 485
HN: Rheumon Gel (BRD, Österreich, Schweiz)
HF: Tropon-Werke, Köln
D: 3–5mal täglich 5 bis 10 cm langen Gel-Strang auftragen und möglichst großflächig in die Haut einreiben. 1 g Gel = 50 mg Etofenamat. Tuben zu 25 und 40 g Gel. Etofenamat Gel über Jahre stabil (BOLTZE u. KREISFELD 1977)

Pharmakol-Pharmakin: Hohe Lipophilie, dementsprechend gute Hautpenetration (BOLTZE u. KREISFELD 1977). Nach kutaner Applikation Plasma-Eliminationshalbwertszeit etwa 3,3 Std., maximaler Plasmaspiegel nach 2 Std. 0,15 mg/l (DELL et al. 1977). Die relative Bioverfügbarkeit nach lokaler Applikation gleicher Mengen beträgt 21%, bezogen auf die per os-Werte = 100% (DELL et al. 1977). Ausscheidung über den Harn (DELL et al. 1981). Zur Pharmakologie: JACOBI et al. (1977)
NW: Systemische Nebenwirkungen nur bei gleichzeitiger Gabe anderer, nichtsteroidaler Antirheumatika (BLUMBERGER u. TEPE 1980). Lokale Hauterscheinungen zwischen 1,2% (BLUMBERGER u. TEPE 1980) und 2% (HEINDL et al. 1977)
KlinArb: Behandlungsergebnisse verschiedener Prüfzentren z.T. im Doppelblindverfahren an insgesamt 556 Patienten (HEINDL et al. 1977). Einsparung oraler Antirheumatika durch zusätzliche lokale Anwendung von Etofenamat (BLUMBERGER u. TEPE 1980). Feldstudie an 7863 Patienten (TEPE u. BLUMBERGER 1978)
Lit: Arzneim. Forsch./Drug Res. 27 (I), 1299–1364 (1977).

Fenbufen

ChemF: 3-(4-diphenylcarbonyl)propionsäure
PB: CL 82204
HN: Lederfen (BRD, Österreich, Schweiz); Cinopal (Großbritannien)
HF: Lederle Laboratories, Cyanamid Corp., USA
D: 3 × 300 mg täglich, Erhaltungsdosis 2 × 300 mg. Kapseln zu 300 mg
Pharmakol-Pharmakin: Nach oraler Gabe mindestens 78% Resorption, maximale Serumkonzentration nach 2 Std., rasche Metabolisierung. Die Prostaglandinsynthetase wird jedoch nur durch Diphenylessigsäure, einem der beiden Hauptmetaboliten, mit einer mittleren Halbwertszeit von rund 12 Std. (SLOBODA et al. 1980) gehemmt. Fenbufen ist somit als pro-drug anzusehen (YOSHIZAWA et al. 1974 und CUISINAUD et al. 1979). Fenbufen und seine Metaboliten werden über die Niere ausgeschieden. Übersichten: SLOBODA u. OSTERBERG 1976; SLOBODA et al. 1980
NW: Keine speziellen
KlinArb: Doppelblind crossover gegen Azetylsalizylsäure bei chronischer Polyarthritis (ANDERSON u. BINA 1980) und gegen Phenylbutazon (CHLUD et al. 1980) und gegen Indometacin (AMMITZBØL 1979); LEDERFEN (1980)
Lit: MAWDSLEY (1980).

Fenclofenac

ChemF: 2-(2,4-Dichlorophenoxy)phenylessigsäure
HN: Flenac (Großbritannien)
HF: Reckitt u. Colman, Hull, Großbritannien
D: 900–1200 mg täglich; Tabletten zu 300 mg
Pharmakol-Pharmakin: Rasche Resorption, maximale Plasmakonzentration nach 2–4 Std., hohe Bindungsrate an Albumin (über 99,5%). Biologische Halbwertszeit 26 Std. Ausscheidung zwischen 74 und 92% als unverändertes, konjugiertes Fenclofenac über den Harn und weiters als 5-Hydroxyfenclofenac (6%) und dihydroxyliertes Fenclofenac (8%). Plasmaspiegel 60–90 µg/ml. Über neuere Untersuchungen zur Pharmakokinetik nach einfachen und multiplen Dosen, berichten HENSON et al. (1980)

NW: Makulaödem, Kopfschmerzen, Schwindel, selten nephrotisches Syndrom (Übersicht über NW bei 412 Patienten, SMITH 1977). Nach SWAIN et al. (1980) finden sich bei Patienten mit chronischer Polyarthritis häufiger Exantheme als bei solchen mit Arthrosen
KlinArb: TUDOR et al. (1977). Übersicht zu klinischen Arbeiten bei GOLDBERG u. GODFREY (1980)
Lit: GOLDBERG u. TUDOR 1977; GOLDBERG u. GODFREY 1980.

Fenoprofen

ChemF: dl-2-(3-phenoxyphenyl)propionsäure, im Handel als Calciumsalz
PB: Lilly 53858
HN: Nalfon (BRD, USA); Fenopron (Großbritannien)
HF: Eli Lilly & Co., Indianapolis, USA
D: 300–600 mg 3 bis 4mal täglich, maximale Tagesdosis 3 g. Kapseln zu 300 mg
Pharmakol-Pharmakin: Rasche und mindestens 80%ige Resorption (RUBIN et al. 1972); Bindung zu 99% an Plasmaproteine (RUBIN et al. 1974); Plasmahalbwertszeit etwa 160 min, Ausscheidung über den Harn als Fenoprofenglucuronid, aber auch Hydroxyfenoprofenglucuronid (RUBIN et al. 1973a; RUBIN et al. 1974; GRUBER 1976)
NW: Keine speziellen. Allergische interstitielle Nephritis (BREZIN et al. 1979)
KlinArb: ZUCKNER u. AUCLAIR 1976; GUM 1976; BROOKE 1976. Übersicht über verschiedene Studien bei RIDOLFO et al. 1979
Lit: J. Rheumatol. Suppl 2, 1976; RIDOLFO et al. 1979.

Fentiazac

ChemF: 2-Phenyl-4-p-chlorophenyl-thiazol-5-il-essigsäure
PB: BR 700. Wy 21894
HN: Norvedan, Flogene, Orale (Italien); Donorest (Großbritannien)
HF: Wyeth Europa Ltd., Großbritannien
D: Bis 600 mg täglich; Dragées zu 100 mg
Pharmakol-Pharmakin: MARMO (1979)
KlinArb: BUERKLIN u. BALLARD (1979), FELLET (1979).

Feprazon (früher Prenazon)

ChemF: 4-Prenyl-1,2-Diphenyl-3,5-Pyrazolidindion, Äquimolares Salz von Pyrazolidindion mit einer Isopreneinheit
PB: DA 2370.
HN: Zepelin (BRD, Italien, Österreich, Schweiz), Methrazone (Großbritannien)
HF: Istituto De Angeli S.pA. Mailand. Boehringer, Ingelheim
D: 400–600 mg täglich, Kapseln zu 200 mg, Supp. zu 300 und 150 mg
Pharmakol-Pharmakin: Gute Resorption, Serumhalbwertszeit etwa 20 Std., Plasmakonzentration 18,7 µg/ml (BUNIVA et al. 1972), hohe Eiweißbindung (88–99%) (CHERIE-LIGNIERE et al. 1972). Urikosurischer Effekt (CHERIE-LIGNIERE et al. 1972), nur verschwindende Menge unverändert im Harn ausgeschieden, der Rest metabolisiert. Wirksamer Bestandteil Phenylbutazon
NW: Ähnlich Phenylbutazon, häufig Haut- und Schleimhautveränderungen. Leberschäden (WIGGINS u. SCOTT 1981)
KlinArb: KIRCHHOFF u. GEIMER (1978) bei chronischer Polyarthritis.
Lit: Arzneim. Forsch/Drug Res. *22*, p. 171–282, 1972; ROONEY et al. (1976); KIRCHOFF u. GEIMER (1978). Zur Pharmakologie: BIANCHI u. BONARDI (1972); BIANCHI (1972).

Flazalon

ChemF: (Fluoro-4 Phenyl) [(Fluoro-4 Phenyl)-4 Hydroxi-4 Methyl-1 Piperidyl-3] Keton
PB: R 760
HN: ?
HF: Riker, Loughborough, Großbritannien
D: 400–600 mg/die

Floctafenin

ChemF: N-(8-Trifluoromethyl-chinolyl) Anthranilat des Dihydroxy-2,3-Propyl
PB: Ru 15750
HN: Diralgan (Großbritannien), Novodolan (Belgien), Idarac (Frankreich)
HF: Russel, Middlesex (Großbritannien)
D: 1,6 g täglich
KlinArb: HOSSAIN et al. (1977); KATONA u. BURGOS (1976).

Flufenamsäure

ChemF: (Trifluoromethyl-3′phenylamino)-2-benzoesäure (Anthranilsäurederivat)
PB: CI 440, INF 1837
HN: Arlef (Parke Davis), Baxaquil (Helopharm), Surika (Spitzner) (alle Deutsche Bundesrepublik und Österreich)
HF: Parke Davis & Co., München; Helopharm Berlin; Spitzner Ettlingen
D: 600 mg täglich, Arlef Kapseln zu 200 mg, Baxaquil Dragées zu 100 und 200 mg, Surica Dragées zu 100 mg
Pharmakol-Pharmakin: Resorption im Dünndarm, Plasmakonzentration 6,5 µg/ml. Metabolisiert zu 5′-Hydroxi- bzw. 4′-Hydroxiflufenamsäure und zu Glucuronsäurekonjugaten. Exkretion 20 bis 30% unverändert im Harn, weniger als 5% im Stuhl
Lit: KENDALL 1966
NW: Etwas häufiger gastrointestinale Erscheinungen. Bei jahrelangem Gebrauch vereinzelt Knochenfluorose.

Fluproquazon

ChemF: Quinazoline-2(1h)-one,4-(p-fluoro-phenyl)-1-isopropyl-7-methyl
PB: RF 46–790
HN: Miretilan
HF: Sandoz, Basel
Lit: GILLBERG et al. (1981); FLUPROQUAZONE (1981)

Fluquazon

ChemF: Chloro-6 phenyl-4 (trifluoro-2,2,2 Äthyl)-1 1H-Quinazolinon-2
PB: EN 970
HN: ?
HF: Endo Garden City, N.Y., USA.

Flurbiprofen

ChemF: 2-(2-Fluoro-4-Biphenylyl)Propionsäure
PB: BTS 18322
HN: Froben (Großbritannien)
HF: Boots Comp. Ltd., Nottingham, Großbritannien
D: 150–300 mg tgl., Tabletten zu 50 und 100 mg
Pharmakol-Pharmakin: Gute Resorption, nahezu vollständige Ausscheidung im Harn (45% hydroxiliertes Flurbiprofen, 23% unverändert, 20% als Metabolit 3, als Metabolit 2 nur wenige%). (ADAMS et al. 1975)
NW: Verminderung des Reaktionsvermögens (Straßenverkehr!), besonders im Zusammenwirken mit Alkohol. Kein Einfluß auf Auge (CHALMERS et al. 1972)
KlinArb: SHELDRAKE (1977); KRÜGER (1980); DEQUEKER u. MARDJUARDI (1981); RAU et al. (1981)
Lit: ADAMS u. BUCKLER (1979); KIEFFER (1981).

Glucametacin

ChemF: Glucosamid des (N-p.-Chlorbenzoyl-2-Methyl-5-Methoxy)-Indol-3-Essigsäuremonohydrat. (Indometacinabkömmling, bei dem die Carboxylgruppe durch Glukosamin blockiert ist)
PB: SIR 227
HN: Teorema (BRD, Österreich), Teoremac (Italien)
HF: Pan-Chemie, Homburg; Chemisch-biologische Laboratorien SIR, Rom
D: 210–420(–560) mg tgl., Kapseln zu 70 und 140 mg
Pharmakol-Pharmakin: Rasche Absorption. Im Körper Spaltung zu Glukosamin und Indometacin. Im übrigen siehe bei Indometacin
NW: Wie Indometacin, jedoch etwas seltener Kopfschmerz und Schwindel (CHLUD et al. 1978)
KlinArb: CHLUD et al. (1978); PETERA et al. (1977); RAINER u. KLEIN (1980a).

Ibuprofen

ChemF: (Isobutyl-4 phenyl)-2 Propionsäure
PB: RD13621
HN: Brufen (BRD, Österreich, Schweiz), Dolgit (BRD), Motrin (USA)
HF: Boots, Nottingham, Großbritannien
D: 600–1200(–1600) mg tgl., Dragees zu 200 und 400 mg
Pharmakol-Pharmakin: Maximale Plasmakonzentration nach oraler Gabe nach 1–2 Std. Plasmahalbwertszeit etwa 2 Std. Sehr starke und ausgiebige Bindung an Serumalbumin. 2 Hauptmetaboliten. Nahezu komplette Exkretion im 24-Stunden-Harn. Nur d-Isomer des Ibuprofen ist biologisch aktiv
Lit: WINTER et al. (1963)
NW: Ganz vereinzelt toxische Amblyopie (COLLUM u. BOWEN 1971; PALMER 1972). Ein Fall mit meningealem Reizzustand bei SLE (WASNER 1978). Nierenpapillenspitzennekrose (SHAH et al. 1981). Beeinflussung der Sehkraft: MELLUISH et al. (1975)
KlinArb: PAVELKA et al. 1973b, 1978. Bei Arthrosen: ROYER et al. (1975b). Bei chronischer Polyarthritis ROYER et al. (1975a)
Lit: ADAMS u. BUCKLER (1979); KANTOR (1979).

Indometacin

ChemF: 1-(p-Chlorobenzoyl)-5-Methoxy-2-methylindol-3-Essigsäure
PB: MK 615
HN: Indocid (Österreich, Schweiz), Amuno (BRD), Indocin (USA)
HF: Merck Sharp & Dohme, Haarlem, Niederlande
D: 75–200 mg täglich, Kapseln zu 25 und 50 mg, Retard-Kapseln zu 75 mg, Supp. zu 50 und 100 mg, Ampullen zu 50 mg
Pharmakol-Pharmakin: Gute Absorption, maximaler Plasmaspiegel nach einer halben bis 2 Std. nach oraler Gabe. Metabolisierung durch O-Demethylierung und N-Deazetylierung (DUGGAN et al. 1972). Plasmahalbwertszeit 4–11,2 Std., durchschnittlich 7,2 Std. (PALMER et al. 1974). Ausscheidung über die Galle und wahrscheinlich enterohepatische Rezirkulation (DUGGAN et al. 1975; KWAN et al. 1976). Immunsuppressive Wirkung (ROJO et al. 1981)
NW: Übersicht über unerwünschte Wirkungen bei RHYMER u. GENGOS (1979). Besonders zentralnervöse Nebenwirkungen (Kopfschmerz, Benommenheit, Schwindel, Somnolenz, Depressionen, Müdigkeit), Ohrensausen. Akutes oligurisches Nierenversagen (GARY et al. 1980). Herabgesetzte Retinaempfindlichkeit und Korneaablagerungen (BURNS 1968)
KlinArb und Lit: Übersicht bei RHYMER u. GENGOS (1979). INDOMETACIN (1971)

Indoprofen (früher Isindon)

ChemF: dl-α-[4-(1-Oxo-2-Iso-Indolinoyl)-Phenyl]-Propionsäure
PB: K 4277
HN: Flosint (Italien)
HF: Carlo Erba, Mailand, Italien
D: 3–4mal tgl. 200 mg; Tabl. zu 200 mg
Pharmakol-Pharmakin: Rasche und nahezu 100%ige Resorption aus dem Magen-Darm-Trakt. Plasmaspiegel maximal 14–26 µg/ml nach 30–120 min nach 200 mg oral. Mittlere biologische Halbwertszeit 2 Std. Innerhalb 24 Std. 80% der Dosis mit dem Harn ausgeschieden, überwiegend an Glukuronsäure konjugiert
Lit: BUTTINONI et al. (1973); CARUSO et al. (1977); BRUNI et al. (1980)
Klinisch wirksam nur das d-Indoprofen, die l-Form unwirksam. Nachdem die isolierte Herstellung der d-Form gelungen ist, wird diese in der halben Dosierung des Indoprofen in Bälde in den Handel kommen
NW: Keine speziellen
KlinArb: DELBARRE et al. (1977). Übersicht bei BRUNI et al. (1980)
Lit: Übersicht: Scand. J. Rheumatol. 4, Suppl. 8 (1975), BRUNI et al. (1980). Special Symposium on Indoprofen (1981).

Isoxepac

ChemF: 6,11-dihydro-11-oxodibenz[b, e]oxepin-2-Essigsäure
PB: HP 549
HN: ?
HF: Hoechst-Roussel Pharm. Inc., Sommerville, New Yersey, USA
D: 200–600 mg täglich, noch kein Handelspräparat
Pharmakol-Pharmakin: Maximaler Blutspiegel nach 3 mg/kg oral 19,5 µg – äquivalent/ml, maximaler Plasmaspiegel nach 3 Std., 35,0 µg äquivalent ml. Ausscheidung im Harn zwischen 62 und 70% als Glukuronid und 19–28%

als unveränderte Substanz (ILLING u. FROMSON 1978). Zur Pharmakologie im Tierexperiment LASSMAN et al. (1977)
KlinArb: Behebung von Menstruationsbeschwerden (PULKKINEN 1980). Gute Magenverträglichkeit bei gastroskopischer Kontrolle (SVENDSEN et al. 1981). Bei chronischer Polyarthritis Doppelblindvergleich mit Aspirin (GERLIS u. GUMPEL 1981).
Isoxepac wurde während der Drucklegung aus der Prüfung genommen.

Isoxicam

ChemF: Hydroxi-4methyl-2N-(methyl-5isoxazolyl-3)2H-benzothiazin-1,2carboxamid-3dioxyd-1,1
PB: 8495
HN: ?
HF: Warner-Lambert
D: Noch nicht festgelegt.

Kebuzon

ChemF: 1,2-Diphenyl-4-(γ-Ketobutyl)-3,5-Dioxopyrazolidin
HN: Ketazon (Österreich, CSSR)
HF: Spofa, Prag
D: Tagesdosen bis 1000 mg; Dragées zu 250 mg, Ampullen zu 1000 mg, Zäpfchen zu 250 mg
Pharmakol-Pharmakin: Ähnlich dem Phenylbutazon
KlinArb: BACH (1977).

Ketoprofen

ChemF: 2-(3-benzoylphenyl)Propionsäure
PB: RP 19583
HN: Profenid (Frankreich, Österreich, Schweiz, BRD), Alrheumun (BRD, Österreich), Alrhumat (Schweiz)
HF: Specia, Paris; Bayer, Leverkusen
D: Tagesdosis 150–300 mg; Kapseln zu 50 mg, Ampullen zu 50 mg, Zäpfchen zu 100 mg
Pharmakol-Pharmakin: Rasche Resorption, maximaler Serumspiegel nach oraler Gabe nach 60–90 min, Plasmakonzentration 3,25–3,3 mg/l. 60–90% relativ labil an Eiweiß, besonders Albumin gebunden (POPULAIRE et al. 1973). Mittlere Plasmahalbwertszeit 1,5–1,9 Std. Überwiegende Ausscheidung über die Niere (DELBARRE et al. 1976), 1% in den Fäzes (POPULAIRE et al. 1973). Neuere Untersuchungsergebnisse bei ISHIZAKI et al. (1980)
NW: Keine speziellen
KlinArb: ZUTSHI u. MASON (1976); FAMAEY u. COLINET (1976); FOSSGREEN et al. (1976); FOSSGREEN (1976); FRANK u. KLEMMAYER (1974). Zur i.v. Therapie: LANZER et al. (1978)
Lit: FOSSGREEN u. BROWN-THOMSEN (1976); TAMISIER (1979).

Lonazolac

ChemF: Calcium-3-(p-chlorphenyl)-1-phenylpyrazol-4-azetat
PB: BY 130
HN: Irritren (BRD)

HF: Byk Gulden Lomberg, Konstanz; Vertrieb Tosse Pharmazeutika, Hamburg
D: 3mal 200 mg täglich; Filmtabletten zu 200 mg
Pharmakol-Pharmakin: Rasche Resorption mit Maximum nach 2 Std., Plasma-Eiweißbindung 92–99%, Plasmahalbwertszeit 6 Std., Gesamtausscheidung etwa 84% innerhalb von 72 Std, vorwiegend über den Harn
NW: Keine speziellen
KlinArb: Feldstudie bei rheumatischen Erkrankungen ABELE et al. (1981), bei Arthrosen BÖRNGEN et al. (1980), WAGENHÄUSER (1981), bei Polyarthritiden VETTER u. ABELE 1981, LONAUER et al. (1981)
Lit: Pharmakologie RIEDEL (1981).

Meclofenaminsäure

ChemF: (Dichloro-2,6 Methyl-3 Phenylamino)-2 Benzoesäure
PB: CI 583, INF 4668
HN: Arquel (USA)
HF: Parke Davis
D: 150 mg/die
NW: Arzneimittelexantheme, Diarrhoe.

Mefenaminsäure

ChemF: (Xylyl-(3′)-Amino)-2 Benzoesäure (Anthranilsäurederivat)
PB: I-473, INF 3355
HN: Ponstan (Schweiz), Parkemed (Österreich, BRD), Ponalar (Adenylchemie, Berlin)
HF: Parke Davis & Comp., München
D: Bis 1 500 mg tgl.; Kapseln zu 250 mg, Filmtabletten zu 500 mg, Suppositorien zu 125 mg und 500 mg, Suspension mit 50 mg je 5 ml
Pharmakol-Pharmakin: Vorwiegend analgetische (HOOK 1966), weniger antiphlogistische Wirkung. Übersicht bei WINDER et al. (1962)
NW: Relativ gering, ganz selten autoimmunhämolytische Anämie (FARQUET et al. 1978). Nicht oligurisches Nierenversagen bei sechs alten Patientinnen nach Gabe von 1–2 g täglich durch 2 bis 6 Wochen (ROBERTSON et al. 1980)
KlinArb: STEPHENS et al. (1979)

Metiazinsäure

ChemF: 10-Methylphenothiazin-3-essigsäure
PB: RP 16091
HN: Soripal (Österreich), Rebun (BRD)
HF: Specia, Paris
D: bis 1 500 mg täglich, Kapseln zu 250 mg.

Naproxen

ChemF: (+)-2-(6-Methoxy-2-Naphthyl)-propionsäure
PB: RS 3540. Als Natriumsalz im Handel (*PB:* RS 3650)
HN: Proxen (BRD, Österreich), Naprosyn (Schweiz)
HF: Grünenthal-Syntex. Stollberg, Rheinland
D: 500(–750) mg/die; Kapseln zu 250 mg; Supp. zu 250 und 500 mg
Pharmakol-Pharmakin: Rasche Resorption, etwa 99%ige Eiweißbindung, vor allem an Albumin, Stoffwechselhalbwertszeit zwischen 11 bis 20 Std. mit einem

Mittel von 13 Std. Die Ausscheidung erfolgt fast ausschließlich über den Harn, weniger als 5% erscheinen in den Fäzes. 70% der zugeführten Dosis werden entweder als freies oder mit Glukuronsäure konjugiertes Molekül ausgeschieden. Der Rest wird oxydiert. Unter Naproxen signifikante 35%ige Zunahme der Harn-Zinkausscheidung bei unveränderter Serumzinkkonzentration (ELLING et al. 1980).
NW: Keine speziellen. Granulomatöse Kolitis (BAAS et al. 1976)
KlinArb: Übersicht bei SEGRE (1979a); bei chronischer Polyarthritis KOGSTAD (1973)
Lit: Naproxen-Symposium (1973, 1975); SEGRE (1979a); HUSKISSON u. HART (1979)

Nifluminsäure

ChemF: 2-(m-Trifluoromethylanilino)-nikotinsäure
PB: UP 83
HN: Actol (BRD, Österreich), Nifluril (Schweiz)
HF: Squibb, v. Heyden, München
D: Bis 1000 mg täglich, Kapseln zu 250 mg
NW: Knochenfluorose unter Langzeit-Niflumintherapie bei 2 Frauen, die durch 10 bzw. $8^1/_2$ Jahre Nifluminsäure einnahmen (PROST et al. 1978)
KlinArb: FRANKL u. KOTTUSCH (1971); REJHOLEC (1974); PROST et al. (1980) sahen unter 500 mg Nifluminsäure täglich einen deutlichen Anstieg des Plasmaspiegels an ionisiertem Fluor und diskutierten eine günstige Beeinflussung einer gleichzeitig bestehenden Osteoporose. Diese Dosis führt jedoch noch nicht zu der unter Langzeittherapien gelegentlich gesehenen Fluorose.

Oxaprozin

ChemF: 4,5,Diphenyl-2-Oxazolpropionsäure
PB: Wy 21743
HN: ?
HF: Wyeth Europa Ltd., Großbritannien
D: Bisher 1200 mg als einmalige tägliche Dosis. Infolge der langen Halbwertszeit einmalige tägliche Gabe ausreichend
Pharmakol-Pharmakin: Eliminationshalbwertszeit etwa 40 Std. (REYNOLDS et al. 1979); Plasmaspiegel zwischen 50 und 200 µg/ml. Nahezu komplette Resorption. Ausscheidung vorwiegend über den Harn (über 60%). Daneben Ausscheidung von Metaboliten über die Galle. Im Harn freie Substanz und zwei Konjugate, Bildung von Glucuroniden; im Plasma nur unkonjugiertes Oxaprozin. Mehr als 99% an Plasmaproteine gebunden (JANSSEN et al. 1980). Zur entzündungshemmenden Wirkung: ROSENTHALE et al. (1969, 1974)
NW: Kopfschmerz, Ohrensausen, gastrointestinale Beschwerden. Insgesamt aber relativ bescheiden (REYNOLDS et al. 1979). Leichte Abnahme des Hämoglobins (JAMAR u. DEQUEKER 1978)
KlinArb: Doppelblindprüfung Oxaprozin gegen Aspirin bei chronischer Polyarthritis (JAMAR u. DEQUEKER 1978; REYNOLDS et al. 1979) mit etwa gleichem klinischem Effekt. Bei chronischer Polyarthritis HUBSHER et al. (1979).

Oxyphenbutazon

ChemF: 1-Phenyl-2-(p-hydroxyphenyl)-3,5-dioxo-4-n-butylpyrazolidin-monohydrat

HN: Tanderil (BRD, Österreich, Schweiz)
HF: Ciba-Geigy, Basel, Schweiz
D: 2–3mal täglich 200 mg, Erhaltungsdosis 2–3mal 100 mg täglich, Dragées zu 100 mg, Zäpfchen zu 100 und 250 mg
Pharmakol-Pharmakin: Oxyphenbutazon ist ident mit dem Metabolit I des Phenylbutazons, siehe dort
NW: Siehe Phenylbutazon. Lyell-Syndrom (ZEILE et al. 1979).

Phenylbutazon

ChemF: 1,-Diphenyl-3.5-Dioxo-4-n-butyl-pyrazolidin. Dragées: Dicarbonyl-Form, Injektionen: Enolat-Form)
HN: Butazolidin (BRD, Österreich, Schweiz), Elmedal (BRD, Österreich). Auf der Welt mehr als 60 registrierte, nur Phenylbutazon enthaltende Spezialitäten
HF: Ciba-Geigy, Basel, Schweiz; Thiemann, Lünen, BRD
D: 600(–800)mg/die; Butazolidin: Dragées zu 200 mg, Alka-Mantel-Tabletten enthaltend 100 mg Phenylbutazon, 150 mg Magnesiumtrisilicat und 100 mg Aluminiumhydroxyd colloidal; Supp. zu 250 mg; Ampullen zu 600 mg. Elmedal: Dragées zu 150 mg
Pharmakol-Pharmakin: Rasche Resorption, maximale Konzentration im Plasma nach oraler Gabe bereits nach 2 Std. (BURNS et al. 1953). Plasmahalbwertszeit 24–48 Std. (HERRMANN 1959); biologische Halbwertszeit etwa 70 Std. (AARBAKKE 1978). Unterschiedliche Wasser- und Fettlöslichkeit der Dikarbonyl- und Enolatverbindung. Erstere schwer wasserlöslich. Phenylbutazon zu 94–99% an Albumin und Alpha-Globuline gebunden (PULVER et al. 1956). Nach HARWERTH u. WÖHLER (1957) hohe Konzentration in der Galle bei nur geringer Menge im Stuhl – enterohepatische Rezirkulation – weitgehende Metabolisierung, täglich etwa 20% abgebaut (BURNS et al. 1953). Mehrere Metaboliten: Metabolit I = Oxyphenbutazon (Tanderil) und Metabolit II entstehen durch Hydroxilierung. Nach neueren Arbeiten von AARBAKKE (1978) wird Phenylbutazon zu etwa 10% als Metabolit in der Galle ausgeschieden, der Rest metabolisiert und über den Harn eliminiert. Nur 1% erscheint unverändert im Harn. Neben den schon lange bekannten Phenylbutazon-Metaboliten I und II (BURNS et al. 1953, 1955) neuer Metabolit bekannt, das sogenannte C-Glukuronid, das durch direkte Koppelung des Pyrazolidinringes des Phenylbutazons an Glukuronsäure über eine C–C-Bindung entsteht
NW: Übersicht bei KUZELL et al. (1953). In etwa 40% unerwünschte Wirkungen (Ödeme, Nausea, Exantheme, Schwindel, Stomatitis, Leukopenie etc.). Über unerwünschte Wirkungen auf das hämatopoetische, Gefäß- und Blutgerinnungssystem, siehe bei SIEGMETH (1971). Bei im.-Injektion sehr selten sterile Injektionsabszesse oder Nekrosen (CUDKOWICZ u. JACOBS 1953; SHULMAN 1952, zuletzt wieder DELRIEU et al. 1980). Bei fehlerhafter Injektionstechnik selten Ischiadikuslähmung (LÜTHY 1955). – An renalen Nebenwirkungen sind zu erwähnen: Natrium- und Wasser-Retention, Urolithiasis (Harnsäuresteine), Papillennekrosen und akutes Nierenversagen (akute interstitielle Nephritis; KUHLMANN et al. 1978); Leberschäden (MAUER 1955; VON RECHENBERG 1961); Struma „Butazon Mumps" (s. bei VON RECHENBERG 1961). Bei Schwangeren LEUXNER u. PULVER (1956)
KlinArb: STEINBROCKER et al. (1952, 1953); RECHENBERG (1953); KUZELL et al. (1955)
Lit: Zur Pharmakokinetik: SIOUFI et al. (1980). Ausführliche Übersichtsarbeiten: Rheumatology Workshop, A modern Review of GEIGY Pyrazoles (1977)

Piroxicam

ChemF: 4-(Hydroxi-2-Methyl-N-(2 Pyridyl)-2H-1,2-Benzothiazin-3-Carboxamid-1,1-Dioxyd
PB: CP 16171
HN: Felden (BRD, Österreich, Schweiz)
HF: Pfizer Inc., New York, USA
D: 20(–40) mg/die; Kapseln zu 10 und 20 mg. Infolge der langen Halbwertszeit einmalige tägliche Gabe ausreichend
Pharmakol-Pharmakin: Gute Resorption. Bei kontinuierlicher Verabreichung maximale Plasmakonzentration erst nach 5(–7) Tagen (4,7 µg/ml) (NUOTIO u. MÄKISARA 1978; WISEMAN u. BOYLE 1980). Plasmahalbwertszeit 38–45 Std. (WISEMAN u. BOYLE 1980). Überwiegende Bindung an Plasmaeiweißkörper. In der Leberzelle Hydroxilierung und Konjugierung von Piroxicam, das dann über die Nieren ausgeschieden wird
NW: Keine speziellen. Etwas häufiger leichte BUN-Erhöhung, meist jedoch noch innerhalb des Normbereiches (PITTS u. PROCTOR 1978). Infolge der langen Halbwertszeit ist jedoch mit einem längeren Persistieren eventueller Nebenwirkungen zu rechnen
KlinArb: Doppelblindvergleich mit Phenylbutazon bei chronischer Polyarthritis (Box et al. 1978) und mit Indometacin (STEIGERWALD 1978; GUNTHER et al. 1979). THUMB u. MAYRHOFER (1980)
Lit: O'BRIEN u. WISEMAN (1978). Piroxicam-Symposium Wien. Med. Wschr. 130, Sonderheft p. 1–66 (1980); WISEMAN u. BOYLE (1980); PIROXICAM (1980).

Pirprofen

ChemF: 2-(3-Chlor-4-[3-Pyrrolin-1-yl]phenyl)-propionsäure
PB: C 21524-Su
HN: Rengasil (Österreich, Schweiz). *HF:* Ciba-Geigy, Basel, Schweiz
D: 800(–1200) mg/die, Dragées zu 200 mg, Kapseln zu 400 mg
Pharmakol-Pharmakin: Pirprofen hemmt die Chemotaxis menschlicher Monozyten (CHART u. MAIER 1981), jedoch nicht die Neutrophilenadhärenz (CHART u. MAIER 1981). Außerdem scheint Pirprofen einen hemmenden Effekt auf die Entwicklung der spontanen Arthrosen bei dem C57 Black-Mäuse-Stamm zu haben (WILHELMI 1978). Rasche und nahezu komplette Resorption aus dem Magen-Darm-Trakt. Plasma-Eiweißbindung 99,5%. Biologische Halbwertszeit etwa 6 Std. (HIRTZ u. BARTELET 1981). Plasmaspiegel nach 3mal 200 mg oral durch 5 Tage 9,2–11,0 µg/ml (GUM u. LUDERS 1981). Ausscheidung über den Harn innerhalb von 24 Std., weniger als 5% in Form der unveränderten Substanz (LUDERS et al. 1977)
Lit: HIRTZ u. BARTELET (1981), GUM u. LUDERS (1981)
NW: Die üblichen. Vorwiegend Magen-Darm-Erscheinungen, vereinzelt ZNS (GOEBEL 1981). Gelegentlich pathologische Leberproben (ROTH et al. 1981)
KlinArb: Bei chron. Polyarthritis CAVARETTA (1981); bei Coxarthrose und Gonarthrose KLIPPER u. KOLODNY (1981). Siehe auch bei VAN DER KORST (1981).

Prenazon – siehe Feprazon

Proquazon

ChemF: 1-Isopropyl-7-methyl-4-phenyl-2 (1H)-chinazolinon
PB: RU 43–715

HN: Biarison (Schweiz)
HF: Sandoz – Wander, Basel-Bern, Schweiz
D: 2–4mal 300 mg, Erhaltungsdosis 1–2mal 300 mg. Kapseln zu 300 mg
Pharmakol-Pharmakin: Übersicht siehe TAKESUE et al. (1976); GUBLER u. BAGGIOLINI (1978). Proquazon hemmt sehr stark die Prostaglandinsynthese und die Kollagen-induzierte Plättchenaggregation (OTT 1978). Die Resorption und Verteilung von Proquazon erfolgt sehr rasch und innerhalb von 30 min erscheinen Proquazon und drei aktive Metaboliten im Serum und in der Synovialflüssigkeit. Maximum der Serumkonzentration für die Gesamtmenge an Proquazon und seine Metaboliten nach 3 Std. 7,32 µg/ml (OTT u. MEIER 1978). Die Ausscheidung erfolgt zum größten Teil in den ersten 24 Std. und zwar etwa 50% über den Harn und 30% mit dem Stuhl. Bezüglich der Metaboliten siehe OTT u. MEIER (1978)
NW: Etwas häufiger Magen-Darm-Erscheinungen (Diarrhoe, gelegentlich leichte abdominelle Schmerzen RUOTSI u. SKRIFVARS 1978; VAINIO u. LEPISTÖ 1978)
KlinArb: Coxarthrose – VAINIO u. LEPISTÖ (1978); chronische Polyarthritis RUOTSI u. SKRIFVARS (1978); BRAGSTAD (1978). – Über Immunologische Effekte von Proquazon: SKRIFVARS u. NISSILÄ (1980). – Allgemein: GABKA (1978)
Lit: Proquazone, a new non-steroidal, anti-inflammatory drug (1978).

Pyrazinobutazon

ChemF: 1,2-Diphenyl-3,5-Dioxo-4-n-butylpyrazolidinum-hexahydropyrazinicum (äquimolares Salz von Phenylbutazon und Piperazin)
HN: Ranorac (BRD), Carudol (Frankreich, Schweiz), Carudolin (Belgien)
HF: Dieckmann-Arzneimittel, Bielefeld (Ranorac), Boehringer-Ingelheim (Carudol)
D: 2mal 300 mg, Erhaltungsdosis 1mal 300 mg. Kapseln zu 300 mg, Supp. zu 425 mg
Pharmakol-Pharmakin: Gute Resorption, langsamerer Anstieg der Blutspiegelwerte im Vergleich zu Phenylbutazon, Plasmamaximum erst nach $5^{1}/_{2}$ Std., Plasmaproteinbindung über 90% (BRUCHHAUSEN et al. 1978). Die eigentliche Wirksubstanz der Verbindung ist Phenylbutazon, bezüglich Pharmakokinetik siehe dort
NW: Keine speziellen, siehe bei Phenylbutazon
KlinArb: Zusammenstellung über 3000 behandelte Patienten mit verschiedenen Rheumaformen (DELBARRE et al. 1971); bei Arthrosen (BACH u. FOTIADES 1978), bei verschiedenen rheumatischen Erkrankungen VETTER (1978).

Sulindac

ChemF: (Z)-5-fluor-2-methyl-1-[p-(methyl-sulfinyl)-benzyliden)-inden-3-essigsäure
PB: MK-231
HN: Imbaral (BRD, Schweiz, USA), Clinoril (Österreich)
HF: Merck-Sharp & Dohme, Haarlem, Niederlande
D: 2mal 100 bis 2mal 200 mg täglich, Tabletten zu 100 mg
Pharmakol-Pharmakin: Sulindac ist eine Prodroge und wird im Körper zu einem unwirksamen Sulfon und zum einzig aktiven Metaboliten, einem Sulfid, metabolisiert. Plasmahalbwertszeit des Sulindac 3 Std., des wirksamen Sulfidmetaboliten 18,2 Std. Plasmaspiegel für Sulindac 1 µg/ml, für das Sulfid 2 µg/ml (Übersicht zur Pharmakologie VAN ARMAN et al. 1976). Durch einen enterohepatischen

Kreislauf des Sulindac im Darm und damit Absorption desselben als Sulfid, kommt es zu einer relativ langen Verweildauer des aktiven Metaboliten im Körper. Mindestens 88% der oral gegebenen Dosis werden resorbiert (KWAN u. DUGGAN 1977, Übersicht KWAN et al. 1978)
NW: Keine speziellen (Übersicht bei RHYMER 1979). 1 Fall von Leuko- und Thrombopenie (STAMBAUGH et al. 1980), ein Fall von Panzytopenie (SANZ et al. 1980)
KlinArb: HUSKISSON u. FRANCHIMONT (1976); Sulindac, Special Symposium (1978). Zusammenfassende Darstellung bei RHYMER (1979)
Lit: RHYMER (1979).

Suxibuzon

ChemF: 4-Butyl-4-(hydroximethyl)-1,2-diphenyl-3,5-Pyrazolidindion-Hydrogensuccinat (Ester), Pyrazolderivat
HN: Solurol (BRD), Calibène (Frankreich, Belgien), Flamilon (Schweiz), Danilon (Spanien)
HF: Delalande Arzneimittel Ges. m.b.H., Courbevoie und Köln
D: 750 mg täglich, Kapseln zu 250 mg
Pharmakol-Pharmakin: Prodroge: Im alkalischen Milieu des Darmes Abspaltung des Methylhemisuccinats. Im Plasma finden sich dann Phenylbutazon, Oxyphenbutazon, Phenoxyphenbutazon und im Harn auch noch γ-Ketophenylbutazon. Eiweißbindung 98%. Halbwertszeit etwa 83 Std. Bei der Biotransformation von Suxibuzon wird u.a. Formaldehyd freigesetzt. Da bei diesem Spaltprodukt der Verdacht auf ein mögliches Risiko einer canzerogenen Wirkung besteht, wurde diese Substanz in Japan vorläufig aus dem Handel gezogen (zit. n. FENNER 1982).
NW: Die üblichen, eher geringer als bei Phenylbutazon (CHAOUAT 1973)
KlinArb: Chronische Polyarthritis – GOEBEL et al. (1979); bei Lumbalgien, Spondylosen und Arthrosen CHAOUAT (1973).

Tiaprofensäure

ChemF: 2-(5 Benzoyl-2-Thienyl)-Propionsäure. *PB:* FC 3001, RU 15060
HN: Surgam (BRD)
HF: Laboratoires Russel Uclaf, Paris; Albert Roussel Pharma Ges. m.b.H., Wiesbaden
D: 3mal 200 mg täglich, Tabletten zu 200 mg, Supp. zu 300 mg
Pharmakol-Pharmakin: Nahezu 100%ige Resorption mit erstem Resorptionsgipfel bereits nach 2 Std. (Magen) und zweitem Gipfel nach 2,9 Std. Serumspiegel nach oraler Gabe von 400 mg bis 23,7 µg/ml. Bluthalbwertszeit 1,07 Std. Tiaprofensäure wird innerhalb von 24 Std. und zwar zu 60% renal ausgeschieden, davon 90% unverändert. 2 Metaboliten. Zur Pharmakokinetik beim Mensch und im Tierexperiment, siehe POTTIER et al. (1977)
NW: Sehr selten Nierenveränderungen, gelegentlich Müdigkeit, ganz vereinzelt leichte bis mäßige Thrombozytopenien
KlinArb: Doppelblindvergleich Phenylbutazon und RU 15060 bei cP-Patienten (KAMP 1975). Bei Arthrosen HAIMOVICI u. PENTH (1981).

Tolfenamsäure

ChemF: N-(2-Methyl-3-Chlorphenyl)-Anthranilsäure (Fenamat, kann auch als Aminanalog der Salizylsäure klassifiziert werden)

PB: GEA 6414
HN: Clotam (Finnland)
HF: Medica, Helsinki, Finnland
D: 3mal 200 mg täglich, Kapseln zu 100 mg
Pharmakol-Pharmakin: Gute Resorption aus dem Darmtrakt, nach oraler Gabe maximaler Plasmaspiegel nach 2 Std. Eiweißbindung zu 99,5%. 50% der Dosis werden innerhalb der ersten 24 Std. als Glukuronid im Harn ausgeschieden
NW: Die üblichen, gelegentlich Dysurie (REJHOLEC et al. 1979a). Selten vorübergehender SGOT-Anstieg
KlinArb: RUOTSI et al. (1972); KAJANDER et al. (1972); KAJANDER et al. (1976); NYFOS (1979); REJHOLEC et al. (1979b).

Tolmetin

ChemF: 1-Methyl-5-(p-Toluoyl)-pyrrol-2-Essigsäure
PB: McN-2559
HN: Tolectin (Tolmetinnatriumdihydrat) (BRD, Österreich, Schweiz, USA)
HF: Cilag, Schaffhausen, Schweiz; MCNEIL, Fort Washington, USA
D: 3–4mal 2–400 mg täglich, dann 3mal 200 mg. Kapseln zu 200 mg
Pharmakol-Pharmakin: Sehr rasche und fast komplette Resorption aus dem Magen-Darm-Trakt. Maximale Plasmakonzentration nach 30 bis 40 min (AYRES et al. 1977a). 99%ige Bindung an Plasmaalbumin. Plasmahalbwertszeit 4,5–6 Std. (AYRES et al. 1977a). Ausscheidung fast ausschließlich mit dem Harn in Form verschiedener Metaboliten (PLOSTNIEKS et al. 1975)
NW: Keine speziellen
KlinArb: Übersicht bei EHRLICH (1979)
Labor: Führt zu falsch-positiven Eiweiß-Testen im Harn
Lit: WARD (1975); BROGDEN et al. (1978); EHRLICH (1979).

Einige weitere nichtsteroidale Antirheumatika

BRL 14777 (4-(6-Methoxy-2-Naphtyl)-Butan-2-one) ist ein nichtsaures, nichtsteroidales Antirheumatikum, das derzeit unter dem Freinamen *Nabumenon* in klinischer Erprobung steht (Beecham Pharmaceuticals).

Butibufen (2-(p-isobutylphenyl)Buttersäure), Butilopan (Juste, S.A.Q-F., Madrid) wurde von APARICIO (1977) hinsichtlich seiner pharmakologischen Eigenschaften näher charakterisiert. Über die Behandlung der chronischen Polyarthritis mit Butibufen wurde von JIMÉNEZ et al. (1978) berichtet.

Ibuproxam (2-(4-Isobutylphenyl)-propionohydroxamsäure), Ibudros (Manetti Roberts, Florenz), das im Körper in seinen Hauptmetaboliten Ibuprofen umgewandelt wird, wurde von ORZALESI et al. (1980) hinsichtlich seiner Resorption und Harnelimination untersucht.

HERTZ et al. (1980) berichten über die pharmakologischen Eigenschaften von 2-(2-Isopropyl-5-indanyl)propionsäure (*UP 517-03*).

4. Nebenwirkungen nichtsteroidaler Antirheumatika

Nichtsteroidale Antirheumatika weisen ein relativ großes Spektrum an unerwünschten Wirkungen auf. So sind z.B. allein in dem den Patienten zugänglichen

Beipacktext für Indocid-Präparate (Amuno-Präparate) 35 verschiedene Symptome bzw. Erkrankungen als mögliche unerwünschte Wirkungen angeführt. Wie weit es sich allerdings dabei nur um Befindensstörungen ohne Zusammenhang mit dem Präparat (MATHIES 1979) handelt, muß offen bleiben. (Siehe Abschnitt: Placeboeffekte – Patientencompliance G 1 u. 2.)

Auch für die nichtsteroidalen Antirheumatika gilt, daß ein Präparat umso mehr Nebenwirkungen aufweist, je stärker es wirksam ist. Auch die Zahl der Nebenwirkungen nimmt in Abhängigkeit von der Dauer, die ein Präparat im Handel ist, zu, wie dies die Erfahrungen mit den heute schon klassischen Substanzen Phenylbutazon und Indometacin zeigen. Es ist weiters darauf hinzuweisen, daß das Spektrum der Nebenwirkungen für die einzelnen Substanzen mehr quantitative als qualitative Unterschiede aufweist (SCHÖNHÖFER 1979).

Nach SCHÖNHÖFER (1981) können die Nebenwirkungen in Wirkungsmechanismus-bedingte und Substanz-bedingte unterschieden werden. Die Wirkungsmechanismus-bedingten Nebenwirkungen beruhen auf dem Effekt der nichtsteroidalen Antirheumatika auf die Prostaglandinsynthese. Da die Prostaglandine als Lokalhormone regulierend in eine Vielzahl physiologischer und pathophysiologischer Prozesse eingreifen, erfassen die Wirkungsmechanismus-bedingten Nebenwirkungen die verschiedensten Organsysteme wie Gastrointestinaltrakt, Niere, Zentralnervensystem, Respirationstrakt, Uterus, Thrombozytenfunktion und schließlich auch die fetale Zirkulation (SCHÖNHÖFER 1981).

a) Nebenwirkungen nichtsteroidaler Antirheumatika im einzelnen
(Tabelle 10)

α) *Magen-Darm-Trakt:* Da Prostaglandine des E-Typs die Schleimsekretion im Magen und Darm fördern, und die Magensaftsekretion herabsetzen, führt eine Hemmung der Synthese der PGE zu folgenden Nebenwirkungen:

Magen: Schleimhauterosionen, Ulzera mit den entsprechenden Komplikationen wie Blutungen und Perforation (Übersicht bei PEMBERTON u. STRAND 1979).

Darm: Durchfälle, gelegentlich Bauchkrämpfe; bei rektaler Applikation lokale Irritation (Proktitis etc.). Das Auftreten von Diarrhoen läßt sich ebenfalls über die Prostaglandinsynthesehemmung erklären, da diese die Motilität der glatten Muskulatur von Darm und Magen beeinflussen (WILSON 1974). In letzter Zeit sind auch bei oraler Gabe für Ibuprofen und Naproxen Blutungen aus dem Dickdarm (SCHWARTZ 1981) und für Naproxen die Perforation eines Sigma-Divertikels (SCHWARTZ 1981) beschrieben worden. Nach Firmenangaben (SCHWARTZ 1981) sind für Ibuprofen vier weitere Patienten mit rektalen Blutungen nach oraler Einnahme der Substanz bekannt geworden.

β) *Niere:* Ebenfalls wieder über die Hemmung der Prostaglandine des E-Typs, kommt es zu einer Natrium-Retention, damit zum Auftreten von Ödemen, einer kardialen Belastung und Blutdruckerhöhung. Bekannt sind weiters Nierenschäden vor allem für die Phenylbutazone mit Hämaturie, Albuminurie und Papillenspitzennekrosen. Weiters wird die Wirkung von Diuretika wie z.B. Furosemid, wie auch die von Antihypertonika deutlich abgeschwächt (PATAK et al. 1975). Indometacin unterdrückt die Plasmareninaktivität (FRÖHLICH et al. 1976).

γ) *Zentralnervensystem:* Kopfschmerzen, Schwindel, Hörstörungen, Sehstörungen, Krampfanfälle, zentrale Erregungszustände bis hin zu Psychosen. Rela-

Tabelle 11. Literaturangaben über Knochenmarksschäden (Leukopenien, Thrombopenien, Agranulozytosen, Panmyelopathien) unter nichtsteroidalen Antirheumatika (n. Schönhöfer 1981)

Sehr häufig		In mehreren Fällen	
Phenylbutazon und Derivate		Flufenaminsäure	(Arlef)
		Mefenaminsäure	(Ponalar)
Häufig		Nifluminsäure	(Actol)
Pyrazolonderivate		Ibuprofen	(Brufen)
Propyphenazon	(Kombinationen!)	Flurbiprofen	(Froben)
Metamizol	(Novalgin)	Fenoprofen	(Feprona)
		Ketoprofen	(Alrheumun)
Selten		Naproxen	(Proxen)
Azetylsalizylsäure	(Aspirin)	Tolmetin	(Tolectin)
Azapropazon	(Prolixan)	Diclofenac	(Voltaren)
		Alclofenac	
		Indometacin	(Amuno, Indocid)
		Sulindac	(Imbaral, Clinoril)
		Piroxicam	(Felden)

tiv häufiger werden solche unerwünschten Wirkungen bei Indometacin und Sehstörungen bei Ibuprofen beobachtet.

δ) *Hämatopoetisches System:* Hier wurden vor allem Leukopenien, Agranulozytosen, Thrombopenien und Panmyelopathien beobachtet, insbesondere wieder unter Pyrazolonderivaten, vor allem Phenylbutazon. Nach Schönhöfer (1981) ist unter Phenylbutazon mit einem Todesfall durch einen Knochenmarksschaden unter 25 000 behandelten Patienten zu rechnen, während unter Indometacin solche schweren Knochenmarksschäden zehnfach seltener sind und für Azetylsalizylsäure noch viel seltener beschrieben wurden (Tabelle 11).

ε) *Allergische Reaktionen:* Prinzipiell ist bei jeder Substanz aus der Gruppe der nichtsteroidalen Antirheumatika mit dem Auftreten einer allergischen Reaktion zu rechnen, jedoch besteht bei einigen Substanzen wie z.B. Pyrazolonderivaten, Alclofenac, Mefenaminsäure, ein höheres Risiko an anaphylaktischen Reaktionen. Auch finden sich häufiger allergische Exantheme unter Anthranilsäurederivaten wie auch Azapropazon und Feprazon.

Ganz vereinzelt wurden auch generalisierte Überempfindlichkeitsreaktionen in Form eines Steven-Johnson-Syndroms beschrieben.

ζ) *Weitere Nebenwirkungen:* Diese betreffen eine Kontraktionshemmung der Uterusmuskulatur, Hemmung der Thrombozytenfunktion durch Herabsetzung der Bildung von Thromboxan A2 und Prostazyklin (PGI2) und schließlich einen vorzeitigen Schluß des Ductus arteriosus mit intrauteriner primärer pulmonaler Hypertension bei Gabe von nichtsteroidalen Antirheumatika in der letzten pränatalen Phase.

Von großem praktischem Interesse ist auch das sogenannte *Aspirin-Asthma,* das ebenfalls über eine Hemmung der Prostaglandinsynthese bei diesbezüglich besonders empfindlichen Patienten erklärt werden kann (z.B. durch Diclofenac und Naproxen, Szczeklik et al. 1977).

Zu erwähnen sind weiters Leberschäden, wie sie vor allem für Phenylbutazon (Mauer 1955; von Rechenberg 1961; Übersicht bei: von Rechenberg 1961), aber auch für Indometacin (Kelsey u. Scharyj 1967; Fenech et al. 1967) bekannt sind (Frank 1975). Unter Phenylbutazon können darüber hinaus eine Struma, Schwellung der Speicheldrüsen („Butazon-Mumps") (von Rechenberg

1961) und Lungenveränderung mit Infiltration und sklerosierender Alveolitis auftreten (nach SCHÖNHÖFER 1981).

Bezüglich spezieller Nebenwirkungen wie z.B. Photosensibilisierung und Onycholyse unter Benoxaprofen oder toxische Amblyopie unter Ibuprofen, wird auf die entsprechenden Substanzen verwiesen.

Literatur zu unerwünschten Wirkungen nichtsteroidaler Antirheumatika: SCHÖNHÖFER (1979, 1981); KUEMMERLE u. GOOSSENS 1973). Zu oberem Gastrointestinaltrakt: PEMBERTON u. STRAND (1979).

b) Therapie mit nichtsteroidalen Antirheumatika – Kontrollen

Von MATHIES et al. (1980) wurden therapeutische Richtlinien für die Anwendung nichtsteroidaler Antirheumatika herausgegeben in denen neben einer Aufzählung der verschiedenen Nebenwirkungen, vor allem auch die notwendigen Kontrolluntersuchungen und deren Intervall angegeben sind (Tabelle 10).

c) Nichtsteroidale Antirheumatika und Chromosomenveränderungen

Von STEVENSON et al. (1971) wurde die Induktion von chromosomalen Aberrationen bei Patienten unter einer Langzeittherapie mit Phenylbutazon gesehen. WISSMÜLLER (1971) konnte diese Befunde in vitro bestätigen. Ähnliche Ergebnisse wurden von VORMITTAG u. KOLARZ (1979) bei Patienten mit chronischer Polyarthritis im Verlauf einer Phenylbutazon-Infusionsbehandlung gesehen.

KLEIN et al. (1981) untersuchten den Einfluß von Piroxicam auf den Schwesterchromatid-Austausch (SCE) in menschlichen Lymphozyten und konnten bei sechs freiwilligen Probanden bei einer Tagesdosis von 20 mg, keinen statistisch signifikanten Anstieg der SCE-Frequenz beobachten.

5. Mögliche Interaktionen bei der Anwendung nichtsteroidaler Antirheumatika und Salizylate

Aufgrund der immer häufiger zu beobachtenden Mehrfacherkrankung eines Patienten, nimmt auch die Zahl der gleichzeitig verabreichten Medikamente immer mehr zu, weshalb mit einem vermehrten Auftreten von Arzneimittelinteraktionen zu rechnen ist. Nach RAINER et al. (1979) beeinflussen folgende Faktoren die Wirksamkeit und das Auftreten von Nebenwirkungen bei einer medikamentösen Therapie:

a) Extrakorporal – instabile Injektionslösungen

b) Veränderung der Resorption im Magen-Darm-Trakt durch gleichzeitige Nahrungsaufnahme (siehe Abschnitt C/7)

c) Unterschiedliche Plasma-Eiweiß-Bindung der verschiedenen Substanzen. Dies gilt vor allem für Antikoagulantien, Antikonvulsiva und Antidiabetika

d) Verstärkter Abbau einer Substanz in der Leber durch gleichzeitige Gabe von Enzyminduktoren (Induktion der mikrosomalen mischfunktionalen Oxydase)

e) Interferenz zweier Pharmaka am Rezeptor

f) Interferenz in der Niere durch Hemmung der tubulären Sekretion und Rückresorption

Tabelle 12. Bekannte Interaktionen nichtsteroidaler Antirheumatika mit Coumarinderivaten und oralen Antidiabetika (n. RAINER et al. 1979, ergänzt). Literaturzitate siehe Text.

Nichtsteroidale Antirheumatika		Coumarinderivate	Orale Antidiabetika
Acemetacin	Rantudil	−	?
Acetylsalicylsäure	Colfarit	+	+
Azapropazon	Prolixan	+	?
Diclofenac	Voltaren	−	−
Fenclofenac		±	?
Feprazon	Zepelin	+	−
Flurbiprofen	Froben	−	?
Ibuprofen	Brufen	−	?
Indometacin	Indocid	−	?
Indoprofen		−	±
Ketoprofen	Profenid	−	−
Mefenamsäure	Parkemed	+	?
Naproxen	Proxen	−	?
Oxyphenbutazon	Tanderil	+	+
Phenylbutazon	Butazolidin	+	+
Piroxicam	Felden	+	
Pirprofen	Rengasil	−	?
Sulindac	Clinoril	−	−
Tiaprofensäure	Surgam	−	±
Tolmetin	Tolectin	−	−

Eine Übersicht über die bekannten Interaktionen nichtsteroidaler Antirheumatika mit Coumarinderivaten und oralen Antidiabetika, gibt die etwas modifizierte Tabelle 12 nach RAINER et al. (1979).

Die folgenden Ausführungen bringen zu obiger Tabelle die entsprechenden Ergänzungen und Literaturhinweise.

Acemetacin: Keine Interaktion mit Phenprocoumon (HESS u. KÖPPEN 1980).

Alclofenac: Führt bei mit den Antikoagulantien Azenocoumarol, Phenprocoumon oder Chlorindion behandelten Patienten im Langzeitversuch zu keiner Beeinflussung des Quick-Wertes. Bei gleichzeitigem Beginn der Antikoagulation mit der Alclofenactherapie, ist jedoch eine Dosisanpassung notwendig (KAUFMANN 1977).

Azapropazon: Beträchtliche Interaktion mit oralen Antikoagulantien (Reduktion der Antikoagulantien-Dosis um etwa 50%), hingegen keine sichere Interaktion mit Sulfonamiden oder oralen Antidiabetika (SONDERVORST 1979). Erhöhung der Serumhalbwertszeit von Digitoxin um etwa $1/3$ (FAUST-TINNEFELDT u. GILFRICH 1977). Durch gleichzeitige Gabe von Chloroquin, Goldsalzen und D-Penicillamin, wird der Blutspiegel von Azapropazon nicht verändert (FAUST-TINNEFELDT u. GEISSLER 1977, 1978; FAUST-TINNEFELDT et al. 1977).

Azetylsalizylsäure und Salizylate: Verdrängen Antikoagulantien (PRESCOTT 1969a) und orale Antidiabetika (BERGER u. SPRING 1970; ANDERSON 1977) aus ihrer Eiweißbindung und verstärken dadurch deren Wirkung. Aspirin reduziert außerdem die renale Ausscheidung von Methotrexat und verdrängt diese Substanz auch aus ihrer Plasmaeiweißbindung (Übersicht bei HAYES 1981). Es kann dadurch zu schweren, unter Umständen tödlichen Zwischenfällen kommen. Es schwächt auch die Wirkung von Spironolacton ab (HOFMANN et al. 1972).

Die gleichzeitige Gabe von Azetylsalizylsäure und Diclofenac, Ibuprofen (GRENNAN et al. 1979), Naproxen (SEGRE et al. 1974a), Indometacin und Fenoprofen führt jeweils zu einer Verminderung des Plasmaspiegels des jeweiligen nichtsteroidalen Antirheumatikums, jedoch nicht bei Sulindac (PAWLOTSKY et al. 1978). Nach GAUCHER et al. (1976) besteht auch eine Interaktion mit Phenylbutazon.

WILLIS et al. (1980) fanden sowohl nach oraler wie intravenöser Gabe von Diclofenac bei gleichzeitiger Verabreichung von Aspirin, verminderte maximale Plasmaspiegel und eine herabgesetzte Fläche unter der Resorptionskurve. Nach diesen Autoren läßt sich dies am besten über eine herabgesetzte Eiweißbindung und eine erhöhte biliäre Ausscheidung von Diclofenac in Gegenwart von Salizylaten erklären.

Diclofenac-Natrium: Keine Interaktion mit Acenocoumaron (MICHOT 1976) und mit Glibenclamid (CHLUD 1976), jedoch signifikanter Anstieg der Digoxin-Werte 72 Std. nach Beginn der Antirheumatika-Medikation (RAU et al. 1980). Siehe auch WAGNER und SULC (1979).

Diflunisal: Statistisch signifikante Zunahme der Prothrombinzeit (TEMPERO et al. 1977).

Fenclofenac: Verdrängt Warfarin aus seiner Eiweißbindung, jedoch schwächer als Phenylbutazon (RANCE et al. 1975).

Feprazon: Potenzierung von Warfarin, in jedoch geringerem Ausmaß als Phenylbutazon (CHIERICHETTI et al. 1975).

Flurbiprofen: Nur minimaler, klinisch nicht ins Gewicht fallender Effekt auf die Wirkung oraler Antikoagulantien (Phenprocoumon) (MARBET et al. 1977).

Ibuprofen: Keine Interaktion mit Warfarin (PENNER u. ABBRECHT 1975), oder Phenprocoumon (THILO et al. 1974).

Indometacin: Keine Interaktion mit Warfarin (VESSEL et al. 1975). Furosemid reduziert signifikant den Plasmaspiegel von Indometacin (BROOKS et al. 1974a) über eine Hemmung des Renin-Aldosteronmechanismus (TAN u. MULROW 1977). Unter Probenecid deutliche Zunahme der Indometacin-Plasmaspiegel (BROOKS et al. 1974b).

Indoprofen: Keine signifikante Interaktion mit Warfarin (JACONO et al. 1981). Indoprofen bewirkt weiters bei Patienten unter oralen Antidiabetika wie Glipizid (MELANDER u. WAHLIN-BOLL 1981) und Sulfonylharnstoff (PEDRAZZI et al. 1981) eine geringfügige, jedoch klinisch nicht relevante Abnahme des Nüchternblutzuckers. Bei 12 älteren Patienten unter 25 mg Furosemid täglich hatte Indoprofen keinen sicheren Einfluß auf die Natriurese (PASSERI et al. 1981).

Ketoprofen: Keine Interaktion mit Coumarinderivaten (LETENNEUR et al. 1974) und oralen Antidiabetika (SIEGMETH u. PLACHETA 1976).

Mefenamsäure: Deutliche Verdrängung von Warfarin aus der Eiweißbindung (SELLERS u. KOCH-WESER 1970).

Naproxen: Kein Einfluß auf Warfarin (SLATTERY et al. 1979; JAIN et al. 1979) und keine klinisch signifikante Interaktion mit Tolbutamid (SEGRE 1979a). SEGRE (1979b) beobachtete eine geringfügige Erhöhung der freien Fraktion von Warfarin. PETERSEN et al. (1979) fanden unter 500 mg Naproxen tgl., im Mittel eine Abnahme der Prothrombinkomplexaktivität um 10–20% im Vergleich zum Ausgangswert. Probenecid führt zu einer starken Erhöhung der Naproxenspiegel (RUNKEL et al. 1978).

Phenylbutazon: Hemmt die Metabolisierung von Tolbutamid in der Leber, weiters dessen Ausscheidung und führt schließlich auch zu einer Verdrängung der Antidiabetika aus der Plasma-Eiweißbindung (BERGER u. SPRING 1970; siehe auch SZITA et al. 1980). Es führt auch zu einer deutlichen Verstärkung der Wirkung von Warfarin (LEWIS et al. 1974). Phenylbutazon bewirkt einen anhaltenden, statistisch signifikanten Abfall eines vorher stabilen Digoxinspiegels (RAU et al. 1980) und auch von Phenylhydantoin (ANDREASEN et al. 1973).

Piroxicam: Verstärkt die Acenocoumarinwirkung (JACOTOT 1979, 1980) und hat keinen Einfluß auf den Digitoxinspiegel (RAU 1979). Bei gleichzeitiger Gabe von Aspirin und Piroxicam kommt es zu Veränderungen in der Plasmakonzentration beider Substanzen, die zwar statistisch, aber klinisch nicht signifikant sind (PITTS 1980).

Pirprofen: Aspirin verdrängt Pirprofen aus seiner Plasmaproteinbindung.

Proquazon: Keine Interferenz mit Antikoagulantien (VINAZZER 1977).

Sulindac: Bewirkt keine sichere Veränderung der Phenprocoumonwirkung (SCHENK et al. 1980) und der Glibenclamidwirkung (RAINER u. KLEIN 1980b). Keine klinisch signifikante Interaktion zwischen Sulindac und Tolbutamid (RYAN et al. 1977) und Aspirin (PAWLOTSKY et al. 1978).

Tiaprofensäure: Beeinflußt die Gerinnungsparameter bei Patienten unter Phenprocoumon nicht (Firmenangabe). Eine Interaktion mit Glibenclamid ist nur in einem Fall bekannt geworden (Firmenangabe).

Tolmetin: Keine Interaktion mit Glibenclamid (CHLUD u. KAIK 1977), mit Warfarin (WHITSETT et al. 1977) oder Antikoagulantien (RUEST et al. 1975). Tolmetin führt zu einem statistisch signifikanten Anstieg der Digoxinwerte bei einem vorangehenden steady-state (RAU et al. 1980).

Nichtsteroidale Antirheumatika – allgemein

Von SCHÖNHÖFER (1979) wurde auch kurz zusammenfassend über die Interaktion nichtsteroidaler Antirheumatika mit Antihypertensiva, β-Blocker, Diuretika, Antikonvulsiva und Basistherapeutika wie Chloroquin, Goldsalzen, D-Penicillamin und Immunsuppressiva berichtet. FAUST-TINNEFELDT et al. (1977a) sahen keine Beeinflussung der Azapropazonspiegel durch D-Penicillamin oder Immunsuppressiva.

Allopurinol verstärkt die Wirkung von Azathioprin, 6-Mercaptopurin und Cyclophosphamid, weshalb vor allem die Azathioprindosis unter Umständen bis auf $1/4$ vermindert werden muß. Da Methotrexat eine hohe Plasmaeiweißbindung besitzt und renal durch tubuläre Sekretion ausgeschieden wird, können Substanzen mit hoher Plasmaeiweißbindung wie Phenylbutazon, Salizylate, PAS und Phenytoin die Wirkung von Methotrexat verstärken (SCHÖNHÖFER 1979). Nach Untersuchungen von KUHLMANN (1982) führen Azetylsalizylsäure und Indometacin, gering auch Piroxicam und Phenylbutazon, bei einmaliger Gabe zusammen mit 0,8 mg β-Azetyldigoxin zu einer Resorptionsverminderung des Herzglykosids.

Übersichtsliteratur: KOCH-WESER u. SELLERS (1974); BUCKINGHAM (1977/78a, b); SCHÖNHÖFER (1979); HAYES (1981); HUSMANN (1981); FENNER (1982).

6. Nichtsteroidale Antirheumatika bei Nierenversagen

Bei eingeschränkter Nierenfunktion gilt, wie für verschiedene andere Substanzen (Übersicht bei BENNET et al. 1980), auch für die nichtsteroidalen Antirheumatika zumindest teilweise ein reduziertes Dosierungsschema.

Für *Fenbufen* fand sich kein Hinweis einer Kumulation bei eingeschränkter Nierenfunktion (MAWDSLEY 1980). *Diclofenac* kann Patienten mit Nierenversagen in unveränderter Dosierung gegeben werden (STIERLIN et al. 1978).

Nach der tabellarischen Übersicht von BENNET et al. (1980), können *Indometacin, Sulindac* und *Tolmetin* in unveränderter Dosierung und zeitlichem Intervall gegeben werden, während *Ibuprofen* und *Naproxen* in vergrößerten Intervallen gegeben werden sollten und schließlich *Phenylbutazon* bei einer Clearance unter 10 ml vermieden werden sollte.

Bei herabgesetzter Nierenfunktion kommt es bei *Naproxen* zu niedrigeren Plasmaspiegeln als erwartet, möglicherweise wegen eines verstärkten oxydativen Stoffwechsels und erhöhten Verteilungsvolumens (SEGRE 1979a). ANTILLA et al. (1980) fanden ebenfalls herabgesetzte Plasmaspiegel, wahrscheinlich infolge eines erhöhten Stoffwechsels und vergrößerten Verteilungsvolumens, sowie einer herabgesetzten Eiweißbindung der Substanz. Dementsprechend ist eine Dosisänderung bei Patienten mit Nierenversagen nicht erforderlich.

WIBELL et al. (1981) untersuchten die Plasma- und Harn-*Indoprofenkonzentrationen* bei gesunden Probanden und 2 Patienten mit einer glomerulären Filtrationsrate von 25 ml/min und fanden eine deutlich verlängerte Plasmahalbwertszeit.

Für *Benoxaprofen* ist nach BROGARD et al. (1981) bei Kreatininclearance-Werten unter 10–20 ml/min mit einer bis auf das Doppelte verlängerten Plasmaeliminationshalbwertszeit zu rechnen und dementsprechend bei eingeschränkter Nierenfunktion eine Dosisreduktion vorzunehmen.

Ketoprofen wurde von STAFANGER et al. (1981) in Form einer einmaligen oralen Dosis von 50 mg gesunden Normalpersonen und Patienten mit verschiedenen Graden der Niereninsuffizienz gegeben. Es fand sich dabei eine statistisch signifikante Verlängerung der Plasmaeliminationshalbwertszeit, bei herabgesetzter Ketoprofen-Clearance. Bei Patienten in chronischer Haemodialyse betrug die Plasmaeliminationshalbwertszeit für Ketoprofen nach den oben genannten Autoren über 60 Std. Die *Salizylat*kinetik bei nierenlosen Patienten wurde von LOWENTHAL et al. (1974) untersucht.

Bei Niereninsuffizienten ist z.B. die *Serum-Eiweißbindung* des Naproxen (HELD 1979) und die der Salizylate (BORGA et al. 1976) deutlich herabgesetzt. HELD u. ENDERLE (1976) untersuchten die Ausscheidung und Serum-Eiweißbindung von Phenylbutazon bei Patienten mit renaler Insuffizienz, ähnliche Untersuchungen für Indometacin wurden von TRAEGER et al. (1972) durchgeführt.

Übersichtsliteratur: BENNET et al. (1980).

7. Resorption nichtsteroidaler Antirheumatika – Beeinflussung durch Nahrungsaufnahme und Antacida

Im folgenden sind die entsprechenden Daten für einige nichtsteroidale Antirheumatika und Salizylate zusammengestellt.

Alclofenac: SENNELLO et al. (1978) beobachteten bei Gabe von Alclofenac kurz vor oder nach einer Mahlzeit, eine signifikante Verzögerung und Abnahme des maximalen Plasmaspiegels bei allerdings gleichbleibender Gesamtresorption der Substanz.

Aspirin: FRÖMMING u. SCHWABE (1976) berichten über den Einfluß von Äthanol auf die Freisetzung von Aspirin aus Aspirintabletten. In 0,1 normaler Salzsäure mit Zusatz von 10% Äthanol, kam es zu einer signifikanten Verringerung der in vitro-Lösungsgeschwindigkeit. Demgegenüber ergaben in vitro-Untersuchungen mit einem mikroverkapselten Aspirin eine signifikante Zunahme der Pharmakonfreisetzung in einer 10 bzw. 30% Äthanol enthaltenden 0,1 normalen Salzsäure.

Über Azetylsalizylsäure und Antacida siehe KUHLMANN u. ZILLY (1979).

Azapropazon: Untersuchungen mit Einzeldosen haben gezeigt, daß eine gleichzeitige Nahrungsaufnahme nur einen geringen Effekt auf die Plasmaspiegel hat (LEACH 1976), desgleichen eine Begleitmedikation mit einem Antacidum (FAUST-TINNEFELDT et al. 1977b).

Benoxaprofen: Resorptionsrate und Zeit bis zum Erreichen des maximalen Plasmaspiegels werden durch gleichzeitige Einnahme von Nahrung verzögert, die resorbierte Gesamtmenge bleibt jedoch gleich (SMITH et al. 1977).

Diclofenac: WILLIS et al. (1981a) fanden bei 12 gesunden Versuchspersonen bei Einnahme von dünndarmlöslichem Diclofenac-Natrium sofort nach einem Standardfrühstück eine beträchtliche Verzögerung der Resorption bei gleichzeitiger Reduktion der maximalen Plasmakonzentrationen. Allerdings blieb die Plasmakonzentrationszeitkurve etwa gleich. Die Untersuchung der Harnausscheidung der Substanz und ihrer Metaboliten (WILLIS et al. 1981b) ergab bei chronischer Einnahme der Substanz keinen sicheren Unterschied zwischen Gabe in nüchternem Zustand oder knapp nach einer Mahlzeit.

Diflunisal: Nahrung im Magen verzögert geringfügig, vermindert jedoch nicht das Ausmaß der Resorption von Diflunisal (WINZUM u. VERHAEST 1979). Aluminiumhydroxyd in Suspension verringert signifikant um etwa 40% die Bioverfügbarkeit von Diflunisal, jedoch nicht Magnesiumhydroxyd (TOLBERT et al. 1979).

Fenbufen: Die gleichzeitige Gabe eines Antacidums (Magnesium- und Aluminiumhydroxyde) beeinflußt die Bioverfügbarkeit von Fenbufen nicht (MAWDSLEY 1980).

Fenoprofen: Gabe von Fenoprofen mit einem Standardfrühstück führt zu einer zeitlichen Verzögerung der maximalen Plasmakonzentration und auch zu einer signifikanten Verringerung des resorbierten Anteiles der verabreichten Dosis (CHERNISH et al. 1972). Aluminiummagnesiumhydroxyd hat nach CHERNISH et al. (1972) keinen sicheren Einfluß auf die Fenoprofen-Resorption.

Ibuprofen: Bei Gabe nach einer Mahlzeit ist die Resorption langsamer und die maximale Serumkonzentration geringer (ADAMS u. BUCKLER 1979).

Indoprofen: Das Ausmaß der Indoprofenresorption wird durch die gleichzeitige Einnahme einer Mahlzeit nicht beeinflußt. Bei Gabe der Substanz in Form von Kapseln wurde allerdings eine geringe Resorptionsverzögerung beobachtet (TAMASSIA et al. 1977).

Naproxen: Antacida haben keinen reproduzierbaren Effekt auf die Naproxenresorption (SEGRE et al. 1974b). Natriumbikarbonat führt zu einer erhöhten Resorptionsrate, während Aluminiummagnesiumhydroxyd keinen Einfluß hat und Magnesiumoxyd sie herabsetzt (SEGRE et al. 1974b).

Oxyphenbutazon: DUGAL et al. (1980) untersuchten die Resorption einer noch im Prüfungsstadium befindlichen gepufferten Tablette von Oxyphenbutazon und sahen eine eindeutige Erhöhung und Beschleunigung der Resorption. Hingegen fand sich kein Unterschied hinsichtlich der Plasmakonzentrations-Zeitprofile zwischen männlichen und weiblichen Probanden.

Phenylbutazon: Bei gesunden Versuchspersonen wird die Bioverfügbarkeit von Phenylbutazon durch gleichzeitige Gabe von Aluminiumhydroxyd und Magnesiumtrisilicat (Butazolidin Alka-Manteltabletten) nicht signifikant beeinflußt (DOWNIE et al. 1977).

Eine Übersicht über den Einfluß von *Umweltfaktoren* und einer *Diät* auf den Medikamentenstoffwechsel beim Menschen geben CONNEY et al. (1979). Danach sind z.B. die intraindividuellen Unterschiede im Stoffwechsel für Phenacetin und Antipyrin größer als für Phenylbutazon.

8. Nichtsteroidale Antirheumatika und Synovialflüssigkeit

Nichtsteroidale Antirheumatika gehen in die Synovialflüssigkeit über und sind dort in Konzentrationen, die allerdings meist deutlich unter denen des Serums liegen, nachzuweisen. Eine kurze zusammenfassende Darstellung dazu findet sich bei OTT u. MEIER (1978).

Für einige der wichtigsten nichtsteroidalen Antirheumatika wurden die folgenden Daten aus der Literatur zusammengestellt: *Benorylat* (MANZ u. GLYNN 1975; AYLWARD et al. 1976) und *Diclofenac-Na* (Synovialflüssigkeitskonzentration bis maximal 205 ng/ml nach 4 Std. und Serum 293 ng/ml nach 2 Std.; KÖHLER u. MOHING 1980) ebenso wie *Ibuprofen* (GLASS u. SWANELL 1978) sind in der Synovialflüssigkeit wesentlich länger als im Serum nachweisbar. Bei Kindern mit juveniler Arthritis betrugen nach Gabe von 40 mg Ibuprofen/kg Körpergewicht die nach 5–6 Std. erreichten Wirkstoffspiegel im Mittel 65 µmol/l bei Serumwerten von 20 µmol/l nach 1–2 Std. (MÄKELÄ et al. 1981). Für *Indometacin* fanden EMORI et al. (1973) nach 5 Std. eine annähernd gleiche Konzentration im Serum und in der Synovialflüssigkeit. Für *Naproxen* (JALAVA et al. 1977) und *Salizylate* (SOREN 1975 u. 1978) (Synovialflüssigkeitskonzentration bei 14,8 mg/l) betragen die Synovialflüssigkeitsspiegel etwa die Hälfte der im Serum gefundenen Werte. Dies ist durch die niedrige Albumin-Konzentration in der Synovialflüssigkeit im Vergleich zum Plasma bedingt (ROSENTHAL et al. 1964; ROWLAND et al. 1967). Für *Proquazon* betragen die Synovialflüssigkeitsspiegel nach OTT u. MEIER (1978) 4,84 µg/ml (Serumwert 7,32 µg/ml), für *Phenylbutazon* bis 10 mg% (HUNZIKER 1956), für *Ketoprofen* 0.7–0,9 mg/l (MITCHELL et al. 1975) und für *Indoprofen* 4,67–16,84 µg/ml, im Mittel 8,31 µg/ml (CARUSO et al. 1980).

9. Salizylate

a) Einleitung

Geschichte der Salizylate: Übersichten bei RODNAN u. BENEDEK (1970) und HANGARTER (1974a, b).

Auch heute noch stellen Salizylate die Standardbehandlung rheumatischer Erkrankungen in den anglo-amerikanischen Ländern dar (MILLS 1974; HUSKIS-

SON 1977; BENSEN et al. 1979). Dementsprechend waren allein in Großbritannien nach BUCHANAN et al. (1979) über 18 Aspirin- und Salizylatpräparate und 27 Kombinationspräparate mit Azetylsalizylsäure auf dem Markt. Nach diesen Autoren beträgt der durchschnittliche jährliche Verbrauch an Aspirin allein in Großbritannien 6 Milliarden Tabletten.

b) Wirkungsmechanismus der Salizylate

Eine Übersicht über die verschiedenen Wirkungen der Salizylsäure und ihrer Derivate, entsprechend dem Stand Anfang der Siebziger-Jahre, hat HANGARTER (1974a) zusammengestellt. Diese Wirkungen entsprechen im wesentlichen denen der nichtsteroidalen Antirheumatika. Hervorzuheben ist die seit den Arbeiten von VANE (1971, 1976) bekannte irreversible Hemmung der Prostaglandinsynthese über eine Hemmung der Zyklooxygenase. Allerdings vermag Aspirin in viel niedrigeren Dosen, als sie für die Behandlung der chronischen Polyarthritis benötigt werden, eine Prostaglandinsynthesehemmung auszulösen, sodaß diese nur zum Teil für die antirheumatische Wirkung der Salizylate verantwortlich sein dürfte (SMITH et al. 1975a).

An weiteren *Wirkungsmechanismen* sind unter anderem aufzuzählen: Hemmung der Lymphozytenaktivierung sowohl in vitro (PANUSH u. ANTHONY 1976) wie in vivo (CROUT et al. 1975), ein Befund, der allerdings von SMITH et al. (1975b) nicht bestätigt werden konnte; Hemmung der Lymphozytenstimulation (MOBAROK ALI u. MORLEY 1981); zytostatischer und immunsuppressiver Effekt; daneben psychotrope Eigenschaften im Sinne einer psychischen und muskulären Entspannung und damit Schlafförderung (Übersicht bei HANGARTER 1974a). Salizylate führen auch zu einer deutlichen Hemmung der Proteoglykansynthese sowohl in vitro am Hundeknorpel (PALMOSKI u. BRANDT 1979), wie auch am arthrotischen Knorpel (PALMOSKI et al. 1980). – Siehe auch BRUNE et al. (1977). Verstärkung der spontanen Monozyten-mediierten Zytotoxizität (KLEINERMAN et al. 1981).

c) Pharmakokinetik

Salizylate werden rasch aus dem Magen durch Diffusion in nichtionisiertem, lipophilem Zustand resorbiert (ROWLAND et al. 1972) und im Plasma an Serumalbumin gebunden (WOSILAIT 1976). Weiters werden Salizylate rascher als Aspirin aus dem Körper eliminiert und vorwiegend in der Leber metabolisiert, weshalb es häufig zu einem Anstieg der Serumtransaminasen unter einer Salizylattherapie kommt (z.B. WOLFE et al. 1974; GARBER et al. 1975). Azetylsalizylsäure wird zum Großteil schon im Magen, weiters bei der Resorption und ersten Passage durch die Leber hydrolysiert. Die Exkretion erfolgt über die Niere und zwar bis 85% durch glomeruläre Filtration und Sekretion im proximalen Tubulus (LEVY u. LEONARDS 1971). Über die Kinetik von Salizylaten im Blut und in der Synovialflüssigkeit siehe SOREN (1975).

Übersichten zur Pharmakokinetik: HANGARTER (1974a); PÜTTER (1976); BUCHANAN et al. (1979).

d) Wirksamkeit

Die Effektivität der Salizylate bei der chronischen Polyarthritis, wurde in vergleichenden Studien vom Joint Committee of the Medical Research Council (1957), von BARNARDO et al. (1966), BOARDMAN u. HART (1967), DEODHAR et al.

(1973) und MULTZ et al. (1974) untersucht und es fand sich dabei in den ersten zwei zitierten Arbeiten kein Unterschied in der Wirkung von Azetylsalizylsäure und Kortikosteroiden und in den letzten drei Arbeiten ein signifikanter Unterschied gegenüber Placebo. Nach einer Zusammenstellung von BUCHANAN et al. (1979) dürfte Aspirin stärker wirksam sein als Natriumsalizylat. Eine ausführliche Darstellung über die Salizylattherapie findet sich bei CHAMPION et al. (1975).

Nach den Arbeiten von MENGUY et al. (1972) sind bei Frauen die Esterasespiegel niedriger als beim Mann und damit aufgrund einer reduzierten Hydrolyse auch die Serumsalizylatspiegel geringer.

e) Präparate

Eine Aufzählung der im deutschsprachigen Raum im Handel befindlichen Azetylsalizylsäure- und Salizylatpräparate ist aufgrund der großen Zahl nicht möglich und wohl auch nicht sinnvoll. Es soll hier nur das Stammpräparat Aspirin von Bayer (Leverkusen), das in Tabletten zu 0,5 g und Colfarit (ebenfalls Bayer), das 500 mg Azetylsalizylsäure mikroverkapselt enthält, erwähnt werden. Im übrigen sei auf die Übersichtstabellen von MATOSO u. RADI (1980), und BUCHANAN et al. (1979) sowie auf die verschiedenen, meist jährlich neu herauskommenden Medikamentenlisten (Austria Codex, Rote Liste, Index Nominum) verwiesen.

f) Dosierung

Als Antirheumatikum 3–4 g (bis 6–8 g) täglich, bzw. bis zum Auftreten von Nebenwirkungen, dann wieder leichte Reduktion der Dosis.

Da vereinzelt Patienten sehr hohe Dosen benötigen, um einen ausreichenden Plasmaspiegel zu erreichen, kann sich gelegentlich die Bestimmung von Salizylplasmaspiegeln als notwendig erweisen. Umgekehrt lassen sich damit aber auch zu hohe Plasmaspiegel, die zu Nebenwirkungen führen, rechtzeitig erkennen. Dies trifft besonders für Kinder (JACOBS u. PESCE 1978; PACHMAN et al. 1979) zu, wo unter Umständen sehr schwere unerwünschte Wirkungen wie Hyperpnoe, Koma, Fieber, Delirium etc. auftreten können. Allerdings scheint die pharmakologische Aktivität der Salizylsäure von der Konzentration des freien, nicht gebundenen Salizylats abzuhängen und nicht von der Gesamtkonzentration (PACHMAN et al. 1979).

g) Nebenwirkungen

Vor allem bei Überdosierung kann es zu Schwindel, Ohrensausen, Schwerhörigkeit (MYERS et al. 1965) und Erbrechen kommen, vor allem bei Kindern durch toxisches Hirnödem zu Hyperpnoe, Fieber, Delirium und Koma, besonders bei hochdosierter Langzeittherapie.

α) Magen-Darm-Trakt: In zahlreichen Arbeiten wird das Auftreten von kleinsten Schleimhautläsionen im Sinne einer erosiven Gastritis mit einem etwas erhöhten Blutverlust durch den Magen-Darm-Trakt gegenüber nichtbehandelten Normalpersonen beschrieben. BUCHANAN et al. (1979) setzen sich in ihrer sehr exakten und ausführlichen Übersicht kritisch mit diesen Angaben auseinander und versuchen nachzuweisen, daß die diesbezüglichen Ergebnisse nicht so eindeutig zu interpretieren sind. So kommt es bekanntlich durch Salizylsäure zu einem erhöhten Gallefluß und da bei Messung des Blutverlustes mit Chrommarkierten Erythrozyten auch freies Chrom über die Galle ausgeschieden wird, kann dies zu falsch positiven Resultaten führen. Magen- und Dünndarmgeschwüre werden ebenfalls etwas häufiger unter Salizylaten gesehen, allerdings sind auch hier nach BUCHANAN et al. (1979) die Befunde nicht eindeutig beweisend.

β) Leberveränderungen: Von einer großen Zahl von Autoren, so z.B. von SEAMAN et al. (1974) (Übersicht bei BUCHANAN et al. 1979) wurde das Auftreten pathologischer Leberfunktionsproben (erhöhte Transaminasen etc.) beschrieben und zum Teil sogar von einer „Aspirin-Hepatitis" gesprochen. Diese Veränderungen sind jedoch nach Absetzen des Medikamentes reversibel.

γ) Allergien: Aspirin kann zu verschiedenen Formen der Allergie führen, wie: Aspirin-sensitives Asthma, Urticaria und Angioödem sowie anaphylaktischem Schock (SPEER 1975; BUCHANAN et al. 1979).

δ) Blutbild: Aspirin beeinflußt die Leukozytenzahl nicht, kann aber zu einer Anämie (HEGGARTY 1974) führen, möglicherweise über einen verstärkten Blutverlust aus dem Gastro-Intestinaltrakt. Bei einem Glukose-6-Phosphat-Dehydrogenase-Mangel kommt es durch Aspirin zur Auslösung einer hämolytischen Anämie (MARKS u. BANKS 1965). Weiters führt die Azetylsalizylsäure bekanntlich zu einer leichten Verlängerung der Blutungszeit bei gesunden Personen (z.B. HIRSH et al. 1973; TREACHER et al. 1978) und zu einer Herabsetzung der Plättchenaggregation (ZUCKER u. PETERSON 1970).

ε) Niere: Die Analgetika-Nephropathie wurde von SPÜHLER u. ZOLLINGER (1953) erstmalig für Phenazetin beschrieben. Für Aspirin gibt es nur einige wenige Fallberichte, so z.B. von LAWSON u. MACLEAN (1966), PRESKOTT (1969 b) und MURRAY et al. (1971). Eine Salizylatmedikation führt weiters zu einer passageren Abnahme der Kreatinin-Clearance, möglicherweise auf Basis einer Verminderung der Reninfreisetzung. Nach Absetzen der Salizylate kommt es zu einem überschießenden Plasma-Reninanstieg, möglicherweise durch den Wegfall der Hemmung der Prostaglandinproduktion (BROOKS et al. 1980).

ζ) Weitere Nebenwirkungen: Akneiforme Hauteruptionen, eventuell vom Stevens-Johnson-Typ (FULGHUM u. CATALANO 1973). Aspirin führt weiters beim Diabetiker zu einer Senkung des Blutzuckers, jedoch nicht bei gesunden Personen. Weitere Effekte sind: Herabsetzung der Proteinsynthese, Senkung des Serumcholesterins bei Patienten mit Hypothyreose und in hohen Dosen Steigerung des Plasmakortisols. Weiters hat Aspirin einen uricosurischen Effekt (YU u. GUTMANN 1959).
Übersicht zu diesem Kapitel bei BUCHANAN et al. 1979.

η) Gravidität und Salizylatmedikation: Eine kurze Übersicht zu diesem Thema findet sich bei BUCHANAN et al. (1979). Danach wurde z.B. von COLLINS und TURNER (1975) eine leichte Zunahme der Komplikationen unter der Geburt und der perinatalen Mortalität und von RICHARDS (1969), NELSON u. FORFAR (1971) und McNEIL (1973) ein geringer teratogener Effekt nach Einnahme von Aspirin im ersten Trimenon beobachtet. TURNER u. COLLINS (1975) sahen bei den Babies von 144 Müttern, die während der Gravidität Salizylate eingenommen hatten, ein signifikant reduziertes Geburtsgewicht, jedoch keine Zunahme der Inzidenz fetaler Anomalien. Neuere umfangreiche prospektive Studien in Schweden und den USA haben jedoch keinerlei Hinweis für einen teratogenen Effekt der Salizylate beim Menschen erbracht (SHAPIRO et al. 1976; SLONE et al. 1976). MAUER et al. (1970) sahen auch keine Chromosomenschäden.

h) Neuere Salizylate

In den letzten Jahren wurden einige neue Salizylate wie Aloxiprin, Benorylat, Diflunisal, Eterylate und Salsalate entwickelt.

Aloxiprin: Polyoxyaluminiumazetylsalizylat, siehe S. 391.

Benorylat: Kondensationsprodukt von Aspirin und Parazetamol, siehe S. 392.

Diflunisal: 5-(2,4-Difluorophenyl)Salizylsäure, siehe S. 395.

Magnesiumdithiosalizylat: Nach DEQUEKER et al. (1980) ergab dieses Salizylat in einer dreimonatigen Doppelblinduntersuchung an 40 Patienten mit chronischer Polyarthritis im Vergleich zu Aspirin jeweils in der Tagesdosis von 3 g, hinsichtlich der entzündungshemmenden Wirkung ähnliche Resultate. Trotzdem in Anbetracht der Thiogruppe eine basistherapeutische Wirkung vermutet wurde, ist die klinische Anwendung dieser Substanz wegen der hohen Nebenwirkungsrate nach Meinung dieser Autoren nicht vertretbar.

Eterylate: 2-(p-acetamidophenyloxy)-äthyl-o-acetoxy-benzoat. Die entzündungshemmende und analgetische Wirkung dieser Substanz war nach SUNKEL et al. (1978) der von Azetylsalizylsäure und Benorylat vergleichbar.

Salsalate: Ein Isomer der Salizylsäure (Disalcid) wurde von DENSON u. THOMSON (1960) und RUBIN (1964) in die Therapie rheumatischer Erkrankungen eingeführt und besitzt nach DEODHAR et al. (1977) eine gegenüber Placebo signifikante antirheumatische Aktivität und nach MIELANTS et al. (1981) auch eine bessere Verträglichkeit als andere dünndarmlösliche Darreichungsformen der Azetylsalizylsäure. Bezüglich der Pharmakologie siehe bei ABERG u. LARSSON (1970). Nach ESTES u. KAPLAN (1980) hat diese Substanz keinen Einfluß auf die Blutplättchen. – Übersicht bei SINGLETON (1980).

Dünndarmlösliche und andere Darreichungsformen: In den letzten Jahrzehnten wurde wiederholt, vor allem in den anglo-amerikanischen Ländern, versucht, die lokale Verträglichkeit der Salizylate durch eine dünndarmlösliche Darreichungsform (z.B. OROZCO-ALCALA u. BAUM 1979; HOFTIEZER et al. 1980) oder Mikroverkapselung (z.B. HANSON et al. 1979) zu verbessern. Aufgrund von Plasmaspiegelbestimmungen kommen diese 3 Autorengruppen zu dem Schluß, daß kein entscheidender Unterschied in der Resorption gegenüber der üblichen Tablettenform besteht. Allerdings ist anzunehmen, daß hier nicht alle einschlägigen auf dem Markt befindlichen Präparate gleich zu bewerten sind.

j) Azetylsalizylsäure – intraartikuläre Anwendung

RYLANCE et al. (1980) verglichen die Wirkung von 20 und 100 mg Azetylsalizylsäure mit 50 mg Hydrokortison und als Placebo Kochsalzlösung nach intraartikulärer Gabe in Knie- und Schultergelenke. Es fand sich dabei kein signifikanter Unterschied zwischen den verschiedenen Präparaten und Dosierungen, einschließlich Placebo, wobei allerdings subjektiv von den Patienten eine gewisse Bevorzugung des Hydrokortisons angegeben wurde.

Übersichtsliteratur: Salizylate: HANGARTER 1974a; RAINSFORD et al. 1977; STILLMAN 1977; BUCHANAN et al. 1979.

D. Glukokortikoide und ACTH

Eingeleitet wurde die Epoche der Glukokortikoid- und ACTH-Behandlung rheumatischer Erkrankungen durch die bahnbrechenden Untersuchungen von HENCH et al., die 1949 über dramatische Behandlungsergebnisse mit diesen Substanzen bei der chronischen Polyarthritis berichteten.

1. ACTH

a) Wirkungsweise

Menschliches ACTH ist ein Peptid aus 30 Aminosäuren, von denen die Sequenz 1–20 (Eicosapeptid) allein voll wirksam ist. ACTH stimuliert die Bildung der Nebennierenrindenhormone wie Hydrokortison, Kortikosteron, Aldosteron und einer Anzahl schwach wirksamer androgener Substanzen. ACTH stimuliert weiters die Neubildung des zyklischen AMP, das seinerseits die Bildung der Steroide anregt (HAYNES et al. 1959) und auch nach Hypophysektomie das Gewicht der Nebenniere aufrecht erhält (NEY 1969). ACTH bewirkt auch eine Stimulierung der Bildung von freiem Cholesterol in der Nebenniere (PITTMAN u. STEINBERG 1977) und führt zu einer erhöhten Cholesterinaufnahme aus dem Plasma (GWYNNE et al. 1976). Eine Übersicht über die Wirkungen des ACTH auf die Nebennierenrinde findet sich bei GILL (1976).

Die ACTH-Sekretion wird durch einen negativen feed back über den Kortikosteroidspiegel gesteuert. Auf einen entsprechenden Stimulus erfolgt im Hypothalamus die Bildung des Kortikotropinfreisetzenden Faktors (CRF), der auf dem Gefäßweg zur Adenohypophyse gelangt und dort in den basophilen Zellen die Synthese des ACTH stimuliert. Die ACTH-Sekretion wird durch die beiden Determinanten neurale Stimulierung und Hemmeffekt der Kortikosteroidspiegel gesteuert. Entsprechend den zirkadian unterschiedlichen ACTH-Spiegeln findet sich ein deutlicher Zirkadianrhythmus in der Ausschüttung der Nebennierenrindenhormone mit den relativ höchsten Konzentrationen am frühen Morgen und einem Minimum etwa um Mitternacht.

Die biologisch aktive Aminosäuresequenz, das β-1-24-Kortikotropin (Tetracosactid) wurde 1961 von KAPPELER und SCHWYZER synthetisiert.

b) Indikationen

Zunächst im wesentlichen die der Kortikosteroide. Mit der Anwendung von Depot-Tetracosactid in der Rheumatologie, setzt sich MASSIAS (1973) ausführlicher auseinander und kommt zu folgenden Indikationen: Entzündliche Rheumaformen wie schwerer Verlauf eines rheumatischen Fiebers, radikuläre Schmerzsyndrome, schwere entzündliche Schübe bei chronischen Arthritiden wie z.B. der chronischen Polyarthritis. Bei dieser letzteren Erkrankung sollte ACTH nur bei Fehlschlag von Behandlungsversuchen mit anderen antiphlogistischen Substanzen eingesetzt werden.

Nach KAISER (1979) ist ACTH vor allem für eine befristete Therapie geeignet und kann dementsprechend bei kurzdauernden rheumatischen Erkrankungen, aber auch bei Exazerbationen einer chronischen rheumatischen Erkrankung z.B. nach Absetzen einer Steroidtherapie, eingesetzt werden. Weitere Indikationen stellen eine Kortikosteroidtherapie bei Kindern dar, da ACTH keine wesentliche Wachstumshemmung verursacht und eine Kortikosteroidtherapie bei bestehendem Magengeschwür.

c) Vor- und Nachteile des ACTH gegenüber den Kortikoiden

Folgende *Vorteile* sind nach KAISER (1979) gegeben: Es tritt keine Nebennierenrindeninsuffizienz ein, wodurch es beim Absetzen zu keinem Entzugssyndrom kommt und der Patient weiterhin auf Streß adäquat reagiert. Infolge gleichzeitiger Mobilisierung von Nebennierenrindenandrogenen, treten Osteoporose, Myopathie, Hautatrophie und Wundheilungsstörungen seltener und in geringerem Ausmaß auf. Weiters führt ACTH zu keiner Wachstumshemmung bei Kindern und auch die Zahl der Magen-Darm-Störungen ist deutlich geringer.

Nachteile der ACTH-Therapie gegenüber einer Kortikoidbehandlung sind: Stärkere Natrium- und Wasserretention, dadurch Blutdruckanstieg und Kaliumverlust durch gleichzeitige Ausschüttung von mineralaktiven Hormonen wie Hydrokortison und Kortikosteron. Die erhöhte Androgenbildung kann bei Frauen zu Menstruationsstörungen und Hirsutismus führen sowie eine Akne verursachen. Hinzu kommt noch eine gehäuft auftretende Hyperpigmentierung. Schließlich ist auch darauf hinzuweisen, daß die ACTH-Therapie teurer ist, als die Anwendung synthetischer Kortikosteroide (KAISER 1979).

d) Präparate

Synacthen (Tetracosactid) der Ciba-Geigy AG, Basel. Ampullen zu 0,25 mg (=25 Einheiten) zur intravenösen Infusion und Synacthen Depot (Tetracosactid adsorbiert an Zinkphosphat) zu 1 mg (=100 E) zur intramuskulären Langzeittherapie (Wirkungsdauer etwa 48 Std.).

Daneben sind zum Teil noch ACTH-Präparate tierischen Ursprungs wie z.B. Corticotropin-Z im Handel.

e) Dosierung

Folgendes Dosierungsschema hat sich nach KAISER (1979) bewährt: An drei aufeinanderfolgenden Tagen jeweils morgens 1 mg Tetracosactid-Depot i.m., dann 2–3 Injektionen jeden 2. Tag, schließlich 2mal wöchentlich 1 mg und zuletzt, wenn möglich, 2mal 0,5 mg wöchentlich.

f) Kontraindikationen

Kortikosteroidbedingte Nebennierenrindenatrophie, primäre Nebennierenrindeninsuffizienz, Allergie gegenüber ACTH bzw. Tetracosactid, manifeste oder latente Herzinsuffizienz und schließlich bestehende Virilisierungserscheinungen bei Frauen (KAISER 1979).

g) Nebenwirkungen

Diese entsprechen zum Großteil denen der Glukokortikoide. Hinzu kommen noch allergische Reaktionen bis hin zum anaphylaktischen Schock, vor allem bei Präparaten tierischen Ursprungs, viel seltener aber doch auch gelegentlich nach Gabe des synthetischen Tetracosactid (BINNS 1969; FORSSMAN u. MULDER 1973; eigene Beobachtung). Nach GIRARD et al. (1973), die sich ausführlich mit den allergenen Eigenschaften von ACTH auseinandersetzen, sind die allergischen Reaktionen nur nach Verabreichung des Tetracosactid-Zinkkomplexes beobachtet worden. Weitere Berichte über Allergien nach Tetracosactid-Gabe, wurden von JENSEN u. SNEDDON (1969) und PATRIARCA (1971) veröffentlicht. MAUFF et al. (1975) untersuchten die Antigenität von synthetischem ACTH (β-1-24-Kortikotropin) bei 9 freiwilligen Versuchspersonen und kommen zu dem Schluß, daß aufgrund des negativen Ausfalls der angewendeten Antikörpersuchverfahren eine Immunantwort auf synthetisches ACTH zumindest beim gesunden Menschen nicht wahrscheinlich ist. Eine Hyperpigmentierung wird in etwa 20% (SAVAGE et al. 1962) beobachtet, da das β-MSH eine Heptapeptidsequenz mit ACTH gemeinsam hat. Im Vergleich zur Kortikosteroidtherapie finden sich auch häufiger ein Hochdruck sowie Akne und Amenorrhoe. Im übrigen siehe 1/c, Nachteile der ACTH-Therapie.

Übersichten zur ACTH-Therapie: HANNEMANN (1974); MYLES u. DALY (1974); KAISER (1975, 1979).

2. Glukokortikoide

a) Einleitung und Chemie

Möglichkeiten und Grenzen einer Therapie mit Glukokortikoiden, sind heute aufgrund einer mehr als 30jährigen Erfahrung mit dieser Therapieform weitestgehend bekannt. Dementsprechend haben sich im letzten Dezennium auf diesem Gebiet, sieht man von dem Versuch einer intermittierenden, hochdosierten, sogenannten Puls-Therapie ab, keine wesentlichen Fortschritte mehr ergeben. Zur Geschichte der Glukokortikoide und des ACTH siehe NELSON u. CONN (1980) und HAYNES u. MURAD (1980).

Zum Einsatz gelangen nur noch synthetische Analoge des Hydrokortisons, wie vor allem Prednison, Prednisolon, 6-Methylprednisolon, Triamcinolon und Dexamethason, aber auch Betamethason und Paramethason.

b) Transport, Stoffwechsel und Ausscheidung

Die Glukokortikoide werden rasch und zu einem sehr hohen Anteil aus dem Darm resorbiert. Die Halbwertszeit von Hydrokortison beträgt etwa 1,5 Std., die Einführung einer 1,2 Doppelbindung oder eines Fluoratoms in das Molekül führt zu einer entsprechenden Verlängerung der Halbwertszeit. Alle aktiven Adrenokortikosteroide und ihre synthetischen Analoge zeichnen sich durch eine Doppelbindung in der Position 4,5 und eine Ketogruppe am C3 aus. Eine Reduktion dieser 4,5 Doppelbindung, die vor allem in der Leber wie auch extrahepatisch vor sich gehen kann, führt zu einer inaktiven Substanz. Die weitere Reduktion der 3-Ketogruppe zur 3-Hydroxylgruppe, ermöglicht vor allem in der Leber aber auch in der Niere eine Paarung an Sulfat oder Glukuronsäure. Diese Konjugate werden in der Folge mit dem Harn ausgeschieden (HAYNES u. MURAD 1980). Keine Beeinträchtigung der renalen Elimination der Steroide und ihrer Metaboliten durch eine eingeschränkte Nierenfunktion (KAISER 1981). Die Kortisolsekretion erfolgt in einem Zirkadianrhythmus (ORTH u. ISLAND 1969).

Tabelle 13. Vergleich der gebräuchlichen Glukokortikoide hinsichtlich Wirkungsdauer, Äquivalenzdosen und Natrium-retinierender Wirkung
(n. NELSON u. CONN 1980)

Wirkungsdauer[a]	Äquivalenzdosen in mg	relative Natrium-retinierende Wirkung
Kurz		
Kortison	25	0,8
Hydrokortison	20	1
Mittel		
Prednison	5	0,8
Prednisolon	5	0,8
6α-Methylprednisolon	4	0,5
Triamcinolon	4	0
Lang		
Paramethason	2	0
Dexamethason	0,75	0
Betamethason	0,60	0

[a] Kurz = biologische Halbwertszeit 8–12 h
Mittel = biologische Halbwertszeit 12–36 h
Lang = biologische Halbwertszeit 36–72 h

c) Wirkungsmechanismus

Die entzündungshemmende Wirkung der Glukokortikoide nimmt mit deren Plasmahalbwertszeit (Tabelle 13) zu, desgleichen aber auch die Dauer der Suppression der Hypophysennebennierenrindenachse, da die Kortikosteroidrezeptoren des Hypothalamus und der peripheren Gewebe offenbar gleichartig sind (MELBY 1974).

Freies Glukokortikoid, das in die Gewebe diffundiert, bindet sich im Zytoplasma an einen *spezifischen Rezeptor* und der daraus resultierende Rezeptorsteroidkomplex gelangt zum Zellkern, wo eine reversible Bindung an Chromatin erfolgt. Durch diesen Rezeptorsteroidkomplex wird der genetische Apparat veranlaßt in den entsprechenden Geweben gesteigerte Mengen von mRNA zu synthetisieren, die für Enzyme oder andere Proteine kodieren (BAXTER u. FORSHAM 1972; SCHUTZ et al. 1975; IYNEDJIAN u. HANSON 1977).

Von BRAIDMAN et al. (1980) wurden in den Zellen der Synovialmembran von Patienten mit chronischer Polyarthritis, spezifische, rasch abzusättigende Rezeptoren für Kortikosteroide gefunden. Diese Rezeptoren fehlten in den Granulozyten der Synovialflüssigkeit.

α) *Wirkung auf die Arachidonsäurekaskade:* Nach den Untersuchungen von VANE (1971) und FLOWER et al. (1972) hemmen Kortikosteroide die Prostaglandinsynthese nicht in vitro, jedoch in vivo in verschiedenen Tiermodellen (GRAEVES u. MCDONALD-GIBSON 1972; LEWIS u. PIPER 1975).

Aufgrund ihrer Untersuchungen kamen GRYGLEWSKI et al. (1975) zu dem Schluß, daß Kortikosteroide die Freisetzung der Arachidonsäure aus Phospholipiden blockieren.

Nach FLOWER u. BLACKWELL (1979) sollen Kortikosteroide die Freisetzung oder Bildung einer Substanz induzieren, welche die Phospholipase A_2 inhibiert, wodurch es zu einer indirekten Hemmung beider Oxydationswege der Arachidonsäure kommen würde. HIGGS et al. (1979b) konnten zeigen, daß Dexamethason in entzündlichen Exsudaten sowohl die Konzentration der Prostaglandine, wie auch die Zahl der Leukozyten reduziert, während Indometacin die Prostaglandinkonzentration sehr stark, die Zahl der Leukozyten jedoch nur geringfügig herabsetzt. (Siehe auch unter C/2/l, Prostaglandine und Leukotriene.)

β) Wirkungen im einzelnen: Glukokortikoide haben zunächst einen sehr breit gestreuten Effekt auf den Stoffwechsel (Kohlehydrat-, Protein- und Fettstoffwechsel, Elektrolyt- und Wasserhaushalt), wie auch auf die Skelettmuskulatur, das ZNS und die geformten Elemente des Blutes (Übersicht bei HAYNES u. MURAD 1980), woraus sich die bekannten Nebenwirkungen der Glukokortikoide in Form des iatrogenen Morbus Cushing ergeben.

Nach FAUCI (1978) führen Glukokortikoide zu einer Vasokonstriktion kleiner Blutgefäße, wahrscheinlich über eine antagonistische Wirkung auf Histamin und Kinine sowie eventuell auch über eine Prostaglandinhemmung. *Weitere Effekte der Glukokortikoide:* Herabsetzung der mikrovaskulären Permeabilität (MANTHORPE et al. 1979); Unterdrückung der Kollagenaseproduktion durch Dexamethason in Tierversuchen (CAMBREY et al. 1981), eher hemmender Einfluß auf die Proliferation von Fibroblastenstämmen (PRIESTLEY u. BROWN 1980) sowie deutliche Reduktion der Sekretion saurer Mukopolysaccharide (PRIESTLEY u. BROWN 1980; SAARNI et al. 1980). Stabilisierung der Lysosomen wahrscheinlich über einen direkten Effekt an den biologischen Membranen. Hohe Dosen von Glukokortikoiden können ganz allgemein zum Zelltod führen (NELSON u. CONN 1980). Glukokortikoide bewirken auch eine neutrophile Leukozytose (DALE et al. 1974) bei unveränderter Chemotaxis und eine Eosinopenie.

γ) Wirkung auf das Immunsystem: Glukokortikoide haben eine immunsuppressive Wirkung (FAUCI 1978/79) und führen zu einer Monozytopenie. Gleichzeitig damit kommt es zu einer Verminderung der Hautfensterreaktion der Monozyten, der Adhärenz, der Chemotaxis (Lit. bei NELSON u. CONN 1980), der Phagozytose und des Mikroben-Killing (FAUCI 1979; RINEHART et al. 1975). Eine Lymphopenie kommt vor allem durch Neuverteilung und weniger durch Zerstörung zustande (FAUCI u. DALE 1974), wobei vor allem die T-Zellen stärker als die B-Zellen abnehmen (FAUCI u. DALE 1974, 1975; YU et al. 1974). Innerhalb der T-Zellen nehmen die Zellen mit IgM-Rezeptoren an Zahl stärker ab, als solche mit IgG-Rezeptoren (HAYNES u. FAUCI 1978).

Kortikosteroide haben keinen Einfluß auf die Immunkörperproduktion, insbesondere auf die sekundäre Immunantwort, trotzdem wird die Synthese der Gesamtimmunglobuline in vivo durch hohe Dosen von Kortikosteroiden herabgesetzt (BUTLER u. ROSSEN 1973) und es kann auch zu einer Abnahme der Serumkomplementkomponenten kommen (ATKINSON u. FRANK 1973).

d) Wirksamkeit

Schon 1955 wurde eine Langzeitvergleichsstudie des Joint Committee of the medical research council and nuffield foundation on clinical trials of cortison, über Kortison- und Aspirinbehandlung früher Fälle von chronischer Polyarthritis publiziert. Der Empire Rheumatism Council (1957) sah damals ebenfalls keinen entscheidenden Unterschied im Verlauf zwischen Kortison- und Aspirin-behandelten Patienten. Allerdings war die Progredienz der Röntgenveränderungen bei den Kortison-behandelten Fällen deutlich langsamer. Eine weitere Langzeitstudie stammt von BERNTSEN u. FREYBERG (1961) die über 183 fünf oder mehr Jahre behandelte Patienten berichten, die bei einer relativ großen Zahl von Nebenwirkungen doch eine deutlich bessere Arbeitsfähigkeit behielten.

e) Indikationen

Die Indikation zu einer Glukokortikoidtherapie ist bei den Kollagenosen im engeren Sinn unumstritten. Bei den entzündlichen Gelenkerkrankungen wie der chronischen Polyarthritis und zum Teil auch ihren Sonderformen, ist allerdings Zurückhaltung geboten, wobei jedoch zwischen einer kurzfristigen (Stoß-) und Langzeitbehandlung zu unterscheiden ist.

Nach KAISER (1973a) ergeben sich folgende Indikationen:

α) Befristete Therapie: Akute exsudative Phasen einer rheumatischen Erkrankung, viszerale Komplikationen und evtl. prä- bzw. postoperativ bei Synovektomien und Korrekturoperationen.

β) Langzeitbehandlung nur ausnahmsweise, wenn der entzündliche Prozeß und das Fortschreiten der Deformierungen trotz konsequenter Basistherapie nicht zu beherrschen sind und wenn bei jüngeren Menschen die Arbeitsfähigkeit und bei älteren Menschen die körperliche Unabhängigkeit durch andere Mittel nicht erhalten werden können.

In ähnlichem Sinne sprechen sich auch NELSON u. CONN (1980) aus, wobei von diesen Autoren vor allem der Einsatz mittellang wirkender Substanzen (Tabelle 13) empfohlen wird. Weitere Übersicht zu Indikationen der Glukokortikoidtherapie bei rheumatischen Erkrankungen bei HART (1980).

f) Dosierung und Präparate

Die Dosierung der verschiedenen synthetischen Präparate erfolgt anhand ihrer Äquivalenzdosen in Relation zum Prednisolon. Die folgenden Dosierungsangaben beziehen sich ausschließlich auf Prednisolon.

Zur Behandlung der chronischen Polyarthritis werden initial 15–20 mg Prednisolon als einmalige morgendliche Gabe, d.h. zum Zeitpunkt der höchsten Kortisoleigenproduktion gegeben, wodurch eine möglichst geringe Hemmung der ACTH-Ausschüttung und damit Beeinflussung der Hypophysenvorderlappennebennierenrindenachse erreicht wird (*Zirkadiane Therapie,* siehe bei KAISER 1973). Für die Langzeittherapie sollte bei chronisch-entzündlichen Gelenkerkrankungen eine einmalige morgendliche Dosis von 7,5 mg möglichst nicht überschritten werden. Dies gilt selbstverständlich nicht für die Kollagenosen im engeren Sinn, mit ihren oft lebensbedrohlichen Verläufen. In Tabelle 14 sind die verschiedenen synthetischen Glukokortikoide mit ihren Handelsnamen aufgezählt.

Alternierende Glukokortikoidtherapie: Schon 1959 wurde von LANGE et al. eine intermittierende Glukokortikoid-Therapie bei Kindern angegeben und von HARTER et al. (1963) über die Behandlung mit einer alternierenden Gabe von Glukokortikoiden, d.h. nur an jedem 2. Tag morgens, berichtet. Auch sind die Nebenwirkungen dieser Therapieform offensichtlich geringer als bei täglicher Glukokortikoidapplikation (MACGREGOR et al. 1969; CARTER u. JAMES 1972; DALE et al. 1974). FITZCHARLES et al. (1982) konnten bei einem Teil ihrer dauerkortisonierten Patienten durch zunächst Verdoppelung der Dosis an jedem 2. Tag und allmähliche Dosisreduktion an den dazwischenliegenden Tagen im

Tabelle 14. Glukokortikoide zur peroralen Einnahme (n. MATHIES et al. 1980). A in Österreich, D in der Bundesrepublik Deutschland registriert

	Äquivalenz-dosis (mg)	Wichtigste Handelspräparate
Betamethason	0,60	Betnesol (D, A) (Tabl. zu 0,5 mg) Celestan (D) (Tabl. zu 0,5 mg) Betnelan (A) (Tabl. zu 0,5 mg) Celestan (A) (Tabl. zu 0,5 mg)
Dexamethason	0,75	Auxiloson (D) (Tabl. zu 0,5 mg) Decadron (D) (Tabl. zu 0,5 mg) Dexamed (D, A) (Tabl. zu 0,5 und 1,5 mg) Fortecortin (D) (Tabl. zu 0,5 und 1,5 mg) Millicorten (D) (Tabl. zu 0,5 und 1 mg) Dexa-Scheroson (D, A) (Tabl. zu 0,5 und 1,5 mg) Millicorten (A) Dexamethason (A) (Tabl. zu 0,5 mg) „Linz"
Fluocortolon	5	Ultralan (D, A) (Tabl. zu 5, 20 und 50 mg)
Fluprednisolon	2	Isopredon (A) (Tabl. zu 2 und 16 mg)
6-Methylprednisolon	4	Urbason (D, A) (Tabl. zu 4 und 40 mg) Medrate (D) (Tabl. zu 4 mg)
16-Methylenprednisolon	6	Decortilen (D) (Tabl. zu 6 mg) Dacortilen (A) (Tabl. zu 6 und 60 mg)
Paramethason	2	Monocortin (A) (Tabl. zu 2 mg)
Prednisolon	5	Decortin-H (D) (Tabl. zu 5 mg) Deltacortril (D) (Tabl. zu 1 und 5 mg) Keteocort-H (D) (Tabl. zu 5 mg) Prednicorm-H (D) Prednisolon Ferring (D) (Tabl. zu 2 und 5 mg) Prednisolon Lentia (D, A) (Tabl. zu 5 mg) Scherisolon (D, A) (Tabl. zu 5 mg) Ultracorten-H (D) (Tabl. zu 5 mg) Aprednislon (A) (Tabl. zu 5 und 25 mg) Hostacortin-H (A) (Tabl. zu 5 mg)
Prednison	5	Decortin (D) (Tabl. zu 5 und 50 mg; Perlen 1 mg) Hostacortin (D) (Tabl. zu 5 mg) Prednison Dorsch (D) (Tabl. zu 5 mg) Prednison Ferring (D) (Tabl. zu 2, 5 und 50 mg) Rectodelt (D) (Supp. zu 5, 10 und 30 mg) Ultracorten (D) (Tabl. zu 5 und 50 mg) Ultracorten (A) (Tabl. zu 1 und 5 mg)
Triamcinolon	4	Delphicort (D, A) (Tabl. zu 2, 4 und 8 mg) Volon (D) (Tabl. zu 1, 4 und 8 mg) Volon (A) (Tabl. zu 1,4,8 und 16 mg)

Verlauf von 12 Wochen, einen Übergang auf eine alternierende Glukokortikoidtherapie erreichen. (Übersicht zur alternierenden Glukokortikoidgabe: KAISER 1973b; FAUCI 1978; FITZCHARLES et al. 1982.)

"Pulse"-Therapie (hochdosierte parenterale Stoßtherapie): Von WOODS et al. (1973) wurde die hochdosierte Methylprednisolontherapie zur Behandlung akuter Abstoßungsreaktionen bei Nierentransplantationen angegeben. FAN et al. (1978) setzten Methylprednisolon (1 g i.v. durch 3 Tage) zur Behandlung der chronischen Polyarthritis ein. Weitere Erfahrungsberichte stammen von LIEBLING et al. (1980a) (1 g i.v. einmal monatlich durch ein halbes Jahr) und WILLIAMS et al. (1981). Zur Lupusglomerulonephritis: LIEBLING et al. (1980b); CATHCART et al. (1976); NEBOUT et al. (1977). Zur Wegenerschen Granulomatose bei Kindern: HARRISON et al. (1980). Nach den Erfahrungen von CATHCART et al. (1976), GARRETT u. PAULUS (1980), LIEBLING et al. (1980a) und LIEBLING et al. (1980b), dürfte auch bei Langzeitbeobachtung die Inzidenz von Infektionen, Osteoporose, Katarakte und aseptischen Knochennekrosen nicht häufiger als bei der konventionellen Glukokortikoidtherapie sein.

g) Beendigung einer Glukokortikoidtherapie

Eine Glukokortikoidtherapie sollte nie, aus welchen Gründen auch immer, abrupt abgesetzt werden, da schon nach einer wenige Wochen dauernden Behandlungsperiode mit einer wesentlichen Beeinträchtigung der Hypophysennebennierenrindenachse zu rechnen ist. Von verschiedenen Autoren wie BACON et al. (1966) wurde daher die Reduktion der täglichen Glukokortikoiddosis um 1 mg jeweils nach einem Monat empfohlen. Eine intercurrente ACTH-Therapie wird heute von allen Experten abgelehnt (KAISER 1973c). Nach Absetzen einer langfristigen Glukokortikoidtherapie können Störungen des Allgemeinbefindens wie Kopfschmerzen, Schwindel, Erbrechen, Anorexie, allgemeine Schwäche, Stimmungsschwankungen, Lethargie sowie auch Fieber auftreten (KAISER 1973d). Von KINDERMANN (1967) wurden diese Erscheinungen unter dem Begriff "Kortisonentzugssyndrom" zusammengefaßt. Von SLOCUMB (1952) wurde ein ähnliches Syndrom unter der Bezeichnung "Pseudo-Rheumatismus" beschrieben.

h) Nebenwirkungen

Nach mehr als 30jähriger Erfahrung mit der Glukokortikoidtherapie, sind deren Nebenwirkungen heute hinlänglich bekannt. Sie entsprechen im wesentlichen zunächst den Symptomen eines M. Cushing (Tabelle 15).

Einige unerwünschte Wirkungen sind aus rheumatologischer Sicht von besonderem Interesse, wie z.B. Osteoporose, Knochennekrosen, Myopathie und Störung der Wundheilung. Bezüglich der *Osteoporose* wird eine erhöhte Harn-Kalzium-Ausscheidung bei allgemein erhöhter glomerulärer Filtrationsrate (BAXTER u. FORSHAM 1972), bei Frauen in der Menopause eine verminderte Androgen- und Östrogenproduktion durch Unterdrückung der ACTH-Sekretion (CRILLY et al. 1979) wie auch eine Beeinflussung des Vitamin-D-Stoffwechsels (s. bei NELSON u. CONN 1980) und ein direkter Einfluß auf das Parathormon (HAHN 1978) diskutiert. Nach KIMBERG et al. (1971) haben Glukokortikoide auch einen direkten Effekt auf den Kalziumtransport durch die Darmwand. ABELES et al. (1978) fanden bei einer Untersuchung an 365 Patienten mit SLE

Tabelle 15. Glukokortikoidtherapie: Kontraindikationen, Nebenwirkungen und Kontrollen (n. MATHIES et al. 1980)

Relative Kontraindikation	Unerwünschte Wirkung	Sich daraus ergebendes klinisches Bild	Notwendige Kontrolluntersuchungen	evtl. notwendige therapeutische Maßnahmen
Kardiale Dekompensation	**Wirkung auf Mineralhaushalt** (gering) **Natrium- u. Wasserretention**	Ödeme Hypertonie, Verschlechterung einer Herzinsuffizienz	Untersuchung, nur ggf. Serum-Na	evtl. kaliumsparendes Diuretikum
	Vermehrte Kalium-Exkretion (bes. bei Dexamethason, Betamethason)	Muskelkrämpfe, Adynamie, Tachykardie	Befragung, Untersuchung, ggf. Serum-K	kaliumreiche Kost K-Zufuhr
	Vermehrte Kalzium-Exkretion (bes. bei Dexamethason)	Nierensteinbildung	Befragung ggf. Serum-Ca	Ca-Zufuhr
Diabetes mellitus	**Diabetogene Wirkung**	Diabetes mellitus	Blutzucker Urin-Zucker	Einstellung des Diabetes (evtl. mit Insulin)
Osteoporose (bes. ältere Personen) Muskelschwäche	**Katabole Wirkung** (bes. Dexamethason, Betamethason, Triamcinolon u.a.)	Schlechter Allgemeinzustand, Osteoporose (Rückenschmerzen), Myopathie	Gesamteiweiß im Serum Röntgen der Wirbelsäule Befragung, Untersuchung	Eiweißreiche Kost Anabolika Fluortherapie Präparatewechsel (keine fluorierten Präparate Gymnastik
	Wirkungen auf Gefäße und Blutgerinnung (meist bei schneller Dosisreduktion einer Langfristtherapie)	Entstehung von nekrotisierenden Arteriitiden und Panarteriitis nodosa Hautgefäßblutungen Hüftkopfnekrosen (Gefäßverschluß?)	Befragung Untersuchung Untersuchung Untersuchung	
Thromboseneigung		Thrombosen u. Embolien	Untersuchung	Antikoagulantien
	Direkte Nebennierenrindenhormonwirkung Steroid-Cushing	Vollmondgesicht, Stammfettsucht, Hochdruck, Osteoporose usw.	Inspektion	Dosisreduktion ggf. Präparatewechsel u.U. ganz absetzen (langsam)
Zu erwartende Streßbelastungen	**Nebennierenrinden-Inaktivierung**	Bei Streßbelastungen oder rascher Steroidreduktion nach längeren, hohen Dosen u.U. lebensbedrohliche Zustände	Vor Operationen Insulin-Hypoglykämie-Test	Bei Streßbelastungen vorübergehende Erhöhung der Steroiddosis, besser mit Kortisol (Hydrokortison)

„Steroid-Pseudorheumatismus" (Symptom der NNR-Inaktivierung?)	Muskelschmerzen		Langsames Absetzen. Falls während Dosisreduktion aufgetreten, vorübergehende Dosiserhöhung und dann sehr langsam ausschleichen
Ulkus-Anamnese	Ulzerogene Wirkung (relativ gering bei Triamcinolon und 6-Methylprednisolon)	Auffallende Magenschmerzen Ulkus-Nachweis	Befragung, Untersuchung Röntgen Magen	Antazida. Anticholinergika, etc., Kortikosteroide möglichst absetzen, rektale Gabe (Rectodelt) (wirkt auch ulcerogen) besser: ACTH (s.d.)
Infektions-Krankheiten (bes. Tbc.)	Hemmung der zellulären Abwehr		Kontrolluntersuchung auf Tbc.	Bei Infekten Antibiotika. Bes. bei Varizellen, Herpes u. Amöben: vorübergehende Dosiserhöhung, massive Therapie einschl. Immunglobuline. Bei inaktiver Tbc. INH-Streuungsprophylaxe. Bei nicht sicher inaktiver Tbc. Dreierkombination
Depression	Psychische Wirkung Depression, Psychose, Euphorie		Befragung Untersuchung	Dosisverminderung bis Absetzen evtl. Psychopharmaka Psychiater zuziehen
	Vegetative Einflüsse Schwitzen, Herzklopfen		Befragung Untersuchung	Dosis vermindern
Jugendliches Alter	Wachstumshemmung	Wachstumsrückstand		Im Kindesalter möglichst Therapie in Intervallen (meist jedoch nicht möglich), evtl. ACTH-Therapie
	Menstruationsstörungen Hirsutismus	Menstruationsstörungen Vermehrte Behaarung	Befragung Untersuchung	Muß meist in Kauf genommen werden
Schwangerschaft	Immunsuppressive Wirkung Inaktivierung der kindlichen Nebennierenrinde (relativ geringe Bedeutung)		Befragung, Untersuchung (bezügl. Schwangerschaft)	In den ersten 3 Monaten und den letzten 2 Monaten möglichst wenig oder keine Steroide
	Erhöhung des intrakraniellen Drucks (bei Kindern)	Hirndruckzeichen: Kopfschmerz Bradykardie, Bewußtlosigkeit, Krämpfe	Befragung, Untersuchung	Langsam absetzen, evtl. Lumbalpunktion
	Wirkungen am Auge Katarakt (bei oraler Gabe)	Sehstörungen		
Erhöhter Augendruck	Glaukom-Förderung (bei lokaler Applikation)	Augenschmerzen	augenärztliche Untersuchung	Langsam absetzen

eine deutliche Korrelation zwischen der verabreichten Glukokortikoidgesamtdosis und dem Auftreten von Knochennekrosen. Über Mechanismen der Wachstumsretardierung durch Glukokortikoide berichten SILBERMANN u. MAOR (1978).

Die *Glukokortikoidmyopathie* betrifft vor allem die stammnahen Muskeln des Beckens, aber auch Schultergürtels und wird vor allem nach Triamcinolon sowie bei Analogen mit einem Fluoratom in der 9 α-Position gefunden (DAVID et al. 1970; FALUDI et al. 1964). Von SLOCUMB et al. (1957) sowie PARKER u. THOMAS (1959), UEHLINGER (1964) und anderen, wurde auf das Auftreten einer Vaskulitis mit dem klinischen Bild einer Periarteriitis nodosa, Panvaskulitis oder auch SLE unter einer langfristigen hochdosierten Glukokortikoidgabe bei Rheumapatienten hingewiesen. GERDES u. SCHMITZ-MOORMANN (1968) publizierten hierzu eine Übersicht (Übersicht bei KAISER 1973e).

LEWIS et al. (1971b) fanden eine eindeutige Korrelation zwischen Häufigkeit der unerwünschten Wirkungen, der mittleren täglich verabreichten Prednison-Dosis und dem Serumalbumin, wobei es mit Abnahme des Serumalbumins durch eine Erhöhung des freien Anteils des Prednisolons zu einer starken Zunahme der unerwünschten Wirkungen kam.

Übersichten zu den Nebenwirkungen der Glukokortikoide: KAISER (1973f); FIEGEL (1979); NELSON u. CONN (1980).

j) Glukokortikoide – Interaktionen

Rifampicin (BUFFINGTON et al. 1976; BOUCHARD et al. 1979) wie auch Diphenylhydantoin und Phenobarbital, führen über eine kräftige Induktion mikrosomaler Enzyme der Leber zu einer erhöhten Clearance der Steroidhormone und damit einer verkürzten und herabgesetzten Wirkung (HAQUE et al. 1972). Dies gilt besonders für die langwirkenden fluorierten Substanzen wie Dexamethason und Triamcinolon (KAISER 1981) und kann klinisch von Bedeutung sein (z.B. Verschlechterung eines Asthma durch zusätzliche Gabe von Phenobarbital; BROOKS et al. 1972).

Weitere Interaktionen: Additiver Effekt bezüglich des Kaliumverlustes bei Furosemid, Thiaciddiuretika und Ethacrinsäure (BUCKINGHAM 1977/78a); Abschwächung der Wirkung der Antikoagulantien durch den gerinnungssteigernden Effekt der Glukokortikoide und des ACTH (SCHÖNHÖFER 1979; KAISER 1981); Beschleunigung der renalen Ausscheidung von Salizylaten (KAISER 1981); Abschwächung der einer Dosissteigerung parallel gehenden zunehmenden Wirkung von Naproxen (LUFTSCHEIN et al. 1979). Bisher keine Interaktionen bekannt mit Goldsalzen, D-Penicillamin und Antimalariamittel (SCHÖNHÖFER 1979; KAISER 1981); mögliche Wirkungsabschwächung für Cyklophosphamid durch eine Hemmung der Umwandlung in seine biologisch wirksame Form (SCHÖNHÖFER 1979).

Übersichtsarbeiten: BUCKINGHAM (1977/78a, b); SCHÖNHÖFER (1979); KAISER (1981).

k) Glukokortikoide und Gravidität

YACKEL et al. (1966) berichten über eine größere Zahl von zum Teil mit relativ hohen Dosen während einer Gravidität behandelten Patientinnen und sahen keine gravierenden Nebenwirkungen. Kurze Übersicht siehe bei KAISER (1973).

l) Intraartikuläre Glukokortikoidtherapie

Die intraartikuläre Anwendung von Hydrokortison wurde von HOLLANDER et al. (1951) in die Therapie eingeführt. 1961 konnte HOLLANDER bereits Erfahrungen über mehr als 100000 Injektionen mitteilen (HOLLANDER et al. 1961).

In letzter Zeit wurde die Injektion wasserlöslicher Glukokortikoidpräparate propagiert. Diese haben wohl einen rascheren Wirkungseintritt, sind jedoch kürzer wirksam, sodaß im allgemeinen kristallinen Suspensionen der Vorzug zu geben ist. Von MÖLLMANN et al. (1971/72) wurde eine vergleichende Untersuchung über die Korngrößenverteilung und Partikelbeschaffenheit einiger Kortikoidkristallsuspensionen und zwar Celestan Depot, Delphicort, Scherisolon, Urbason und Volon A 40 publiziert. Die dabei gefundenen teilweise erheblichen Unterschiede lassen eine verschiedene Lösungsgeschwindigkeit und Resorption erwarten, wobei Kristalle mit geringem Durchmesser und großer Oberfläche pro Maßeinheit eine kleinere Lösungsenergie benötigen und dadurch weniger Reizerscheinungen auslösen sollten (MÖLLMANN et al. 1971/72). Für Methylprednisolonacetat beträgt die mittlere Wirkungsdauer nach intraartikulärer Injektion etwa 2 Wochen. Eine vergleichende Untersuchung über die intraartikuläre Anwendung von Aspirin und Hydrokortison wurde erst kürzlich von RYLANCE et al. (1980) publiziert.

Dosierung und Therapieführung: Tabelle 16 gibt eine Übersicht über die Dosierung verschiedener Glukokortikoide bei Injektion in die verschiedenen Gelenke (MARBACH 1981).

Insgesamt sollten nicht mehr als 4 intraartikuläre Kortikosteroidinjektionen in ein und dasselbe Gelenk im Verlauf von 6 Monaten injiziert werden, bei einem Mindestabstand der einzelnen Injektionen von 2–4 Wochen.

An Nebenwirkungen einer intraartikulären Steroidtherapie sind möglich: Eingeschleppte bzw. in situ exazerbierte Infekte (0,1–0,15%; HOLLANDER 1961), Fremdkörperreaktionen (etwa 2%), mechanische und/oder biochemisch-katabole Knorpelschädigung, aseptische Knochennekrosen und bei sehr kleinen Gelenken Kapselspannungsschmerzen. Von JESSERER (1971) und NAUMANN (1971) wurden Fälle von Gelenkzerstörungen beschrieben. Lokale Injektionen von Triamcinolonacetonid können zur Entwicklung persistierender, atrophischer

Tabelle 16. Dosierung der verschiedenen Kortikosteroid-Derivate bei intraartikulärer Applikation (Werte in mg) (n. MARBACH 1981)

	Prednison, Prednisolon	6-Methylprednisolon	Triamcinolon	Dexamethason	Betamethason	Fluocortolon	Paramethason
Kleine Gelenke Metakarpophalangeal-, Interphalangeal-, Mandibulargelenke	5–10	4–10	2,5–5	0,5–1	0,5–1	5–10	2,5–5
Mittlere Gelenke Ellbogen-, Hand-, Sprunggelenke	10–25	10–20	10–20	2–4	2–4	10–25	5–10
Große Gelenke Hüft-, Knie-, Schultergelenke	25–50	20–40	20–40	4–6	4–6	25–50	10–20

Narben führen (WOZNIAK u. BOENSCH 1977). MÖLLMANN et al. (1975) fanden nach intramuskulärer Injektion von Glukokortikoidkristallsuspensionen im Tierversuch degenerativ-regressive bis proliferativ-regenerative Alterationen.

Übersicht zur intraartikulären Kortikoidtherapie: HOLLANDER (1979); MARBACH (1981).

Übersicht zu Glukokortikoiden allgemein: DAVID et al. (1970); KAISER (1973); NELSON u. CONN (1980).

E. Myotonolytika

Der Tonus der Skelettmuskulatur wird durch polysynaptische Reflexe aufrecht erhalten. Substanzen, die hemmend auf die polysynaptische Reflexausbreitung wirken, führen zu einer Myotonolyse.

Eine kurze tabellarische Übersicht über die chemischen Kurzbezeichnungen, Handelsnamen und Dosierung der verschiedenen gebräuchlichen Myotonolytika gibt die folgende Tabelle 17 nach BACH (1981).

Im einzelnen setzt Meprobamat aufgrund einer Reflexhemmung im Rückenmark den Tonus der Skelettmuskulatur herab, wirkt jedoch nicht direkt an der Muskulatur. Daneben besitzt diese Substanz auch einen sedierenden Effekt. In verstärktem Maß gilt dies auch für die Benzodiazepame, insbesondere Diazepam (z.B. Valium) und Nitrazepam (Mogadon). Die Wirkung von Carisoprodol (Sanoma) ist nicht auf das Rückenmark beschränkt, sondern es kommt auch zu Benommenheit und verminderter Reaktivität als Ausdruck einer Dämpfung höherer Abschnitte. Geringer wirksam sind Chlormezanon (Trancopal) wie auch Phenyramidol (Cabral). Weitere myotonolytisch wirksame Substanzen sind Chlorzoxazon (Paraflex), Orphenadrin (Norflex, Benmyo) und Mephenoxalon (Dorsilon).

HOBKIRK et al. (1977) beobachteten bei chronischer Polyarthritis einen günstigen Einfluß von Diazepam abends zusätzlich zu Indometacin, während VINCE u. KREMER (1973) in einer Doppelblinduntersuchung dies nicht sahen.

In einer Studie von BERRY et al. (1981) führte Chlormezanon in der Kombination mit Benorylat zu einer Verbesserung des Schlafes.

Tabelle 17. Myotonolytika zur Behandlung muskulärer Spasmen bei rheumatischen Erkrankungen (n. BACH 1981)

Chemische Kurzbezeichnung	Präparat (Handelsname)	Dosierung (Tabl., Drag.)
Chlormezanon	Muskeltrancopal 200 mg	3 × 1
Chlorzoxazon	Paraflex 250 mg	3 × 2
Phenyramidol	Cabral 400 mg	3 × 2
Carisoprodol	Sanoma 350 mg	3 × 2
Orphenadrin	Norflex 100 mg	2 × 1
Mephenesin	Rhex „Hobein" 250 mg	3 × 1
Baclofen	Lioresal 5–10–25 mg	3 × 1
Dantrolen	Dantamacrin 25–50 mg	bis 200 mg
Meprobamat	Aneural, Cyrpon, Miltaun 400 mg	3 × 2
Phenprobamat	Gamaquil 400 mg	3 × 2
Diazepam	Valium 2–5–10 mg	3 × 1

F. Psychopharmaka bei Erkrankungen des rheumatischen Formenkreises

Mit zunehmender Kenntnis über die Zusammenhänge zwischen Depression und rheumatischen Erkrankungen, haben Psychopharmaka eine zunehmende Bedeutung als Begleitmedikation bei rheumatischen Erkrankungen erlangt. Ziel einer solchen Therapie soll es sein, einerseits eine psychische Stabilisierung und dadurch eventuell mögliche Einsparung von Antirheumatika und Analgetika zu erzielen und andererseits bei Vorliegen eines psychosomatischen Krankheitsbildes oder einer vitalen Verstimmung, eine psychische Umstimmung zu erzielen (STRAUBE 1976).

Hierzu stehen zur Verfügung: Neuroleptika, Tranquilizer und Antidepressiva.

Eine ausführliche Übersicht über die verschiedenen Präparate, findet sich bei MATHIES et al. (1980).

Übersichtsliteratur: STRAUBE (1976); MATHIES et al. (1980).

G. Placeboeffekte – Patientencompliance

1. Placeboeffekte

Seit der Beschreibung von Placebo-Effekten bei Patienten mit chronischer Polyarthritis durch TRAUT u. PASSERELLI (1957), hat das Problem der Placebowirkung zunehmend Bedeutung erlangt. Daß dies nicht nur für oral einzunehmende Medikamente, sondern auch z.B. für intraartikulär anzuwendende Substanzen gilt, zeigt die Untersuchung von MORISON et al. (1961), die beim Vergleich der intraartikulären Injektion zweier Steroide mit einem Placebo keinen signifikanten Unterschied zugunsten der Steroide beobachteten und bei alleiniger Gabe einer Placebo-Tablette bei gezielter Befragung sogar in 42% Nebenwirkungen erhoben.

Positive „Therapieresultate" unter einer Langzeittherapie mit Placebo sind allerdings nach heute vorliegenden Untersuchungsergebnissen auszuschließen (CAPELL et al. 1979). Eine ausführliche Darstellung des Problems der placebobedingten Wirkungen und Nebenwirkungen brachte das diesbezügliche Symposium in San Francisco 1977, das unter der Leitung von ROBINSON (1978) stand. Darin wird von LASAGNA (1978) der Begriff des Placebo-Reaktors näher definiert, bei dem es sich oft um ältere, sehr kooperationsbereite Patienten mit positiver Einstellung gegenüber Krankenhaus und Personal handelt. In einer Untersuchung von REIDENBERG u. LOWENTHAL (1968) wurden bei der Vorlage von 25 Fragen an 414 Versuchspersonen in 81% ohne jede vorangegangene erfaßbare Krankheit oder Medikamenteneinnahme unangenehme Symptome angegeben.

WAGENHÄUSER et al. (1978) kommen aufgrund ihrer Untersuchungen über den Einfluß medikamentenunabhängiger Faktoren auf die Ergebnisse klinischer Prüfungen von Antirheumatika zu dem Schluß, daß mit großer Wahrscheinlichkeit dem Faktor Behandlungszentrum und damit den arztbedingten Faktoren eine überragende Bedeutung zukommt.

2. Patientencompliance

Eine wesentliche Rolle in der Beurteilung von Medikamenteneffekten spielt auch die Patientencompliance. Nach LASAGNA (1978) hat man je nach klinischen Bedingungen mit 11–93% unkooperativer Patienten zu rechnen, wobei gelegentlich ein Zuviel in den meisten Fällen aber eine Unterschreitung der vorgeschriebenen Dosis beobachtet wird. Auch die Interpretation von Rezeptvorschriften stößt, wie die Studie von MAZZULO et al. (1974) zeigt, oft auf große Schwierigkeiten. So nahmen z.B. auf die Anweisung Nitrofurantoin „mit den Mahlzeiten einzunehmen", 53,7% von 67 Patienten die Tablette vor den Mahlzeiten. Nach MARCHANT (1981) kommt der Patientencompliance eine ganz wesentliche Rolle bei dem unterschiedlichen Ansprechen des einzelnen Patienten auf Medikamente zu, wobei eine Korrelation zwischen der Compliance und dem Intervall zwischen der Medikamenteneinnahme besteht. Nach DEYO et al. (1981) beträgt die mittlere Compliance für alle Medikamente 64%, mit einem relativ großen Streubereich von z.B. 55% für Indometacin bis über 80% für Prednisolon und Penicillamin. Auch fanden sich größere Unterschiede je nach Erkrankung, wobei allerdings die Compliance für Patienten mit chronischer Polyarthritis höher war als für Patienten mit anderen Erkrankungen.

H. Nebenwirkungen und Transplantationsantigene

Nach neueren Untersuchungen besteht offensichtlich eine Beziehung zwischen bestimmten Transplantationsantigenen und dem Auftreten von Nebenwirkungen unter einer antirheumatischen Therapie, insbesondere mit den bei der chronischen Polyarthritis gebräuchlichen Basistherapeutika.

Für einen solchen Zusammenhang sprachen zunächst Befunde von SCHMIDT et al. (1978), die bei 8 weiblichen Patienten (5 seropositive Polyarthritiden, 3 Infekte der oberen Luftwege) mit medikamentös (z.T. Levamisol) ausgelöster Agranulozytose in 5 Fällen ein positives HLA-B27 fanden. Schon 1978 beobachteten PANAYI et al. eine offensichtlich höhere Inzidenz von Nebenwirkungen sowohl für Gold als auch D-Penicillamin in Relation zur Frequenz der Transplantationsantigene HLA-Dw2 und HLA-Dw3. In Fortsetzung dieser Arbeiten berichtete die Arbeitsgruppe um PANAYI (WOOLEY et al. 1980) über ihre Untersuchungen an 91 Patienten mit chronischer Polyarthritis, von denen 71 Nebenwirkungen entweder unter D-Penicillamin oder Natriumaurothiomalat oder unter beiden Substanzen entwickelten. 19 von 24 Patienten mit Proteinurie hatten HLA-B8 und HLA-DRw3-Antigene. Bei 14 der 15 Proteinurien unter Aurothiomalat und bei 9 von 13 Fällen mit Penicillamin-induzierter Proteinurie, waren diese Antigene nachweisbar. Alle 13 Proteinurien, bei denen die Eiweißausscheidung im 24-Stunden-Harn 2 g überschritt, traten bei Patienten mit DRw3 auf. Dementsprechend ist das relative Risiko einer Proteinurie im Rahmen einer Aurothiomalat-Behandlung bei HLA-DRw3-positiven Patienten auf das 32-fache erhöht. Demgegenüber fanden diese Autoren keine Beziehung zwischen irgendeinem HLA-Antigen und dem Auftreten von Hauterscheinungen oder hämatologischen Komplikationen.

VISCHER (1982) berichtet über die vorläufigen Ergebnisse einer Gemeinschaftsstudie der Schweizer Rheumakommission betreffend einen Zusammenhang zwischen bestimmten HLA-Antigenen und dem Auftreten toxischer Nebenwirkungen unter einer Gold- bzw. D-Penicillamintherapie. Von 157 mit Goldsalzen und 83 mit D-Penicillamin behandelten Patienten, entwickelten jeweils etwa 30% Nebenwirkungen, davon 16 eine Proteinurie von denen 5 das HLA-DR3 Antigen hatten (31,3%). Dieser Prozentsatz ist deutlich geringer als der von der Arbeitsgruppe PANAYI gefundene Anteil.

COBLYN et al. (1981) fanden bei über 4000 Behandlungsfällen mit Goldsalzen bei 23 Patienten Thrombozytopenien. Die Bestimmung der HLA-DR Antigene bei 15 dieser Patienten, ergab eine überdurchschnittliche Häufung des HLA-DR3 im Vergleich zu einer Kontrollgruppe.

Literatur

Aarbakke J (1978) Clinical pharmacokinetics of phenylbutazone. Clin Pharmacokin 3:369–380
Aaseth J, Jellum E, Munthe E (1980) The effect of penicillamine and 2,3-dimercaptosuccinic acid on urinary excretion and tissue distribution of gold. Scand J Rheumatol 9:157–160
Abele I, Bruckschen EG, Henze F (1981) Ergebnisse einer Feldstudie mit Lonazolac-Ca. (Irritren^R), einem neuen nicht-steroidalen Antiphlogistikum/Antirheumatikum. Therapiewoche 31:5895–5901
Abeles M, Urman JD, Rothfield NF (1978) Aseptic necrosis of bone in systemic lupus erythematosus: Relationship to corticosteroid therapy. Arch Intern Med 138:750–754
Aberg G, Larsson KS (1970) Pharmakological properties of some antirheumatic salicylates. Acta Pharmacol Toxicol (Kbh) 28:249–257
Abraham EP, Chain E, Baker W, Robinson R (1943) Penicillamine: A characteristic degradation product of penicillin. Nature 151:107
Abruzzo JL (1978) Newer antirheumatic drugs. Ann Intern Med 89:131–132
Adam M (1968) Beitrag zur Vorstellung über den Mechanismus der Goldtherapie. Z Rheumaforsch 27:102–110
Adam M, Brettschneider I, Musilova J, Praus R (1978) Effect of cartilage bonemarrow extract on articular cartilage collagen formation. Pharmacology 16:49–53
Adams JG (1978) Pharmacokinetics of levamisole. J. Rheumatol [Suppl 4] 5:137–142
Adams SS, Buckler JW (1979) Ibuprofen and Flurbiprofen. Clin Rheum Dis 5:359–379
Adams SS, Cobb R (1958) A possible basis for the antiinflammatory activity of salicylates and other nonhormonal antirheumatic drugs. Nature 181:773–774
Adams SS, McCullough KF, Nicholson JS (1975) Some biological properties of flurbiprofen, an antiinflammatory, analgesic and antipyretic agent. Arzneim Forsch/Drug Res 25:1786–1791
Adler E, Wolf E, Taustein I (1970) A double blind trial with cartilage and bone marrow extract in degenerative gonarthrosis. Acta Rheum Scand 16:6–11
Adrian RW, Walker FS, Noel PRB (1976) Toxicological studies on Azapropazone. Spec Issue zu Nr 1. Curr Med Res Opin 4:17–34
Adverse reactions to Dapsone (Leading Article) (1981). Lancet 2:184–185
Albers JW, Hodach RJ, Kimmel DW, Treacy WL (1980) Penicillamine-associated myasthenia gravis. Neurology 30:1246–1250
Alving AS, Eichelberger L, Craige B, Jones R jr, Whorton CM, Pullman TN (1948) Studies on the chronic toxicity of chloroquine (SN-7618). J Clin Invest 27:60–65
Ammitzbøl F (1979) Fenbufen and Indomethacin in the treatment of rheumatoid arthritis. A comparative double-blind, crossover study. Scand J Rheumatol [Suppl] 23:5–10
Amor B, Mery C (1980) Chlorambucil in rheumatoid arthritis. Clin Rheum Dis 6:567–584
Amor B, Mery C, Gery A de (1980) La Tiopronine, nouvel anti-rhumatismal à action lente dans la polyarthrite rhumatoïde. Rev Rhumatisme 47:157–162
Anderson J (1977) Disorders of metabolism. I. In: Davies DM (ed) Textbook of adverse drug reactions. Oxford University Press, London, p 217–227
Anderson LG, Bina PRC (1980) Vergleichende crossover-Doppelblindstudie mit Fenbufen und Acetylsalizylsäure bei chronischer Polyarthritis. Arzneim Forsch/Drug Res 30:735–739

Andreasen PB, Frøland A, Skovsted L, Andersen SA, Hauge M (1973) Diphenylhydantoin half-life in man and its inhibition by phenylbutazone: The role of genetic factors. Acta Med Scand 193:561–564

Andrews FM, Golding DN, Freeman AM, Golding JR, Day AT, Hill AGS, Camp AV, Lewis-Faning E, Lyle WH (1973) Controlled trial of D(–)Penicillamine in severe rheumatoid arthritis. Lancet 1:275–280

Ansell BM, Moran H, Arden GP (1977) Penicillamine and woundhealing in rheumatoid arthritis. Proc R Soc Med [Suppl 3] 70:75–76

Ansell BM, Simpson C (1977) The effect of penicillamine on growth as height in juvenile chronic polyarthritis. Proc R Soc Med [Suppl 3] 70:123–124

Ansell BM, Symoens J (1978) International Symposion on Levamisole in rheumatoid arthritis. J Rheumatol [Suppl 4] 5:1–153

Antilla M, Haataja M, Kasanen A (1980) Pharmakokinetics of Naproxen in subjects with normal and impaired renal function. Eur J Clin Pharmacol 18:263–268

Aparicio L (1977) Some aspects of the pharmacology of Butibufen, a non steroidal anti inflammatory agent. Arch Int Pharmacodyn Ther 227:133–141

Appelboom T, Maubeuge J de, Unger J, Famaey JP (1978) Cutaneous lupus induced by penicillamine. Scand J Rheumatol 7:64

Arman CG van, Risley EA, Nuss GW, Hucker HB, Duggan DE (1976) Pharmacology of Sulindac. In: Huskisson EC, Franchimont P (eds) Clinoril in the treatment of rheumatic disorders. Raven Press New York, pp 9–36

Arrigoni-Martelli E, Restelli A (1972) Release of lysosomal enzymes in experimental inflammations; Effects of anti-inflammatory drugs. Eur J Pharmacol 19:191–198

Atkinson JP, Frank MM (1973) Effect of cortisone therapy on serum complement components. J Immunol 111:1061–1066

Austad WR (1970) Nitritoid reactions to gold treatment for arthritis. JAMA 211, 2158

Autran P, Garbe L, Pommier de Santi P, Baralis G, Charpin J (1977) Un cas d'accident rare de la chrysothérapie. Une miliaire pulmonaire allergique. Rev Franc Mal Respir 5:713

Aylward M, Parker RJ, Holly F, Maddock J, Davies DBS (1975) Long-term study of indomethacin and alclofenac in treatment of rheumatoid arthritis. Br Med J 2:7–9

Aylward M (1975a) Clinical studies on alclofenac in the treatment of rheumatic diseases: A drug in question. Curr Med Res Opin 3:274–285

Aylward M (1975b) A review of possible mechanisms of action of the antirheumatic drug, alclofenac. Curr Med Res Opin 3:249–263

Aylward M, Maddock J (1974) Plasma L-tryptophan concentrations in chronic rheumatic diseases and the effects of some antirheumatic drugs on the binding of the amino acid to plasmaproteins in vitro and in vivo. Rheumatol Rehabil 13:62–74

Aylward M, Maddock J, Rees P, Thomas GM, Wheeldon R, Holly F (1976) Simultaneous pharmacokinetics of Benorylate in plasma and synovial fluid of patients with rheumatoid arthritis. Scand J Rheum [Suppl 13] 9–12

Aylward M, Parker RJ, Maddock J (1974) Studies on 4-allyloxy-3-chlorophenylacetic acid (Alclofenac): A double-blind comparison of Alclofenac and Aspirin in rheumatoid arthritis, and effects of therapy on serum immunoglobulins and rheumatoid factor. Ann Rheum Dis 33:268–272

Ayres JW, Weidler DJ, Sakmar E, Wagner JG (1977a) Linear and non-linear assessment of tolmetin pharmacokinetics. Res Commun Chem Pathol Pharmacol 17:583–593

Ayres JW, Weidler DJ, MacKichan J, Sakmar E, Hallmark MR, Lemanowicz EF, Wagner JG (1977b) Pharmacokinetics of tolmetin with and without concomittant administration of antacid in men. Eur J Clin Pharmacol 12:421–428

Baas EU, Ewe K, Höhn P (1976) Granulomatöse Kolitis nach Naproxen. Dtsch Med Wochenschr 101:1434

Bach GL (1977) Ketophenylbutazon (Kebuzon), ein wirksames, nichtsteroidales symptomatisches Antirheumatikum. Therapiewoche 27:9392–9395

Bach GL (1978) Therapie der chronischen Polyarthritis mit nichtsteroidalen symptomatisch wirkenden Antirheumatika; Quo vadis? Ther Ggw 117:1782–1794

Bach GL (1979) Die medikamentöse Therapie der Arthrosen. Euromed, Heft 1

Bach GL (1981) Persönliche Mitteilung

Bach GL, Fotiades P (1978) Klinischer Wirkungsvergleich zweier Dosierungsschemata von Pyrazinobutazon in der Therapie rheumatischer Erkrankungen. Therapiewoche 28:7264–7269

Bach GL, Panse P, Zeiller P (1977) Glycosaminoglycanpolysulfat (GAGPS, Arteparon^R) zur Basistherapie der Arthrose. III. Biochemisch-diagnostische und klinische Untersuchungen zur intramuskulären Anwendung von GAGPS. Z Rheumatol 36:269–274

Bach GL, Rau E, Schmid C, Fotiades P (1977) Glycosaminoglycanpolysulfat (GAGPS, Arteparon) zur Basistherapie der Arthrose. I. Vergleichende Untersuchungen, Arteparon forte und physikalische Therapie vs. nur physikalische Behandlung. Z Rheumatol 36:260–264

Bacon PA, Myles AB, Beardwell CG, Daly JR, Savage O (1966) Corticosteroid withdrawal in rheumatoid arthritis. Lancet 2:935–937

Bacon PA, Tribe CR, Mackenzie JC, Verrier Jones J, Cumming RH, Amer B (1976) Penicillamine nephropathy in rheumatoid arthritis. A clinical, pathological and immunological study. Q J Med 45:661–684

Baenkler HW, Scheiffarth F (1971) Lymphozytentransformation und Immunglobuline unter Goldbehandlung. Z Rheumaforsch 30:236–239

Bagnall AW (1957) The value of chloroquine in rheumatoid disease. A four-year study of continuous therapy. Can Med Assoc J 77:182–194

Bagnall AW (1960) Antimalarial compounds in rheumatoid arthritis. Can Med Assoc J 82:1167–1169

Baici A, Fehr K (1980) Hemmung menschlicher lysosomaler Elastase durch Arteparon®. In: Dettmer N, Greiling H, Sensch KH (Hrsg) Internationales Arzneimittelsymposium Arteparon. Congress series, Eular, Basel, S 19–26

Baici A, Salgam P, Fehr K, Böni A (1981) Inhibition of human lysosomal elastase by the cartilage bone marrow extract Rumalon®. Z Rheumatol 40:44–46

Baier H (1973) Panmyelophthise als Folge einer Behandlung der primär chronischen Polyarthritis mit Gold und D-Penicillamin. Schweiz Med Wochenschr 103:1849–1852

Baldwin JL, Storb R, Thomas ED, Mannik M (1977) Bone marrow transplantation in patients with gold-induced marrow aplasia. Arthritis Rheum 20:1043–1048

Balint G, El-Ghobarey A, Capell H, Madkour M, Dick WC, Ferguson MM, Anwar-Ul-Haq M (1977) Sjögren's syndrome: A contraindication to levamisole treatment? Br Med J 2:1386–1387

Bálint G, Szobor A, Temesvári P, Zahumenszky Z, Bozsóky S (1975) Myasthenia gravis developed under D-Penicillamin Treatment. Scand J Rheumatol [Suppl 8] Workshop 21, Abst 12

Bandilla K, Tausch G (1981) Oral Gold therapy with Auranofin (SK&F 39162) – a multicenter longterm open study in patients with rheumatoid arthritis. Abstract, Symposium Auranofin in Rheumatoid Arthritis. 15. Int Rheumatologie Kongress Paris, 21.–27.6.1981, p 1

Barhous I, Müller W, Stojan B (1975) Die Bedeutung der Serum-Goldspiegel-Bestimmungen während Chrysotherapie bei chronischer Polyarthritis. Med Klin 70:1516–1521

Barnardo DE, Currey HLF, Mason RM, Fox WR, Weatherall M (1966) Mefenamic acid and Flufenamic Acid compared with Aspirin and Phenylbutazone in Rheumatoid Arthritis. Br Med J 2:342–343

Barnetson RS, Barnetson C, Pearson JMH, Rees RJW (1976) Evidence for Prevention of borderline leprosy reactions by Dapsone. Lancet II:1171–1172

Barnett AJ, Whiteside MG (1976) Marrow aplasia and penicillamine. Lancet 2:682–683

Barranco VP (1974) Inhibition of lysosomal enzymes by Dapsone. Arch Dermatol 110:563–566

Bartholomew LE, Duff IF (1963) Amopyroquin (Propoquin) in rheumatoid arthritis. Arthritis Rheum 6:356–363

Barzilai D, Dickstein D, Enat RG, Bassan H, Lichtig C, Gellei B (1978) Cholestatic jaundice caused by D-Penicillamine. Ann Rheum Dis 37:98–100

Basch ChM, Spitler LE, Engleman EP (1978) A review of short and longterm effects on articular manifestations. J Rheumatol [Suppl 4] 5:11–16

Baum J (1979) Editorial. A continuing look at penicillamine. J Rheumatol 6:3–6

Bäumer A (1971) The mechanism of action of chloroquine. In: Müller W, Harwerth H-G, Fehr K (eds) Academic Press, London New York, pp 609–613

Bäumer A, Schwiete W (1958) Zur Dauerbehandlung der chronischen Polyarthritis mit Resochin. Med Klin 53:298–301

Baxter JD, Forsham PH (1972) Tissue effects of glucocorticoids. Am J Med 53:573–589

Beckmann R, Flohé L (1981) The pathogenic role of superoxide radicals in inflammation. Efficacy of exogenous superoxide dismutase. Bull Eur Physiopath Resp [Suppl] 17:275–285

Behrend T, Rodenhäuser JH (1969) Augenaffektionen bei parenteraler Goldbehandlung der chronischen Polyarthritis. Z Rheumaforsch 28:441–447

Bekemeier H, Hirschelmann R, Giesler AJ (1975) Peroxydase-Aktivität in der Pfote der Ratte bei Adjuvans-Arthritis und ihre Beeinflussung durch Antiphlogistika in vitro. Z Rheumatol 34: 71–75

Bennett WM, Muther RS, Parker RA, Feig P, Morrison G, Golper TA, Singer I (1980) Drug therapy in renal failure: Dosing guide lines for adults. Part II: Sedatives, hypnotics and tranquilizers; cardiovascular, antihypertensive and diuretic agent; miscelaneous agents. Ann Intern Med 93:286–325

Benoxaprofen (1979) Eur J Rheumatol Inflamm 3:1–36

Bensen WG, Laskin CA, Paton ThW, Little HA, Fam AG (1979) Twice-daily dosing of enteric-coated aspirin in patients with rheumatic diseases. J Rheumatol 6:351–356

Berger W, Spring P (1970) Beeinflussung der blutzuckersenkenden Wirkung oraler Antidiabetica durch andere Medikamente und Niereninsuffizienz. Internist 11:436–441

Berglöf FE, Berglöf K, Walz DT (1978) Auranofin: An oral chrysotherapeutic agent for the treatment of rheumatoid arthritis. J Rheumatol 5:68–74

Berglund K, Johansson BG, Laurell A-B, Sjöholm A, Sturfelt G (1978) Inflammatory parameters in rheumatoid arthritis during and after administration of an anti-mitotic agent (podophyllum lignan derivatives). Scand J Rheumatol 7:61–63

Bernstein RM, Hall MA, Gostelow BE (1981) Morphea-like reaction to D-Penicillamine therapy. Ann Rheum Dis 40:42–44

Bernstein HN, Ginsberg J (1964) The pathology of chloroquine retinopathy. Arch Ophthalmol 71:238–245

Berntsen CA, Freyberg RH (1961) Rheumatoid patients after five or more years of corticosteroid treatment: a comparative analysis of 183 cases. Ann Intern Med 54:938–953

Berry H, Fernandes L, Ford-Hutchinson AW, Evans SJW, Hamilton EBD (1978) Alclofenac and D-Penicillamine. Comparative trial in rheumatoid arthritis. Ann Rheum Dis 37:93–97

Berry H, Liyanage SP, Durance RA, Barnes CG, Berger LA, Evans S (1976) Azathioprine and penicillamine in treatment of rheumatoid arthritis: A controlled trial. Br Med J 1:1052–1054

Berry H, Liyanage SP, Durance RA, Goode JD, Swannell AJ (1981) A double blind study of benorylate and chlormezanone in muskuloskeletal disease. Rheumatol Rehabil 20:46–49

Bettendorf U, Neuhaus R (1974) Penicillamin-induzierte Polymyositis. Dtsch Med Wochenschr 99:2522–2525

Bettendorf U, Pötters R (1975) Moschcowitz-Syndrom nach D-Penizillamin-Medikation. Med Welt 26:291–295

Bianchi C, Lumachi B, Marazzi-Uberti E (1972) Pharmacological investigations of 4-prenyl-1,2-diphenyl-3,5-pyrazolidinedione (DA 2370). Part 1: antiinflammatory, analgesic and antipyretic properties. Arzneim Forsch (Drug Res) 22:183

Bianchi C (1972) Survey of the biological properties of 4-prenyl-1,2-diphenyl-3,5-pyrazolidinedione (DA 2370) a novel agent in the class of anti inflammatory drugs. Arzneim Forsch (Drug Res) 22:249–253

Binderup L, Bramm E, Arrigoni-Martelli E (1980) Effect of D-Penicillamine in vitro and in vivo on macrophage phagocytosis. Biochem Pharmacol 29:2273–2278

Binns TB (1969) Allergy to Synacthen Depot. Lancet II:1081

Blais JA, Demers R (1962) The use of norethynodrel (Enovid) in the treatment of rheumatoid arthritis. (Preliminary report). Arthritis Rheum 5:284

Blau SP (1973) Metabolism of gold during lactation. Arthritis Rheum 16:777–778

Block WD, Buchanan OH, Freyberg RH (1944) Metabolism, toxicity, and manner of action of goldcompounds used in treatment of arthritis. V. A comparative study of the rate of absorption, the retention and the rate of excretion of gold administered in different compounds. J Pharmacol Exp Ther 82:391–398

Blocka K, Furst DE, Landau E, Bomberg A, Dromgoole S, Paulus HE (1981) Pharmacokinetics of a single dose of Auranofin in rheumatoid arthritis. Abstract Symposium "Auranofin in Rheumatoid Arthritis" 15. Internat Rheumatologie-Kongress, Paris, 21.–27.6.1981, p 4

Blumberger W, Rechziegler H, Spechtmeyer H (1980) Multizentrische Langzeitprüfung von Acemetacin. Arzneim Forsch/Drug Res 30(II):1463–1468

Blumberger W, Tepe H-J (1980) Einsparung oraler Antirheumatika durch lokale Anwendung von Etofenamat Gel. Therapiewoche 30:4949–4954

Boada JN, Zubiaur P, Presser E, Blanco JR (1977) Effect of levamisole on carrageenin-induced foot edema of normal and adrenal ectomized rats. Il Farmaco 32:512–515

Boardman PL, Hart FD (1967) Clinical measurement of the anti-inflammatory effects of salizylates in rheumatoid arthritis. Br Med J 4:264–268

Bole GG jr, Friedlaender MH, Smith CK (1969) Rheumatic symptoms and serological abnormalities induced by oral contraceptives. Lancet 1:323–326

Bollet AJ (1968) Stimulation of protein-chondroitin sulfate synthesis by normal and osteoarthritic articular cartilage. Arthritis Rheum 11:663–673

Boltze K-H, Kreisfeld H (1977) Zur Chemie von Etofenamat, einem Antiphlogistikum aus der Klasse der N-Arylanthranilsäurederivate. Arzneim Forsch/Drug Res 27(I):1300–1312

Borel J-F (1981) Cyclosporin A. Triangel 20:97–105

Borga O, Odar-Cederlof I, Ringberger V-A, Norlin A (1976) Proteinbinding of salicylates in uremic and normal plasma. Clin Pharmacol Ther 20:464–475

Börngen U, Goebel KM, Storck U, Lonauer G, Wagner H (1980) Langzeitbehandlung aktivierter Polyarthrosen. Schwerpunkt Medizin 3:33–36

Boström H, Berntsen K, Whitehouse MW (1964) Biochemical properties of anti-inflammatory drugs. II-Some effects of sulphate^{35S} metabolism in vivo. Biochem Pharmacol 13:413–420

Bouchard Ph, Kuttenn F, Nahoul K, Mavier Ph, Schaison G, Mauvais-Jarvis P (1979) Déviation du metabolisme du cortisol induite par la rifampicine. Nouv Presse Méd 8:1651–1654

Bourke B, Maini RN, Griffiths ID, Scott JT (1976) Fatal marrow aplasia in patient on penicillamine. Lancet 2:515

Box J, Box P, Turner R, Pisko E (1978) Piroxicam and rheumatoid arthritis: a double blind 16-week study comparing Piroxicam and Phenylbutazon. Royal Soc Med Intern Congr Symp Ser 1 Piroxicam, 41–46

Brackertz D (1978) Comparison of Clofezone and Diclofenac in the treatment of out-patients suffering from activated (painful) osteoarthrosis. Z Rheumatol 37:342–349

Bragstad A (1978) A comparative double-blind trial with Proquazone and Naproxen in the treatment of rheumatoid arthritis. Scand J Rheumatol [Suppl 21] 33–35

Braidman IP, Collins K, Jones C, Morris K, Jayson MI (1980) Evidence for a steroid receptor in rheumatoid synovial tissue cells. Agents Actions [Suppl] 7:233–236

Bregeon Ch (1977) Traitements récents de la polyarthrite rhumatoide. Bilan provisoire. Rhumatologie (Paris) 7:53–60

Brennecke FE, Alving AS, Arnold MJ, Bergenstal DM, de Wind LT (1951) A preliminary report on the effect of certain 8-Aminoquinolines in the treatment of rheumatoid artritis. J Lab Clin Med 38:795–796

Brewerton D (1976) D-Penicillamine. Br Med J 2:1507

Brezin JH, Katz SM, Schwartz AB, Chinitz JL (1979) Reversible renal failure and nephrotic syndrome associated with non-steroidal anti-inflammatory drugs. N Engl J Med 301:1271–1273

Brock N, Hohorst HJ (1963) Über die Aktivierung von Cyclophosphamid in vivo und in vitro. Arzneim Forsch/Drug Res 13:1021–1031

Brogard JM, Comte F, Madon M, Audhy B, Spach MO (1981) Pharmacokinetic profile of Benoxaprofen in subjects with normal and impaired renal function: plasma levels prediction. Curr Ther Res 30:161–171

Brogden RN, Heel RC, Speight TM, Avery GS (1978) Tolmetin: a review of its pharmacological properties and therapeutic efficacy in rheumatic diseases. Drugs 15:429–450

Brogden RN, Heel RC, Pakes GE, Speight TM, Avery GS (1980) Diclofenac sodium: A review of its pharmacological properties and therapeutic use in rheumatic diseases and pain of varying origin. Drugs 20:24–48

Bröhr HJ, Kalbhen DA (1968) Wirkung verschiedener Antirheumatika auf die Sulfomucopolysaccharid-Synthese im Knorpel. Arch Int Pharmacodyn Ther 176:380–394

Bröll H, Altmann H, Kocsis F, Tausch G (1978a) Über den Wirkungsmechanismus von D-Penicillamin bei chronischer Polyarthritis. 1. Proteinsynthesehemmung in Zellen der Synovialflüssigkeit. Z Rheumatol 37:51–55

Bröll H, Tausch G, Tuschl P, Eberl R (1977) Klinische Erfahrungen und Ergebnisse klinisch experimenteller Untersuchungen mit Bumadizon-Kalzium (Eumotol®) im Rahmen der Langzeittherapie der chronischen Polyarthritis. Therapiewoche 27:8843–8849

Brooke JW (1976) Fenoprofen therapy in large-joint osteoarthritis: double-blind comparison with Aspirin and long-term experience. J Rheumatol [Suppl 2] 3:71–75

Brooks SM, Werk EE, Ackerman SJ, Sullivan I, Thrasher BS (1972) Adverse effects of phenobarbital on corticosteroid metabolism in patients with bronchial asthma. N Engl J Med 286:1125–1128

Brooks PM, Bell MA, Lee P, Rooney PJ, Dick WC (1974a) The effect of Frusemide on Indomethacin plasma levels. Br J Clin Pharmacol 1:485–489

Brooks PM, Bell MA, Sturrock RD, Famaey JP, Dick WC (1974b) The clinical significance of indomethacin-probenecid interaction. Br J Clin Pharmacol 1:287–290

Brooks PM, Cossum PA, Boyd GW (1980) Rebound rise in renin concentrations after sessation of salizylates. N Engl J Med 303:562–564

Bruchhausen Vv, Lohmann H, O'Svâth J (1978) The pharmacokinetic profile of Pyrazinobutazone in man. Arzneim Forsch/Drug Res 28(II):2337–2343

Brune K, Peskar BA, Rainsford KD (1979) Prostaglandin release from macrophages: Modulation by antiinflammatory drugs. In: Rainsford KD, Ford-Hutchinson AW (Hrsg) Prostaglandins and Inflammations. Birkhäuser, Basel Boston Stuttgart, p 159–165

Brune K, Graf P, Rainsford KD (1977) A pharmacokinetic approach to the understanding of therapeutic effects and sideeffects of salizylates. In: Rainsford KD, Brune K, Whitehouse W (Hrsg) Aspirin and related Drugs: Their actions and uses. Agents and Actions Supplement 1. Birkhäuser, Basel Stuttgart, p 9–26

Bruni G, Groppi W, Fanfani A, Sacchetti G (1980) Indoprofen: A review of human studies. Clin Rheum Dis 6:499–524

Buchanan JD, Fairley KF, Barrie JU (1975) Return of spermatogenesis after stopping cyclophosphamide therapy. Lancet 2:156–157

Buchanan WW, Rooney PJ, Rennie JAN (1979) Aspirin and the Salicylates. Clin Rheum Dis 5:499–539

Buckingham RB (1977/78a) Interactions involving antirheumatic agents, part I. Bull Rheum Dis 28:960–965

Buckingham RB (1977/78b) Interactions involving antirheumatic agents, part II. Bull Rheum Dis 28:966–971

Bucknall RC (1977) Myasthenia associated with D-penicillamine therapy in rheumatoid arthritis. Proc R Soc Med [Suppl 3] 70:114–117

Bucknall RC, Dixon AStJ, Glick EN, Woodland J, Zutshi DW (1975) Myasthenia gravis associated with penicillamine treatment for rheumatoid arthritis. Br Med J 1:600–602

Buerklin EM, Ballard JM (1979) A double-blind comparison of fentiazac and phenylbutazone in the treatment of acute tendinitis and bursitis. Curr Med Res Opin [Suppl] 6: 90–96

Buffington GA, Dominguez JH, Piering WF, Hebert LA, Kauffman HM, Lemann J (1976) Interaction of Rifampicin and Glucocorticoids. JAMA 236:1958–1960

Bunch TW, O'Duffy JD, Tompkins RB, O'Fallon WM (1981) Penicillamine and hydroxychloroquine single and in combination in the treatment of rheumatoid arthritis. 44th Meeting of the Am Rheum Ass Atlanta, May 1980. Zit nach Schattenkirchner (1981)

Buniva G, Cattò G, Chierichetti S, Granata D, Manieri G (1972) Clinical pharmacology of 4-prenyl-1,2-diphenyl-3,5-pyrazolidinedione (DA 2370). Arzneim Forsch/Drug Res 22 Ia:258

Burger HR, Briner J, Spycher MA (1979) Auffällige Häufung membranöser Glomerulonephritiden nach Goldtherapie bei chronischer Polyarthritis. – Eine Nebenwirkung eines neuen Präparates? Schweiz Med Wochenschr 109:423–431

Buriot D, Prieur A-M, Lebranchu Y, Messerschmitt J, Griscelli C (1979) Leucémie aiguë chez trois enfants atteints d'arthrite chronique juvénile traités par le chlorambucil. Arch Fr Pediatr 36:592–598

Burkhardt H, Rommel K, Burkhardt F, Welter D (1971) Der Einfluß von Gold auf den Kollagenstoffwechsel von Haut und Knochen der Ratte. Z Rheumaforsch 30:98–104

Burns CA (1968) Indomethacin: Reduced retinal sensitivity, and corneal deposits. Am J Ophthalmol 66:825

Burns J, Rose RK, Chenkin T, Goldman A, Schulert A, Brodie BB (1953) The physiological disposition of phenylbutazone (Butazolidin) in man and a method for its estimation in biological material. J Pharmacol Exp Ther 109:346–357

Burns JJ, Rose RK, Goodwin S, Reichenthal J, Horning EC, Brodie BB (1955) The metabolic fate of phenylbutazone (Butazolidin) in man. J Pharmacol Exp Ther 113:481–489

Burns RP (1966) Delayed onset of chloroquine retinopathy. N Engl J Med 275:693–696

Butler WT, Rossen RD (1973) Effects of corticosteroids on Immunity in man. I. Decreased serum IgG concentration caused by 3 or 5 days of high doses of methylprednisolone. J Clin Invest 52:2629–2640

Buttinoni A, Cuttica A, Franceschini J, Mandelli V, Orsini G, Passerini N, Turba C, Tommasini

R (1973) Pharmacological study on a new analgesic-anti-inflammatory drug: α-[4-(1-Oxo-2-Iso-Indolinyl)-Phenyl]-Propionic acid or K 4277. Arzneim Forsch/Drug Res 23:1100–1107

Calin A, Bennett R, Jacox R, Kaplan D, O'Brien W, Paulus HE, Roth SH, Weiss T (1981) Auranofin: 1 mg vs. 9 mg. The search for the apropriate dose. Mitteilung auf dem Symposium „Therapeutic innovation in Rheumatoid Arthritis: World Wide Auranofin Symposium 20.–21.10.1981, Montreal

Cambiaggi A (1957) Unusual ocular lesions in a case of systemic lupus erythematosus. Arch Ophthalmol 57:451–453

Cambray GJ, Murphy G, Reynolds JJ (1981) The effects of Dexamethasone in vitro on the production of collagenase and inhibitor by synovial and cartilage explants from the joints of rabbits with a proliferative arthritis. Rheumatol Int 1:69–72

Camus JP, Jaffe IA, Crouzet J, Prier A, Mercier A, Dubois A (1978) La pyrithioxine nouveau traitement de fond de la polyarthrite rhumatoide. Etude ouverte de soixantedouze cas avec un recul de six mois. Rev Rhum Mal Osteoartic 45:95–100

Camus JP, Jaffe IA, Chaouat Y, Massias P, Le Chevallier P-L, Crouzet J, Prier A (1979) Traitement de la poliarthrite rhumatoide par la pyrithioxine. Etude pluricentrique ouverte sur 150 cas. Méd Hyg 37:4522–4525

Camus JP, Jaffe I-A, Chaouat Y, Massias P, Le Chevallier P-L, Crouzet J, Prier A (1980) Pyrithioxin (Encephabol®) als Basistherapeutikum bei chronischer Polyarthritis. Akt Rheumatol 5:107–108

Camus J-P, Homberg J-C, Crouzet J, Mery C, Delrieu F, Massias P, Abuaf N (1981) Autoantibody formation in D-Penicillamine treated rheumatoid arthritis. J Rheumatol [Suppl 7] 8:80–83

Capell HA, Rennie JAN, Rooney PJ, Murdoch RM, Hole DJ, Dick WC, Buchanan WW (1979) Patient compliance: A novel method of testing nonsteroidal antiinflammatory analgesic in rheumatoid arthritis. J Rheumatol 6:584–593

Carson S, Vogin EE, Huber W, Schulte TL (1973) Safety tests of orgotein, an antiinflammatory protein. Toxicol Appl Pharmacol 26:184–202

Carter ME, James VHT (1972) Effect of alternate day, single dose corticosteroid therapy on pituitary adrenal function. Ann Rheum Dis 31:379–383

Caruso I, Fumagalli M, Montrone F, Vernazza M, Bianchi Porro G, Petrillo M (1978) Controlled, double-blind study comparing acetylsalicylic acid and diflunisal in the treatment of osteoarthritis of the hip and/or knee, long-term gastroscopic study. In: Miehlke K (ed) Diflunisal in clinical practice. Futura Publ Co, Mt Kisco New York, p 63–73

Caruso I, Corvi G, Fuccella LM, Moro E, Sacchetti G, Tamassia V, Tosolini GP (1977) Pharmacokinetic studies of indoprofen in healthy volunteers and in patients. Int J Clin Pharmacol Biopharm 15:411–416

Caruso I, Moro E, Patrono C, Sacchetti G, Tamassia V, Tosoline GP (1980) Plasma and synovial fluid pharmacokinetics and prostaglandin inhibitory effect of indoprofen in patients with rheumatoid arthritis. Scand J Rheumatol 9:123–126

Cashin CH, Dawson W, Kitchen EA (1977) The pharmacology of Benoxaprofen (2-[4-Chlorophenyl]-Alpha-Methyl-5-Benzoxazole acetic acid), LRCL 3794, a new compound with antiinflammatory activity apparently unrelated to inhibition of prostaglandin synthesis. J Pharm Pharmacol 29:330–336

Castor CW (1972) Connective tissue Activation. IV. Regulatory Effects of Antirheumatic Drugs. Arthritis Rheum 15:504–514

Cathcart ES, Scheinberg MA, Idelson BA, Couser WG (1976) Beneficial effects of methylprednisolone "pulse" therapy in diffuse proliferative lupus nephritis. Lancet 1:163–166

Cavaretta CP (1981) A long-term, double-blind comparison of Pirprofen and acetylsalizylic acid in rheumatoid arthritis. Mitteilung gehalten auf dem Rengasil-Symposion, Paris, 15. Internat Rheumatologie Kongreß, 1981

Cawley MID, McAllister JM, Thould AK, Balme HW (1969) Uptake of P^{32}-labelled cyclophosphamide from arthritic knee joints. Ann Rheum Dis 28:624–629

Chalmers IM, Cathcart BJ, Kumar EB, Dick WC, Buchanan WW (1972) Clinico-pharmacological studies and clinical evaluation of flurbiprofen. A new non-steroidal antirheumatic agent. Ann Rheum Dis 31:319–324

Champion GD, Day RO, Graham GG, Paull PD (1975) Salicylates in rheumatoid arthritis. Clin Rheum Dis 2:245–265

Chang YH (1977) Adjuvant polyarthritis. II. Suppression by tilorone. J Pharmacol Exp Ther 203:156–161

Chaouat Y (1973) Vergleichende Doppelblinduntersuchung über die therapeutische Wirkung von AE 17 und Phenylbutazon. Klinisches Gutachten. Archiv der Firma Delalande, Arzneimittel GmbH, Köln

Charhon S, Rouillat M, Bouvier M (1980) Hepatite aurique: Une observation. Rev Rhum Mal Osteoartic 47:205–207

Chart JJ, Maier R (1981) Eine kurze Übersicht über die präklinische Pharmakologie von Pirprofen. In: van der Korst (Hrsg) Ein neues antirheumatisch-analgetisches Medikament: Pirprofen (®Rengasil) Huber, Bern Stuttgart Wien, p 14–22

Chérié-Lignière G, Colombo B, Carrabba M, Ferrari P, Robotti E (1972) Clinical and laboratory evaluation of 4-prenyl-1,2-diphenyl-3,5-pyrazolidinedione (DA 2370) in rheumatoid arthritis and ankylosing spondylitis. Arzneim Forsch/Drug Res 22:253–258

Cherner R, Groppe CW, Rupp JJ (1963) Prolonged Tolbutamide-Induced Hypoglycemia. JAMA 185:883–884

Chernish SM, Rubin A, Rodda BE, Ridolfo AS, Gruber CM (1972) The physiological disposition of fenoprofen in man: IV. The effects of position of subject, food ingestion and antacid ingestion on the plasma levels of orally administered fenoprofen. J Med 3:249–257

Chierichetti S, Bianchi G, Cerri B (1975) Comparison of Feprazone and Phenylbutazone interaction with Warfarin in men. Curr Ther Res 18:568–572

Chlud K (1972) Diskussionsbemerkung. In: D-Penicillamin bei der chronischen Polyarthritis, Symposium, Wien, November 1972. Biochemie GmbH, Wien, p 70–71

Chlud K (1976) Untersuchungen zur Wechselwirkung von Diclofenac und Glibenclamid. Z Rheumatol 35:377–382

Chlud K (1977) Was hat sich bewährt in der Rheumatherapie? Zytostatika. Therapiewoche 27:292–325

Chlud K (1978) Zur Wirkung von Cyclophosphamid (Endoxan) bei der experimentellen Arthritis des Kaninchen. Z Rheumatol 37:174–199

Chlud K (1980) Zur gleichzeitigen Verabreichung von Zytostatika (ZSt) und DPA bei chronischer Polyarthritis (cP). In: Chlud K (Hrsg) D-Penicillamin 1970–1980. Internationales Expertengespräch Wien, 12.–14.6.1980. Ein kritischer Vergleich – Konsequenzen für die Praxis. Knoll Ludwigshafen und Heyl, Berlin, p 145–147

Chlud K, Kaik B (1977) Doppelblindstudie zur Frage einer möglichen Interaktion zwischen Tolectin und Glibenclamid. Therapiewoche 27:6701–6702

Chlud K, Kaik B, Pangerl S (1978) Indometacin-Glucosamid in der Behandlung der chronischen Polyarthritis. Arzneim Forsch/Drug Res 28:1200

Chlud K, Kaik B, Pangerl S (1980) Doppelblind-crossover-Untersuchung von Fenbufen und Phenylbutazon bei Patienten mit chronischer Polyarthritis. Verh Dtsch Ges Rheumatol 6:340–342

Chlud K, Kotz R, Zeitlhofer J (1972) Die intraartikuläre Zytostatikaanwendung bei chronischer Polyarthritis. Tierexperimentelle und klinische Untersuchungen mit Endoxan. Therapiewoche 22:2740–2750

Chlud K, Prohaska E, Zeitlhofer J, Pfaller Ch, Friza B (1968) Immunosuppressive Behandlung der progressiv-chronischen Polyarthritis. Erfahrungen mit einem Antimitotikum aus der Podophyllinreihe (Proresid). Muench Med Wochenschr 110:88–97

Ciba Foundation (1979) Symposium 65 (New Series): Oxygen free radicals and tissue damage. Exc Medica, Amsterdam Oxford New York

Ciccolunghi SN, Chaudri HA (1977) Resultate aus weltweit durchgeführten klinischen Prüfungen mit Voltaren. In: Wagenhäuser FJ (Hrsg) Polyarthritiden. Huber, Bern Stuttgart Wien, S 345–358

Ciccolunghi SN, Chaudri HA, Schubiger BI, Reddrop R (1978) Report on a long-term tolerability study of up to two years with Diclofenac sodium (Voltaren). Scand J Rheum [Suppl 22] 86–96

Clara R, Germanes J (1977) Levamisole and agranulocytosis. Lancet 1:47–48

Clements PJ, Yu DTY, Levy J, Paulus HE, Barnett EV (1974) Effects of cyclophosphamide on B- and T-lymphocytes in rheumatoid arthritis. Arthritis Rheum 17:347–353

Clemmensen OJ, Siggaard-Andersen J, Worm AM, Stahl D, Frost F, Bloch I (1980) Psoriatic arthritis treated with oral zinc sulphate. Br J Dermatol 103:411–415

Clercq ED, Dann O (1980) Diaryl amidine derivatives as oncornaviral DNA polymerase inhibitors. J Med Chem 23:787–795

Cline MJ, Melmon KL (1966) Plasma Kinin and Cortisol: A possible explanation of the antiinflammatory action of Cortisol. Science 153:1135–1138

Coblyn JS, Weinblatt M, Holdsworth D, Glass D (1981) Gold-induced Thrombopenia. A clinical and immunogenetic study of twenty-three patients. Ann Int Med 95:178–181

Cohen DL, Orzel J, Taylor A (1981) Infants of mothers receiving goldtherapy. Arthritis Rheum 24:104–105

Cohen SN, Yielding KL (1965) Spectrophotometric studies of the interaction of chloroquine with desoxyribonucleic acid. J Biol Chem 240:3123–3131

Collier HOJ (1969) A pharmacological analysis of aspirin. Adv Pharmacol Chemother 7:17–19, 333–405

Collier HOJ, Shorley PG (1960) Analgesic antipyretic drugs as antagonists of bradykinin. Br J Pharmacol 15:601–610

Collins E, Turner G (1975) Maternal effects of regular salicylate ingestion in pregnancy. Lancet 2:335–338

Collins G, Outerbridge E, Manku MS, Horrobin DF (1976) Chloroquine as prostaglandin antagonist in treatment of patent ductus arteriosus. Lancet 2:810

Collum LMT, Bowen DI (1971) Ocular side-effects of ibuprofen. Br J Ophthalmology 55:472–477

Combs RJ, Dentino MM, Lehrman L, Szwed JJ (1976) Gold toxicity and peritoneal dialysis. Arthritis Rheum 19:936–938

Conney AH, Pantuck EJ, Pantuck CB, Buening M, Jerina DM, Fortner JG, Alvares AP, Anderson KE, Kappas A (1979) Role of environment and diet in the regulation of human drug metabolism. In: Estabrook RW, Lindenlaub E (Hrsg) The Induction of drug metabolism. Symposia Medica Hoechst 14. Schattauer, Stuttgart New York, p 583–605

Cooperating Clinics Committee of the American Rheumatism Association (1970) A controlled trial of cyclophosphamide in rheumatoid arthritis. N Engl J Med 283:883–889

Corcos JM, Soler-Bechara J, Mayer K, Freyberg RH, Goldstein R, Jaffe I (1964) Neutrophilic Agranulocytosis During Administration of Penicillamine. JAMA 189:265–268

Covelli M, Lapadula G, Numo R (1981) Effects of levamisole on Tμ and Tγ cellsubpopulation. R 11:335–339

Crawhall JC, Scowen EF, Watts RWE (1963) Effect of penicillamine on cystinuria. Br Med J 1:588–590

Crevoisier C, Ziegler WH (1980) Pharmacocinetique du carprofene. Daten der Fa Hoffmann La Roche

Crilly RG, Marshall DH, Nordin BEC (1979) Metabolic effects of corticosteroid therapy in postmenopausal women. J Steroid Biochem 11:429–433

Crout JE, Hepburn B, Ritts RE (1975) Suppression of lymphocyte transformation after aspirin ingestion. N Engl J Med 292:221–223

Cruz-Filho A, Gomes IJ, Budaruiche JS (1979) Reaktion gegen Natrium-Auro-thiomalat bei der Behandlung der rheumatoiden Arthritis. Z Rheumatol 38:381–384

Cudkowicz L, Jacobs JH (1953) Phenylbutazone (Butazolidine) in the treatment of chronic arthritis. Lancet 264:223–224

Cuisinaud G, Legheand J, Llorca G, Belkahir C, Lejeune E, Sassard J (1979) Pharmacokinetics of Fenbufen in man. Eur J Clin Pharmacol 16:59–61

Currey HLF (1965) Intra-articular thiotepa in rheumatoid arthritis. Ann Rheum Dis 24:382–388

Currey HLF, Harris J, Mason RM, Woodland J, Beveridge T, Roberts CJ, Vere DW, Dixon AStJ, Davies J, Owen-Smith B (1974) Comparison of Azathioprine, Cyclophosphamide, and gold in treatment of rheumatoid arthritis. Br Med J 3:763–766

Dahl MGC, Gregory MM, Scheuer PJ (1971) Liver damage due to methotrexate in patients with psoriasis. Br Med J 1:625–630

Dale DC, Fauci AS, Wolff SM (1974) Alternate-day prednisone, leucocyte kinetics and susceptibility to infections. N Engl J Med 291:1154–1158

Dall JLC, Keane JA (1959) Disturbances of pigmentation with chloroquine. Br Med J 1:1387–1389

Dameshek W, Schwartz R (1960) Treatment of certain "autoimmune" diseases with antimetabolites; a preliminary report. Trans Assoc Am Physicians 73:113–127

David DS, Grieco H, Cushman P jr (1970) Adrenal glucocorticoids after twenty years: A review of their clinically relevant consequences. J Chronic Dis 22:637–711

Davies P, Allison AC (1976) Secretion of Macrophage enzymes in relation to the pathogenesis of chronic inflammation. In: Nelson DS (ed) Immunobiology of the macrophage. Academic Press, New York, p 427–461

Davis P, Barraclough D (1977) Interaction of D-penicillamine with goldsalts. In vivo studies on gold chelation and in vitro studies on protein binding. Arthritis Rheum 20:1413–1418

Davis P, Harth M (1979) International Workshop and Symposium on gold salts in the rheumatic diseases. J Rheumatol [Suppl 5] 6:1–164

Davis P, Hughes GRV (1974) Significance of eosinophilia during gold therapy. Arthritis Rheum 17:964–968

Davis P, Russell AS, Miller C (1981) Mechanisms of action of Auranofin: Effects on Phagozytosis. Mitteilung auf dem Symposium „Therapeutic innovation in Rheumatoid Arthritis: World Wide Auranofin Symp. 20./21. Oktober 1981, Montreal

Davison AM, Golding JR, Thomson D (1977) Effect of Penicillamine on the kidney. Proc R Soc Med [Suppl 3] 70:109–112

Davison S (1980) Late appearing nitritoid reactions. Arthritis Rheum 23:1067

Dayer J-M, Krane SM, Russel RGG, Robinson DR (1976) Production of collagenase and prostaglandins by isolated adherent rheumatoid synovial cells. Proc Natl Acad Sci 73:945–949

DeBosset PhL, Bitter Th (1973) Near-cytotoxic gold salt therapy in long standing drug – refractory rheumatoid arthritis. A prospective investigation. Schweiz Med Wochenschr 103:1153–1158

Deby C, Bracq Z-M, Simon D (1973) In vitro inhibition of the biosynthesis of a prostaglandin by gold and silver. Biochem Pharmakol 22:3141–3143

Degos MMR, Touraine R, Belaich S, Revuz J (1969) Pemphigus chez un malade traité par penicillamine pour maladie de Wilson. Bull Soc Franc Derm Syph 76:751–753

Delbarre F, Labrousse C, Braun S (1968) La synoviorthèse par le thiotépa. Rev Rhumatisme 35:6–8

Delbarre F, Mery C, deGery A (1977) Étude à court terme de l'effet d'un traitement par l'indoprofene dans la polyarthrite rhumatoïde (comparaison à un placebo et à l'indométacine). R 7:471–480

Delbarre F, Pellegrini P, Derouaux A (1971) Un nouvel anti-inflammatoire: la Pyrazinobutazone (sel equimoléculaire de phénylbutazone et de pipérazine). Enseignements à tirer de l'analyse par ordinateur de 3.000 observations cliniques en rhumatologie. Rev Rhumatol 1:189–202

Delbarre F, Roucayrol JC, Amor B, Ingrand J, Bourat G, Fournel J, Courjaret J (1976) Pharmacokinetic study of Ketoprofen (19583 RP) in man using the tritiated compound. Scand J Rheumatol [Suppl 14] 45–52

Dell H-D, Doersing M, Fischer W, Jacobi H, Kamp R, Köhler G, Schöllnhammer G (1980) Metabolismus und Pharmakokinetik von Acemetacin beim Menschen. Arzneim Forsch/Drug Res 30(II):1391–1398

Dell H-D, Doersing M, Fischer, W, Fiedler J, Jacobi H, Kamp R (1981) Zum Metabolismus von Etofenamat. Identifizierung und Analytik der Metaboliten, deren pharmakologischen Eigenschaften sowie Speziesabhängigkeit des Etofenamat-Metabolismus. Arzneim Forsch/Drug Res 31(I):9–16

Dell H-D, Fiedler J, Jakobi H, Wäsche B (1977) Zur Biochemie und Pharmakokinetik von Etofenamat. Untersuchungen am Menschen. Arzneim Forsch/Drug Res 27(I):1322–1325

Delrieu F, Job Ch, Roswag D (1980) Nécrose cutanée après une injection intra-musculaire de phénylbutazone. R 10:119–120

Delrieu F, Menkes CJ, Sainte-Croix A, Babinet P, Chesneau A-M, Delbarre F (1976) Myasthénie et thyroïdite autoimmune au cours du traitement de la polyarthrite rhumatoïde par la D-Penicillamine. Étude anatomo-clinique d'un cas. Ann Méd Interne (Paris) 127:739–743

Denson LJ, Thompson MD (1960) A new salicylate therapy for treatment of arthritic diseases. J Med Soc NJ 57:314

Deodhar SD, Dick WC, Hodgkinson R, Buchanan WW (1973) Measurement of clinical response to anti-inflammatory drug therapy in rheumatoid arthritis. Q J Med (New series) 42:387–401

Deodhar SD, McLeod MM, Dick WC, Buchanan WW (1977) A short-term comparative trial of salsalate and indomethacin in rheumatoid arthritis. Curr Med Res Opin 3:185–188

Dequeker J, Mardjuardi A (1981) Treatment of rheumatoid arthritis with flurbiprofen: a comparison with enteric-coated aspirin. Curr Med Res Opin 7:418–422

Dequeker J, Stevens E, Wuyts L (1980) A controlled trial of magnesium dithiosalicylate compared with aspirin in rheumatoid arthritis. Curr Med Res Opin 6:589–592

Desai SN (1973) Sudden gigantism of breasts: Drug induced? Br J Plast Surg 26:371–372

Deshayes P, Rénier J-C, Bregeon Ch, Houdent G (1971) Incidents et accidents des thérapeutiques à visée immuno dépressive dans la polyarthrite rhumatoide. Rev Rhumatism 38:797–806

Dettmer N (1966) Betrachtungen zum Wirkungsmechanismus von Mucopolysaccharid-Polyschwefelsäureestern an arthrotischen Knorpeln. Z Rheumaforsch 25:122–130

Dettmer N (1979) Der Therapieeffekt von Glycosaminoglycanpolysulfat (Arteparon) bei Arthrosen in Abhängigkeit von der Applikationsart (intraartikulär oder intramuskulär). Z Rheumatol 38:163–181

Dettmer N, Greiling H, Sensch KH (1980) Internationales Arzneimittelsymposium Arteparon®. Congress Series. Eular-Verlag, Basel

Dettmer N, Josenhans G (1967) Über die intraartikuläre Anwendung von Mucopolysacchariden bei Gelenkserkrankungen. Med Welt 18:2697–2702

Deutsch HF, Morton JI (1957) Dissociation of human serum macroglobulins. Science 125:600

Deyo RA, Inui TS, Sullivan B (1981) Noncompliance with arthritis drugs: Magnitude, correlates, and clinical implications. J Rheumatol 8:931–936

Dieppe PA, Huskisson EC (1978) Diflunisal and Acetylsalicylic acid: A comparison of efficacy in osteoarthritis; of nephrotoxicity, and of anti-inflammatory activity in the rat. In: Miehlke K (ed) Diflunisal in clinical practice. Futura Publ Co, Mt Kisco New York, pp 57–61

Di Perri T zit nach Mowat (1979) In: Mowat AG, Vischer TL (ed) Levamisole "Immunmodulation" – a new approach to basic therapy of rheumatoid arthritis. Eular Monograph Series, Nr 5, Eular Publ, Basel, p 7

Di Perri T, Auteri A, Laghi-Pasini F, Mattiolo F (1978) A weakly oral dose of levamisole in the treatment of rheumatoid arthritis associated with E-rosette lymphocyte reduction. Eur J Rheumatol Inflamm 1:155–164

Di Rosa M, Willoughby DA (1971) Screens of antiinflammatory drugs. J Pharmacy Pharmacol 23:297–298

Dittrich P, Knapp E, Staudinger E (1970) Arzneimittelfieber nach Azathioprinmedikation. Wien Klin Wochenschr 82:316

Dixon AStJ, Davies J, Dormandy TL, Hamilton EBD, Holt PJL, Mason RM, Thompson M, Weber JCP, Zutshi DW (1975) Synthetic D(–)Penicillamine in rheumatoid arthritis. Double-blind controlled study of a high and low dosage regimen. Ann Rheum Dis 34:416–421

Dodd MJ, Griffiths ID, Thompson M (1980) Adverse reactions to D-penicillamine after gold toxicity. Br Med J 280:1498–1500

Dolin R, Reichman RC, Mazur MH, Whitley RJ (1978) Herpes zoster – Varizella infections in immunosuppressed patients. Ann Intern Med 89:375–388

Domenjoz R (1971) The pharmacology of antirheumatic agents. In: Müller W, Harwerth H-G, Fehr K (eds) Rheumatoid Arthritis. Academic Press, London New York, pp 513–550

Douwes FR (1974) The Effect of Anti-Inflammatory Drugs on Phagozytosis and Lysosomal Enzymes in Granulocytic Leucocytes. Int J Clin Pharmacol 9:243–246

Downie WW, Lowe JR, Pickup ME (1977) The effects of antacids on the absorption of enteric-coated phenylbutazone (Butacote). J Int Med Res [Suppl 2] 5:20–25

Dresse A, Delapierre D, Baudinet G, Kramp R (1978) Pharmakokinetics of Diflunisal administered orally at a dosage of 500 mg twice daily for 10 days. In: Symposium on Diflunisal. New Perspectives in Analgesia, Abstract 1. Zit nach Winzum C van, Verhaest L (1979)

Droste U (1982) Benoxaprofen in der Behandlung der chronischen Polyarthritis. Akt Rheumatol 7:52–54

Duchange E (1956) Étude critique des effets de la nivaquine dans la PCE. Thèse, Paris

Dugal R, Dupuis C, Bertrand M, Gagnon MA (1980) The effect of puffering on oxyphenbutazone absorption, kinetics and systemic availability. Biopharm Drug Dispos 1:307–321

Duggan DE, Hogans AF, Kwan KC, McHahon FG (1972) The metabolism of indomethacin in men. J Pharmacol Exp Ther 181:563–575

Duggan DE, Hooke KF, Noll RM, Kwan KC (1975) Enterohepatic circulation of Indomethacin and its role in intestinal irritation. Biochem Pharmacol 25:1749–1754

Dürrigl T, Vitaus M, Pucar I, Miko M (1976) Diclofenac Natrium (Voltaren): Ergebnisse einer vergleichenden Multicenter-Prüfung bei rheumatoider Arthritis des Erwachsenen. Therapiewoche 26:2922–2928

Dwosch IL, Stein HB, Urowitz MB, Smythe HA, Hunter T, Ogryzlo MA (1977) Azathioprine in early rheumatoid arthritis. Comparison with gold and chloroquine. Arthritis Rheum 20:685–692

Eakins KE, Higgs GA, Mugridge KG, Moncada S, Vane JR (1979) Low doses of indomethacin or the salicylates enhance leukocyte migration in vivo. Zit nach Higgs et al. (1979a)

Eastmond CJ (1976) Diffuse alveolitis as complication of penicillamine treatment for rheumatoid arthritis. Br Med J 1:1506

Eberhard A, Laas U, Vojtisek O, Greiling H (1972) Zur Bedeutung und Herkunft von lysosomalen Enzymen in der Synovialflüssigkeit bei chronischen Gelenkerkrankungen. Z Rheumaforsch 31:105–118

Eberl R (1974) Goldbehandlung der Polyarthritis chronica. I. Klinischer Teil. Goldtherapie und Nebenwirkungen von Goldpräparaten. II. Biochemischer Teil. Untersuchungen über den Wirkungsmechanismus der Chrysotherapie und ihrer Nebenwirkungen. Wien Klin Wochenschr [Suppl 25] 86:3–22

Eberl R (1975) Über Komplikationen der Chrysotherapie bei 268 Patienten. Acta Med Austriaca 2:125–127

Eberl R, Altmann H (1970) Über die Transportform von Gold im Blutserum nach intravenöser bzw. intramuskulärer Verabreichung verschiedener Goldsalze. Z Klin Chem Klin Biochem 8:99

Eberl R, Tausch G, Klein W, Kocsis F, Altmann H (1974) Einfluß von D-Penicillamin auf die semikonservative DNS-Synthese und DNS-Reparatur. Z Rheumatol 33:148–151

Ebringer A, Colville P (1967) Chloroquine neuromyopathy associated with keratopathy and retinopathy. Br Med J 2:219–220

Editorial (1971) Gold for rheumatoid arthritis. Br Med J 1:471–472

Ehrlich GE (1979) Tolmetin sodium: Meeting the clinical challange. Clin Rheum Dis 5:481–497

Eisenmenger E, Hofecker G, Niebauer G, Niedermüller H (1977) Untersuchungen über die Einbaurate von subkutan injiziertem Tritium-markiertem Eleparon in experimentell geschädigte Gelenke von Ratten. Wien Tieraerztl Monatsschr 64:148–153

El-Ghobarey AF, Kirkwood E, Forrester JB, Ansari AF, Lawrence JR, Dick WC (1980) Effect of levamisole on cell mediated immunity, and leucocyte cyclic nucleotides in patients with rheumatoid arthritis. R 10:367–373

El-Ghobarey AF, Chaudhuri AKR, Kirkwood E, Dick WC (1979) Levamisole and severe varicella infection in a patient with rheumatoid arthritis. R 8:399–401

Elling H, Kiilerich S, Sabro J, Elling P (1980) Influence of a non-steroid antirheumatic drug on serum and urinary zinc in healthy volunteers. Scand J Rheumatol 9:161–163

Ellison MR, Flatt AE (1971) Intra-articular thiotepa in rheumatoid disease. A clinical analysis of 123 injected MP and PIP joints. Arthritis Rheum 14:212–222

Elman A, Gullberg R, Nilsson E, Rendall I, Wachtmeister L (1976) Chloroquine retinopathy in patients with rheumatoid arthritis. Scand J Rheumatol 5:161–166

Emori HW, Champion GD, Bluestone R, Paulus HE (1973) Simultaneous pharmacokinetics of indomethacin in serum and synovial fluid. Ann Rheum Dis 32:433–435

Empire Rheumatism Council (1957) Multi-centre controlled trial comparing cortisone acetate and acetylsalicylic acid in the long-term treatment of rheumatoid arthritis: Results of three year's treatment. Ann Rheum Dis 16:277–289

Endres W (1981) D-Penicillamine in pregnancy – to ban or not to ban? Klin Wochenschr 59:535–537

Enislidis AC (1972) Gewebsverteilung von Tritium-markiertem Glycosaminoglykanpolysulfat nach intraartikulärer Injektion. Med Welt 23:733–735

Ennis RS, Granda JL, Posner AS (1968) Effect of gold salts and other drugs on the release and activity of lysosomal hydrolases. Arthritis Rheum 11:756–764

Erhardt R, Fischer U, Fischer B, Kern J (1978) Hirnorganisches Syndrom bei Goldtherapie. Fortschr Med 96:581–585

Erkrath KD, Adebahr G, Klöppel A (1980) Folgenschwere Verwechslung von Penicillamin mit Penicillin. Allergie vom Spättyp mit protrahiertem Schock als tödliche Komplikation der Therapie mit D-Penicillamin bei rheumatoider Arthritis im Kindesalter. Dtsch Med Wochenschr 105:1121–1123

Erlsbacher O, Geisberger H, Popp A (1956) Antientzündliche Therapie mit Stickstofflost. Med Welt 166–169

Essigman WK, Chamberlain MA, Wright V (1979) Diflunisal in osteoarthrosis of the hip and knee. Ann Rheum Dis 38:148–151

Estes D, Kaplan K (1980) Lack of platelet effect with the aspirin analogue salsalate. Arthritis Rheum 23:1303–1307

Eylau O (1960) Zur Pathogenese und causalen Behandlung der Kniegelenkarthrose. Med Klin 55:2367–2370

Eylau O (1966) Intraartikuläre Arthrosebehandlung mit einem Mucopolysaccharidschwefelsäureester. Z Aerztl Fortbild (Jena) 55:142–148

Eyring EJ, Engleman EP (1963) Interaction of gold and penicillamin. Arthritis Rheum 6:216–223

Faber U, Walther D (1966) Tierexperimentelle Untersuchungen über die Regenerationsfähigkeit des hyalinen Knorpels und über Möglichkeiten einer Stimulierung der Knorpelregeneration. Arch Orthop Unfallchir 59:401–408

Faludi G, Mills LC, Chayes ZW (1964) Effect of steroid on muscel. Acta Endocrinol (Kbh) 45:68–78

Famaey J-P (1973) Interactions between non-steroidal anti-inflammatory drugs and biological membranes. I. High amplitude pseudo-energized mitochondrial swelling and membrane permeability changes induced by various non-steroidal anti-inflammatory drugs. Biochem Pharmacol 22:2693–2705

Famaey JP, Colinet E (1976) A double-blind trial of Ketoprofen in the treatment of osteoarthritis of the hip. Scand J Rheumatol [Suppl 14] 129–132

Famaey J-P, Whitehouse MW (1973) Interactions between nonsteroidal anti-inflammatory drugs and biological membranes. II. Swelling and membrane-permeability changes induced in some immunocompetent cells by various non-steroidal anti-inflammatory drugs. Biochem Pharmacol 22:2707–2717

Fan PT, Yu DTY, Clements PJ, Fowlston S, Eisman J, Bluestone R (1978) Effect of corticosteroids on the human immune response: Comparison of one and three daily 1 gm intravenous pulses of methylprednisolone. J Lab Clin Med 91:625–634

Farquet J-J, Dayer J-M, Miescher PA (1978) Anémie auto-immunohémolytique induite par l'acide mefenamique. Schweiz Med Wochenschr 108:1510–1512

Fauci AS (1978) Mechanisms of action of glucocorticosteroids. Ann Rep Med Chemistry 13:179–183

Fauci AS (1978–79) Mechanisms of the immunosuppressive and anti-inflammatory effects of glucocorticosteroids. J Immunopharmacol 1:1–25

Fauci AS (1978) Alternate-day corticosteroid therapy. Am J Med 64:729–731

Fauci AS (1979) Glucocorticoid effects on circulating human mononuclear cells. J Reticuloendothel Soc 26:727–738

Fauci AS, Dale DC (1974) The effect of in vivo hydrocortisone on subpopulations of human lymphocytes. J Clin Invest 53:240–246

Fauci AS, Dale DC (1975) Alternate-day prednisone therapy and human lymphocyte subpopulations. J Clin Invest 55:22–32

Faust-Tinnefeldt G, Gilfrich HJ (1977) Digitoxin-Kinetik unter antirheumatischer Therapie mit Azapropazon. Arzneim Forsch/Drug Res 27(II):2009–2011

Faust-Tinnefeldt G, Geißler HE, Mutschler E (1977a) Azapropazon-Plasmaspiegel unter rheumatologischer Kombinationstherapie mit D-Penicillamin und Immunsuppressiva. Arzneim Forsch/Drug Res 27:2153–2157

Faust-Tinnefeldt G, Geißler HE, Mutschler E (1977b) Azapropazon-Plasmaspiegel unter Begleitmedikation mit einem Antacidum oder Laxans. Arzneim Forsch/Drug Res 27(II):2411–2414

Faust-Tinnefeldt G, Geißler HE (1977) Azapropazon und rheumatologische Basistherapie mit Chloroquin unter dem Aspekt der Arzneimittelinteraktion. Arzneim Forsch/Drug Res 27:2170–2173

Faust-Tinnefeldt G, Geißler HE (1978) Azapropazon und rheumatologische Kombinationstherapie unter dem Aspekt der Arzneimittelinteraktionen: Azapropazon/Aurothioglukose und Azapropazon/Prednisolon. Arzneim Forsch/Drug Res 28:337–341

Favreau M (1977) Hepatic toxicity associated with gold therapy. Ann Intern Med 87:717–719

Fee JA, Teitelbaum HD (1972) Evidence that superoxide dismutase plays a role in protecting red blood cells against peroxidative hemolysis. Biochem Biophys Res Commun 49:150–158

Feldmann JL, Mery C, Amor B, Kahan A, Gery A de, Delbarre F (1981) Effectiveness of levamisole in rheumatoid arthritis: Immune changes and long-term results. Scand J Rheumatol 10:1–8

Fellet A (1979) Fentiazac in rheumatoid arthritis: a multicentre study. Curr Med Res Opin [Suppl] 6:64–70

Feltkamp TEW (1979) Fundamental studies on penicillamine for rheumatoid diseases. Scand J Rheumatol [Suppl 28] 5–107

Felts JH, King JSt Jr, Boyce WH (1968) Nephrotic syndrome after treatment with d-penicillamine. Lancet 1:53–54

Fenech FF, Bannister WH, Grech JL (1967) Hepatitis with biliverdinaemia in association with indomethacin-therapy. Br Med J 2:155–156

Fenner H (1982) Interaktionen mit nichtsteroiden Antirheumatika. Rheuma-Therapie Aktuell 2/1:2–8

Fenner H (1982) Suxibuzon (Solurol)-Verkauf in Japan eingestellt. Rheuma-Therapie Aktuell 2/1:8

Fenner H, Eberl R (1977) Azapropazon bei Erkrankungen des rheumatischen Formenkreises. Rheumaforum, Sondernummer 1. Braun, Karlsruhe

Fernandes L, Swinson DR, Hamilton EBD (1977) Dermatomyositis complicating penicillamine treatment. Ann Rheum Dis 36:94–95

Ferreira SH (1972) Prostaglandins, Aspirin-like drugs and analgesia. Nature New Biol 240:200

Ferreira SH, Vane JR (1974) New aspects of the mode of action of nonsteroidal antiinflammatory drugs. Ann Rev Pharmacol 14:67–73

Ferreira SH, Vane JR (1979) Mode of action of anti-inflammatory agents which are prostaglandinsynthetase inhibitors. In: Vane JR, Ferreira SH (eds) Anti-inflammatory drugs. Handbuch exp Pharma, 50/2. Springer, Berlin Heidelberg New York, p 348–398

Fiegel G (1979) Kortikoid-Nebenerscheinungen. Schattauer, Stuttgart New York

Fikrig SM, Smithwick EM (1968) Effect of gold salts on in vitro lymphocyte response to streptolysin-S. Arthritis Rheum 9:478–479

Finkelstein AE, Walz DT, Batista V, Mizraji M, Roisman F, Misher A (1976) Auranofin, new oral gold compound for treatment of rheumatoid arthritis. Ann Rheum Dis 35:251–257

Finkelstein AE, Roisman FR, Ladizesky MG, Walz DT (1981) Mechanisms of action of Auranofin: Effects on lysosomal enzymes. Mitteilung auf dem Symposium „Therapeutic innovation in Rheumatoid Arthritis: World Wide Auranofin Symp, 20/21.10.1981, Montreal

Finkelstein AE, Roisman FR, Walz DT (1977) Effect of Auranofin, a new antiarthritic agent on immune complex-induced release of lysosomal enzymes from human leukocytes. Inflammation 2:143–150

Finkenbein GF, Schönhaber E, Fries G (1981) Erfahrungen mit Orgotein bei der konservativen Behandlung der Gonarthrose: Ergebnisse einer multizentrischen Studie. Akt Rheumatol 6:138–141

Fitzcharles MA, Halsey J, Currey HLF (1982) Conversion from daily to alternate daily corticosteroids in rheumatoid arthritis. Ann Rheum Dis 41:66–68

Flatt AE (1962) Intra-articular thiothepa in rheumatoid disease of the hands. Rheumatism 18:70

Fleischhacker H, Dittrich H (1951) Die Behandlung der Polyarthritis mit Stickstoff-Lost. Med Klinik 46:494–496

Flohé L, Loschen G (1981) Der therapeutische Wirkungsmechanismus von exogen zugeführter Superoxiddismutase: Befunde und Ausblicke. Eur J Rheumatol Inflamm 4:183–200

Flower RJ, Gryglewski R, Herbaczynska C, Edro K, Vane JR (1972) Effects of anti-inflammatory drugs on prostaglandin biosynthesis. Nature 238:104–106

Flower RJ, Cheung HS, Cushman DW (1973) Quantitative determination of Prostaglandins and Malondialdehyde formed by the Arachidonate Oxygenase (Prostaglandin-Synthetase) system of bovine seminal vesicle. Prostaglandins 4:325–341

Flower RJ, Blackwell GJ (1979) Anti-inflammatory steroids induce biosynthesis of a phospholipase A_2 inhibitor which prevents prostaglandin generation. Nature 278:456–459

Fluproquazone (1981) Arzneim Forsch/Drug Res 31(I):871–940

Forbes IJ, Smith JL (1967) Effect of antiinflammatory drugs on lymphocytes. Lancet 2:334–335

Ford-Hutchinson AW, Bray MA, Cunningham FM, Davidson EM, Smith MJH (1981) Isomers of leukotriene B_4 possess different biological potencies. Prostaglandins 21:143–152

Forestier MJ (1929) L'aurothérapie dans les rhumatismes chroniques. Bull Mém Soc Méd Hôp Par 53:324–327

Forestier MJ (1935) Rheumatoid arthritis and its treatment by gold salts. The results of six years experience. J Lab Clin Med 20:827–840

Forssman O, Mulder J (1973) Hypersensitivity to different ACTH peptides. Acta Med Scand 193:557–559

Fossgreen J, Kirchheiner B, Petersen FO, Tophøj E, Zachariae E (1976) Clinical evaluation of Ketoprofen (19.583 RP) in rheumatoid arthritis. Double blind cross-over comparison with Indomethacin. Scand J Rheumatol [Suppl 14] 93–98

Fossgreen J (1976) Ketoprofen. A Survey of Current Publications. Scand J Rheumatol [Suppl 14] 7–32

Fossgreen J, Brown-Thomsen J (1976) Ketoprofen. A new non-steroidal anti-inflammatory agent. Scand J Rheumatology [Suppl 14] 5–134

Fowler PD (1979) Voltarol: Diclofenac Sodium. Clin Rheum Dis 5:427–464

Francois J, De Rouck A, Cambie E, De Laey JJ (1972) Retinopathy caused by chloroquine. Bull Soc Belge Opthal 160:581–590

Frank O (1975) Nichtsteroidale antirheumatische Therapie und Leber. Acta Med Austriaca 2:145–148

Frank O, Klemmayer K (1974) Zur Behandlung der schweren Coxarthrose mit Ketoprofen. Schweiz Rundschau Med (Praxis) 63:1003–1004

Frankl R, Kottusch H (1971) Kombinationstherapie mit einem neuen Antirheumatikum. Therapiewoche 21:2650–2653

Frech EG, Keßler H (1975) Klinische Erfahrungen mit Perclusone in der balneologisch-physikalischen Rheumatherapie. Med Welt 26:611–613

Freedman A, Bach F (1952) Mepacrine and rheumatoid arthritis. Lancet 2:321–322

Freedman A, Steinberg VL (1960) Chloroquine in rheumatoid arthritis: A double blind fold trial of treatment for one year. Ann Rheum Dis 19:243–250

Freise J, May B, Schmidt E (1976) Cholestatischer Ikterus nach Azathioprin. Dtsch Med Wochenschr 101:1223–1226

Freyberg RH (1966) Goldtherapy for rheumatoid arthritis. In: Hollander J.L. (ed) Arthritis and allied Conditions. Lea and Febiger, Philadelphia, p 302

Freyberg RH, Block WD, Levey S (1941) Metabolism, toxicity and manner of action of gold compounds used in the treatment of arthritis. I. Human plasma and synovial fluid concentration and urinary excretion of gold during and following treatment with gold sodium thiomalate, gold sodium thiosulphate, and colloidal gold sulfide. J Clin Invest 20:401–412

Frölich JC, Hollifield JW, Dormois JC, Frölich BL, Seyberth H, Michelakis AM, Oates JA (1976) Suppression of plasma renin activity by Indomethacin in man. Circ Res 39:447–452

Fromm E, Frederiksen P (1976) Pemphigus vulgaris following d-penicillamine. Dermatologica 152:358–362

Frömming KH, Schwabe L (1976) Die in-vitro Auflösungsgeschwindigkeit von mikroverkapselter Acetylsalicylsäure (Colfarit®) in Abhängigkeit vom Alkoholgehalt des Auflösungsmediums. Arch Pharmacol 309:995–1000

Fujimoto K, Ueno R (1973) Die intraartikuläre Behandlung der Arthrosis deformans des Kniegelenks mit einem Mucopolisaccharidschwefelsäureester. Z Orthop 111:310–314

Fulghum DE, Catalano PM (1973) Stevens-Johnson-Syndrome from Clindamycin. A case report. JAMA 223:318–319

Gabka J (1978) Analgetische und antiphlogistische Wirksamkeit von Biarison®. Klinisch-experimentelle Untersuchungen. Muench Med Wochenschr 120:331–334

Garber E, Craig RM, Bahu RM (1975) Aspirin hepatotoxicity. Ann Intern Med 82:592–593

Garrett R, Paulus H (1980) Complications of intravenous methylprednisolone pulse therapy (Abstract). Arthritis Rheum 23:677

Gary NE, Dodelson R, Esinger RP (1980) Indomethacin-associated acute renal failure. Am J Med 69:135–136

Gaucher A, Netter P, Faure G, Tamisier J-N, Purel J, Maillard A, Royer R-J (1976) A propos des interactions des salicylés et des autres anti inflammatoires non steroidiens; étude pharmacocinétique de l'association phénylbutazone-aspirine chez l'homme. Rev Rhumatism 43:425–429

Geißler H, Pevny I (1974) Allergologische Hauttests mit D-Penicillamin bei Penicillin-Allergikern. In: Ott VR, Schmidt KL (Hrsg) Die Behandlung der rheumatoiden Arthritis mit D-Penicillamin. Symposion Berlin 1973. Der Rheumatismus, Bd 42. Steinkopff, Darmstadt, S 138–141

Gerber RC, Paulus HE (1975) Gold therapy. Clin Rheum Dis 1:307–318

Gerber RC, Paulus HE, Jennrich RI, Lederer M, Bluestone R, Blahd WH, Pearson CM (1974) Goldkinetics following aurothiomalate therapy. Use of a whole body radiation counter. J Lab Clin Med 83:778–789

Gerdes H, Schmitz-Moormann P (1968) Nekrotisierende Arteriitis bei steroidbehandelter rheumatoider Polyarthritis mit sekundärer Amyloidose. Muench Med Wochenschr 28:1363–1367

Gerlis LS, Gumpel JM (1981) Isoxepac in rheumatoid arthritis: a double-blind comparison with aspirin. Rheumatol Rehabil 20:50–53

Gerster JC, De Kalbermatten A, De Peyer R, Toussaint M, Carrel J (1976) Réactions toxiques aux sels d'or avec enterocolite grave chez un homme atteint d'une polyarthrite rhumatoide. Schweiz Med Woschenschr 106:1606–1608

Gessa GL, Loddo B, Brotzu G, Schivo ML, Tagliamonte A, Spanedda A, Bo G, Ferrari W (1966) Selective inhibition of poliovirus growth by D-Penicillamine in vitro. Virology 30:618–622

Ghishan FK, La Brecque DR, Younoszai K (1978) Intrahepatic cholestasis after gold therapy in juvenile rheumatoid arthritis. J Pediatr 93:1042–1043

Gibbs K, Walshe JM, (1971) Studies in ^{35}S-labelled DL-Penicillamine in patients with Wilson's disease. QJ Med 40:275–287

Gill GN (1976) ACTH regulation of the adrenal cortex. Pharmacol Ther [B] 2:313–338
Gillberg R, Korsan-Bengtsen K, Magnusson B, Nyberg G (1981) Gastrointestinal blood loss. Gastroscopy and coagulation factors in normal volunteers during administration of acetylsalicylic acid and Fluproquazone. Scand J Rheumatol 10:342–346
Girard J, Lipchitz L, Nars PW (1973) Allergene Eigenschaften von ACTH. In: Schuppli R (Hrsg) ACTH – Eine Standortbestimmung für die Praxis. Huber, Bern Stuttgart Wien, S 98–112
Girdwood RH (1974) Death after taking medicaments. Br Med J 1:501–504
Glass RC, Swannell AJ (1978) Concentrations of Ibuprofen in serum and synovial fluid from patients with arthritis. Br J Clin Pharmacol 6:453P–454P
Goebel KM (1981) Pirprofen und Indometacin bei chronischer Polyarthritis – eine randomisierte Doppelblindstudie mit Placebokontrolle. In: Korst JK van der (Hrsg) Ein neues antirheumatisch-analgetisches Medikament: Pirprofen (®Rengasil). Huber, Bern Stuttgart Wien, S 77–84
Goebel KM, Hahn E, Hausmann L, Storck U, Kaffarnik H, Neurath F (1979) Aktuelle Aspekte der rheumatoiden Arthritis. Ergebnisse einer vergleichenden Doppelblind-Studie. Fortschr Med 97:1793–1798
Goerz G, Merk H (1981) Medikamentöse Immunsuppression in der Dermatologie. Z Hautkr 56:975–990
Goldberg AAJ, Godfrey KE (1980) Fenclofenac. Clin Rheum Dis 6:647–674
Golding JR, Andrews FM, Camp V, Day AT, Freeman AM, Golding DN, Hill AGS, Lyle WH, Mowat AG (1973) Controlled trial of Penicillamine in severe rheumatoid arthritis. Ann Rheum Dis 32:385
Golding JR, Day AT, Tomlinson MR, Brown RM, Hassan MO, Langstaff SR (1977) Rheumatoid arthritis treated with small doses of penicillamine. Proc R Soc Med [Suppl 3] 70:131–133
Golding J, Day AT, Wilson MA (1978) Effect of penicillamine after gold-treatment. Br Med J 1:858
Goldstein G (1978) Mode of action of levamisole. J Rheumatol [Suppl 4] 5:142–148
Goldstein S, DeMeo R, Shemano I (1968) Antiinflammatory activity of 2,4-Dinitrophenol following local administration at the site of inflammation. Proc Soc Exp Biol Med 128:980–982
Gordon BL, Yanagihara R (1977) Treatment of systemic lupus erythematosus with the T-cell immunopotentiator levamisole: a follow-up report of 16 patients under treatment for a minimum period of four months. Ann Allergy 39:227–236
Gorin G, Doughty G, Gideon R (1967) Equilibria in Thiol-Disulphide Interchanges. Part V. Reaction of some Aminoethanethiols with 4,4'-Dithiobis (benzenesulphonic acid). J Chem Soc [B] 729–736
Gottlieb NL, Brown HE jr (1977) Acute myocardial infarction following goldsodium thiomalate induced vasomotor (nitritoid) reaction. Arthritis Rheum 20:1026–1028
Gottlieb NL (1976/1977) Chrysotherapy. Bull Rheum Dis 27:912–917
Gottlieb NL (1979) Goldexcretion and retention during Auranofin treatment: A preliminary report. J Rheumatol [Suppl 5] 6:61–67
Gottlieb NL (1981) Comparative pharmacokinetics of gold compounds. Vortrag, auf Symposium Therapeutic innovation in Rheumatoid Arthritis: World Wide Auranofin-Symposium. 20./21. Oktober 1981, Montreal
Gottlieb NL, Smith PM, Smith EM (1972) Tissue goldconcentration in an rheumatoid arthritis receiving goldtherapy. Arthritis Rheum 15:16–22
Gottlieb NL, Smith PM, Smith EM (1974a) Pharmacodynamics of ^{195}Au labelled aurothiomalate in blood. Correlation with course of rheumatoid arthritis, gold-toxicity and gold excretion. Arthritis Rheum 17:171–183
Gottlieb NL, Smith PM, Penneys NS, Smith EM (1974b) Goldconcentrations in hair, nail and skin during chrysotherapy. Arthritis Rheum 17:56–62
Graber H, Takacs L, Vedrödy K (1976) Agranulozytosis due to levamisole. Lancet 2:1248
Graham JW, Fletcher AA (1943) Gold therapy in rheumatoid arthritis. Can Med Assoc J 49:483–487
Greaves MW, McDonald-Gibson WJ (1972) Inhibitions of prostaglandin biosynthesis by corticosteroids. Br Med J 2:83–84
Green M, Rankin A, Gerard GF, Grandgenett DP, Green MR (1975) Inhibition of purified DNA polymerase of RNA tumor viruses by fluoranthene derivatives and analogues of tilorone hydrochloride. J Natl Cancer Inst 55:433–442
Green MH, Young T, Clark WH jr (1981) Malignant melanoma in renal-transplant recipients. Lancet 1:1196–1199

Greenwald A, Moy WW (1979) Inhibition of collagen gelation by action of the superoxide radical. Arthritis Rheum 22:251–259

Greiling H (1971) Diskussionsbemerkung. In: Müller W, Harwerth HG, Fehr K (Hrsg) Rheumatoid arthritis. Academic Press, London New York, S 614

Greiling H (1980) Biochemische Untersuchungen zur Wirkungsweise des Arteparon®. In: Dettmer N, Greiling H, Sensch KH (Hrsg) Internationales Arzneimittelsymposium Arteparon, Congress series, Eular, Basel, S 11–18

Greiling H, Kaneko M (1973) Die Hemmung lysosomaler Enzyme durch ein Glycosaminoglycan-Polisulfat. Zur Therapie chronischer Gelenkserkrankungen mit antidegenerativ wirksamen Verbindungen; ein Beitrag zur Biochemie. Arzneim Forsch/Drug Res 23:593–597

Greiling H, Stuhlsatz HW (1966) Biochemische Untersuchungen zur Wirkungsweise eines Polysaccharidsulfates bei degenerativen Gelenkerkrankungen. Z Rheumaforsch 25:116–121

Grennan DM, Ferry Don G, Ashworth ME, Kenny RE, MacKinnon M (1979) The aspirin-ibuprofen interaction in rheumatoid arthritis. Br J Clin Pharmacol 8:497–503

Gross D (1963) Chemische Synovektomie mit Senfgas bei primär chronischer Polyarthritis. Z Rheumaforsch 22:456–459

Gruber CM jr (1976) Clinical pharmacology of Fenoprofen: A review. J Rheumatol [Suppl 2] 3:8–17

Gryglewski RJ, Panczenko B, Korbut R, Grodzinska L, Ocetkiewicz A (1975) Corticosteroids inhibit prostaglandin release from perfused lungs of sensitized guinea pigs. Prostaglandins 10:343–355

Gubler HU, Baggiolini M (1978) Pharmacological properties of proquazone. Scand J Rheumatol [Suppl 21] 8–11

Gugler R (1979) Arzneimittelwechselwirkungen in der Therapie mit Cumarin-Derivaten. Internist 20:238–244

Gum OB (1976) Fenoprofen in rheumatoid arthritis: a controlled crossover multi-centre study. J Rheumatology [Suppl 2] 3:26–31

Gum OB, Luders RC (1981) The Pharmacokinetics of Pirprofen. Curr Ther Res [Suppl 1] 30:118–122

Gumpel JM (1978) Deaths associated with gold treatment: A reassessment. Br Med J 1:215–216

Gumpel JM, Hall A, Ansell B (1974) A double blind comparative trial of cyclophosphamide and gold in rheumatoid arthritis. Ann Rheum Dis 33:574

Günther R, Egg D, Herold M (1979) Efficacy and safety of piroxicam and indomethacin in the treatment of musculo sceletal disorders. A double blind comparative study. Z Rheumatol 38:330–334

Gwynne JT, Mahaffee D, Brewer HB, Ney RL (1976) Adrenal cholesterol uptake from plasma lipoproteins: Regulation by corticotropin. Proc Natl Acad Sci USA 73:4329–4333

Haas P, Wendt H (1974) Nephrotisches Syndrom und Schilddrüsenschwellung nach D-Penicillamin. Wien Med Wochenschr 124:333–334

Hadidi T, Decker JL, El-Nagdy L, Samy M (1981) Ineffectiveness of levamisole in systemic lupus erythematosus. A controlled trial. Arthritis Rheum 24:60–63

Hahn TJ (1978) Corticosteroids-induced osteopenia. Arch Intern Med 138:882–885

Haimovici N, Penth B (1981) Behandlung degenerativer rheumatischer Gelenkerkrankungen. Ergebnisse einer multizentrischen Studie mit Surgam®. Therapiewoche 31:7111–7120

Haining CG (1956) Inhibition of Histamine release by sodium Salicylate and other compounds. Br J Pharmacol 11:357–363

Hall ND, Blake DR, Alexander GJM, Vaisey C, Bacon PA (1981) Serum SH Reactivity: A simple assessment of D-Penicillamine absorption? Rheumatol Int 1:39–41

Halverson PB, Kozin F, Bernhard GC, Goldman AL (1978) Toxicity of penicillamine. A serious limitation to therapy in rheumatoid arthritis. JAMA 240:870–871

Hamberg M, Samuelsson B (1974) Prostaglandin endoperoxides. Novel transformations of arachidonic acid in human platelets. Proc Natl Acad Sci 71:3400–3404

Hamberg M, Svensson J, Samuelsson B (1975) Thromboxanes. A new group of biologically active compounds derived from prostaglandin endoperoxides. (Platelet aggregation/rabbit aorta contracting substance/Guinea pig lung). Proc Natl Acad Sci USA 72:2994–2998

Hammarström S, Murphy RC, Samuelsson B, Clark DA, Mioskowski C, Corey EJ (1979) Structure of leukotriene C. Identification of the amino acid part. Biochem Biophys Res Commun 91:1266–1272

Hangarter W (1974a) Die Salicylsäure und ihre Abkömmlinge. Ursprung, Wirkung und Anwendung in der Medizin. Schattauer, Stuttgart New York

Hangarter W (1974b) Die Evolution eines Jahrhundert-Pharmakons – Acetyl-Salicylsäure für die Medizin. Med Welt 25:1968–1978

Hannemann R (1974) Steroid-Therapie mit ACTH oder Corticoiden? Indikationen, Wirksamkeit und unerwünschte Wirkungen einer Therapie mit ACTH. Med Klinik 69:513–524

Hanson A, Lindroth Y, Sjöblom K-G, Wollheim FA (1979) Plasma salizylate levels in rheumatoid arthritis: A comparison between micro-encapsulated and conventional Aspirin. Scand J Rheumatol 8:106–108

Happel P, Meyer W (1953) Die Durchführung einer Goldbehandlung bei chronisch-rheumatischen Gelenkleiden. Medizinische 6:175–179

Haque N, Thrasher K, Werk EE, Knowles HC jr, Sholiton LJ (1972) Studies on dexamethasone metabolism in man: Effect of diphenylhydantoin. J Clin Endocrinol Metab 34:44–50

Harpey JP, Caille B, Moulias R, Goust JM (1971) Lupus-like syndrome induced by D-Penicillamine in Wilson's disease. Lancet 1:292

Harrison EE, Hickman JW (1976) D-penicillamine and haemolytic anaemia. Lancet 1:38

Harrison HL, Linshaw NA, Lindsley CB, Cuppage FE (1980) Bolus corticosteroids and cyclophosphamide for initial treatment of Wegener's granulomatosis. JAMA 244:1599–1600

Harrity TW, Goldlust MB (1974) Anti-complement effects of two antiinflammatory agents. Biochem Pharmacol 23:3107–3120

Hart FD (1980) Corticosteroid therapy in the rheumatic disorders. Clin Rheum Dis 6:533–543

Hart CW, Naunton RF (1964) Ototoxicity of chloroquine phosphate. Arch Otolaryngol 80:407–412

Harter JG, Reddy WJ, Thorn GW (1963) Studies on an intermittent corticoidsteroid dosage regimen. N Engl J Med 269:591–596

Harth M, Hickey JP, Coulter WK, Thompson JM, Disney TF (1978) Gold-induced thrombocytopenia. J Rheumatol 5:165–172

Harth M, Stiller CR, Evans J, Zuberi R, McGirr D, Sinclair N (1976) Effects of sodiumaurothiomalate (SATM) on human lymphocyte functions in normal controls (NC) and in patients with rheumatoid arthritis. Arthritis Rheum 19:802–808

Harwerth H-G, Wöhler F (1957) Neuere Ergebnisse über Verteilung, Verhalten und Stoffwechselwirkungen von Butazolidin. Z Rheumaforsch 16:265–275

Hashimoto A, Yoshiharu M, Ito H, Okazaki M, Hara T (1972) Corneal chrysiasis: A clinical study in rheumatoid arthritis patients receiving gold therapy. Arthritis Rheum 15:309–312

Haslock I, Eade A, Woolf D (1979) Diclofenac (Voltarol®) in the treatment of rheumatic diseases: A conspectus of international experience. Rheumatol Rehabil [Suppl] 2:4–146

Hassan HM, Fridovich I (1981) Chemistry and biochemistry of superoxide dismutases. Eur J Rheumatol Inflamm 4:160–172

Hasselbacher P (1981) Inhibition of complement by gold sodium thiomalate. J Rheumatol 8:57–61

Haynes BF, Fauci AS (1978) The differential effect of in vivo hydrocortisone on the kinetics of subpopulations of human peripheral blood thymus-derived lymphocytes. J Clin Invest 61:703–707

Haynes RC jr, Koritz SB, Peron FG (1959) Influence of adenosine 3′,5′-monophosphate on corticoid production by rat adrenal glands. J Biol Chem 234:1421–1423

Haynes RC jr, Murad F (1980) Adrenocorticotropic hormone; adrenocortical steroids and their synthetic analogues; inhibitors of adrenocortical steroid biosynthesis, 6-edn. In: Gilman AG, Goodman LS, Gilman A (eds). Macmillan Publishing Co Inc, New York, pp 1466–1496

Heggarty H (1974) Aspirin and anaemia in childhood. Br Med J I:491–492

Heimer R, Federico OM (1958) Depolymerization of the 19S antibodies and the 22S rheumatoid factor. Clin Chim Acta 3:496–498

Heindl I, Lorenz D, Sieberns S, Blomberger W (1977) Klinische Prüfung des neuen perkutan wirksamen Antirheumatikums Etofenamat. Zusammenfassender Bericht. Arzneim Forsch/Drug Res 27(I):1357–1363

Heiter A, Tausch G, Eberl R (1980) Kontrollierter Doppelblindvergleich von Acemetacin zu Indometazin bei Patienten mit chronischer Polyarthritis. Arzneim Forsch/Drug Res 30(II):1427–1433

Held H (1979) Eliminationshalbwertszeiten und Serumproteinbindung des Antirheumatikums Naproxen bei Niereninsuffizienz. Z Rheumatol 38:111–119

Held H, Enderle C (1976) Elimination and serumproteins binding of phenylbutazone in patients with renal insufficiency. Clin Nephrol 6:388–393

Helmke K, Velcovsky H, Eichhorn M, Federlin K (1974) Antinukleäre Faktoren während einer D-Penicillamintherapie. Verh Dtsch Ges Inn Med 80:1409–1412

Helmke K, Velcosky H-G, Federlin K (1975) Klinische und prognostische Bedeutung antinukleärer Faktoren, bei einer D-Penicillamin-Therapie. Dtsch Med Wochenschr 100:2198–2203

Hench PS, Kendall EC, Slocumb CH, Polley HF (1949) The effect of a hormone of the adrenal cortex (17-hydroxy-11-dehydrocorticosterone; compound E) and of pituitary adrenocorticotropic hormone on rheumatoid arthritis. Proc Staff Meet Mayo Clin 24:181–197

Henningsen B, Maintz J, Basedow M, Harders H (1973) Nephrotisches Syndrom durch Penicillamin. Dtsch Med Wochenschr 98:1768–1772

Henson R, Lloyd-Jones JG, Nichols JD, Jordan BJ (1980) Pharmakokinetics of Fenclofenac following single and multiple doses. Eur J Drug Metab Pharmakokinet 5:217–223

Herbst KD, Stone WH, Flannery EP (1975) Chronic thrombocytopenia following gold therapy. Arch Intern Med 135:1622

Herrlinger JD, Alsen C, Beress R, Hecker U, Seiler K-U (1981) Distribution of gold inside and outside the cells of blood during treatment with different gold compounds. Abstract Symposium Auranofin in Rheumatoid Arthritis, 15. Int Rheumatologie-Kongress, Paris. 21.–27.6.1981, p 8

Herrlinger JD, Weikert W (1981) Metabolismus von Goldkeratinat. Akt Rheumatol 6:130–133

Herrmann B (1959) Über den Stoffwechsel des Butazolidin. Med Exp 1:170–178

Herrmann B, Müller W (1979) Die Therapie der chronischen Polyarthritis mit Cyclosporin A, einem neuen Immunsuppressivum. Akt Rheumatol 4:173–186

Hersh EM (1975) Immunosuppressive agents. In: Sartorelli AC, Johns DG (eds) Antineoplastic and immunosuppressive agents, part 1, vol 38. Handbuch der experimentellen Pharmakologie. Springer, Berlin, pp 577–614

Hertz M, Kaplinsky N, Pras M, Frankl O (1978) Clinical and radiological findings in gold reaction enteritis: long term follow up. Fortschr Geb Roentgenstr Nuklearmed 128:634–635

Hertz F, Ranson M, Lwoff JM (1980) Pharmacological properties of a new anti-inflammatory agent: 2-(2-Isopropyl-5-indanyl)propionic acid (UP 517-03). Arzneim Forsch/Drug Res 30:1549–1557

Hess EV (Hrsg) (1981) Proceedings of the KROC-Foundation conference on drug-induced Lupus. Arthritis Rheum 24:979–1112

Hess H, Koeppen R (1980) Kontrollierte Doppelblindstudie zur Frage einer möglichen Interferenz von Acemetacin mit einer laufenden Antikoagulanzien-Therapie. Arzneim Forsch/Drug Res 30(II):1421–1423

Hess ME, Schmidt PF (1959) Cardiovascular effects of chloroquine with special reference to its antifibrillatory action. Circ Res 7:86–92

Hewitt J, Lessana-Leibowitch M, Benveniste M, Saporta L (1971) Un cas de pemphigus induit par la d-Penicillamine. Ann Med Intern 122:1003–1009

Heykants J, Wynants J, Scheijgrond H (1975) The absorption, excretion and metabolism of levamisole in men. Janssen Pharmaceutica, unveröffentlichter klinischer Forschungsbericht über Levamisole, Nr 32

Higgs GA, Eakins KE, Moncada S, Vane JR (1979a) Arachidonic acid metabolism in inflammation and the mode of action of anti-inflammatory drugs. In: Rainsford KD, Ford-Hutchinson AW (eds) Prostaglandins and inflammation. Birkhäuser, Basel Boston Stuttgart, pp 167–175, AAS6

Higgs GA, Flower RJ, Vane JR (1979b) A new approach to anti-inflammatory drugs. Biochem Pharmacol 28:1959–1961

Higgs GA, Moncada S, Vane JR (1980) The mode of action of anti-inflammatory drugs, which prevent the peroxydation of arachidonic acid. Clin Rheum Dis 6:675–693

Hingorani K (1976) Benorylate: A report on 2 years' experience of its use in rheumatoid arthritis and other chronic rheumatic diseases. Scand J Rheumatol [Suppl 13] 29–32

Hirsh J, Street D, Cade JF, Amy H (1973) Relation between bleeding time and platelet connective tissue reaction after aspirin. Blood 41:369–377

Hirtz J, Bartelet F (1981) Pharmacocinetique du Pirprofen. Mitteilung gehalten auf dem Rengasil-Symposion Paris, 15. Int Rheumatologie-Kongress

Hjalmarson O, Hanson LÅ, Nilsson L-Å (1977) IgA deficiency during D-penicillamine treatment. Br Med J 1:549

Hobbs HE (1966) Discussion. Trans Opthalmol Soc UK 86:119–124

Hobbs HE, Sorsby A, Freedman A (1959) Retinopathy following chloroquine therapy. Lancet 2:478–480

Hobkirk D, Rhodes M, Haslock I (1977) Night medication in rheumatoid arthritis: II. Combined therapy with indomethacin and diazepam. Rheumatol Rehabil 16:125–127

Hofmann LM, Krupnick MI, Garcia HA (1972) Interactions of spironolactone and hydrochlorothiazide with Aspirin in the rat and dog. J Pharmacol Exp Ther 180:1–5

Hoftiezer JW, Burks M, Silvoso GR, Ivey KJ (1980) Comparison of the effects of regular and enteric-coated Aspirin on gastroduodenal mucosa of man. Lancet 2:609–612

Hollander JL, Brown EM jr, Jessar RA, Brown CY (1951) Hydrocortisone and Cortisone injected into arthritic joints. Comparative effects of and use of Hydrocortisone as a local antiarthritic agent. JAMA 147:1629–1635

Hollander JL (1961) Die Stellung der Corticosteroide in der Behandlung der chronischen Arthritis. Internist 2:435–438

Hollander JL (1979) Arthrocentesis and intrasynovial therapy. In: McCarty DJ (ed) Arthritis and allied conditions. Lea and Febiger, Philadelphia, pp 402–414

Homma M, Shiokawa Y, Shichikawa K, Kageyama T, Yoshizawa H, Azuma T, Mizushima Y, Okazaki T, Sugawara S (1981) Interim results of a multicenter open study with Auranofin in Japan. Mitteilung auf dem Symposium Therapeutic innovation in Rheumatoid Arthritis: World Wide Auranofin Symposium 20./21.10.1981, Montreal

Honig WJ (1978) Behandlung mit Diflunisal nach orthopädischen Operationen. Bericht über zwei Doppelblindstudien. Schweiz Med Wochenschr 108:832–837

Hook G (1966) Klinische Prüfung der analgetischen Wirkung zweier Anthranilsäure-Derivate. Therapiewoche 16:1066–1068

Hort JF (1975) Adverse reactions to Alclofenac. Curr Med Res Opin 3:333–337

Hossain MA, Akbar FA, Thompson M (1977) Floctafenine (Idarac) in the management of rheumatoid arthritis. Rheumatol Rehabil 16:260–264

Huber W, Schulte TL, Carson S, Goldhamer RE, Vogin E (1968) Some chemical and pharmacological properties of a novel antiinflammatory protein. Toxicol Appl Pharmacol 12:308

Huber W, Huskisson EC (eds) (1981) Orgotein Workshop. Eur J Rheumatol Inflamm 4:151–270

Huber W, Menander-Huber KB (1980) Orgotein. Clin Rheum Dis 6:465–498

Hubsher JA, Ballard IM, Walker BR, Gold JA (1979) A multicentre double-blind comparison of Oxaprozin, Aspirin therapy on rheumatoid arthritis. J Int Med Res 7:69–76

Hunziker H (1956) Erfahrungen mit intraartikulär injiziertem Butazolidin. Z Rheumaforsch 15:219–227

Husain Z, Runge LA (1980) Treatment complications of rheumatoid arthritis with gold, hydroxychloroquine, D-penicillamine and levamisole. J Rheumatol 7:825–830

Huskisson EC (1977a) Is penicillamine immunostimulant? Proc R Soc Med [Suppl 3] 70:142–143

Huskisson EC (1977b) Anti-inflammatory drugs. Semin Arthritis Rheum 7:1–20

Huskisson EC (1981) Other penicillamine-like drugs. J Rheumatol [Suppl 7] 8:180–181

Huskisson EC, Franchimont P (eds) (1976) Clinoril in the treatment of rheumatic disorders. Raven Press, New York, pp 1–190

Huskisson EC, Hart FD (1979) Naproxen, five years of clinical experience in the United Kingdom. Eur J Rheumatol Inflamm 2:1–83

Huskisson EC, Scott J (1981) Orgotein in osteoarthritis of the knee joint. Eur J Rheumatol Inflamm 4:212–218

Huskisson EC, Gibson TJ, Wykeham-Balme H, Berry H, Burry HC, Grahame R, Dudley-Hart F, Henderson DRF, Wojtulewsky JA (1974) Penicillamine or gold for rheumatoid arthritis? Multicentre trial using "blinde" observers. The first six months. Ann Rheum Dis 33:399

Huskisson EC, Dieppe PA, Scott J, Trapnell J, Balme HW, Willoughby DA (1976a) Immunostimulant therapy with levamisole for rheumatoid arthritis. Lancet 1:393–395

Huskisson EC, Woolf DL, Balme HW, Scott J, Franklyn S (1976b) Four new anti-inflammatory drugs: responses and variations. Br Med J 1:1048–1049

Huskisson EC, Jaffe IA, Scott J, Dieppe PA (1980) 5-Thiopyritoxine in rheumatoid arthritis: Clinical and experimental studies. Arthritis Rheum 23:106–110

Husmann F (1981) Interaktionsprobleme bei der Therapie mit steroidfreien Antirheumatika. Fortschr Med 99:1231–1235

Husmann F (1979) Die Wirkungsmechanismen der Antirheumatika. Eine Übersicht, Teil 1–3. Akt Rheumatol 4:5–17; 45–57; 103–122

Huston GJ (1980) Gold colitis, therapy and confirmation of mucosal recovery by measurement of rectal potential difference. Postgrad Med J 56:875–876

Hylland RG, Cutler J, Dooley E, Bole GG (1980) D-Penicillamine toxicity: Its relationship to antecedent gold salt toxicity. Arthritis Rheum 23:693

Ignarro LJ, George WJ (1974) Mediation of immunologic discharge of lysosomal enzymes from human neutrophils by guanosine-3',5'-monophosphate. J Exp Med 140:225–228

Illing HPA, Fromson LM (1978) Species differences in the disposition and metabolism of 6,11-dihydro-11-oxodibenz [b, e] oxepin-2-Essigsäure (Isoxepac) in rat, rabbit, dog, rhesusmonkey and man. Drug Metab Dispos 6:510–517

Indometacin (1971) Amuno®. Arzneim Forsch/Drug Res 21:1759–1906

Ishizaki T, Sasaki T, Suganuma T, Horai Y, Chiba K, Watanabe M, Asuke W, Hoshi H (1980) Pharmakokinetics of Ketoprofen following single oral intramuscular and rectal doses and after repeated oral administration. Eur J Clin Pharmacol 18:407–414

Isomäki HA, Hakulinen T, Joutsenlhati U (1978) Excess risks of lymphomas, leucaemia and myeloma in patients with rheumatoid arthritis. J Chronic Dis 31:691–696

Iynedjian PB, Hanson RW (1977) Massenger RNA for renal phosphoenolpyruvate carboxykinase and its regulation by glucocorticoids and by changes in acid base balance. J Biol Chem 252:8398–8403

Jacobi H, Breier P, Dell H-D, Lorenz D (1977) Pharmakologie und Toxikologie von Etofenamat, 1. Mitteilung. Arzneim Forsch/Drug Res 27:1326–1333

Jacobs JC, Pesce M (1978) Micromeasurement of plasma salizylate in arthritic children. Arthritis Rheum 21:129–132

Jacono A, Caso P, Gualtieri S, Raucci D, Bianchi A, Vigorito C, Bergamini N, Iadevaia V (1981) Clinical study of possible interactions between indoprofen and oral anticoagulants. Eur J Rheumatol Inflamm 4:32–35

Jacotot B (1980) Wechselwirkung von Piroxicam mit oralen Anticoagulantien. Akt Rheumatol 5, Sonderheft 1:50–52

Jaffe IA (1962) Intra-articular dissociation of the rheumatoid factor. J Lab Clin Med 60:409–421

Jaffe IA (1974) The treatment of rheumatoid arthritis with D-Penicillamine. In: Ott VR, Schmidt KL (Hrsg) Die Behandlung der rheumatoiden Arthritis mit D-Penicillamin. Steinkopff, Darmstadt, p 84–94

Jaffe IA (1975) The technique of Penicillamine administration in rheumatoid arthritis. Arthritis Rheum 18:513–514

Jaffe IA (1977) Penicillamine treatment of rheumatoid arthritis with a single daily dose of 250 mg. Proc R Soc Med [Suppl 3] 70:130

Jaffe IA (1977–78) D-Penicillamine. Bull Rheum Dis 28:948–952

Jaffe IA (1980) Thiol compounds with Penicillamine-like activity and possible mode of action in rheumatoid arthritis. Clin Rheum Dis 6:633–645

Jaffe I, Scheinberg IH, Sternlieb I (1981) Proceedings International Symposium on Penicillamine. J Rheumatol [Suppl 7] 8:1–181

Jain A, McMahon FG, Slattery JT, Levy G (1979) Effect of Naproxen on the steady state serumconcentration and anticoagulant activity of Warfarin. Clin Pharmacol Ther 25:61–66

Jalava S, Luukkainen R, Hämeenkorpi R, Helve T, Isomäki H (1977) Some characteristics of rheumatoid arthritis patients with and without side effects due to gold treatment. Scand J Rheumatol 6:206–208

Jalava S, Saarimaa H, Anttila M, Sundquist H (1977) Naproxen concentrations in serum, synovial fluid and synovium. Scand J Rheumatol 6:155–157

Jamar R, Dequeker J (1978) Oxaprozin versus aspirin in rheumatoid arthritis: a double-blind trial. Curr Med Res Opin 5:433–438

Janssen PAJ (1976) The levamisole story. In: Jucker E (ed) Progress research. Birkhauser Verlag 20:347–383

Janssen FW, Jusko WJ, Chiang ST, Kirkman SK, Southgate PJ, Coleman AJ, Ruelius HW (1980) Metabolism and kinetics of Oxaprozin in normal subjects. Clin Pharmacol Ther 27:352–362

Jasinski B, Weigel W (1965) Experimentelle Untersuchungen über den Mukopolysaccharidstoffwechsel in vivo (Ohrkollaps des Kaninchen nach Papain). Schweiz Med Wochenschr 95:101–104

Jeffrey MR, Freundlich HF, Bailey DM (1958) Distribution and excretion of radiogold in animals. Ann Rheum Dis 17:52–60

Jellum E, Munthe E, Guldal G, Seth JAA (1980) Fate of the gold and thiomalate part after intramuscular administration of aurothiomalate to mice. Ann Rheum Dis 39:155–158

Jensen EM, Fossgreen J, Kirchheiner B, Kryger J, Holm P, Mollenbach K (1980) Treatment of rheumatoid arthritis with Carprofen (Imadyl®) or Indomethacin: A randomized multicentre trial. Curr Ther Res 28:882–887

Jensen NE, Sneddon I (1969) Allergic intolerance to tetracosactrin. Br Med J II:383–384
Jesserer H (1971) Nil nocere! Gelenkschäden durch Cortison. Muench Med Wochenschr 113:655–660
Jessop JD, Vernon-Roberts B, Harris J (1973) Effects of gold salts and prednisolone on inflammatory cells. I. Phagocytic activity of macrophages and polymorphs in inflammatory exsudates studied by a "scinwindow" technique in rheumatoid and control patients. Ann Rheum Dis 32:294–300
Jimenez-Diaz C (1951) Treatment of dysreaction diseases with nitrogen mustards. Ann Rheum Dis 10:144–152
Jimenez JFM, Martínez LA, Romero MC, Rota y Avecilla JJF de, Montilla AC, Ruda FA, Montosa JC (1978) Tratamiento de la artritis reumatoide con Butibufen. Med Klin (Ed Esp) 206:58–62
Joint Committee of the medical Research council and nuffield foundation on clinical trials of cortisone, ACTH and other therapeutic measures in chronic rheumatic diseases (1955) A comparison of cortisone and aspirin in the treatment of early cases of rheumatoid arthritis. Br Med J 2:695–700
Joint committee of the medical research council (1957) Long term results in early cases of rheumatoid arthritis treated with either cortisone or ASS. Br Med J 2:847–850
Jones CJ (1976) The pharmacology and pharmacokinetics of Azapropazone – a review. Curr Med Res Opin, Special Issue zu Nr 1 4:3–16
Jordine I (1980) Cyclophosphamide metabolic activation. Mayo Clin Proc 55:405
Joss R, Brunner K (1979) Schwangerschaften nach Tumortherapien. Schweiz Med Wochenschr 109:904–907
Julkunen H (1969) Erfahrungen mit lokaler immunosuppressiver Therapie bei der Rheumatoiden Arthritis. Z Rheumaforsch 28:5–7
Julou L, Guyonnet JC, Ducrot R, Fournel J (1975) Propriétés pharmacologiques de l'acide (Benzoyl-3-phényl)-2-Propionique ou kétoprofène (19.583 RP). Eléments de phamacocinétique. Table ronde sur les anti-inflammatoires non stéroidiens, – XIIIème Congrès de la Ligue internationale contre le Rhumatisme, Kyoto, Japon, octobre 1973. In: Rev Rhumatol, No spécial Kyoto 5:91–99
Junge U, Hauswaldt Ch, Perings E (1973) Untersuchungen zur immunsuppressiven Wirkung von D-Penicillamin. Verh Dtsch Ges Inn Med 79:616–618
Junker F (1913) Zur Goldzyanbehandlung der Lungentuberkulose. Muench Med Wochenschr 60:1376–1377
Kahn MF, Arlet J, Bloch-Michel H, Caroit M, Chaouat Y, Renier JC (1979a) Le risque de leucose aegües après traitement des rhumatismes inflammatoires chroniques et des connectivites par les cytotoxiques à visée immunosuppressive. Resultats d'une enquête rétrospective portant sur 2006 malades traités. Rev Rhum Mal Osteoartic 49:163–167
Kahn MF, Arlet J, Bloch-Michel H, Caroit M, Chaouat Y, Renier JC (1979b) Leucémies aiguës après traitement par agents cytotoxiques en rhumatologie. 19 observations chez 2006 patients. Nouv Presse Méd 8:1393–1397
Kahn MF, Bedoiseau M, Six B, Goff P Le, Seze S de (1971) Le chlorambucil dans la polyarthrite rhumatoide. Rev Rhum 38:741–748
Kaik B, Bröll H, Miehlke H, Müller-Fassbender H, Schattenkirchner M, Rau R, Zeidler H (1981) Auranofin (SKF 39162) and gold sodium thiomalate. A double blind comparative multicentre study. Abstract Symposium "Auranofin in Rheumatoid Arthritis" 15. Int Rheumatologie Kongress Paris, 21.–27.6.1981, S 7
Kaiser H (1973) Cortisonderivate in Klinik und Praxis. Thieme, Stuttgart
Kaiser H (1973a) Cortisonderivate in Klinik und Praxis. Thieme, Stuttgart, S 84
Kaiser H (1973c) Cortisonderivate in Klinik und Praxis. Thieme, Stuttgart, S 29
Kaiser H (1973d) Cortisonderivate in Klinik und Praxis. Thieme, Stuttgart, S 32
Kaiser H (1973e) Cortisonderivate in Klinik und Praxis. Thieme, Stuttgart, S 54–55
Kaiser H (1973f) Cortisonderivate in Klinik und Praxis. Thieme, Stuttgart, S 27–57
Kaiser H (1975) ACTH in der Therapie der chronischen Polyarthritis. Dtsch Med Wochenschr 100:377–381
Kaiser H (1979) Indikationen und Kontraindikationen der ACTH-Therapie. Dtsch Med Wochenschr 104:933–934
Kaiser H (1981) Arzneimittelinteraktionen mit Kortikoiden. Fortschr Med 99:1827–1829
Kajander A, Laine V, Gothoni G (1972) Effect of Tolfenamic acid in rheumatoid arthritis. Scand J Rheumatol 1:91–93
Kajander A, Martio J (1978) Diclofenac sodium (Voltaren) and Naproxen in the treatment of rheumatoid arthritis: a comparative double-blind study. Scand J Rheumatol [Suppl 22] 57–62

Kajander A, Martio J, Mutru O, Gothoni G (1976) Prolonged treatment with tolfenamic acid in inflammatory rheumatic diseases. Scand J Rheumatol 5:158–160

Kalbhen DA, Blum U, Schiller G (1976) Experimental osteoarthrosis induced by antirheumatic drugs. Naunyn Schmiedebergs Arch Pharmacol [Suppl] 293:R40, Abstr Nr 158

Kalbhen DA, Domenjoz R (1977) Angriffspunkte steroidaler und nichtsteroidaler Symptomatika bei entzündlich-rheumatischen Erkrankungen. Akt Rheumatol 2:29–37

Kalbhen D, Schauer M, Wentsche B (1978) Tierexperimentelle Untersuchungen über den Einfluß intraartikulär applizierter Antiphlogistika/Antirheumatika auf den Gelenkknorpel in vivo. Z Rheumatol 37:380–394

Kalsbeck F (1960) Beiderzijdse abducensparese als oorzaak van de diplopie bij het gebruik van chloroquine. Niederl T Genesk 104:1414–1416

Kamp AV (1975) A double blind trial of Phenylbutazone and RU 15060 in rheumatoid arthritis. Mitteilung auf dem 8 Europ Rheumatologie-Kongreß, Helsinki 1.–7. Juni 1975

Kantor TG (1979) Ibuprofen. Ann Intern Med 91:877–882

Kappeler H, Schwyzer R (1961) Die Synthese eines Tetracosapeptides mit der Aminosäuresequenz eines hochaktiven Abbauproduktes des β-Corticotropins (ACTH) aus Schweinehypophysen. Helv Chim Acta 44:1136–1141

Karzel K, Domenjoz R (1971) Effects of hexosamine derivatives and uronic acid derivatives on glycosaminoglycane. Metabolism of fibroblast cultures. Pharmacology 5:337–345

Karzel K, Padberg DW (1977) Untersuchungen über den Einfluß antirheumatisch aktiver Phenylessigsäurederivate auf den Glykosaminoglykanstoffwechsel von Fibroblasten Kulturen. Arzneim Forsch/Drug Res 27:533–538

Katona G, Burgos R (1976) Experiencias con floctafenina, un nuevo analgesico de sintesis, en diversas enfermedades rheumaticas. Invest Med Int 3:295–301

Katrak SM, Pollock M, O'Brien CP, Nukada H, Allpress S, Calder C, Palmer DG, Grennan DM, McCormack PL, Laurent MR (1980) Clinical and morphological features of gold neuropathy. Brain 103:671–693

Katz A, Little AH (1973) Gold nephropathy. An immunologic study. Arch Pathol 96:133–136

Katz E, Margalith E, Winer B (1976) Inhibition of herpes virus desoxyribonucleic acid and proteinsynthesis by tilorone hydrochloride. Antimicrob Agents Chemother 9:189–195

Kaufmann E (1977) Einfluß von Alclofenac auf den Prothrombinspiegel bei Patienten unter Antikoagulantientherapie. Schweiz Med Wochenschr 107:882–887

Kaufmann B, Wegmann W (1981) Blasenkarzinom und malignes Melanom nach langjähriger Endoxan-Therapie einer Lymphoproliferativen Krankheit. Schweiz Med Wochenschr 111:540–545

Kay AGL (1976) Myelotoxicity of gold. Br Med J 1:1266–1268

Kay DR, Bole GG, Ledger WJ (1969) The use of oral contraceptives and the occurrence of antinuclear antibodies and LE-cells in women with early rheumatic disease. Arthritis Rheum 12:306

Kean WF, Dwosh IL, Anastassiades TP, Ford PM, Kelly HG (1980) The toxicity pattern of D-Penicillamine therapy. A guide to its use in rheumatoid arthritis. Arthritis Rheum 23:158–164

Kelsey WM, Scharyj M (1967) Fatal hepatitis probably due to indomethacin. JAMA 199:586–587

Kendall PH (1966) Fenamates in medicine. A symposium, London 1966. Ann Physical Med [Suppl] Bailliere, Tindall & Cassell, London

Keruzore A, Coste F, Delbarre F (1960) Le traitement des rhumatismes inflammatoires par les antimalariques (Chloroquine et Hydroxychloroquine). Sem Hôpit Paris 36:999–1007

Keystone EC, Schabas R (1981) Hypotension with oliguria: a side-effect of Azathioprine. Arthritis Rheum 24:1453–1454

Kieffer G (1981) Flurbiprofene. Etude multicentrique ambulatoire sur 11.500 malades. Rev Med (Paris) 22:915–924

Kimberg DV, Baerg RD, Gershon E, Graudusius RT (1971) Effect of cortisone treatment on the active transport of calcium by the small intestine. J Clin Invest 50:1309–1321

Kindermann G (1967) Zum Kortisonentzugssyndrom. Med Klin 62:1623–1627

Kinlen LJ, Sheil AGR, Peto J, Doll R (1979) Collaborative United Kingdom – Australasian Study of Cancer in patients treated with immunosuppressive drugs. Br Med J II:1461–1466

Kirchheiner B, Fossgreen J, Jensen EM, Kryger J, Holm P, Møllenbach K (1980) A new antiinflammatory agent, Carprofen (Imadyl®) in rheumatoid arthritis: a randomized multicentre comparison with Indomethacin. Curr Ther Res 28:875–881

Kirchhoff HW, Geimer R (1978) Über die Behandlung akuter und chronischer Formen von Polyarthritis mit Feprazon (DA 2370). Therapiewoche 28:7995–8005

Klatt L, Koss FW (1973) Humanpharmakokinetische Untersuchungen mit ^{14}C-Azapropazon-Dihydrat. Arzneim Forsch/Drug Res 23:920–921

Klein G, Wottawa A (1975) Der Einfluß sogenannter Basistherapeutika und symptomatisch wirksamer Antirheumatika auf Enzyme der DNA-Synthese und DNA-Reparatur. Acta Med Austriaca 2:153–156

Klein G, Keck M, Turanitz K (1981) Einfluß von Piroxicam auf den Schwesternchromatid-Austausch in menschlichen Lymphozyten. Therapiewoche 31:5078–5080

Klein G, Stampfel O, Rainer F, Trauner R (1979) Therapie der aktivierten Arthrose mittels Gelenkspülung und Applikation von Glycosaminoglycan. Therapiewoche 29:6803–6806

Kleine L, Khuen-Rauter U, Herrlinger JD (1982) Vergleichende Untersuchungen über die Wirkung verschiedener Goldverbindungen auf Funktionen menschlicher Blutmonozyten in vitro. Akt Rheumatol 7:55–59

Kleinerman ES, Louie JS, Wahl LM, Muchmore AV (1981) Pharmacology of human spontaneous monocyte-mediated zytotoxicity. I. Enhancement by salicylates and steroids. Arthritis Rheum 24:774–780

Klipper A, Kolodny AL (1981) A multicenter comparison of Pirprofen and Aspirin in osteoarthritis of the knee and hip. Mitteilung gehalten auf dem Rengasil-Symposion, Paris, 15. Int Rheumatologie Kongreß, 1981

Koch R (1890) Über bakteriologische Forschung. Dtsch Med Wochenschr 16:756–757

Koch-Weser J, Sellers EM (1974) Drug interactions with Coumarin anticoagulants. N Engl J Med 285:487–498, 547–558

Kogstad O (1973) A double blind cross over study of naproxen and indomethacin in patients with rheumatoid arthritis. Scand J Rheumatol [Suppl 2] 2:159–163

Köhler G, Mohing W (1980) Zur Kinetik von Diclofenac-Na in Plasma und Synovialflüssigkeit. Akt Rheumatol 5:151–155

Kolarz G, Braun F, Menzel J, Scherak O (1981) Kollagenolytische Enzyme der Haut bei chronischer Polyarthritis – Veränderungen unter D-Penicillamin Therapie. Z Rheumatol 40:37–39

Kolarz G, Ludwig H, Sabeti M, Scherak O (1975) Autoimmunologische Phänomene unter D-Penicillamin-Therapie. Acta Med Austriaca 2:130–133

Kölle G (1971) Zur Behandlung der juvenilen chronischen Polyarthritis und des Still-Syndroms mit einem neuen Antirheumatikum. Z Rheumaforsch 30:227–230

König J, Fenzki JE, Meier-Dörzenbach ED, Padberg G, Schäfer H (1973) Untersuchungen über die subakute und chronische Toxizität von Butyl-malonsäure-mono-(1,2-diphenyl-hydrazid)-Calcium(Bumadizon-Calcium). Arzneim Forsch/Drug Res 23:1237–1246

Konstantinov D, Stanoeva L, Vlckova M (1976) Lichen planus medicamentosus. Acta Dermatovenerol (Jugoslav) 3:271–273

Korst JK, Van der (1981) Ein neues antirheumatisch-analgetisches Medikament: Pirprofen (Rengasil®). Huber, Bern Stuttgart Wien

Kreysel HW, Kimmig J (1975) Der Einfluß des D-Penicillamin auf den DNS – Proteoglycan- und Kollagenstoffwechsel sowie den Kupferhaushalt bei der progressiven Sklerodermie. Therapiewoche 25:5737–5751

Kronhagel R (1980) Klinische Ergebnisse einer Doppelblindstudie mit dem neuen Antirheumatikum Acemetacin. Arzneim Forsch/Drug Res 30(II):1445–1448

Krüger HH (1980) Vergleichende Untersuchungen von Flurbiprofen und Indometacin in der Behandlung der rheumatoiden Arthritis. Therapiewoche 30:5909–5913

Krupp P, Menassé-Gdynia R, Ziel R (1976a) Zur Frage der Testierung von Antirheumatika. In: Wagenhäuser FJ (Hrsg) Polyarthritiden. Huber, Bern Stuttgart Wien, S 269–277

Krupp P, Menassé-Gdynia-R, Ziel R (1976b) Chemistry and pharmacology of Diclofenac. In: Wagenhäuser FJ (ed) Voltaren, a new non-steroid antirheumatic agent (Diclofenac); Proceedings of a Symposium held during the VIIIth European Rheumatology Congress, Helsinki 1975. Huber, Bern Stuttgart Wien, pp 13–18

Krupp P, Wesp M (1975) Inhibition of Prostaglandin Synthetase by psychotropic drugs. Experientia 31:330–331

Krupp P, Exer B, Menassé R, Ziel R (1975) Neue Aspekte der Entzündungshemmung durch nichtsteroide Antiphlogistika. Wirkung von Voltaren. Schweiz Med Wochenschr 105:646–648

Kruze D, Fehr K, Böni A (1976a) Effect of antirheumatic drugs on cathepsin B1 from bovine spleen. Z Rheumatol 35:95–102

Kruze D, Fehr K, Menninger H, Böni A (1976b) Effect of antirheumatic drugs on neutral protease from human leucocyte granules. Z Rheumatol 35:337–346

Kuehl FA jr, Egan RW (1978) Prostaglandins and related mediators in pain. In: Miehlke K (ed) Diflunisal in clinical practice. Futura Publishing Co Inc, New York, pp 13–20

Kuehl FA jr, Humes JL, Egan RW, Ham EA, Beveridge GC, Arman CG van (1977) Role of prostaglandine endoperoxide PGG2 in inflammatory processes. Nature 265:170–173

Kuemmerle HP, Goossens N (1973) Klinik und Therapie der Nebenwirkungen, 2. Aufl. Thieme, Stuttgart

Kupffer R, Baumont M, Brocheriou C (1976) Toxidermies buccales aphtoides. Rev Stomatol Chir Maxillofac 77:747–755

Kuhlmann J (1982) Einfluß nichtsteroidaler Antirheumatika auf Resorption und Elimination von β-Acetyldigoxin. Akt Rheumatol 7:38–43

Kuhlmann J, Zilly W (1979) Acetylsalicylsäure und Antacida. Inn Med 6:277–283

Kuhlmann U, Fontana A, Briner J, Steinemann U, Siegenthaler W (1978) Akute interstitielle Nephritis mit oligurischem Nierenversagen nach Phenylbutazon-Medikation. Schweiz Med Wochenschr 108:494–499

Kulonen E, Potila M (1975) Effects of antirheumatic drugs on sponge induced granulation tissue, rheumatoid synovial tissue, matrix-free tendon cells and fibroblast plasmamembranes in vitro. Biochem Pharmacol 24:1671–1678

Kunkel SL, Ogawa H, Conran PB, Ward PA, Zurier RB (1981) Suppression of acute and chronic inflammation by oraly administered prostaglandins. Arthritis Rheum 24:1151–1158

Kuntz D, Lermusiaux JL, Teyssedou JP, Ryckewaert A (1976) A double-blind study of the analgesic action of Benorylate suspension in osteo-arthritis of the hip and knee. Scand J Rheumatol [Suppl 13] 25–28

Kurnick NB, Radcliffe IE (1962) Reaction between DNA and Quinacrine and other antimalarials. J Lab Clin Med 60:669–688

Kuzell WC, Schaffarzick RW, Naugler WE, Gaudin G, Mankle EA (1953) Phenylbutazone. Further clinical evaluation. Arch Intern Med 92:646–661

Kuzell WC, Schaffarzick RW, Naugler WE, Koets P, Mankle EA, Brown B, Champlin AB (1955) Some observations on 520 gouty patients. J Chron Dis 2:645–669

Kwan KC, Duggan DE (1977) Pharmacokinetics of Sulindac. Acta Rheumatol Belg 1:168–178

Kwan KC, Breault GO, Umbenhauer ER, McMahon FG, Duggan DE (1976) Kinetics of Indomethacin absorption, elimination, and enterohepatic circulation in man. J Pharmacokin Biopharm 4:255–280

Kwan KC, Duggan DE, Arman EG van, Shen TY (1978) Sulindac: Chemistry, pharmacology, and pharmacokinetics. Eur J Rheumatol Inflamm 1:9–11

Landé K (1927) Die günstige Beeinflussung schleichender Dauerinfekte mit Solganal. Munch Med Wochenschr 74:1132–1134

Lange K, Treser G, Slobody L, Wasserman E (1959) Die langdauernde stoßweise Behandlung der Nephrose mit Steroiden. Methoden und Ergebnisse bei Kindern und Erwachsenen. Dtsch Med Wochenschr 84:1442–1446

Lanzer G, Klein G, Schmid P, Rainer F (1978) Zur intravenösen Ketoprofen-Therapie bei chronischer Polyarthritis. Akt Rheumatol 3:203–209

Lasagna L (1978) Der Einfluß psychologischer Faktoren und spontaner Ereignisse auf die klinische Beurteilung. In: Robinson RG (Hrsg) Wirkungen und Nebenwirkungen – medikamentös bedingt oder nicht? Huber, Bern Stuttgart Wien, S 10–21

Lassman HB, Kirby RE, Wilker JC, Mc Fadden AR, Aultz DE, Hoffman D, Helsley GC, Novick WJ jr (1977) Pharmacology of the new non-steroidal, anti-inflammatory agent: 6,11-dihydro-11-oxodibenz[b,e]oxepin-2-Essigsäure (HP 549). Arch Int Pharmacodyn Ther 227:142–154

Laver M, Fairley KF (1971) D-Penicillamin Treatment in Pregnancy. Lancet I:1019–1020

Lawrence JS (1961) Studies with radioactive gold. Ann Rheum Dis 20:341–352

Lawson AAH, MacLean N (1966) Renal disease and drug therapy in rheumatoid arthritis. Ann Rheum Dis 25:441–449

Lazowski Z, Janczewski Z, Polowiec Z (1978) Gonadal toxicity of alcylating agents. In: Munthe E (Hrsg) The care of rheumatic children, Eular-Monograph Series, Nr 3, Eular Publishers, Basel, pp 170–171

Leach H (1976) The determination of Azapropazone in bloodplasma. Curr Med Res Opin 4:35–43

Leden I (1981) Antimalarial drugs – 350 years. Scand J Rheumatol 10:307–312
Lederfen® (Fenbufen) (1980). Munch Med Wochenschr [Suppl 4] 122:141–192
Lee P, Anderson JA, Miller J, Webb J, Buchanan WW (1976) Evaluation of Analgesic Action and Efficacy of Antirheumatic Drugs. Study of 10 Drugs in 684 patients with rheumatoid arthritis. J Rheumatol 3:283–294
Lee RE, Lands WEM (1972) Cofactors in the biosynthesis of prostaglandins $F_1\alpha$ and $F_2\alpha$. Biochim Biophys Acta 260:203–211
Letenneur J, Bainvel JV, Raub J, Migne J (1974) Recherche d'une eventuelle potentialisation des anticoagulants par le 19583 RP. Vie med 14:1797–1799
Leupold H, Otto W (1954) Ergebnisse der Stickstoff-lost-Behandlung bei chronischer Polyarthritis rheumatica. Z Rheumaforsch 13:102–108
Leuxner E, Pulver R (1956) Verabreichung von Irgapyrin bei Schwangeren und Wöchnerinnen. Munch Med Wochenschr 98:84–86
Levy G, Leonards JR (1971) Urine pH and salicylate therapy. JAMA 217:81
Lewis RA, Austen KF, Drazen JM, Clark DA, Marfat A, Corey EJ (1980) Slow reacting substances of anaphylaxis: identification of leukotrienes C-1 and D from human and rat sources. Proc Natl Acad Sci USA 77:3710–3714
Lewis DA, Capstick RB, Ancill RJ (1971a) The action of Azapropazone, Oxyphenbutazone and Phenylbutazone on lysosomes. J Pharm Pharmacol 23:931–935
Lewis GP, Jusko WJ, Burke CW, Graves L (1971b) Prednisone side-effects and serumprotein levels. Lancet 2:778–781
Lewis AJ, Gemmell DK, Stimson WH (1978) The anti-inflammatory profile of dapsone in animal models of inflammation. Agents Actions 8:578–586
Lewis P, Hazleman BL, Hanka R, Roberts S (1980) Cause of death in patients with rheumatoid arthritis with particular reference to azathioprine. Ann Rheum Dis 39:457–461
Lewis GP, Piper PJ (1975) Inhibition of release of prostaglandins as an explanation of some of the actions of antiinflammatory corticosteroids. Nature 254:308–311
Lewis RJ, Trager WF, Chan KK, Breckenridge A, Orme M, Roland M, Schary W (1974) Warfarin. Stereochemical aspects of its metabolism and the interaction with Phenylbutazone. J Clin Invest 53:1607–1617
Lewis P, Hazleman B, Bulgen D, Arden Jones R, Franks D, Svennson R (1977) Clinical and immunological study of high dose azathioprine compared with goldtherapy. Ann Rheum Dis 36:283
Lewis DC, Ziff M (1966) Intra-articular administration of goldsalts. Arthritis Rheum 9:682–692
Liang MH, Fries JF (1978) Containing costs in chronic disease: Monitoring strategies in the gold therapy of rheumatoid arthritis. J Rheumatol 5:241–244
Liebling M, Lieb E, McLaughlin K, Blocka K, Furst D, Nyman K, Paulus H (1980a) A double-blind-crossover trial of methylprednisolone pulse therapy in rheumatoid arthritis (Abstract). Arthritis Rheum 23:711
Liebling M, McLaughlin K, Boonsue S, Kasdin J, Barnett EV (1980b) A double blind placebo-controlled trial of pulse-methylprednisolone in SLE nephritis: A preliminary report (Abstract). Arthritis Rheum 23:711
Lintz RM (1941) Toxic reactions with gold salts in treatment of rheumatoid arthritis. J Lab Clin Med 26:1629–1634
Lipsky PE (1981a) Mechanisms of action of Auranofin: Effects of Macrophage function. Mitteilung auf dem Symposium „Therapeutic innovation in Rheumatoid Arthritis: World Wide Auranofin Symposium", Montreal, 20./21. Okt 1981
Lipsky PE (1981b) Modulation of human antibody production in vitro by D-penicillamine and CuSO4: Inhibition of helper T-cell function. J Rheumatol [Suppl 7] 8:69–73
Lipsky PE, Ziff M (1976) Inhibition of antigen- and mitogen-induced human lymphocyte proliferation by gold sodium thiomalate. Arthritis Rheum 19:808–812
Lipsky PE, Ziff M (1977) Inhibition of antigen- and mitogen-induced human lymphocyte proliferation by gold compounds. J Clin Invest 59:455–466
Lockshin MD (1975) Aspirin and lymphocyte transformation. N Engl J Med 292:809
Loftus LR (1963) Peripheral neuropathy following the chloroquine therapy. Can Med Assoc J 89:917–920
Lonauer G, Wagner H, Boernger U, Goebel KM (1981) Lonazolac-Ca – ein nicht steroidales Antirheumatikum. Klinische Langzeitstudie bei chronischer Polyarthritis. Z Rheumatol 40:161–164

Lorber A, Jackson WH, Simon TM (1981) Assessment of immune response during chrysotherapy. Comparison of gold sodium thiomalate vs. auranofin. Scand J Rheumatol 10:129–137

Lorber A (1977) Monitoring goldplasma levels in rheumatoid arthritis. Clin Pharmacokin 2:127–146

Lorber A (1981) Mechanisms of action of Auranofin: Effects of chrysotherapy on cell mediated immune responses. Mitteilung auf dem Symposium: Therapeutic innovation in Rheumatoid Arthritis. World Wide Auranofin Symp, Montreal 20./21.10.1981

Lorber A, Simon TM, Leeb J, Peter A, Wilcox SA (1979) Effect of chrysotherapy on parameters of immune response. J Rheumatol [Suppl 5] 6:82–90

Lowenthal DT, Briggs WA, Levy G (1974) Kinetics of salicylate elimination by anephric patients. J Clin Invest 54:1221–1226

Luders RC, Maggio-Cavaliere MB, Egger H-P, Gum OB, Resnick O, Bartlett MF, Gaito MJ, Soo A, Li C (1977) Disposition of Pirprofen, a new anti-inflammatory drug. Clin Pharmacol Ther 21:721–730

Ludwig G, Ache IM (1973) Untersuchungen mit ^{14}C-markiertem Butyl-Malonsäuremono-(1,2-diphenyl-hydrazid)-Calcium (Bumadizon-Calcium). Stoffwechsel und Kinetik. Arzneim Forsch/Drug Res 23:1226–1231

Luftschein S, Bienenstock H, Varady JC, Stitt FW (1979) Increasing dose of Naproxen in rheumatoid arthritis: Use with and without Corticosteroids. J Rheumatol 6:397–404

Lund-Olesen K (1977) Clotrimazole, plasmacortisol and rheumatoid arthritis. Curr Ther Res 21:704–706

Lund-Olesen K, Menander KB (1974) Orgotein: a new anti-inflammatory metalloprotein drug: Preliminary evaluation of clinical efficacy and safety in degenerative joint disease. Curr Ther Res 16:706–717

Lussier A, Rouleau L, Caron M, Tetreaoult L (1980) Comparative evaluation of carprofen and indomethacin in rheumatoid patients. Int J Clin Pharmacol Ther Toxicol 18:482–487

Luthra HS, Conn DL, Ferguson RH (1981) Felty's syndrome: Response to parenteral gold. J Rheumatol 8:902–909

Lüthy F (1955) Die Nervenschädigungen nach intraglutealer Injektion von Irgapyrin und ein Vorschlag zu ihrer Verhütung. Schweiz Med Wochenschr 85:1092–1096

Luukkainen R (1980) Chrysotherapy in rheumatoid arthritis, with particular emphasis on the effect of chrysotherapy on radiographical changes and on the optimal time of initiation of therapy. Scand J Rheumatol [Suppl 34] 3–56

Lyle WH (1976) Penicillamine and iron. Lancet 2:420

Lyle WH (1979) Penicillamine. Clin Rheum Dis 5:569–601

Lyle WH (1981) Penicillamine in metall poisoning. J Rheumatol [Suppl 7] 8:96–99

Lyle WH, Kleinman RL (1977) Penicillamine at 21: Its place in therapeutics now. Proc R Soc Med [Suppl 3] 70:1–146

MacGregor RR, Sheagren JN, Lipsett MB, Wolff SM (1969) Alternate-day prednisone therapy: Evaluation of delayed hypersensitivity responses, control of disease and steroid side effects. N Engl J Med 280:1427–1431

Mackenzie AH (1970) An appraisal of chloroquine. Arthritis Rheum 13:280–291

Mackenzie AH, Scherbel AL (1968) A decade of chloroquine maintenance therapy: Rate of administration governs incidence of retinotoxicity. Arthritis Rheum 11:496

Mackenzie AH, Scherbel AL (1980) Chloroquine and Hydroxichloroquine in rheumatological therapy. Clin Rheum Dis 6:545–566

Mackenzie AH, Szilagyi PJ (1968) Light may provide energy for retinal demage during chloroquine treatment. Arthritis Rheum 11:496–497

Maddock J, Rees P, Holly F, Aylward M (1975) The influence of alclofenac treatment on acute-phase proteins, plasmatryptophan and erythrocytessedimentationrate in patients with rheumatoid arthritis. Curr Med Res Opin 3:286–297

Madsen S, Möller Graabaek P, Möller Pedersen S, Graudal H (1977) The localization of gold in synovial tissue during and after chrysotherapy. Scand J Rheumatol 6:78

Mäkelä AL, Peltola O, Mäkelä P (1978) Gold serum levels in children with juvenile rheumatoid arthritis. Scand J Rheumatol 7:161–165

Mäkelä AL, Lempiäinen M, Ylijoki H (1981) Ibuprofen levels in serum and synovial fluid. Scand J Rheumtol [Suppl 39] 15–17

Mäkisara P, Nissilä M, Kajander A, Martio J, Essen R von, Antilla P, Mäkisara G-L (1978) Compari-

son of penicillamine and gold treatment in early rheumatoid arthritis. Scand J Rheumatol 7:166–170
Maini RN, Berry H (1981) Modulation of autoimmunity and disease. The penicillamine experience. Clin Pharmacol Ther, I. Vol, Praeger, Eastbourne
Mainland D, Sutcliffe MI (1962) Hydroxichloroquine sulfate in rheumatoid arthritis: a six month double blind trial. Bull Rheum Dis 12:287–290
Makinodan T, Santos GW, Quinn RP (1970) Immunosuppressive drugs. Pharmacol Rev 22:189–247
Mann T, Keilin D (1939) Haemocuprein and hepatocuprein, copper-protein compounds of blood and liver in mammals. Proc R Soc Ser B 126:303–315
Mantel W, Holtz G (1975) Untersuchungen zur Wirkung von Chinolinderivaten, Nukleotiden, D-Penicillamin, Zytostatika and Antiphlogistika auf Rheumafaktoren und andere Immunantikörper. Z Rheumatol 34:94–101
Manthorpe R, Mørk Hansen T, Junker P, Lorenzen I, Utne HE (1979) Prednisone effect on microvascular permeability in patients with inflammatory rheumatic diseases. Scand J Rheumatol 8:139–141
Manz G, Glynn JP (1975) Die Verteilung von Benorilat in Plasma, Synovialflüssigkeit und Synovialgewebe bei rheumatoider Arthritis. Z Rheumatol 34:400–407
Marbach F (1981) Intraartikuläre Corticoidtherapie. Akt Rheumatol 6:95–99
Marberger H, Bartsch G, Huber W, Menander KB, Schulte TL (1975) Orgotein: a new drug for the treatment of radiation cystitis. Curr Ther Res 18:466–475
Marbet GA, Duckert F, Walter M, Six P, Airenne H (1977) Interaction study between Phenprocoumon and Flurbiprofen. Curr Med Res Opin 5:26–31
Marchant B (1981) Pharmacokinetic factors influencing variability in human drug response. Scand J Rheumatol [Suppl] 39:5–14
Mark K vd (1980) Kollagensynthese in Chondrozyten-Kulturen unter dem Einfluß von Arteparon®. In: Dettmer N, Greiling H, Sensch KH, (Hrsg) Internationales Arzneimittelsymposium Arteparon. Congress Series, Eular, Basel, S 39–50
Marks JS, Power BJ (1979) Is chloroquine obsolete in treatment of rheumatic disease? Lancet 1:371–373
Marks PA, Banks J (1965) Drug-induced hemolytic anemias associated with glucose-6-phosphate dehydrogenase deficiency: A genetically heterogenous trait. Ann NY Acad Sci 123:198–206
Marmo E (1979) Experimental and clinical pharmacology of fentiazac, a new, non-steroidal anti-inflammatory agent. Curr Med Res Opin [Suppl] 6:53–63
Marsden RA, Hill H, Mowat AG, Walshe M, Vanhegan I, Ryan TJ (1977) Penicillamine-induced Pemphigus. Proc R Soc Med [Suppl 3] 70:103–106
Martin E (1965) Biological and clinical synopsis of the action of Rumalon in osteoarthrosis. 11. Int Kongr Rheumat Mar del Plata
Mason M, Currey HLF, Barnes CG, Dunne JF, Hazleman BL, Strickland ID (1969) Azathioprine in rheumatoid arthritis. Br Med J 1:420–422
Massias P (1973) Die rheumatologischen Indikationen von Depot-Tetracosactid. In: Schuppli R (Hrsg) ACTH – Eine Standortbestimmung für die Praxis. Huber Bern Stuttgart Wien, S 169–182
Mastaglia GL, Owen ET (1981) A study of the response of the leukopenia of rheumatoid arthritis to gold salt therapy. J Rheumatol 8:658–660
Mathies H (1956) Die Hyaluronidasehemmung als therapeutischer Effekt der Rheumatismusbehandlung. Fortschr Med 74:35–36
Mathies H (1959) Untersuchungen zum Wirkungsmechanismus der Hyaluronidasehemmung antirheumatischer Substanzen. Pharmacie 14:429–434
Mathies H (1966) Indometacin in der Therapie rheumatischer Erkrankungen. Eine Übersicht über eigene Ergebnisse. Med Monatsschr 20:403–406
Mathies H (1979) Nichtsteroidale Antirheumatika. Akt Rheumatol 4:163–171
Mathies H (1979) Probleme der symptomatischen Therapie rheumatischer Erkrankungen mit Glukokortikoiden und nichtsteroidalen Antirheumatika. Internist 20:414–425
Mathies H, Jankowski A (1957) Experimentelle Untersuchungen über die Bedeutung des Nebennierenmarkes für die Hyaluronidasehemmung. Klin Wochenschr 35:892–893
Mathies H, Kilani S (1970) Untersuchungen zur Glukokortikoid-Einsparung bei chronischer Polyarthritis durch Azapropazon. Fortschr Med 88:942–946
Mathies H, Scholze H (1962) Untersuchungen zur Beeinflussung des Hyaluronidase-Spreadings durch Derivate des Phenylbutazons. Arzneim Forsch/Drug res 12:79–81

Mathies H, Will E (1962) Zum Mechanismus der Spreading-hemmenden Wirkung des Chloroquins. Arzneim Forsch/Drug Res 12:694–698

Mathies H, Wagenhäuser FJ, Siegmeth W (1980) Richtlinien zur Therapie rheumatischer Erkrankungen, Bd 5. Compendia Rheumatologica, EULAR, Basel

Matoso L, Radi I (1980) Acquisitions thérapeutiques en rhumatologie. Méd Hyg 38:35–41

Mauer EE (1955) The toxic effects of Phenylbutazone (Butazolidin). Review of the literature and report of the twenty-third death following its use. N Engl J Med 253:404–410

Mauer I, Weinstein D, Solomon HM (1970) Acetylsalicylic acid: No chromosome damage in human leucocytes. Science 169:198–201

Mauff G, Weinheimer B, Urbaschek B (1975) Untersuchungen zur Antigenität von synthetischem ACTH (ein β^{1-24}-Corticotropin) bei freiwilligen Versuchspersonen. Arzneim Forsch/Drug Res 25:1823–1826

Mawdsley P (1980) Fenbufen. Clin Rheum Dis 6:615–632

May L, Swoboda W (1974) Benorylat-Therapie bei rheumatischen Erkrankungen im Kindesalter. Z Rheumatol 33:352–360

Mayrhofer F, Hoffer L, Singer F, Kolarz G, Thumb N (1981) Kniegelenkspülungen bei aktivierten Arthrosen. Therapiewoche 31:5007–5012

Mazzullo JM, Lasagna L, Griner PF (1974) Variations in interpretation of prescription instructions. The need for improved prescribing habits. JAMA 227:929–931

Mbuyi-Muamba JM, Stevens E, Dequeker J (1981) Good response to D-Penicillamine in IgA-deficient rheumatoid arthritis. Scand J Rheumatol 10:31–32

McAllister WAC, Vale JA (1976) Fatal marrow aplasia in patient on penicillamine. Lancet 2:631

McConkey B, Amos RS, Durham S, Forster PJG, Hubball S, Walsh L (1980) Sulphasalazine in rheumatoid arthritis. Br Med J 280:442–444

McConkey B, Davies P, Crockson RA, Crockson AP, Butler M, Constable TJ (1976) Dapsone in rheumatoid arthritis. Rheumatol Rehabil 15:230–234

McCord JM (1974) Free radicals and inflammation: Protection of synovial fluid by superoxide dismutase. Science 185:529–531

McCord JM, Fridovich I (1969) Superoxide dismutase: An enzymic function for erythrocuprein (hemocuprein). J Biol Chem 244:6049–6055

McCord JM, Fridovich I (1978) The biology and pathology of oxygenradicals. Ann Intern Med 89:122–127

McCormick JN, Neill WA, Sim AK (1977) Immunosuppressive effects of linoleic acid. Lancet 2:508

McLaughlin GE, Utsinger PD, Hicks JT (1981) D-penicillamine: Before, during or after? Arthritis Rheum 24:1453

McNiel JR (1973) The possible teratogenic effect of salicylates on the developing fetus. Brief summaries of eight suggestive cases. Clin Pediatr (Phila) 12:347–350

McQueen EG, Dykes PW (1969) Transport of gold in the body. Ann Rheum Dis 28:437–442

Meacock SCR, Kitchen EA (1976) Some effects of non-steroidal anti-inflammatory drugs on leukocyte migration. Agents Actions 6:320–325

Meacock SCR, Kitchen EA (1979) Effects of the non-steroid anti-inflammatory drug Benoxaprofen on leukocyte migration. J Pharm Pharmacol 31:366–370

Meacock SCR, Kitchen EA, Dawson W (1979) Effects of Benoxaprofen and some other non-steroidal anti-inflammatory drugs on leucocyte migration. Eur J Rheumatol Inflamm 3:23–28

Medenica R, Abele I, Dobryk R, Kuzmanovic I, Junet R (1973) Klinische Prüfung im Doppelblindversuch Plazebo gegen Bumadizon-Ca bei 113 Rheumafällen. Arzneim Forsch/Drug Res 23:1817–1822

Meier-Ruge W (1965) Experimental investigation of the morphogenesis of chloroquine retinopathy. Arch Ophthalmol 73:540–544

Melander A, Wåhlin-Boll E (1981) Interaction of glipizide and indoprofen. Eur J Rheum Inflamm 4:22–25

Melby JC (1974) Drug spotlight program: systemic corticoid therapy; pharmacology and endocrinologic considerations. Ann Intern Med 81:505–512

Menander-Huber KB (1981) Orgotein in the treatment of rheumatoid arthritis. Eur J Rheum Inflamm 4:201–211

Mellstedt H, Fagrell B, Holm G, Björkholm M (1977) (D)-Penicillamine treatment in systemic sclerosis (Scleroderma). Effect on nutritional capillary circulation. Scand J Rheumatol 6:92–96

Melluish JW, Brooks CD, Ruoff G, Cross CJ, Sanborn EC (1975) Ibuprofen and visual function. Arch Ophthalmol 93:781–782

Menassé R, Hedwall PR, Kraetz J, Pericin C, Riesterer L, Sallmann A, Ziel R, Jaques R (1978) Pharmacological properties of Diclofenac sodium and its metabolites. Scand J Rheumatol [Suppl] 22:5–16

Menguy R, Desbaillets L, Masters YF, Okabe S (1972) Evidence for a sex-linked difference in Aspirin metabolism. Nature 239:102–103

Menkes CJ, Job Ch, Delbarre F (1978) Traitement de la polyarthrite rhumatoïde par le sulfate de zinc per os. Nouv Presse Med 7:760

Menkes CJ, Feldmann J-L, Baptiste GJ, Delbarre F (1978) Syndrome nephrotique par glomerulite extramembraneuse induit par le levamisole au cours d'une polyarthrite rhumatoïde. Nouv Presse Med 7:2654–2655

Menkes CJ, Job CH, Buneaux F, Delbarre F (1981) Traitement de la polyarthrite rhumatoïde par le sulfate de zinc. Resultat d'un essay en double aveugle. Revue Rhumatisme 48:223–227

Merieux P de, Spitler LE, Paulus HE (1981) Treatment of Behcet's-Syndrome with levamisole. Arthritis Rheum 24:64–70

Merker HJ, Zimmermann B, Günther T (1972) Elektronenmikroskopische Untersuchungen über die D-Penicillaminwirkung am Knorpel embryonaler Ratten (Tag 16) in vitro. Virchows Archiv [Pathol Anat] Zellpath 12:51–60

Mery C, Delrieu F, Ghozlan R, Saporta L, Simon F, Amor B, Menkes CJ, Delbarre F (1976) Controlled trial of D-Penicillamine in rheumatoid arthritis. Dose Effect and the Role of Zinc. Scand J Rheumatol 5:241–247

Mery C, Kreplack M, Amor B, Delrieu F, Gery A de, Ghozlan R, Menkes CJ, Simon F, Delbarre F (1976) Notre expérience de la pénicillamine comme médicament de la polyarthrite rhumatoïde. „R" 6:75–91

Meyer W (1963) Ist die Goldbehandlung trotz ihrer Nebenwirkungen heute noch berechtigt? Z Rheumaforsch 22:460–467

Meyer W, Taubner A (1963) Zur praktischen Durchführung der Goldtherapie bei primär-chronischer Polyarthritis. Med Welt 14:2278–2281

Michael TA, Aiwazzadeh S (1970) The effects of acute chloroquine poisoning with special reference to the heart. Am Heart J 79:831–842

Michelson AM (1977) Toxicity of superoxide radical anions. In: Michelson AM, McCord JM, Fridovich J (Hrsg) Superoxide and superoxide dismutases. Acad Press, London New York San Francisco, pp 245–255

Michelson AM, McCord JM, Fridovich J (1977) Superoxide and superoxide dismutases. Academic Press, London New York San Francisco

Michot F (1976) Bericht über eine klinische Doppelblindstudie zur Frage der möglichen Interaktion zwischen Voltaren und dem oralen Antikoagulans Acenocoumarol. In: Wagenhäuser FJ (Hrsg) Voltaren® (Diclofenac). Huber, Bern, S 51–54

Michot F, Ajdacic K, Glaus L (1975) A double-blind clinical trial to determine if an interaction exists between Diclofenac sodium and the oral anticoagulant Acenocoumarol (Nicoumalone). J Int Med Res 3:153–157

Miehlke K (1972) Basistherapie der Kniearthrose mittels Gelenkspülung. Z Rheumaforsch 31:119–128

Miehlke K (1974) Diskussionsbemerkung. In: Ott VR, Schmidt KL (Hrsg) Die Behandlung der rheumatoiden Arthritis mit D-Penicillamin. „Der Rheumatismus", Bd 42. Steinkopff, Darmstadt, S 154

Miehlke K (1975) Die Wirkung von D-Penicillamin auf den Verlauf der chronischen Polyarthritis. Acta Med Austriaca 2:127–129

Miehlke K (1978) Diflunisal in clinical paractice. Futura Publishing Company, Mt Kisco, New York

Mielants H, Veys EM (1978) A study of the hematological side effects of levamisole in rheumatoid arthritis with recommendations. J Rheumatol [Suppl 4] 5:77–83

Mielants H, Veys EM, Verbruggen G, Schelstraete K (1981) Comparison of serum salicylate levels and gastro-intestinal blood-loss between salsalate (Disalcid) and other forms of salicylates. Scand J Rheumatol 10:169–173

Mikulikova D, Trnavsky K (1980) Effect of levamisole on lysosomal enzyme release from polymorphonuclear leukocytes and intracellular levels of cAMP and cGMP after phagocytosis of monosodium urate crystals. Agents and Actions 10:373–377

Miller B, Merieux P de, Srinivasan R, Clements P, Fan P, Levy J, Paulus HE (1980) Double-Blind Placebo Controlled Crossover Evaluation of Levamisole in Rheumatoid Arthritis. Arthritis Rheum 23:172–182

Millikan LE, Conway FR (1974) Effect of drugs on the Pillemer pathway – Dapsone. Paper read at 35. Meeting of the Society for Investigative Dermatology, Chicago, 1974. Zit n Adverse Reactions to Dapsone. Leading Article (1981) Lancet 2, 184–185

Mills JA (1974) Non-steroidal anti-inflammatory drugs. N Engl J Med 290:781–784

Mitchell WS, Scott P, Kennedy AC, Brooks PM, Templeton R, Jeffries MG (1975) Clinico-pharmacological studies on Ketoprofen (Orudis). Curr Med Res Opin 3:423–430

Miyamoto T, Miyaji S, Horiuchi Y, Hara M, Ishihara K (1974) Goldtherapy in bronchial asthma – special emphasis upon blood levels in gold and its teratogenicity. Nippon Noika Gakkai Zaashi 63:1190

Mjølnerod OK, Rasmussen K, Dommerud SA, Gjeruldsen ST (1971) Congenital Connective-tissue Defect probably due to D-penicillamine Treatment in Pregnancy. Lancet I:673–675

Mobarok Ali ATM, Morley J (1981) Synergism between Aspirin and Cyclosporin-A. Rheumatol Int 1:43–45

Moeschlin VS, Siegenthaler P (1960) Cholostatische Hepatose durch Gold; Analogie zum Chlorpromazin- und Androgenikterus. Helv Med Acta 5:707–715

Mohr W (1977) Pathologisch-anatomische Veränderungen als Folge der Goldtherapie. Akt Rheumatol 2:17–28

Mohr W (1982) Die Morphologie von Goldablagerungen in der Synovialmembran. Akt Rheumatol 7:63–67

Möllmann H, Klot-Heydenfeldt B v, Niemeyer DH, Alfes H (1971/1972) Vergleichende Untersuchungen der Korngrößenverteilung und Partikelbeschaffenheit einiger Corticoid-Kristallsuspensionen. Int J Clin Pharmacol 5:434–443

Möllmann H, Zwingmann K-P, Bigalke C, Kindler J (1975) Einfluß intramuskulär injizierter unterschiedlicher Glukokortikoid-Kristallsuspensionen auf den Applikationsort. Therapiewoche 35:4575–4588

Moll W (1958) Klinische Rheumatologie. Karger, Basel New York

Momburg M, Stuhlsatz HW, Vögeli H, Vojtisek O, Eylau O, Greiling H (1976) Klinisch-chemische Veränderungen in der Synovialflüssigkeit nach intraartikulärer Injektion eines Glycosaminoglykanpolysulfats. Verh Dtsch Ges Rheumatol 4:383–390

Moncada S, Gryglewski R, Bunting S, Vane JR (1976) An enzyme isolated from arteries transforms prostaglandin endoperoxides to an unstable substance that inhibits platelet aggregation. Nature 263:663–665

Morison RAH, Woodmansey A, Young AJ (1961) Placebo responses in an arthritis trial. Ann Rheum Dis 20:179–185

Moritz AJ (1975) Zur Kollagen-Biosynthese und zum Wirkungsmechanismus von D-Penicillamin. Wien Klin Wochenschr 87:1–6

Morris HR, Taylor GW, Piper PJ, Tippins JR (1980) Structure of slow-reacting substance of anaphylaxis from guinea-pig lung. Nature 285:104–106

Mowat AG (1978) Neutrophil chemotaxis in rheumatoid arthritis. Effect of D-Penicillamine, gold salts and levamisole. Ann Rheum Dis 37:1–8

Mowat AG, Vischer TL (1979) Levamisole. "Immunomodulation" – a new approach to basic therapy of rheumatoid arthritis. EULAR-Monograph Series 5:7–76

Multicentre study group (1978a) Levamisole in rheumatoid arthritis. A randomiced double blind study comparing two dosage regimens of levamisole with placebo. Lancet 2:1007–1012

Multicentre study group (1978b) A multicentre randomiced double blind study comparing two dosages of levamisole in rheumatoid arthritis. J Rheumatol [Suppl 4] 5:5–10

Multicentre trial group (1974) Absence of toxic or therapeutic interaction between penicillamine and previously administered gold in a trial of penicillamine in rheumatoid disease. Postgrad Med J [Suppl 2] 50:77–78

Multicentre trial group (1973) Controlled trial of D(−)Penicillamine in severe rheumatoid arthritis. Lancet 1:275–280

Multz CV, Bernhard GC, Blechman WC, Zane S, Restifo RA, Farady JC (1974) A comparison of intermediate dose aspirin and placebo in rheumatoid arthritis. Clin Pharmacol Ther 15:310–315

Munthe E (1976) Penicillamine, research in rheumatoid disease. Fabritius und Sonner, Oslo

Munthe E, Kass E (1981) Penicillamine in rheumatic diseases: A prospective study of tolerance and efficacy. J Rheumatol [Suppl 7] 8:107–111

Murphy KC, Atkins CJ, Offer RC, Hogg JC, Stein HB (1981) Obliterative bronchiolitis in two rheumatoid arthritis patients treated with penicillamine. Arthritis Rheum 24:557–560

Murray RM, Lawson DH, Linton AL (1971) Analgesic nephropathy: Clinical syndrome and prognosis. Br Med J 1:479–482

Mutru O, Penttilä M, Pesonen J, Salmela P, Suhonen O, Sonck T (1978) Diclofenac sodium (Voltaren) and indomethacin in the ambulatory treatment of rheumatoid arthritis: a double-blind multicentre study. Scand J Rheumatol [Suppl 22] 51–56

Myers EN, Bernstein JM, Fostiropolous G (1965) Salizylate ototoxicity. A clinical study. N Engl J Med 273:587–590

Myles AB, Daly JR (1974) Corticosteroid and ACTH treatment. Principles and problems. Arnold, London

Nagi AH, Alexander F, Barabas AZ (1971) Gold nephropathy in rats. Light and electron microscopy studies. Exp Mol Pathol 15:354–362

Nagy E, Scegedy G, Tamasi P, Sonkoly I (1978) Immunrosettenhemmende Aktivität des Serums von Patienten mit Lupus erythematodes chronicus unter Chlorochin-Behandlung. Dermatol Monatsschr 164:408–410

Nakamura H, Igarashi M (1977) Localization of gold in synovial membrane of rheumatoid arthritis treated with sodium auro thiomalte. Studies by electron microscope and electron probe X-ray microanalysis. Ann Rheum Dis 36:209–215

Naproxen-Symposium (1973). Scand J Rheumatol [Suppl 2] 2:5–181

Naproxen-Symposium (1975). Arzneim Forsch/Drug Res 25:277–332

Naumann P (1971) Nil nocere! Risiken bei intraartikulärer Kortikoid-Instillation. Munch Med Wochenschr 113:1085–1088

Nebout T, Sobel A, Lagrue G (1977) Intravenous methylprednisolone pulses in diffuse proliferative lupus nephritis. Lancet 1:909

Nelson AM, Conn DL (1980) Glucocorticoids in rheumatic disease. Mayo Clin Proc 55:758–769

Nelson MM, Forfar JO (1971) Association between drugs administered during pregnancy and congenital abnormalities of the fetus. Br Med J 1:523–527

Newcombe DS, Ishkawa Y (1976) The effect of anti-inflammatory agents on human synovial fibroblast prostaglandinsynthetase. Prostaglandins 12:849–869

Ney RL (1969) Effects of dibutyryl cyclic AMP on adrenal growth and steroidogenic capacity. Endocrinology 84:168–170

Nies AS, Melmon KL (1968) Kinins and arthritis. Bull Rheum Dis 19:512–517

Nimni ME (1965) Accumulation of a collagen precursor in the skin of penicillamine-treated rats. Biochem Biophys Acta 111:576–579

Nimni ME (1967) Dermalathyrism: A defect in the intramolecular and intermolecular crosslinking of collagen in soft tissues caused by Penicillamine. Arthritis Rheum 10:301

Nimni ME, Bavetta LA (1965) Collagen defect induced by Penicillamine. Science 150:905–906

Nishikai M, Funatsu T, Homma M (1974) Monoclonal gammopathy penicillamine-induced polymyositis systemic sclerosis. Arch Dermatol 110:253–255

Norton WL, Donnelly RJ, Schimmelpfennig W, Harden JA (1982) PC-80, a new slow acting antirheumatoid drug. Rheumatol 9:951–953

Nowotny P, Konrad H, Preussner S, Bast G, Keysser M, Gunther I (1976) Die Beeinflussung der Leukopoese und der Granulozytenphagozytose vor und nach Gold-Therapie bei Rheumatoidarthritis. Folia Haematol (Leipz) 103:719–725

Nuotio P, Mäkisara P (1978) Pharmacokinetic and clinical study of Piroxicam. Intern Congr Symp Series, Royal Soc Med 1:25–30

Nyfos L (1979) A comparative clinical study of a new antirheumatic agent, tolfenamic acid (Clotam), and Phenylbutazone in rheumatoid arthritis. Scand J Rheumatol [Suppl 24] 5–7

O'Brien WM, Wisemann EH (1978) Piroxicam. Royal Soc Med Intern Congr Symp Ser 1:1–111

O'Duffy JD, Colgan JP, Phyliky RL, Ferguson RH (1980) Frentizole therapy of thrombozytopenia in systemic lupus erythematosus and refractory idiopathic thrombocytopenic purpura. Mayo Clin Proc 55:601–605

Oelz O (1977) Das Prostaglandin-Thromboxan-System. Schweiz Med Wochenschr 107:753–756

Olatunde A (1976) Chloroquine and enzymes. West Afr J Pharmacol Drug Res 3:173–177

Ongerboer Vissa BW de, Soesbergen RM van (1978) Myasthenia gravis as a complication of penicillaminetreatment in rheumatoid arthritis. Ned Tijdschr Geneeskd 122:2055–2058

Orgotein-Workshop (1981) Eur J Rheumatol Inflamm 4:151–270

Orme M, Baber N, Keenan J, Halliday L, Sibeon R, Littler T (1981) Pharmacokinetics and biochemical effects in responders and non-responders to non-steroidal anti-inflammatory drugs. Scand J Rheumatol [Suppl] 39:19–27

Orozco-Alcala JJ, Baum J (1979) Regular and enteric coated aspirin: A reevaluation. Arthritis Rheum 22:1034–1037

Orth DN, Island DP (1969) Light synchronization of the circadian rhythm in plasma cortisol (17 OHCS) concentrations in man. J Clin Endocrinol Metab 29:479–486

Orzalesi G, Mari F, Bertol E, Selleri R, Pisaturo G (1980) Anti-inflammatory agents: determination of Ibuproxam and its metabolite in humans. Correlation between bioavailability, tolerance and chemico-physical characteristics. Arzneim Forsch/Drug Res 30:1607–1609

Ostensen M, Husby G, Aarli J (1980) Polymyositis with acute myolysis in a patient with rheumatoid arthritis treated with penicillamine and ampicillin. Arthritis Rheum 23:375–377

Ott H (1978) 2(1H)-Qinazolinones as novel non-acidic anti-inflammatory agents. Scand J Rheumatol [Suppl] 21:5–7

Ott H, Denzer M (1968) 1-Methyl-4-phenyl-2(1H)-quinazdinone. J Org Chem 33:4263–4267

Ott H, Meier J (1978) The distribution of Proquazone and three of its metabolites in serum and synovial fluid. Scand J Rheumatol [Suppl] 21:12–14

Ott VR, Schmidt KL (1974) Die Behandlung der rheumatoiden Arthritis mit D-Penicillamine. Symposion Berlin, 1973. Der Rheumatismus, Bd 42. Steinkopff, Darmstadt, S 1–178

Otte P (1974) Die pathophysiologischen Grundlagen präarthrotischer Faktoren. Z Orthop 112:541–547

Otto W (1969) Zur kritischen Einschätzung der immunsuppressiven Therapie bei progressiv chronischer Polyarthritis. Z Gesamte Inn Med 24:147–148

Otto W, Tautenhahn B (1966) Chloroquin-Langzeitbehandlung chronisch-rheumatischer Erkrankungen. Munch Med Wochenschr 108:999–1003

Pace N, Kantor T, MacEwen C (1964) Evaluation of an intra-articulary injected alkylating agent in arthritis. Arthritis Rheum 7:337

Pachman LM, Olufs R, Procknal JA, Levy G (1979) Pharmacokinetic monitoring of salicylate therapy in children with juvenile rheumatoid arthritis. Arthritis Rheum 22:826–831

Page F (1951) Treatment of Lupus erythematosus with mepacrine. Lancet 261:755–758

Palmer L, Bertilsson L, Alvan G, Orme M, Sjoqvist F, Holmstedt B (1974) Indomethacin: Quantitative determination in plasma by mass fragmentography including pilot pharmacokinetics in men. In: Robinson HJ, Vane JR (eds) Prostaglandinsynthetase inhibitors. Raven-Press, New York, pp 91–97

Palmer CAL (1972) Toxic amblyopia from Ibuprofen. Br Med J 3:765

Palmoski MJ, Brandt KD (1979) Effect of salicylate on proteoglycan metabolism in normal canine articular cartilage in vitro. Arthritis Rheum 22:746–754

Palmoski MJ, Colyer RA, Brandt KD (1980) Marked suppression by salicylate of the augmented proteoglycan synthesis in osteoarthritic cartilage. Arthritis Rheum 23:83–91

Palosuo T, Kajander A, Essen R von, Milgrom F (1978) Precipitating autoantibody to a ubiquitous tissue antigen: association with rheumatoid arthritis treated with sodium aurothiomalate or D-penicillamine. Clin Immunol Immunopathol 10:355–364

Panayi GS (1975) The effect of ibuprofen on lymphocyte stimulation by phytohaemagglutinin in vitro. Curr Med Res Opin 3:513–515

Panayi GS, Neill WA, Duthie JJR, McCormick JN (1973) Action of chloroquine phosphate in rheumatoid arthritis. I. Immunosuppressive effects. Ann Rheum Dis 32:316–318

Panayi GS, Rix A (1974) The effect of phenylbutazone, indomethacin and ibuprofen on lymphocyte stimulation by phytohaemagglutinin in vitro. Rheumatol Rehabil 13:179–183

Panayi GS, Wooley P, Batchelor JR (1978) Genetic basis of rheumatic diseases: HLA-antigens, disease manifestations and toxic reactions to drug. Br Med J 2:1326–1328

Panse P, Zeiller P, Sensch KH (1976) Verteilung und Ausscheidung eines Glycosaminoglycanpolysulfats nach parenteraler Applikation beim Kaninchen. Arzneim Forsch/Drug Res 26:2024–2029

Panush RS (1975) Effects of certain antirheumatic drugs upon normal human peripheral blood lymphocytes (P.B.L.). Inhibition of mitogen- and antigen-stimulated incorporation of tritiated thymidine (3HTdR). Arthritis Rheum 18:418–419

Panush RS, Anthony CR (1976) Effects of acetylsalicylic acid on normal human peripheral blood lymphocytes: Inhibition of mitogen- and antigen-stimulated incorporation of tritiated thymidine. Clin Exp Immunol 23:114–125

Parizot H (1972) L'intoxication oculaire par la chloroquine et ses derivés. Intérêt des explorations fonctionelles. E.R.G. et E.O.G. étude d'une serie de 400 cas (1964–1971). Bull Soc Belge Ophthalmol 160:570–580

Parker RA, Thomas PM (1959) Intestinal perforation and widespread arteritis in rheumatoid arthritis during treatment with cortisone. Br Med J 1:540–542

Pasero G, Ciompi ML (1979) Thiopronine therapy in rheumatoid arthritis. Arthritis Rheum 22:803–804

Passeri M, Ferretti G, Monica C, Fanfani A, Bergamini N (1981) Study of the possible interactions of indoprofen on the diuretic effect of furosemide. Eur J Rheumatol Inflamm 4:36–40

Patak RV, Mookerjee BK, Benzel CJ, Hysert PE, Babej M, Lee JB (1975) Antagonism of the effects of furosemide by indomethacin in normal and hypertensive man. Prostaglandins 10:649–659

Patriarca G (1971) Allergy to tetracosactrin-depot. Lancet 1:138

Patzschke K, Wegner L, Kaller H, Horster FA (1977) Pharmakokinetische Untersuchungen nach oraler Applikation von radioaktiv markiertem D-Penicillamin an Probanden. Z Rheumatol 36:96–105

Paulus HE, Whitehouse MW (1973) Nonsteroid anti-inflammatory agents. Ann Rev Pharmacol Toxicol 13:107–124

Pavelka K, Wagenhäuser FJ, Geirregat R (1971) Benorylat in der Behandlung der chronischen progredienten Polyarthritis. Z Rheumaforsch 30:45–49

Pavelka K, Geirregat R, Vojtíšek O, Brémová A (1973a) A study of the long-term treatment of rheumatoid arthritis with Benorylate suspension. Rheumatol Rehabil [Suppl] 12:48–53

Pavelka K, Šusta A, Vojtíšek O, Brémová A, Kanková D, Hándlová D, Maleček J (1973b) Double blind comparison of Ibuprofen and Phenylbutazone in a short-term treatment of rheumatoid arthritis. Arzneim Forsch/Drug Res 23:842–846

Pavelka K, Vojtíšek O, Šusta A, Kanková, D, Brémová A, Králová M (1978) Experience with high doses of Ibuprofen in the longterm treatment of rheumatoid arthritis. J Internat Med Res 6:355–364

Pawlotsky Y, Chales G, Grosbois B, Miane B, Bourel M (1978) Comparative interaction of Aspirin with Indomethacin and Sulindac in chronic rheumatic diseases. Eur J Rheumatol Inflamm 1:18–20

Pearson C, Levy JM (1975) Immunosuppressive drugs. Mechanism of action, toxicity and clinical effects. Clinics Rheum Dis 1:459–478

Pedrazzi F, Bommartini F, Freddo J, Emanueli A (1981) A study of the possible interaction of Indoprofen with hypoglycemic sulfonyl ureas in diabetic patients. Eur J Rheumatol Inflamm 4:26–31

Pemberton RE, Strand LJ (1979) A review of upper gastrointestinal effects of the newer nonsteroidal anti-inflammatory agents. Dig Dis Sci 24:53–64

Penner JA, Abbrecht PH (1975) Lack of interaction between Ibuprofen and Warfarin. Curr Ther Res 18:862–871

Penneys N, Ziboh V, Gottlieb N, Katz S (1974) New mechanisms of gold action. Clin Res 22:556A (Abstr)

Percival SPB, Meanock I (1968) Chloroquine: ophthalmological safety and clinical assessment in rheumatoid arthritis. Br Med J 3:579–584

Perper RJ, Oronsky AL (1974) Enzyme release from human leukocytes and degradation of cartilage matrix. Effects of antirheumatic drugs. Arthritis Rheum 17:47–55

Persellin RH, Ziff M (1966) The effect of gold salt on lysosomal enzymes of the peritoneal macrophage. Arthritis Rheum 12:57–65

Petera P, Tausch G, Bröll H, Eberl R (1977) Double blind trial involving: Teorema®, a new antirheumatic, vs. Indometacin in rheumatoid diseases. Int J Clin Pharmacol Biopharm 15:581–584

Peters HD, Dinnendahl V, Schönhöfer PS (1975) Mode of action of antirheumatic drugs on the cyclic 3'5'-AMP regulated glycosaminoglycan secretion in fibroblasts. Naunyn Schmiedebergs Arch Pharmacol 289:29–40

Petersen J, Halberg P, Højgaard K, Lyon BB, Ullman S (1978) Penicillamine-induced polymyositis-dermatomyositis. Scand J Rheumatol 7:113–117

Petersen PB, Husted S, Mortensen A, Andreasen F (1979) The effect of daily administration of Naproxen on the prothrombincomplex activity in patients under long term therapy with Phenprocoumon. Scand J Rheumatol 8:54–56

Peterson J, Moller I (1978) Milliary pulmonary infiltrates and Penicillamine. Br J Radiol 51:915–916
Pick E (1927) Versuche einer Goldbehandlung des Rheumatismus. Wien Klin Wochenschr 40:1175–1176
Pinals RS (1978) The non-hematological sideeffects of levamisole in the treatment of rheumatoid arthritis – a review. J Rheumatol [Suppl 4] 5:71–75
Pinals RS, Robertson F, Blechman WJ (1981) A double-blind comparison of high and low doses of levamisole in rheumatoid arthritis. J Rheumatol 8:949–951
Piroxicam (1980) Akt Rheumatol (Sonderheft 1) 5:1–70
Pittman RC, Steinberg D (1977) Activatable cholesterolesterase and triacylglycerol lipase activities of rat adrenal and their relationship. Biochem Biophys Acta 487:431–444
Pitts NE (1980) Review of clinical trial experience with Piroxicam. In: Piroxicam, a new non-steroidal anti-inflammatory agent. Proc of the 9. Europ Congr Rheumatol Academy Professional Information Services, New York, pp 48–66
Pitts NE, Proctor RR (1978) Summary: Efficacy and safety of Piroxicam. Royal Soc Med Intern Congr Symp Ser 1:97–108
Planas-Bohne F (1972) Pharmakokinetische Untersuchungen an ^{14}C-markiertem Penicillamin. Arzneim Forsch 22:1426–1433
Plostnieks J, Cressman WA, Lemanowicz EF, Migdalof BH, Tam JJS (1975) Human metabolism of tolmetin. In: Ward JR (ed) Tolmetin, a new non-steroidal anti-inflammatory agent. Exc Med, Princeton, pp 23–33
Poal Ballarin JM (1976) El Butibufen en el tratamiento de la osteoartritis (Artrosis). Med Klin (Ed Esp) 180:46–50
Podell TE, Klinenberg JR, Kramer LS, Brown HV (1980) Pulmonary toxicity with gold therapy. Arthritis Rheum 23:347–350
Popert AJ, Meijers KAE, Sharp J, Bier F (1961) Chloroquine diphosphate in rheumatoid arthritis, a controlled trial. Ann Rheum Dis 20:18–35
Populaire P, Terlain B, Pascal S, Decouvelare B, Renard A, Thomas J-P (1973) Comportement biologique, taux seriques, excretion et biotransformation de l'acid (benzol-3-phenyl)-propionique chez l'animal et chez l'homme. Ann Pharm Fr 31:735–749
Pottier J, Berlin D, Raynaud JP (1977) Pharmacokinetics of the anti-inflammatory tiaprofenic acid in humans, mice, rats, rabbits and dogs. J Pharm Sci 66:1030–1036
Powell RH, Ansell BM (1974) Benorylate in management of still's disease. Br Med J 1:145–147
Prescott LF (1969a) Pharmacokinetic drug interactions. Lancet 2:1239–1243
Prescott LF (1969b) Renal papillary necrosis and aspirin. Scott Med J 14:82–85
Priestley GC, Brown JC (1980) Effects of corticosteroids on proliferation of normal and abnormal human connective tissue cells. Br J Dermatol 102:35–41
Proesmans W, Jaeken J, Eeckels R (1976) D-penicillamine-induced IgA-deficiency in Wilson's disease. Lancet 2:804–805
Prohaska E, Schwägerl W, Jesserer H (1965) Über das Verhalten des Rheumafaktors unter Penicillamin- und Penicillineinwirkung bei der primär chronischen Polyarthritis (Rheumatoid Arthritis). Klin Wochenschr 43:141–144
Proquazone, a new non-steroidal, anti-inflammatory drug (1978). Scand J Rheumatol [Suppl] 21:5–42
Prost A, Boiteau HL, Gaillard F, Hamelin J-P, Carlier N, Rossel-Renac F (1978) Osteose fluorée secondaire à un traitement très prolongé par l'acide niflumique dans deux cas de poliarthrite rhumatoïde. Rev Rhum Mal Osteoartic 45:707–716
Prost A, Boiteau HL, Rossel-Renac F, Audran M, Caumon J-P (1980) Variations des taux de fluor ionisé plasmatique et urinaire sous l'influence de faibles doses d'acide niflumique. Application éventuelle au traitement de l'ostéoporose. Rev Rhum Mal Osteoartic 47:635–643
Prouse PJ, Gumpel JM, Ward RJ, Howard A (1981) Placebo controlled comparison of Auranofin (S.K. & F. D-39162) with gold sodium thiomalate in rheumatoid arthritis. Abstract Symposium Auranofin in Rheumatoid Arthritis 15. Int Rheumatologie-Kongress Paris, 21.–27.6.1981, p 2
Puhl W, Biel G, Kölbel R, Hofer H (1981) Ergebnisse einer multizentrischen Orgotein-Prüfung bei Gonarthrose. Eur J Rheumatol Inflamm 4:264–270
Pulkkinen MO (1980) Releave of menstrual discomfort and dysmenorrhea and simultaneous suppression of uterine activity by Isoxepac. Acta Obstet Gynecol Scand 59:367–370
Pulver R, Exer B, Herrmann B (1956) Über die Beeinflussung enzymatischer Reaktionen durch Phenylbutazon und die Übertragbarkeit ferment-chemischer Befunde auf die Stoffwechselprozesse der Zelle. Schweiz Med Wochenschr 86:1080–1085

Pütter J (1974) Zur Biochemie des D-Penicillamins. In: Ott VR, Schmidt KL (Hrsg) Die Behandlung der rheumatoiden Arthritis mit D-Penicillamin. Der Rheumatismus. Steinkopff, Darmstadt, S 115–121

Pütter J (1976) Übersicht über die Pharmakokinetik der Azetylsalizylsäure. Med Welt 27:1362–1365

Raab W, Gmeiner B (1975) D-Penicillamine in dermatology: Influence on enzymatic activities of human skin in vitro. Arch Dermatol Res 254:87–93

Raab W, Gmeiner B, Muckenhuber P (1978) D-Penicillamine and enzymatic activities. Enzyme 23:84–88

Rainer F, Klein G (1980a) Klinische Erfahrungen mit Glucametacin im Vergleich zu Ibuprofen bei degenerativen Gelenks- und Wirbelsäulenerkrankungen. Therapiewoche 30:4753–4754

Rainer F, Klein G (1980b) Untersuchungen über den Einfluß von Sulindac auf den Stoffwechsel von Diabetikern mit Glibenclamid. Akt Rheumatol 5:307–309

Rainer F, Ulreich A, Klein G (1979) Zur Frage der Interaktionen von nichtsteroidalen Antirheumatika mit Coumarinderivaten, oralen Antidiabetika und anderen Pharmaka. Therapiewoche 29:6834–6839

Rainsford KD (1979) Prostaglandins and the development of gastric mucosal damage by anti-inflammatory drugs. In: Rainsford KD, Ford-Hutchinson AW (Hrsg) Prostaglandins and inflammations. Birkhäuser, Basel Boston Stuttgart, Agents and Actions [Suppl 6], pp 193–210

Rainsford KD, Brune K, Whitehouse MW (1977) Aspirin and related drugs: Their actions and uses. Agents and Actions [Suppl 1]. Birkhäuser, Basel Stuttgart, pp 7–118

Rainsford KD, Ford-Hutchinson AW (1979) Prostaglandins and inflammations. Birkhäuser, Basel Boston Stuttgart, Agents and Actions. [Suppl 6], pp 5–227

Rance MJ, Steed KP, Shillingford JS (1975) Report to Reckitt and Colman Pharmaceutical Division. zit. n. Goldberg and Godfrey (1980)

Rau R (1977) Die Gamma-Glutamyltranspeptidase bei der chronischen Polyarthritis. Z Rheumatol 36:49–59

Rau R (1977) Die nichtsteroidalen Antirheumatika in der Behandlung entzündlich-rheumatischer Erkrankungen. Therapiewoche 27:2636–2644

Rau R (1979) Interaction study of piroxicam with cardiac glycosides. In: Huskisson EC, Miehlke K (Hrsg) Piroxicam A new non-steroidal anti-inflammatory agent. Symposium, 4.9.1979, IX. Europ Rheumatologie-Kongreß, Wiesbaden, p 5

Rau R, Georgiopoulos G, Neumann P, Gross D (1980) Die Beeinflussung des Digoxinblutspiegels durch Antirheumatika. Akt Rheumatol 5:349–358

Rau R, Gross D, Werder E (1981) Die Wirksamkeit von Flurbiprofen bei der Behandlung der Coxarthrose. Eine Doppelblind-Crossover-Vergleichsstudie gegen Indometacin. Akt Rheumatol 6:33–36

Rautenstrauch H (1977) Kontrolle der D-Penicillamin-Therapie bei Patienten mit chronischer Polyarthritis durch die Urindiscelektrophorese. Z Rheumatol 36:357–363

Rave O, Albrecht HJ, Vorlaender K-O (1977) Wirkungen und Nebenwirkungen von Levamisol. Munch Med Wochenschr 119:1509–1510

Rechenberg HK v (1953) Rheumatherapie mit Butazolidin. Klinische Erfahrungen mit 3,5-Dioxo-1,2-diphenyl-4-n-butyl-pyrazolidin-Natrium, einem neuen Pyrazolderivat. Schweiz Med Wochenschr 83:159–164

Rechenberg HK v (1961) Butazolidin (Phenylbutazon). Thieme, Stuttgart

Reid G, Patterson AC (1977) Pure red-cell aplasia after gold treatment. Br Med J 2:1457

Reidenberg MM, Lowenthal DT (1968) Adverse nondrug reactions. N Engl J Med 279:678–679

Reizenstein P, Döberl A (1973) Relevance of gastrointestinal symptoms and bloodloss after long-term treatment with a salizylate-paracetamol ester, a new anti-inflammatory agent (Benorylate). Rheumatol Rehabil [Suppl] 12:66–71

Rejholec V (1974) Die Therapie rheumatischer Erkrankungen mit Nifluminsäure. Therapiewoche 24:1815–1819

Rejholec V (1975) Langzeittherapie der rheumatoiden Arthritis mit Perclusone. Z Rheumatol 34:141–148

Rejholec V, Králová M (1974) Langzeit-Behandlung der Koxarthrose mit Rumalon. Vergleichsstudie von 224 Patienten, Beobachtungszeit 8 Jahre. Z Rheumatol 33:425–436

Rejholec V, Kralova M (1975) Long-term treatment of osteoarthrosis of the hip with rumalon. (Comparative study of 224 patients; Period of observation ten years.) 8. Europ. Rheumakongress Helsinki, pp 3–20

Rejholec V, Vapaatalo H, Tokola O, Gothoni G (1979a) A comparative double-blind study on Tolfenamic acid in the treatment of rheumatoid arthritis. Scand J Rheumatol [Suppl] 24:13–16

Rejholec V, Vapaatalo H, Tokola O, Gothoni G (1979b) Tolfenamic acid in the treatment of rheumatoid arthritis. Scand J Rheumatol [Suppl] 24:9–12

Renier JC, Bregeon CH, Bonnette CH, Boasson M, Bernat M, Basle M, Besson J, Wellinger C, Bourgeois B, Teisseire N (1978) Le devenir de sujets atteints de polyarthrite rhumatoide et traités par les immunodepresseurs entre 1965 et 1973 inclus. Rev Rhum Mal Osteoartic 45:453–461

Renoux G, Renoux M (1971) Effect immunostimulant de l'imidothiazole dans l'immunization des suris contre l'infection par brucella abortus. Comptes Rend Acad Science Paris 272:349–350

Research sub-committee of the empire rheumatism council (1960) Gold therapy in rheumatoid arthritis. Report of a multi-centre controlled trial. Ann Rheum Dis 19:95–119

Research sub-committee of the empire rheumatism council (1961) Relation of toxic reactions in gold therapy to improvement in rheumatoid arthritis. A report. Ann Rheum Dis 20:335–340

Revach M, Freed RL, Ehrlich GE (1979) Reversible proteinuria as a complication of oral goldtherapy. Arthritis Rheum 22:1417–1418

Reynolds PMG, McLeod M, Dick WC (1979) ICI 55.897 (Clozic) in rheumatoid arthritis: a controlled comparison with gold. Abstract 9. Europ Rheumatol Kongress Wiesbaden, Abstr. Nr. 968

Reynolds WJ, Shaar SF, Buik A, Lancee WJ (1979) Oxaprozin: A once-daily treatment regimen in rheumatoid arthritis. J Rheumatol 6:345–350

Rheumatology workshop. A modern review of Geigy pyrazoles (1977). J Int Med Res [Suppl 2] 5:2–120

Rhymer AR (1979) Sulindac. Clin Rheum Dis 5:553–568

Rhymer AR, Gengos DC (1979) Indomethacin. Clin Rheum Dis 5:541–552

Richards AJ, Velvin DS, Whitmore DN, Williams EM (1976) Fatal aplastic anaemia and D-penicillamine. Lancet 1:646–647

Richards IDG (1969) Congenital malformations and environmental influences in pregnancy. Br J Prev Soc Med 23:218–225

Richter C (1964) Die Wirkung von Knorpel-Knochenmarks-Extrakten auf die Schwefelaufnahme des Hyalinknorpels. Z Rheumaforsch 23:405–412

Ricken D, Schumacher K (1971) Medikamentöse Immunsuppression, 1. Arbeitstagung Bad Tölz, Thieme, Stuttgart

Ridolfo AS, Nickander R, Mikulaschek WM (1979) Fenoprofen and Benoxaprofen. Clin Rheum Dis 5:393–410

Ridolfo AS, Simpson PJ, Cerimele BJ (1978) Comparison of once-daily with twice-daily dosage of benoxaprofen in arthritic patients. Clin Pharmacol Ther 23:127 (Abstr.)

Riedel R (1981) Pharmakologische Eigenschaften von Lonazolac-Ca einer neuen antiphlogistisch und antirheumatisch wirksamen Substanz. Arzneim Forsch/Drug Res 4:655–665

Riedel R, Schoetensack W (1973) Zur Pharmakologie von Butyl-malonsäure-mono-(1,2-diphenylhydrazid)-Calcium (Bumadizon-Calcium). Arzneim Forsch/Drug Res 23:1215–1225

Riess W, Stierlin H, Faigle JW, Geiger UP, Gérardin A, Schmid K, Sulc M, Wagner J, Theobald W (1976) Kinetik und Biotransformation von Diclofenac in Tier und Mensch. Therapiewoche 26:2891–2907

Riess W, Stierlin H, Degen P, Faigle JW, Gérardin A, Moppert J, Sallmann A, Schmid K, Schweizer A, Sulc M, Theobald W, Wagner J (1978) Pharmacokinetics and metabolism of the anti-inflammatory agent Voltaren. Scand J Rheumatol [Suppl] 22:17–29

Rinehart JJ, Sagone AL, Balcerzak SP, Ackerman GA, LoBuglio AF (1975) Effects of corticosteroid therapy on human monocyte function. N Engl J Med 292:236–241

Roath S, Tobin MS (1965) Studies on the inhibition of lymphocyte transformation by Penicillamine. Clin Res 13:542 (Abstr)

Robecchi A, Cartesegna F, Daneo V (1954) Quelques considerations sur 69 cas de polyarthrite chronique évolutive traités par le chlorhydrate de méthyl-bis-beta-chloro-éthyl-amine. Rev Rhum 21:823–828

Robertson A (1973) Benorylate-the rationale. Rheumatol Rehabil [Suppl] 12:7–16

Robertson CE, Ford MJ, Someren V van, Dlugolecka M, Prescott LF (1980) Mefenamic acid nephropathy. Lancet 2:232–233

Robinson RG (1978) Wirkungen und Nebenwirkungen – Medikamentös bedingt oder nicht? Huber, Bern Stuttgart Wien

Rocker I, Henderson WJ (1976) Transfer of gold from mother to fetus. Lancet 2:1246

Rodnan GP, Benedek TG (1970) The early history of antirheumatic drugs. Arthritis Rheum 13:145–165
Rojo JM, Barasoain I, Portoles A (1981) Further studies on the immunosuppressive effects of Indomethacin. Int J Clin Pharmacol Biopharm 19:220–222
Roncucci R, Simon MJ, Lambelin G, Saquet M, Gillet C, Cauwenberge H van, Lefèbvre P, Daubresse J-C, Buu-Hoi NP (1971) Kinetic studies on the absorption and excretion of 4-Allyloxy-3-chlorophenyl-aceticacid (alclofenac) in man. Eur J Clin Pharmacol 3:176–181
Roncucci R, Lambelin G (1977) Relevance of pharmacokinetic studies for the evaluation of antiinflammatory drugs: The example of alclofenac. In: Bertelli A (Hrsg) New anti-inflammatory and antirheumatic drugs. Prous-Publisher, Barcelona, p 9
Rooney PJ, McLeod M, Grennan DM, Dick WC (1976) Feprazone (DA 2370): long-term experience in the management of rheumatoid arthritis complicated by severe dyspepsia. Curr Med Res Opin 3:642–646
Rosenthal M (1978) A critical review of the effect of levamisole in rheumatic disease other than rheumatoid arthritis. J Rheumatol [Suppl 4] 5:97–100
Rosenthal M (1979) Retinoid in der Behandlung von Psoriasisarthritis. Eine Pilot-Studie. Schweiz Med Wochenschr 109:1912–1914
Rosenthal RK, Bayles TB, Fremont-Smith K (1964) Simultaneous salicylate concentrations in synovial fluid and plasma in rheumatoid arthritis. Arthritis Rheum 7:103–109
Rosenthal M, Trabert U, Müller W (1976) Leukozytotoxic effect of levamisole. Lancet 1:369
Rosenthal M, Breysse Y, Dixon ASTJ, Franchimont P, Huskisson EC, Schmidt KL, Schuermans Y, Veyes E, Vischer TL, Janssen PAJ, Amery WK, Brugmans J, Crepe J de, Symoens J, Magnair AL (1977) Levamisole and agranulozytosis. Lancet 1:904–905
Rosenthal M, Plattner S (1981) The treatment of rheumatoid arthritis with OM-8930, a bacterial immunostimulating agent. Z Rheumatol 40:228–231
Rosenthale ME, Begany AJ, Malis J, Grant NH (1969) Antiinflammatory activity of B-(4,5-Diphenyloxazole-2-yl)propionic acid. (WY-21743) Fed Proc 28:357 (Abstr)
Rosenthale ME, Begany AJ, Dervinis A, Malis JL, Shriver DA, Datko LJ, Gluckman MJ (1974) Anti-inflammatory properties of 4,5-Diphenyl-2-oxazolepropionic acid (Oxaprozin). Agents Actions 4:151–159
Ross WCJ (1958) In vitro reactions of biological alkylating agents. Ann NY Acad Sci 68:669–681
Roth H, Goebel KM (1981) Pirprofen und Indometacin bei chronischer Polyarthritis – eine randomisierte Doppelblindstudie mit Placebo-Kontrolle. In: Korst JK van der (Hrsg) Ein neues antirheumatisch-analgetisches Medikament: Pirprofen (Rengasil®). Huber, Bern Stuttgart Wien, S 77–84
Roth H, Levasseur YJ, Ryan R (1981) Eine kontrollierte multizentrische Studie über die Langzeitbehandlung der chronischen Polyarthritis mit Pirprofen oder Azetylsalizylsäure. In: Korst JK van der (Hrsg) Ein neues antirheumatisch-analgetisches Medikament: Pirprofen (Rengasil®). Huber, Bern Stuttgart Wien, S 61–69
Rothermich NO (1979) Chrysotherapy in rheumatoid arthritis. Clin Rheum Dis 5:631–640
Rothermich NO, Thomas MH, Phillips VK, Bergen W (1981) Clinical trial of penicillamine in rheumatoid arthritis. Arthritis Rheum 24:1473–1478
Rothfield NF (1969) General consideration in the treatment of systemic lupus erythematosus. Mayo Clin Proc 44:691–696
Rotstein J, Gilbert M, Cunningham C, Estrin I, Pincus G (1962) A study of the effect of enovid in the treatment of a selected group of patients with rheumatoid arthritis. Arthritis Rheum 5:655–656
Rowland M, Riegelman S, Harris PA, Sholkoff SD (1972) Absorption kinetics of Aspirin in men following oral administration of an aqueous solution. J Pharm Sci 61:379–385
Rowland M, Riegelman S, Harris PA, Shokoloff SD, Eyring EJ (1967) Kinetics of acetylsalicylic acid disposition in men. Nature 215:413–414
Royer GL, Moxley TE, Hearron MS, Miyara A, Shenker BM (1975a) A long term double-blind clinical trial of ibuprofen and indomethacin in rheumatoid arthritis. J Int Med Res 3:158–171
Royer GL, Moxley TE, Hearron MS, Miyara A, Donovan JF (1975b) A six-month double-blind trial of ibuprofen and indomethacin in osteoarthritis. Curr Ther Res 17:234–248
Rubin A, Warrick P, Wolen RL, Chernish SM, Ridolfo AS, Gruber CM (1973) Physiological disposition of Fenoprofen in men: III. Metabolism and Protein binding of Fenoprofen. J Pharm Exp Ther 183:447–457

Rubin A, Chernish SM, Crabtree R, Gruber CM jr, Helleberg L, Rodda BE, Warrick P, Wolen RL, Ridolfo AS (1974) A profile of the physiological disposition and gastro-intestinal effects of Fenoprofen in men. Curr Med Res Opin 2:529–543

Rubin A, Rodda BE, Warrick P, Ridolfo AS, Gruber CM (1972) Physiological disposition of Fenoprofen in men II: Plasma and urin pharmacokinetics after oral and intravenous administration. J Pharm Sci 61:739–745

Rubin HS (1964) Serum salicylate levels in osteoarthritis following oral administration of a preparation containing salicylsalicylic acid and acetylsalicylic acid. Am J Med Sci 248:31–36

Ruiz-Torres A (1968) Wirkung der chronischen Penicillaminverabfolgung auf das Kollagen. Verh Dtsch Ges Inn Med 74:597–600

Ruiz-Torres A (1974) Zur Pharmakokinetik und zum Stoffwechsel von D-L-Penicillamin. Arzneim Forsch/Drug Res 24:914–917

Runkel RA, Mroszczak E, Chaplin M, Sevelius H, Segre EJ (1978) Naproxen-probenecid interactions in men. Clin Pharmacol Ther 24:706–713

Ruotsi A, Skrifvars B (1978) A long-term double-blind comparative study of proquazone (Biarison®) and Ibuprofen in rheumatoid arthritis. Scand J Rheumatol [Suppl] 21:28–32

Ruotsi A, Oka N, Rekonen A (1972) Tolfenamic acid in rheumatoid arthritis. Abstr XIV. Nordiska Rheumatolog Kongressen, Rönneby, Schweden

Rüst O, Biland L, Thilo D, Nyman D, Duckert F (1975) Prüfung des Antirheumatikums Tolmetin auf Interaktionen mit oralen Antikoagulantien. Schweiz Med Wochenschr 105:752–753

Russell AS, Saetre R, Davis P, Rabenstein DL (1979) A rapid, sensitive technique to assay penicillamine level in blood and urine. J Rheumatol 6:15–19

Ruuskanen O, Remes M, Mäkelä AL, Isomäki H, Toivanen A (1976) Levamisole and agranulocytosis. Lancet 2:958–959

Ryan JR, Jain AK, McMahon FG, Vargas R (1977) On the question of an interaction between Sulindac and Tolbutamide in the control of diabetes. Clin Pharmacol Ther 21:231–233

Rylance HJ, Chalmers TM, Elton RA (1980) Clinical trial of intraarticular aspirin in rheumatoid arthritis. Lancet 2:1099–1102

Rynes RI, Krohel G, Falbo A, Reinecke RD, Wolfe B, Bartholomew LE (1979) Ophthalmologic safety of long-term hydroxichloroquine treatment. Arthritis Rheum 24:832–836

Ruzicka T, Goerz G (1981) Dapsone in the treatment of lupus erythematosus. Br J Dermatol 104:53–56

Saarni H, Tammi M, Fuorio E, Penttinen R (1980) Distribution of glycosaminoglycans in rheumatoid cultures and effects of cortisol on it. Scand J Rheumatol 9:11–16

Sairanen E, Vähätalo S (1973) Intestinal resorption of gold salts used for treatment of rheumatoid arthritis. Scand J Rheumatol 2:61–64

Sams WM (1967) Chloroquine: Mechanism of action. Mayo Clin Proc 42:300–309

Sanz MA, Martinez JA, Gomis F, Garcia-Borras JJ (1980) Sulindac-induced bone marrow toxicity. Lancet 2:802–803

Savage O, Copeman WSC, Chapman L, Wells MV, Treadwell BLJ (1962) Pituitary and adrenal hormones in rheumatoid arthritis. Lancet 1:232–235

Schaeffer N, Shaw CF, Thompson HO, Satre RW (1980) In vitro penicillamine competition for protein-bound gold (I). Arthritis Rheum 23:165–171

Schafer MP, Chirigos MA, Papas TS (1974) Inhibition of Rauscher leukemia virus and avian myeloblastosis virus DNA polymerases by Tilorone (NSC-143969) and its analogues. Cancer Chemother Rep 58:821–827

Schattenkirchner M (1977) Die Goldbehandlung der chronischen Polyarthritis. Pharmakokinetische und klinische Untersuchungen. Compendia Rheumatologica 3, EULAR, Basel

Schattenkirchner M (1981) Kombination von Basistherapeutika. Diskussionsbeitrag zur Arbeit von H. Mathies. EULAR Bull 10:6

Schattenkirchner M, Kaik B, Müller-Fassbender H, Rau R, Zeidler H (1982) Auranofin and sodium aurothiomalate in the treatment of rheumatoid arthritis – a double-blind, comparative, multicenter study. J Rheumatol [Suppl 8] 9:184–189

Schatz F, Adrian RW, Mixich G, Molnarova M, Reller J, Jahn U (1970) Pharmakokinetische Untersuchungen mit dem Antiphlogistikum Azapropazon (Prolixan® 300) am Menschen. Therapiewoche 20:2327–2333

Scheinberg IH (1981) Copper penicillaminate for rheumatoid arthritis? J Rheumatol [Suppl 7] 8:178–179

Scheinberg IH, Sternlieb I (1975) Pregnancy in penicillamine-treated patients with Wilsons-disease. N Engl J Med 293:1300–1303

Schenk H, Klein G, Haralambus I, Goebel R (1980) Coumarintherapie unter dem Antirheumaticum Sulindac. Z Rheumatol 39:102–108

Schenker S, Olson KN, Dunn D, Breen KJ, Combes B (1973) Intrahepatic cholestasis due to therapy of rheumatoid arthritis. Gastroenterology 64:622–629

Scherak O, Hiesberger H, Kolarz G (1978) Das Auftreten antinukleärer Faktoren bei der chronischen Polyarthritis und D-Penicillamin. Wien Klin Wochenschr 90:95–96

Scherak O, Smolen J, Kolarz G, Kojer M, Menzel J (1979) Erste klinische Erfahrungen mit Levamisol bei der Behandlung von Patienten mit systemischem Lupus erythematodes. Wien Klin Wochenschr 91:758–762

Scherbel AL, Schuchter SL, Harrison JWV (1957) Chemotherapy in rheumatoid arthritis: concept. Cleveland Clin Quart 24:105–115

Scherbel AL, Mackenzie AH, Nousek JE, Atdjion M (1965) Ocular lesions in rheumatoid arthritis and related disorders with particular reference to retinopathy. A study of 741 patients treated with and without chloroquine drugs. N Engl J Med 273:360–366

Schiavetti L, Tuzi T, Galeazzi M (1977) Trattamento a lungo termine dell'artrosi con "arumalon". Minerva Med (Roma) 68:1263–1267

Schlumpf U, Bussmann HU, Jerusalem F (1981) Myositis bei chronischer Polyarthritis unter D-Penicillamin, medikamentös induziert? Schweiz Med Wochenschr 111:29–35

Schmähl D, Osswald H (1970) Experimentelle Untersuchungen über carcinogene Wirkungen von Krebs-Chemotherapeutika und Immunsuppressiva. Arzneim Forsch/Drug Res 20:1461–1467

Schmidt KL, Müller-Eckhardt C (1977) Agranulozytosis, levamisole and HLA-B27. Lancet 2:85

Schmidt KL, Müller-Eckhardt C, Breithaupt H (1978) HLA-B27, antinuclear antibodies and drug-induced agranulozytosis. Klin Wochenschr 56:1189–1191

Schneck SA, Penn I (1971) De-novo brain tumours in renal-transplant recipients. Lancet 1:983–986

Schneider W (1978) Tödlich verlaufene Panmyelopathie nach D-Penicillamin-Therapie. Therapiewoche 28:3538–3544

Schölzel E, Largiader F, Uhlschmid G, Binswanger U, Corrodi P, Knoblauch M (1978) Pankreatitis nach Nierentransplantation. Schweiz Med Wochenschr 108:161–165

Schönhöfer PS (1979) Interaktionen antirheumatisch wirksamer Substanzen. Internist 20:433–438

Schönhöfer P (1981) Wirkungsweise der Antirheumatika aus der Sicht des klinischen Pharmakologen. Therapiewoche 31:2099–2111

Schorn D, Francis MJO, Loudon M, Mowat AG (1979) Skin collagen biosynthesis in patients with rheumatoid arthritis treated with D-Penicillamin. Scand J Rheum 8:124–128

Schorn D, Mowat AG (1977) Penicillamine in rheumatoid arthritis: wound healing, skin thickness and osteoporosis. Rheumatol Rehabil 16:223–230

Schuermans Y (1975) Levamisole in rheumatoid arthritis. Lancet 1:111

Schultz DR, Volanakis JE, Arnold PI, Gottlieb NL, Sakai K, Stroud RM (1974) Inactivation of C1 in rheumatoid synovial fluid, purified C1- and C1-esterase by gold compounds. Clin Exp Immunol 17:395–406

Schumacher K (1975) Grundlagen der Immunsuppressiven Wirkung von D-Penicillamin. Internist 16:460–465

Schumacher K (1977) Einfluß von D-Penicillamin auf die humorale und zelluläre Immunantwort in vivo und in vitro. In: Kreysel H-W (Hrsg) D-Penicillamin. Chemie, Pharmakologie, therapeutische Anwendung und unerwünschte Wirkungen. Schattauer, Stuttgart New York, S 83–102

Schumacher K, Maerker-Alzer G, Preuss R (1975) Effect of D-penicillamine on lymphocyte function. Arzneim Forsch/Drug Res 25:603–606

Schumm F, Wiethölter H, Fateh-Moghadam A (1981) Myasthenie Syndrom unter Chloroquin-Therapie. Dtsch Med Wochenschr 106:1745–1747

Schutz G, Killewich L, Chen G, Feigelson P (1975) Controle of the mRNA for hepatic tryptophan oxygenase during hormonal and substrate induction. Proc Natl Acad Sci USA 72:1017–1020

Schwartz HA (1981) Lower gastrointestinal side effects of nonsteroidal anti-inflammatory drugs. J Rheumatol 8:952–954

Schwartz R, Stack J, Dameshek W (1958) Effect of 6-Mercaptopurine on antibody production. Proc Soc Exp Biol Med 99:164–167

Schwarzmeier JD (1980) Akute Leukämie des Erwachsenen. Oesterr Aerzteztg 35:741–747

Scott J, Huskisson EC (1981) Comparative study of Auranofin in Rheumatoid Arthritis. Abstract

Symposium "Auranofin in Rheumatoid Arthritis" 15. Int Rheumatologie Kongress Paris, 21.–27.6.1981, p 2
Seaman WE, Plotz PH Ishak KG (1974) Aspirin-induced hepatotoxicity in patients with RA or systemic lupus erythematosus (SLE). Arthritis Rheum 17:325 (Abstr)
Segal AW, Pugh SF, Levi AJ, Loewi G (1977) Levamisole induced arthritis in Crohn's disease. Br Med J 2:555
Segre EJ (1979a) Naproxen. Clin Rheum Dis 5:411–426
Segre EJ (1979b) Drug interactions with Naproxen. Eur J Rheumatol Inflamm 2:12–18
Segre EJ, Chaplin M, Forchielli E, Runkel R, Sevelius H (1974a) Naproxen-Aspirin Interactions in men. Clin Pharmacol Ther 15:374–379
Segre EJ, Sevelius H, Varady J (1974b) Effect of antacids on Naproxen absorption. N Engl J Med 291:582–583
Seibold JR, Lynch CJ, Medsger TA jr (1981) Cholestasis associated with D-pencillamine therapy: Case report and review of the literature. Arthritis Rheum 24:554–556
Seidenfeld AM, Smythe HA, Ogryzlo MA, Urowitz MB, Dotten DA (1976) Acute leukemia in rheumatoid arthritis treated with cytotoxic agents. J Rheumatol 3:295–304
Seitz D, Hopf HCh, Janzen RWC, Meyer W (1976) Penicillamin-induzierte Myasthenie bei chronischer Polyarthritis. Dtsch Med Wochenschr 101:1153–1158
Selander S, Cramer K (1965) Agranulocytosis after Penicillamine and Antazoline. Br Med J 2:171
Sellers EM, Koch-Weser J (1970) Displacement of Warfarin from human albumin by Diazoxide and Ethacrynic, Mefenamic, and Nalidixic acids. Clin Pharmacol Ther 11:524–529
Sennello LT, Sonders RC, Friedman N (1978) Effect of food on kinetics of the nonsteroidal antiinflammative, alclofenac. Clin Pharmacol Ther 23:414–420
Serre H, Morlock G, Sany J, Dubois A, Nalet B (1975) Syndrome du Guillain Barré après chrysothérapie. Rhumatologie (Aix-les-Bains) 27:367–372
Shah GM, Muhalwas KK, Winer RL (1981) Renal papillary necrosis due to Ibuprofen. Arthritis Rheum 24:1208–1210
Shapiro S, Siskind V, Monson RR, Heinonen OP, Kaufman DW, Slone D (1976) Perinatal mortality and birthweight in relation to Aspirin taken during pregnancy. Lancet 1:1375–1376
Shearer RV, Dubois EL (1967) Ocular changes induced by longterm hydroxichloroquine (Plaquenil) therapy. Am J Ophthalmol 64:245–252
Sheldrake FE (1977) Research Department Report. The Boots Comp Ltd
Shen TY (1977) The expanding vistas of nonacidic antiarthritis agents. Drugs Exptl Clin Res 2:1–8
Shen TY (1979) Prostaglandinsynthetase inhibitors I. In: Vane JR, Ferreira SH (eds) Anti-inflammatory drugs. Handbuch exp Pharma 50/2. Springer, Berlin Heidelberg New York, pp 305–347
Shiokawa Y, Horiuchi Y, Honma M, Kageyama T, Okada T, Azuma T (1977) Clinical evaluation of d-Penicillamine by multicentric double-blind comparative study in chronic rheumatoid arthritis. Arthritis Rheum 20:1464–1472
Short CL, Beckman WW, Bauer W (1946) Goldtherapy in rheumatoid arthritis. N Engl J Med 235:362–368
Shulman J (1952) Butazolidine. Lancet 263:293
Sieber SM, Adamson RH (1975) Toxicity of antineoplastic agents in men: Chromosomal abberations, antifertility effects, congenital malformations, and carcinogenic potential. Adv Cancer Res 22:57–155
Siegmeth W (1971) Unerwünschte Auswirkungen von Phenylbutazon auf das hämatopoetische Gefäß-, Blutungs- und Gerinnungssystem. Wien Med Wochenschr 121:784–790
Siegmeth W (1975) Komplikationen unter Chloroquintherapie. Acta Med Austriaca 2:116–121
Siegmeth W, Placheta P (1976) Doppelblindstudie: Ketoprofen gegen Phenylbutazon bei akuter Gichtarthritis. Wien Klin Wochenschr 88:535–537
Siegmund H (1976) Intrahepatische Cholestase nach einer Behandlung mit D-Penicillamin und Indomethacin. Med Welt 27:172–173
Sigler JW, Bluhm GB, Duncan H, Sharp JT, Ensign DC, McCrum WR (1974) Goldsalts in the treatment of rheumatoid arthritis. A double blind study. Ann Intern Med 80:21–26
Silbermann M, Maor G (1978) Mechanisms of glucocorticoid induced growth retardation: Impairment of cartilage mineralization. Acta Anat 101:140–149
Silverberg DS, Kidd EG, Shnitk TK, Ulan RA (1970) Goldnephropathy. A clinical and pathologic study. Arthritis Rheum 13:812–825
Simchowitz L, Mehta J, Spilberg I (1979) Chemotactic factor-induced generation of superoxide

radicals by human neutrophils. Effect of metabolic inhibitors and anti-inflammatory drugs. Arthritis Rheum 22:755–763
Simkin PA (1976) Oral zinc sulphate in rheumatoid arthritis. Lancet 2:539–542
Singleton PT Jr (1980) Salsalate: Its role in the management of rheumatic disease. Clin Ther 3:80–102
Sioufi A, Colussi D, Caudal F, Schoeller JP, Massias P (1980) Pharmacokinetics of Phenylbutazone in healthy subjects after oral administration of single and multiple doses. J Pharm Sci 69:1413–1416
Skidmore IF, Whitehouse MW (1966) Inhibition of Histamine formation catalysed by substrate specific mammalian Histidine Decarboxylases. Drug antagonism of aldehyde binding to Protein amino groups. Biochem Pharmacol 15:1965–1983
Skrifvars B (1979) Hypothesis for the pathogenesis of sodium aurothiomalate (Myocrisin®) induced immune complex nephritis. Scand J Rheumatol 8:113–118
Skrifvars B, Nissilä M (1980) Immunological effects of Biarison in the treatment of rheumatoid arthritis and systemic lupus erythematosus. A preliminary report. Scand J Rheumatol 9:33–38
Slattery JT, Levy G, Jain A, McMahon FG (1979) Effect of Naproxen on the kinetics of elimination and anticoagulant activity of a single dose of warfarin. Clin Pharmacol Ther 25:51–60
Sloboda AE, Osterberg AC (1976) The pharmacology of Fenbufen 3-(4-Biphenylcarbonyl)-propionic acid and 4-Biphenylacetic acid, interesting anti-inflammatory-analgesic agent. Inflammation 1:415–438
Sloboda AE, Tolman EL, Osterberg AC, Panagides J (1980) Pharmakologische Eigenschaften von Fenbufen. Eine Übersicht. Arzneim Forsch 30:716–721
Slocumb CH (1952) Relative cortisone deficiency simulating exacerbation of arthritis. Bull Rheum Dis 3:39–40
Slocumb CH, Polley HF, Ward LE (1957) Diagnosis, Treatment and Prevention of Hypercortisonism in patients with rheumatoid arthritis. Proc Mayo Clin 32:227–238
Slone D, Siskind V, Heinonen OP, Lonson RR, Kaufman DW, Shapiro S (1976) Aspirin and congenital malformation. Lancet 1:1373–1375
Sloth K, Thomsen AC (1971) Acute renal insufficiency during treatment with azathioprine. Acta Med Scand 189:145–148
Smith RB (1977) Analysis of the side-effect patterns presenting during the course of a continuing longterm open study of Fenclofenac. Proc R Soc Med [Suppl 6] 70:46–48
Smith W, Ball GV (1980) Lung injury due to gold treatment. Arthritis Rheum 23:351–354
Smith RJ, Iden SS (1980) Pharmacological modulation of chemotactic factor-elicited release of granule-associated enzymes from human neutrophils. Effects of prostaglandins, nonsteroid anti-inflammatory agents and corticosteroids. Biochem Pharmacol 29:2389–2395
Smith B, O'Grady F (1966) Experimental chloroquine myopathy. J Neurol Neurosurg Psychiatry 29:255–258
Smith JB, Willis AL (1971) Aspirin selectively inhibits prostaglandin production in human platelets. Nature (New Biol) 231:235–237
Smith RT, Peak WP, Kron KM, Hermann IF, DelToro RA (1958) Increasing the effectiveness of gold therapy in rheumatoid arthritis. JAMA 167:1197–1204
Smith MJH, Ford-Hutchinson AW, Elliott PNC (1975a) Prostaglandins and the anti-inflammatory activities of aspirin and sodium salicylate. J Pharm Pharmacol 27:473–478
Smith MJH, Hoth M, Davis K (1975b) Aspirin and lymphocyte transformation. Ann Intern Med 83:509–511
Smith GL, Goulbourn RA, Burt RAP, Chatfield DH (1977) Preliminary studies of absorption and excretion of benoxaprofen in men. Br J Clin Pharmacol 4:585–590
Smith PR, Brown GMM, Meyers OL (1982) Open comparative study of auranofin vs. gold sodium thiomalate. J Rheumatol [Suppl. 8] 9:190–196
Smyth CJ, Bravo JF (1975) Antirheumatic drugs: Clinical, pharmacological and therapeutic aspects. Drugs 10:394–425
Sodomann C-P, Gropp C (1979) Wie groß ist die Malignomgefahr durch Immunsuppresiva? Internist 20:571–584
Sondervorst M (1979) Azapropazone. Clin Rheum Dis 5:465–480
Soren A (1978) Cinetique de salicylés du sang vers le liquide articulaire. Rev Rhum Mal Osteoartic 45:165–169
Sparrow GP (1978) Penicillamine Pemphigus and the nephrotic syndrome occurring simultaneously. Br J Dermatol 98:103–105

Special Symposium on Indoprofen (1981). Eur J Rheumatol Inflamm 4:1–150
Spector WG, Willoughby DA (1968) The pharmacology of inflammation. Grune and Straton, New York
Speer F (1975) Aspirinallergy: A clinical study. South Med J 68:314–318
Spooner JB (1973) Side effects encountered with Benorylate. Rheumatol Rehabil [Suppl] 12:75–80
Spühler O, Zollinger HU (1953) Die chronisch-interstitielle Nephritis. Z Klin Med 151:1–50
Srinivasan R, Miller BL, Paulus HE (1979) Long-term chrysotherapy in rheumatoid arthritis. Arthritis Rheum 22:105–110
Stafanger G, Larsen HW, Hansen H, Sørensen K (1981) Pharmacokinetics of Ketoprofen in patients with chronic renal failure. Scand J Rheumatol 10:189–192
Stafford BT, Crosby WH (1978) Late onset of gold-induced Thrombocytopenia. With a practical note on the injections of dimercaprol. JAMA 239:50–51
Stambaugh JE, Gordon RL, Geller R (1980) Leukopenia and thrombocytopenia secondary to Clinoril therapy. Lancet 2:594
Stančíková M, Trnavský K, Keilová H (1977) The effect of antirheumatic drugs on collagenolytic activity of cathepsin B_1. Biochem Pharmacol 26:2121–2124
Stanworth DR, Johns P, Williamson N, Shadforth M, Felix-Davies D, Thompson R (1977) Drug-induced IgA deficiency in rheumatoid arthritis. Lancet 1:1001–1002
Steigerwald JC (1978) Piroxicam and rheumatoid arthritis: A double-blind 16-week study comparing piroxicam and indomethacin. Eur J Rheumatol Inflamm 1:360–364
Stein HB, Patterson AC, Offer RC, Atkins CJ, Teufel A, Robisnon HS (1980) Adverse effects of D-Penicillamine in rheumatoid arthritis. Ann Intern Med 92:24–29
Stein HB, Urowitz MB (1976) Gold induced enterocolitis. Case report and literature review. J Rheumatol 3:21–26
Steinbrocker O (1953) Caution in use of Phenylbutazone. JAMA 151:143
Steinbrocker O, Berkowitz S, Carp S, Ehrlich M, Elkind M (1952) Therapeutic observations on Butazolidin (Phenylbutazone) in some Arthritides and related Conditions. Ann Rheum Dis 11:300–301
Steinbrocker O, Berkowitz S, Ehrlich M, Elkind M, Carp S (1952) Phenylbutazone therapy of Arthritis and other painful musculoskeletal Disorders. JAMA 150:1087–1091
Stendhal O, Molin L, Dahlgren C (1978) The inhibition of polymorphonuclear leucocytezytotoxicity by Dapsone. J Clin Invest 62:214–220
Stephens RW, Ghosh P, Taylor TKF (1975a) The characterisation of synovial fluid hyaluronidase and inhibition by gold thiomalate. Scand J Rheumatol [Suppl 8] 4:(Abstr 03-12)
Stephens RW, Ghosh P, Taylor TKF (1975b) The inhibitory effects of anti-inflammatory drugs on the degradation of hyaluronate by rheumatoid synovial fluid polysaccharidases. Clin Exp Pharmacol Physiol 2:422
Stephens WH, El-Ghobarey AF, MacLeod MM, Buchanan WW (1979) A double-blind, crossover trial of mefenamic acid, sulindac and flurbiprofen in rheumatoid arthritis. Curr Med Res Opin 5:754–758
Stephens WH jr, El-Ghobarey AF, Capell HA, MacLeod M, Spencer DG (1979) High incidence of side-effects in patients with psoriatic arthritis receiving levamisole. R 8:387–389
Sternlieb I, Bennett B, Scheinberg IH (1975) D-Penicillamin induced Goodpasture's Syndrome in Wilson's disease. Ann Intern Med 82:673–676
Stevenson AC, Bedford J, Hill AGS, Hill HFH (1971) Chromosomal studies in patients taking phenylbutazone. Ann Rheum Dis 30:487–500
Stierlin H, Faigle JW, Colombi A (1978) Pharmacokinetics of Diclofenac sodium (Voltaren) and metabolites in patients with impaired renal function. Scand J Rheumatol [Suppl] 22:30–35
Stillman JS (1977) Salicylate-a review. Arthritis Rheum 20:510–512
Stojanovic I, Budimir M, Nikolić J, Maksimovic B, Berovic Z (1978) Duration of improvement of rheumatoid arthritis after good response to cyclophosphamide treatment. Scand J Rheumatol 7:1–2
Stone CA, Arman VJ van, Lotti VJ, Minsker DH, Risley EA, Bagdon WJ, Brokelman DL, Jensen RD, Mendlowski B, Tate CL, Peck HM, Zwickey RE, McKinney SE (1977) Pharmacology and toxicology of Diflunisal. Br J Clin Pharmacol 4:19S–29S
Straube W (1976) Indikationen und Differentialindikationen der Psychopharmaka bei Erkrankungen des rheumatischen Formenkreises. Akt Rheumatol 1:49–56
Stuhlsatz HW, Greiling H (1979) Zum biochemischen Wirkungsmechanismus von Proquazon unter

besonderer Berücksichtigung des Bindgewebsstoffwechsels (biochemische Untersuchungen zur Prüfung der antiphlogistischen Wirksamkeit). Z Rheumatol 38:99–105

Sulindac, Special Symposium (1978). Eur J Rheumatol Inflamm 1:3–68

Sunkel C, Cillero F, Armijo M, Pina M, Alonso S (1978) Synthesis and pharmacological properties of eterylate, a new derivative of acetylsalicylic acid. Arzneim Forsch/Drug Res 28:1692–1694

Suschke J, Pöhlmann R, Schattenkirchner M, Wilhelm R (1980) Zur Wirkungsweise von Chloroquin. Akt Rheumatol 5:125–130

Sutton BM, McGusty E, Walz DT, Martino MJ di (1972) Oral Gold. Antiarthritic properties of alkylphosphinegold coordination complexes. J Med Chem 15:1095–1098

Svartz N (1942) A. Therapeutic results in rheumatic polyarthritis. B. Therapeutic results in ulcerative colitis. C. Toxic Manifestations in treatment with sulfanilamide and preparations. Acta Med Scand 110:577–598

Svendsen LB, Hansen OH, Johansen AA (1981) A comparison of the effects of HP549 (Isoxepac), Indomethacin and Acetylsalicylic acid (Aspirin®) on gastric mucosa in men. Scand J Rheumatol 10:186–188

Swain MC, Goldberg AAJ, Smith DW (1980) Fenclofenac: a review of drug-associated effects and their relationship to diagnosis and age. Royal Soc Med Internat Congr Symp Ser 28:73–77

Swinson DR, Zlosnick J, Jackson L (1981) Double-blind trial of Dapsone against Placebo in the treatment of rheumatoid arthritis. Ann Rheum Dis 40:235–239

Symoens J, DeCree J, Bever W van, Janssen PAJ (1979) Levamisole, an agent with multiple actions. In: Goldberg ME (ed) Pharmacological and Biochemical properties of drug substances, vol 2. American Pharmaceutical Association, Washington, pp 407–464

Symoens J, Rosenthal M (1977) Levamisole in the modulation of the immune response: The current experimental and clinical state. A review. J Reticuloendothel Soc 21:175–221

Symoens J, Schuermans Y (1979) Levamisole. A basic antirheumatic drug. Clin Rheum Dis 5:603–629

Szczeklik A, Gryglewski RJ, Czerniawska-Mysik G, Pieton R (1977) Asthmatic attacs induced in aspirin-sensitive patients by diclofenac and naproxen. Br Med J 3:231–232

Szita M, Gachalyi B, Tornyossy M, Kaldor A (1980) Interaction of Phenylbutazone and Tolbutamide in man. Int J Clin Pharmacol Biopharm 18:378–380

Tait GBW, Lim CM, Highton TC, Keary PJ, Laurent MR (1978) Diflunisal in the treatment of osteoarthrosis: a double-blind study comparing diflunisal with acetylsalicylic acid. In: Miehlke K (ed) Diflunisal in clinical practice. Futura Publishing, New York, pp 43–56

Takesue EI, Perrine JW, Trapold JH (1976) The anti-inflammatory profile of Proquazone. Arch Int Pharmacodyn Ther 221:122–131

Tala E, Jalava S, Nurmela T, Vuori K (1979) Pulmonary infiltrates associated with goldtherapy. Report of a case. Scand J Rheumatol 8:97–100

Tamassia V, Corvi G, Moro E, Tosolini GP, Fuccella LM (1977) Effect of food on absorption of Indoprofen administered oraly to man in two dosage forms. Int J Clin Pharmacol 15:389–393

Tamisier JN (1979) Ketoprofen. Clin Rheum Dis 5:381–391

Tan SY, Mulrow PJ (1977) Inhibition of the renin-aldosterone response to furosemide by indomethacin. J Clin Endocrinol Metab 45:174–176

Tausch G, Eberl R, Tuschl P (1976) Klinische Erfahrungen und Ergebnisse klinisch experimenteller Untersuchungen mit Voltaren® bei rheumatischen Erkrankungen. Wien Med Wochenschr 126:132–137

Tausch G, Teherani DK, Bröll H, Eberl R, Altmann H (1978) Einfluß von D-Penicillamin auf Zinkspiegel im Blut und Harn bei Patienten mit chronischer Polyarthritis. Z Rheumatol 37:148–152

Tausch G, Bröll H, Petera P (1979) Fingergangrän und Proteinurie während D-Penicillamin-Therapie bei chronischer Polyarthritis. Akt Rheumatol 4:1–3

Tempero KF, Cirillo VJ, Steelman SL (1977) Diflunisal: A review of pharmacokinetic and pharmacodynamic properties, drug interactions and special tolerability studies in humans. Br J Clin Pharmacol [Suppl 1] 4:31s–36s

Tempero KF, Cirillo VJ, Steelman SL (1978) The clinical pharmacology of Diflunisal. In: Miehlke K (ed) Diflunisal in clinical practice. Futura Publishing Co, Mount Kisco New York, pp 23–39

Tepe H-J, Blumberger W (1978) Erfahrungen mit einem transkutan wirksamen Antirheumatikum. (Etofenamat). Ergebnisse einer Feldstudie an 7863 Patienten. Med Welt 29:448–451

The Cooperative Clinics Committee of the ARA (1973) A controlled trial of goldsalt therapy in rheumatoid arthritis. Arthritis Rheum 16:353–358

Thienpont D, Vanparijs OFJ, Raeymaekers AHM, Vandenberk J, Demoen PJA, Allewijn FTN, Marsboom RPH, Niemegeers CJE, Schellekens KHL, Janssen PAJ (1966) Tetramisole (R 8299), a new potent broad spectrum anthelmintic. Nature 209:1084–1086

Thilo D, Nyman D, Duckert F (1974) A study of the effects of the anti-rheumatic drug Ibuprofen (Brufen) on patients being treated with the oral anti-coagulant Phenprocoumon (Marcoumar). J Int Med Res 2:276–278

Thuillier J, Bessin P, Gefroy F, Godfroid J-J (1968) Chimie et pharmacologie de la Clofezone. Bull Chim Ther 1:53–67

Thumb N (1972) Die immunsuppressive Therapie der chronischen Polyarthritis. Wien Z Inn Med [Suppl zu H 12] 52:1–53

Thumb N (1975a) Nebenwirkungen der immunsuppressiven Therapie. Acta Med Austriaca 2:134–140

Thumb N (1975b) Organschäden durch antirheumatische Arzneimittel. Therapiewoche 25:4212–4220

Thumb N (1981) Ein Fall einer Myasthenia gravis unter D-Penicillamin bei einer Patientin mit chronischer Polyarthritis. Persönliche Beobachtung

Thumb N, Eibl M, Vormittag W, Michalek P (1970) Goldtherapie der progredient chronischen Polyarthritis. Wien Klin Wochenschr 82:384

Thumb N, Mayrhofer F (1980) Wirkung und Verträglichkeit von Piroxicam aus klinischer Sicht bei entzündlichen und degenerativen Gelenkerkrankungen. Wien Med Wochenschr, Sonderheft 1980, 130:49–53

Thumb N, Hoffer L, Mayrhofer F (1981) Beeinflussung der DNS-Reparatur und -synthese durch Goldsalze. Diskussionsbemerkung auf dem Symposium: Therapeutic innovation in Rheumatoid Arthritis: World Wide Auranofin-Symposium, Montreal Canada, 20/21. Okt. 1981

Tillmann K (1978) Komplikationen der D-Penicillamin-Therapie bei operativen Eingriffen. Akt Rheumatol 3:83–86

Tobert JA, DeSchepper P, Tjandramaga TB, Mullie A, Meisinger MAP, Buntinx AP, Huber PB, Hall TLP, Yeh KC (1981) The effect of antacids on the bioavailability of Diflunisal in the fasting and postprandial states. Clin Pharmacol Ther 25:385–389

Tocco DJ, Breault GO, Zacchei AG, Steelman SL, Perrier CV (1975) Physiological Disposition and Metabolism of 5-(2',4'-difluorophenyl)salizylic acid, a new salizylate. Drug Metab Dispos 3:453–466

Toone EC jr, Hayden GD, Ellman HM (1965) Ototoxicity of chloroquine (Abstract). Arthritis Rheum 8:475–476

Townes AS, Sowa JM, Shulman LE (1972) Controlled trial of cyclophosphamide in rheumatoid arthritis (RA): an 18-month double blind crossover study. Arthritis Rheum 15:129–130

Traeger A, Stein G, Kunze M, Zaumseil J (1972) Zur Pharmakokinetik von Indomethazin bei nierengeschädigten Patienten. Int J Clin Pharmacol Biopharm 6:237–242

Traut EF, Passarelli EW (1957) Placebos in the treatment of rheumatoid arthritis and other rheumatic conditions. Ann Rheum Dis 16:18–22

Treacher D, Warlow C, McPherson K (1978) Aspirin and bleeding-time. Lancet 2:1378

Trnavská Z, Mikulíková D, Tranvský K, Rovenský (1978) Wirkung von Levamisol auf die Kollagensynthese in vitro. Z Rheumatol 37:221–227

Trnavský K (1980) Wirkung von Arteparon® auf die kollagenolytische Aktivität von Kathepsin B. In: Dettmer N, Greiling H, Sensch KH (Hrsg) Internationales Arzneimittelsymposium ARTEPARON. Congress Series, EULAR, Basel, S 27–29

Trnavský K, Schultz P, Sitaj S (1974) Die Behandlung der rheumatoiden Arthritis mit Gold. Bericht über einen Doppelblindversuch. Z Rheumatol 33:138–148

Tudor R, Goldberg AAJ, Clark DR (1977) The methodology of the fenclofenac clinical research programme and results obtained with particular reference to the therapeutic dose range. Proc R Soc Med [Suppl 6] 70:11–15

Tuffanelli D, Abraham RE, Dubois EL (1963) Pigmentation from antimalarial therapy. Arch Dermatol 88:419–426

Turner G, Collins E (1975) Fetal effects of regular salicylate ingestion in pregnancy. Lancet 2:338–339

Uehlinger E (1964) Aseptische Knochennekrosen (Infarkt) nach Prednisolonbehandlung. Schweiz Med Wochenschr 94:1527–1530

Ugai K, Ziff M, Lipsky PE (1979) Gold-induced changes in the morphology and functional capabilities of human monocytes. Arthritis Rheum 22:1352–1360

Urowitz MB, Gordon DA, Smythe HA, Pruzanski W, Ogryzlo MA (1971) Azathioprine treatment of rheumatoid arthritis (RA) double-blind crossover study. Arthritis Rheum 14:419

Vaamonde CA, Hunt FR (1970) The nephrotic syndrome as a complication of goldtherapy. Arthritis Rheum 13:826–834

Vainio JT, Lepistö PV (1978) A long-term comparison of proquazone and naproxen in the treatment of osteoarthritis of the hip. Scand J Rheumatol [Suppl] 21:25–27

Vainio K, Julkunen H (1960) Intra-articular nitrogen mustard treatment of rheumatoid arthritis. Acta Rheum Scand 6:25–30

Vane JR (1971) Inhibition of Prostaglandin synthesis as a mechanism of action for Aspirin-like drugs. Nature New Biol 231:232

Vane JR (1976) The mode of action of Aspirin and similar compounds. J Allergy Clin Immunol 58:691–712

Vapaatalo H, Parantainen J, Linden I-B (1979) Penicillamine and Prostaglandin biosynthesis. In: Bonta IL, Cats A (eds) Connective tissue changes in rheumatoid arthritis and the use of penicillamine. Agents Actions [Suppl 5] 85–98

Verbruggen G, Veys EM (1976) Influence of sulphated glycosaminoglycanes upon proteoglycan metabolism of the synovial lining cell. Belg Tschr Reum Fys Geneesk 31:75–92

Verbruggen G, Veys EM (1979) Influence of an oversulphated Heparinoid Upon Hyaluronate Metabolism of the Human Synovial Cell in vivo. J Rheumatol 6:554–561

Verhaegen H, Cock W de, Cree J de, Goldstein G (1980) Comparison of the in vitro effects of thymopoietin pentapeptide and levamisole on peripheral E-rosette forming cells. Thymus 1:195–204

Vessel ES, Passananti GT, Johnsen AO (1975) Failure of Indomethacin and Warfarin to interact in normal human volunteers. J Clin Pharmacol 15:486–495

Vetter G (1978) Pyrazinobutazon bei rheumatischen Erkrankungen. Aerztl Praxis 30:2159–2160

Vetter G, Abele I (1981) Doppelblind crossover-Studie mit Lonazolac-Ca und Diclofenac-Na an 30 Patienten mit chronischer Polyarthritis. Z Allgemeinmedizin 57:2451–2456

Veys EM, Mielants H, Rosenthal M (1977) Agranulozytosis, levamisole and HLA-B27. Lancet 2:764

Veys EM, Mielants H, Verbruggen G, Dhondt E, Goethals L, Cheroutre L, Buelens H (1981) Levamisole as basic treatment of rheumatoid arthritis. Longterm evaluation. J Rheumatol 8:45–56

Vidler JAG (1977) D-Penicillamine chemical quality. Proc R Soc Med [Suppl 3] 70:46–47

Vinazzer H (1977) On the interactions between the anti-inflammatory substance proquazone (RU 43-715) and phenprocoumone. Int J Clin Pharmacol Biopharm 15:214–216

Vince JD, Kremer D (1973) Double blind trial of diazepam in rheumatoid arthritis. Practicioner 210:264–267

Viol GW, Minielly JA, Bistricki T (1977) Gold nephropathy. Tissue analysis by X-ray fluorescent spectroskopy. Arch Pathol lab Med 101:635–640

Vischer TL (1982) Pharmakogenetics in therapy with gold and other slow acting anti-rheumatic drugs. In: Schattenkirchner M, Müller W (eds) International gold Workshop, München, 14./15. Jänner

Vitaus M, Franovic A, Duerrigl Th (1973) Die therapeutische Anwendung von Perclusone bei rheumatischen Erkrankungen. Schweiz Rundschau Med (Praxis) 62:78–82

Voigt K, Holzegel K (1977) Bleibende Nagelveränderungen nach Goldtherapie. Hautarzt 28:421–423

Vojtisek O, Freund U, Greiling H (1970) Zytologische und biochemische Veränderungen in der Synovialflüssigkeit nach intraartikulärer Behandlung mit immunsuppressiven Substanzen. Z Rheumaforsch 29:138–146

Vormittag W (1974) Zytostatische immunodepressive Therapie, chromosomale Aberrationen und karcinogene Wirkung. Wien Klin Wochenschr 86:69–75

Vormittag W, Kolarz G (1979) Chromosomen-Untersuchungen vor und nach Infusionstherapie mit Phenylbutazon. Arzneim Forsch/Drug Res 29:1163–1168

Wacker A, Heyl W, Büechl H, Holthoff HJ (1955) Zum Wirkungsmechanismus der Antibiotica als Wuchsstoffe bei Tieren. 1. Mitteilung: Versuche mit Penicillin. Arzneim Forsch/Drug Res 5:702–703

Wagenhäuser FJ (1973) Die Arthrosen. Therapiewoche 23:577–597

Wagenhäuser FJ (1978) Die medikamentöse Basisbehandlung der Arthrosen. Fortbild K Rheumatol 5:57–86

Wagenhäuser FJ, Amira A, Borrachero J, Brummer L, Clausen C, Winer J (1968) Die Behandlung der Arthrosen mit Knorpel-Knochemark-Extrakt. Schweiz Med Wochenschr 98:904–907

Wagenhäuser FJ, Ciccolunghi SN, Dhir KS (1978) Der Einfluß medikamentenunabhängiger Faktoren auf die klinische Prüfung von Antirheumatika. In: Robinson RG (Hrsg) Wirkungen und Nebenwirkungen – medikamentös bedingt oder nicht? Huber, Bern Stuttgart Wien, S 22–35

Wagenhäuser FJ, Hauser E, Fellmann N (1960) Ergebnisse und Erfahrungen in der Arthrosebehandlung mit einem neuen Organextrakt. Schweiz Med Wochenschr 90:1164–1169

Wagenhäuser FJ, Narozna H (1982) Der Einfluß von Lonazolac-Ca (Irritren®) auf aktivierte Arthrosen. Ergebnisse einer Doppelblind-Crossover-Studie im Vergleich zu Naproxen. Akt Rheumatol 7:194–198

Wagner J, Sulc M (1979) Bindung von Diclofenac-Na (Voltaren®) an Serumproteine verschiedener Spezies und Interaktionen mit anderen Pharmaka. Akt Rheumatol 4:153–162

Wagner H, Junge-Hülsing G, Wirth W, Hauss WH (1969) Zur Wirkung von Aurothioglukose auf den Stoffwechsel der sulfatierten Mukopolysaccharide des Bindegewebes. Z Rheumaforsch 28:287–298

Walker JR, Dawson W (1980) Inhibitory effect of Benoxaprofen and BW 755 C on rabbit PMN leucocyte lipoxygenase. In: Inflammation: Mechanisms and Treatments. Proceedings of future trends in inflammation IV. Lancaster: MTP, zit. nach Higgs et al. (1980)

Waller ES, Massarella JW, Crout JE, Yakatan GJ (1979) The half-life of gold sodium thiomalate. Arthritis Rheum 22:1418–1419

Walravens M, Dequeker J (1976) Comparison of gold and orgotein treatment in rheumatoid arthritis. Curr Ther Res 20:62–69

Walsh JC (1970) Goldneuropathy. Neurology (Minneap) 20:455–462

Walshe JM (1956) Penicillamine, a new oral therapy for Wilson's disease. Am J Med 21:487–495

Walz DT, DiMartino MJ, Griswold DE (1979) Immunopharmacology of Auranofin and gold sodium thiomalate. Effects on humoral immunity. J Rheumatol [Suppl 5] 6:74–81

Walz DT, DiMartino MJ, Griswold DE (1982) Mechanisms of action of Auranofin: Effects on humoral immune responses. J Rheumatol [Suppl 8] 9:32–36

Walz DT, Griswold DE, DiMartino MJ, Bumbier EE (1980) Pharmacokinetics of gold following administration of Auranofin (SK&F D-39162) and myochrysine to rats. J Rheumatol 7:820–824

Ward PA (1966) The chemosuppression of chemotaxis. J Exp Med 24:209–225

Ward JR (Hrsg) (1975) Tolmetin, a new Non-steroidal Anti-inflammatory Agent. Exc Med, Princeton, pp 1–182

Warnatz H, Scheiffarth F, Gutmann W (1975) Langzeitbehandlung der primär chronischen Polyarthritis. Erfahrungen mit D-Penicillamin im Vergleich mit Goldpräparaten und Immunsuppressiva. Med Klin 70:1509–1515

Wasner CK (1978) Ibuprofen, Meningitis and systemic lupus erythematosus. J Rheumatol 5:162–164

Webley M, Coomes EN (1979) An assessment of penicillamine therapy in rheumatoid arthritis and the influence of previous gold therapy. J Rheumatol 6:20–24

Weh L, Dahmen G, Fröschle G (1981) Einfluß einiger intraartikulär applizierbarer Pharmaka auf die mechanischen Gelenkknorpeleigenschaften in vitro. Akt Rheumatol 6:175–180

Weigel W, Jasinski B (1962) Über die Beeinflussung des Knorpelstoffwechsel durch einen Knorpel-Knochenmark-Extrakt. Pathol Microbiol (Basel) 25:400–408

Weisman MH (1981) Early clinical trails with Auranofin. Mitteilung auf dem Symposium Therapeutic innovation in Rheumatoid Arthritis: World Wide Auranofin-Symposium, Montreal, 20./21. Okt 1981

Weisman MH, Hannifin DM (1979) Management of rheumatoid arthritis with oral gold. Arthritis Rheum 22:922–925

Weiss AS, Markenson JA, Weiss MS, Kammerer WH (1978) Toxicity of D-Penicillamine in rheumatoid arthritis. A report of 63 patients including two with aplastic anaemia and one with the nephrotic syndrome. Am J Med 64:114–120

Weissmann G (1964) Labilization and stabilization of lysosomes. Fed Proc 23:1038–1044

Whisnant JP, Espinosa RE, Kierland RR, Lambert EH (1963) Chloroquine neuromyopathy. Proc Staff Meetings Mayo Clin 38:501–513

Whitsett ThL, Barry JP, Czerwinski AW, Hall WH, Hampton JW (1977) Doppelblindstudie zur Frage einer möglichen Interaktion zwischen Tolmetin und dem Cumarinderivat Warfarin. In: Ward JR (Hrsg) Tolmetin, ein neuer nichtsteroidaler entzündungshemmender Wirkstoff. Exc Med, Amsterdam, S 77–93

WHO (1976) Weekly epidem Rep, Nr 24, pp 181–200

Wibell L, Nilsson P, Lindström B (1981) Kinetics of Indoprofen in patients with renal insufficiency (a preliminary report). Eur J Rheumatol Inflamm 4:16–21

Widhammer M, Frenger W (1973) Wirksamkeit und Verträglichkeit von Bumadizon-Ca bei Erkrankungen des rheumatischen Formenkreises. Vergleich mit Oxyphenbutazon. Arzneim Forsch/Drug Res 23:1813–1816

Wiggins J, Scott DL (1981) Hepatic injury following Feprazone therapy. Rheumatol Rehabil 20:44–45

Wilhelmi G (1976) Einfluß von Tribenosid auf die spontane Arthrose der Maus. Arzneim Forsch/Drug Res 26:382–386

Wilhelmi G (1977) Untersuchungen zur Frage einer prophylaktischen Wirkung von Tribenosid auf die spontane Arthrose der Maus. Z Rheumatol 36:112–119

Wilhelmi G (1978) Fördernde und hemmende Einflüsse von Tribenosid und Acetylsalicylsäure auf die spontane Arthrose der Maus. Arzneim Forsch/Drug Res 28:1724–1726

Wilhelmi G (1978) Effect of C 21524-Su (Pirprofen) on spontaneous osteoarthrosis in the mouse. Pharmacology 16:268–272

Williams IA (1976) Levamisole and agranulocytosis. Lancet 1:1080–1081

Williams IA, Baylis EM, English J (1981) High dose intravenous methyl prednisolone (pulse therapy) in the treatment of rheumatoid disease. Scand J Rheumatol 10:153–155

Willis JV, Kendall MJ, Jack DB (1980) A study of the effect of Aspirin on the pharmacokinetics of oral and intravenous Diclofenac sodium. Eur J Clin Pharmacol 18:415–418

Willis JV, Jack DB, Kendall MJ, John VA (1981b) The influence of food on the absorption of diclofenac as determined by the urinary excretion of the unchanged drug and its major metabolites during chronic administration. Eur J Clin Pharmacol 19:39–44

Willis JV, Kendall MJ, Jack DB (1981a) The influence of food on the absorption of diclofenac after single and multiple oral doses. Eur J Clin Pharmacol 19:33–37

Wilson DE (1974) Prostaglandins: Their action on the gastrointestinal tract. Arch Intern Med 133:112–118

Winder CV, Wax J, Scotti L, Scherrer RA, Jones EM, Short FW (1962) Anti-inflammatory, antipyretic and antinociceptive properties of N-(2,3,-Xylyl)anthranilic acid (mefenamic acid). J Pharm Exp Ther 138:405–413

Winter CA, Risley EA, Nuss GW (1963) Anti-inflammatory and antipyretic activities of indomethacin, 1-(p-chlorobenzoyl)-5-methoxy-2-methylindole-3-acetic acid). J Pharm Exp Ther 141:369–376

Winter ChA (1971) Der Wirkungsmechanismus nichtsteroider entzündungshemmender Präparate. Arzneim Forsch/Drug Res 21:1805–1811

Winzum C van, Verhaest L (1979) Diflunisal. Clin Rheum Dis 5:707–731

Wiontzek H, Schmidt J (1970) Allergische-cholestatische Hepatose nach Goldbehandlung einer seronegativen progredient-chronischen Polyarthritis. Z Rheumaforsch 29:46–48

Wiseman EH (1980) Wissenschaftliche Basis von Piroxicam (Felden®). Pharmakologische Eigenschaften und Wirkungsmechanismus. Sonderheft: Aspekte zur Behandlung entzündlich-degenerativer Erkrankungen – unter besonderer Berücksichtigung einer neuen nicht-steroidalen Substanz (Piroxicam). Wien Med Wochenschr 130:27–31

Wiseman EH, Boyle JA (1980) Piroxicam (Feldene). Clin Rheum Dis 6:585–613

Wissmüller HF (1971) Untersuchungen über die cytogenetische Wirkung von Phenylbutazon an menschlichen Lymphozyten in vitro. Arzneim Forsch/Drug Res 21:1738–1750

Witthauer K (1899) IV. Aspirin, ein neues Salizylpräparat. Heilkunde 3:396–398

Wohlenberg H (1972) Aplastische Anämie nach Goldbehandlung. Bericht über eine Spätreaktion mit einer Übersicht über 32 Fälle der Weltliteratur. Med Welt 23:971–974

Wojtecka-Lukasik E, Dancewicz AM (1974) Inhibition of human leucocyte collagenase by some drugs used in the therapy of rheumatic diseases. Biochem Pharmacol 23:2077–2081

Wolfe JD, Metzger AL, Goldstein RC (1974) Aspirin hepatitis. Ann Intern Med 80:74–76

Woodland J, Mason RM, Harris J, Dixon AStJ, Currey HLF, Browjohn AMM, Davies J, Owen-Smith BD (1974) Trial of Azathioprine, cyclophosphamide and gold in rheumatoid arthritis. Ann Rheum Dis 33:399–400

Woods JE, Anderson CF, deWeerd JH, Johnson WJ, Donadio JV Jr, Leary FJ, Frohnert PP (1973) High dosage intravenously administered methylprednisolone in renal transplantation: a preliminary report. JAMA 223:896–899

Wooley PH, Griffin J, Panayi GS, Batchelor JR, Welsh KI, Gibson TJ (1980) HLA-DR antigens

and toxic reaction to sodium aurothiomalate and D-Penicillamine in patients with rheumatoid arthritis. N Engl J Med 303:300–302
Wosilait WD (1976) Theoretical analysis of the bindings of salicylate by human serum albumin: The relationship between free and bound drug and therapeutic levels. Eur J Clin Pharmacol 9:285–290
Wozniak KD, Boensch G (1977) Atrophische Narbenbildung nach lokaler Corticosteroid-Injektion. Med Sport (Berlin) 17:297–299
Wright V (Hrsg) (1980) Proceedings of the International Symposium on Benoxaprofen. J Rheumatol [Suppl 6] 7:5–143
Wyburn-Mason R (1976) Clotrimazole and rheumatoid arthritis. Lancet 1:489
Yackel DB, Kempers RD, McConahey WM (1966) Adrenocorticosteroid therapy in pregnancy. Am J Obst Gynecol 96:985–989
Yoshizawa H, Tada Y, Naruke T, Mizumara M (1974) Concentration of Fenbufen and its metabolites in human serum. Jakurito Chiryo 2:31–38
Yu TF, Gutman AB (1959) A study of the paradoxical effects of salicylate in low, intermediate and high dosage on the renal mechanisms for excretion of urate in man. J Clin Invest 38:1298–1315
Yu DTY, Clements PJ, Paulus HE, Peter JB, Levy J, Barnett EV (1974) Human lymphocyte subpopulations: Effect of corticosteroids. J Clin Invest 53:565–571
Zaun H (1978) Toxisches Effluvium nach Goldbehandlung. Akt Dermatol 4:169–170
Zazgornik J, Schmidt P, Turner J, Kopsa H, Deutsch E (1975) Klinik und Therapie der Pilzinfektionen nach Nierentransplantation. Dtsch Med Wochenschr 101:2082–2086
Zeile G, Wandel E, Bork K, Krönig B (1979) Lyell-Syndrom mit passagerer Knochenmarksdepression nach Oxyphenbutazon. Munch Med Wochenschr 121:949–952
Zilko PJ, Dawkins RL, Cohen ML (1977) Penicillamine treatment of rheumatoid arthritis. Relationship of proteinuria and autoantibodies to immune status. Proc R Soc Med [Suppl 3] 70:118–122
Zimmermann F, Friedrich L (1975) Pharmakologie und Pharmakokinetik des D-Penicillamin und seine Beziehung zu lathyrogenen Substanzen. Therapiewoche 25:3720–3731
Zöller H, Gutmann W, Gross W (1974) Die Wirkung von D-Penicillamin auf das Blutgerinnungssystem. Dtsch Med Wochenschr 99:694–696
Zucker MB, Perterson J (1970) Effect of acetylsalicylic acid, other nonsteroidal anti-inflammatory agents, and dipyridamole on human blood platelets. J Lab Clin Med 76:66–75
Zuckner J, Auclair RJ (1976) Fenoprofen Calcium Therapy in Rheumatoid Arthritis. J Rheumatol [Suppl 2] 3:18–25
Zuckner J, Uddin J, Ramsey RH, Gantner GE Jr, Ahern AM, Dorner RW (1964) Intraarticular administration of the alkylating agent, thio-tepa, in rheumatoid arthritis. Arthritis Rheum 7:355 (Abstr)
Zuckner J, Uddin R, Ramsey RH, Gantner GE, Ahern AM, Dorner RW (1966) Evaluation of intra-articular thio-tepa in rheumatoid arthritis. Ann Rheum Dis 25:178–183
Zurier RB, Sayadoff DM, Torrey SB, Rothfield NF (1977) Prostaglandin E_1 treatment of NZB/NZW-mice. I. Prolonged survival of female mice. Arthritis Rheum 20:723–728
Zurier RB, Damjanov I, Miller PL, Biewer BF (1978) Prostaglandin-E treatment prevents progression of nephritis in murine lupus erythematosus. J Clin Lab Immunol 1:95–98
Zutshi D, Mason M (1976) Ketoprofen in rheumatoid arthritis: Its tolerance and therapeutic effect. Scand J Rheumatol [Suppl] 14:77–84
Zvaifler NJ (1979) Gold and antimalarial therapy. In: McCarty (Hrsg) Arthritis and allied conditions, 9. edn. Lea and Febiger, p 357
Zvaifler N, Rubin M (1962) The metabolism of chloroquine. Arthritis Rheum 5:330 (Abstr)

XII. Physikalische Therapie rheumatischer Erkrankungen

Von

M. FRANKE

Mit 6 Tabellen

1. Allgemeine Grundlagen der physikalischen Therapie

a) Definition

Unter den Methoden der physikalischen Medizin, vereinfacht auch als physikalische Therapie bezeichnet, werden verabredungsgemäß gewisse therapeutische und diagnostische Verfahren zusammengefaßt, bei denen die Einwirkung physikalischer Größen auf den Organismus genutzt wird. Bestimmte physikalische Methoden, z.B. die Therapie und Diagnostik mit Röntgenstrahlen und die Elektrotherapie des Herzens, sind ausgenommen. Methoden der physikalischen Therapie gehören zu den ältesten Behandlungsmethoden der Medizin: Massage und Behandlung mit Wärme und Kälte. In der modernen Medizin hat die physikalische Therapie eine untergeordnete Bedeutung, aber bei bestimmten Indikationen eine durch nichts zu ersetzende Stellung innerhalb eines Therapieplanes (HOFF 1969).

b) Wirkung

Die physikalische Therapie wirkt erstens über den einzelnen physikalischen Reiz am Ort der Applikation (primärer Reiz), zweitens werden Allgemeinwirkungen des Organismus ausgelöst (sekundärer Reiz). Diese Allgemeinwirkung kann durch den Einzelreiz selbst zustande kommen, z.B. die Inanspruchnahme der gesamten Thermoregulation bei Applikation eines lokalen thermischen Reizes, oder durch die iterative Anwendung eines Reizes, z.B. die Veränderung der Sollwerteinstellung im thermoregulatorischen System durch die wiederholte Anwendung von thermischen Reizen (PIRLET 1962). Für das Verständnis der Wirkung physikalischer Methoden und damit ihre Indikation und Kontraindikation ist die Berücksichtigung des primären und sekundären Reizes notwendig. Die Reizbeantwortung ist nicht nur von der Stärke des Reizes und seiner Dauer, sondern auch von dem Reizintervall abhängig. Diese Überlegungen sind bei der Dosierung physikalischer Therapie zu berücksichtigen. Die Reizbeantwortung (sowohl im primären wie auch im sekundären Bereich) ist von der individuellen Ausgangslage des Individiums – u.U. auch von seinem Lebensalter – abhängig. So können thermische Reize starken Grades bei bereits enggestellten Gefäßen zu einer paradoxen Reaktion mit zusätzlicher Vasokonstriktion führen. Eingriffe in ein Regulationssystem werden von der Ausgangslage des betreffenden Systems bestimmt (HILDEBRANDT 1963, 1973). Diese individuelle Reaktionsbereitschaft ist eine Grundlage der Forderung, daß physikalische Therapie vom Arzt zu verordnen und in ihrer Wirkung zu überwachen ist.

c) Methoden

Folgende Methoden werden zur physikalischen Medizin gerechnet:
1. Massage,
2. Bewegungstherapie,
3. Hydro- und Thermotherapie,
4. Elektrotherapie,
5. Lichttherapie,
6. Klimatherapie,
7. Aerosoltherapie,
8. Balneotherapie.

Für die Behandlung rheumatischer Erkrankungen spielen folgende therapeutische Methoden eine wesentliche Rolle:
1. Bewegungstherapie,
2. Massage,
3. Hydro- und Thermotherapie,
4. Elektrotherapie,
5. Lichttherapie,
6. Balneotherapie.

Im Rahmen der Bewegungstherapie, die die krankengymnastische Übungsbehandlung, die Trainingsbehandlung und die zur Rehabilitation geeignete Sportarten umfaßt, steht die Krankengymnastik ganz im Vordergrund. Sie hat zum Ziel, verlorengegangene Funktion wiederherzustellen oder nicht wiederherzustellende Funktionen auszugleichen. Bei rheumatischen Erkrankungen hat insbesondere das letztgenannte Ziel eine vorrangige Stellung im Therapieplan. Bei der Krankengymnastik wird stets an einer gestörten Organfunktion behandelt, so daß eine enge Zusammenarbeit zwischen Arzt und Behandelndem in Vorordnung und Überwachung notwendig ist. Die einzelnen Behandlungsverfahren, passive und aktive Bewegungsübungen sowie Bewegungsübungen gegen Widerstand und unter Zuhilfenahme von mechanischen Hilfsmethoden (z.B. Schlingentisch) oder im Wasser, werden von demjenigen, der die Krankengymnastik ausführt, ausgewählt. Der vorordnende Arzt muß aber das Behandlungsziel bekanntgeben, damit das dazu geeignete Verfahren genutzt werden kann.

An Allgemeinwirkungen (neben der direkten Wirkung auf die Strukturen des Bewegungsapparates) hat die krankengymnastische Übungsbehandlung die Belastung des Herz-Kreislauf-Systems zu berücksichtigen. Die Methoden der krankengymnastischen Übungsbehandlung überschreiten die Leistungsanforderung von 25 W/min nicht. Damit ist eine quantitative Aussage über die Herz-Kreislauf-Belastung möglich. Bei der Nutzung mechanischen Widerstandes oder der Übung des Treppensteigens werden diese Werte überschritten. Die Unterwasser-Bewegungsübungen bewirken eine hydromechanische und je nach Wassertemperatur und Raumklima auch eine thermische Belastung. Diese Übungsbehandlung bedarf deshalb der besonderen ärztlichen Verordnung. Die Auswahl der Wassertemperatur und die Beweglichkeit des Kranken ist zu berücksichtigen. Bei unbeweglichen Kranken, die mit passiven Bewegungsübungen mobilisiert werden, kann eine Wassertemperatur, die der globalen Hauttemperatur (32° C) entspricht oder nur gering darüber liegt, schon zu Wärmeverlust führen, der bei der Behandlung rheumatischer Erkrankungen unerwünscht ist. Hierzu müssen Behandlungsbecken mit höheren Temperaturen (36° C) zur Verfügung stehen. Der sich selbst bewegende Patient soll zur Vermeidung eines bei diesen Temperaturen zu befürchtenden Wärmestaus bei 32–34° C behandelt werden.

Zur entlastenden Bewegungsübung der tragenden Gelenke ist ein Gehgraben zweckmäßig. Er muß mit seitlichen Haltevorrichtungen versehen und die Wasserhöhe muß unterschiedlich einstellbar sein. Durch den Auftrieb des Wassers wird der Druck des Körpers um etwa $^2/_3$ seines Eigengewichtes vermindert und eine weitgehende, vom mechanischen Druck entlastete Bewegung der Knie- und Hüftgelenke möglich. Die krankengymnastischen Bewegungsübungen können das Behandlungsziel oft nur unter Zuhilfenahme anderer Methoden der physikalischen Medizin erreichen (z.B. Muskeltonus vermindernde Massagebehandlung mit Krankengymnastik bei Gelenkkontrakturen). Ebenso wird der Muskeltonus durch thermische Anwendungen im Zusammenhang mit krankengymnastischer Übungsbehandlung vermindert. Die Koordinierung dieser verschiedenen Methoden obliegt dem Arzt.

Thermische Verfahren in der physikalischen Medizin, nutzen den lokalen Temperatureffekt und haben allgemeine Wirkungen auf das gesamte thermoregulatorische System zu berücksichtigen. Lokale Wärmeeffekte sind:

analgesierende Wirkung,
den Muskeltonus vermindernder Effekt und
Vasodilatation.

Die beiden erstgenannten Wirkungen werden besonders in der Behandlung rheumatischer Erkrankungen genutzt. Zur therapeutischen Applikation von Wärme ist es notwendig, den physiologischerweise vom Körperkern zur Körperschale gerichteten Wärmestrom umzukehren. Dafür gibt es bestimmte Wärmeträger, die für eine kontinuierliche Wärmezufuhr von außen sorgen und den Wärmeabstrom behindern. Dazu sind bestimmte wärmephysikalische Eigenschaften notwendig. Medien mit schlechtem Wärmeübergang eignen sich besonders dazu, ein kontinuierliches Wärmegefälle von der Körperschale zum Körperkern aufrechtzuerhalten, da für diese Substanzen (z.B. Moor, Fango, Paraffin) die thermische Hauttoleranz besonders groß ist. Im Unterschied dazu ist Wasser für die Aufrechterhaltung eines solchen Wärmestromes ungeeignet, da es einen besonders guten Wärmeübergang zur Haut hat (WIEDEMANN 1971). Lokale thermische Anwendungen haben zudem noch folgende biologische Reaktionen zu berücksichtigen: die konsensuelle Reaktion mit anfänglicher Vasokonstriktion und nachfolgender Vasodilatation in einem mit dem betroffenen Gefäßbezirk konsensuell innervierten Gefäßareal. Die Nutzung solcher konsensueller Reaktionen kann z.B. in der physikalischen Therapie der Reflexdystrophie genutzt werden. Eine Umkehr des Wärmestromes kann außer durch die genannten thermischen Medien auch durch die Behinderung des Wärmeabstromes von der Körperoberfläche erreicht werden. Auf diesem Prinzip beruht z.B. die Wärmewirkung des sog. Prießnitz-Wickels: Durch Auflage einer wassergetränkten Kompresse von etwa 18–20° C wird zunächst eine Wärmestauung erreicht. Die dabei entstehende Wärme wird durch die Umhüllung mit einem luftundurchlässigen Material am Abströmen gehindert. Dadurch kommt es nach etwa einer halben Stunde zum Wärmestau, der den gewünschten Effekt der Umkehr des Wärmestromes von der Körperschale zum Körperkern herbeiführt.

Die antiphlogistische Wirkung der Kältetherapie (Kryotherapie) ist tierexperimentell am Entzündungsmodell nachgewiesen (SCHMIDT K.L. u. VROTT 1978). Die antiphlogistische Wirkung beruht auf einem kälteinduzierten Abfall der Gewebstemperatur auch in der Tiefe sowie auf Stoffwechseldämpfung und Arteriolen-Konstriktion. Zudem wird die Zufuhr von Sauerstoff gemindert und die Phagozytose gehemmt. Die muskeldetonisierende Wirkung kommt durch eine Dämpfung der Muskelspindelaktivität und eine Dämpfung der Gammamotoneuronen-Aktivität zustande. Außerdem ist eine durch Kälte herabgesetzte Ner-

Tabelle 1. Wirkungen örtlicher Applikationen von Wärme und Kälte (SCHMIDT et al. 1979)

Wirkung	Wärme	Kälte
Schmerzlinderung	+	+
Entzündungshemmung	+ (bei chronischer E.)	+ (bei akuter E.)
Muskeltonusminderung	+	+
Antiödematös	–	+
Phagozytosehemmung	–	+
Allgemeiner Einfluß auf Herz-Kreislauffunktionen	+	–

venleitgeschwindigkeit bedeutsam (HENSEL 1977). In Tabelle 1 sind die örtlichen Wirkungen von Wärme- und Kälteapplikation gegenüber gestellt.

Die Verordnung thermischer Anwendungen hat die individuelle und die im Tagesrhythmus schwankende Reaktion auf solche Reize einzubeziehen (STREMPEL et al. 1971). Während der Aufheizperiode am Vormittag werden Warmreize nicht so intensiv beantwortet wie während der Entwärmungsphase am Nachmittag. Im übrigen müssen bei der Verordnung thermotherapeutischer Maßnahmen neurologische Störungen in der Thermorezeption (z.B. bei Syringomyelie) berücksichtigt werden.

Die mechanische Behandlung der Muskulatur geschieht mit verschiedenen Massagetechniken, die unterschiedliche Behandlungsziele erreichen können. Massage kann die Muskulatur in ihrem Tonus sowohl steigernd als auch vermindernd beeinflussen. Im erstgenannten Sinne wirken Knetungen, Walkungen und Klopfungen. Streichungen, Zirkelungen und Vibration haben eine herabmindernde Wirkung auf den Muskeltonus. Streichungen bewirken eine besonders intensive Hyperämie der Haut. Bindegewebsmassagen wirken auf das Unterhautbindegewebe, das an seiner Grenze zur Muskelfaszie besonderen Scherkräften ausgesetzt wird. Diese Massage kann als sog. Reflexzonenmassage ausgeführt werden und nutzt dabei den kutano-viszeralen Reflexbogen aus. Es handelt sich um ein systematisiertes Vorgehen in Form eines aufbauenden Behandlungsschemas (DICKE 1953; TEIRICH-LEUBE 1970). Die Bindegewebsmassage kann auch in der Behandlung rheumatischer Krankheiten als örtliche Massageform genutzt werden, z.B. zur Behandlung von Tendomyopathien als Folge statischer und/oder kinetischer Überbelastung.

Elektrotherapeutische Verfahren bedienen sich des Gleichstromes (Galvanisation) sowie niederfrequenter als auch hochfrequenter Stromarten. Dabei wird die Galvanisation zur Durchblutungsverbesserung der Muskulatur und des Nervengewebes und im analgesierenden Sinne verwendet. Die Applikation geschieht sowohl durch das Anlegen von Elektroden mit gleichbleibender Stromrichtung am Ort der gewünschten Wirkung als auch unter Wasser, wobei die Stromwirkung mit dem thermischen und hydrostatischen Effekt kombiniert wird (Stanger-Bad = hydroelektrisches Vollbad, Vierzellenbad = hydroelektrisches Teilbad).

Stromrichtung und Ort der Stromeinwirkung können bei beiden Verfahren verändert oder auch unterschiedlich kombiniert werden. Unterbrochene Gleichströme mit definierter Flußdauer, Stromstärke und Intervall (neofaradischer Strom) werden als sog. Reizströme zur Therapie und Diagnostik peripherer Nervenlähmungen genutzt. Bei der selektiven Muskelreizung (GILLERT 1970) bedient man sich der Tatsache, daß dem degenerierten Muskel die Fähigkeit zur Akkomodation, d.h. das Nichtansprechen auf langsam ansteigenden Stromimpuls (Exponentialstrom) verlorengeht. Dadurch wird bei der selektiven Reizung nur die kranke Muskulatur zur Kontraktion gebracht, nicht aber die gesunde. Die Kombination von Gleichstrom und niederfrequentem, gleichgerichteten Wechselstrom wird als diadynamischer Strom ausgenutzt (BERNAD 1950). Analgesie und hyperämisierende Wirkung sind zu erwarten. Zwei voneinander getrennte Stromkreise mittelfrequenter Ströme kreuzen sich im Organismus bzw. an der zu behandelnden Körperregion. Es kann eine konzentrierte Wirkung in der Tiefe des Gewebes damit erreicht werden. Dort bilden sich durch Interferenzen niederfrequente Ströme, die zu analgesierender und hyperämisierender Wirkung führen. Die Behandlung kann als sogenannter Interferenzstrom mit zwei festen Elektroden erfolgen. Eine Elektrode kann auch als Handschuhelektrode beweglich gehalten werden (kinetische Form). Je nach Frequenzwahl können unterschiedliche Behandlungsziele erreicht werden (analgesierend, detonisierend, tonisierend).

Bei den hochfrequenten Strömen wird die Energieumsetzung in Wärme ausgenutzt. Die physikalischen Eigenschaften der verwendeten hochfrequenten Ströme bestimmen die Tiefe der Wärmewirkung im Organismus und sind damit für ihre Indikation maßgebend (THOM 1963). Bei der therapeutischen Anwendung des Ultraschalls wird die Umwandlung elektrischer Energie (hochfrequente Ströme) in mechanische Energie genutzt, die zur Wärmewirkung im Organismus führt (POHLMANN 1951; JUNG 1953).

Im Rahmen rheumatologischer Indikationen interessiert bei der Lichttherapie nur die lokale Anwendung als Wärmebehandlung. Die oberflächliche Wirkung setzt der Indikation hier enge Grenzen. Die Lichttherapie wird hierzu als sichtbare und ultrarote Strahlung genutzt. In Lichtbadekästen bedient man sich dazu der Kohlenfadenlampen oder Heizsonnen. Die Temperaturen liegen bei 700–1 000° C, und in erster Linie wirkt sich die Ultrarotstrahlung aus. Insbesondere bei Applikation von Lichtbadekästen kann es zum Wärmestau kommen, da bei erheblicher Wärmezufuhr die Wärmeabgabe durch starke Erhöhung der Umgebungstemperatur behindert ist. Durch den Übergang auf Strahler, bei denen in erster Linie die kurzwellige Infrarotstrahlung genutzt wird, wird die von den langwelligen Lichtstrahlern ausgehende Beeinträchtigung vermieden.

Die Balneotherapie umfaßt nicht nur die Behandlung mit sog. ortsgebundenen Heilmitteln, sondern die gesamte Kurorttherapie, bei der alle Methoden der physikalischen Therapie bei rheumatischen Erkrankungen, besonders die Bewegungstherapie, genutzt werden. Darüber hinaus müssen bei ihrer Beurteilung komplexe Faktoren, wie Milieuwechsel und Klimaeinflüsse, berücksichtigt werden. Bei der Indikation eines ortsgebundenen Heilmittels ist für die chronische Polyarthritis die Neigung zur Aktivierung des entzündlichen Prozesses zu berücksichtigen. Daneben spielen Umfang und Dauer der Applikation eine wesentliche Rolle. Auch die entzündliche Aktivität des Krankheitsprozesses muß in die Indikation eingehen (FRANKE et al. 1976). Der Begriff der Kur geht davon aus, daß iterativ verabfolgte balneologische Heilmittel zu einer Beeinflussung von Regulationssystemen im Organismus führen können. Hierüber liegen differenzierte Untersuchungen vor (HILDEBRANDT 1973). Bei rheumatischer Erkrankung tritt demgegenüber die Wirkung auf die Organstrukturen des Bewegungsapparates in den Vordergrund: die thermische Wirkung von Peloidbädern sowie die hydromechanische und thermische Einwirkung von Mineralbädern auf die Gelenkfunktion. Daneben ist die Wirkung von Badeinhaltsstoffen auf die Hautdurchblutung zu diskutieren. Resorptive Vorgänge etwa im Sinne einer Substitutionstherapie spielen bei rheumatischen Erkrankungen keine Rolle. Die hydromechanischen und thermischen Einflüsse bilden die Grundlage der Kontraindikation bei Herz- und Kreislaufkranken: Anstieg des zentralen Venendruckes und Vermehrung des Herzzeitvolumens sind deshalb in die Überlegungen zur Indikation und Dosierung der Balneotherapie einzubeziehen (FRANKE 1966; SCHOLLMEYER et al. 1964).

d) Verordnung

Die Verordnung der Behandlung mit Methoden der physikalischen Medizin muß der Arzt schriftlich festlegen. Die Verordnung muß die Behandlungsdiagnose sowie weitere für den die Behandlung Ausführenden wesentliche Begleitdiagnosen, die Art der Behandlung, ihre Häufigkeit insgesamt und in der Zeiteinheit (pro Tag bzw. pro Woche) enthalten. Nach Erhebungen aus einer Poliklinik für physikalische Therapie sind die ärztlichen Verordnungen in etwa 40% unvollständig (RULFFS 1975). Mit der Verordnung übernimmt der Arzt auch die Verantwortung für alle evtl. aus der Behandlung entstehenden Gesundheitsschäden, d.h. er muß sich auch im Verlauf der Behandlung von dem Erfolg überzeugen und die Verordnung dem sich ändernden klinischen Befund anpassen. Dies ist bei der Verordnung physikalischer Therapie im Rahmen entzündlich-rheumatischer Erkrankungen besonders wichtig.

2. Spezielle Indikation physikalischer Therapie bei rheumatischen Erkrankungen

a) Chronische Polyarthritis

Die Behandlung der chronischen Polyarthritis mit Methoden der physikalischen Medizin muß sich in ihrer Indikation an den pathogenetischen und pathophysiologischen Grundlagen der Erkrankung orientieren. Die Bedeutung dieser Behandlung ist in den einzelnen Phasen der Erkrankung unterschiedlich zu beurteilen. Fehlindikationen können zu Schäden am Patienten führen, z.B. zur Aktivierung des entzündlichen Prozesses durch eine nicht indizierte Thermotherapie. Eigene Erhebungen an einem Krankengut mit chronischer Polyarthritis, deren physikalisch-therapeutische Verordnung der Indikationsstellung von verschiedenen Ärzten unterlag, wiesen am häufigsten Fehlindikation der Thermotherapie auf. Es folgen dann nicht richtig indizierte Bewegungstherapie und Massagebehandlung. Es ist festzustellen, daß die physikalische Therapie bei chronischer Polyarthritis zu unsystemisch angewendet wird (WESSEL u. WOLFF 1972). Während der akut entzündlichen Phase der chronischen Polyarthritis treten die physikalisch-therapeutischen Maßnahmen hinter der medikamentösen Behandlung zurück. Die Unterlassung der möglichen Methoden in dieser Phase kann aber zu schweren dauerhaften Schäden am Bewegungsapparat führen.

Die Maßnahmen konzentrieren sich in dieser Phase auf die örtliche Behandlung der entzündeten Gelenke. Grundlage der Gelenkentzündung ist die Synovialitis. Sie führt zu Schmerzen, Schwellung und Bewegungsbehinderung. Die physikalische Therapie verfolgt bei diesen örtlichen Maßnahmen 3 Behandlungsziele:
1. Schmerzlinderung,
2. Entzündungshemmung,
3. Vorbeugung bleibender Gelenkschäden.

Tabelle 2. Funktionsgerechte Lagerung der Gelenke bei chronischer Polyarthritis

Gelenke	Lagerung
Schulter	leichte Abduktion, Rotationsmittelstellung
Ellenbogen	etwa 100° Beugung
Handgelenk	leichte Dorsalextension
Fingergelenke	leichte Beugestellung
Daumen	leichte Opponensstellung
Hüfte	O-Stellung
Kniegelenk	O-Stellung
Oberes Sprunggelenk	90°-Stellung

Zur Erreichung der Schmerzlinderung ist die Ruhigstellung des Gelenkes notwendig. Diese Ruhigstellung muß in funktionsgerechter Gelenkposition durchgeführt werden. Diese Positionen sind in Tabelle 2 wiedergegeben.

Die wirkungsvollste Schmerzlinderung kommt aber durch die örtliche Entzündungshemmung zustande. Hierfür eignet sich die Eisbehandlung (Kryotherapie) in besonderem Maße. Sie wird als Abreibung, Tupfung oder als Packung appliziert. Die Anwendung erfolgt mehrfach täglich und kann nach Erlernung durch den Patienten selbst vorgenommen werden. Über die Kryotherapie des ganzen Körpers bei chronischer Polyarthritis liegen in der Bundesrepublik Deutschland keine Erfahrungen vor. Außer japanischen Erfahrungsberichten sind in der Weltliteratur bisher keine wissenschaftlich reproduzierbaren Ergebnisse mitgeteilt worden.

Die Vermeidung von Gelenkschäden muß durch eine passive Bewegungstherapie der das oder die entzündeten Gelenke umgebenden Gelenke erreicht werden. Sekundäre Schäden durch erzwungene Ruhigstellung müssen dadurch vermieden werden.

Schließlich muß durch physikalische Therapie bei längerdauernder Bettruhe die Kreislauffunktion trainiert werden. Die ist z.B. durch isometrische Spannungsübungen an nicht befallenen Extremitäten möglich. Auch die Schrägbrettbehandlung zur Vorbeugung von Orthostasereaktionen bei der Mobilisation ist einzusetzen. Vollständige Bettruhe sollte auch in der akut-entzündlichen Phase möglichst vermieden werden. Dem Patienten müssen genaue Anweisungen über seine Möglichkeiten zum Aufstehen gegeben werden. Auch die Pflegekräfte bei klinischer Behandlung müssen genau über die Behandlungsziele in der akut entzündlichen Phase orientiert werden. Sie sollen die Eigenbehandlung des Patienten motivieren, überwachen und sollen außerdem die funktionsgerechte Lagerung der Gelenke immer wieder überprüfen. Nur bei engem Kontakt zwischen Arzt, Krankengymnast und Pflegekraft ist ein bestmöglicher Effekt der stationären Behandlung zu erreichen.

Der Rückgang des akut entzündlichen Zustandes durch medikamentöse und physikalische Behandlung muß sofort zur Mobilisation der Gelenke genutzt werden. Für die Bestimmung dieses Zeitpunktes ist ein enger Kontakt zwischen Arzt und Krankengymnast insbesondere bei ambulanter Betreuung des Patienten notwendig. Die Bewegungstherapie wird dann systematisch aufgebaut. Die unterschiedlichen Behandlungsziele werden mit verschiedenen Methoden erreicht. Der systematische Aufbau der Krankengymnastik bei chronischer Polyarthritis ist in Tabelle 3 wiedergegeben.

Tabelle 3. Bewegungstherapie bei chronischer Polyarthritis

Methode	Indiziert	Kontraindiziert
Rein passive Bewegungsübungen	Übung nicht befallener Gelenke im akut-entzündlichem Schub	
Evtl. unter Wasser	Mobilisation nach Ruhigstellung befallener Gelenke	Im akut-entzündlichen Schub
	Vorbeugung→Muskelatrophie	
Unter dosiertem manuellem bzw. apparativem Zug, Behandlung im Wasser oder nach vorausgegangener Thermotherapie	Lösung der Kontrakturen	
Aktive Bewegungsübungen mit passiver Unterstützung (assistiv)	Aufbauende Mobilisation	
Rein aktive Bewegungsübungen mit achsengerechten Bewegungsausschlägen	Wiederherstellung der allgemeinen Gelenkfunktion	
Aktive Bewegungsübungen gegen Widerstand; isometrische Spannungsübungen	Muskelkräftigung	Im akut-entzündlichen Schub und im Anfangsstadium der Remobilisation
Aktive Bewegungsübungen mit ziel- und zweckgerichtetem Bewegungsausschlag	Wiederherstellung spezieller Gelenkfunktion	
Lockerungsgymnastik	Behandlung bzw. Vorbeugung weichteilrheumatischer Symptome	
Komplexbewegungen	Ausgleich erheblich gestörter Bewegungskoordination	

Zur Schmerzlinderung und Entzündungshemmung können auch analgesierende und antiödematöse Verfahren der Elektrotherapie als diadynamische bzw. Interferenzströme bestimmter Frequenz eingesetzt werden. Es kommen auch wärmeentziehende Maßnahmen mittels Peloidpackungen oder hydrotherapeutischer Wickel (Prießnitzwickel) in Frage. Die Auftragung örtlicher antiphlogistischer Salben kann zur Unterstützung dieser Maßnahmen sinnvoll sein.

Mit Abklingen der akut-entzündlichen Phase nimmt die Bedeutung aller Methoden der physikalischen Therapie zu. Thermotherapeutische Verfahren können jetzt die resorptiven Vorgänge beschleunigen (BÖNI 1972). Das Behandlungsziel ist nun die Wiederherstellung der Gelenkfunktion. Der Therapieplan ist hier im einzelnen von dem bei der akuten Entzündung bereits vorhandenen Stadium der Erkrankung abhängig. Hat die Erkrankung noch nicht auf Knorpel und Knochen übergegriffen, kann nach Abklingen der Entzündung wieder volle Beweglichkeit erreicht werden. Hierzu werden zunächst passive, dann aktive Bewegungsübungen verordnet, die zur Erleichterung der Bewegung auch unter Wasser ausgeführt werden können. Dies gilt besonders für die Übung tragender Gelenke, deren Beweglichkeit durch die Minderung des Körpergewichtes wesentlich erleichtert wird. Der Auftrieb kann noch durch das Anlegen von Auftriebskörpern verstärkt werden und damit die Bewegung erleichtern. Bei evtl. eingetretenen Kontrakturen müssen die Bewegungsübungen mit thermotherapeutischen

Maßnahmen und mit Massage geeigneter Technik (z.B. Vibration) kombiniert werden. Die Zuhilfenahme von mechanischen Hilfsmitteln (Zug), z.B. am Schlingentisch, muß für das einzelne Gelenk angeordnet werden. Die Indikationen der krankengymnastischen Behandlungsmethoden bei der chronischen Polyarthritis sind im einzelnen in Tabelle 3 zusammengefaßt.

Bei chronischer Polyarthritis hat die Massage im Zusammenhang mit der krankengymnastischen Übungsbehandlung Bedeutung für die Lösung von Kontrakturen. Sie ist in der akut-entzündlichen Phase der Erkrankung kontraindiziert, besonders in der Umgebung entzündeter Gelenke wegen möglicher myositischer Veränderungen (SIEGMETH u. EBERL 1976). Bei der häufigen sekundären, nicht entzündlichen, weichteilrheumatischen Symptomatik bei chronischer Polyarthritis ist sie jedoch indiziert. Diese weichteilrheumatische Symptomatik entsteht durch Zwangshaltungen der Wirbelsäule und bei entzündlich bewegungseingeschränkten stammnahen Gelenken, z.B. Schulter- und Hüftgelenken. Infolge statisch-kinetischer Überbelastung bilden sich Tendomyopathien und Myalgien aus; hier ist Massage mit Lockerungstechniken angezeigt. Schmerzhafte Sehnenansatzpunkte können mit lokaler Bindegewebsmassage behandelt werden. Detonisierende und damit analgesierende Wirkungen auf die verspannte Muskulatur sind durch die Anwendung von diadynamischen und Interferenzströmen zu erreichen. Die diagnostische Verkennung dieser sekundären weichteilrheumatischen Symptomatik als entzündlich-rheumatische Veränderung kann eine nicht gerechtfertigte Dosiserhöhung der antirheumatischen Medikamente herbeiführen.

Besonderer Beachtung bedarf der entzündliche Befall der Halswirbelsäule, mit dem in 6–8% der Fälle zu rechnen ist. Seine Verkennung als degeneratives Halswirbelsäulen-Syndrom und eine damit eingeleitete Bewegungstherapie verstärkt die Schmerzen. Bei entzündlichem Befall ist die Halswirbelsäule zumindest stundenweise mit einer Schanzschen Krawatte ruhigzustellen. Vor Einleitung einer Bewegungstherapie muß eine röntgenologische Darstellung des oberen Kopfgelenkes erfolgen, seine Destruktion erfordert sorgfältigste Beachtung bei der Verordnung passiver und aktiver Bewegungsübungen.

Die Methoden der physikalischen Therapie sind bei den operativen Maßnahmen im Verlauf einer chronischen Polyarthritis perioperativ einzusetzen. Ihre Indikation umfaßt 3 Zeitabschnitte:
1. präoperativ, beginnend mit der Indikationsstellung,
2. unmittelbar während der ersten Tage postoperativ und
3. während der folgenden Wochen postoperativ.

Von besonderer Bedeutung sind die Zeitabschnitte 1 und 3. Die notwendigen Maßnahmen müssen nach ihrer Indikation bei protektiven und prothetischen Eingriffen unterschieden werden. Behandlungsziele und Methoden sind in den Tabellen 4 u. 5 für die präoperative und postoperative Phase wiedergegeben.

Die kontinuierlich durchgeführte physikalische Therapie hat besonderes im schubfreien Intervall die Aufgaben des Gelenkschutzes wahrzunehmen (BRATTSTRÖM 1973). Dabei ist die Zusammenarbeit zwischen Krankengymnast und Ergotherapeuten unbedingt notwendig. Eine Analyse der Arbeitsweise des Patienten und der Anforderungen, denen er im Beruf und häuslichen Milieu ausgesetzt ist, ist unabdingbare Voraussetzung. Anlernen in einer dem Gelenkschutz entsprechenden Arbeitsweise und die Erlernung des Übungsprogrammes zur Vorbeugung von Gelenkfehlstellungen, insbesondere von Kontrakturen erfordert den engen Kontakt zur Krankengymnastik.

Eigenübungsprogramme krankengymnastischer Art müssen entsprechend fachgerecht eingelernt werden. Dabei hat sich gezeigt, daß eine 1wöchentliche

Tabelle 4. Präoperative Maßnahmen der physikalischen Therapie bei Rheuma-Operationen (chronische Polyarthritis)

Behandlungsziel	Bei protektiven Eingriffen	Bei prothetischen Eingriffen	Methoden
1. Muskeltrainierende Maßnahmen	Wegen entzündlicher Aktivität am Gelenk Ø	Schon vor Indikationsstellung! ++	Isometrische Spannungsübungen evtl. Widerstandsübungen
2. Übung der Gelenkfunktion	s. unter 1., nach Möglichkeit Umlagerung (+)	Im Rahmen gegebener Möglichkeit! (+)	Umlagerung (entzündliche Gelenke!) aktive und passive Bewegungsübungen, Unterwasserbewegungsübungen, detonisierende Maßnahmen (Massage, Wärme)
3. Übung kompensatorischer Bewegungsabläufe	Zur zeitweiligen Entlastung postoperativ +	Zur zeitweiligen Entlastung postoperativ +	Gangschulung unter Simulation der postoperativen Gegebenheiten, Anpassung an Gehhilfen
4. Thromboseprophylaxe	Je nach Konstitution und Grad der Immobilisation Ø – +	Je nach Konstitution und Grad der Immobilisation Ø – +	Methodik dem Einzelfall angepaßt. Bei langer Immobilisation „Kreislaufgymnastik" Bürstenmassagen

Tabelle 5. Postoperative Maßnahmen (nach Beendigung der unmittelbaren postoperativen Therapie) bei Rheuma-Operationen (chronische Polyarthritis), (Franke 1981)

Behandlungsziel	Bei protektiven Eingriffen	Bei prothetischen Eingriffen	Methoden
1. Entzündungshemmende Maßnahmen	Am operierten Gelenk ++	Am operierten Gelenk gelegentlich +	Kryotherapie, Peloidpackung [30° C] Prießnitzwickel, diadynamischer Strom (resorbierend)
2. Muskeltrainierende Maßnahmen	Soweit es umgebende Gelenke zulassen	++	Isometrische Spannungsübungen, Widerstandsübungen, Unterwasserbewegungsübungen
3. Wiederherstellung der Gelenkfunktion	Ziel: in jedem Falle = dem präoperativen Zustand ++	Unter Berücksichtigung des präoperativen Zustandes und der neuen Gelenkmechanik ++	Umlagerungen, passive und aktive Bewegungsübungen (je nach zulässiger Belastbarkeit bei Prothetik!) ggf. detonisierende Maßnahmen an der Muskulatur, alle dafür indizierten Methoden der physikalischen Therapie
4. Behandlung der Grundkrankheit im Bereich anderer Gelenke	(wird häufig unterlassen) +	+	
5. Behandlung bei nicht-entzündlicher weichteilrheumatischer Symptomatik	(häufig durch Gehhilfen provoziert) +	+	Massagen (detonisierend), örtliche Bindegewebsmassagen (an Sehnenansatzpunkten!), Wärme- evtl. Kältetherapie, Elektrotherapie, Krankengymnastik

Einübung im Vergleich mit bis zu 4 Wochen andauernder Übungszeit das bestmögliche Ergebnis erbringt. Z.Zt. im Umlauf befindliche Übungsprogramme müssen sehr kritisch hinsichtlich ihres Übungswertes beurteilt werden. Es zeigt sich, daß der überwiegende Anteil der Übungen eher dem Gelenk schädlich oder zu schwierig durchzuführen ist. Ein anderer Teil ist ohne therapeutisches Ziel. Nur etwa $1/3$ der Übungen entspricht einem sinngemäßen therapeutischen Ziel und ist für die Kranken erlernbar (FRANKE et al. 1982).

Studien über die Effizienz von Rehabilitationsmaßnahmen allgemein und speziell der physikalischen Therapie liegen noch nicht in erforderlichem Umfang vor. Ihre Durchführung stößt wie die Effizienzuntersuchungen der medikamentösen Behandlung auf prinzipielle Schwierigkeiten, nämlich die im Einzelfall schwer abschätzbare Prognose der Erkrankung mit ihrer spontanen Neigung zur Remission oder zur mäßigen bzw. starken Progredienz. So muß u.U. eine nur mäßige Progredienz unter einem bestimmten therapeutischen Regime schon als Erfolg angesehen werden. Aus einem Rehabilitationszentrum in Polen wird über die Erfolgsrate bei 109 Patienten mit rheumatoider Arthritis berichtet, die während 10 Monaten einem umfassendem Rehabilitationsprogramm unterzogen wurden. Am Ende der Behandlung betrug die Erfolgsquote 65%, 3 Jahre später 70% (CALLIES 1974). Vergleichende Untersuchungen einer physikalisch behandelten und einer physikalisch nicht behandelten Gruppe von Patienten mit rheumatoider Arthritis ergaben signifikante Unterschiede zugunsten der behandelten Gruppe im Geh- und Aufstehtest (ECKBLOM et al. 1975).

Die Sonderformen der chronischen Polyarthritis bedürfen grundsätzlich keines anderen therapeutischen Vorgehens als die chronische Polyarthritis selbst. Generalisierter Hautbefall bei der Arthritis psoriatica kann sich auf die Indikation einer physikalischen Therapie einschränkend auswirken. Die torpiden Verlaufsformen der Arthritis psoriatica lassen mitunter Wärmetherapie als analgesierende antiinflammatorische Maßnahmen zu.

Der Befall der Iliosakralgelenke im Rahmen einer Arthritis psoriatica und/oder der Wirbelsäule als Spondylitis psoriatica bedürfen der analgesierenden Thermotherapie und der krankengymnastischen Übungsbehandlung, um die Wirbelsäulenbeweglichkeit zu erhalten und Versteifung in ungünstiger Position vorzubeugen (Flachlagerung im Bett, mehrfach Bauchlagerung).

Die Arthritiden bei Kollagenosen sind meist transitorischer Natur. Während der akut-entzündlichen Phase können lokale entzündungshemmende Maßnahmen in Betracht kommen. Das bei Kollagenosen häufig (Sklerodermie, LED) und bei der chronischen Polyarthritis seltener auftretende Raynaud-Syndrom ist Indikation für verschiedene Methoden der physikalischen Medizin: Bindegewebsmassage in den entsprechenden Zonen, Grenzstrangbehandlung mit diadynamischen oder hochfrequenten Strömen (Mikrowelle, Kurzwelle) und galvanische Zweizellenbäder.

b) Gelenkerkrankungen mit heterogenen entzündlichen und nicht entzündlichen Komponenten (Arthropathien)

Die Arthropathia urica ist durch medikamentöse Behandlung heilbar, eine langfristige physikalische Therapie kommt nicht in Betracht. Im akuten Anfall der Arthritis urica können an den betroffenen Gelenken physikalisch wärmeentziehende Maßnahmen (Prießnitz-Umschläge) in Frage kommen. Bei länger dauernder Ruhigstellung eines Gelenkes ist nach Abklingen der akuten Entzündungsphase sofort mit der Mobilisation zu beginnen. Während der Ruhigstellung müssen umgebende Gelenke passiv bewegt werden.

Arthropathien infolge wiederholter Gelenkblutungen (Blutergelenke) müssen immer wieder krankengymnastisch behandelt werden. Sie sind besonders stark sekundären Arthrosen ausgesetzt. Deshalb ist die Intermediärphase zu vorsichtigen entlastenden Bewegungen insbesondere auch im Wasser zu nützen. Die Arthropathie bei Syringomyelie darf unter keinen Umständen mit thermischen Anwendungen oberhalb des Thermoindifferenzpunktes behandelt werden. Die nicht erkannte Diagnose kann hier zu schwerwiegenden therapeutischen Schäden Anlaß geben. Örtliche und generalisierte Chondrokalzinose führen an Gelenken zu akut entzündlichen Phänomenen. Hier sind alle örtlich antiphlogistischen Maßnahmen physikalischer Art angezeigt. Insbesondere kann die Kältetherapie zum Abklingen des Entzündungszustandes beitragen. Auch die periartikulären Verkalkungen bei Patienten mit länger andauernder Hämodialyse können anfallsartige Entzündungserscheinungen hervorrufen. Auch hier sind antiphlogistische physikalische Maßnahmen, insbesondere Kältebehandlung angezeigt. Die anfallsfreien Intervalle müssen zu aktiven und passiven Bewegungsübungen genutzt werden.

c) Degenerative Gelenkerkrankungen

Das Ziel physikalischer Behandlungsmethoden orientiert sich an der Pathogenese der Arthrosekrankheit. Die primäre Knorpeldegeneration verursacht keine Beschwerden und entzieht sich auch der Diagnose. Der Verlauf beschränkt sich hier auf die schleichende Progredienz. Dieses Stadium der Kompensation wird verlassen, wenn der Knorpelprozeß auf benachbarte und fernere Strukturen übergreift (OTTE 1969). Das klinische Bild wird dann von den sog. sekundären und tertiären Symptomen geprägt: Synovialitis, entzündliche Kapselveränderungen mit Druckschmerz und Schwellung, Insertionstendo(myo)pathie. Die Verlaufsform ist durch eine beschleunigte und potenzierte Progredienz gekennzeichnet. Das Ziel der Behandlung der Arthrosekrankheit mit den Methoden der physikalischen Medizin ist es, diese sekundären und tertiären Symptome anzugehen und damit wieder das Stadium der Kompensation zu erreichen. Darüber hinaus sollen die Methoden der physikalischen Medizin die Knorpelernährung verbessern. Die Methoden der physikalischen Medizin sind dazu aufgrund verschiedener Wirkungsmechanismen unterschiedlich geeignet (Tabelle 6).

Der Therapieplan erfordert für die einzelnen Gelenke besondere Maßnahmen. An den Schultergelenken ist die entlastete Bewegung die Pendelübung der Arme, die der Patient selbst erlernen muß. Sie kann durch einen Sandsack von 100–200 g Gewicht in der Belastung variiert werden.

Daumensattelgelenkarthrose: Schmerzerleichterung kann durch Anlage einer Nachtschiene erreicht werden. Bei den Heberden- und Bouchard-Arthrosen können elektrogalvanische Zweizellenbäder und Peloidbäder als Knetbäder analgesierend und mobilisierend wirksam sein.

Bei Coxarthrose ist bei einseitigem Befall die entlastete Bewegung als Pendelübung, auf einem Bänkchen stehend, durchzuführen. Bei fortgeschrittener Coxarthrose steht die Adduktorenkontraktur im Vordergrund. Ihre gezielte Behandlung mit lockernder Massagetechnik und Wärmeanwendung ist notwendig. Diese Methoden müssen in engem zeitlichen Zusammenhang mit der krankengymnastischen Übungsbehandlung durchgeführt werden. Der Ruheschmerz nach Belastung kann durch abendliche Prießnitz-Umschläge gemildert werden.

Die entlastete Bewegung der Kniegelenke kann auf erhöhter Bank vorgenommen werden; Varikose der Beine stellt dafür eine Kontraindikation dar. Schmerzhafte Tendomyopathien, besonders im Bereich des Pes anserinus, müs-

Tabelle 6. Methoden der physikalischen Medizin und ihre Wirkungsmechanismen bei degenerativen Gelenkerkrankungen

Methode	Wirkmodus	Behandlungsziel
Thermotherapie	Durchblutungssteigerung der Synovialis mit Anregung der Synoviazirkulation Myotonolytischer Effekt Beeinflussung der Schmerzperzeption	Beseitigung der „Dyskrasie" der Synovia mit Beeinflussung der Synovialitis Nachlassen des schmerzreflektorischen Muskelhartspannes und der mechanischen Sehnenüberlastung Schmerzstillung
Kryotherapie	Phagozytosehemmung Stoffwechseldämpfung Antiödematös	Analgesie Verbesserung der Beweglichkeit
Bewegungstherapie	Rhythmische Be- und Entlastung des Knorpels und damit Verbesserung der Ernährung des Knorpelgewebes (adäquater Reiz) Myotonolyse durch krankengymnastische Übungsbehandlung Adäquater Reiz zur Zunahme des Muskelgewebes (Widerstandsübungen) Übung des im Wasser mechanisch druckentlasteten Gelenkes („halbe Schwerelosigkeit")	Regeneration des Knorpelgewebes Beseitigung von schmerzreflektorisch und/oder mechanisch bedingtem Hartspann und Insertionstendomyopathien und damit Verbesserung der Beweglichkeit Vorbeugung und Beseitigung von Muskelatrophie Anpassung der Gelenkbewegung an die veränderte Gelenkmechanik im Hinblick auf Gebrauchsbewegungen (berufliches und familiäres Milieu)
Massage	Myotonolyse Beeinflussung des Sehnengewebes durch lokale Bindegewebsmassage Beeinflussung des periartikulären Gewebes durch lokale Bindegewebsmassage	Schmerzlinderung Funktionsverbesserung
Elektrotherapie	Analgesierende Wirkung des galvanischen Stromes (2- od. 4-Zellen-Bad, Stanger-Bad mit lokaler Durchflutung einzelner Extremitätenabschnitte) Hyperämie und analgesierende Wirkung an der Synovialis durch Iontophorese am Gelenk Analgesierend, Hyperämisierende und myotonolytische Wärmewirkung (Dezimeterwelle, Mikrowelle, Ultraschall) Analgesie durch diadynamische u. Interferenzströme	Nachlassen des schmerzreflektorischen Muskelhartspannes und Funktionsverbesserung Schmerzstillung Myotonolyse

sen durch lokale Bindegewebsmassagen gelockert werden. Bei Frauen bildet sich häufig eine Pannikulose an der Innenseite des Kniegelenkes aus, die mit Ultraschall bzw. Mikrowellen angegangen werden kann. Bei der Arthrose des Sprunggelenkes und der Großzehengrundgelenke kommen speziell Tretbäder in Peloidbrei in Betracht. Zur Erleichterung des Gehens sind sog. Abwicklungsrollen an den Schuhen zu verordnen.

Bei einmal vorhandener Arthrosekrankheit kommt der mechanischen Belastung des Gelenkes Bedeutung zu. Deshalb ist eine diätetische Behandlung der Adipositas dringend erforderlich. Dieses therapeutische Konzept gilt sowohl für die idiopathischen Arthrosen als auch für die Arthrosen bei präarthrotischer Deformität und traumatischer Vorschädigung. Vorbeugend kann die physikalische Therapie bei präarthrotischer Deformität versuchen, die Knorpelernährung zu verbessern, d.h. systematisch entlastete Bewegung, z.B. Pendelübungen, der Kniegelenke oder teilentlastete Bewegung der Hüftgelenke im Wasser verordnen.

d) Ankylosierende Spondylitis

Die systematische Therapie der ankylosierenden Spondylitis wird noch immer durch die verzögert gestellte Diagnose erschwert. Die uncharakteristische Initialsymptomatik, wie banale Rückenschmerzen mit seitenwechselnder Ischialgie, Funktionsschmerz der LWS, Thoraxschmerz und Extremitätenarthritis werden selten systematisch physikalisch-therapeutisch angegangen.Erst nach gestellter Diagnose wird ein systematischer Behandlungsplan aufgestellt, in dem die Methoden der physikalischen Medizin einen vorrangigen Platz einnehmen. Bei noch unbekannter Ätiologie bleibt die physikalische Therapie symptomatisch, hat aber in ihrer Anzeigestellung bestimmte Entwicklungstendenzen des Krankheitsbildes vorbeugend zu berücksichtigen.

So soll die Beweglichkeit der Wirbelsäule im Krankheitsstadium der Iliosakralarthritis, in dem ankylosierende Veränderungen an der Wirbelsäule noch fehlen, systematisch geübt und einer evtl. Einsteifung der Wirbelsäule in ungünstiger Stellung vorgebeugt werden. Dazu dient z.B. die vom Patienten regelmäßig zu praktizierende Bauchlagerung, bei der entsprechend der schon vorhandenen Brustwirbelsäulen-Kyphose eine Kissenunterlage unter den Bauch erfolgen muß. Die Mobilisation der Wirbelsäule geschieht im übrigen durch aktive krankengymnastische Bewegungsübungen, die dem Patienten als Eigenprogramm mitzugeben sind. Der Kyphosierungstendenz im oberen Brustwirbelsäulenbereich wirkt das Klappsche Kriechen entgegen (Klapp 1960). Eine Mobilisation der Costotransversalgelenke geschieht durch Atemübungen. Zahlreiche Behandlungsziele, nämlich aktive Mobilisation der Costotransversal- und der Extremitätengelenke, werden durch das therapeutische Schwimmen erreicht. In jedem Fall ist die flache Lagerung auf harter Unterlage wichtig, um einer Beugekontraktur in den Hüftgelenken und einer Wirbelsäulendeformierung vorzubeugen.

Bereits eingeschränkte Beweglichkeit muß durch passive Bewegungsübungen angegangen werden. Hierbei sind alle unterstützenden Maßnahmen, die der Muskellockerung dienen, wie Massage mit Lockerungstechniken und thermischen Anwendungen, mit anzuwenden. Auch Unterwasser-Druckstrahlmassagen können dabei eingesetzt werden. Elektromedizinische Verfahren der Myotonolyse und der Analgesie (diadynamische Ströme, Interferenzströme) sind einzubeziehen. Schmerzhafte Fibroostitiden, z.B. am Tuber ossis ischii oder am Kalkaneus werden zweckmäßig mit Ultraschall behandelt, da die größte Wärmewirkung hier gerade am Übergang Muskel/Knochengewebe entsteht. Erheblich eingeschränkte Dehnungsfähigkeit des Thorax mit Einengung der Atembreite beeinträchtigt die pulmonale Belastungsfähigkeit, während die entsprechenden Ruhewerte meistens noch nicht verändert sind. Die pulmonale Belastungsfähigkeit scheint auch durch ein zusätzliches ergometrisches Training nicht positiv beeinflußbar zu sein. Die Übung mit einem Totraumvergrößerer zur Mobilisierung der Atemreserven ist angezeigt. Die künstlich herbeigeführte Reduzierung der am Gasaustausch beteiligten Menge des Atemzugvolumens zwingt zur Mobilisation der Zwerchfellatmung. Die Anwendung des Totraumvergrößers ist ärztlich zu verordnen. Sie ist kontraindiziert bei begleitenden obstruktiven Lungenerkrankungen und akuten pulmonalen Krankheiten sowie bei kardialer Insuffizienz. Der Beginn erfolgt immer mit dem geringsten Totraumvolumen (120 ml).

Die Erfordernisse der Analgesie sind bei der ankylosierenden Spondylitis sehr unterschiedlich. Die Iliosakralarthritis kann fast schmerzlos verlaufen, aber auch heftigste, manchmal unerträgliche Schmerzen verursachen, die auch der medikamentösen Behandlung trotzen. Den analgesierenden Methoden der physikalischen Therapie kommt unterstützende Bedeutung zu. Die thermotherapeutischen Verfahren, wie Peloidpackungen, werden im Unterschied zur chronischen Polyarthritis meist gut vertragen. Auch die Extremitätenarthritis bei ankylosierender Spondylitis kann thermotherapeutisch behandelt werden. Die Therapie mit Überwärmungsbädern bei ankylosierender Spondylitis wurde systematisch untersucht. Die Untersucher sahen einen günstigen therapeutischen Effekt auch auf die humoralen Entzündungszeichen, können aber über eine länger anhaltende Beeinflussung des Krankheitsbildes nichts aussagen (HENTSCHEL et al. 1969). Die Beeinflussungsmöglichkeit des gesamten Krankheitsverlaufes durch bisher bekannte Behandlungsmaßnahmen, gemessen an der röntgenologischen Progredienz im Zeitraum von 1–3 Jahren, ist nach vorliegenden Beobachtungen nicht nachweisbar. Im Gegensatz zu diesen röntgenologischen Verlaufsbeobachtungen wurde nach SALMHOFER (1974) in 88% eine subjektive Besserung erzielt, die 6 Monate lang anhielt.

Die kombinierte Radon- und Hyperthermiebehandlung soll im Therapieeffekt anderen Komplexbehandlungen überlegen sein (SANDRI 1974). Hinweise für eine verminderte Progredienz des Leidens durch Nutzung komplexer Behandlungsverfahren (medikamentöse Behandlung und Ausschöpfung aller Methoden der physikalischen Medizin) wurden erbracht. Dies gilt besonders dann, wenn die Diagnose frühzeitig gestellt wird, und die systematische Behandlung frühzeitig einsetzt (TREIBER 1967).

Die Notwendigkeit fortgeführter Bewegungstherapie ist dem Kranken überzeugend darzulegen. Diesbezügliche Erhebungen weisen nach, daß nur 50% der Patienten die Bewegungstherapie selbst fortsetzen (BORMANN 1968).

Folgende Faktoren beeinflussen die Rehabilitation des Kranken mit ankylosierender Spondylitis mit Methoden der physikalischen Therapie grundsätzlich ungünstig:

1. fortgesetzte Neigung zur Iridozyklitis: relative Kontraindikation für Thermotherapie und Unterwasser-Bewegungstherapie sowie Balneotherapie (Peloide);
2. kardiale Komplikationen: relative Kontraindikation für Thermotherapie, Bewegungstherapie und Unterwasser-Bewegungstherapie;
3. Befall stammnaher, tragender Gelenke: Beeinträchtigung der Wirbelsäulenmobilisationsmöglichkeit durch aktive Bewegungstherapie;
4. Diszitis und Spondylodiszitis: relative Kontraindikation für eine mobilisierende Bewegungstherapie;
5. sehr hohe und klinische humorale entzündliche Aktivität des Krankheitsprozesses: relative Kontraindikation für Thermotherapie und aktive Bewegungstherapie sowie Balneotherapie.

e) Degenerative Wirbelsäulenerkrankungen

Idiopathische degenerative Wirbelsäulenveränderungen, wie Osteochondrose, Spondylose und Spondylarthrose, treten meistens kombiniert auf und beeinträchtigen die Funktion einzelner oder mehrerer Bewegungssegmente. Dazu zählen Zwischenwirbelscheibe, Wirbelgelenke, Gelenkkapsel, Bänder und Wirbelsäulenbinnenmuskulatur. Der Befall eines Anteils des Bewegungssegmentes führt zur Störung des Gesamtsegmentes (JUNGHANS 1968). Die Aktion des Bewegungssegmentes ist eng mit der Funktion der Rückenmuskulatur und mit den vom Stamm zu den Gliedmaßen ziehenden Muskeln verbunden. Darüber hinaus bewirken Störungen des Bewegungssegmentes pseudoradikuläre und radikuläre Schmerzen, die ihrerseits wieder zu Muskelhartspann führen und damit auf das Bewegungssegment und seine Funktion einwirken. Dadurch bildet sich ein Circulus vitiosus aus.

Die Pathogenese der degenerativen Wirbelsäulenerkrankung ist nicht alleine an die pathologisch-anatomischen Wirbelsäulenveränderungen geknüpft. Bei vorhandenen, röntgenologisch als degenerativ zu bezeichnenden Wirbelsäulenveränderungen können klinische Krankheitszeichen fehlen. Das Ziel physikalischer Therapie als Teil des gesamten Therapiekonzeptes ist es, die klinische Symptomatik als Folge degenerativer Veränderungen des Bewegungssegmentes zu bessern oder zu beseitigen. Umgekehrt können aber auch statisch-kinetische Überbelastung der Rückenmuskulatur zu Myopathien und/oder Tendomyopathien führen, ohne daß degenerative Wirbelsäulenveränderungen vorhanden sind. Eine Sonderstellung im Therapieplan hat die akute Bewegungssperre im Segment, die am häufigsten im Lumbalbereich auftritt, und der Diskusprolaps mit radikulärer Kompressionserscheinung.

Zunächst wird die physikalische Therapie der diffusen vertebragenen oder Wirbelsäulensyndrome besprochen, die sich mit Schwerpunkt im Bereich der LWS und/oder HWS, selten zusätzlich oder allein im Brustwirbelsäulenbereich lokalisieren. Der Verordnung und Durchführung der physikalischen Therapie ist ein detaillierter Untersuchungsbefund der Wirbelsäulenfunktion und des Muskelbefundes sowie des Nervenstatus zugrunde zu legen. Dabei sind auch die Bereiche pseudoradikulärer Ausstrahlungen festzulegen und ihre Beziehung zum Achsenskelett zu identifizieren.

Im Therapieplan physikalischer Methoden steht die Bewegungstherapie bei dem diffusen Wirbelsäulensyndrom im Vordergrund: Sie ist geeignet den Circulus vitiosus – nämlich die rückgekoppelte Funktionsbehinderung der Bewegungssegmente als Folge der schmerzreflektorischen Muskelverspannung – zu durchbrechen. Die Voraussetzungen für die Bewegungstherapie werden durch Methoden der Thermotherapie, der Massage, der Lichttherapie und der Elektrotherapie geschaffen.

Die krankengymnastischen Bewegungsübungen gehen von den zunächst mobilisierenden Übungen zu den stabilisierenden über. In der Mobilisation wird unter besonderer Betonung der Streckung und Dehnung vorsichtig vorgegangen. Man beginnt zunächst in den die Wirbelsäule entlastenden Positionen: Rückenlage, Bauchlage, Seitenlage oder Vierfüßlerstand. Es ist sehr zweckmäßig, die Bewegungstherapie bei gegebener Möglichkeit im Übungsbecken zu beginnen. Wärme und Auftrieb des Wassers wirken sich hier zusätzlich entlastend aus.

Die passive Streckung im Lendenwirbelbereich kann durch Schrägbrettlagerung mit Brustmieder oder durch Zug an Fußlaschen erreicht werden. Sie ist auch durch Hang an der Sprossenwand möglich, fordert hier allerdings kräftige Arbeit von Arm- und Schultergürtelmuskulatur. Extensionen an der Halswirbelsäule können manuell im Sitzen oder wegen der besseren Muskelentspannung im Liegen durchgeführt werden. Bei mechanischer Extension mittels der Glisson-Schlinge muß in jedem Fall der Zug in die Lordose vermieden werden. Die Extension kann mit Thermotherapie kombiniert werden (HINLOPEN-BONRATH 1965).

Bei Übung der Stabilisation wird in erster Linie die isometrische Spannungsübung genutzt.

Die Bewegungstherapie des Zervikalsyndroms beginnt mit lockernden Übungen der Nacken- und Schultergürtelmuskulatur und wird dann mit behutsamer Mobilisation der HWS und der BWS fortgesetzt. Sie schließt stets Haltungskorrekturen der BWS, HWS und des Schultergürtels sowie Kräftigung der Muskulatur ein. Auch dazu kann die Unterwassergymnastik verwendet werden.

Bei Neigung zu Wirbelsäulensyndromen müssen Ratschläge für das Verhalten in Beruf und Freizeit erteilt werden. Hierbei gilt die Meidung einseitiger Dauerbelastungen als besonders wichtig. Die Eigenübung muß – individuell abgestimmt – als Programm mitgegeben werden.

Die akute Bewegungssperre mit und ohne radikuläre Reizerscheinungen erfordert zuerst Bettruhe und damit Entlastung. Während der Behandlung ist eine andauernde Beobachtung notwendig, um den Zeitpunkt evtl. operativen Eingreifens nicht zu versäumen. Die Lagerung muß individuell ausgetestet werden: Die kyphosierende Stufenlagerung wird zumeist gut vertragen und sollte mehrmals täglich für 15–20 min eingenommen werden. Die Seitenlage kann wahlweise versucht werden, und mit einer Kissenlagerung zwischen den Knien kann sie Schmerzfreiheit erzielen. Während der entlastenden Bettruhe muß der Patient vom ersten Tag an auf die spätere Übungsbehandlung vorbereitet werden.

Alle bewegungstherapeutischen Maßnahmen werden durch Thermotherapie und Massage ergänzt. In der akuten Phase werden dazu Lichtkasten und Rotlicht sowie Infrarotbestrahlung und Hydrotherapie (heiße Rolle) genutzt. Dabei muß die für den Patienten jeweils zuträgliche Lagerung gewählt werden. Analgesie und Myotonolyse werden dadurch wesentlich unterstützt. Die Massage versucht, die Entspannung der Muskulatur mit lockernder Technik und damit die Mobilisierung mit der Bewegungstherapie zu unterstützen. Massage allein ist zur Behandlung von Wirbelsäulensyndromen ungeeignet und in jedem Fall mit der Bewegungstherapie zu kombinieren. Auch Extensionsmaßnahmen sind allein nicht in der Lage, akute oder chronische Wirbelsäulensyndrome zu behandeln. Sie sind stets in den Gesamtplan einzuordnen, und insbesondere Anwendungen der Thermotherapie und der Massage müssen die Dehnung der Muskulatur durch Extension ermöglichen.

Die physikalische Therapie von Wirbelsäulensyndromen muß pathogenetische Faktoren berücksichtigen, die zur Manifestation der Erkrankung geführt haben. Dabei ist zu bedenken, daß emotionale Faktoren einen Einfluß auf den Tonus der Nackenmuskulatur haben, so daß psychosomatische Faktoren nicht außer acht gelassen werden dürfen.

f) Die hyperostosierende Spondylose

Die Diagnose der hyperostosierenden Spondylose wird meistens zufällig und nicht auf dem Boden eines typischen Beschwerdebildes gestellt. Die Bewegungseinschränkung der Brustwirbelsäule kommt oft nicht zum Bewußtsein, und die ringförmig in den Brustkorb einstrahlenden Schmerzen sind zwar häufig, aber nicht immer vorhanden. Viel eher wird die Diagnose bei Befall der Halswirbelsäule gestellt, da dann vor allem bei Beugung und Streckung erhebliche Bewegungseinschränkungen vorhanden sind. Sekundäre Myalgien, besonders im Trapeziusbereich, sind Ansatzpunkt physikalischer Therapie mit dem Ziel der Muskellockerung. Neben der Massagebehandlung müssen aktive, auch im Eigenprogramm durchzuführende Lockerungsübungen stehen. Kinetische Interferenzstrom-Behandlung kann zu einer Besserung der Schmerzen im Thoraxbereich führen. Bewegungsübungen unter Wasser sollen sich nicht auf das auch indizierte Schwimmen beschränken, vielmehr können aktive Bewegungsübungen im Halswirbelsäulen-Schultergürtel-Bereich die notwendige Lockerung nachdrücklich unterstützen.

g) Erkrankungen der Weichteile des Binde- und Stützgewebes

Hier soll nur die physikalische Therapie der nicht entzündlichen Erkrankungen des Binde- und Stützgewebes besprochen werden. Die entzündlichen Erkrankungen des Unterhautbindegewebes und der Muskulatur sind keine Indikationen für Methoden der physikalischen Therapie.

Die sog. Weichteilrheumatischen Erkrankungen betreffen nur selten ein Gewebe, etwa das Unterhautgewebe, allein, sondern es treten überwiegend kombinierte weichteilrheumatische Krankheitsbilder auf. Die meisten weichteilrheumatischen Symptome kommen als Folge tonisch-kinetischer Überbelastung bei degenerativen Gelenk- und Wirbelsäulenleiden zustande. Ihre Behandlung ist das Hauptproblem des Therapieplanes der Arthrose und der degenerativen Wirbelsäulenerkrankungen.

Die isolierte Erkrankung des Unterhautfettgewebes (idiopathische Pannikulose) bedarf selten einer Therapie. Die konventionelle Kurzwellentherapie mit der Kondensatorfeldmethode ist in der Lage, Wärme als analgesierendes Prinzip in diesem Bereich zu applizieren. Pannikulosen spielen im Rahmen von Tertiärsymptomen der Kniegelenkarthrose bei Frauen eine Rolle. Das physiologisch an der Gelenkinnenseite vorhandene Fettpolster wird druckschmerzhaft und nimmt auch an Umfang zu. Lokale Maßnahmen der Wärmeapplikation sind angezeigt.

Am häufigsten treten isolierte Myopathien auf, die als Folge tonisch-kinetischer Überbelastung aus äußeren Gründen anzusehen sind. Der Behandlungsplan hat stets die auslösende Ursache mit zu berücksichtigen. Die Vermeidung dieser äußeren Ursachen schafft das Terrain, auf dem die physikalische Therapie wirksam werden kann. Die Lockerung der verspannten Muskulatur muß auf zwei Wegen erreicht werden: durch Massage mit Lockerungstechniken und durch Bewegungsübungen, die zweckmäßig im Übungsbecken durchgeführt werden. Wärme und der hydromechanische Wasserauftrieb erleichtern die Bewegung und unterstützen damit die Lockerung der Muskulatur. Übungsbehandlung im Trockenen und Unterwasserdruckstrahl-Massagen ergänzen die Behandlung. Es kann zweckmäßig sein, die verspannte Muskulatur durch isometrisch ausgeführte Muskelspannungsübungen zu „unterlaufen" und damit die sonst nicht zu erzielende Entspannung der Muskulatur herbeizuführen.

In Kombination mit der tonisch-kinetisch überlasteten Muskulatur treten Insertionstendinosen auf, die einer gesonderten Beachtung im Therapieplan der physikalischen Anwendungen bedürfen. Die Entlastung durch Nachlassen des vom angespannten Muskel ausgehenden Zuges ist eine wesentliche Grundlage für die Rückbildung dieser Tendinosen. Darüber hinaus sind lokale Bindegewebsmassagen angezeigt.

Die Myopathie als Tertiärsymptom der Arthrose wird sowohl durch eine tonisch-kinetische Überbeanspruchung als auch schmerzreflektorisch verursacht. Medikamentöse und physikalische Maßnahmen der Analgesie wirken myotonolytisch. Die entlastete Bewegung des Gelenkes unter dem Einfluß des hydromechanischen Auftriebes im Wasser löst die tonisch-kinetische Überbelastung der Muskulatur, wobei die Wärme des Wassers zusätzlich myotonolytischen Einfluß hat. Daneben kommen Lockerungsmassagen in Betracht. Die Insertionstendinosen müssen lokalisiert werden und sind dann der Thermotherapie und der örtlichen Bindegewebsmassage zugänglich.

Die Myopathie, die infolge von Störungen eines oder mehrerer Bewegungssegmente der Wirbelsäule auftritt, kann am gründlichsten durch Beseitigung der Bewegungsstörung des betroffenen Wirbelsäulenabschnittes behandelt werden. Dies geschieht durch krankengymnastische Übungsbehandlung, die in ein fortzuführendes Eigenprogramm übergehen muß, um das erneute Auftreten von Bewegungsstörungen zu verhindern. Massagen mit lockernder Technik, Unterwassermassage und Unterwasser-Druckstrahlmassage unterstützen die Behandlung, sind aber selten allein indiziert und versprechen auch wenig dauerhaften Erfolg. Die Kombination mit flächigen Bindegewebsmassagen führt die Lockerung des Unterhautbindegewebes herbei, das im bewegungsgestörtem Bereich der Wirbelsäule häufig verhärtet ist. Nach Beeinflussung des lokalen Befundes sollte Bindegewebsmassage mit der Technik des großen Aufbaues nachfolgen.

Am häufigsten treten kombinierte weichteilrheumatische Syndrome im Bereich der Schultergelenke auf. Am Ellenbogen kommt sie als Tendomyopathie vor allem des Musculus extensor digitorum longus vor (auch als „Epikondylitis", „Tennisellenbogen" bezeichnet). Alle lokalen Maßnahmen an der Sehnenansatzstelle des Epicondylus medialis humeri müssen auf individuelle Verträglichkeit geprüft werden: Wärmeanwendungen, Kryotherapie, lokale Bindegewebsmassage und Ultraschall. Eine Iontophorese mit antiphlogistischer Salbe wird zumeist gut vertragen und eröffnet den Weg für weitere lokale Anwendungen. Zugleich muß stets die Lockerung der Unterarmmuskulatur durch Massage und krankengymnastische Übungsbehandlung erreicht werden. Oft gleichzeitig vorhandene Verspannungen der Schulter-Nacken-Muskulatur als Folge von Bewegungsstörungen im Bereich der Halswirbelsäulensegmente müssen ebenfalls durch Lockerungsmassage und krankengymnastische Übungsbehandlung beseitigt werden.

Bei der Periarthropathia humeroscapularis erkranken Sehnen, Sehnengleitgewebe, Schleimbeutel und Muskulatur. Über den Therapieplan entscheidet das Stadium der Erkrankung und die Lokalisation an den einzelnen Strukturen des Weichteilgewebes. Diese wird durch einen genauen funktionellen Untersuchungsbefund der Schulter ermittelt. Außerdem müssen mögliche auslösende Ursachen der Periarthropathie ermittelt werden. Im Plan der physikalischen Therapie muß das dabei meist vorhandene Halswirbelsäulensyndrom mit berücksichtigt werden.

Im akuten Stadium der Erkrankung steht die entlastende Lagerung des Gelenkes ganz im Vordergrund. Die Schulter muß mit abduziertem Arm bequem auf einem Kissen gelagert werden, wobei zur Erreichung der Abduktion ein flaches, hartes Kissen in die Axilla eingeschoben wird (KAGANAS 1971). Antiphlogistische physikalische Maßnahmen müssen auf ihre individuelle Verträglichkeit geprüft werden. Kryotherapie wird im akuten Stadium in der Regel vertragen und als angenehm empfunden. Nach Wirkungseintritt der medikamentösen und physikalischen Entzündungshemmung kann mit der krankengymnastischen Bewegungstherapie begonnen werden. Diese soll mit der Mobilisation vom Schulterblatt her beginnen und hat von Anfang an auch Bewegungsstörungen im Bereich der Halswirbelsäulensegmente zu berücksichtigen. Am Anfang wird der Patient dazu angehalten, die aktiven Bewegungsübungen selbst durch den gesunden Arm passiv zu unterstützen und Eigenübungen durchzuführen. In dieser Phase kann die aktive und passive Bewegungstherapie durch lockernde Massagen im Nacken- und Oberarmbereich unterstützt werden. Außerdem sind jetzt auch thermische Anwendungen angezeigt: Peloidpackungen, Dezimeterwellen und Wickel. Als analgesierende Maßnahme kann auch eine Iontophorose verordnet werden. Bei der Behandlung des begleitenden Halswirbelsäulensyndromes können diadynamische Ströme im Bereich der Trapezius-Muskulatur in analgesierender Form Verwendung finden. Bei subakuten und chronischen Verläufen wird Wärme auch zu Beginn oft vertragen und kann besonders wertvoll zur Herbeiführung einer Myotonolyse sein. Auch Unterwasserbewegungsübungen mit Mobilisation der Schulter unter Zuhilfenahme der durch den hydromechanischen Auftrieb bedingten Teil-Schwerelosigkeit des Armes sind frühzeitig zu beginnen. Die Schwerelosigkeit kann durch das Anlegen von Auftriebskörpern erhöht werden.

Besonders hervorzuheben ist das Iliosakralsyndrom (KAGANAS 1971), bei dem die hypertone Glutealmuskulatur auf der Seite des durch die Arthrose veränderten Iliosakralgelenkes schmerzt. Außerdem besteht am gegenseitigen Trochanter Druckschmerz als Symptom einer Inersertionstendomyopathie. Die Behandlung muß am betroffenen Iliosakralgelenk ansetzen: Thermotherapie, lokale Bindegewebsmassage und Ultraschallbehandlung.

Die Polymyalgia rheumatica darf nicht physikalisch behandelt werden. Analgesierende Wirkung der Kryotherapie kann versucht werden. Begleitende Arthritiden sind analgetisch wirksamen physikalischen Maßnahmen zugänglich.

h) Neurodystrophische Syndrome

Neurodystrophische Syndrome können als Folge von Traumen (auch Mikrotraumen) auftreten. Selten kommen sie auch spontan zustande. Die physikalische Therapie richtet sich streng nach dem Stadium der Erkrankung. Im akuten Stadium müssen alle Maßnahmen vermieden werden, die das Weichteilödem verstärken (z.B. Wärme, Bewegungstherapie). Diadynamische Ströme können das Ödem verringern und wirken analgesierend. Wärmeentziehende Maßnahmen, wie Kryotherapie, kühle Peloidpackungen und Wickel, dürfen nur so lange einwirken, wie sie keinen wärmestauenden Effekt verursachen. Dazu kommen auch vom Thermoindifferenzpunkt absteigende Teilbäder (25–25° C). Eine direkte krankengymnastische Übungsbehandlung an der betroffenen Stelle darf nicht durchgeführt werden. Umgebende Gelenke müssen unter Beachtung der Ruhigstellung befallener Gelenke durchbewegt werden, um Kontrakturen vorzubeugen. An der kontralateralen Seite (z.B. der Hand) können lokale Bindegewebsmassagen versucht und auch temperatursteigende Bäder vorsichtig eingeleitet werden. Mit abklingendem akutem Stadium kann jetzt segmentbezogene Bindegewebsmassage vorgenommen werden. Außerdem werden aktive Übungen in warmem Wasser begonnen, wobei der Thermoindifferenzpunkt langsam nach oben überschritten wird. Auch analgesierende galvanische Zweizellenbäder, evtl. zunächst auf der kontralateralen Seite, können zur Anwendung kommen. Im chronischen Stadium können alle die Maßnahmen versucht werden, die bei dem Abklingen des akuten Stadiums angezeigt sind.

Ist es nicht gelungen, die Erkrankung vor dem Endstadium zu bewahren, oder kommt die Erkrankung erst im Endstadium erstmals zur physikalischen Therapie, so müssen sich alle Maßnahmen darauf konzentrieren, die nun eingetretenen Folgen, nämlich Muskelatrophie und bindegewebige Kontrakturen, zu beseitigen. Dazu sind in erster Linie krankengymnastische Übungsbehandlungen geeignet. Daneben können alle Methoden der Bindegewebsmassage (lokale und systematische Formen) genutzt werden.

Literatur

Bernad PC (1950) La thérapie diadynamique. Editon, Mainz

Böni A (1972) Die Langzeittherapie der progressiv-chronischen Polyarthritis mit physiotherapeutischen Maßnahmen. Ber Dtsch Ges Inn Med 8:71

Bormann U (1968) Katamnestische Erhebungen über den beruflichen Werdegang und die häusliche Rehabilitation von 160 Bechterew-Kranken. In: Rehabilitationskongreß Heidelberg 1968, Kongreßbericht. Gantner, Stuttgart

Brattström M (1973) Gelenkschutz bei progredient chronischer Polyarthritis. Studentenliteratur

Callies R (1974) Studien zur optimalen Therapie der Rheumatoid-Arthritis in der Volksrepublik Polen. Z Aerztl Fortbild (Jena) 66:894

Dicke E (1953) Meine Bindegewebsmassage. Hippokrates, Stuttgart

Eckblom B, Lövgren O, Alderin M, Fridström M, Sätterström G (1975) Effect of short-term physical training on patients with rheumatoid arthritis. Scand J Rheumatol 4:80

Franke M (1966) Über die Wirkung balneotherapeutischer Maßnahmen auf die Kreislaufdynamik unter besonderer Berücksichtigung der Nierenfunktion. Z Angew Bäder- und Klimaheilkd 13:415

Franke M (1981) Der Operationspatient, Aspekte und Aufgaben der physikalischen Therapie. Verh Dtsch Ges Rheumatol 7:173–175

Franke M, Behrend T, Drexel H, Miehlke K, Ott VR, Schmidt-Kessen W (1978) Rundtischgespräch: Wirkungen der physikalischen Therapie (Hypothese und gesichertes Wissen). Verh Dtsch Ges Rheumatol 5:288–294

Franke M, Heydenhauß A, Engel JM (1982) Probleme der krankengymnastischen Übungsbehandlung. Verh Dtsch Ges Rheumatol

Fricke R, Eilmes G, Prange A, Salem P, Jukka M, Hohenstein H (1977) Kryotherapie bei Gelenkerkrankungen. 82. Kongreß Dtsch Ges Phys Med Rehab. Autorreferate wiss Vorträge, 23. Hansisches Verlagskontor, Lübeck

Gillert O (1970) Niederfrequente Reizströme in der therapeutischen Praxis. Pflaum, München

Hensel H (1977) Thermorezeption. Z Phys Med 6:124

Hentschel H-D, Nold F, Regehr J (1969) Beobachtungen bei der Überwärmungstherapie der ankylosierenden Spondylitis. Verh Dtsch Ges Rheumatol 1:184

Hildebrandt G (1963) Störungen der rhythmischen Koordination und ihre balneotherapeutische Beeinflussung. Z Angew Bäder- und Klimaheilkd 10:402

Hildebrandt G (1973) Untersuchungen über die Bedeutung anamnestischer Fragen für die Bestimmung vegetativer Reaktionstypen I und II. Z Angew Bäder- und Klimaheilkd 20:365

Hinlopen-Bonrath F (1965) Die krankengymnastische Behandlung der cervikalen und lumbalen Discopathie. Plaum, München

Hoff F (1969) Wirkprinzipien der Therapie. Arch Phys Ther (Lpz) 21:203

Jung R (1953) Neurophysiologische Untersuchungsmethoden. In: Schwiegle H (Hrsg) Handbuch der inneren Medizin, Bd V/1: Neurologie, 4. Aufl. Springer, Berlin Göttingen Heidelberg, S 1206

Junghans H (1968) Die gesunde und die kranke Wirbelsäule im Röntgenbild. Thieme, Stuttgart

Kaganas G (1971) Die Periarthritis humeroscapularis und andere Periarthritiden. In: Kaganos G, Müller W, Wagenhäuser F (Hrsg) Fortbildungskurs Rheumatologie, Bd 1: Der Weichteilrheumatismus. Karger, Basel München Paris London New York Sydney, S 120

Klapp B (1960) Das Klapp'sche Kriechverfahren, 6. Aufl. Thieme, Stuttgart

Lima W, Weimann G (1977) Kardiorespiratorische Belastbarkeit Kranker mit ankylosierender Spondylitis und ihre Beeinflußbarkeit durch ergometrisches Training. 82. Kongreß Dtsch Ges Phys Med Rehabil Autorreferate wiss Vorträge 22. Hansisches Verlagskontor, Lübeck

Otte P (1969) Das Wesen der Coxarthrose und die Prinzipien ihrer Behandlung. Dtsch Med J 10:341

Peter E (1975) Funktionstherapie rheumatischer Erkrankungen. Ther Ggw 114:2088

Pirlet K (1962) Die Verstellung des Kerntemperatur-Sollwertes bei Kältebelastung. Pfluegers Arch 275:71

Pohlmann R (1951) Die Ultraschalltherapie. Huber, Bern

Rulffs W (1975) Ärztliche Verordnung der Physikalischen Therapie. Z Phys Med 4:168

Salmhofer H (1974) Morbus-Bechterew-Behandlungsergebnisse. Wien Klin Wochenschr [Suppl 26] 86:12A

Sandri B (1974) Behandlungserfolg bei Morbus Bechterew im Gasteiner Heilstollen. Wien Klin Wochenschr [Suppl 26] 86:10A

Schmidt KL, Ott VR (1978) Experimentelle Gesichtspunkte zur Kältetherapie in der Rheumatologie. Verh Dtsch Ges Rheumatol 5:272–278

Schmidt KL, Ott VR, Röcher G, Scholer H (1979) Heat, cold and inflammation. Z Rheumatol 38:391–404

Schollmeyer P, Franke M, Kaufmann W, Nieth H (1964) Der Einfluß hydrostatischer und thermischer Belastung auf das Herzzeitvolumen und des zirkulierenden Blutvolumens. Verh Dtsch Ges Kreislaufforsch 30:345–349

Siegmeth W, Eberl R (1976) Organmanifestation und Komplikationen der chronischen Polyarthritis. Documenta Geigy, Ciba-Geigy, Basel

Strempel H, Hildebrandt G, Cabanac M, Massonet B (1971) Tagesrhythmische Änderungen im Modus der Thermoregulation. Z Phys Med 6:31

Teirich-Leube H (1970) Grundriß der Bindegewebsmassage, 5. Aufl. Fischer, Stuttgart

Thom H (1963) Einführung in die Kurzwellen- und Mikrowellentherapie. Urban & Schwarzenberg, München

Treiber W (1967) Langzeit-Verlauf der Spondylitis ankylosans in Abhängigkeit von der Behandlung. Z Rheumaforsch 26:335

Trnavsky G (1977) Kryotherapie bei rheumatischen Erkrankungen (Das Wirkungsspektrum der Kryotherapie). Z Phys Med 6:208

Wessel G, Wolff RM (1972) Bemerkungen zum gegenwärtigen Stand der Therapie der progressivchronischen Polyarthritis in der ambulanten Praxis. Z Aerztl Fortbild (Jena) 64:882

Wiedemann E (1971) Thermotherapie. In: Grober J, Stieve FE (Hrsg) Handbuch der physikalischen Therapie, Bd II/1. Fischer, Stuttgart, S 321

XIII. Operative Therapie

Von

D. Wessinghage

Meinen Lehrern K. Vainio und E. Moberg gewidmet

Mit 52 Abbildungen und 3 Tabellen

A. Einleitung

Seit der zweiten Hälfte des 19. Jahrhunderts werden operative Eingriffe bei Patienten mit chronisch-entzündlichen Gelenkerkrankungen durchgeführt. Die Ergebnisse waren zunächst unbefriedigend aufgrund allgemeinmedizinischer, anästhesiologischer vor allem aber auch operationstechnischer Probleme. Das betraf u.a. die mangelnde Asepsis und damit Infektionsprophylaxe, aber auch das Fehlen optimaler Osteosynthese- und Nachbehandlungsmöglichkeiten, so daß eine frühzeitige Mobilisierung operierter Extremitäten nicht möglich war. Zunächst wurden vor allem fortgeschrittene Gelenkveränderungen durch rekonstruktive operative Maßnahmen behandelt. Der Chirurg Müller in Aachen führte 1888 wohl als Erster die Synovektomie in die Behandlung des Polyarthritikers ein – nachdem sie erstmalig 1877 von Volkmann als operativer Eingriff bei der Kniegelenkstuberkulose ausgeübt worden war. Die Bedeutung der Synovektomie wurde bereits durch Prof. Dr. Max Schüller anläßlich des XXI. Kongresses der „Deutschen Gesellschaft für Chirurgie" zu Berlin am 11. Juni 1892 klar herausgestellt:

> „Nach meiner Überzeugung sollten alle Fälle chronisch-rheumatischer Gelenkentzündung mit späterer Zottenbildung fortan nicht endlos mit Bädern behandelt, sondern, auch wenn sie noch nicht vollkommene Bewegungslosigkeit bewirkt haben, ebenso wie die Fälle mit der hochgradig ankylosenbildenden Form, zunächst dem Chirurgen vorgeführt und erst dann, wenn sie operirt sind, in die Bäder geschickt werden. Das ist für solche Fälle der Zeitpunkt für die Bäderbehandlung."

Verbesserten Operationstechniken, modernen Anästhesieverfahren, vor allem aber auch den Überlegungen und Vorstellungen des Rheumatologen Laine und des Orthopäden Vainio im finnischen Rheumazentrum Heinola ist es u.a. zu danken, daß die operative Therapie als Routinemaßnahme in die Behandlung chronischer Polyarthritiden aufgenommen wurde. Grundsätzlich werden zwei Gruppen von Eingriffen unterschieden:

präventive Operationen
– angewandt vorwiegend im frühen Entwicklungsstadium:
Frühsynovektomie,

palliative Operationen
– angewandt in späteren Phasen:
Spätsynovektomie und rekonstruktive Eingriffe.

Stand zunächst der palliative Charakter der operativen Behandlungsmethoden im Vordergrund, so ergaben gerade die in den letzten Jahrzehnten gesammelten Erfahrungen, daß der Synovektomie – besonders auch im akuten Schub der chronischen Polyarthritis – eine gewisse präventive Wirkung nicht abgesprochen werden kann. Der Kreis von Patienten, denen durch operative Eingriffe in Verbindung mit einer gezielten konservativen Behandlung zu helfen ist, ein einigermaßen unabhängiges erträgliches Leben zu führen, hat sich wesentlich vergrößert. Ziel der operativen Therapie ist es, die Schmerzsituation, aber auch die Einschränkung der Funktion zu bessern. Darüber hinaus soll der sich in der Synovialmembran manifestierende Krankheitsprozeß aufgehalten werden.

Die erhebliche Zunahme operativer Eingriffe in den unterschiedlichen Stadien entzündlich-rheumatischer Gelenkerkrankungen ermöglichte auch einen besseren Einblick in ihren Entwicklungsmechanismus. Durch die enge Zusammenarbeit von Ärzten verschiedener Fachgebiete: Internisten, Orthopäden, Chirurgen, Neurologen, Dermatologen, ferner Immunologen, vor allem Röntgenologen und Pathologen ergab sich die Möglichkeit, vergleichende Untersuchungen der unterschiedlichen Krankheitsbilder in den verschiedenen Entwicklungsstadien durchzuführen.

Die multilokulär auftretenden Veränderungen stehen zunächst für den Kliniker wie auch für den Röntgenologen im Vordergrund. Es entwickeln sich mannigfaltige Erscheinungsbilder mit einer von Fall zu Fall wechselnden polytopen Beteiligung von Gelenken, Sehnenscheiden und Schleimbeuteln unterschiedlicher Progredienz, die sich aber auch neben klinischen und röntgenologischen Befunden u.a. labor-chemisch und immunologisch niederschlagen. Die diagnostische Differenzierung chronischer Polyarthritiden ist dringend nötig, denn erst die genaue Kenntnis der unterschiedlichen Krankheitsbilder und ihrer Entwicklung schafft die Voraussetzung für den gezielten Einsatz bestimmter operativer und sonstiger therapeutischer Möglichkeiten in den konsekutiven Phasen dieser Erkrankungen. Durch die zahlreichen Arthrotomien konnten wir die Sequenz der Veränderungen – vor allem auch in den frühen Entwicklungsstadien der Erkrankungen – wesentlich besser darstellen, als es – trotz aller Fortschritte – die Pathologie allein vermochte. Bisher mußte sich der Pathologe auf die histologische Untersuchung des bei Eingriffen und Probebiopsien gewonnenen Materials neben der Beurteilung von fortgeschrittenen Gelenkveränderungen in Endstadien der Erkrankungen bei der Sektion beschränken. Wir konnten durch eine photographische Dokumentation intraoperativer Befunde, ihren Vergleich u.a. mit prä- und postoperativen röntgenologischen Untersuchungen und durch die in Gegenwart des Pathologen bei operativen Eingriffen erfolgende gezielte Entnahme von Gewebsmaterial einiges zur Erkennung und Beurteilung und Entwicklung der chronisch-entzündlichen Gelenkerkrankungen beitragen.

B. Pathologische Makromorphologie als Voraussetzung operativer Eingriffe bei chronischen Polyarthritiden

1. Articulosynovitis

a) Proliferative Phase

In der proliferativen Phase der chronischen Polyarthritiden entwickelt sich eine entzündliche Wucherung der gesamten synovialen Gelenkauskleidung (Abb. 1, 2). Es kommt zu folgenden Veränderungen:

Synovitis:
  entzündliche Hyperplasie und Hypertrophie der Synovialmembran,
  filmartige den Knorpel überwuchernde Synovialpannusbildung (MOHR).

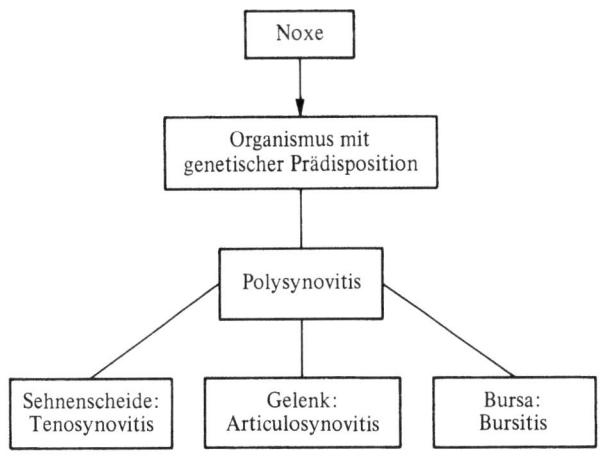

Abb. 1. Entstehung und Manifestationsort chronischer Polyarthritiden

Im Vordergrund scheint eine Schädigung der kleinen Gefäße der Synovialmembran zu stehen. Auffällig sind ausgeprägte Gefäßneubildungen, die zu einer typischen Rotfärbung des Gewebes führen. Zunehmend bilden sich faden-, polyp- und auch kolbenförmige Zotten aus. Es entstehen ferner membranartige Segel- und Wulstbildungen. Als Folge der Entzündung kommt es neben einer Zunahme des Gewebes auch zu vermehrter Exsudation und Sekretion von Gelenkflüssigkeit und zur Fibrinausfällung. Die Zunahme des Gelenkinhalts führt zur Überdehnung der Kapsel und damit zu Schmerzen, schließlich aber auch zu einer Funktionseinschränkung (Abb. 3). Die Proliferationstendenz des Synovialgewebes äußert sich ferner in einer Knorpelpannusbildung: Es schiebt sich eine dünne, filmartige Membran von der Knorpel-Knochen-Grenze her über den Knorpel, die ihn abdeckt (Abb. 4, 5).

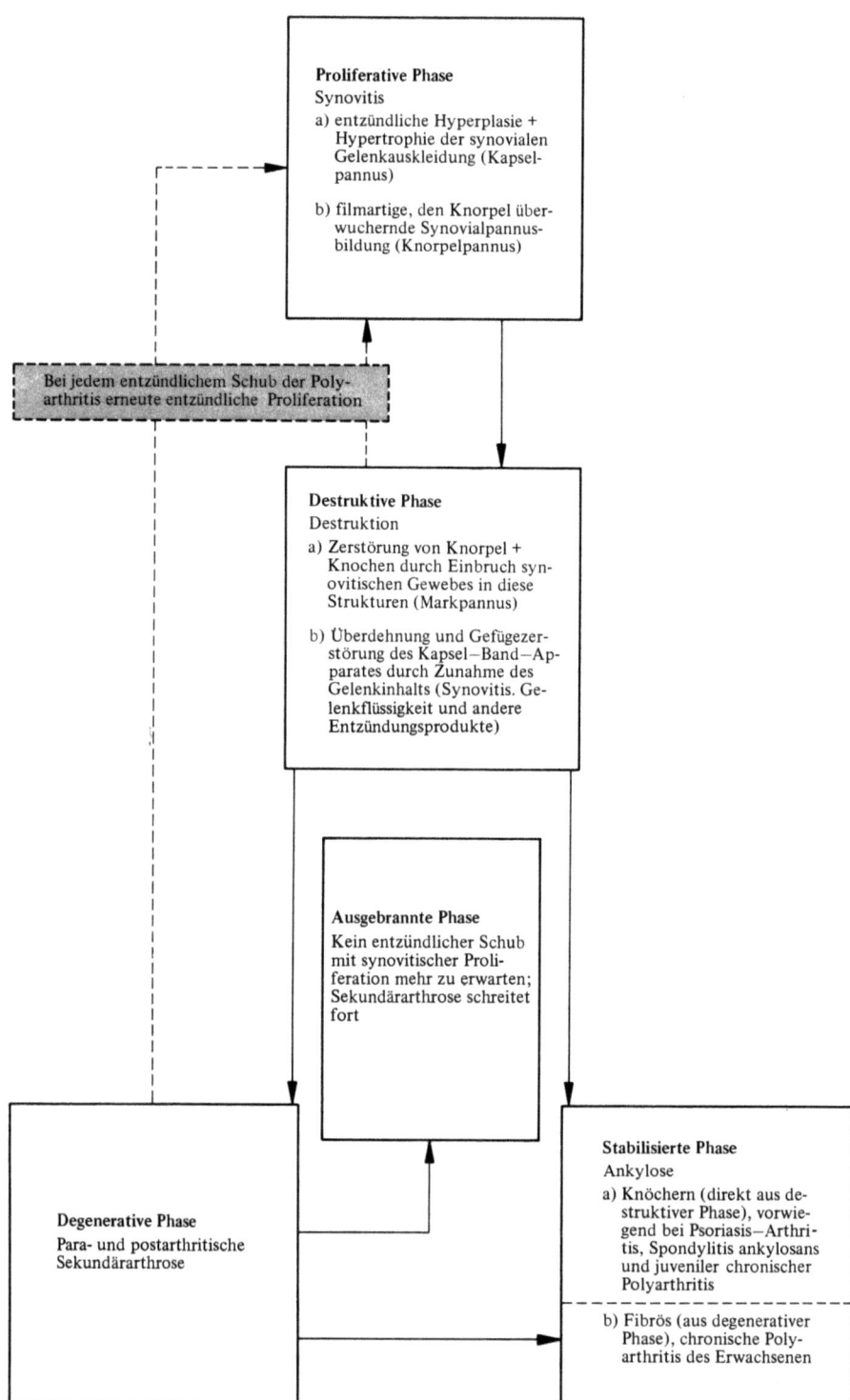

Abb. 2. Entwicklung der Articulosynovitis

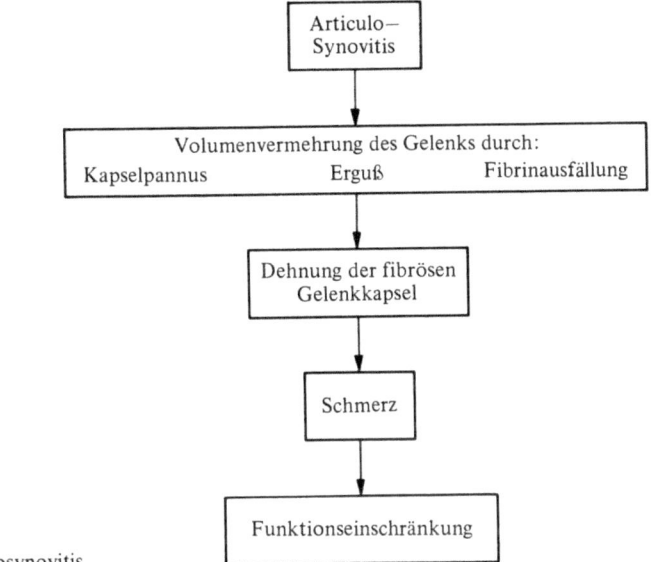

Abb. 3. Folgen der Articulosynovitis

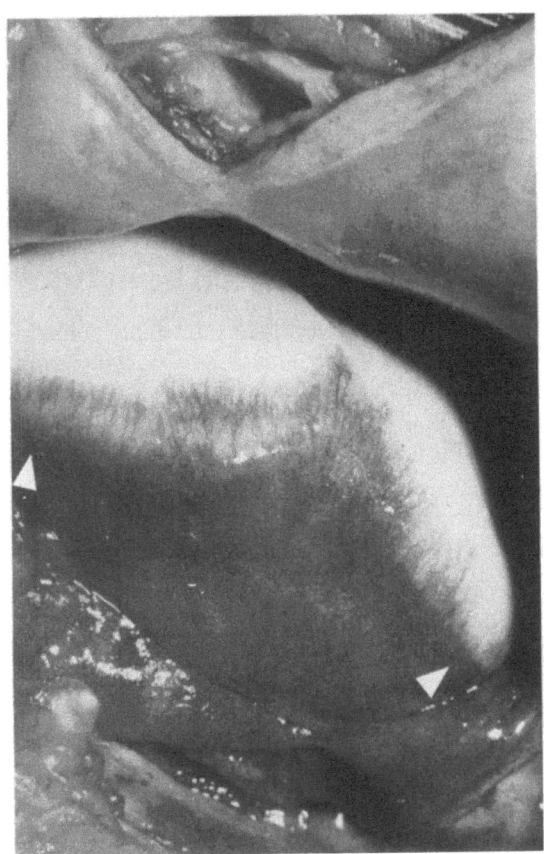

Abb. 4. Synovitische Knorpelpannusbildung unter Überwucherung der Knorpel-Knochen-Grenze (*Pfeile*). Der Knorpel erscheint makroskopisch intakt

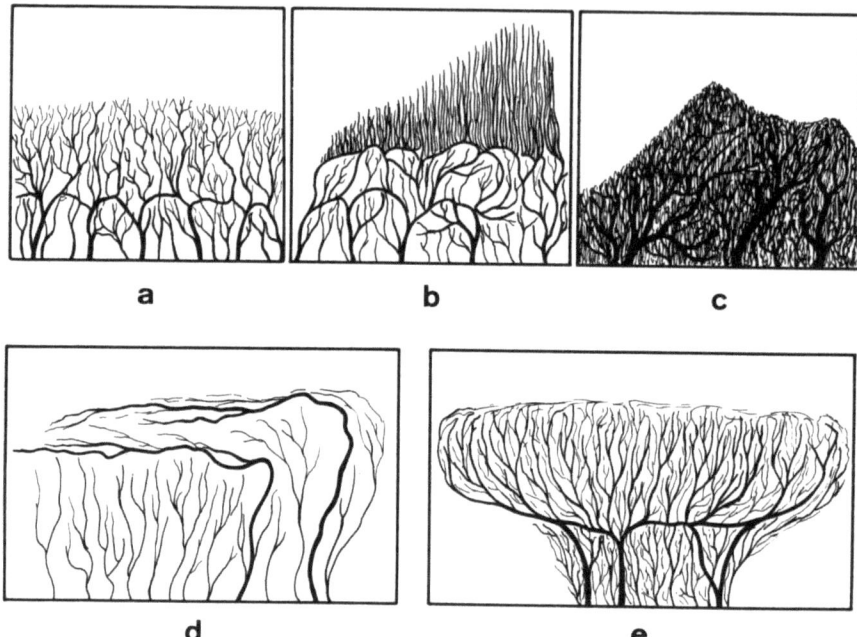

Abb. 5. Formen der Gefäßanordnung des Synovialpannus (WESSINGHAGE). (a) Arkadenbildung der proximal verlaufenden größeren Gefäße, mit diesen kommunizieren kleinere Gefäße, die zu den ersten parallel verlaufen. Von größeren Arkaden zweigen baum- oder fächerartig kleinere Gefäße ab. (b) Mehrfache Arkadenbildung in Etagen: von den endständigen Arkaden gehen langgestreckte Gefäße parallel verlaufend ab. (c) Dicker Synovialpannus mit stark verzweigten Gefäßen von umfangreicherem Kaliber ohne besondere Arkadenbildung. (d) Langgestreckte Gefäße mit plötzlicher rechtwinkliger Richtungsänderung. (e) Zungenförmiger Synovialpannus mit Gefäßen, die wiederholt rechtwinklig ihre Richtung änderten

b) Destruktive Phase

Der proliferative Prozeß der Knorpelpannusbildung ist für die Destruktion von Knorpel, später auch von Knochen verantwortlich. Knorpel und Knochen werden durch die Beeinträchtigung der Ernährung, darüber hinaus aber auch chemisch und fermentativ, ferner auch durch das Einwuchern von Gefäßen geschädigt. Es kommt zur:

Zerstörung von Knorpel und Knochen durch invasives Wachstum der Synovialis und
Überdehnung des Kapsel-Band-Apparats.

Nach der Entfernung des Pannus läßt sich vielfach schon eine Zerstörung der Knorpeloberfläche feststellen (Abb. 6, 7). Es zeigen sich kleinere Destruktionsherde in Form von Usuren bis zu ausgeprägten Defekten erkrankter Gelenkabschnitte, d.h. zur Mutilation. Eine Unterminierung des Knorpelrandes in früheren Stadien ist nicht selten. Destruktionsherde finden sich vor allem außerhalb der eigentlichen Belastungsflächen der Gelenke, so unter den Seitenbändern, an der Knorpel-Knochen-Grenze oder – beispielsweise am Kniegelenk im Bereich der Fossa intercondylica. Der Markpannus ist in der Lage, nach Ausbildung großer Destruktionsherde in der Tiefe durch subchondrale Spon-

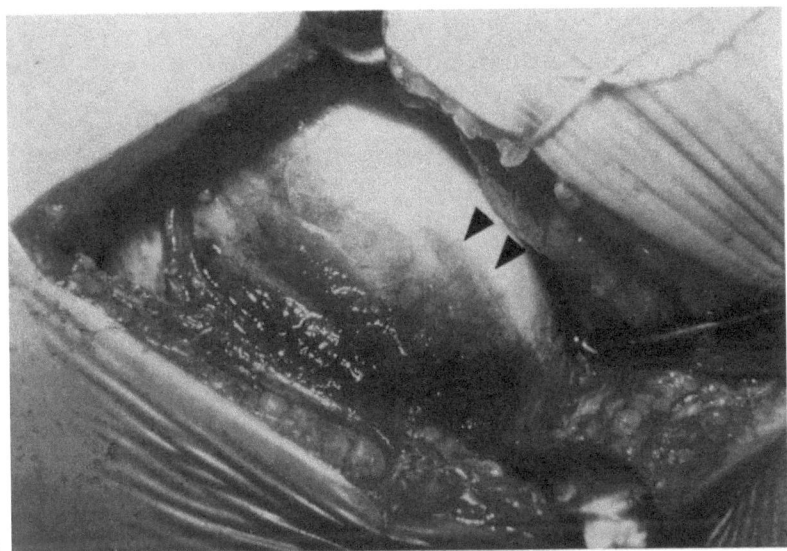

Abb. 6. Synovitischer Knorpelpannus mit pinienartiger Gefäßbildung (*Pfeile*)

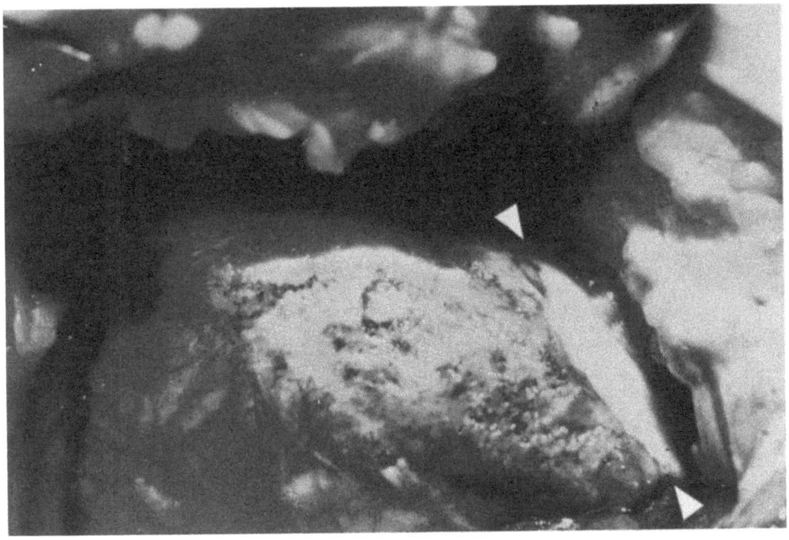

Abb. 7. Nach Entfernung des Synovialpannus ausgeprägte Knorpel-Knochendestruktion. Unterminierung des Knorpelrandes (*Pfeile*). Die subchondrale Spongiosa liegt frei

giosa und Knorpel in den Gelenkraum einzubrechen. Im Gegensatz zu der chronischen Polyarthritis des Erwachsenen kann es bei anderen chronisch-entzündlichen Gelenkerkrankungen (juvenile chronische Polyarthritis, Psoriasis-Arthritis, Spondylitis ankylosans mit peripherer Gelenkbeteiligung) direkt im Anschluß an die Destruktion zu einer knöchernen Ankylosierung der Gelenke kommen (stabilisierte Phase).

Das wuchernde synovitische Gewebe greift aber außer auf Knorpel und Knochen auch auf andere Gelenkanteile über und verursacht beispielsweise am

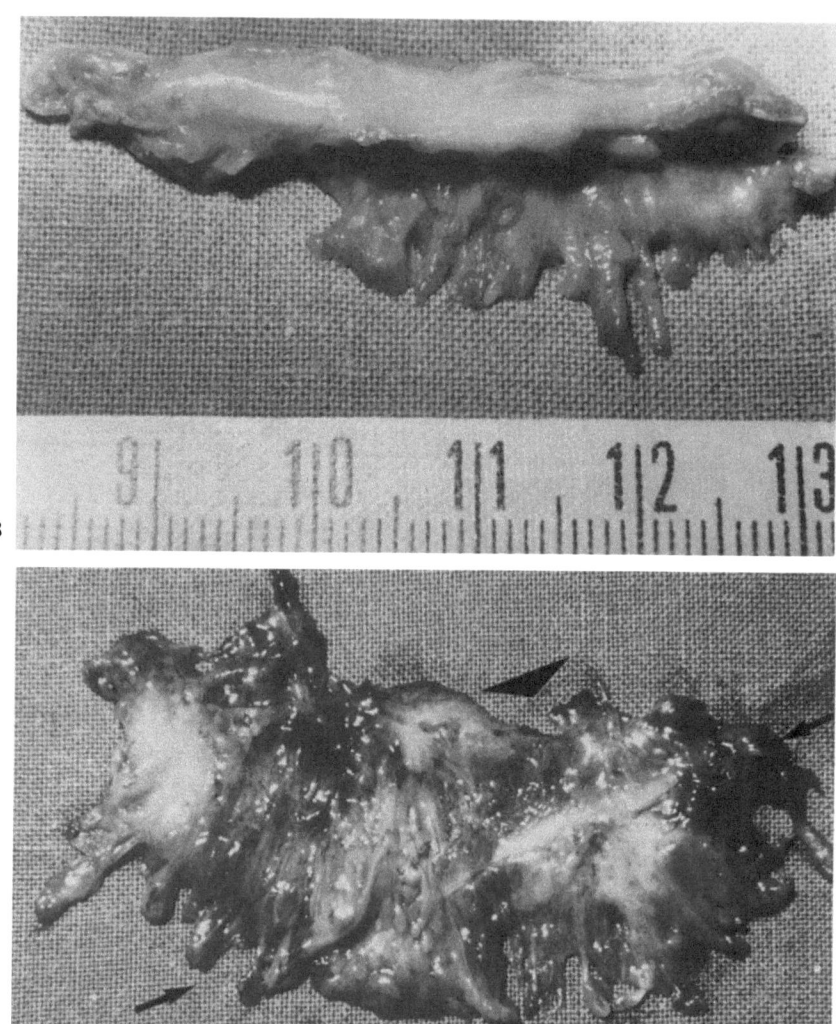

Abb. 8. Degenerativ veränderter Meniskus mit anhaftenden entzündlich bedingten Synovialzotten

Abb. 9. Durch synovitisches Gewebe nahezu vollständig überwucherter Meniskus. Nur noch schmaler Knorpelsaum erkennbar (*Pfeile*)

Kniegelenk die Zerstörung der Menisci (Abb. 8, 9). Ferner setzt es sich am Hoffa-Fettkörper an. Die ständig zunehmende Druckbelastung auf den Kapsel-Band-Apparat kann schließlich zu seiner Überdehnung führen. Sie wird verursacht durch die Zunahme an synovitischem Gewebe, Synovialflüssigkeit und Fibrin. So perforiert der obere Recessus des Kniegelenks durch die fibröse Kapsel bzw. durch den Reservestreckapparat. Eine Perforation der Synovialkapsel

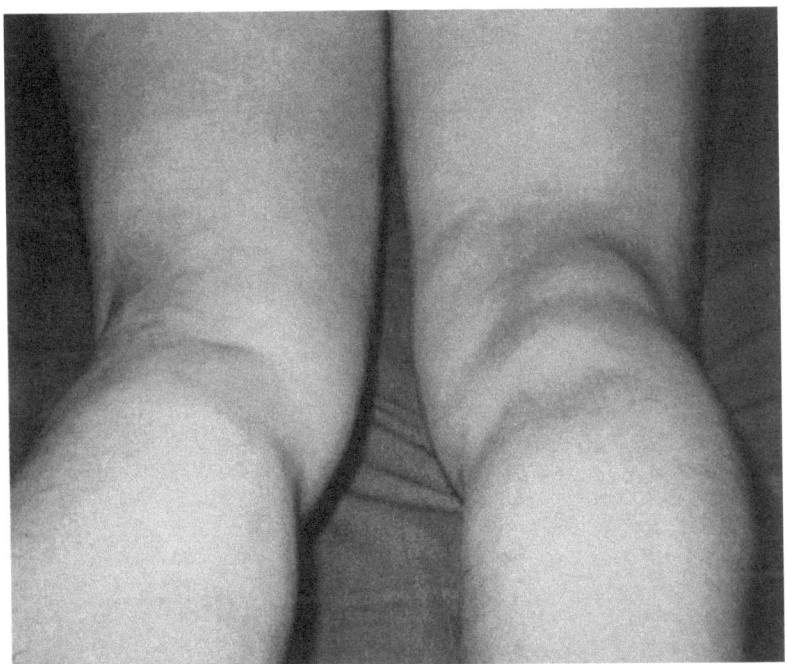

Abb. 10. Dorsale Aussackung der Kniegelenkkapsel: Baker's cyst

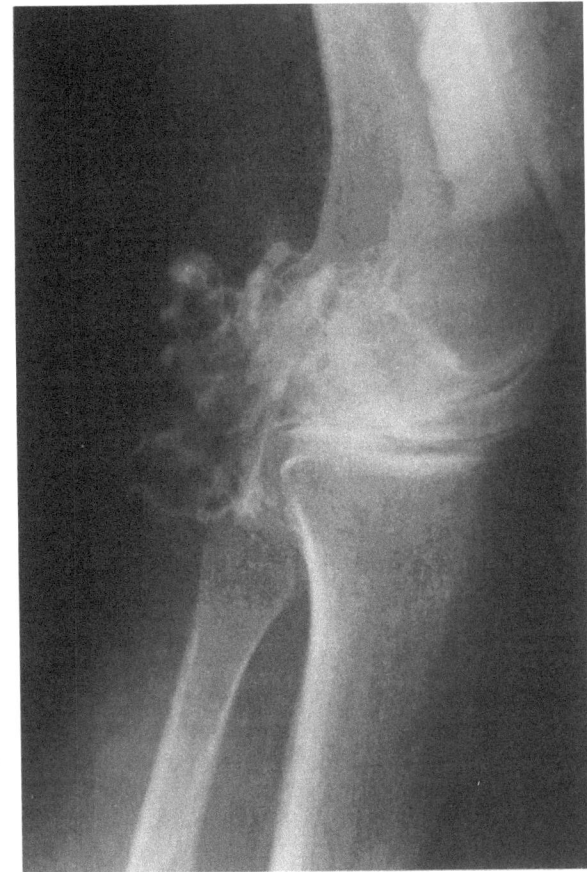

Abb. 11. Arthrographie des Kniegelenks bei chronischer Polyarthritis. Ausgedehnte Aussackung in der Kniekehle = Arthrocele bzw. Baker's cyst

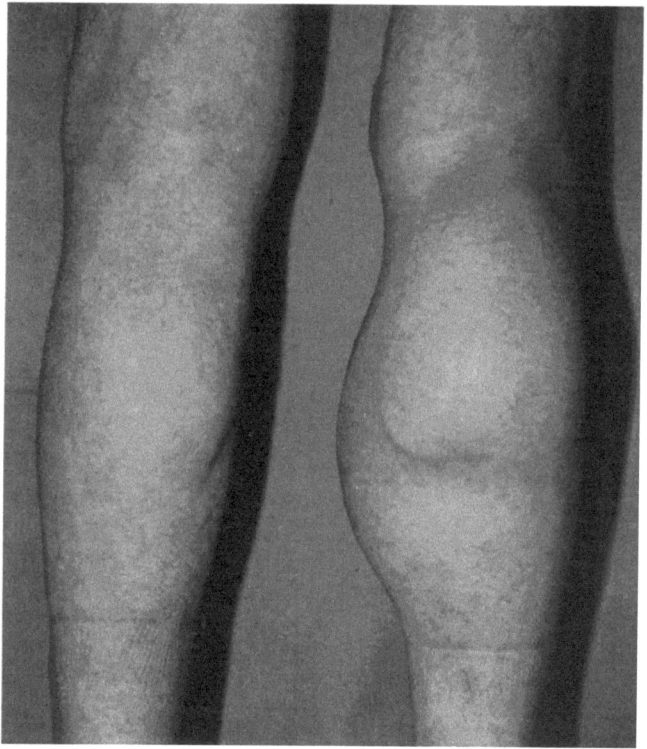

Abb. 12. In den Wadenbereich abgesackte Baker's cyst bei chronischer Polyarthritis. Hierdurch wird nicht selten eine Thrombophlebitis vorgetäuscht

des Kniegelenks nach dorsal kann zur Arthrozele bzw. Baker's cyst, in der sich kleinere bis riesige Fibrinflocken, freie Gelenkkörper und Gelenkflüssigkeit, seltener jedoch synovitisches Gewebe finden, erfolgen (Abb. 10, 11). Die Ruptur einer solchen dorsalen Aussackung führt zu einem Absinken des Arthrozeleninhalts bis in die peripheren Unterschenkelabschnitte mit thrombophlebitisähnlichen Veränderungen, die häufig zu dieser Fehldiagnose Anlaß geben (Abb. 12). Die Perforation synovitischen Gewebes des proximalen Interphalangealgelenks verursacht eine Zerstörung der Dorsalaponeurose. Dies führt zur Insuffizienz ihres Mittelzügels und zu einem Abgleiten ihrer beiden Seitenzügel nach volar. Hierdurch kommt es dann zu einer erzwungenen Beugung im Mittelgelenk bei gleichzeitiger Überstreckung im Endgelenk, wobei das Mittelgelenk als Knopf durch das Knopfloch der Dorsalaponeurose hindurch gleitet: Es resultiert die Knopflochdeformität (Abb. 28).

c) Degenerative Phase

Die ausgedehnte Zerstörung von Knochen und Knorpel, die zur Gelenkflächeninkongruenz, zur Instabilität – auch durch Schädigung des Kapsel-Band-Apparats –, zur Varus- und Valgusstellung, Subluxation und Luxation führt, verursacht schließlich degenerative Veränderungen. Diese postarthritische Sekundärarthrose schreitet unabhängig von dem chronisch-entzündlichen Prozeß

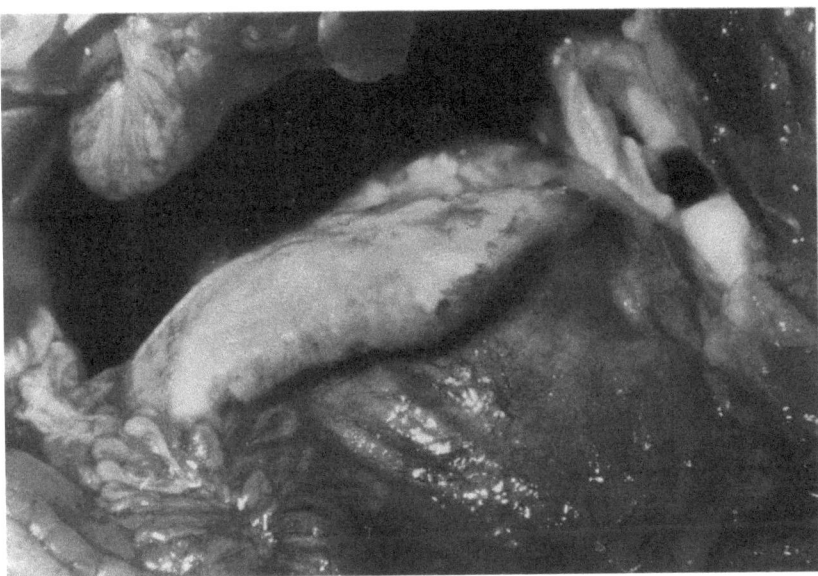

Abb. 13. Postarthritische degenerative Veränderungen mit Randwulstbildung, Knorpelzerstörung bzw. -aufbrauch und keulenartiger Synovialzottenbildung am Kniegelenk als Ausdruck eines aktiven Schubes der chronischen Polyarthritis

fort und kann auch noch in der ausgebrannten Phase – d.h. bei völligem Rückgang der entzündlichen Aktivität der Erkrankung, die keinen neuen arthritischen Schub mehr erwarten läßt – langsam progredient sein. Der Knorpel wird in dieser degenerativen Phase aufgebraucht, er zeigt Unebenheiten und Verwerfungen, schließlich Auffaserungen und Fissuren. Auch kann es zur Ablösung erweichter Knorpelabschnitte und damit zur Bildung freier Gelenkkörper kommen. Im Bereich der Knorpel-Knochen-Grenze können sich osteochondrophytäre Ausziehungen und Randwülste als reaktive oder reparative Veränderungen ausbilden, gleichzeitig kann jedoch eine aktive Synovitis bestehen (Abb. 13). Ernährungsstörungen, Gelenkflächeninkongruenz und Instabilität des Kapsel-Band-Apparats führen unabhängig von einer Synovialisproliferation zur Entstehung der Sekundärarthrose.

d) Stabilisierte Phase

Aus der degenerativen kann sich wie aus der destruktiven Phase eine Stabilisation entwickeln. Es kommt zur:

knöchernen Ankylose (aus destruktiver Phase: juvenile chronische Polyarthritis, Psoriasis-Arthritis, Spondylitis ankylosans), (Abb. 14–16)

sog. fibrösen Ankylose (aus degenerativer Phase: chronische Polyarthritis des Erwachsenen), (Abb. 17)

Es stellt sich eine Stabilisierung ein:

des Krankheitsprozesses lokal infolge der Regression der Synovialmembran, der Bewegungsfunktion.

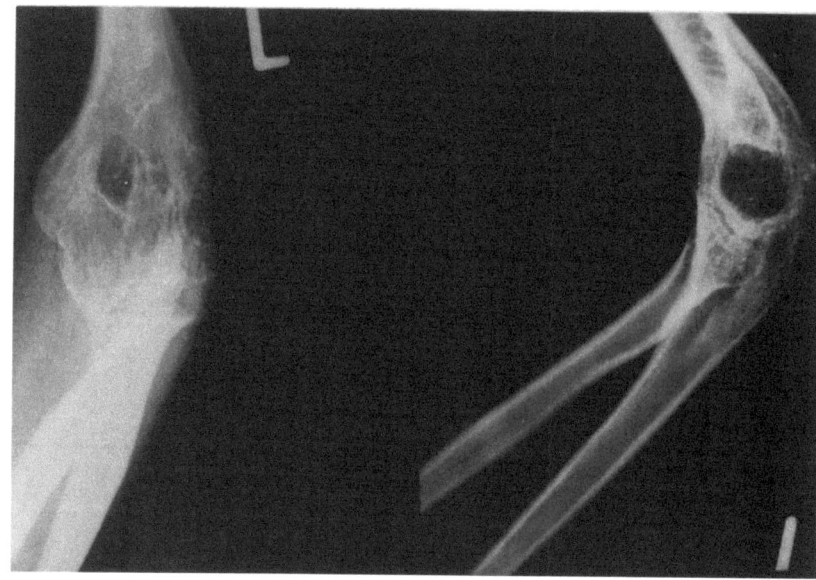

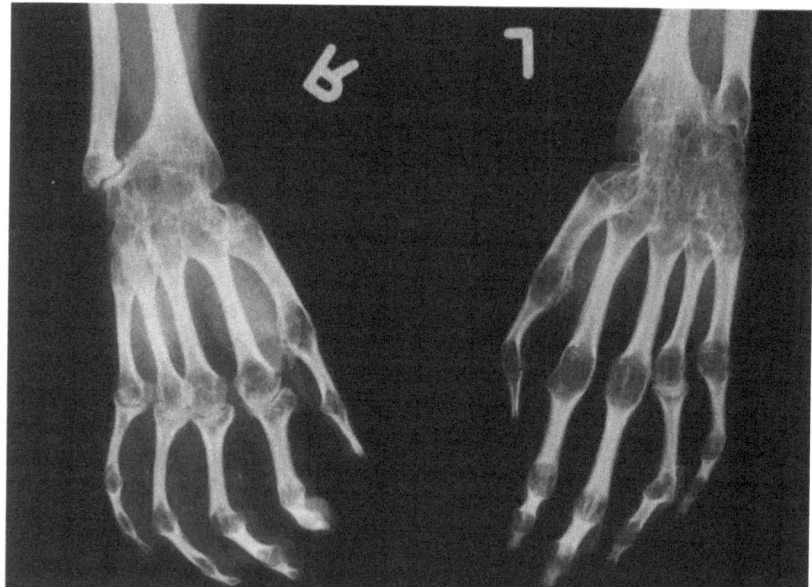

Abb. 14. Totale knöcherne Ankylosierung des linken Ellbogengelenks

Abb. 15. Knöcherne Ankylosierung beider Hand- und nahezu aller Fingergelenke (stabilisierte Phase) bei juveniler chronischer Polyarthritis

Durch die zusätzliche Beteiligung von Sehnen und Muskulatur – besonders durch deren Atrophie –, die auch schon in der degenerativen Phase eine Kontraktur begünstigen können, tritt die Stabilisierung des Gelenks ein: die ossäre oder sog. fibröse Ankylosierung. Neben der Stabilisierung des Gelenks und damit der Beweglichkeit kommt es zur Ausschaltung des für die Synovialis

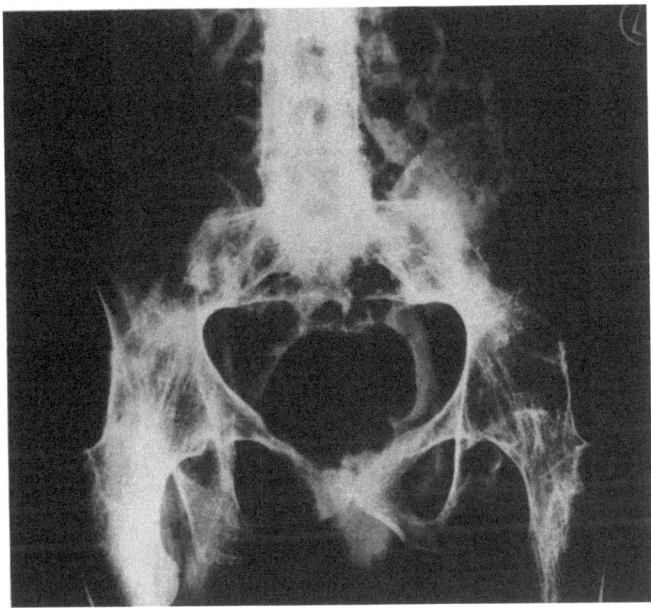

Abb. 16. Knöcherne Ankylosierung der Ileosakral- und der Hüftgelenke sowie im Wirbelsäulenbereich bei Spondylitis ankylosans (sog. M. Bechterew)

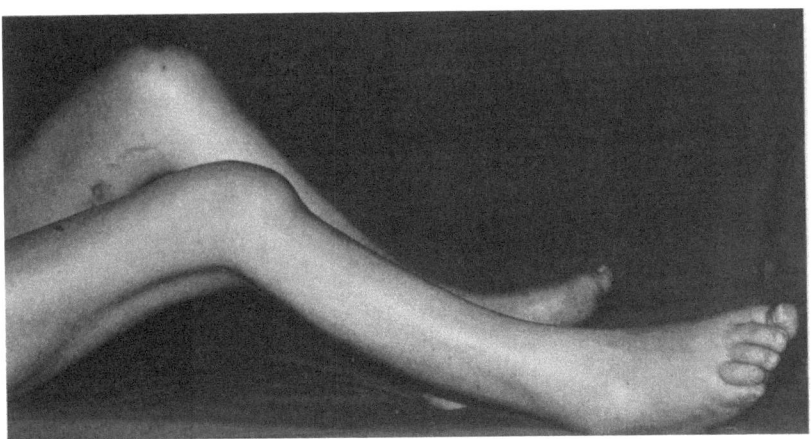

Abb. 17. Sog. fibröse Ankylosierung beider Kniegelenke mit ausgedehnter Muskel- und Hautatrophie bei chronischer Polyarthritis

nötigen funktionellen Reizes. Die Folge ist eine Rückbildung der Synovialmembran, so daß eine Manifestation der Synovitis im Rahmen der chronischen Polyarthritis nicht mehr erfolgen kann. So kommt die Erkrankung an diesem Gelenk zur Abheilung. Allerdings handelt es sich hierbei nicht um eine „Restitutio ad integrum", sondern um eine „Defektheilung". Bei funktionsgerechter

Entwicklung der Ankylose, z.B.:
Kniegelenk: Streckstellung, die Gehen und Stehen erlaubt;
Ellbogengelenk: Beugestellung, die das Führen der Hand zum Mund und Hinterkopf und damit Essen bzw. Kämmen ermöglicht,
und bei relativ günstigem Zustand der Nachbargelenke wird die Ankylosierung wegen der völligen Schmerzfreiheit toleriert.

Eine Ankylose in ungünstiger Stellung kann jedoch den Patienten in erheblichem Maß behindern.

e) Ausgebrannte Phase

Tritt in der degenerativen Phase ein Sistieren der Aktivität der Polyarthritis ein und ist sie auch im weiteren Verlauf nicht mehr zu erwarten, so sprechen wir von einer „ausgebrannten Phase" (Abb. 18). Dies schließt nicht aus, daß die degenerativen Veränderungen zunehmen. Ein entzündlicher Schub mit synovitischer Proliferation ist jedoch nicht mehr zu erwarten. Die Sekundärarthrose schreitet fort.

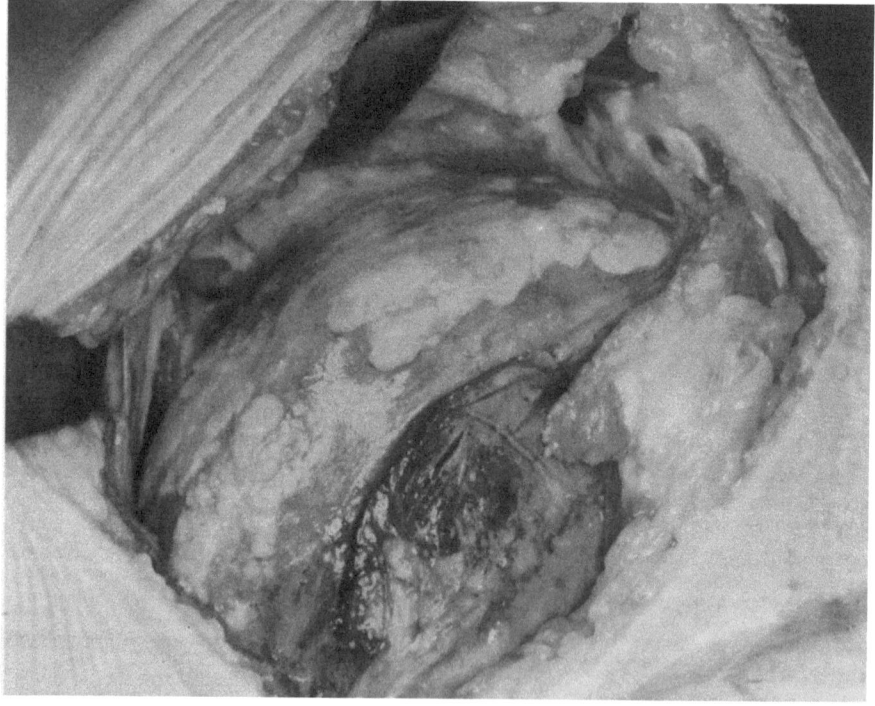

Abb. 18. Eröffnetes Kniegelenk in der ausgebrannten Phase einer chronischen Polyarthritis. Es bestehen fortgeschrittene postarthritische degenerative Veränderungen ohne entzündliche Aktivität

2. Tenosynovitis und ihre Folgen

a) Entwicklung

Extraartikulär kann sich eine chronische Polyarthritis vor allem im Bereich der synovialen Auskleidung von Sehnenscheiden manifestieren. Im Gegensatz zu der Annahme von STEINBROCKER ist das Auftreten einer Tenosynovitis schon vor der Arthritis möglich. Auch Tenosynovitis und Bursitis lassen – entsprechend der Articulosynovitis – in ihrer Entwicklung unterschiedliche Phasen erkennen (Abb. 1, 2, 19). Zunächst kommt es in der proliferativen Phase der Tenosynovitis analog der Entwicklung am Gelenk zur entzündlichen Hypertrophie und Hyperplasie des Synovialgewebes. In der destruktiven Phase führt die Tenosynovitis aufgrund ihres invasiven Wachstums zu einer Zerstörung der Sehnen (Abb. 20). Diese Strukturzerstörung kann schließlich deren Ruptur und damit einen vollständigen Funktionsverlust (stabilisierte Phase) verursachen. Typisch sind – auch entsprechend der Articulosynovitis – Gefäßneubildungen und eine Ödemeinlagerung in das Tenosynovialgewebe. In der degenerativen Phase kommt es zur Überdehnung der Sehnen, aber auch zu ihrer Verwachsung bzw. Adhäsion mit der Umgebung, so daß dadurch eine Bewegungseinschränkung bis zur völligen Funktionsaufhebung – stabilisierte Phase – die Folge ist.

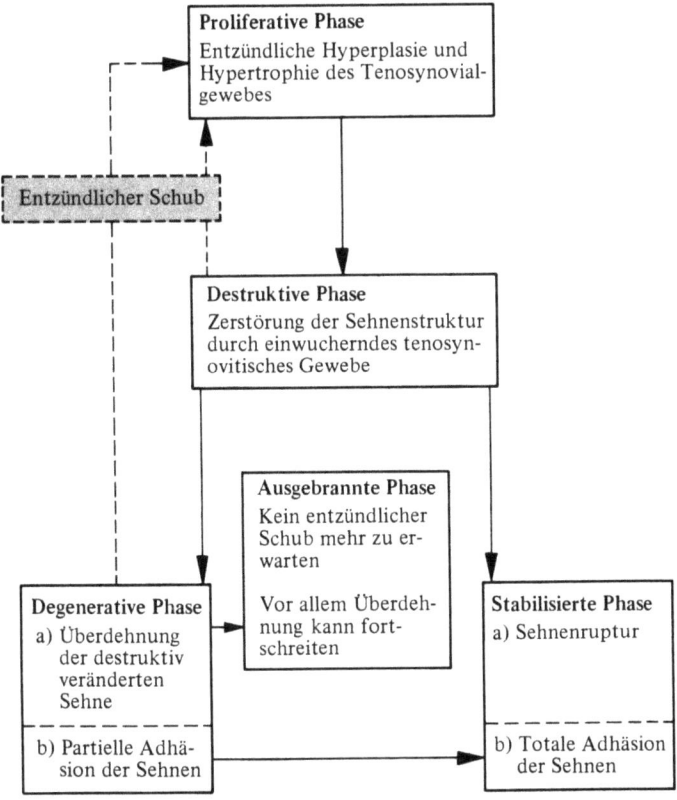

Abb. 19. Entwicklungsphasen der Tenosynovitis

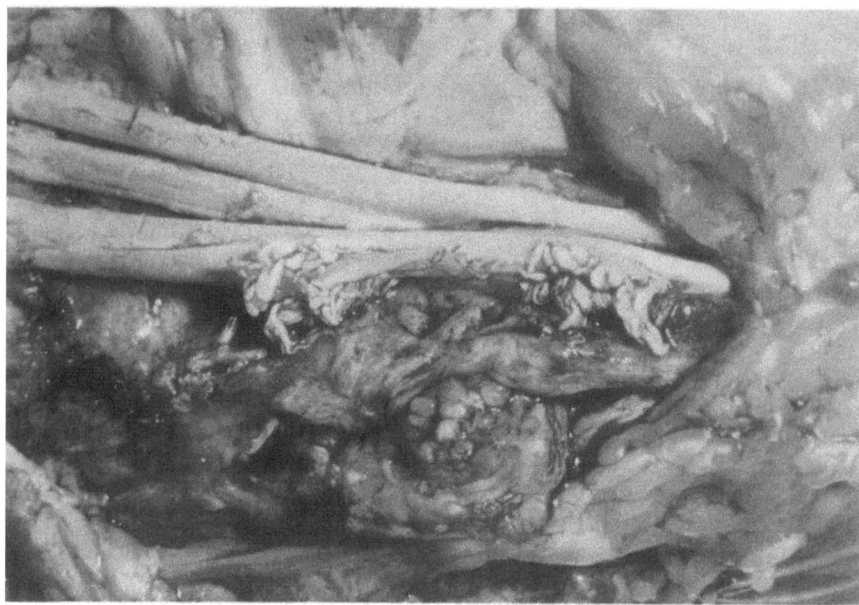

Abb. 20. Strukturzerstörung einer Strecksehne im Handgelenkbereich in destruktiver Phase einer chronischen Polyarthritis

In fortgeschrittenen Stadien ist eine deutliche Überwucherung der Sehnen durch tenosynovitisches Gewebe mit den schon beschriebenen multiplen Gefäßneubildungen festzustellen, teilweise mit Zerstörung der Struktur durch invasiverosives Wachstum des tenosynovitischen Gewebes. Als Entzündungsprodukt liegt – ähnlich wie im Gelenk – eine Ansammlung von Fibrin in Form von Reiskörperchen vor. Bei der Psoriasis-Arthritis hingegen ist eine Gefäßanreicherung des Gewebes nicht so auffällig, dafür findet sich eine stärkere Flüssigkeitsansammlung im synovitischen Gewebe, das dadurch wesentlich blasser erscheint als bei der chronischen Polyarthritis. Die Strukturzerstörung der Sehnen ist bei beiden Erkrankungen jedoch ähnlich.

b) Klinik

Typisch für eine Tenosynovitis ist lokal die Krepitation, feststellbar durch Betasten bei gleichzeitiger Bewegung des distalen Fingerbereichs. Als Folge der Tenosynovitis kann es ferner zum Phänomen des „Schnellens" oder „Schnappens" infolge einer Kompression oder Adhäsion der Sehnen in ihrem Gleitkanal vor allem im Bereich der Anularligamente kommen. Diese Veränderung findet sich u.a. auch ohne das Vorliegen einer polyarthritischen Erkrankung isoliert an einzelnen Fingern. Besonders bei der chronischen Polyarthritis jedoch ist ein Schnapp- bzw. Schnellphänomen im Bereich der Beugeseiten mehrerer Fingergrundgelenke gleichzeitig nachzuweisen. Bei maximaler passiver Überstreckung der Finger ist proximal oder distal des Anularligaments gelegentlich eine leichte Auftreibung zu tasten bzw. zu sehen. Infolge provozierter Bewegungen passiert die entzündlich bedingte Auftreibung ruckartig und unter Schmerzen die vom Ligament gebildete Enge des Gleitkanals. Bei einer Zunahme der Proliferation kann es zu Blockaden kommen. Ist ein Zurückgleiten der distal des Anularligaments liegenden synovitischen Auftreibung nicht möglich, so besteht eine Blockade des Fingers in Streckstellung ohne weitere Beugung. Liegt sie proximal des Anularligaments, so kann der Finger nur unter starken Schmerzen passiv gestreckt werden, bis sich schließlich eine Blockade in Beugestellung einstellt. Eine aktive aber auch passive Streckung ist dann oft nicht mehr möglich (Abb. 21). Eine längere Zeit vorliegende Blockade kann zur völligen und irreversiblen Adhäsion der Sehne in ihrem Gleitkanal führen, so daß eine zusätzliche Beeinträchtigung der Fingergelenke aufgrund der erzwungenen Immobilisierung verursacht wird.

Die Erkrankung des Sehnengleitgewebes in Form einer Tenosynovitis läßt sich als schwammige bis prall-elastische Auftreibung der Sehnenscheiden auf der Streck- und der Beugeseite des Fuß- und Handgelenks (Abb. 22), in der Hohlhand und auf den Fingerbeugeseiten (Abb. 23) vorwiegend in der Umgebung der Anularligamente feststellen. Der Patient gibt Beschwerden im Schwellungsbereich mit Ausstrahlungen nach distal und proximal an. Es kann sich um eine exsudativ-ödematöse Schwellung handeln, die diffus alle umgebenden Weichteile betrifft und keine deutliche Abgrenzung ermöglicht. Direkt im Sehnenverlauf läßt sich jedoch häufiger eine proliferative Tenosynovitis feststellen, die schon eher den Verdacht auf eine chronische Polyarthritis bzw. auf eine ähnliche Erkrankung lenkt. Beim Betasten der Prädilektionsstellen ist eine kno-

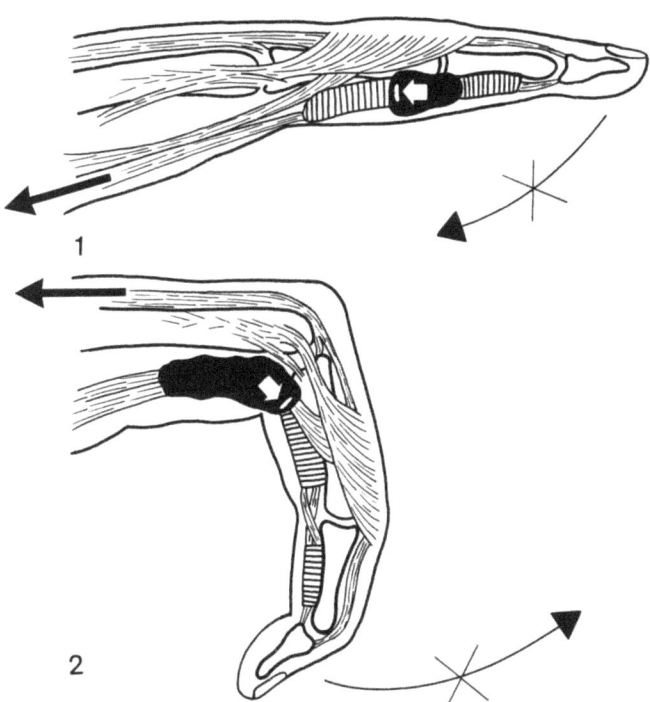

Abb. 21. Tenosynovitis der Fingerbeuger (schwarz). Folge: Symptom des schnellenden Fingers. *1* Blockade in Streckstellung, Beugung nicht möglich. *2* Blockade in Beugestellung, Streckung nicht möglich

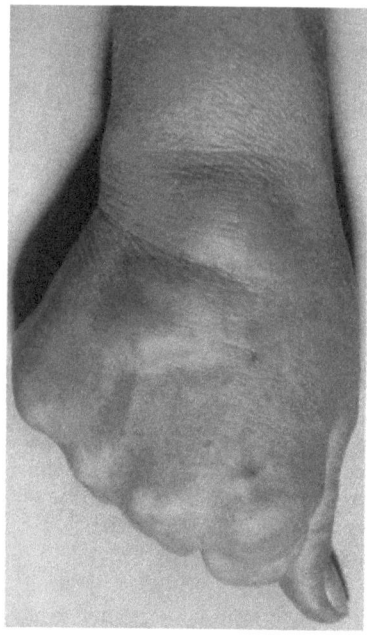
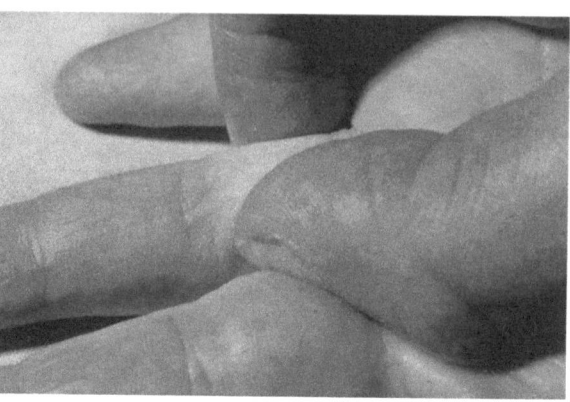

Abb. 22. Massive unterteilte Streckertenosynovitis im Handgelenk- und Handrückenbereich bei chronischer Polyarthritis. Erste Gelenkveränderungen traten erst später ein

Abb. 23. Pinch-Test nach SAVILL zur Überprüfung, ob auf der Beugeseite der Finger eine Tenosynovitis besteht. Hierbei findet sich im Gegensatz zur normalerweise schlaffen komprimierbaren Haut eine pralle Elastizität

ten- bis perlschnurartige Auftreibung im Sehnenverlauf festzustellen, bei der es sich eher um eine lokal abgrenzbare Synovitis als um eine Auftreibung der Sehne selbst handelt.

Häufig findet sich isoliert über einem Strahl eine wulstige Auftreibung des Gewebes in der Hohlhand, das fast immer in die Beugefalte des proximalen Interphalangealgelenks reicht. Beim Betasten ist hier eine schwammige Gewebskonsistenz festzustellen. Die Bewegungen sind schmerzhaft und aufgrund der vorliegenden Gewebsmassen meist eingeschränkt.

Eine diskrete Schwellung über der Handgelenkstreckseite und ihrer Umgebung kann auf eine Tenosynovitis bei chronischen Polyarthritiden hindeuten. Durch das Retinaculum dorsale wird diese Auftreibung in einen distalen und proximalen Abschnitt zwerchsackartig unterteilt. Wir fanden diesen Mitbefall des Strecksehnengleitgewebes vorwiegend bei der chronischen Polyarthritis, seltener bei der Psoriasis-Arthritis und der juvenilen chronischen Polyarthritis.

Unabhängig davon kann auch eine unspezifische Tenosynovitis der Daumenstrecksehnen – sog. Quervain-Erkrankung –, die Daumenstreckung schmerzhaft behindern. Diese isolierte Tenosynovitis tritt vor allem bei Patientinnen im Klimakterium auf.

Wesentlich seltener als im Handgelenkbereich wird man auf die tenosynovitischen Schwellungen im Bereich der Fußgelenke aufmerksam. Aber auch diese können bereits ein früher Hinweis auf eine der chronischen Polyarthritiden sein. Naturgemäß kann die Tenosynovitis sich nur in den Bereichen entwickeln, in denen aufgrund der anatomischen Verhältnisse eine Sehnenscheide besteht. Dies ist unter den straffen und quer zur Bewegungsrichtung der Sehnen verlaufenden Haltebändern der Fall. Die Tenosynovitis kann sich im Bereich des Fußes sowohl an der vorderen (Extensoren-), der lateralen (Peronaeus-), wie auch der hinteren Flexorengruppe manifestieren. Eine gleichzeitig bestehende Tenosynovitis aller drei Muskelgruppen ist relativ selten. Am häufigsten ist der isolierte

Befall einer Gruppe, während der kombinierte Befall von zwei Sehnengruppen seltener vorliegt. Gelegentlich sahen wir die isolierte Tenosynovitis einzelner Sehnen. Meist besteht gleichzeitig mit einer Tenosynovitis im Fußbereich eine Articulosynovitis von oberem und/oder unterem Sprunggelenk.

Strecksehnenrupturen treten klinisch durch eine Aufhebung der Streckfähigkeit einzelner oder mehrerer Finger in Erscheinung (Abb. 24, 25). Vor allem sind Daumen – vorwiegend durch den Ausfall der Sehne des M. extensor pollicis longus – sowie Ring- und Kleinfinger beteiligt (Tabelle 1). Die Einschränkung bzw. Aufhebung der Streckung muß gegenüber dem Streckdefizit als Folge der ulnaren Deviation der Finger und der damit verbundenen Strecksehnenluxation in die ulnar liegenden Interdigitalräume abgegrenzt werden.

Tabelle 1. Strecksehnenrupturen bei entzündlich-rheumatischen Erkrankungen

Lokalisation	Ausfall	Geschädigte Sehnen	Lokalisation der Ruptur
1. Strahl	Abduktion/Extension Metakarpale I	M. abductor pollicis longus	Retinaculum extensorum, Fach I
1. Strahl	Streckung Daumengrundglied (teilweise durch M. extensor pollicis longus zu kompensieren)	M. extensor pollicis brevis	Retinaculum extensorum, Fach I
1. Strahl	Streckung Daumenendglied	M. extensor pollicis longus	Retinaculum extensorum, Fach III
1. Strahl	Streckung des gesamten Daumens (Grund- und Endglied in Beugestellung)	M. extensor pollicis longus et brevis	Retinaculum extensorum, Fächer III + I
2.–5. Finger	Streckung des Fingers (Streckung der 2 distalen Phalangen bei gleichzeitiger Beugung im Grundgelenk erfolgt durch Mm. interossei et lumbricales)	M. extensor digitorum (II–V)	Retinaculum extensorum, Fach IV
2.–5. Finger	Streckung im Mittelgelenk (bei Beugestellung im Mittel-, Überstreckstellung in Grund- u. Endgelenk = Knopflochdeformität)	Mittelzügel der Dorsalaponeurose	Streckseite Mittelgelenk
2. Finger	Streckung des gesamten Fingers	M. extensor digitorum (II) et indicis proprius	Retinaculum extensorum, Fach IV
5. Finger	Streckung des gesamten Fingers	M. extensor digitorum V et digiti minimi	Retinaculum extensorum, Fach IV, V

Läßt sich die entzündliche Wucherung des Gewebes durch medikamentöse Behandlung nicht hemmen oder wird eine operative Entfernung nicht vorgenommen, so droht sowohl auf der Handgelenkstreckseite wie auch im gesamten Beugesehnenverlauf eine irreversible Schädigung und infolge der Strukturzerstörung des Sehnengewebes deren Ruptur. Liegt ein Funktionsverlust als Folge

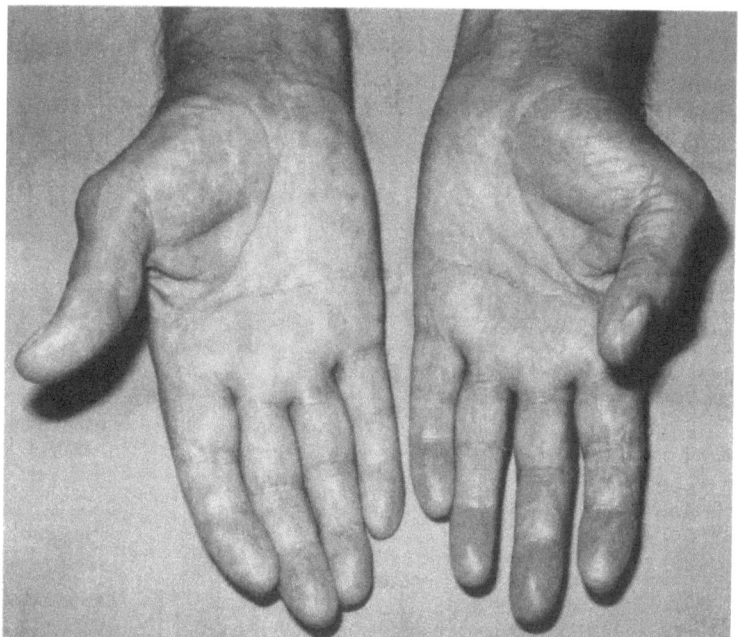

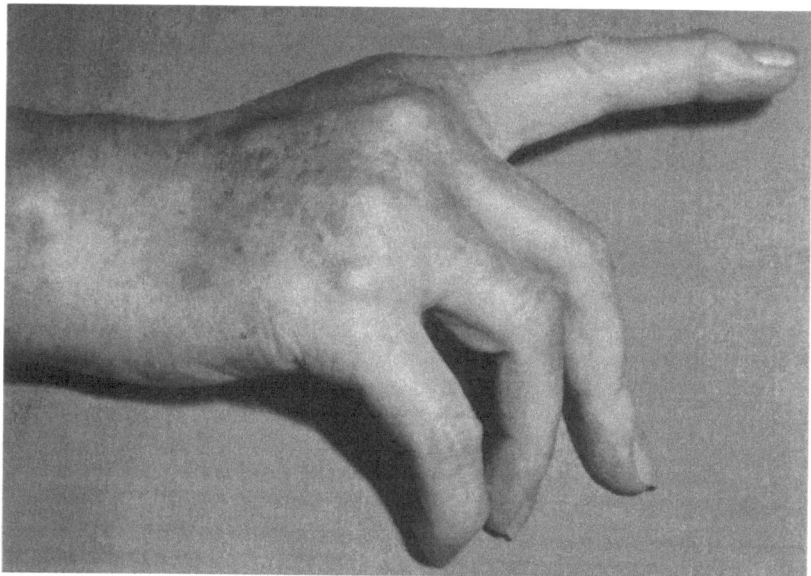

Abb. 24. Einschränkung der Streckbarkeit des Grund- und Endgliedes des linken Daumens infolge einer Ruptur der Sehne des M. ext. poll. longus bei chronischer Polyarthritis

Abb. 25. Polyarthritisch bedingte Ruptur der Sehnen des M. ext. dig. comm. II–V. Der Zeigefinger kann durch den noch intakten M. ext. indicis proprius gestreckt werden

einer Tenosynovitis vor, so ist eine genaue Funktionsprüfung zur Feststellung von Ausfällen und zur Lokalisation der Schadensstelle nötig. Unter anderem ist zu differenzieren, ob und welche Strecksehne(n) beteiligt sind, ferner ob eine kombinierte oder isolierte Ruptur des oberflächlichen und/oder des tiefen Beugers der Langfinger im Bereich von Karpaltunnel, Hohlhand oder Fingerbeugeseite eingetreten ist. Die Schädigung beschränkt sich nicht auf die Beugesehnen. Darüber hinaus wird auch ihr Gleitlager in den Prozeß einbezogen, so daß der Effekt rekonstruktiver operativer Maßnahmen begrenzt sein kann (Tabelle 2).

Tabelle 2. Beugesehnenrupturen bei entzündlich-rheumatischen Erkrankungen

Lokalisation	Ausfall	Geschädigte Sehnen	Lokalisation der Ruptur
Daumen	Beugung Endglied	M. flexor pollicis longus	a) Karpaltunnel b) Anularligament
2.–5. Finger	Beugung Endglied (bei Fixierung der 2 proximalen Fingergelenke in Streckstellung)	M. flexor digitorum profundus (II–V)	a) Karpaltunnel b) Anularligament
2.–5. Finger	Bei passiver Überstreckung der übrigen Langfinger: Ausfall der Beugung im Mittelgelenk des geschädigten Fingers	M. flexor digitorum superficialis (II–V)	a) Karpaltunnel b) Anularligament
2.–5. Finger	Beugung in Mittel- und Endgelenk (Grundgelenkbeugung bei gleichzeitiger Streckung in den distalen Gelenken durch Mm. interossei et lumbricales möglich)	M. flexor digitorum profundus et superficialis (II–V)	a) Karpaltunnel b) Anularligament

3. Nervenkompressionssyndrome als Folge einer Teno- bzw. Articulosynovitis

Als Folge der Beugertenosynovitis wird nicht selten unter dem Ligamentum carpi transversum im Volarbereich des Handgelenks eine Kompression des N. medianus, gelegentlich auch des N. ulnaris, hervorgerufen. Das Karpaltunnelsyndrom – eine Kompression des N. medianus – kann nach VAINIO das erste Zeichen einer chronischen Polyarthritis sein, d.h. schon vor einer klinisch eindeutigen nachweisbaren Articulosynovitis auf diese Erkrankung hinweisen.

Gleichzeitig kann aber durch die tenosynovitisch bedingte Zunahme an Volumen im Karpaltunnelbereich auch der N. ulnaris in der im Ligamentum carpi transversum gelegenen Loge de Guyon komprimiert werden. Beim Befall beider Nerven ist die Stellung der Diagnose schwierig und meist erst nach längerem Bestehen vor allem durch vergleichende elektromyographische Untersuchungen mit der Gegenseite zu klären.

Eine differentialdiagnostische Abklärung muß ferner zwischen dem distalen und proximalen Ulnariskompressionssyndrom – wobei das proximale im Bereich des Sulcus n. ulnaris am Ellbogengelenk hervorgerufen wird – erfolgen: Erhebung der Anamnese, klinische Prüfung von Sensibilität und Motorik sowie Durchführung elektromyographischer Untersuchungen.

Nicht selten kann bei der chronischen Polyarthritis auch eine Tenosynovitis der Beuger des Fußes bzw. der Zehen zu einem Tarsaltunnelsyndrom führen. Ein Brennen der Fußsohle ist das häufigste Symptom der Erkrankung neben unspezifischen Beschwerden im Bereich der gesamten Fußsohle und des Fußes.

4. Bursitis – Rheumaknoten

Im Verlauf der chronischen Polyarthritis kommt es zur Ausbildung von Bursitiden. Ihre Entwicklung verläuft ebenfalls phasenartig und entspricht unter Berücksichtigung der Topographie der Entwicklung der Articulo- und Tenosynovitis (Abb. 1, 2). Es ist anzunehmen, daß eine gewisse mechanische Schädigung – u.a. Dauerdruck – ein ursächlicher Faktor bei der Entstehung einer Bursitis ist. Vor allem kommt es im Bereich der Streckseite des Ellbogengelenks zur Ausbildung einer Bursitis olecrani (Abb. 26, 27). Gelegentlich kann eine Kommunikation zwischen Bursa und Ellbogengelenk bestehen, wie wir sie in einigen Fällen nachweisen konnten. Chronische Polyarthritiden können sowohl in frühen wie auch in fortgeschrittenen Stadien im Bereich des Fußes zur Bildung von mehr oder weniger ausgeprägten Schleimbeuteln führen. Diese verursachen auch ohne deformierende Veränderungen im Bereich des Fußskeletts erhebliche Beschwerden, die vor allem unter Belastung sowohl beim Stehen wie auch Gehen auftreten. Erzwungene Fehlhaltungen und Fehlstellungen sowie eine Beeinträchtigung des Gangbildes können die Folge sein. Polyarthritisch bedingte Bursitiden zwingen gelegentlich schon im Frühstadium ohne Knochenveränderungen zur Versorgung durch Einlagen oder orthopädische Schuhe. Vorwiegend entsteht eine Bursitis am medialen Fußrand über dem Metatarsophalangealgelenk I bei rheumatisch bedingtem Hallux valgus oder bei Hammerzehenbildung. Bursitiden lassen sich ebenfalls im Bereich des medialen Fußrandes und des Fußrückens nachweisen, wenn die Arthritis am unteren Sprunggelenk bereits zu destruktiven

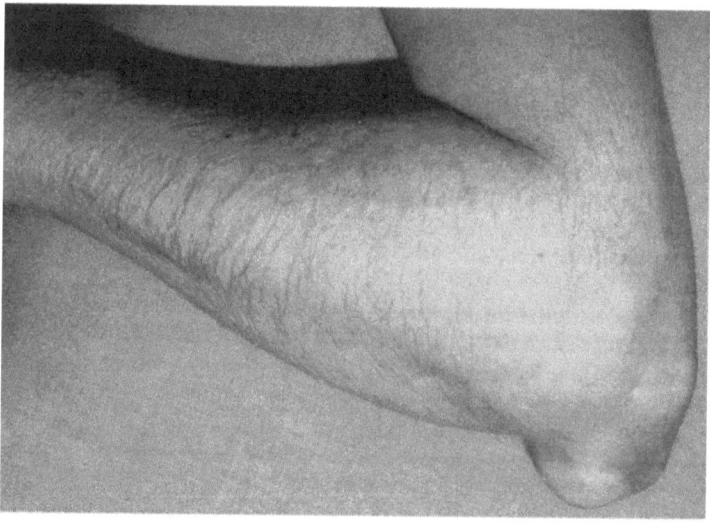

Abb. 26. Bursitis olecrani bei chronischer Polyarthritis. Bei der Entfernung zeigte sich, daß eine ausgedehnte Kommunikation zum Ellbogengelenk bestand, die die Bursitis mit unterhielt. Gleichzeitig wurde hier eine Synovektomie vorgenommen

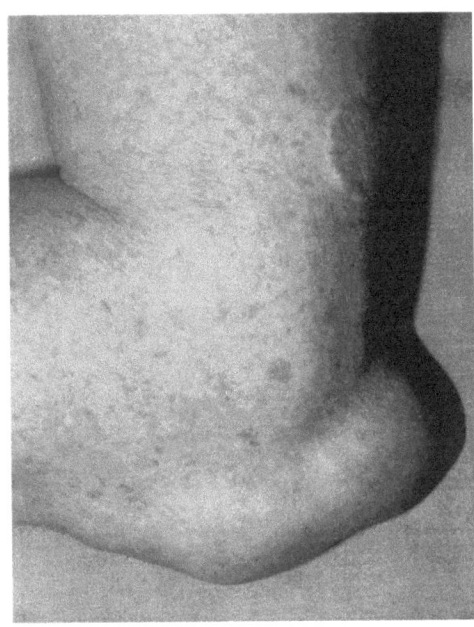

Abb. 27. Bursitis olecrani. Die entzündlich veränderte Bursa ist gekammert, die Wandung enthält vereinzelte Rheumaknoten

und degenerativen Veränderungen an den Gelenkanteilen einzelner Fußwurzelknochen führte. Auch die bei der Polyarthritis nicht seltene Lockerung des ansonsten straffen Bandapparats im Fußbereich mit völliger Abflachung des Fußlängsgewölbes, die zunehmende Instabilität des Skelettgefüges, welche zur Luxation einzelner Fußwurzelknochen führt, lassen besonders durch Belastung und Schuhdruck zum Schutz der Haut Schleimbeutel mit der Tendenz zur entzündlichen Reizung entstehen. Ähnliche Neubildungen finden sich über der Tuberositas ossis metatarsi quinti. Möglicher Dauerdruck durch Eigengewicht und inadäquate Schuhversorgung führen gelegentlich zu Läsionen der meist auch entzündlich veränderten Schleimbeutel. Es bilden sich Druckulzera, die keine Abheilungstendenz aufweisen und oft monatelang bestehen.

Eine typische Lokalisation der rheumatischen Bursitis der Vorfußballen ist der Bereich der einzelnen Metatarsalköpfchen. Viele Polyarthritiker mit einer Beteiligung der Metatarsophalangealgelenke, durchgetretenen Metatarsalköpfchen und Luxation der Zehen nach dorsal mit oder ohne Deviation weisen diese polytope plantare Bursitis auf. Sie führt mit der bestehenden Deformierung, Fehlstellung und Synovitis zu multiplen Schwielenbildungen. Auch hier konnten wir bei fortgeschrittenen Zerstörungen der Metatarsophalangealgelenke breitflächige Übergänge bzw. Verbindungen zwischen den Bursen und den Gelenken finden. Gelegentlich hatte es den Anschein, als ob Synovialhernien vorlagen. Subkapitale Vorfußbursen finden sich auch schon während der frühen Entwicklungsphasen chronischer Arthritiden. Das Gelenkgefüge der Metatarsophalangealgelenke ist meist erhalten, es kann jedoch eine Articulosynovitis vorliegen. Die Größe dieser Bursen, die Menge der Zottenbildungen und das Ausmaß der entzündlichen Proliferation der Bursaauskleidung entsprechen der entzündlichen Aktivität der Erkrankung. Meist liegt eine Überdehnung der plantaren Haut über diesen Bursen vor. Die Schwielenbildung hängt von der Dauer des Bestehens ab.

Die chronische Polyarthritis ist ferner nicht selten dadurch gekennzeichnet, daß sich im Verlauf der Erkrankung Rheumaknoten bilden, vorwiegend jedoch beim Vorliegen einer sog. seropositiven chronischen Polyarthritis – d.h. wenn Rheumafaktoren nachgewiesen wurden (Abb. 28). Auch sie finden sich vor allem im Bereich der Auflageflächen, d.h. an besonderen Orten mechanischer Belastung, möglicherweise aufgrund einer mechanischen Irritation, so z.B. auf der Streckseite des Unterarms bzw. des Ellbogen- oder des Kniegelenks.

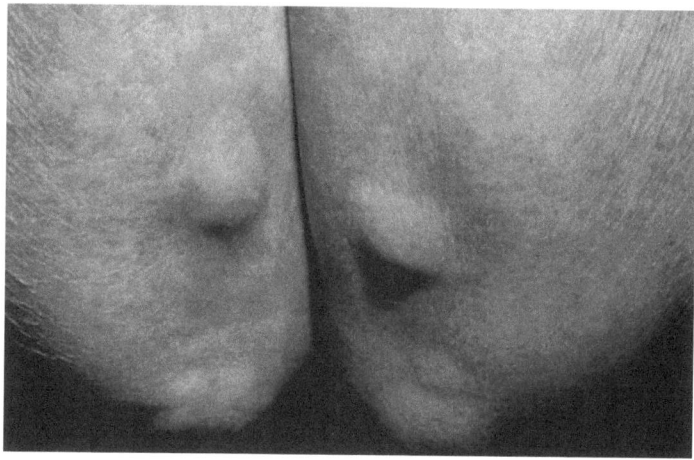

Abb. 28. Solitäre symmetrisch angeordnete Rheumaknotenbildungen über den Streckseiten der Ellbogengelenke bei chronischer Polyarthritis

C. Operative Behandlungsmöglichkeiten

Liegen aufgrund einer chronischen Polyarthritis oder einer ähnlichen Erkrankung mehr oder weniger destruierende Gelenkveränderungen vor, so fällt oft weder dem Patienten noch dem Arzt der Entschluß zu einem operativen Eingriff schwer (Tabelle 3). Andere Voraussetzungen sind jedoch für die operative Behandlung im Frühstadium der chronischen Polyarthritis maßgebend. Aufgrund von unterschiedlichen Erscheinungsbildern und des Gelenkbefalls der Erkrankung, ihrer differenzierten Aktivität u.a. ist es nicht möglich, einen genauen Zeitpunkt zur Operation zu bestimmen. Läßt sich jedoch durch eine medikamentöse Behandlung und andere konservative Maßnahmen der Krankheitsprozeß in seiner Aggressivität nicht beeinflussen, so sollte eine Operation nicht hinausgezögert werden.

In der Praxis gehen wir i. allg. so vor: Bleibt unter einer korrekten konservativen Behandlung (Basis-Medikation in Verbindung mit symptomatischer und physikalischer Therapie) der Prozeß über einige Monate aktiv, so wird die Frühsynovektomie in Konsultation zwischen orthopädischem und internistischem Rheumatologen diskutiert bzw. durchgeführt. Sollten sich im Verlauf der Erkrankung erste destruktive Veränderungen im Röntgenbild bereits erkennen lassen, so ist die Operation in keinem Fall hinauszuzögern.

Tabelle 3. Gelenkveränderungen und Aktivitätsgrad bei chronischer Polyarthritis. Möglichkeiten der operativen Behandlung in den unterschiedlichen Phasen

Phase	Veränderungen	Aktivitätsgrad der Entzündung am Gelenk	Operative Eingriffe
Proliferation	Synovitis Filmartiger Pannus	Aktiv	Frühsynovektomie
Destruktion	Synovitis + Arrosion von Knochen, Knorpel u.a. Gelenkanteilen	Aktiv	Synovektomie, Débridement
Degeneration bis Ausgebrannt	Sekundärarthrose Instabilität Fehlstellung Luxation	Aktiv bis inaktiv	Spätsynovektomie, Débridement, Kombinationseingriffe, Osteotomie, Resektion, Arthroplastik, künstl. Gelenkersatz, Arthrodese
Stabilisation	Fibröse / Knöcherne } Ankylose	Inaktiv	Arthrolyse, Arthrodese in Funktionsstellung, Resektion, Arthroplastik, künstl. Gelenkersatz

Eine relative Indikation zum operativen Eingriff besteht bei:

ständigen Gelenkschmerzen,
therapieresistenter Synovitis,
Tenosynovitis,
Bursitis,
behindernden Gelenkkontrakturen bzw. Ankylosierungen,
Gelenkdeformitäten.

Eine absolute Indikation liegt vor bei:

drohenden und manifesten Sehnenrupturen,
Nervenkompressionen,
einer drohenden Fraktur im Bereich größerer gelenknaher zystenartiger Usuren großer Röhrenknochen.

1. Standardeingriffe bei chronischen Polyarthritiden

a) Gelenkeingriffe

α) Articulosynovektomie

Unter dem Begriff „Synovektomie" verstehen wir die Ausräumung der bei chronischen Polyarthritiden wuchernden Synovialmembran, die am Gelenk den Kapsel-Band-Apparat überdehnt und zunehmende Destruktionen an Knorpel und Knochen hervorruft.

Ziel der Synovektomie:

lokal

Aufhebung oder Verminderung von Schmerzen
Verbesserung oder Erhaltung der Bewegungsfunktion
totale oder partielle Inaktivierung des destruktiven Prozesses
Verhinderung von degenerativen Veränderungen

allgemein

Besserung des Allgemeinbefindens und der Allgemeinsituation
Hemmung bzw. Rückgang der entzündlichen Aktivität der Erkrankung, u.a. erkennbar durch:
  Verminderung der BSG
  Rückgang des Rheumafaktors
  Besserung nichtoperierter, jedoch befallener Gelenke
  Reduktion gefährlicher Medikamente (z.B. Kortikosteroide)

Frühsynovektomie:

Synovektomie in der proliferativen Phase der Erkrankung. Destruktive oder degenerative Veränderungen sind röntgenologisch oder intraoperativ noch nicht nachweisbar.

Spätsynovektomie:

Synovektomie in der destruktiven, degenerativen oder ausgebrannten Phase, zusätzlich Débridement bzw. Gelenk„toilette":
  Entfernung der die Gelenkmechanik hindernden Strukturen: z.B. Osteochondrophyten, freie Gelenkkörper, zerstörte Menisci
  Durchtrennung kontrakter Strukturen: Gelenkkapsel, Bänder, Faszien, Sehnen
  Stabilisierung insuffizienter Strukturen: Kapsel-Band-Apparat, Dorsalaponeurose – auch unter Verwendung autologen – z.B. geschädigter und zu entfernender Menisci – und homologen (Dura) Materials

Arthrolyse:

Operative Mobilisierung sog. fibrös, ausnahmsweise auch knöchern ankylosierter bzw. erheblich eingesteifter kontrakter Gelenke in der *stabilisierten* oder *ausgebrannten* Phase einschließlich aller bei der Spätsynovektomie vorgesehenen Maßnahmen, falls nötig Osteotomie im Bereich der knöchern ankylosierten Gelenkflächen.

Osteotomie zur Verbesserung pathologischer Gelenkveränderungen:

zur Veränderung ungünstiger statischer Verhältnisse:
  bei Achsenfehlstellungen (Keil-, De-/Rotationsosteotomie) langer Röhrenknochen
  bei Pseudarthrosen (z.B. Y-förmige Umlagerungsosteotomie nach PAUWELS) am proximalen Femur nach echten traumatischen oder statisch bedingten pathologischen Schenkelhalsfrakturen

als Voraussetzung zur Mobilisation bewegungseingeschränkter Gelenke durch:
Resektion von den Bewegungsablauf hindernden Knochenanteilen
Interpositions-Arthroplastik
endoprothetischen Gelenkersatz
weitgehend anatomie- und funktionsgerechte Gelenkflächenosteotomie bei ankylosierten Gelenken

als Voraussetzung zur Vornahme eines stabilisierenden Eingriffs:
gelenknahe Osteotomie mit Arthrodese bei statisch nicht belastbarem Gelenk
Ausgleich der Fehlstellung knöchern ankylosierter Gelenke

Osteosynthese:

Operative Vereinigung eines frakturierten oder osteotomierten Knochens mit Hilfe von Marknagel (Küntscher), Schrauben, Platten, Drahtnähten, Cerclagen. Anzustreben ist absolute Immobilisation der Fragmente und eine Kompression im Fraktur- bzw. Osteotomiebereich als Voraussetzungen für eine schnelle knöcherne Überbrückung.

Kombinationseingriffe:

Synovektomie in unterschiedlichen Phasen der Erkrankung mit zusätzlichen operativen Maßnahmen:
u.a. Umlagerungsosteotomie ohne und mit Osteosynthese
Resektion veränderter und den Bewegungsablauf störender Gelenkanteile
Sehneneingriffe

β) Stabilisierende Eingriffe

Arthrodese:

Versteifende Operation: durch sie wird nach Synovektomie und Gelenkresektion mit Hilfe einer Osteosynthese die Vereinigung benachbarter Knochen durch Überbrückung angestrebt. Versteift werden instabile und in Fehlstellung stehende veränderte Gelenke, deren Mechanik durch mobilisierende Maßnahmen nicht mehr gebessert werden kann. Eine häufig nicht mehr einsetzbare Bewegungsfunktion eines Gelenks wird zugunsten des beschwerdefreien Einsatzes einer Extremität bzw. eines Extremitätenanteils durch die Arthrodese aufgehoben. Arthrodesen müssen in der für den Gebrauch der Extremität funktionsgerechten Stellung erfolgen. Diese ist entsprechend der Lokalisation unterschiedlich.

γ) Mobilisierende Eingriffe

Durch mobilisierende Eingriffe wird versucht, die eingeschränkte Beweglichkeit eines veränderten bis zerstörten Gelenks weitgehend funktionsgerecht zu verbessern.

Gelenkresektion:

Eine Resektion der die Mechanik hindernden knöchernen Gelenkanteile kann an die Synovektomie eines Gelenks angeschlossen werden. Die Resektion erfolgt je nach Art und Ausmaß der Veränderungen partiell oder total. Eine plastische Umformung der artikulierenden Gelenkflächen, nicht unbedingt entsprechend dem normalen anatomischen Aufbau, ist dabei erforderlich. Die Erhaltung oder Erzielung einer seitlichen Stabilität kann je nach Lokalisation nötig sein.

Interpositions-Arthroplastik:

Die Gelenkresektion unter plastischer Umformung der artikulierenden Flächen wird, um eine knöcherne Überbrückung der Resektionsflächen zu verhindern, zur Interpositions-Arthroplastik erweitert.
    Ein Interponat:
    homolog: Tutoplast-Dura, Lyodura
    autolog: Gelenkkapsel, Kutis, Faszie, Fett
wird auf den Resektionsflächen fixiert, um in Verbindung mit einer bald einsetzenden Bewegungstherapie eine knöcherne Überbrückung zu verhindern.

Endoprothetischer Gelenkersatz:

Nur wenn eine andere operative Möglichkeit zur Zustandsbesserung nicht besteht, erfolgt je nach Ausmaß der Veränderungen und Zustand des Patienten nach der totalen oder partiellen Resektion der Gelenkflächen oder des Gelenks ein partieller oder totaler Gelenkflächen- bzw. Gelenkersatz. Versucht wird, mit dem geringstmöglichen Aufwand ein optimales Ergebnis unter weitgehender Ausschaltung von Risiken und Komplikationen zu erzielen. Zahl und Größe der implantierten Fremdkörper soll möglichst klein sein. Eine zementfreie Fixierung der künstlichen Gelenke wird angestrebt, obwohl dieses Problem an den Belastungsgelenken der unteren Extremität bisher noch nicht optimal gelöst ist. Mehrteilige Endoprothesen sollen nach dem Prinzip der geringsten Reibung (low friction) artikulieren. Ist die seitliche Stabilität des Gelenks nicht gewährleistet, aber erforderlich, muß ein Scharniergelenk implantiert werden, das Bewegungen auf eine Ebene beschränkt.

Möglichkeiten:
  Totaler Gelenkersatz:
    Kugelgelenk: z.B. Hüftgelenktotalendoprothese
    Scharniergelenk: z.B. Kniegelenkendoprothese
  Partieller Gelenkersatz: z.B. Hüftkopfprothese
  Gelenkflächenersatz: z.B. Kniegelenkschlittenprothese
  Platzhalterprinzip: Silastic-Fingergelenkprothese

Materialverwendungsmöglichkeiten und -kombinationen:
  Metall/Metall: wegen des Abriebes relativ ungünstig, da dessen Folge eine Metallose (Siderose) ist
  Metall/Kunststoff: relativ günstig
  Keramik/Keramik: angeblich relativ günstig (längerfristige Erfahrungen fehlen noch)

Beim Prinzip des Platzhalters – z.B. Fingergelenkersatz – wird gummiartiges weitgehend inertes Material verwandt, das aufgrund seiner Flexibilität Bewegungen erlaubt.

b) Eingriffe bei extraartikulären Veränderungen

α) Behandlung der Tenosynovitis und ihrer Folgen

Tenosynovektomie:

Ähnlich der Articulosynovitis führt die Tenosynovitis zu Destruktionen. Beeinträchtigt werden durch das infiltrative Wachstum der entzündlich veränderten Sehnenscheiden die Sehnen, vor allem im Bereich der sie kreuzenden Bänder. Die völlige Entfernung der Sehnenscheiden, die Tenosynovektomie, wird angestrebt, da es sonst zur Strukturauflockerung der Sehnen kommt, bis eine Ruptur eintritt. Zur Rezidivverhinderung wird das die Sehnen kreuzende Ligament durchtrennt, reseziert oder unter die Sehnen verlagert. Direkt postoperativ einsetzende Übungen sichern die Gleitfähigkeit der Sehnen.

Die wuchernde Tenosynovitis bildet häufig ein Konglomerat, das alle gemeinsam verlaufenden Sehnen enthält. Diese werden durch das Einwuchern der Synovitis in der Struktur geschädigt. Entfernt man das in der Tiefe die Sehnenstruktur zerstörende, jedoch vorübergehend alle Sehnen zusammenhaltende tenosynovitische Konglomerat, so kann es nach der Tenosynovektomie mit Isolierung der strukturgeschädigten Sehnen bald schon unter zunehmender funktioneller Beanspruchung zur Ruptur kommen, die auch ohne Tenosynovektomie eingetreten wäre. Trotz dieser postoperativen Gefahr ist sie die einzige Möglichkeit, den destruktiven Prozeß aufzuhalten, nur sollte sie frühzeitig wahrgenommen werden.

Sehnentransfer:

Ist die Ruptur einer oder mehrerer Sehnen eingetreten, so läßt sich nur in Ausnahmefällen eine End-zu-End-Naht vornehmen. Meist erstreckt sich die destruierende Auffaserung der Sehne über mehrere Zentimeter. Für eine oder mehrere wichtige Sehnen muß vielmehr ein entsprechender Kraftspender gefunden werden. Zwischen ihm und dem distalen Stumpf der rupturierten Sehne ist ein Sehnentransfer – vor allem von Strecksehnen – erforderlich. Sind mehrere Sehnen rupturiert, so ist ein multipler Sehnentransfer bzw. die Fixierung einiger Sehnenstümpfe an einen Kraftspender vorzunehmen. Nur gelegentlich kommt ein primärer (mit Hilfe eines Sehnentransplantats: z.B. Palmaris longus) oder ein sekundärer (nach temporärer Überbrückung des Defekts durch ein Kunststoffkabel) Sehnenersatz vor allem rupturierter Beugesehnen zur Anwendung.

Nervendekompression:

Rheumatische Erkrankungen können über eine Teno- bzw. Articulosynovitis oder deren Folgen zur Kompression peripherer Nerven führen. Die Beseitigung des Hindernisses und die Neurolyse des Nerven bei deutlicher Kompression sollten vorgenommen werden. Auch die Verlagerung des Nervs kann notwendig werden.

β) Behandlung sonstiger Sehnenveränderungen

Rekonstruktion Dorsalaponeurose der Finger:

Zur Prophylaxe und Therapie der Knopflochdeformität (Abb. 29a,b):
im MCP: angedeutete Überstreckstellung
im PIP: Beugestellung
im DIP: Überstreckstellung

MCP = Metacarpophalangeal- = Fingergrundgelenk
PIP = proximales Interphalangeal- = Fingermittelgelenk
DIP = distales Interphalangeal- = Fingerendgelenk

ist eine plastische Deckung der überdehnten und durch perforierende Synovitis geschädigten Dorsalaponeurose – u.a. durch Doppelung über insuffizienten Abschnitten – erforderlich. Eine temporäre Arthrodese für einige Wochen mit Hilfe eines Kirschner-Drahtes verhindert eine Bewegung mit der Gefahr der frühzeitigen Belastung der Dorsalaponeurose.

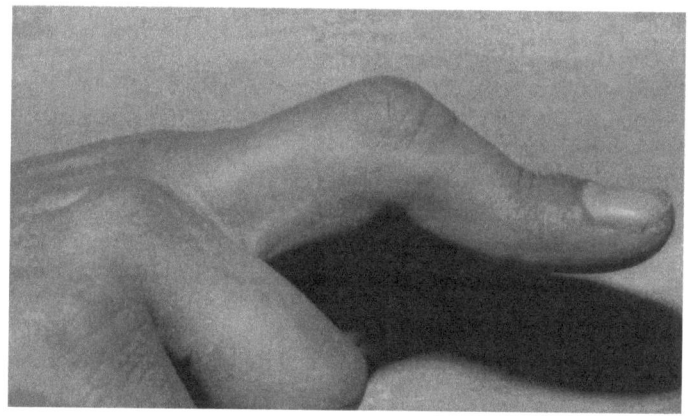

Abb. 29a, b. Knopflochdeformität. Grundgelenk: leichte Überstreckung; Mittelgelenk: Beugung; Endgelenk: Überstreckung

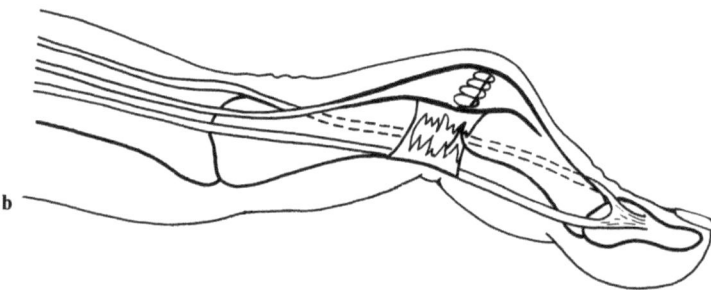

Abb. 30a, b. Schwanenhalsdeformität. Grundgelenk: leichte Beugung; Mittelgelenk: Überstreckung; Endgelenk: Beugung

Intrinsic Release der Finger:

Zur Behandlung der Schwanenhalsdeformität (Abb. 30a, b):
im MCP: leichte Beugestellung
im PIP: Überstreckstellung
im DIP: Beugestellung

muß eine dreieckförmige Exzision aus den radialen und ulnaren, von der Intrinsic-Muskulatur (Mm. interossei et lumbricales) gebildeten und bei dieser Fehlstellung kontrakten Zügeln vorgenommen werden.

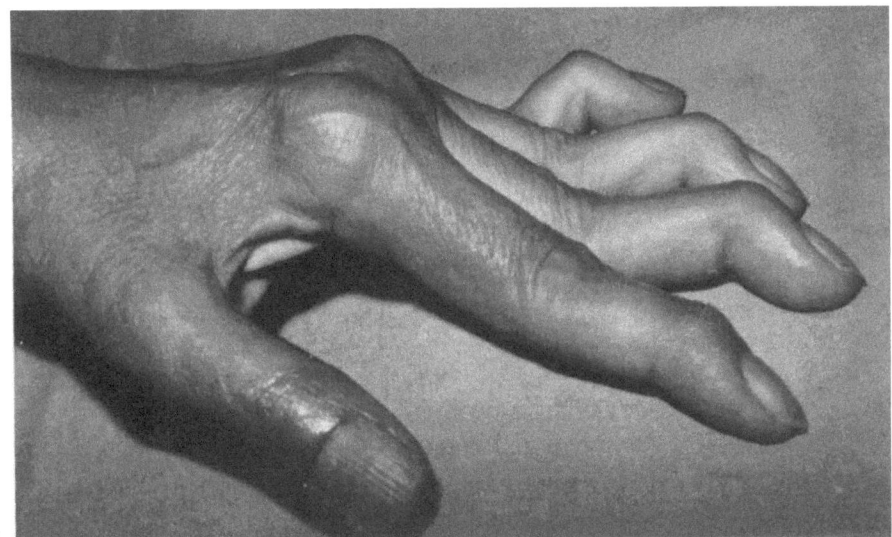

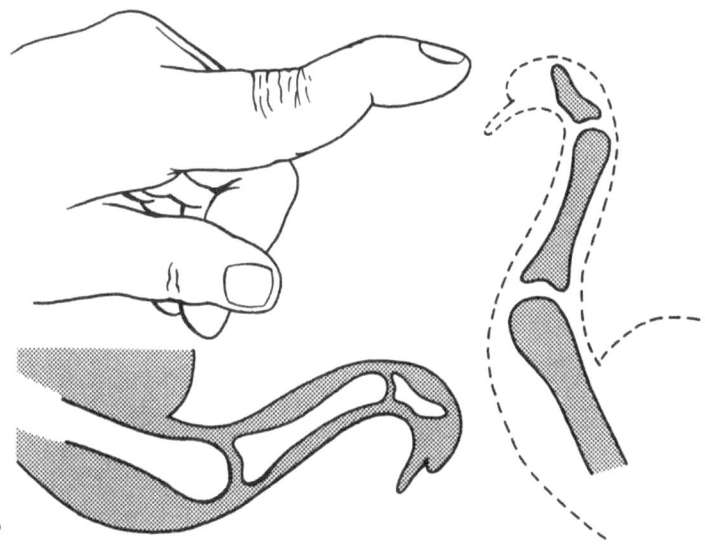

Abb. 30a, b

γ) Entfernung tumorähnlicher Veränderungen

Im Verlauf chronisch-entzündlicher Gelenkerkrankungen kommt es zur Entwicklung gelegentlich schmerzhafter, aber auch funktionell und kosmetisch störender tumorartiger Veränderungen. Hierzu zählen Bursen, Rheumaknoten und Gichttophi.

Aus diesem Grund erscheinen häufig die:
Bursektomie
Rheumaknotenentfernung
Gichttophusentfernung
indiziert.

2. Lokalisation

a) Obere Extremität

α) Schultergelenk

Die Erkennung proliferativer und frühdestruktiver Schultergelenkveränderungen als Folge einer Polyarthritis ist ähnlich wie im Bereich des Hüftgelenks problematisch. Aus diesem Grund wird eine frühe Synovektomie nur relativ selten vorgenommen, darüber hinaus aber auch bei anderen Schultergelenkeingriffen Zurückhaltung geübt. Das Schultergelenk wird zur Synovektomie vor allem im ventralen Bereich eröffnet, zumal auch hier meist die größte Vorwölbung aufgrund der Synovitis besteht. Im Anschluß an die Synovektomie ist eine Doppelung der Gelenkkapsel anzustreben, um ihre weitgehende Stabilisierung zur Verhütung einer Luxation zu erreichen; die beeinträchtigte Rotatorenmanschette sollte, wenn möglich, rekonstruiert werden. Gleichzeitig sind aufgrund ihrer entzündlichen Veränderungen oft stark vergrößerte Bursen (u.a. Bursa subacromealis u. subdeltoidea), die gelegentlich eine Kommunikation zum Humero-Skapular-Gelenk aufweisen können, zu entfernen. Auch Aussackungen des Gelenks entsprechend einer Baker's cyst im Kniekehlen- und Wadenbereich sollten exstirpiert werden. Läßt sich eine – allerdings nicht häufig vorhandene Tenosynovitis der langen Bizepssehne feststellen, so ist hier eine Tenosynovektomie, u.U. eine Tenolyse erforderlich, die Rekonstruktion der Sehne nach Ruptur empfiehlt sich nicht. Bestehen erhebliche destruktive oder degenerative Veränderungen nicht nur am Knochen, sondern auch im Bereich der umgebenden Weichteile, so ist im Anschluß an die Spätsynovektomie eine Entfernung der osteochondrophytären Ausziehungen an Humeruskopf und Pfanne bzw. die Begradigung und ein Ausgleich der evtl. die Gelenkmechanik störenden Destruktionen vorzunehmen. Eine Verklebung von Kapsel bzw. Gelenkflächen muß im Rahmen einer Arthrolyse gelöst werden. Besteht eine Bewegungsbeeinträchtigung aufgrund einer Verklebung oder fibrösen Ankylosierung zwischen dem Humeruskopf und dem Akromion, so kann dessen Abmeißelung (Akromiektomie bzw. unter Ausdehnung der Operation um Weichteileingriffe zur Akromio-Plastik) eine Verbesserung der Beweglichkeit bringen. Früher wurde gelegentlich bei destruiertem oder nicht mehr funktionstüchtigem, jedoch stark schmerzhaftem Schultergelenk eine Arthrodese in Abduktionsstellung vorgenommen. Bei intakten distalen Gelenken konnte mit der Hand noch Mund bzw. Gesicht erreicht werden. Dieser Eingriff wird heute – vor allem beim Polyarthritiker – nur noch extrem selten ausgeführt.

Der gelegentlich, zunächst vor allem posttraumatisch oder bei Tumoren vorgenommene Schultergelenkersatz vermochte zwar teilweise die Schmerzhaftigkeit zu lindern, brachte jedoch bisher – vielleicht mit einzelnen Ausnahmen – hinsichtlich der Beweglichkeit nicht den gewünschten Erfolg. Ursache hierfür ist vor allen Dingen der komplizierte anatomische Aufbau und der komplexe Bewegungsablauf des Schultergelenks.

Postoperativ ist bei den genannten Eingriffen mit Ausnahme der Arthrodese bis zur Wundheilung mit Stabilisierung der eröffneten Kapsel eine Lagerung des Armes in Abduktionsstellung, im Bett mit Hilfe von Kissen und Sandsäcken erforderlich. Dies dient der Stabilisierung der eröffneten Kapsel, ohne daß eine funktionelle Beeinträchtigung eintritt. Schon vor abgeschlossener Wundheilung sind assistierte aktive Rotationsbewegungen bei dieser Abduktionslagerung einzuleiten, so daß eine Verklebung der Gelenkflächen verhindert wird. Etwa 1–2 Wochen nach Synovektomie oder Arthrolyse kann der Arm für die Dauer von etwa 2–3 Wochen auf einer Abduktionsschiene gelagert werden. Von dieser Abduktionslagerung sind vorsichtige, falls nötig ebenfalls assistierte Übungen durchzuführen.

Beginnend im mittleren Lebensalter kann es – vorwiegend bei sonst gesunden Männern, aber auch bei bestimmten Erkrankungen (u.a. Herzinfarkt) – aufgrund der anatomischen Verhältnisse und der speziellen funktionellen Beanspruchung mit Neigung zu gewissen pathologischen Veränderungen vor allem der das Schultergelenk umgebenden Weichteile – zu einer sog. Periarthropathia humeroscapularis kommen. Es besteht eine Wechselwirkung von Schmerzen und Funktionsbeeinträchtigung, deren Ursachen nicht immer im einzelnen sicher zu bestimmen sind, die aber zu ausgeprägten pathologischen Weichteilveränderungen im Bereich des Gelenks führen können. Diese Tendenz kann sich hinsichtlich operativer Eingriffe am Schultergelenk vor allem beim Rheumatiker ungünstig auswirken. Dies ist einer der Gründe, daß die operative Behandlung des Schultergelenks relativ selten ausgeführt wird.

β) Ellbogengelenk

Die Synovitis des Ellbogengelenks in proliferativer und frühdestruktiver Phase erfordert ebenfalls schon relativ frühzeitig die Synovektomie zur Verhinderung fortschreitender Zerstörungen. Sie erfolgt vornehmlich durch einen bogenförmigen Längsschnitt über dem Radiusköpfchen, in dessen Bereich sich die maximale Schwellung bei Ellbogengelenksynovitis findet. Die am Epicondylus humeri radialis ansetzende Streckmuskulatur muß gespalten, vielleicht auch abgelöst werden. Die durch die Synovitis eingetretene Überdehnung von Kapsel und Bändern gestattet meist einen Einblick in die übrigen Gelenkabschnitte mit der Möglichkeit, die Synovektomie auszudehnen. Eine massive Ellbogengelenksynovitis führt ferner zu einer Schwellung radial und/oder ulnar der Trizepssehne. Die Längseröffnung in diesem Schwellungsbereich ermöglicht die zusätzliche Synovektomie auch von dorsal.

Patienten mit fortgeschrittenen polyarthritischen Veränderungen des Ellbogengelenks kommen vorwiegend erst zur operativen Behandlung, wenn eine einfache Synovektomie nicht mehr ausreicht. Die Deformierung des Radiusköpfchens und die Zerstörung des Ligamentum anulare radii zwingen zur Resektion des den Bewegungsablauf störenden Radiusköpfchens. Das Tuberculum radii mit dem Ansatz der Bizepssehne darf hierbei nicht tangiert werden. Die Radiusköpfchenresektion erlaubt einen günstigeren Einblick in das Gelenk, als dies bei der isolierten Synovektomie möglich ist. Zusätzlich zur Synovektomie können am Rand, aber auch innerhalb des Gelenks an Humerus und Ulna entstandene Usuren, Knochenvorsprünge, osteochondrophytäre Ausziehungen und sonstige die Mechanik des Gelenks störende Hindernisse begradigt oder entfernt werden (Abb. 31).

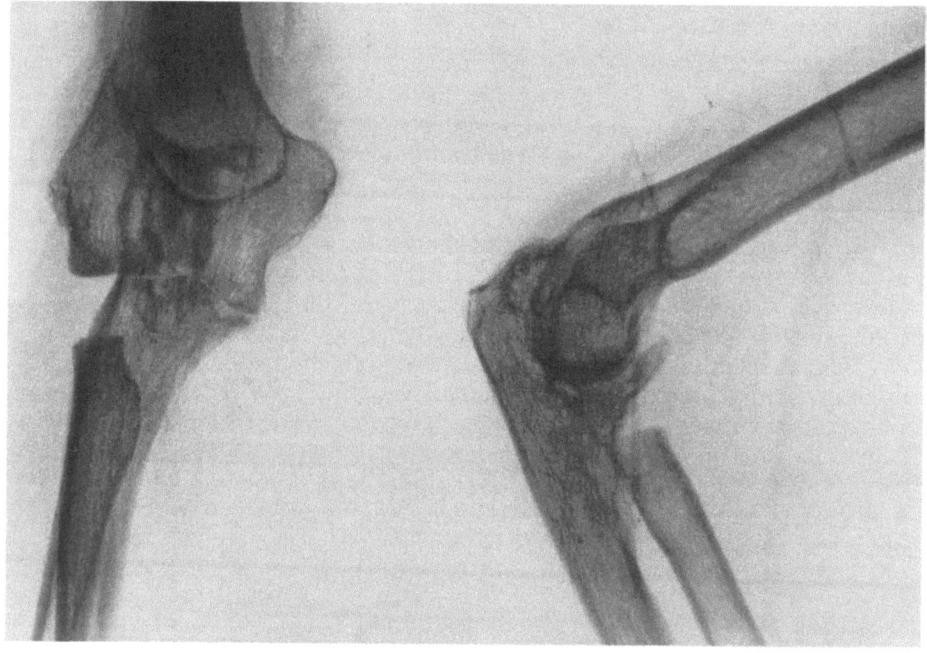

Abb. 31. Zustand nach Ellbogengelenksynovektomie mit Resektion des destruierten und die Bewegungen einschränkenden Radiusköpfchens

Ist das Gelenk anschließend nicht vollständig seitenstabil, so ist für die Dauer von 4–6 Wochen eine weitgehende Ruhigstellung in einer Beugestellung von 90° bei Mittelstellung des Unterarms durch eine dorsale Oberarmgipsschiene erforderlich. Sie kann zur assistierten Übungsbehandlung (unter seitlicher Fixierung des Unterarms) vorübergehend abgenommen werden. Im Anschluß an alle übrigen Ellbogengelenkeingriffe muß schon frühzeitig eine intensive aktive Übungsbehandlung erfolgen, die je nach Dauer der präoperativ bestandenen Bewegungseinschränkung durch passive Maßnahmen ergänzt werden muß.

Eine Ein- bzw. Versteifung erfordert zusätzlich zur Arthrolyse auch die partielle oder totale Resektion verklebter oder knöchern überbrückter Gelenkflächenanteile. Zusätzlich ist u.U. auch die teilweise Resektion des Olekranon oder des Processus coronoides erforderlich.

Ist intraoperativ hierdurch eine wesentliche Besserung der Beweglichkeit zu erzielen, werden die Gelenkflächen von Humerus und Ulna weitgehend anatomiegerecht reseziert. Auch noch nach vollständiger knöcherner Ankylosierung läßt sich durch eine Osteotomie in Verbindung mit der Resektion gelenknaher Knochenanteile nach intensiver Übungsbehandlung eine ausreichende Beweglichkeit erreichen.

Aufgrund der postoperativ relativ guten funktionellen Ergebnisse, die vor allem bei Patienten mit ungünstig in Streckstellung versteiften Ellbogengelenken erreicht werden, sahen wir uns bisher nur in Ausnahmefällen genötigt, einen endoprothetischen Gelenkersatz vorzunehmen. Ebenfalls war es in letzter Zeit nicht mehr erforderlich, die Indikation zur Arthrodese des Ellbogengelenks zu stellen.

Als Folge einer Articulosynovitis bzw. einer Destruktion des Ellbogengelenks kann sich eine Kompression des N. ulnaris in seinem Sulcus mit entsprechenden Ausfallerscheinungen entwickeln. Eine Neurolyse des Nervs und seine Verlagerung in die am Epicondylus humeri ulnaris ansetzende Muskulatur nach deren Einkerbung wird vorgenommen. Durch die anschließend im Sulcus durchgeführte Arthrotomie kann die Synovektomie eines weiteren Gelenkabschnitts erfolgen. Die vor allem auf der Streckseite des Ellbogengelenks gelegene, häufig entzündlich veränderte Bursa olecrani kann ebenso wie die hier bestehenden Rheumaknoten entfernt werden.

γ) Handgelenk

In der proliferativen Phase chronischer Polyarthritiden kommt es im Gegensatz zu den Angaben von STEINBROCKER u.a. nicht selten schon vor dem Auftreten einer Articulosynovitis zur Ausbildung einer Tenosynovitis. Im Bereich der Hand ist der erste Manifestationsort vorwiegend die Sehne des M. extensor carpi ulnaris nahe dem Ulnaköpfchen, bevor ein Befall sämtlicher Extensorensehnen eintritt. Wegen drohender Sehnenrupturen ist eine Tenosynovektomie erforderlich. Das Retinaculum extensorum wird zunächst auf der Ulnarseite durchtrennt, die einzelnen Fächer in radialer Richtung eröffnet und dann fachweise die Tenosynovektomie der einzelnen Sehnen möglichst vollständig durchgeführt (Abb. 20).

Unter den freipräparierten Sehnen läßt sich wesentlich besser der Zustand des Handgelenks beurteilen. Finden sich synovitische Auftreibungen im Bereich der einzelnen Gelenkabschnitte:

Radio-Karpal-Gelenk,
Ulno-Karpal-Bereich,
distales Radio-Ulnar-Gelenk,
Interkarpalgelenke,

so erfolgt nun unter passiver Beugung des Handgelenks ihre Eröffnung und anschließend ihre Synovektomie. Die Unterteilung in zahlreiche Einzelabschnitte erschwert den Eingriff. Nach der Synovektomie ist ein sorgfältiger Verschluß der Gelenkkapselanteile vorzunehmen. Zur besseren Stabilisierung des Handgelenks, aber auch zur Verhinderung eines Rezidivs der Tenosynovitis wird das von ulnar nach radial präparierte Retinaculum extensorum unter die einzelnen Sehnen geschlagen und fixiert. Ist die Struktur des Retinaculums durch die Tenosynovitis erheblich aufgelockert, so kann zusätzlich durch das Aufsteppen homologer Dura (Tutoplast-Dura, Lyodura) eine Stabilisierung erreicht werden. Anschließend wird dann auf die Dura das Retinaculum geheftet. Durch die Verlagerung des Retinaculums verlaufen die Strecksehnen im Subkutanbereich.

Bereits im proliferativen Stadium der chronischen Polyarthritis kann es ebenfalls zu einer Tenosynovitis auf der Beugeseite der Hand, vor allem im Bereich des Karpaltunnels kommen. Auch hier ist wegen der Möglichkeit des invasiven Wachstums und der Strukturzerstörung der Sehnen eine Tenosynovektomie unbedingt erforderlich. Sie erfolgt durch einen S-förmigen Hautschnitt mit Darstellung des Ligamentum carpi transversum unter Schonung des oberhalb abgehenden, die Palmarfläche der Hand versorgenden Hautastes, der außerhalb des Karpaltunnels verläuft. Das Ligamentum sollte reseziert werden. Anschließend werden die einzelnen Sehnen aus dem Konglomerat der Tenosynovitis, das weit nach proximal und distal reichen kann, präpariert und die Tenosynovektomie vorgenommen. Liegen bereits subjektive Anzeichen oder makroskopische Veränderungen vor, die auf eine Medianuskompression hindeuten, so ist seine Befreiung aus dem Konglomerat nötig. Darauf wird eine Neurolyse, falls erforderlich auch interfaszikulär, angeschlossen. Nur hierdurch läßt sich eine Befreiung der einzelnen geschädigten Faszikel von den strangulierenden narbigen Bindegewebszügen erreichen. Anschließend ist die Volarseite des Handgelenks zu inspizieren. Eventuell vorliegende Auftreibungen über den einzelnen Gelenkabschnitten erfordern eine Eröffnung und Synovektomie von volar. Auch bei Veränderungen in der destruktiven und frühdegenerativen Phase chronischer Polyarthritiden kann eine ausgedehnte Articulo- und Tenosynovektomie nötig sein. Besteht ferner eine Insuffizienz des distalen Radio-Ulnar-Gelenks bzw. des Radio-Karpal- oder Radio-Ulnar-Gelenks, so muß zusätzlich eine Stabilisierung erfolgen. Häufig liegt ein Caput-ulnae-Syndrom (BÄCKDAHL) vor. Infolge der Insuffizienz des distalen Radio-Ulnar-Gelenks ist das Ulnaköpfchen nach dorsal luxiert, so daß die Bewegungen behindert und Schmerzen verursacht werden. Nach der Synovektomie des Radio-Ulnar-Gelenks und seiner benachbarten Gelenkabschnitte wird die Reposition vorgenommen und das Ulnaköpfchen durch einen Spick-Draht für die Dauer von 3 Wochen am Radius fixiert. Zusätzlich erfolgt eine Stabilisierung des Gelenks mit Hilfe des zur Streckertenosynovektomie präparierten Retinaculum extensorum, das u.U. mit homologer Dura verstärkt werden kann. Um eine größere Stabilisierung des Ulnaköpfchens zu erreichen, steppen wir die Sehne des M. extensor carpi ulnaris fächerförmig auf das Caput ulnae auf (Abb. 32a–c).

Liegt bei fortgeschrittenen Veränderungen eine Fehlstellung des Handgelenks u.a. in Flexion und/oder Ulnarabduktion vor, so kann bei weitgehend erhaltenen Gelenkflächen eine Umstellung des distalen Radius durch Keilosteotomie mit anschließender Osteosynthese vorgenommen werden. Diese Osteosynthese muß das Gelenk aussparen. Eine Articulo- und Tenosynovektomie kann ergänzend nötig sein. Besteht eine bajonettförmige Fehlstellung mit extremer Funktionsbeeinträchtigung, so kann nach Umstellungsosteotomie eine Arthrodese durchgeführt werden. Während wir sie früher mit Hilfe von autologen kortikospongiösen Beckenkammspänen, Schrauben und Kirschner-Drähten vornahmen (Abb. 33a–c), erfolgt sie heute mit einer Plattenosteosynthese. Die gleichzeitig nötige Resektion des Ulnaköpfchens sichert die Unterarmdrehbeweglichkeit. Die Arthrodese ist äußerst hilfreich, wenn bereits Sehnenrupturen der Fingerstrecker eintraten. Die meist noch intakten Handgelenkstrecker sind nach Vornahme der Arthrodese zur Fixierung des Handgelenks nicht mehr erforderlich und so zum Transfer auf rupturierte Fingersehnen zu verwenden. In der Behandlung des schwer destruierten und deformierten Handgelenks bevorzugen wir aufgrund der geringen Komplikationen und der guten Dauerergebnisse, auch in funktioneller Hinsicht, die Arthrodese vor allem gegenüber der Interpositions-Arthroplastik weniger häufig in Hinsicht auf den Gelenkersatz nach SWANSON.

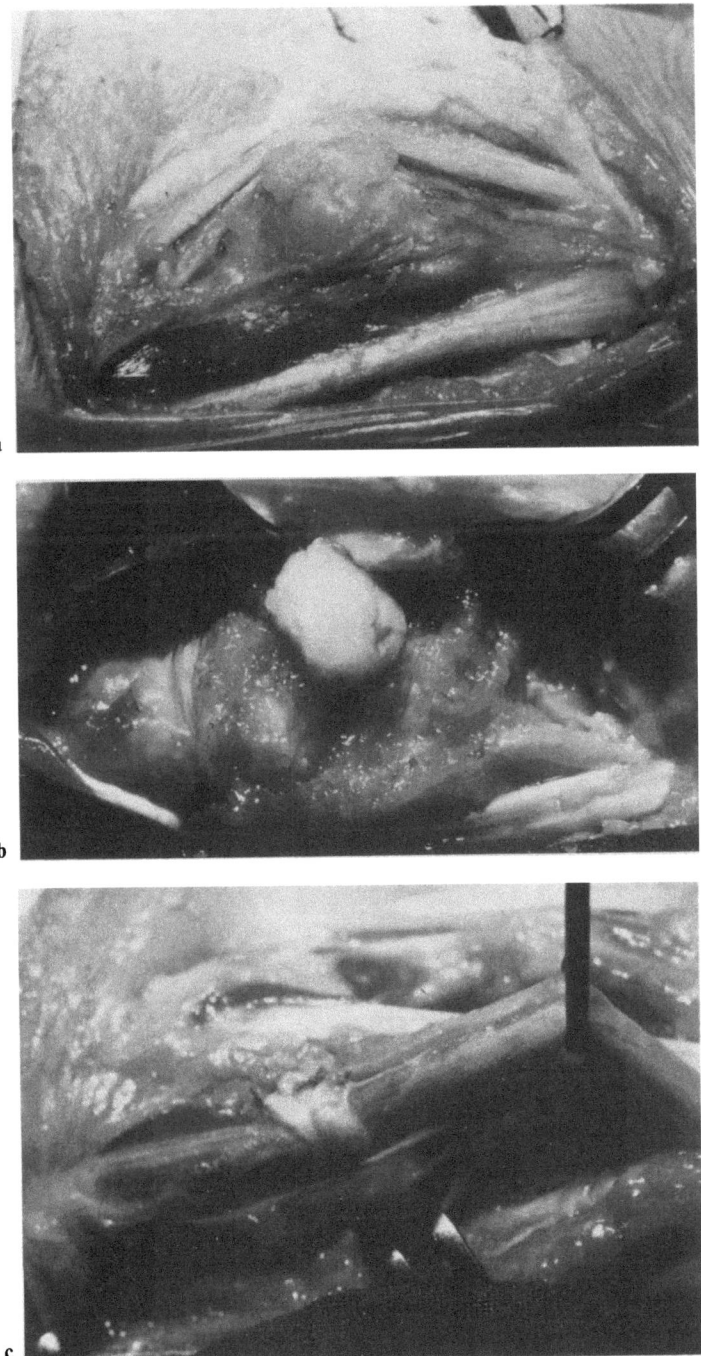

Abb. 32 a–c. Synovektomie und Ulnaköpfchenresektion bei Caput ulnae-Syndrom (BÄCKDAHL):
a Luxation der Sehne des M. ext. carpi ulnaris über das Ulnaköpfchen hinweg zur Volarseite. Aus der eröffneten Gelenkkapsel quellen Fibrinmassen. Das distale Radio-Ulnar-Gelenk ist instabil. **b** Schwer destruiertes Ulnaköpfchen, in der Umgebung Synovitis. **c** Fixierung der luxierten Extensorsehne durch Palmarisschlinge (Transplantat) am Ulnaschaft nach Ulnaköpfchenresektion zur Stabilisierung des distalen Radio-Ulnar-Gelenks

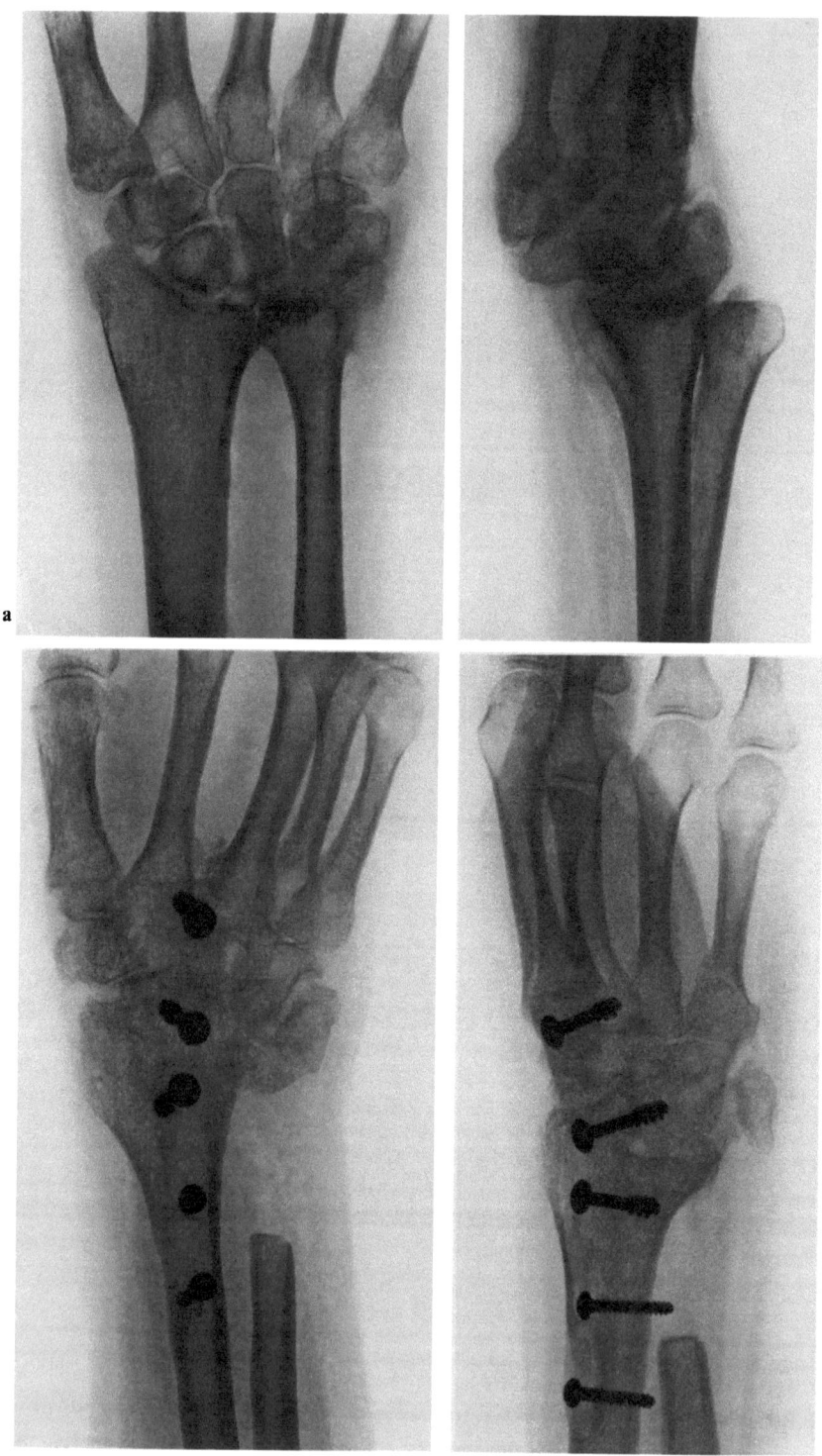

Abb. 33a, b

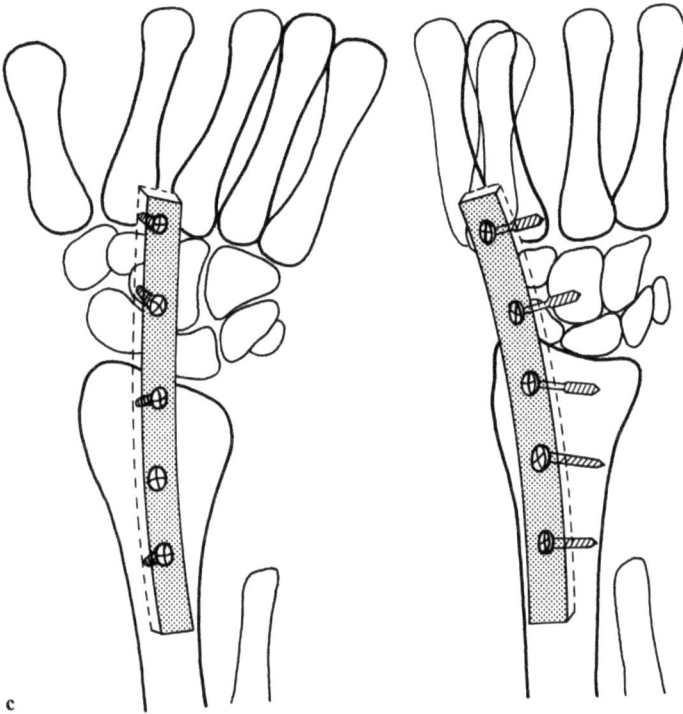

Abb. 33a–c. Chronische Arthritis des Handgelenks mit Destruktion und Luxation: Insuffizienz des distalen Radio-Ulnar-Gelenks und Ulnaköpfchenluxation. Nur schmerzhafte Wackelbewegungen möglich **b** Arthrodese mit kortiko-spongiösem Beckenkammspan. Fixierung durch Kleinfragmentschrauben. Ulnaköpfchenresektion zur Ermöglichung der Unterarmdrehbewegungen **c** Schemazeichnung

δ) Finger

Liegt eine Entzündung im Bereich der Gelenke des 1. Strahls vor, so ist eine Synovektomie indiziert. Vorwiegend wird sie am Daumengrundgelenk (MCP I), weniger häufig am Daumenend- = Interphalangealgelenk (IP I), seltener am Daumensattel- = Carpometakarpalgelenk (CMC I) durchgeführt. Hinsichtlich der Technik ergeben sich keine besonderen Schwierigkeiten. Die Kollateralbänder, vor allem das ulnare Seitenband des Daumengrundgelenks sind zu schonen.

Bei fortgeschrittenen Veränderungen in den Spätphasen richtet sich die Versorgung nach dem jeweiligen Zustand. Besteht bereits eine beginnende 90/90-Deformität des Daumens (Beugung im Grund-, Überstreckung im Endgelenk von angenähert 90°), so muß neben der Synovektomie beider Gelenke die Raffung der Strecksehne durch eine Lengemann-Sehnennaht und eine temporäre Spickdrahtarthrodese erfolgen. Dies führt meist zu einer guten Beweglichkeit und günstigen Funktion des 1. Strahls.

Schwere Veränderungen der Daumenwurzel (Rhizarthritis, Rhizarthrose) erfordern mobilisierende Maßnahmen: die isolierte Trapezium-(Multangulum-majus-)Resektion, die erweitert werden kann zur Interpositions-Arthroplastik (In-

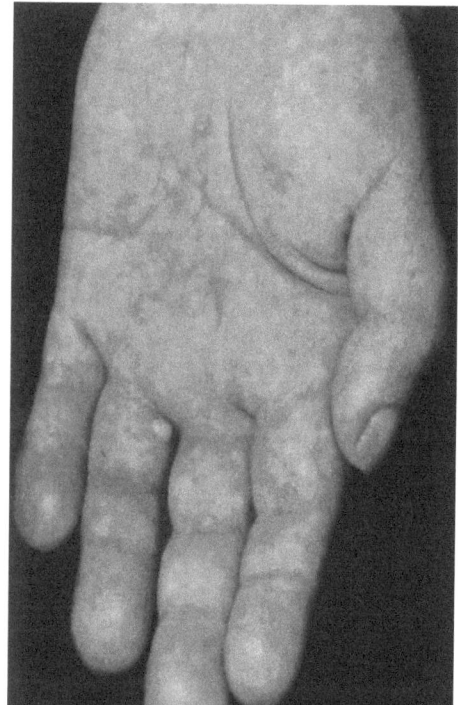
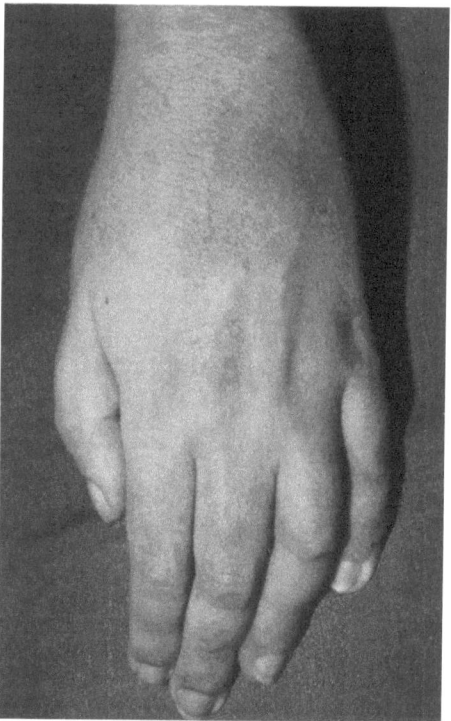
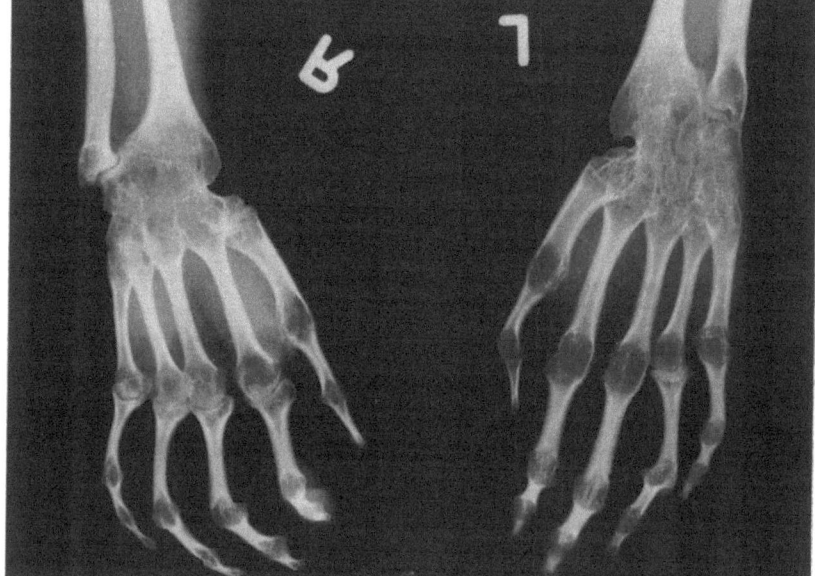

Abb. 34a–e. Patientin mit juveniler chronischer Polyarthritis. **a, b** Totale knöcherne Ankylosierung fast sämtlicher Gelenke im Bereich der Hand. Vollständige Funktionsaufhebung mit Adduktion des 1. Strahls. **c** Intraoperativ ist die Ankylose zu erkennen. **d** Nach Resektion des ankylosierten Karpometakarpalgelenks I Einpassen einer Fingergelenk-Maßprothese nach SWANSON. **e** Einsetzen einer Implantationsprothese (SWANSON)

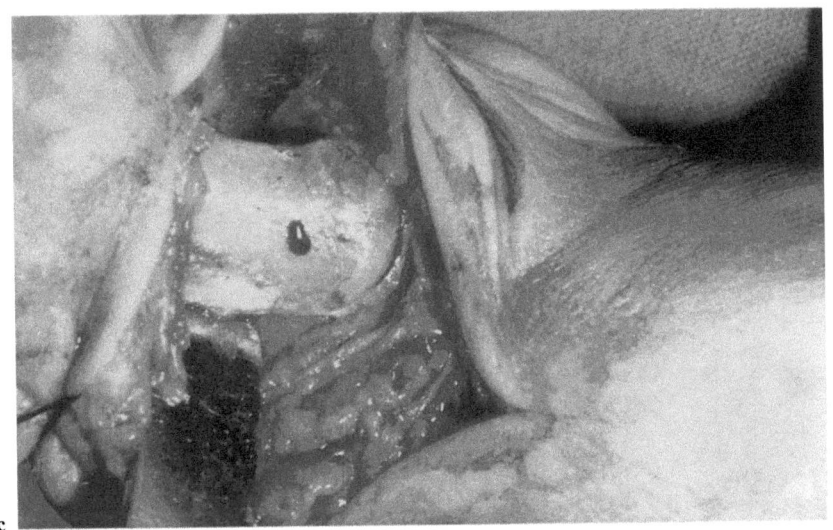
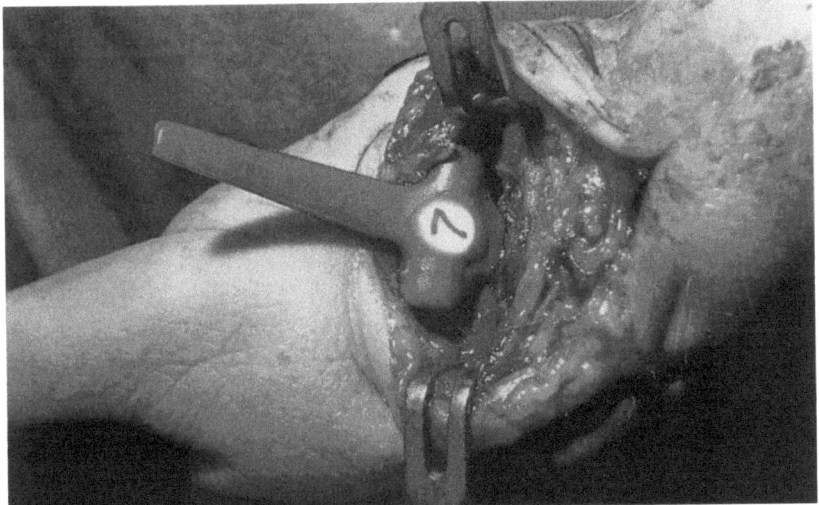
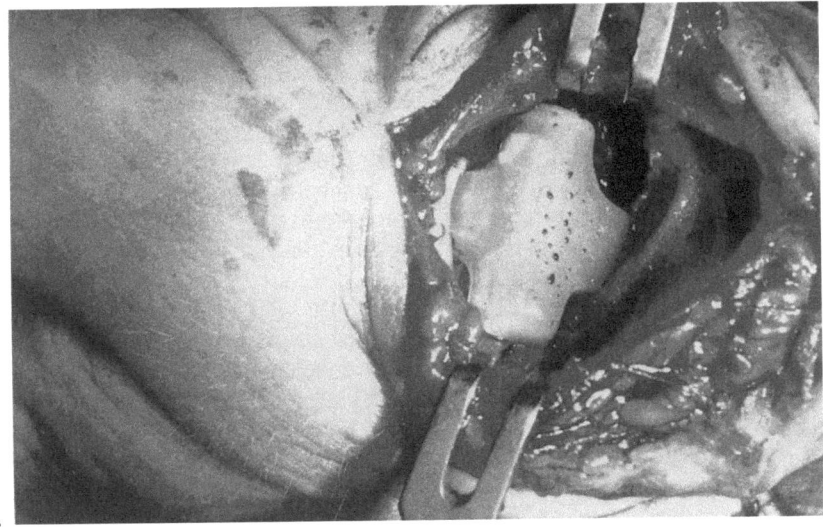

Abb. 34c–e

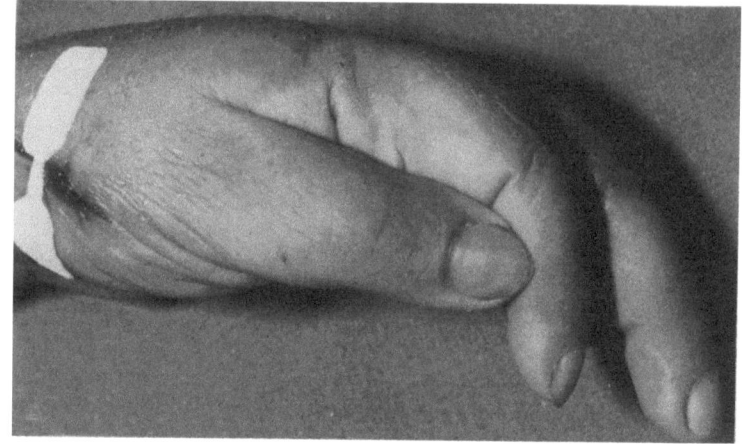

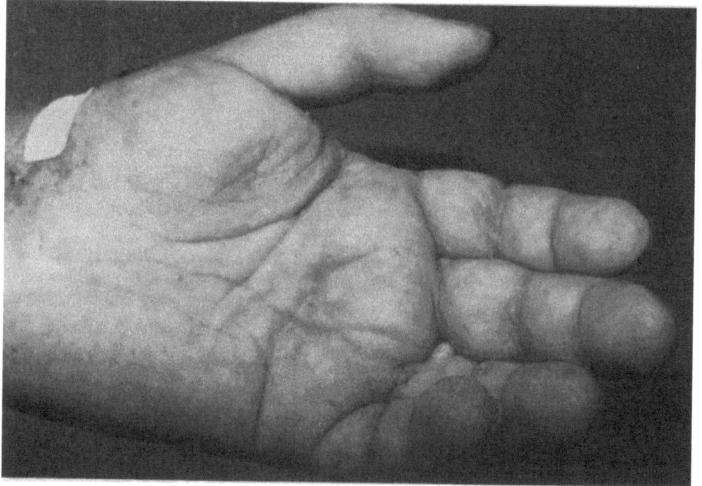

Abb. 34f, g. Bewegungsausmaß 10 Tage postoperativ: Adduktion/Opposition-Abduktion

terponat: u.a. ein Teil der Sehne des M. flexor carpi radialis nach BUCK-GRAMCKO). Durch die durch uns vor Jahren angegebene Verwendung von homologer Dura als Interponat konnten gute funktionelle Ergebnisse erzielt werden. Die gleichzeitig vorliegende Adduktionskontraktur des 1. Strahls ist durch eine Lösung der Adduktionsmuskulatur zu beheben. Anschließend muß für die Dauer von etwa 3 Wochen eine temporäre Arthrodese die Abduktionsstellung erzwingen. Ein Ersatz ist u.a. durch die Trapezium-Silastic-Prothese nach SWANSON möglich. Bei knöcherner Ankylosierung des Sattelgelenks konnten wir nach Resektion des proximalen Metakarpalabschnitts, Aufbohren der ankylosierten Knochen und durch die Implantation einer normalen Fingergelenkprothese (SWANSON) ein gutes funktionelles Resultat erzielen (Abb. 34a–g). Polyarthritische Erkrankungen sind nur selten eine Indikation zur Arthrodese des Daumensattelgelenks.

Liegen ausgeprägte destruktive Veränderungen im Daumengrundgelenk (MCP I) und Daumenendgelenk (IP I) mit seitlicher Instabilität, Luxation und

Fehlstellung, vor allem auch die ausgeprägte 90/90-Deformität vor, so kann die Arthrodese eines oder beider Gelenke indiziert sein. Sie wird in einer Beugestellung von jeweils 10–15° durch Spick-Drähte oder Schrauben sowie Platten und Schrauben vorgenommen. Nach Möglichkeit versuchen wir mit einer Arthrodese des Endgelenks auszukommen und das Grundgelenk durch eine Swanson-Fingergelenkprothese zu ersetzen. Voraussetzung sind intakte Kollateralbänder. Eine Kürzung der Querschenkel der Prothese und ihre maßgerechte Einpassung nach Anlegen von Nuten in Metakarpalköpfchen und Grundgliedbasis wird vorgenommen. Besteht eine Insuffizienz der Kollateralbänder mit Instabilität, so kann durch Abspaltung eines Teils des Streckapparats und Fixierung eine Kollateralbandstabilisierung erzeugt werden. Alle operativen Maßnahmen im Bereich des 1. Strahls haben eine Verbesserung der Daumenfunktion einschließlich Oppositionsfähigkeit sowie Schlüssel- und Spitzgriff zwischen 1. und 2. Finger zum Ziel.

An den Fingergrundgelenken II–V (MCP II–V) wird häufig, vor allem während der proliferativen, aber auch während der destruktiven und degenerativen Phase eine Synovektomie vorgenommen. Zusätzlich ist bei der gleichzeitig bestehenden ulnaren Langfingerdeviation deren Behebung erforderlich. Die drohende Luxation der Strecksehnen in die ulnar der Metakarpalköpfchen gelegenen Interdigitalräume und die gleichzeitige Einschränkung der Fingerextension müssen verhindert werden. Dies geschieht durch die Fixierung der Strecksehnen im radialen Bereich. Bei fortgeschrittener ulnarer Deviation wird ein sog. Intrinsic-Transfer vorgenommen. Hierbei erfolgt die Ablösung der ulnar am Finger ansetzenden Intrinsic-Muskulatur (Mm. interossei et lumbricales), die mit ihrer Sehne an der radial ansetzenden Intrinsic-Muskulatur des Nachbarfingers fixiert werden.

Hierdurch erreicht man:

Die Verminderung des ulnaren Zuges auf die Langfinger.
Die Verstärkung des radialen Zuges auf die Nachbarfinger.

Ferner muß die Durchtrennung der den 5. Finger in die ulnare Deviation ziehenden Sehne des M. abductor minimi erfolgen.

Besteht aufgrund der Synovitis ein überdehnter Kapsel-Band-Apparat mit volarer (Sub-)Luxation in den Grundgelenken, so ist eine Synovektomie allein als operative Maßnahme nicht ausreichend. Aufgrund des technisch einfachen Verfahrens und der günstigen Dauerergebnisse implantieren wir seit Jahren nach Synovektomie, Metakarpalköpfchenresektion und anschließender Aufbohrung

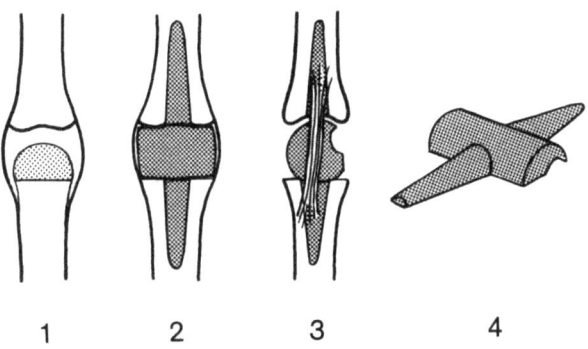

Abb. 35a. Implantation einer Swanson-Prothese

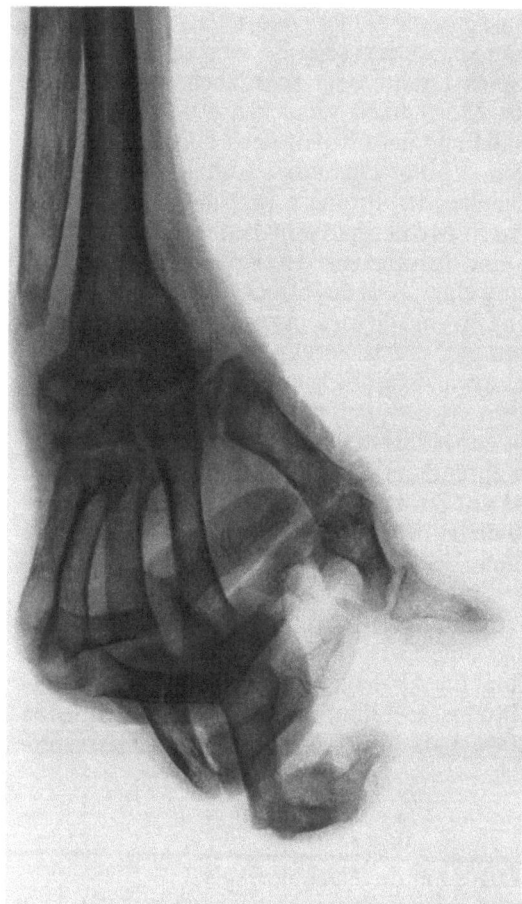 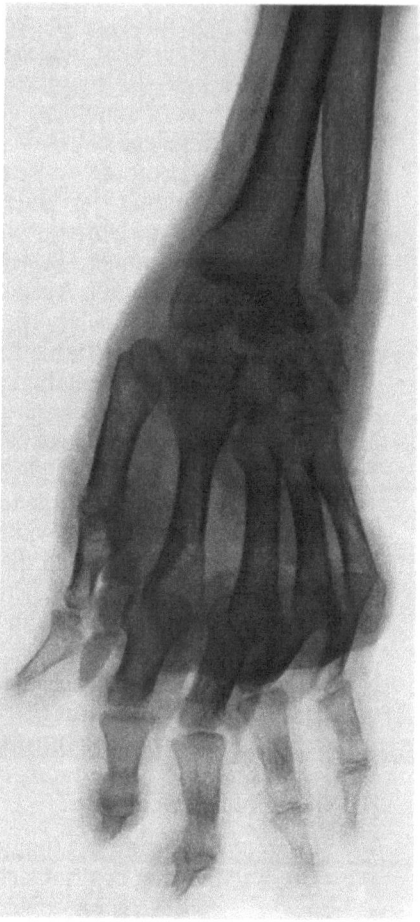

Abb. 35b. Schwanenhalsdeformitäten links; rechts Beugekontraktur mehrerer Finger bei Luxation in den Grundgelenken

von Metacarpalia und Grundgliedern die als Platzhalter wirkende elastische Swanson-Prothese (Abb. 35a–c). Nach der Implantation von ca. 500 Prothesen sahen wir vorwiegend gute funktionelle und kosmetische Ergebnisse mit deutlicher Besserung der Beschwerden. Gelegentlich postoperativ auftretende Komplikationen ließen sich weitgehend beheben.

Auch diese mobilisierenden Operationsmethoden müssen je nach Veränderungen ergänzt werden durch einen Intrinsic-Transfer, eine Fixierung der ulnar abgleitenden Strecksehnen auf der Radialseite oder aber durch eine Tenosynovektomie der Beuger, falls deren Gleitfähigkeit durch eine adhäsive Tenosynovitis beeinträchtigt ist.

Die Articulosynovitis der Fingermittelgelenke II–V (PIP II–V) führt zu einer Überdehnung der Dorsalaponeurose, durch deren Insuffizienz die Knopflochdeformität droht. Auch hier ist die Articulosynovektomie indiziert. Sie erfolgt nach Längsinzision eines überdehnten Anteils der Dorsalaponeurose. Hierdurch erhält man einen guten Zugang zum Synovialsäckchen des Gelenks, das in toto

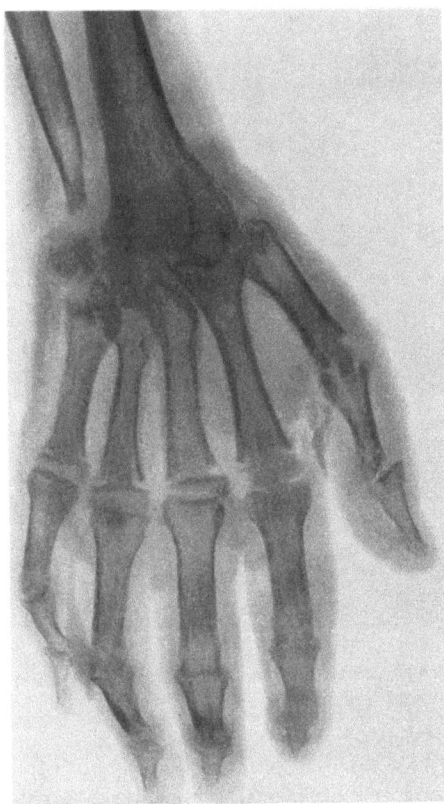 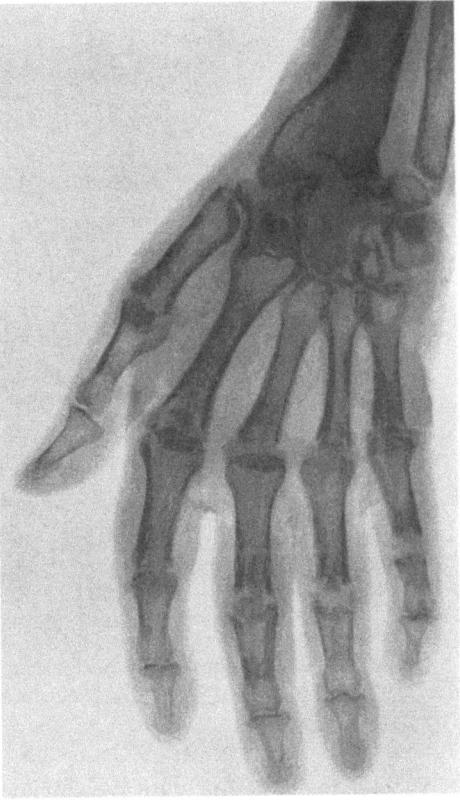

Abb. 35c. Ersatz von Grund- und Mittelgelenken bds., volle Streckung, nahezu voller Faustschluß, intakter Spitz- und Schlüsselgriff bei Aufhebung der Deformitäten

ektomiert wird. Außerdem wird, wie im Bereich der Fingergrundgelenke, die unter den Seitenbändern und volar bestehende Synovitis entfernt (Abb. 36). Anschließend ist eine Rekonstruktion der Dorsalaponeurose durchzuführen. Sie wird durch eine entsprechende Nahttechnik gedoppelt, überdehnte Anteile durch Übernähung gedeckt.

Bestehen fortgeschrittene Veränderungen bei seitlicher Stabilität ohne Fehlstellung der Gelenke, so kann nach Vornahme der Synovektomie das Gelenk ersetzt werden. Es werden die Gelenkflächen reseziert und Grund- und Mittelglied unter Ausnutung der gelenknahen Anteile aufgebohrt. Die seitlichen Prothesenschenkel werden entfernt, so daß ihre Einpassung unter Erhaltung der Kollateralia in den Ausnutungsbereich möglich ist. Darauf erfolgt die Rekonstruktion der Dorsalaponeurose. Bei erheblich insuffizientem Bandapparat mit seitlicher Instabilität, einer Ein- und Versteifung oder bei einer Ankylose in nicht funktionsgerechter Stellung ist eine Arthrodese in Funktionsstellung von ca. 45° Beugung zu diskutieren. Hierdurch läßt sich eine gute Einsatzfähigkeit der Langfinger erreichen, vor allem wenn die proximal und distal liegenden Gelenke des Fingers weitgehend intakt sind oder mobilisiert werden. Die Arthrodese wird entweder durch gekreuzte Kirschnerdrähte oder eine Kortikalis- bzw. Spongiosaschraube des Kleinfragmentinstrumentariums der AO vorgenommen,

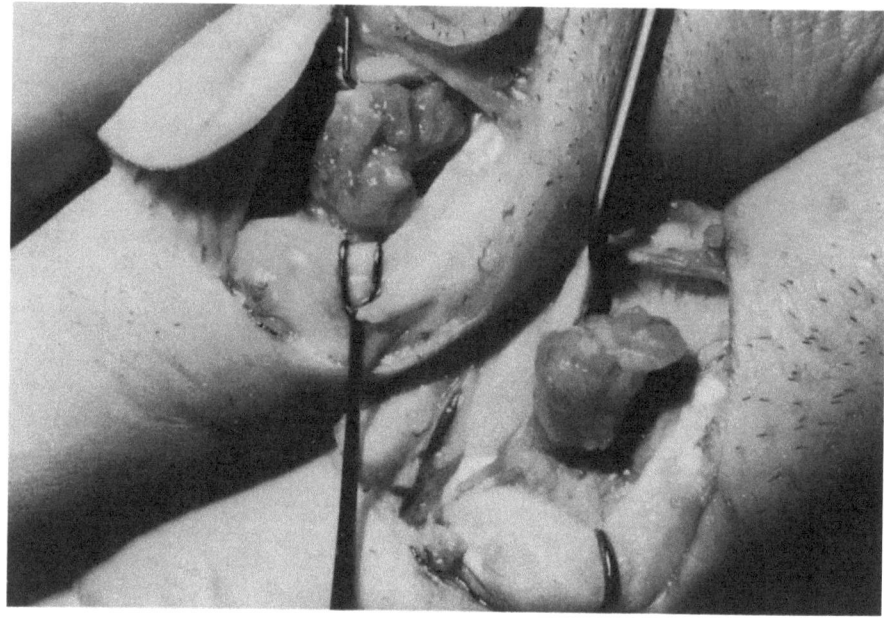

Abb. 36. Eröffnung der proximalen Interphalangealgelenke nach Durchtrennung der Dorsalaponeurose. Das synovitische Gewebe quillt hervor

wobei jedoch auf eine gute Weichteildeckung geachtet werden muß, da es sonst zu einer Dehiszenz kommen kann (Abb. 37). Die Arthrodese ermöglicht einen kräftigen Grobgriff, im Bereich des 2. Fingers auch einen guten Spitz- und Schlüsselgriff.

Besteht eine Knopflochdeformität mit aktiver Beweglichkeit, so kann versucht werden, das Mittelgelenk zu erhalten. Eine bestehende Synovitis ist zu ektomieren und die Rekonstruktion der Dorsalaponeurose vorzunehmen, da sonst die Knopflochdeformität postoperativ provoziert wird. Für die Dauer von etwa 3 Wochen fixieren wir ferner das Mittelgelenk durch einen schräg verlaufenden Kirschnerdraht in Streckstellung. Hierdurch läßt sich eine Nahtinsuffizienz und damit ein seitliches Abgleiten des ulnaren und radialen Zügels der Dorsalaponeurose – die Ursache der Knopflochdeformität – verhindern. Ist im Rahmen dieser Deformität bereits eine weitgehende Einsteifung oder Ankylosierung im Mittelgelenk eingetreten, so muß eine Arthrodese des Mittelgelenks in Funktionsstellung vorgenommen werden. Die Überstreckstellung der Endgelenke läßt sich meist durch eine 3wöchige temporäre Arthrodese mit Kirschnerdraht in leichter Beugestellung beheben.

Die Schwanenhalsdeformität erfordert bei noch bestehender Beweglichkeit des Mittelgelenks im Anschluß an die Articulosynovektomie einen sog. intrinsic release (Abb. 30). Hierbei wird eine partielle dreieckförmige Resektion der ulnaren und der radialen sehnigen Einstrahlungen der Mm. interossei et lumbricales in die Dorsalaponeurose vorgenommen. Läßt sich durch Druck auf den distalen Fingerbereich die Schwanenhalsdeformität passiv nicht beheben oder besteht bereits eine Ankylosierung des Mittelgelenks in Überstreckstellung, so ist eine Arthrodese dieses Gelenks in 45° Beugung, die einer sog. Funktionsstellung entspricht, vorzunehmen. Bei einer Beugefehlstellung des Endgelenks ist keine

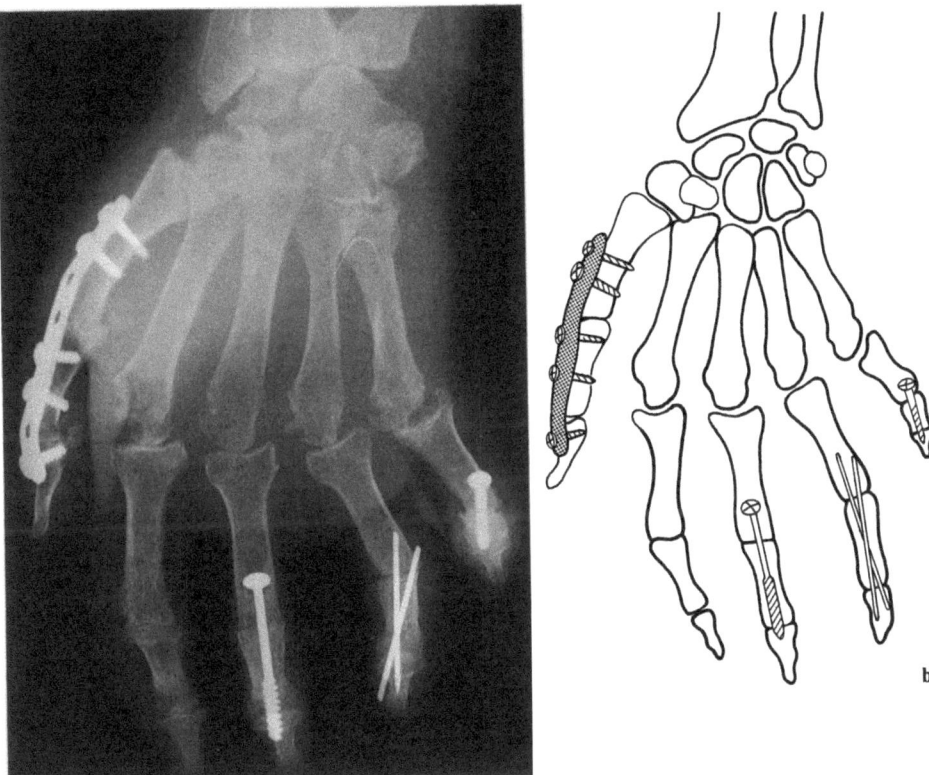

Abb. 37. Arthrodese der PIP- und DIP-Gelenke durch gekreuzte Kirschnerdrähte und Spongiosaschrauben, des PIP-Gelenks V durch Kortikalisschraube und der Daumengelenke durch Kleinfragmentplatte der Arbeitsgemeinschaft für Osteosynthesefragen (AO) jeweils in Funktions- = Beugestellung. Eingriffe erfolgten vor Einführung der Swanson-Prothese. Wiederherstellung der Greiffähigkeit, vor allem des Spitz- und Schlüsselgriffs zwischen Daumen und Zeigefinger bei fixierter Knopflochdeformität der Langfinger, 90/90-Deformität des Daumens und erheblichem Funktionsverlust (chronische Polyarthritis) **b** Schemazeichnung

besondere Behandlung erforderlich. Besteht eine über die Funktionsstellung hinausgehende Beugung, so kann eine temporäre oder bleibende Arthrodese eine Funktionsbehinderung einschränken.

Eine Synovitis im Bereich der Fingerendgelenke (DIP II–V) besteht relativ selten. Sie ist häufiger bei der Psoriasis-Arthritis als bei der chronischen Polyarthritis. Wir nehmen die Synovektomie durch zwei längsverlaufende Schnitte im ulnaren bzw. radialen Bereich vor und versuchen anschließend unter der Strecksehne das Gelenk möglichst total zu säubern. Der Ansatz der Strecksehne an der Basis des Endgelenks muß geschont werden, so daß keine Insuffizienz oder Ruptur eintritt. Anschließend erfolgt lediglich die Naht der Haut.

Eine Fehlstellung im Bereich des Endgelenks bei fortgeschrittenen Veränderungen: eine über die Funktionsstellung hinausgehende Beugung, eine seitliche Abweichung oder eine Instabilität des Kollateralbandapparates erfordern meist eine Arthrodese unter Schonung der Nagelwurzel. Sie wird vorwiegend durch gekreuzte Kirschnerdrähte vorgenommen.

Durch die günstigen Ergebnisse der Endgelenksynovektomie wurden wir veranlaßt, die degenerativen Veränderungen im Rahmen der sog. Heberden-Arthrose operativ anzugehen. Frühe Ergebnisse dieser bisher in größerem Umfang von anderer Seite noch nicht veröffentlichten Eingriffe sind erfolgversprechend.

ε) Tenosynovektomie im Bereich von Hohlhand und Fingerbeugeseiten

Zur Beugertenosynovitis kommt es nicht nur im Karpaltunnel, sondern entsprechend den anatomischen Verhältnissen der Sehnenscheiden auch im Bereich der Hohlhand und der Fingerbeugeseiten. Auch hier ist eine Tenosynovektomie erforderlich, da sonst Rupturen von oberflächlichen und tiefen Beugesehnen drohen. Die Sekundärveränderungen erfordern eine operative Therapie in Form des ein- oder zweizeitigen Sehnenersatzes mit Kunststoffkabel und Sehnentransplantat. Es gilt vor allem, die Blockade frühzeitig durch eine Tenosynovektomie, aber auch eine Resektion der Anularligamente zu verhindern. Besteht eine Tenosynovitis isoliert an einem Finger, so ist durch einen W-förmigen Längsschnitt über dem Verlauf der Sehne in der Hohlhand und auf der Fingerbeugeseite die Sehnenscheide so weit freizulegen, daß sie entfernt werden kann. Das Anularligament in Höhe des Grundgelenks ist ebenfalls weitgehend zu resezieren. Die Tenosynovektomie der Beuger im gesamten Verlauf eines Strahls bringt nicht immer ein günstiges Ergebnis. Dort kann es postoperativ zu einer Adhärenz der Beuger mit Funktionsbehinderung des betroffenen Fingers kommen. Allerdings ist die Gefahr der Ruptur beider Beugesehnen mit einer stärkeren Funktionsbehinderung wesentlich größer, so daß die Tenosynovektomie trotz einer drohenden Adhärenz vorgenommen werden sollte. Besteht eine Beugesehnentenosynovitis mehrerer Langfinger im Bereich der Anularligamente, so müssen durch einen querverlaufenden Hohlhand-Hautschnitt die Anularligamente reseziert und eine weit nach proximal und distal reichende Tenosynovektomie vorgenommen werden.

b) Untere Extremität

α) Hüftgelenk

Bei den unterschiedlichen Möglichkeiten der operativen Behandlung chronisch-entzündlicher Hüftgelenkveränderungen muß den anatomischen Verhältnissen und den entsprechenden Entwicklungsstadien der Coxitis Rechnung getragen werden. Da die Erkennung einer frühen Synovitis mit Ergußbildung im Bereich des Hüftgelenks aufgrund des ausgeprägten Weichteilmantels schwierig ist, fällt auch häufig der Entschluß zur Synovektomie nicht leicht. Die zur vollständigen Synovektomie nötige Luxation des Hüftgelenks mit ihren möglichen negativen Folgen (Luxationsneigung, Mangeldurchblutung des Hüftkopfes) zwingen aufgrund heutiger Erfahrungen ebenfalls zu einer gewissen Zurückhaltung. Treten jedoch während der Beobachtungszeit röntgenologische Veränderungen ein oder nehmen sie ebenso wie die Schmerzen eindeutig zu, so sollte zumindest bei jüngeren Patienten der Eingriff diskutiert werden. Allerdings wird man die Synovektomie vorwiegend auf die vorderen Anteile des Hüftgelenks beschränken. Sie dient vor allem dazu, die lokale Progression der Veränderungen vor allem bei jüngeren Patienten aufzuhalten und somit den endoprothetischen Gelenkersatz hinauszuzögern (Abb. 38).

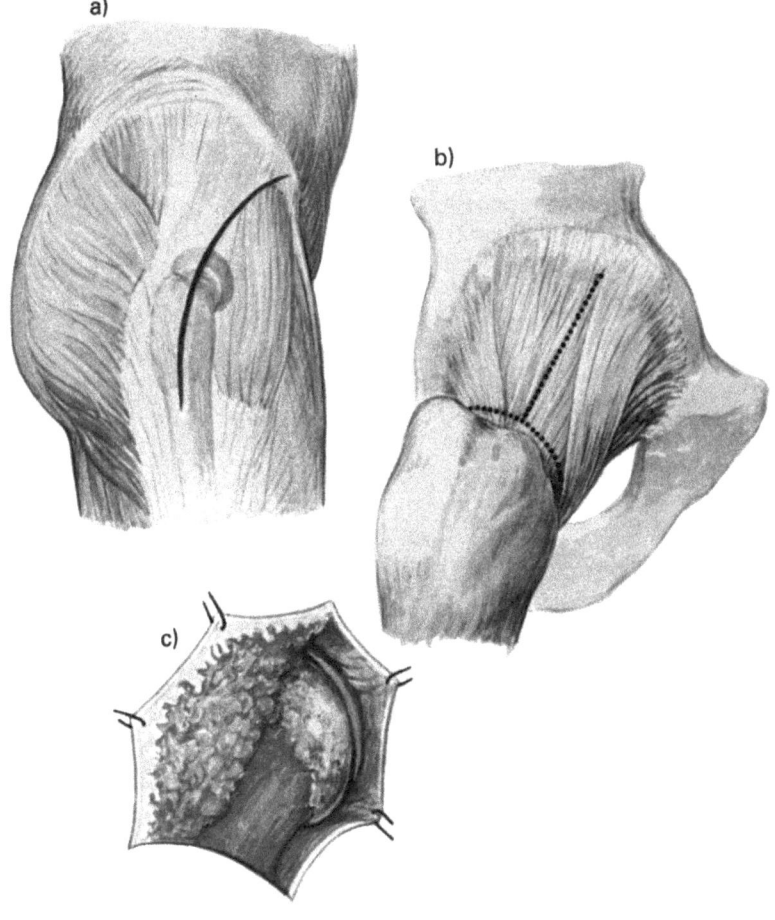

Abb. 38. Synovektomie des Hüftgelenks

Routinemäßig nehmen wir beim Polyarthritiker keine Myo- bzw. Tenotomien – u.a. etwa in Form der Hängehüfte nach Voss – vor. Vielmehr sollte bereits prä- aber auch postoperativ durch eine gezielte länger dauernde Bewegungstherapie die Lockerung der kontrakten Muskulatur erreicht werden. Geschädigte Muskelgruppen sind so zu erhalten und in den normalen Bewegungsablauf zu reintegrieren. Dies ist vor allem für den schwerbehinderten Polyarthritiker u.U. während eines längeren Krankenhausaufenthaltes nötig. Die zusätzliche Durchtrennung kontrakter Muskelgruppen auch zur Druckentlastung des Hüftgelenks vor allem bei einer Protrusio acetabuli bzw. bei der Hüftkopfnekrose ist jedoch gelegentlich zu diskutieren.

Die ausgeprägten Veränderungen und Funktionsstörungen, die am Ende der Entwicklung einer rheumatischen Coxitis stehen, lassen uns dringend die Forderung nach der Erkennung einer frühen Synovitis und damit die Diskussion um eine recht-, das heißt auch frühzeitige operative Behandlung stellen, wenn auch die Ergebnisse im Anschluß an eine Hüftgelenksynovektomie einen nicht so guten Effekt erwarten lassen, wie an einem besser zugänglichen Gelenk.

Entzündlich-rheumatische Gelenkerkrankungen unterliegen hinsichtlich der Durchführung von Osteotomien einer erheblichen Einschränkung. Nicht etwa mechanische Probleme, sondern der aktiv-destruktive Entzündungsprozeß steht hier im Vordergrund. Ihn gilt es, günstig zu beeinflussen. Allerdings kann es in Verbindung einer postarthritischen Sekundärarthrose mit einer krankheits-, immobilisierungs- und steroidbedingten Osteoporose zur Deformierung von Gelenkanteilen mit einer Gelenkinkongruenz kommen. In Ausnahmefällen läßt sich eine Kombination von Synovektomie und Umlagerungsosteotomie bei jüngeren Patienten diskutieren. Eine Indikation besteht u.a. bei bereits vor der Gelenkerkrankung vorliegender ausgeprägter präarthrotischer Deformität, ebenso aber auch bei einer partiellen Hüftkopfnekrose in der ausgebrannten Phase der Erkrankung. Vor allem aber wird dieser Kombinationseingriff bei den Folgen einer juvenilen chronischen Polyarthritis mit entsprechenden Wachstumsstörungen der großen Röhrenknochen zur Verhinderung weiterer statischer Schäden an der Pfanne Anwendung finden. In jedem Einzelfall muß entschieden werden, ob eine Myotenotomie zusätzlich erforderlich ist.

Durch die operative Versteifung – die Arthrodese – soll ein äußerst schmerzhaftes, bewegungseingeschränktes und nicht mehr normal belastbares Hüftgelenk hinsichtlich Beschwerden und Belastbarkeit und damit der statischen Funk-

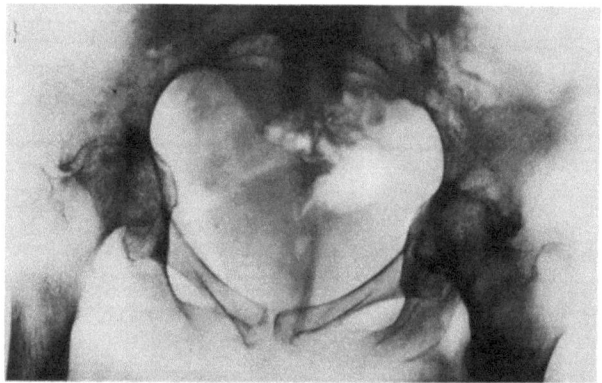

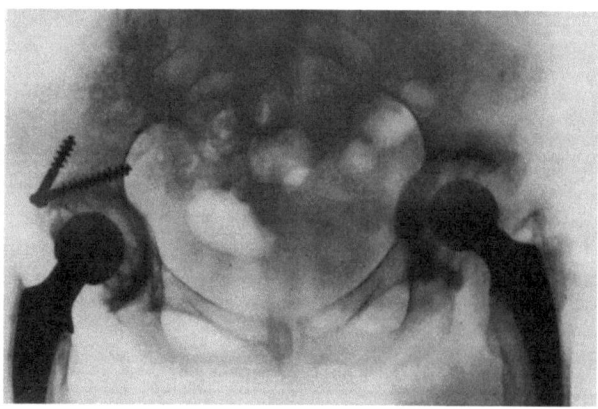

Abb. 39a

tion gebessert werden. Dies ist nur auf Kosten der – allerdings schon erheblich beeinträchtigten – Beweglichkeit möglich. Die unterschiedlichen Verfahren der Osteosynthese haben auch die Arthrodesentechnik (u.a. Kreuzplattenarthrodese der AO nach SCHNEIDER) wesentlich beeinflußt. Die Stabilisierung des Hüftgelenks setzt jedoch einen mono- bzw. oligartikulären Gelenkbefall voraus. Vor allem sollten die Nachbargelenke bzw. die Gelenke der kontralateralen Seite und der Wirbelsäule keine Beteiligung aufweisen, da sonst wichtige alltägliche Funktionen nicht mehr auszuführen sind (Legen, Setzen und Aufstehen, Anziehen von Schuhen und Strümpfen usw.).

Insofern ist – auch unter der Erfahrung der positiven Ergebnisse des endoprothetischen Gelenkersatzes – die Hüftgelenkarthrodese bei chronischen Polyarthritiden heute nur noch als Ausnahmeindikation anzusehen. Indiziert sein kann der Eingriff bei jüngeren Patienten ohne ausgeprägte Veränderungen der übrigen Gelenke beider unterer Extremitäten und der Wirbelsäule, für die ein Hüftgelenkersatz beidseits vielleicht ein noch zu großes Risiko bedeuten würde.

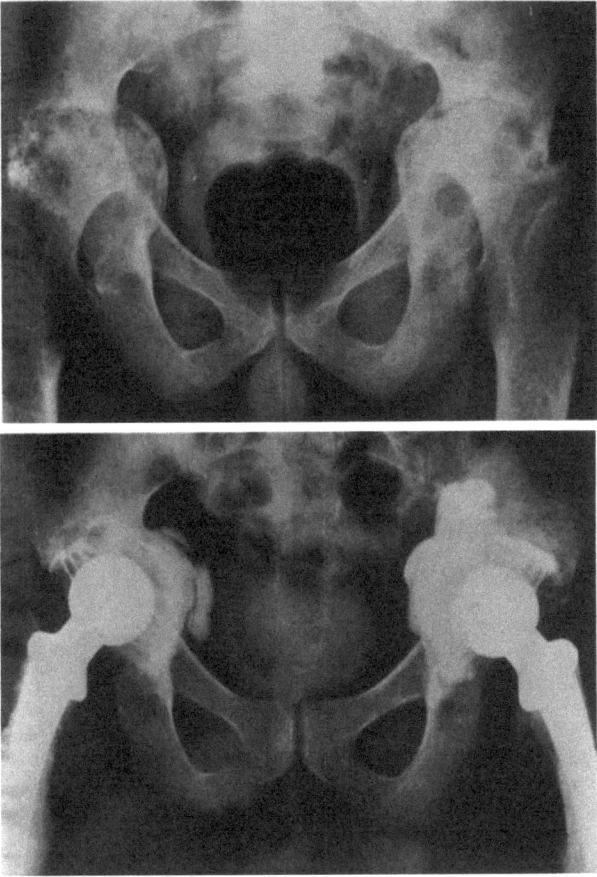

Abb. 39a, b. Coxitis mit Protrusio acetabuli bds., die zu absoluter Immobilisierung bei Patienten mit chronischer Polyarthritis führte. Nach beidseitigem Hüftgelenkersatz konnten Schmerzfreiheit, Funktionsverbesserung und Gehfähigkeit erreicht werden

Als Auswegoperation kann die Arthrodese im Anschluß an einen Infekt nach vorausgegangenem Eingriff diskutiert werden. Im allgemeinen aber steht beim Polyarthritiker die Größe des Eingriffs in keinem Verhältnis zum Effekt, zumal durch den endoprothetischen Gelenkersatz günstigere Ergebnisse erzielt werden können.

Als mobilisierende Eingriffe im Bereich des Hüftgelenks sind neben der Spätsynovektomie die Gelenkresektion, die Interpositions-Arthroplastik und der Gelenkersatz anzusehen. Schon seit fast zwei Jahrzehnten ist die Implantation der

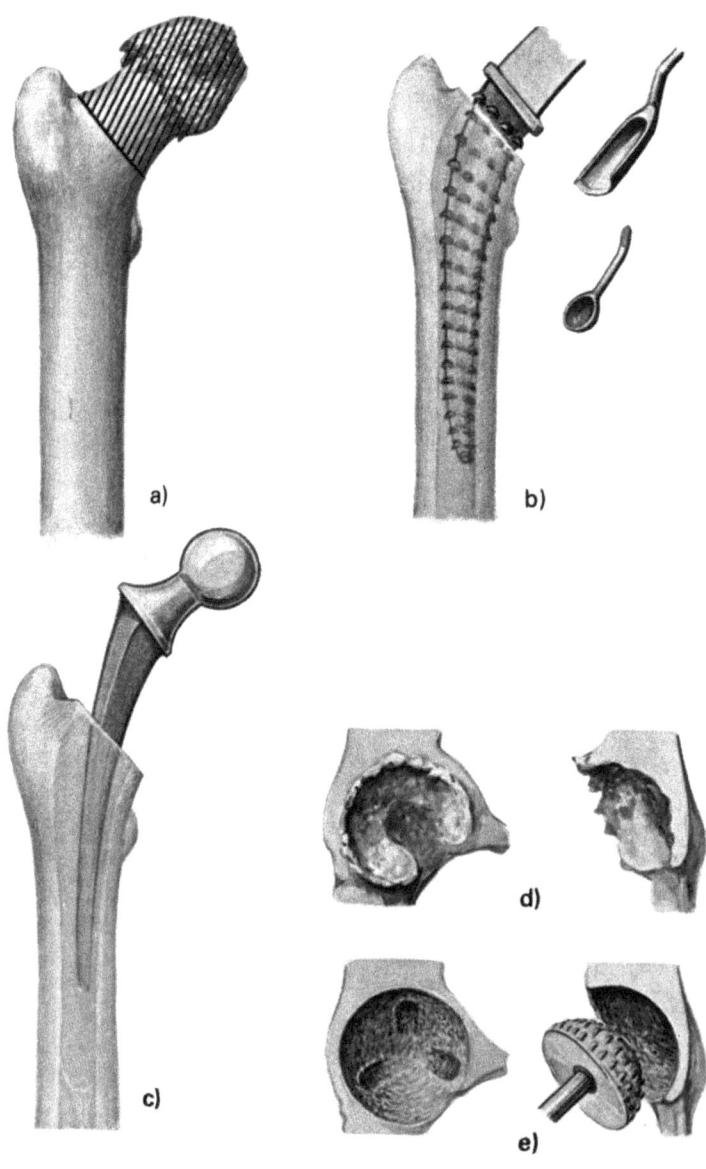

Abb. 40 a–f. Hüftendoprothesenimplantation

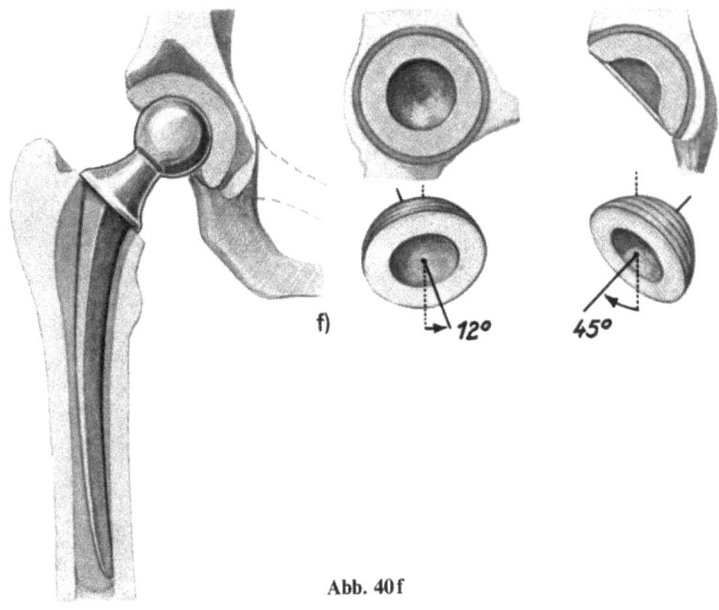

Abb. 40f

Hüftgelenkendoprothese einer der effektivsten Eingriffe (Abb. 39a, b). Die Haltbarkeit der Prothesen ist nicht etwa auf den bisherigen Erfahrungszeitraum beschränkt: Materialprüfungen zeigten eine weit darüber hinausgehende Belastungsmöglichkeit und Haltbarkeit. Durch die Folgen der chronischen Polyarthritis: ausgeprägte Fehlstellung, destruktive und degenerative Schädigungen sämtlicher Gelenkanteile, Hüftkopfnekrosen, Protrusio acetabuli (Abb. 39a, b), ja selbst durch eine jahrzehntelang bestehende fibröse oder knöcherne Ankylosierung oder den Zustand nach operativer Versteifung kann sich die Implantation zwar schwierig gestalten, meist wird sie jedoch hierdurch nicht unmöglich gemacht. Die häufigsten heute verwendeten Hüftendoprothesen sind Modifikationen des Modells von CHARNLEY (Abb. 40a–f). Sie bestehen zumeist aus einer Kunststoffpfanne, die in die aufgefräste Hüftpfanne, und aus einem aus Metall gefertigten Kopfanteil, der mit seinem Schaft nach Hüftkopf- und Schenkelhalsresektion in das proximale Femur eingepaßt werden. Beide Prothesenanteile werden durch einen schnell abbindenden Knochenzement (Methyl-Metacrylat) im Knochen fixiert. Die Indikation zur isolierten Kopfprothese aber auch zum „Cup", einer den Hüftkopf abdeckenden Metallkappe, wird heute immer seltener gestellt. Die von WAGNER angegebene Schalenprothese sollte beim Polyarthritiker nicht verwandt werden. Den von den Konstrukteuren der unterschiedlichen Endoprothesenmodelle gestellten technischen Forderungen zur Erzielung optimaler statischer und mechanischer Verhältnisse ist hierbei Rechnung zu tragen.

Trotz aller positiven Ergebnisse, die nach zahlreichen Gelenkersatzoperationen im Lauf der Zeit erzielt wurden, darf nicht darüber hinweggetäuscht werden, daß dieser Eingriff lediglich eine nicht immer risikolose Ersatzoperation ist. An Komplikationen finden sich u.a. Materialbruch, Lockerung von Pfanne oder Kopfanteil, vor allem aber die noch einige Zeit im Anschluß an die Implantation auftretende Infektion. Dies muß zur Zurückhaltung in der Indikationsstellung vor dem 50.–60. Lebensjahr zwingen. Im Gegensatz zu mono- oder oligartikulären Veränderungen wird die Indikation zum Hüftgelenkersatz beim Polyarthritiker jedoch bewußt erweitert. Häufig liegen schwerste multiartikuläre Veränderungen schon bei jüngeren Patienten vor. Diese werden an Bett und Rollstuhl gefesselt, da der Befall der unteren Extremitäten Stehen und Gehen – die Beteiligung der oberen Extremitäten das Abstützen auf Gehhilfen verhindern. Der endoprothetische Ersatz des Hüftgelenks als Ausnahmeindikation kann hier in zahlreichen Fällen die Remobilisation des Patienten ermöglichen. Eine Aufklärung über mögliche Früh- und Spätkomplikationen eines derartigen Eingriffs ist jedoch vor allem beim jüngeren Patienten unbedingt erforderlich.

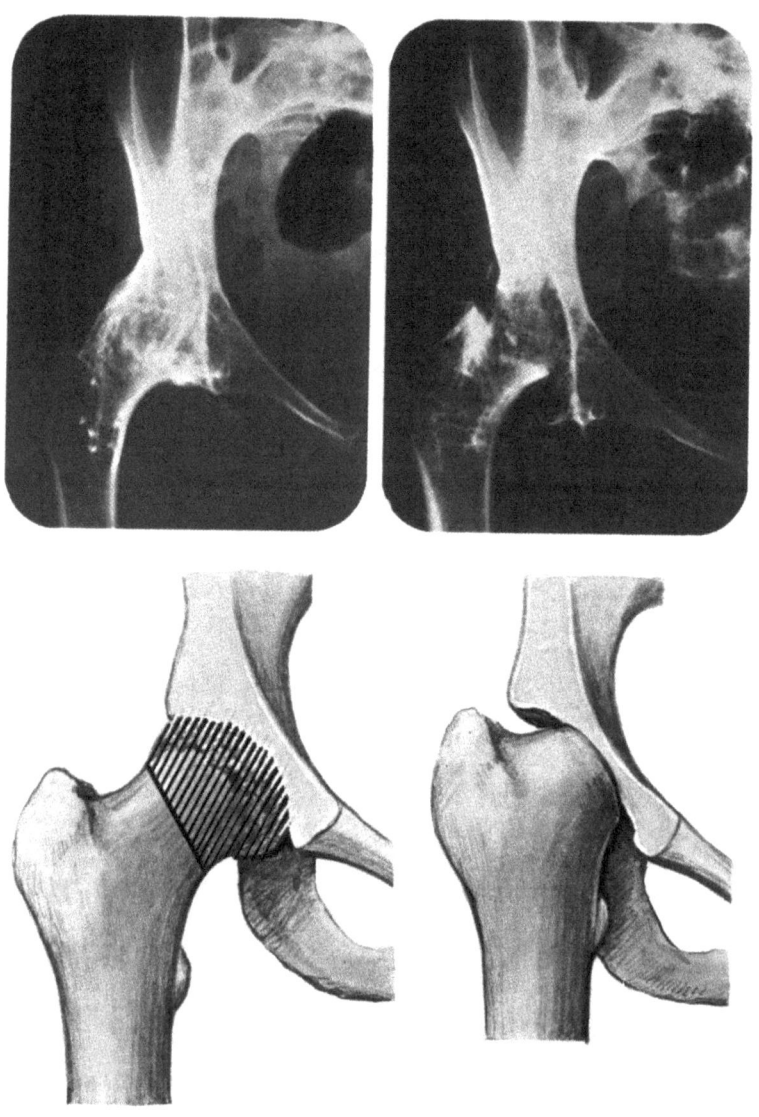

Abb. 41. Hüftkopfresektion nach Ankylosierung bei juveniler chronischer Polyarthritis

Die positiven Ergebnisse des endoprothetischen Hüftgelenkersatzes lassen die Möglichkeiten anderer mobilisierender Eingriffe in den Hintergrund treten. Hierzu gehören die Resektion von Hüftkopf und Schenkelhals (Abb. 41) (FOCH, GIRDLESTONE). Sie wird bei schweren Funktionsbehinderungen oder bei der Ankylose vorgenommen, führt aber zur Verkürzung der Extremität um einige Zentimeter; eine Instabilität des Gelenks und eine gewisse Schmerzhaftigkeit unter der Belastung sind nicht immer zu vermeiden.

Postoperativ kann im Gegensatz zu vielen Fällen von Ersatzoperationen auf eine Gehhilfe nicht verzichtet werden. Die Resektionsbehandlung ist mit einer Osteotomie im intertrochantären Bereich zu kombinieren, wobei der proximale Femuranteil nach lateral gekippt und eine Osteosynthese angeschlossen wird. Der Osteotomiebereich kann sich dann in der entsprechend umgeformten Pfanne abstützen. Die Hüftkopfresektion, auch in Kombination mit dieser Angulationsosteotomie (Abb. 42) (MILCH/BATCHELOR) bringt trotz einer längeren Hospitalisierung und weiterer Nachbehandlung keine der Totalendoprothese vergleichbaren Ergebnisse.

Auch die Interpositions-Arthroplastik ist an diesem der Bewegung und der Belastung dienenden Gelenk aufgrund der gesammelten Erfahrungen weniger erfolgreich, so daß ihre Anwendung bei Polyarthritikern heute nur noch auf wenige Ausnahmefälle beschränkt sein dürfte. Trotzdem könnte sie unter sofort einsetzender intensiver Übungstherapie mit Spätbelastung über einige Zeit zur Hinauszögerung der Totalendoprothese noch eine gewisse Bedeutung erlangen.

Insgesamt gesehen wird sich durch stabilisierende und andere mobilisierende Maßnahmen der endoprothetische Gelenkersatz aus der Routinebehandlung auch der polyarthritischen Coxitis nicht mehr verdrängen lassen.

Trotzdem muß versucht werden, die heute noch auftretenden und nicht zu

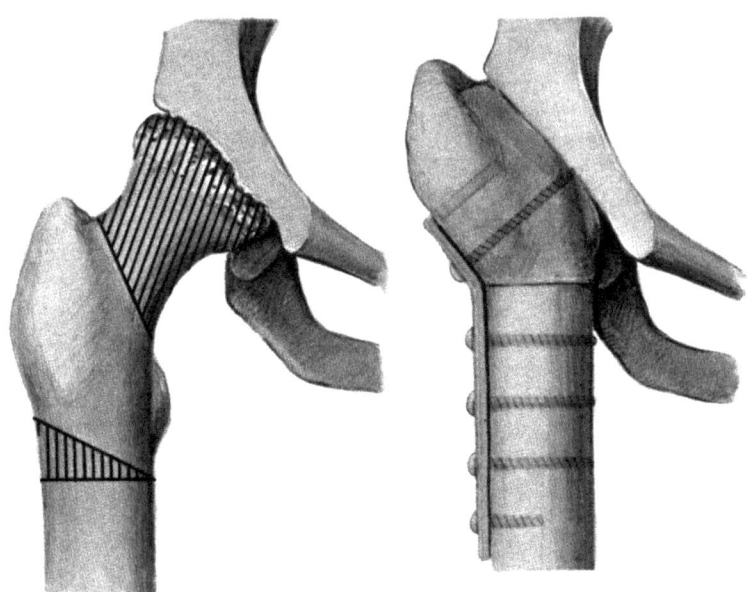

Abb. 42. Hüftkopfresektion und Angulationsosteotomie

unterschätzenden Komplikationen durch

Verbesserung der Technik:
Entwicklung optimaler Materialien zur Anfertigung von Prothesen,
Entwicklung einer zementfreien, aber optimalen Fixierung der Prothesenanteile im Knochen,

Verminderung der Infektionsgefahr:
strenge Asepsis,
weitere Verbesserung räumlicher Voraussetzungen,
unbedingte personelle Disziplin,
weitere Verbesserung der Implantationsmethoden und -techniken u.a. zur Verkürzung der Operationszeit
zu verhindern.

β) Kniegelenk

Die Synovektomie des Kniegelenks sowohl als Früh- oder Späteingriff auch in Verbindung mit der Arthrolyse ist einer der Standardeingriffe der Rheumachirurgie. Aufgrund unserer Erfahrungen, vor allem bei zahlreichen Kniegelenkarthrotomien erfolgt die Synovektomie im frühen, d.h. proliferativen Stadium bei etwa 5% aller Patienten. Hingegen fanden wir häufig intraoperativ Destruktionen, ja selbst degenerative Schädigungen, obwohl diese röntgenologisch noch nicht zu erkennen waren. Hier kann natürlich von einer Frühsynovektomie nicht mehr die Rede sein.

Die Arthrotomie zeigt also Veränderungen, die, röntgenologisch nicht immer erfaßbar, u.a. die Mechanik des Kniegelenks in erheblichem Maße behindern können. Sinn der operativen Behandlung aber ist es, neben der Synovektomie alle die den Bewegungsablauf hindernden Komponenten auszuschalten. In der degenerativen Phase der Erkrankung ist eine Entfernung von Randwülsten, osteochondrophytären Ausziehungen, erweichtem Gelenkknorpel von Femur-, Tibia-, Patellagelenkfläche erforderlich. Zerstörte oder degenerativ geschädigte Menisci müssen ebenso wie das in der Fossa intercondylica und den Seitenbandnischen vorhandene synovitische Gewebe ektomiert werden. Ferner ist die Stabilisierung eines insuffizienten Bandapparates mit Hilfe einer Kapseldoppelung oder einer längeren Immobilisierung erforderlich. Ein erheblich bewegungseingeschränktes oder fibrös ankylosiertes Gelenk hingegen bedarf zusätzlich zur Synovektomie der Arthrolyse, wobei außerdem Verwachsungen zwischen den einzelnen Gelenkanteilen gelöst werden müssen. Bei bestehender Beugekontraktur sind zusätzliche Maßnahmen, eine dorsale Kapselinzision und die Durchtrennung kontrakter Muskeln bzw. Sehnen, erforderlich. Wo nötig, sollten deformierte und die Gelenkmechanik hindernde Gelenkflächen durch Osteotomie entfernt werden. Selbst bei Extremveränderungen hat die Kombination von Synovektomie, Arthrolyse und Gelenkflächenosteotomie für eine Vielzahl von Patienten mit fortgeschrittenen Veränderungen ihre Berechtigung. Wir konnten bei einer Nachuntersuchung eine wesentliche Zunahme des Bewegungsausmasses, vor allem der Streckung, feststellen.

Sicherlich vermag in der proliferativen Phase eine Indikation zur chemischen oder zur radioaktiven Verödung der Synovialmembran bestehen. In fortgeschrittenen Fällen mit gestörter Gelenkmechanik oder sonstiger Bewegungsbeeinträchtigung ist einer Synovektomie der Vorzug zu geben. Nach intraartikulärer Injektion radioaktiver Substanzen im Tierexperiment wurde am allerdings nicht vorgeschädigten Knorpel elektronenmikroskopisch eine Schädigung der oberflächlichen Schichten festgestellt. Es erhebt sich die Frage, ob die radioaktiven Substanzen, die nicht selektiv auf die Synovitis, sondern auch auf den Knorpel wirken, im Lauf der Jahre nicht degenerative Knorpelveränderungen bewirken. Eine Regeneration des Knorpels durch Ersatzgewebe, wie wir sie nach der Synovektomie auch im Röntgenbild sehen, konnte im Anschluß an die Synovialisverödung bisher noch nicht nachgewiesen werden. Auch eine teilweise festgestellte Chromosomenschädigung und die bisher als Folge dieses Therapieverfahrens nicht eindeutig ausgeschlossenen Malignombildungen zwingen vor allem bei jüngeren Patienten zu einer gewissen Zurückhaltung. Es ist die Frage, ob diese relativ junge Behandlungsmethode – zu unrecht radioaktive Synovektomie genannt – die seit einem Jahrhundert vielfach und erfolgreich vorgenommene Synovektomie zu verdrängen vermag.

Eine Resektionsbehandlung oder die gelenknahe Umlagerungsosteotomie in Verbindung mit einer Synovektomie bei entzündlich verursachten Fehlstellungen wie Valgus-, Varusfehlstellung, Beugekontraktur haben auch heute noch durchaus ihre Berechtigung. Die modernen Osteosyntheseverfahren ermöglichen schon frühzeitig nach einer Osteotomie die für den Rheumatiker ungemein wichtige Übungsbehandlung. Umlagerungsosteotomien können vor allem bei Patienten, die an einer juvenilen chronischen Polyarthritis leiden, indiziert sein (Abb. 43).

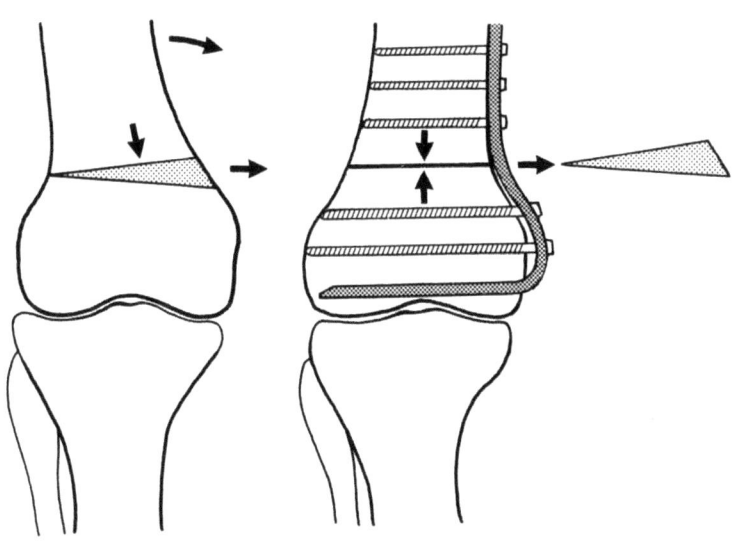

Abb. 43. Kombination von Kniegelenksynovektomie mit Umlagerungsosteotomie bei Genu valgum infolge chronischer Polyarthritis

In den letzten Jahren konnte durch die Implantation von künstlichen Kniegelenken vielen Patienten mit chronischen Polyarthritiden wieder zu einer schmerzfreien Mobilisation verholfen werden. Trotzdem dürfen die zahlreichen positiven Ergebnisse nicht darüber hinwegtäuschen, daß es sich bei der Implantation auch hier lediglich um einen Ersatz des Kniegelenks mit einer Reihe von Fehlermöglichkeiten und Komplikationen handelt. Die erforderliche ausgedehnte Resektion gelenknaher Knochenanteile, die die Auswegsmöglichkeit z.B. bei einer

Infektion einschränken, Schwierigkeiten durch mangelnde Weichteildeckung – im Gegensatz zum Hüftgelenk – und dadurch drohende Infektionsgefahr, technische Probleme: so die Verankerung im Knochen, die Reibung zwischen einzelnen Prothesenanteilen u.a. dürfen nicht übersehen werden. Ärzten wie Technikern ist diese Problematik nicht unbekannt, sonst wäre es nicht zur Konstruktion von zahlreichen Endoprothesenmodellen unterschiedlicher Konzeptionen gekommen. Neben dem totalen Ersatz durch Scharniergelenke (Abb. 44a–d) kennen wir den partiellen Gelenk- bzw. Gelenkflächenersatz durch die sog. Schlittenprothese (Abb. 45a, b) die nach der ersten Entwicklung von GUNSTON inzwischen in unterschiedlichen Modellen angewandt wird. Die Implantation dieser Prothese setzt eine noch vorhandene Restbeweglichkeit und einen weitge-

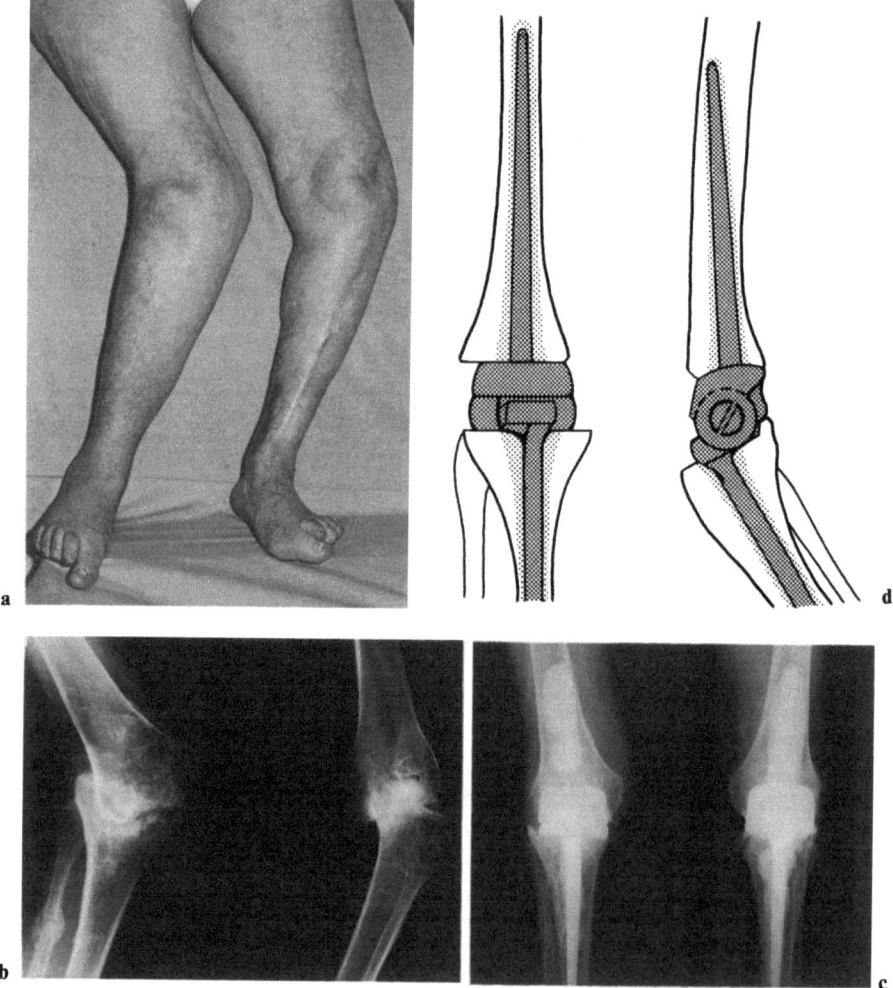

Abb. 44. a Eine chronische Polyarthritis führte zu einer Varus-/Valgusdeformität der Kniegelenke und zur Immobilisation der Patientin. **b** Beide Kniegelenke im Röntgenbild unter Belastung. **c** Doppelseitiger Ersatz durch GSB-Prothese. **d** Schemazeichnung

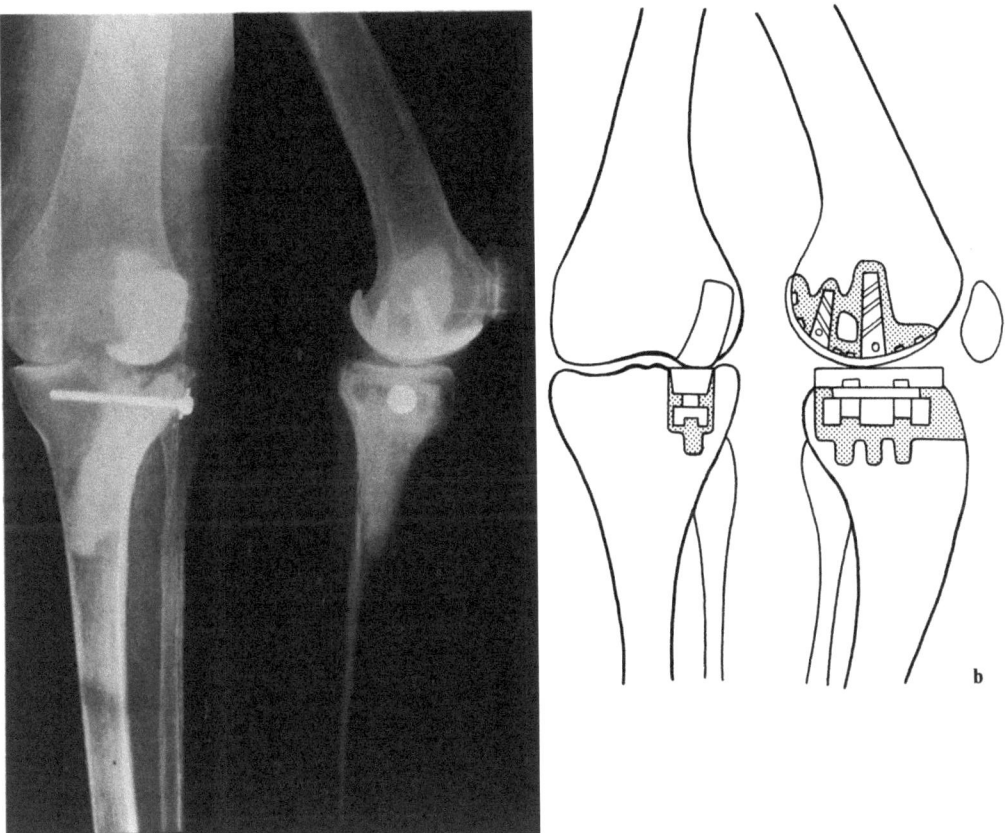

Abb. 45. a Kniegelenkschlittenprothese nach ENGELBRECHT bei Valgusdeformität infolge chronischer Polyarthritis. Metall- und Polyaethylenanteil in Femur bzw. Tibia durch Knochenzement fixiert. Zusätzliche Stabilisierung durch Kortikalisschraube. Ausgleich der Deformität. Gehen ohne Unterarmstützen, keine Beschwerden. **b** Schemazeichnung

hend intakten Bandapparat voraus. Bei allen Ersatzoperationen ist hinsichtlich der Indikation jedoch eine kritische Einstellung angebracht.

Besteht im Rahmen einer mono- oder oligartikulären Form einer chronischen Polyarthritis eine Gonitis mit extremer Zerstörung und Veränderungen, die auch infolge eines nicht mehr intakten Bandapparats eine Belastung des Kniegelenks nicht mehr erlaubt, so ist eine Arthrodese zu diskutieren. Dieser Eingriff kann zu einer guten Belastbarkeit und Gehfähigkeit der unteren Extremität – allerdings auf Kosten der Beweglichkeit des Kniegelenks – führen. Die statische Funktion der gesamten Extremität und damit die Mobilisationsfähigkeit des Patienten wird jedoch hierdurch erheblich verbessert (Abb. 46).

Beim Vorliegen einer dorsalen Aussackung der Kniegelenkkapsel in den Kniekehlenbereich (Baker's cyst, Arthrozele), die sich bis in den unteren Wadenbereich ausdehnen kann, ist außer der Synovektomie zur Beseitigung der Ursache dieser Aussackung auch die Entfernung der Zyste indiziert.

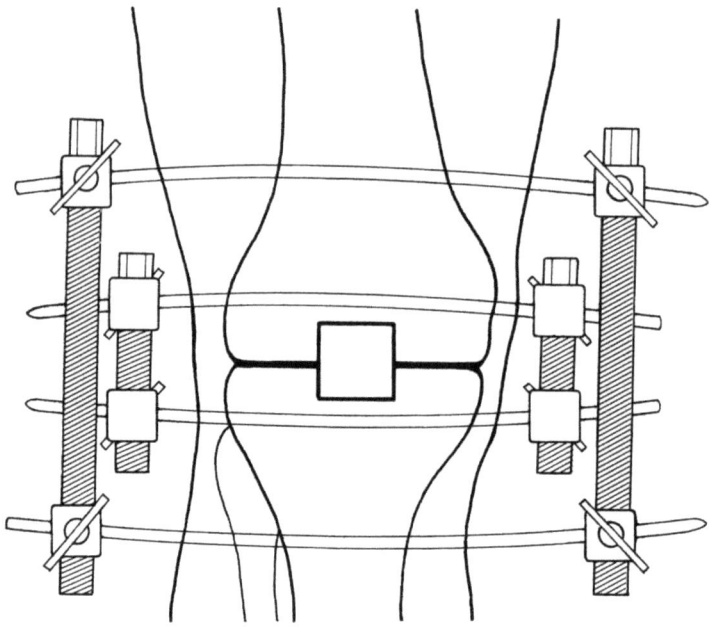

Abb. 46. Arthrodese des Kniegelenks mit Steinmann-Nägeln und äußeren Spannern bei monartikulärer chronischer Polyarthritis

γ) Fußgelenk

Im Bereich des Fußgelenks ist eine Articulosynovitis vor allem im oberen und unteren Sprunggelenk, aber auch im Chopart-Gelenk wie auch eine Tenosynovitis der einzelnen Sehnengruppen nicht selten. Entsprechend der Ausdehnung der synovitischen Veränderungen muß die Planung des operativen Eingriffs erfolgen. Wir führen durch längsverlaufende Inzisionen, falls nötig vor und hinter Außen- wie Innenknöchel, die Revision im Bereich von oberem und unterem Sprunggelenk mit – falls erforderlich – Ausdehnung über das Chopart-Gelenk durch. Gleichzeitig können auch evtl. vorliegende tenosynovitische Veränderungen im Bereich der vorderen oder Extensoren-, der lateralen oder fibularen bzw. der hinteren oder Flexorengruppe erkannt und wo nötig beseitigt werden. Ebenso ist ein Tarsaltunnelsyndrom – eine Kompression des N. tibialis im Tarsaltunnel unter dem Ligamentum laciniatum – durch Tenosynovektomie und Nervendekompression zu behandeln. Fortgeschrittene Veränderungen erfordern eine Arthrolyse. Bei Instabilität des oberen oder unteren Sprunggelenks oder bei Valgus- oder Varusfehlstellung kann eine Arthrodese, im oberen Sprunggelenk vor allem durch äußere Spanner, im unteren Sprunggelenk durch Schrauben und Spickdrähte, diskutiert werden. Fortgeschrittene Destruktionen im Bereich des oberen Sprunggelenks lassen einen endoprothetischen Ersatz in Betracht ziehen.

Abb. 47. a Vorfußdeformität bds. bei chronischer Polyarthritis. Luxation der Zehengrundgelenke mit fibularer Deviation. Belastung und Gehen nur unter starken Schmerzen möglich. **b** Nach Resektion der Metatarsalköpfchen bzw. des Grundgelenks I Aufhebung der fibularen Deviation. Beschwerdefreie Belastbarkeit und Gehfähigkeit

δ) Fuß

Relativ selten werden Synovektomien im Bereich der Metatarsophalangealgelenke vorgenommen. Auch hier ist die Erkennung der Synovitis schwierig. Die Luxation in den Zehengrundgelenken (MTP) I–V mit ihrer fibularen Abweichung und Luxation der Zehen nach dorsal ist eine häufige Deformierung des Polyarthritikers. Die operative Behandlung zur Erzielung einer schmerzfreien

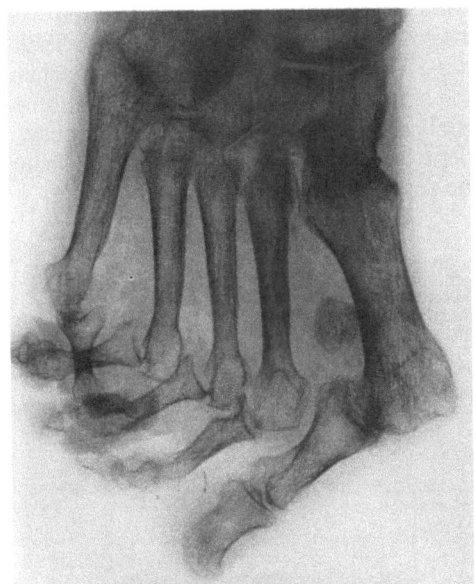
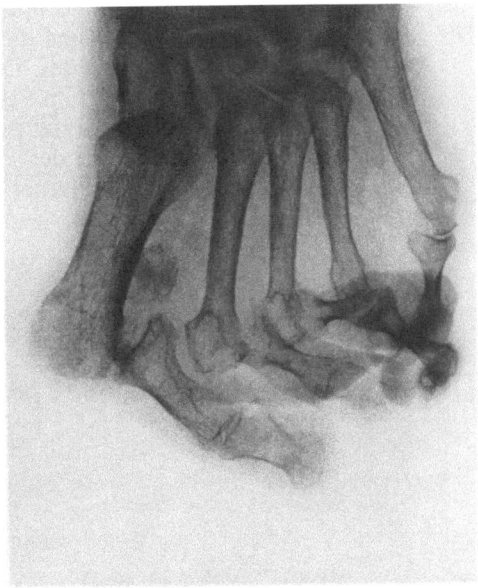
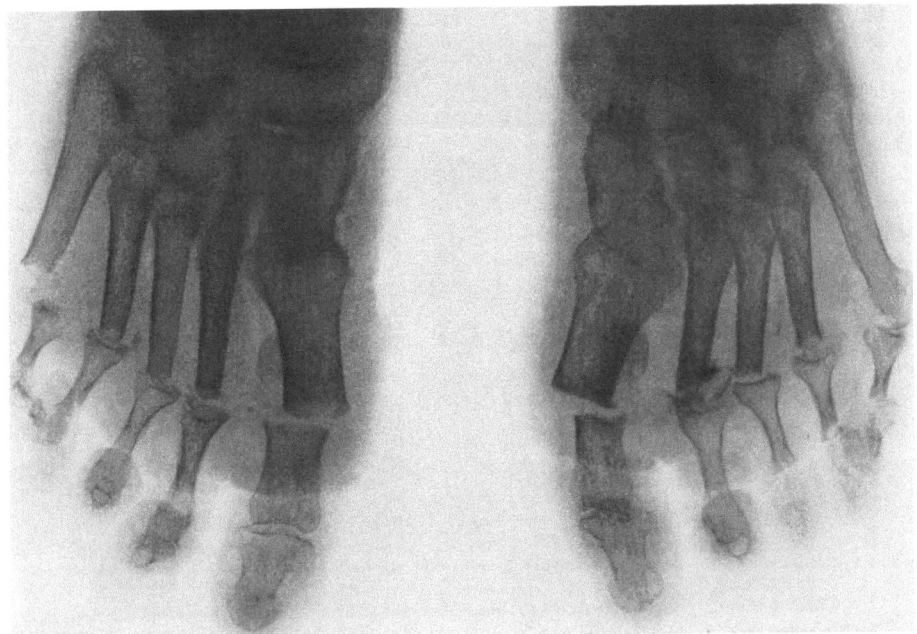

Abb. 47 a, b

Belastung kann auf unterschiedliche Weise erfolgen. Wir nehmen eine querverlaufende wetzsteinförmige Hautexzision im Bereich der stärksten Schwielenbildungen auf der Fußsohle über den durchgetretenen Mittelfußköpfchen vor. Diese werden nach Entfernung der entzündlich veränderten Bursen und Eröffnung der Grundgelenke dargestellt und reseziert. Nach Rezentrierung der Beugesehnen erfolgt durch das Anlegen der Hautnaht im Exzisionsbereich die plantare Reposition der luxierten Zehen (Abb. 47a–d). Im Bereich des Großzehengrundgelenks erfolgt nach Resektion des Metatarsalköpfchens, der Synovektomie und der Entfernung der osteochondrophytären Ausziehungen die Interposition des vorhandenen Kapselgewebes und die anschließende Ruhigstellung des 1. Strahls mit Hilfe eines Kirschnerdrahtes. Dieser Kirschnerdraht wird etwa 3 Wochen belassen. Da der Patient meist im Bereich aller Zehen an beiden Füßen während einer Sitzung operiert wird, ist das Aufstehen für die Dauer von etwa 3 Wochen untersagt. Anschließend muß der Patient lernen, die operierten Füße wieder normal abzurollen. Es erfolgt ferner eine entsprechende Einlagenversorgung.

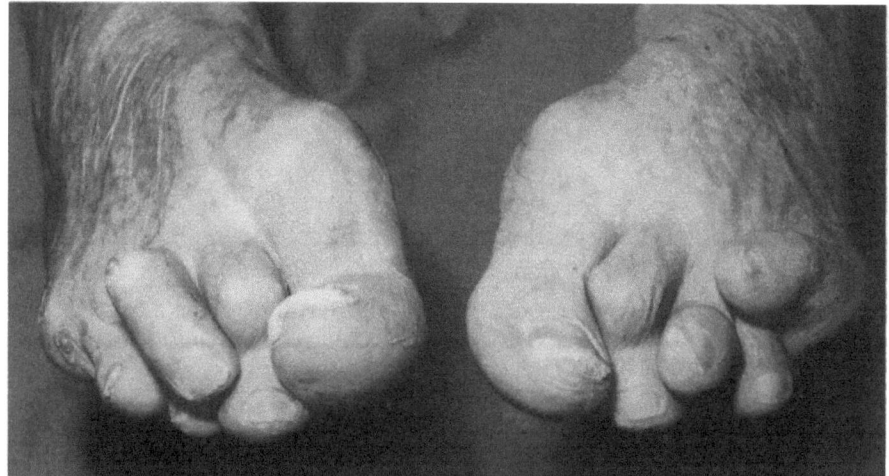

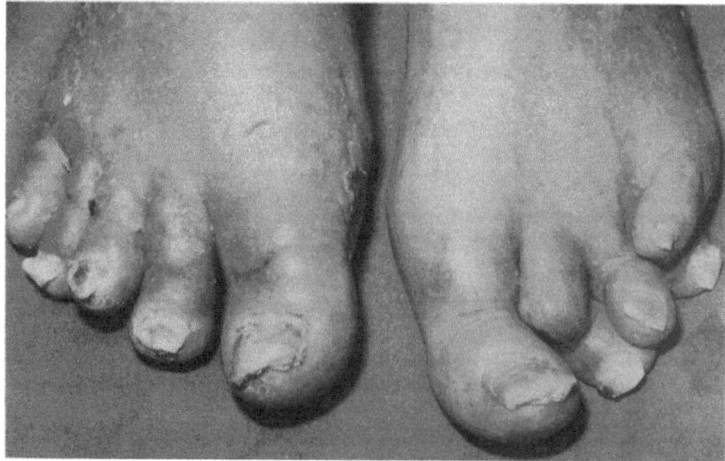

Abb. 47c. Vorfußdeformität bds. bei Psoriasis-Arthritis **d.** Aufhebung der Deformität rechts u.a. durch Metatarsalköpfchenresektion

c) Wirbelsäule

Im Verlauf einer chronischen Polyarthritis kann es zu einer Beteiligung der Halswirbelsäule kommen. Betroffen ist vor allem der obere Bereich. Besteht aufgrund von Röntgenuntersuchungen der Verdacht auf eine atlantoaxiale (Sub-) Luxation, erkennbar an einem größeren Abstand zwischen der Vorderseite des Dens und dem vorderen Atlasbogen, so ist die operative Behandlung zu diskutieren. Eine absolute Indikation zu einem Eingriff besteht bei der Gefahr einer Zunahme der Instabilität, so daß eine Halsmarkkompression droht, oder bei neurologischen Ausfällen bzw. Irritationen im Bereich einer oder beider oberen Extremitäten. In diesen Fällen ist eine versteifende Operation im atlantoaxialen, vorwiegend jedoch im okzipito-atlantoaxialen Bereich erforderlich. Diese erfolgt mit Hilfe von autologen kortikospongiösen Beckenkammspänen unter zusätzlicher Stabilisierung mit Drahtcerclagen bzw. mit einer Zuggurtung.

Die Versteifung der gesamten Wirbelsäule in Beugefehlstellung mit ausgeprägter Kyphose im BWS-Bereich und einer Beteiligung der HWS wie auch der LWS verursacht, vor allem bei der Spondylitis ankylosans, eine erhebliche Behinderung. Das Blickfeld des Patienten ist sowohl in vertikaler wie auch in horizontaler Richtung stark eingeschränkt. Die Ankylosierung im Wirbelsäulenbereich führt zu einer Thoraxstarre, so daß sich eine rein abdominelle Atmung einstellt.

Dies führt wiederum zu einer Beeinträchtigung innerer Organe im thorakalen und abdominalen Bereich. Bei geeigneten Patienten, die sich ansonsten in einem guten Allgemeinzustand befinden, kann eine Wiederaufrichtungsoperation der Wirbelsäule indiziert sein. In der Regel versucht man, diesen Eingriff in der Lendenwirbelsäulenregion vorzunehmen, um eine iatrogene Markschädigung zu vermeiden. Hierbei wird ein Teil aus der Wirbelbogendornfortsatzreihe in Höhe des 2.–3. LWK entfernt. Anschließend läßt sich eine Osteosynthese durch Platten, Schrauben oder Zuggurtung, wo nötig unter Verwendung eines zusätzlich stabilisierenden Knochenzements, vornehmen. Hierdurch kann eine Verbesserung der Blickrichtung, darüber hinaus auch eine Entlastung der intrathorakal bzw. intraabdominal gelegenen Organe erreicht werden. Dieser Eingriff sollte nur Patienten mit schwersten Veränderungen im Bereich der Wirbelsäule vorbehalten bleiben. Er ist keinesfalls als Standardeingriff anzusehen.

d) Behandlung des total immobilisierten Rheumatikers

Bei einigen Formen chronischer Polyarthritiden (chronische Polyarthritis, ankylosierende juvenile chronische Arthritis, Spondylitis ankylosans, Psoriasis-Arthritis) und Übergangsformen können zahlreiche Gelenke gleichzeitig befallen sein. Vielfach läßt sich trotz konservativer Therapieversuche eine völlige Immobilisierung bei absoluter Bettlägerigkeit nicht verhindern. Der ungünstigste Fall liegt bei einer ankylosierenden Panarthritis (SCHILLING) (Abb. 48a, b) vor, bei der – wenn überhaupt – nur wenige Gelenke bzw. Wirbelsäulenabschnitte von der Ankylosierungstendenz ausgespart sind.

Hier ist eine medikamentöse Behandlung, auch in Verbindung mit physiotherapeutischen Maßnahmen nicht mehr in der Lage, die Versteifungstendenz bzw. ihre Folgen zu beeinflussen. Eine entzündliche Aktivität im Bereich der befallenen Gelenke ist nicht mehr zu erwarten: Infolge des Fehlens eines funktionellen Reizes ist die Synovialmembran bereits rückgebildet (stabilisierte Phase). Somit erübrigt sich eine Synovektomie. In Ausnahmefällen ist eine Korrekturosteoto-

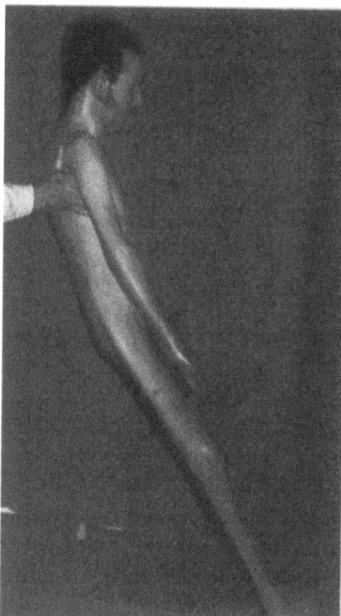 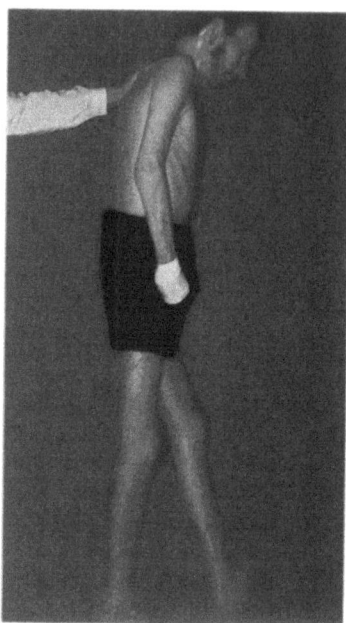

Abb. 48. Spondylitis ankylosans mit Versteifung auch der peripheren Gelenke: ankylosierende Panarthritis, 17jährige absolute Bettlägerigkeit

mie eines in Fehlstellung versteiften Gelenks mit anschließender Osteosynthese erforderlich, um die Gesamtfunktion des Patienten zu bessern. So erfolgt beispielsweise die Korrektur eines in Beugestellung versteiften Kniegelenks durch Osteotomie zur Streckstellung, so daß der Patient in der Lage ist, die untere Extremität wieder zu belasten. Vorwiegend kommen jedoch mobilisierende Eingriffe zur Anwendung. Gerade der völlig versteifte inaktive Patient bedarf darüber hinaus einer optimalen psychologischen Führung durch das gesamte ärztliche, Pflege- und krankengymnastische Personal. Besprechungen mit dem Patienten über die Aussichten, aber auch ein mögliches Versagen der operativen Therapie müssen geführt werden. Gerade hier ist eine Vorbereitung des Kranken auf seine postoperative Mitarbeit notwendig, da nur durch sie ein Erfolg gewährleistet sein kann. Der Patient muß sich darüber im klaren sein, daß während und im Anschluß an die Operation erhebliche Anstrengungen und Belastungen in körperlicher und auch seelischer Hinsicht zu erwarten sind.

Präoperativ ist schon eine intensive Vorbehandlung wie bei jedem anderen Rheumatiker erforderlich. Der wie ein Brett versteifte Poly- und Spondylarthritiker muß durch zeitweises Kippen des Bettes auf die Änderung der statischen Verhältnisse kreislaufmäßig vorbereitet werden. Isometrische Anspannungsübungen sind häufig, sowohl unter Aufsicht der Krankengymnastin, aber auch allein durchzuführen, damit sämtliche Gruppen der hochgradig atrophierten Muskulatur schon präoperativ aktiviert und gekräftigt werden.

Die zahlreichen Gelenkveränderungen erfordern einen genauen Therapieplan. So sind die gleichzeitig während einer Sitzung durchzuführenden Operationen, aber auch die Reihenfolge mehrerer Sitzungen festzulegen. Hierbei ist zu überlegen, mit welchen Eingriffen schon zu Beginn der Behandlung der größtmögliche Effekt – auch in psychologischer Hinsicht – erzielt wird. Es muß festgestellt werden, welche Kombination von Eingriffen während einer Sitzung erfolgen soll und vom Patienten toleriert werden kann. So können mehrere Operationen an verschiedenen Extremitäten – wie Synovektomien und Arthrolysen beider Kniegelenke oder die Resektion sämtlicher Mittelfußköpfchen beidseits – effektiver sein, als die Eingriffe an mehreren Gelenken einer Extremität. In Einzelfällen ist es möglich, die Dauer der Spinalanästhesie zur Aufhebung der gleichzeitig bestehenden Kontraktur in Hüft- und Kniegelenk einer Extremität auszunutzen. Dies kann durch den endoprothetischen Hüftgelenkersatz und die Arthrolyse im Kniegelenk erzielt werden. Nur auf diese Weise ist ein in Sitzstellung versteiftes Bein postoperativ optimal funktionell nachzubehandeln. Die Erhaltung oder Wiederherstellung der Gehfähigkeit bei mehreren Eingriffen wird – bis auf wenige Ausnahmen – von dem Patienten zunächst gefordert. Erst dann verlangt er nach einer Korrektur im Bereich der oberen Extremitäten. Besteht eine Intubationsnarkose, so sind Eingriffe an der unteren Extremität mit Interventionen an der oberen Extremität zu koppeln. So kombinieren wir beispielsweise Hüftoperation oder Kniegelenksynovektomie mit der Arthroplastik eines Ellbogengelenks oder unterschiedlichen Eingriffen im Bereich der Hand. Zwei gleichzeitig arbeitende Operationsteams können die Gesamtoperationszeit erheblich verkürzen. Die Folge der Eingriffe muß individuell auf den Zustand des Patienten, d.h. auf die vorliegenden pathologischen Veränderungen und seine körperliche und seelische Verfassung abgestimmt werden. Oft ist für den total Bewegungsbehinderten ein wenig an Funktionsgewinn schon sehr viel.

Die Behandlung des nahezu völlig versteiften und bettlägerigen Rheumatikers ist nicht problemlos, sondern stellt erhebliche Anforderungen an Patient, Arzt und Pflegepersonal. Sie gehört jedoch zu den dankbarsten Aufgaben, da in vielen Fällen der Patient wieder eine relative Gehfähigkeit gewinnen kann. Durch Eingriffe an den oberen Extremitäten ist er oft in der Lage, sich wieder selbst zu versorgen, so daß er zumindest teilweise von Pflegepersonal oder Familienangehörigen unabhängig wird. Trotz gelegentlich auftretender schlechter Ergebnisse oder Versager bei dem Versuch, durch Operationen eine Besserung zu erzielen, sollte den Patienten und uns der Mut zu weiteren Eingriffen nicht genommen werden.

3. Probleme rheumachirurgischer Eingriffe

a) Indikationen

Liegen aufgrund chronischer Polyarthritiden mehr oder weniger ausgeprägte destruierende Gelenkveränderungen vor, so fällt oft weder dem Patienten noch dem Arzt der Entschluß zu einem operativen Eingriff schwer. Andere Voraussetzungen sind jedoch für die operative Behandlung im Frühstadium einer der chronischen Polyarthritiden maßgebend. Aufgrund des unterschiedlichen Erscheinungsbildes und Gelenkbefalls der Erkrankung, ihrer differenzierten Aktivität u.a. ist es nicht möglich, einen genauen Zeitpunkt zur Operation zu bestimmen. Wird jedoch durch eine exakte konservative Behandlung – durch Basis- und symptomatische Therapie – keine Beeinflussung des entzündlichen Krankheitsprozesses bewirkt, bestehen weiterhin Beschwerden und drohen bleibende Veränderungen im Bereich der Gelenke, so sollte man eine Operation bei entsprechend günstiger Lokalisation nicht hinauszögern.

Im allgemeinen gehen wir wie folgt vor: Bleibt der Prozeß über 2–3 Monate aktiv, so wird die Frühsynovektomie in Konsultation zwischen internistischem und orthopädischem Rheumatologen diskutiert bzw. der Entschluß zum Eingriff gefaßt. Auf diese Weise läßt sich der Zeitpunkt zur Frühsynovektomie nicht verpassen. Der Entschluß zum Eingriff fällt um so leichter, je stärker die Beschwerden sind. Sollten sich im Verlauf der Erkrankung erste destruktive Veränderungen im Röntgenbild erkennen lassen, so ist die Operation nicht hinauszuzögern.

Nach LAINE und VAINIO besteht eine absolute Indikation zum operativen Eingriff bei:

drohenden und manifesten Sehnenrupturen,
Nervenkompressionen,
drohender Fraktur wegen großer gelenknaher Knochenzysten,
lästigen Rheumaknoten.

Eine relative Indikation bei:

ständigen Gelenkschmerzen,
therapieresistenter Articulosynovitis, Tenosynovitis, Bursitis,
Gelenkdeformitäten,
behindernden Gelenksteifen.

Fortschritte auf dem Gebiet der Anästhesie haben ganz allgemein das Operationsrisiko gesenkt, das Operationsalter, das mehr am biologischen Zustand des Patienten als an Lebensjahren gemessen wird, heraufgesetzt und dadurch schließlich auch Kontraindikationen eingeschränkt. Diese Fortschritte kommen natürlich dem Polyarthritiker zugute, wenn auch gerade hier eine intensive und gezielte präoperative Vorbereitung und eine adäquate intra- und postoperative Überwachung erforderlich sind. Eine Kontraindikation gegen operative Eingriffe besteht bei Patienten mit kardialer und pulmonaler Dekompensation, bei schlechtem Allgemeinzustand und hohem Alter. Ist die Kommunikation mit dem Patienten gestört, so besteht postoperativ die Gefahr einer mangelnden Kooperation des Patienten. Aus diesem Grund sollte man mit einem Eingriff eher zurückhaltend sein. Allerdings können auch bei diesen Patienten kleinere Eingriffe, in Lokalanästhesie oder Nervenblockaden durchgeführt, das Leben erträglicher gestalten.

Die Amyloidose ist nur bei Einschränkung der Leber- und Nierenfunktion eine Kontraindikation.

Eine aktive chronische Polyarthritis – auch im entzündlichen Schub mit entsprechenden klinischen Erscheinungen und einer hohen BSG – stellt jedoch keine Kontraindikation gegen einen operativen Eingriff dar.

Gerade hier kann durch die Entfernung synovitischer Massen eine Besserung des Allgemeinzustandes resultieren. Eine Zunahme der Entzündungsaktivität ist postoperativ nicht zu erwarten, vor allem dann nicht, wenn die präoperativ einsetzende Basis- oder symptomatische Therapie weiterläuft.

Vor der Operation müssen eine bestehende Anämie oder Hypokaliämie – diese ist Folge der Langzeit-Kortisontherapie – substituiert werden. Die Kortikosteroidbehandlung wie auch Symptome eines Hyperkortisonismus sind meist keine Kontraindikationen gegen den Eingriff, jedoch ist auch hier eine Substitution durch Kortisonoide erforderlich. Wundheilungsstörungen sind in diesen Fällen i. allg. nicht zu erwarten.

Schlechte Durchblutungsverhältnisse des älteren oder immobilisierten Patienten, aber auch die Gefäßbeteiligung im Rahmen der chronischen Polyarthritiden können den Erfolg der Operation beeinträchtigen. Gerade hierbei lassen sich Wundheilungsstörungen auch wegen der häufig atrophischen Haut des Rheumatikers nicht immer vermeiden. Postoperative Infektionen sind allerdings bei Polyarthritikern relativ selten.

Chronische Polyarthritiden werden häufig durch Kortikosteroide behandelt, obwohl gleiche Effekte hinsichtlich des entzündlichen Prozesses und der daraus resultierenden Beschwerden durch Maximaldosen nichtsteroidaler Symptomatika erzielt werden können. Die Folge einer unkontrollierten hochdosierten Langzeittherapie ist nicht selten – abgesehen von den üblichen Nebenwirkungen – eine Nebennierenrinden-Hypo- bzw. -Atrophie. Bei einer Streßsituation: schwere Erkrankung, physisches und psychisches Trauma, Narkose und operativer Eingriff ist die gebildete Kortisolmenge unzureichend. Anästhesist und Operateur sind gezwungen, nach oder bei einer vorgenommenen Kortison-Langzeittherapie mit potentieller Nebennierenrindeninsuffizienz prä-, intra- und postoperativ höhere Kortison-Dosen in Form eines Stoßes zu verabreichen. Dies ist i. allg. auch dann zu fordern, wenn eine Kortikosteroid-Langzeittherapie bis zu 2 Jahre vor dem geplanten Eingriff abgeschlossen wurde. Bei dieser Kortison-Verabreichung handelt es sich nicht um eine therapeutische Maßnahme, vielmehr liegt eine Substitution wegen mangelnder Eigenproduktion, ähnlich der Substitution mit Insulin beim Diabetes mellitus vor.

Nach einer Kortison-Langzeittherapie sind Kortikosteroidgaben zur Verhütung einer Nebennierenrindeninsuffizienz als Substitution lebenswichtig!

Nachteile – etwa in Form einer Wundheilungsstörung – sind bei dieser aus vitalen Gründen notwendigen Substitution wegen mangelnder Eigenproduktion i. allg. nicht zu erwarten. Nach KAISER ist zur Vermeidung einer Nebennierenrindeninsuffizienz eine genaue Medikamentenanamnese auch unter Berücksichtigung intramuskulärer und intraartikulärer Injektionen zu erheben und eine Plasma-Kortisol-Bestimmung durchzuführen. Diese nehmen wir allerdings routinemäßig nicht vor.

Am Operationstag verabfolgen wir ein- bis zweimal 50–100 mg Prednison/-isolon-Äquivalenz-Dosis intravenös. Diese Dosen sind, je nach Zustand des Patienten, Dauer und Ausmaß der erfolgten Kortison-Langzeittherapie, zu verdoppeln oder weiter zu erhöhen.

Kommt es während der Narkose plötzlich oder auch verzögert zu:
Pulsfrequenzerhöhung,
Schweißausbruch,
Beatmungsschwierigkeiten, möglicherweise infolge eines Bronchospasmus,

sind u.U. weitere intravenöse Kortison-Gaben dringend erforderlich. Aufgrund unserer Erfahrungen lassen sich die genannten Komplikationen durch die Kortison-Substitution weitgehend beherrschen. Postoperativ sind die Kortison-Gaben ausschleichend täglich um die Hälfte zu reduzieren, bis eine 12,5 mg Prednison/-isolon-ÄV-Dosis erreicht wird. Wichtig ist die zirkadiane Verabreichung: Frühmorgendlich erfolgt die Gabe der gesamten Kortison-Tagesdosis. Ab 12,5 mg wird dann diese täglich zu verabreichende Dosis jeweils nach 3 Tagen um 2,5 mg reduziert. Aufgrund der individuellen Situation kann auch die Reduktion nach Intervallen von 8–14 Tagen, ebenfalls um 2,5 mg, erfolgen.

Durch diese vorübergehend hohen Kortison-Gaben läßt sich die drohende Nebennierenrindeninsuffizienz überwinden. Aufgrund zahlreicher Eingriffe bei

Patienten mit einer Langzeittherapie haben wir die Erfahrung gesammelt, daß in vielen Fällen nach dem Ausschleichen auf eine Kortikosteroid-Verabreichung überhaupt verzichtet werden kann.

b) Anästhesie

Die Durchführung einer Narkose beim Rheumatiker ist nicht immer problemlos. Eine vorausgehende sorgfältige internistische Untersuchung bzw. eine anschließende Behandlung zur Feststellung und Erzielung der Operationsfähigkeit sind erforderlich. Größere Eingriffe können die Erhebung eines kompletten Gerinnungsstatus ggf. nötig machen. Ein großer Teil rheumachirurgischer Eingriffe ist in Intubationsnarkose unter völliger Relaxation vorzunehmen. Störend für die Durchführung kann sich eine Mikrognathie als Folge einer juvenilen chronischen Polyarthritis, der Kehlkopfbefall und die Versteifung der Halswirbelsäule auswirken. Eine blinde nasale Intubation und Spontanatmung sind manchmal erfolgreich. Außer der Intubationsnarkose lassen sich bei besonderer Gefährdung der Patienten Lokal- oder Leitungsanästhesien vornehmen. Neben Plexusanästhesie und Axillarisblockade sind Eingriffe im Bereich der oberen Extremitäten in einer isolierten oder kombinierten Medianus- oder Ulnarisanästhesie bzw. durch Radialisinfiltration, bei kleineren Eingriffen an Fingern und Zehen auch eine Oberst-Leitungsanästhesie durchführbar. Besonders bewährt hat sich uns vor allem im Bereich der oberen Extremitäten aber auch die intravenöse Regionalanästhesie nach BIER. Bei dieser Methode wird nach dem Auswickeln der oberen oder unteren Extremität unter Anlegen einer Kompression das Gefäßsystem durch ein Lokalanästhetikum aufgefüllt. An der unteren Extremität läßt sich ein Ischiadikus- und/oder Femoralisblock vornehmen. Durch Blokkaden peripherer Nerven und die intravenöse Regionalanästhesie kann der Kreis der zu operierenden Patienten erheblich erweitert werden. Auch größere Eingriffe an den unteren Extremitäten, z.B. der Hüftgelenkersatz, lassen sich in einer Peridural- bzw. Spinalanästhesie vornehmen. Häufig ist diese für mehrere Eingriffe in einer Sitzung an einer oder beiden Extremitäten ausreichend.

c) Nachbehandlung

Bereits am ersten postoperativen Tag beginnt der Patient mit zunehmenden isometrischen Anspannungsübungen, die er im Verlauf der intensiv durchgeführten präoperativen krankengymnastischen Behandlung gelernt hat. Vielfach während der gleichen Zeit, spätestens jedoch nach Entfernung von Redon-Saug-Drainagen und Zirkulärverband setzt in den meisten Fällen die aktive Übungsbehandlung, wo nötig assistiert, ein. Der Patient muß in der Lage sein, schon frühzeitig mehrfach am Tag diese Übungen allein durchzuführen. Ein präoperativ in Kontraktur stehendes Kniegelenk erfordert postoperativ vorwiegend Streckübungen. Liegt vor dem Eingriff eine Streckstellung mit nur geringer Beugefähigkeit vor, so ist eine Lagerung vorwiegend in Beugestellung nötig. Ein mehrfacher Wechsel der Positionen und ständige Übungen sind trotz dieser besonderen Lagerung vorzunehmen. Läßt sich durch den Eingriff keine maximale Streckung z.B. des Kniegelenks ermöglichen, so kann dies bei Hochlagerung der Ferse und Quengelung durch Auflegen eines Sandsackes auf das Kniegelenk erreicht werden. Nahezu alle Gelenke erfordern eine frühe postoperative Mobilisierung. Bei Eingriffen an der unteren Extremität ist jedoch eine Belastung, nicht vor Ablauf von etwa 3 Wochen, erlaubt. Eine Ausnahme bildet der Hüftgelenkersatz. Hier wird je nach Alter neben Frühmobilisierung und isometrischen Übungen u.a. zur Kräftigung von Rotatoren und Ad- bzw. Abduktoren eine frühe Belastung gefordert. Die sofort nach dem Abbinden des Knochenzements bestehende Stabilität des Implantationsmaterials ermöglicht eine frühe Mobilisierung, die bei Patienten höheren Alters (Gefahr der hypostatischen Pneumonie bei längerer Bettlägerigkeit u.a.) schon vor Abschluß der Wundheilung eintreten kann.

Einer besonders intensiven postoperativen Behandlung bedarf die operierte Hand des Polyarthritikers. Die Übungsbehandlung soll nach Möglichkeit schon eine Woche nach Früheingriffen einen vollen Faustschluß und eine volle Fingerstreckung ermöglichen. Wurde ein Eingriff an den Sehnen oder ein Fingergelenkersatz vorgenommen, so richtet sich die funktionelle Behandlung nach den bestehenden Veränderungen. Bei präoperativer Fixierung der Hand in Faustschlußstellung und der fixierten Knopflochdeformität einzelner oder aller Finger muß besonderer Wert auf deren Streckung gelegt werden. Die fixierte Schwanenhalsdeformität erfordert vorwiegend die Beugung. Der Faustschluß kann erreicht werden durch eine Quengelung mit elastischer Binde oder durch einen Knopfhandschuh (MOBERG).

Eine Schiene mit Drahtfederzügen zur dosierten Streckung der einzelnen Finger ermöglicht die Öffnung der Faust. Übungen gegen Widerstand der Quengelung bei passiven Faustschluß und bei passiver Streckung müssen wechseln. Zwischenzeitlich wird aktiv ohne Hilfsmittel geübt. Richtige Anleitung des Patienten und seine Kooperation können sowohl das durch die Operation erzielte funktionelle Ergebnis erhalten und verbessern, als auch die ausgeprägte Muskelatrophie der gesamten oberen Extremität zurückbilden (Abb. 49a, b).

Der Patient muß angehalten werden, Übungen auch selbständig ohne Krankengymnastin durchzuführen. Patienten mit totaler Versteifung in beiden Hüftgelenken können unter Beachtung der kontrakten Muskulatur langsam mit Hilfe des Kopfteils des Bettes aufgerichtet werden, was bis zum Erreichen der sitzenden Stellung oft mehrere Wochen in Anspruch nehmen kann. Nach Abheilung der Wunden sollen die aktiven Übungen unterstützt werden durch die Behandlung im Wasser. Hier werden Bewegungen durch Auftrieb und Wärme gefördert. Ein besonderes Problem bietet bei schwer bewegungsbehinderten Rheumatikern das erste Aufstehen des Patienten, das zunächst mit Unterstützung des Gehwagens erfolgen muß.

d) Ergebnisse

Zur Erfolgsbeurteilung operativer Eingriffe, vor allem aber der Synovektomie stehen subjektive und objektive Kriterien zur Verfügung. Primär bleibt die Wirkung der Synovektomie auf den Ort der operativen Intervention beschränkt. Es zeigte sich jedoch, daß neben der Lokalwirkung auch eine allgemeine Beeinflussung der Erkrankung erreicht werden kann. Folgende Erwartungen werden an die Synovektomie im postoperativen Verlauf geknüpft:

lokal:
  Aufhebung oder Verminderung von Schmerzen,
  Verbesserung oder Erhaltung der Bewegungs- und Belastungsfunktion,
  totale oder partielle Inaktivierung des destruktiven Prozesses.

allgemein:
  Rückgang der entzündlichen Aktivität der Erkrankung,
  Besserung des Allgemeinbefindens und der Allgemeinsituation.

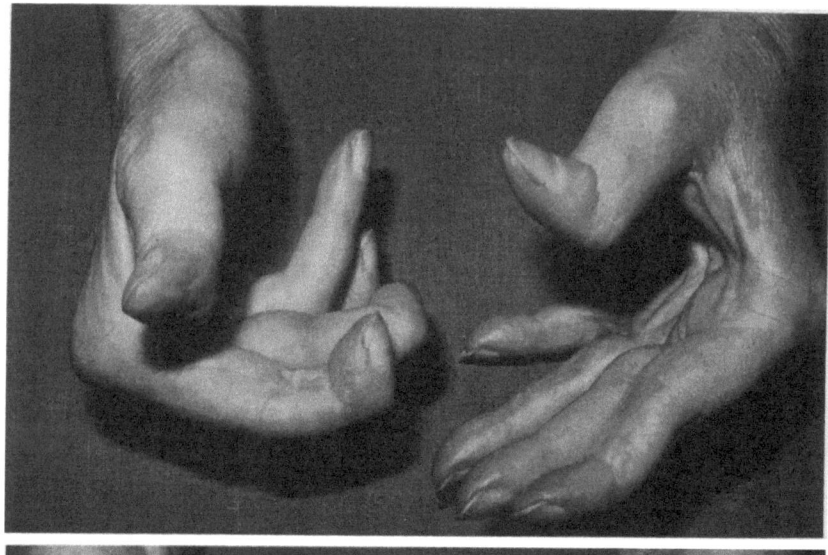
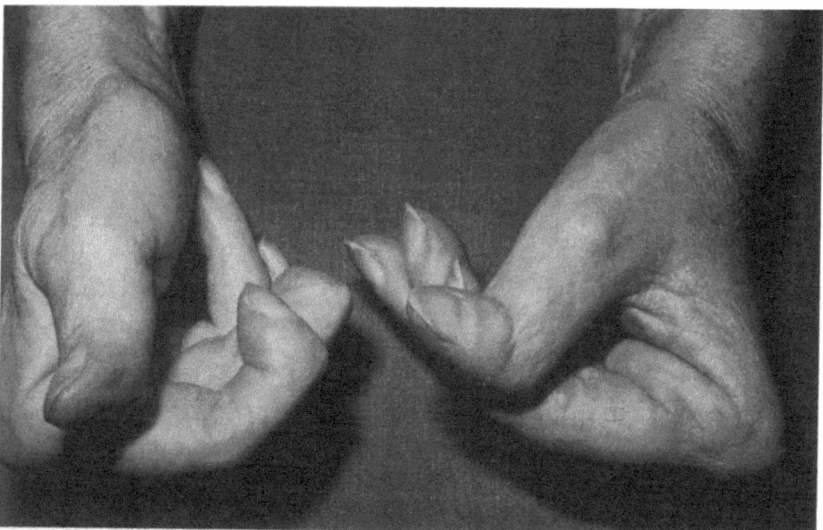

Abb. 49a. Extreme Handdeformierungen mit stark eingeschränkter Funktion: maximale Handöffnung, maximaler Faustschluß

Unterschiede in Entwicklung, Verlauf, Manifestation, Aktivität der Erkrankung, die wechselnde Beeinflussung durch verschiedene Behandlungsmethoden erschweren in erheblichem Maß vergleichende Untersuchungen über den Effekt der unterschiedlichen Therapieprinzipien. Dies gilt nicht nur für die medikamentöse, sondern insbesondere auch für die operative Behandlung. Es kann im günstigsten Fall erwartet werden, daß sich nach der Entfernung einer größeren Menge immunologisch aktiven synovitischen Gewebes eine allgemeine Beeinflussung zeigt. Das Kniegelenk erschien aufgrund seiner Größe und der Möglichkeit, hier das meiste synovitische Material zu entfernen, besonders geeignet zu einer Nachuntersuchung.

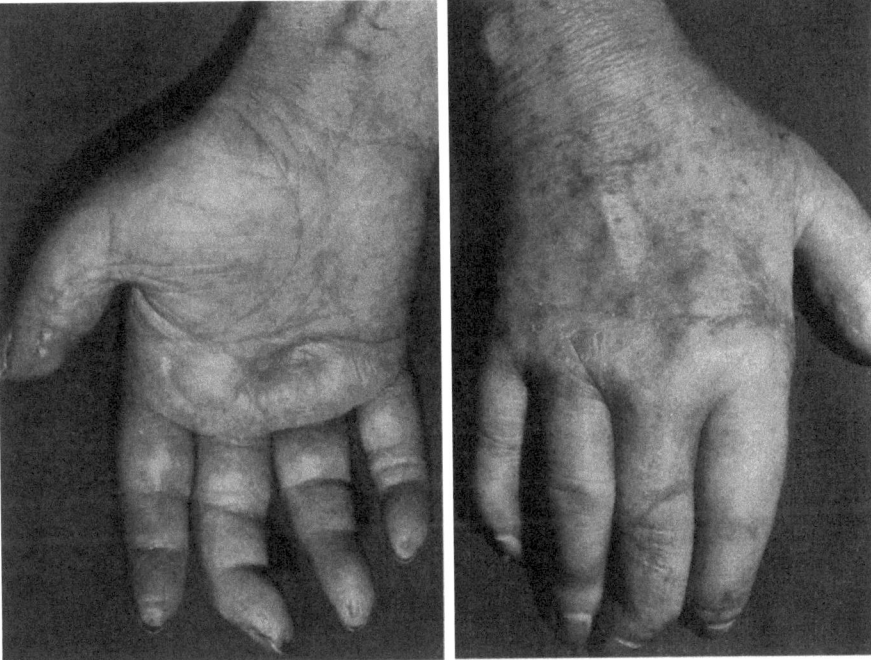

Abb. 49b. Nach Fingergelenkersatz der Grund- und Arthrodese einzelner Mittel- und der Daumengelenke wurde durch ein intensives Übungsprogramm die Handöffnung und der Faustschluß erreicht

Der günstige Effekt eines Eingriffs äußert sich aber ebenfalls in dem Wunsch des Patienten zu einer weiteren Operation. Vier bis sechs Eingriffe bei einem Polyarthritiker sind durchaus keine Seltenheit. Durch den Vergleich von prä- und postoperativem Funktionsausmaß läßt sich der Effekt eines Eingriffs objektivieren. Die Frühsynovektomie wird, da meist keine Bewegungseinschränkung vorliegt, auch keine Besserung der Beweglichkeit erbringen. Hierbei muß man sich auf die subjektiven Angaben des Patienten verlassen. Die postoperative Verminderung der Schmerzen wird nicht nur durch die Ektomie des synovitisch veränderten Gewebes, sondern auch durch die Entfernung der in der Synovialmembran gelegenen Nervenrezeptoren erklärt. Dies scheint auch die Ursache dafür zu sein, daß postoperativ relativ schmerzarm bewegt werden kann. Der Eingriff führt ferner, zumindest für einige Zeit, zu einer lokalen Proliferationshemmung. Zwar wird bei der Systemerkrankung nach der Synovektomie nicht unbedingt ein Stillstand der Aktivität eintreten: Je früher und radikaler jedoch Synovektomien an mehreren großen Gelenken mit Entfernung ausgeprägter entzündeter Gewebsmengen vorgenommen werden, um so größer ist eine rheumasuppressive Wirkung. Rezidive sind relativ selten, da sich das Regenerat der Synovialmembran durch Fibrose und Gefäßarmut auszeichnet, und treten meist erst einige Jahre nach dem Eingriff auf. In einer Reihe von Nachuntersuchungen ließ sich feststellen, daß zunächst vorübergehend die Erhöhung der BSG im Anschluß an den Eingriff abnimmt. Ähnliches scheint sich für den Nachweis der Rheumafaktoren abzuzeichnen.

Weitere Hinweise für die Abnahme der Prozeßaktivität nach rheumachirurgischen Operationen sehen wir in der Normalisierung der Laborwerte bei vorausgehender Anämie sowie der Verteilung der Eiweißfraktionen im Elektrophorese-Diagramm. Ein objektives Kriterium besteht aber auch in der Tatsache, daß auf ein vor der operativen Behandlung unbedingt notwendiges Medikament verzichtet werden kann. Hier ist die teilweise oder völlige Reduktion der nicht ungefährlichen Kortikosteroide besonders wichtig. Diese konnten teilweise durch wesentlich ungefährlichere kortisonfreie symptomatische Antirheumatika ersetzt werden.

Auch eine Verbesserung des röntgenologischen Befundes ließ sich postoperativ bei einem Teil der Patienten feststellen. Es handelte sich vorwiegend um noch nicht zu ausgeprägte destruktive und degenerative Veränderungen. So kam es zur Verkleinerung und zunehmenden Sklerosierung der Randzonen zystenartiger Usuren. Darüber hinaus fand sich postoperativ eine deutliche Glättung der Gelenkkonturen, die nicht auf die chirurgische Intervention, sondern auf die verbesserte Funktion zurückzuführen sein dürfte. Bei konsekutiven Röntgenkontrolluntersuchungen an synovektomierten Kniegelenken stellten wir postoperativ teilweise eine deutliche Verbreitung des vorher verschmälerten sog. Gelenkspaltes fest (Abb. 50). Grenzlamellendefekte aufgrund kleinerer Usuren zeigten eine Rückbildung. Die postoperativ feststellbare gleichmäßigere Strukturierung der subchondralen Spongiosa weist auf den Rückgang des entzündlichen Prozesses hin (Abb. 51, 52a–e). Verschlechterungen des Röntgenbefundes fanden sich vorwiegend bei präoperativ erheblich destruierten und degenerativ geschädigten Gelenken, die in Einzelfällen nach den operativen Maßnahmen einen Einbruch der Gelenkflächen erkennen ließen. Trotz der Zunahme der Destruktionen war teilweise eine Diskrepanz zu dem hinsichtlich Schmerzen und Funktionsbehinderung gebesserten klinischen Befund erkennbar. Ungünstige postoperative röntgenologische Ergebnisse unterstreichen die Forderung nach einer

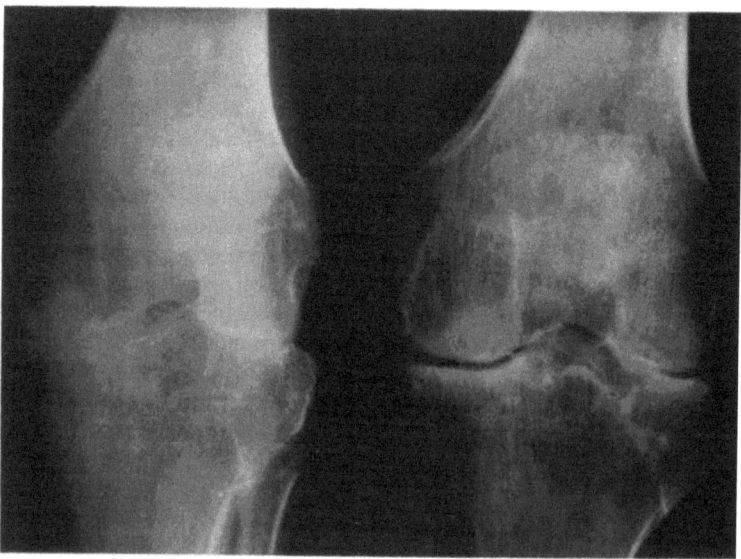

Abb. 50. Linke Seite: Weitgehende Zerstörung des Knorpels (intraoperativ bestätigt) bei Aufhebung des sog. röntgenologischen Gelenkspalts. Beweglichkeit und Belastbarkeit erheblich durch ausgedehnte Synovitis eingeschränkt. Rechte Seite: Ein Jahr nach Synovektomie wesentliche Zunahme der Funktion, dadurch auch erneuter Aufbau von Knorpelersatzgewebe

Synovektomie in einem Stadium, in dem noch keine destruktiven bzw. degenerativen Veränderungen am Gelenk eingetreten sind.

Im Anschluß an die Kniegelenksynovektomie vergleicht der Polyarthritiker nicht nur die lokale Situation prä- und postoperativ. Außer der Veränderung des Schmerzzustandes, der Funktion: Beugung/Streckung, Belastbarkeit, Steh- und Gehvermögen werden sich Mobilisationsmöglichkeit und gewonnene Unabhängigkeit von Hilfspersonen in der subjektiven Beurteilung niederschlagen. Weitere Eingriffe an den unteren Extremitäten verbessern deren Situation, während Operationen an den oberen Extremitäten das Abstützen und Halten des Körpers beim Gehen und Stehen ermöglichen. Die Zunahme der Gehstrecke, das Weglegen von Handstock oder Gehstützen, der Weg zur Toilette und die Durchführung sämtlicher Handgriffe zur Eigenversorgung sind ferner Kriterien, die der Patient entsprechend wertet. Bei einer ganzen Reihe von absolut bettlägerigen und von Hilfspersonen abhängigen Patienten konnten wir durch mehrere, auch unterschiedliche Eingriffe an unteren und oberen Extremitäten die Gehfähigkeit und weitgehende Unabhängigkeit erreichen. Wir bemühen uns, je nach Alters- und Allgemeinsituation unter Berücksichtigung der Anästhesieerfordernisse mehrere Eingriffe während einer Sitzung vorzunehmen. Der Patient wird über diese Möglichkeiten informiert. Wir wählen im Gespräch mit ihm die nötigen Eingriffe, ihre Kombination und Reihenfolge aus. Es wird ferner stets darauf hingewiesen, daß Risiken und Komplikationen als Folgen der Erkrankung, der medikamentösen, aber auch der operativen Therapie bestehen bzw. ausgelöst

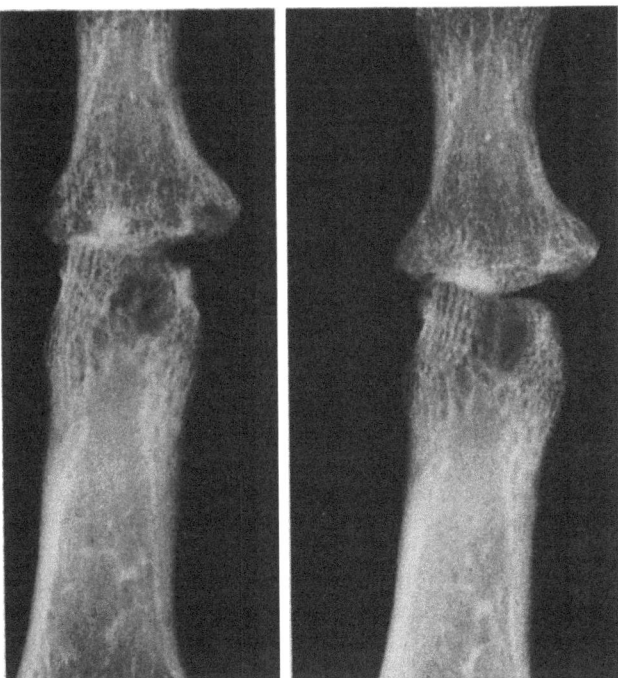

Abb. 51. Fortgeschrittene Destruktionen im Bereich eines proximalen Interphalangealgelenks aufgrund einer Synovitis. Einige Zeit nach Synovektomie trat, auch aufgrund der erheblichen Funktionszunahme, eine gewisse Reparation ein. Die Osteoporose ist rückläufig

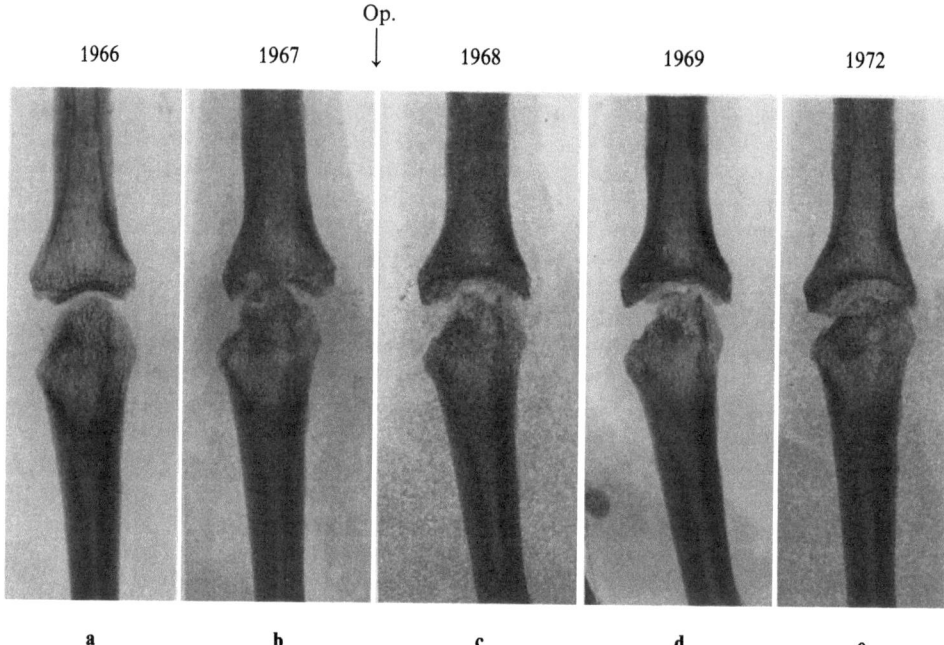

Abb. 52a–e. Verlaufsserie: **a, b** chronische Polyarthritis mit Beteiligung des Zeigefingergrundgelenks re. mit ausgeprägten Usuren, 1967 Synovektomie. **c–e** Bei freier Beweglichkeit ohne wesentliche Beschwerden kommt es unter dem funktionellen Reiz zu einer zunehmenden Glättung der Gelenkkonturen

werden können und daß der Operateur das Versagen der operativen Behandlung nicht sicher ausschließen kann. Trotz – oder gerade wegen – dieser deutlichen Hinweise und der ausführlichen Erörterungen mit dem Patienten entschließt er sich häufig nach einem Erfahrungsaustausch mit Mitpatienten oder auch aufgrund bereits gesammelter eigener Erfahrungen zur Operation.

Durch die Erzielung der Gehfähigkeit kommt es nach jahre- bis jahrzehntelanger Bettlägerigkeit zu einer erheblichen Verbesserung der Gesamtsituation. Durch den Wechsel zwischen liegender, sitzender und stehender Position steigt der hydrostatische Druck in den unteren Extremitäten, die Kreislauftätigkeit wird hierdurch angeregt. Dies wirkt sich günstig auf die Haut, die Muskulatur und den oft schon extrem geschädigten Knochen aus. Die Haut ist präoperativ dünn und glänzend atrophisch, die Muskulatur vermindert. Der Knochen weist immobilisations-, krankheits-, aber auch durch die – häufig nicht unbedingt erforderliche und ersetzbare – Kortikosteroidtherapie behandlungsbedingt eine extreme Osteoporose auf. Diese Veränderungen sind rückläufig, falls der Organismus – wie nach der Operation – funktionell beansprucht werden kann.

Schließlich wird durch die operativen Eingriffe die Situation häufig so verbessert, daß physio- und psychotherapeutische Bemühungen die aktive Mitarbeit des Patienten so anregen, daß die krankheits- und schmerzbedingte Lethargie durchbrochen wird. Die Freude über das „Überwundenhaben" der psychisch belastenden Operation regt vielfach die Mitarbeit erheblich an, wobei jeder zunächst auch geringgradige Schmerzrückgang und Funktionsgewinn – durch Arzt und Physiotherapeut honoriert – dankbar registriert wird. Subjektiv und objektiv erkennbare Verbesserung und Funktion fördern die Aktivität. So führt über objektive wie subjektive Wertung des Patienten das psychisch-somatische Wechselspiel postoperativ zur lokalen wie auch zur allgemeinen Besserung.

Die Erfahrungen in der operativen Rheumatologie zeigen, daß es im Anschluß an operative Eingriffe an größeren Gelenken, vor allem aber durch die Synovektomie zu einer Besserung von Schmerzen, Beweglichkeit und Belastbarkeit auch an anderen, ebenfalls erkrankten Gelenken kommen kann. Daß der Polyarthritiker bereits vorgenommene operative Eingriffe positiv beurteilt, äußert sich u.a. in dem nicht immer leichten Entschluß zu weiteren Operationen.

Schließlich dürfte eine weitere Erkenntnis der Beobachtung synovektomierter Patienten zu verdanken sein. Sie ist ebenfalls als Parameter für die allgemeine Beeinflussung des Leidens durch die Synovektomie heranzuziehen. Möglicherweise kann sie als Bestätigung des immunsuppressiven Effekts dieser Operation zumindest großer Gelenke dienen. Bei 63 Patienten mit polyarthritischen Erkrankungen (53 davon mit chronischer Polyarthritis), die präoperativ über längere Zeit Kortikosteroide erhielten und angeblich darauf angewiesen waren, ließen sich bis zu 5 Jahre postoperativ bei 52 Patienten (82,5%) die Kortikosteroid-Gaben vermindern, bei mehr als der Hälfte der Gesamtzahl (35=55,5%) konnten sie nach vorsichtiger ausschleichender Behandlung vollständig abgesetzt und vor allem durch Indometacin (Amuno) und Diclophenac-Na (Voltaren) ersetzt werden. Während in 11 Fällen (17,5%) keine Reduktion dieser nicht ungefährlichen Medikation erreicht wurde, mußte nur bei 3 Patienten (4,8%) die Dosis erhöht werden. Durch unsere Untersuchungen ließ sich allerdings nicht feststellen, ob bei allen 63 Patienten präoperativ Kortikosteroide unbedingt nötig waren. Eine präoperative Reduktion von Kortikosteroiden ist jedoch wegen einer dann möglichen Nebennierenrindeninsuffizienz infolge der Streßsituation durch Narkose und Eingriff nur selten möglich. Aus diesem Grund erfolgt die Reduktion routinemäßig erst postoperativ.

Aufgrund unserer Erfahrungen, die u.a. auf den ständigen Nachuntersuchungen operierter Patienten beruhen, sind folgende Schlüsse zulässig:

Durch die Synovektomie kann häufig der entzündlich-proliferative Prozeß der synovialen Gelenkauskleidung lokal gebremst, im günstigsten Fall zum Stillstand gebracht werden. Rezidive sind selten.

Ferner bewirkt die Synovektomie am operierten Gelenk einen Schmerzrückgang wie auch eine Besserung der Beweglichkeit und Belastbarkeit. Die Synovektomie kann bei einer Reihe von Patienten zu einer Besserung anderer befallener, jedoch nicht operierter Gelenke führen. Diese Erfahrungen konnten wir nicht nur bei Patienten nach Synovektomie, sondern auch nach anderen, vor allen Dingen mobilisierenden Eingriffen sammeln.

Durch die positive Beeinflussung der psychischen Situation und der daraus folgenden psychisch-somatischen Wechselwirkung wird ein weit über den lokalen Bereich hinaus wirkender Allgemeineffekt erzielt. Dies wiederum erleichtert dem Patienten den Entschluß zu weiteren operativen Eingriffen.

Die postoperative Besserung röntgenologisch nachweisbarer Veränderungen beruht *lokal* auf der Herabsetzung der Entzündungsaktivität und der Zunahme der Beweglichkeit, allgemein aber auch auf einer Änderung der physischen und psychischen Voraussetzungen hinsichtlich der Mobilisation und einem damit verbundenen Anwachsen der funktionellen Beanspruchung, schließlich aber auch auf einer postoperativ möglichen Kortisonreduktion. Die postoperative Funktionsverbesserung kann aber auch in fortgeschrittenen Phasen der chronischen Polyarthritiden zur Zunahme röntgenologischer Veränderungen führen. Vor allem Synovektomien sollten aus diesem Grund recht-, d.h. frühzeitig erfolgen, zu einem Zeitpunkt also, zu dem das Röntgenbild noch keine erheblichen Schäden erkennen läßt.

Direkt postoperativ kann es im Anschluß an operative Eingriffe wegen chronischer Polyarthritiden zu einem Rückgang der BSG kommen, die einige Jahre anhält. Später ist jedoch eine durchschnittliche Beschleunigung der BSG festzustellen. Während der ersten postoperativen Jahre lassen sich bei einem Teil der präoperativ seropositiven Polyarthritiker Rheumafaktoren nicht mehr nachweisen, im weiteren Verlauf jedoch nimmt die Zahl der sog. seropositiven Patienten wieder zu. Dies deutet auf einen gewissen immunsuppressiven Effekt vor allem der Synovektomie hin, der allerdings einen Zeitraum von mehreren Jahren nicht zu überschreiten scheint, wenn die Krankheit weiterhin eine entzündliche Aktivität aufweist.

Pathologische Laborwerte – so die einzelnen Eiweißfraktionen – weisen postoperativ eine Normalisierungstendenz auf.

Kortikosteroide können nach der Synovektomie ausschleichend reduziert und teilweise oder vollständig durch die wesentlich ungefährlicheren symptomatisch wirkenden Antirheumatika/Antiphlogistika ersetzt werden. Nach Möglichkeit sollte diese reduzierte Kortison-Therapie durch den Hausarzt nicht mehr eingeleitet werden. Hieraus ist zu folgern:

Für Monate bis Jahre ist offenbar der aktiv-entzündliche Prozeß der chronischen Polyarthritis zu bremsen bzw. rückläufig.

Nach Ablauf einiger Jahre scheint die Aktivität der Erkrankung wieder zuzunehmen.

Der zumindest über Monate bis Jahre anscheinend nachweisbare Bremseffekt auf die entzündliche Aktivität durch die Synovektomie zumindest großer Gelenke rechtfertigt den Eingriff, da während dieser Zeit eine wesentliche Zunahme der destruktiven Veränderungen nicht zu erwarten ist und insofern im Ablauf der chronischen Polyarthritis ein Zeitgewinn zu verzeichnen ist.

Die Zunahme der Entzündungsaktivität im weiteren Verlauf bestätigt unsere Auffassung, operative Eingriffe mit einer medikamentösen Basis- und symptomatischen, d.h. antiphlogistischen Therapie zu koppeln.

In gewissen Zeitabständen ist für den Patienten mit einer aktiven chronischen Polyarthritis eine längere Hospitalisierung in einer dafür geeigneten Klinik zu fordern. Dieser längere Aufenthalt dient der gezielten physiotherapeutischen Behandlung unter Berücksichtigung der psychischen Situation des oft erheblich bewegungsbehinderten Rheumatikers, der Einstellung einer optimalen medikamentösen Therapie unter Ausgleich pathologischer Laborwerte sowie der Diskussion über etwaig während dieses Klinikaufenthaltes durchzuführende multilokuläre operative Eingriffe.

Nur durch diese gezielte Behandlung durch konservativ und operativ tätige Rheumatologen läßt sich während einer längeren Hospitalisierung – unabhängig von den direkt entstehenden Kosten – die Arbeitskraft des Rheumatikers in Beruf und Haushalt bzw. zur Eigenversorgung erhalten, um ihn so aus der Abhängigkeit von Hilfspersonen zu befreien.

Literatur

Bäckdahl M (1973) The caput ulnae syndrome in rheumatoid arthritis. Acta Rheum Scand [Suppl 5]
Baker WM (1877) Joint. St Bart Hosp Rep 13:245
Beneke G (1971) Pathologische Anatomie der rheumatoiden Arthritis. Therapiewoche 21:709
Beneke G, Paulini K, Mohr W, Mohing W (1973) Die Entstehung der Synovialzellennekrose bei rheumatoider Arthritis. Z Rheumaforsch 32:416
Buck-Gramcko D (1972) Operative Behandlung der Sattelgelenkarthrose des Daumens. Handchirurgie 4:105
Charnley J (1961) Arthroplasty of the hip. A new operation. Lancet II:1129
Charnley J (1964) The bonding of prosthesis to bone by cement. J Bone Joint Surg 46B:516
Clayton ML (1960) Surgery of the forefoot in rheumatoid arthritis. Clin Orthop 16:136
Clayton ML (1967) Situation of the foot regarding early synovectomy. In: Symposium on early synovectomy in rheumatoid arthritis. ISRA (Amsterdam)
Dahmen G (1972) Operative Behandlung der Bechterewschen Erkrankung. Med Monatsschr 26:194
Dihlmann W (1968) Spondylitis ankylopoetica – die Bechterewsche Erkrankung. Thieme, Stuttgart
Dihlmann W (1971) Das röntgenologische Arthritis-Mosaik. Diagnostik 4:357
Dihlmann W (1973) Gelenke – Wirbelverbindungen. In: Glauner R (Hrsg) Röntgen: wer? wie? wann? Bd III. Thieme, Stuttgart
Engelbrecht E (1971) Die Schlittenprothese, eine Teilprothese bei Zerstörung im Kniegelenk. Chirurg 42:510
Engelbrecht E (1972) Die operativen Behandlungsmöglichkeiten bei der Kniegelenksarthrose. Hamburger Ärztebl 26:23
Fassbender HG (1970) Morphologische Kriterien für die Beurteilung und Klassifikation von Synovialisgewebe. Therapiewoche 20:720
Fassbender HG (1972) Pathologie rheumatischer Erkrankungen. Springer, Berlin Heidelberg New York
Flatt AE (1963) The care of the rheumatoid hand. Mosby, St. Louis
Foch C (1861) Bemerkungen und Erfahrungen über die Resektion im Hüftgelenk. Langenbecks Arch. Klin. Chir. 1:172
Girdlestone GR (1945) Pseudarthrosis. Proc R Soc Med 38:363
Gluck Th (1890) Die Invaginationsmethode der Osteo- und Arthroplastik. Berl Klin Wochenschr 33:732
Gluck Th (1891) Referat über die durch das moderne chirurgische Experiment gewonnenen positiven Resultate, betreffend die Naht und den Ersatz von Defecten höherer Gewebe, sowie über die Verwerthung resorbirbarer und lebendiger Tampons in der Chirurgie. Arch Klin Chir 41:187
Gschwend N (1969) Ergebnisse mit Silastic-Fingerprothesen bei der progredient chronischen Polyarthritis. Handchirurgie 4:205
Gschwend N (1971) Operative rehabilitation of severely handicapped rheumatoid arthritic patients by means of combined arthroplasties of the knee and hip joints. Reconstr Surg Traumatol 12:197
Gschwend N (1972) Elbow arthroplasty with GSB-prosthesis. SICOT-Kongreß, Tel Aviv
Gschwend N (1977) Die operative Behandlung der progressiv chronischen Polyarthritis. 2. Aufl. Thieme, Stuttgart
Gschwend N, Naghachan F, Zippel J (1973) Total hip replacement in rheumatoid arthritis. In: Chapchal G (ed) Arthroplasty of the hip. Thieme, Stuttgart
Gschwend N, Scheier H, Bähler A (1972) Die GSB-Ellbogen-Endoprothese. Arch Orthop Unfallchir 73:316
Gschwend N, Winer J., Böni A (1976) Klinische Ergebnisse der Synovektomie bei primär chronischer Polyarthritis. Z Rheumaforsch Sonderausgabe
Hass J (1930) Die Mobilisierung ankylotischer Ellbogen- und Kniegelenke mittels Arthroplastik. Langenbecks Arch Klin Chir 160:693
Hass J (1934) Konservative und operative Orthopädie. Springer, Wien
Heberden W (1802) Commentaries on the history and cure of diseases. Payne, London
Holzhauser P, Mohr W, Zacher J (1981) Die Tenosynovitis bei chronisch entzündlichen Gelenkerkrankungen und ihre Folgen. Verh Dtsch Ges Rheumatol 7:583
Kaiser H (1977) Cortisonderivate in Klinik und Praxis. 7. Aufl. Thieme, Stuttgart
Laine V, Vainio K (1965) Möglichkeiten, Begrenzungen und Aussichten der chirurgischen Behandlung des entzündlichen Rheumatismus. Z Rheumaforsch 24

Laine V, Vainio K (1969) Frühsynovektomie bei primär chronischer Polyarthritis. Documenta Geigy, Acta rheumatologica, Bd 25. Geigy, Basel

Marmor L (1967) Surgery of rheumatoid arthritis: Lea and Febiger, Philadelphia

Mathies H (1973) Klassifikation der Erkrankungen des Bewegungsapparates. Kassenarzt 13

Miehlke K, Miehlke R (1970) Der Verlauf der chronischen Polyarthritis nach Synovektomie. Therapiewoche 20:770

Miehlke K, Wessinghage D (1971) Rehabilitation bei rheumatischen Erkrankungen. Ärztl Prax 23:1525, 1581

Miehlke K, Wessinghage D (1976) Entzündlicher Rheumatismus, 3. Aufl. Springer, Berlin, Heidelberg, New York

Milch H (1955) The resection-angulation operation for hip-joint disabilities. J Bone Joint Surg 37A:699

Milch RA (1964) Surgery of arthritis. Williams and Wilkins, Baltimore

Moberg E (1969) Cartilage lesions. In: Hijmans W, Paul WD, Herschel H (eds) Early synovectomy in rheumatoid arthritis, Sect VI B. Excerpta Med, Amsterdam

Moberg E (1964) Dringliche Handchirurgie. Thieme, Stuttgart

Mohing W (1971) Präventive Eingriffe bei chronischem Gelenkrheumatismus. Dtsch Ärztebl 68:3445

Mohr W (1980) Zellreaktionen bei chronischer Polyarthritis. In: Wessinghage D (Hrsg): Chronischentzündliche Gelenkerkrankungen. MMW-Taschenbuch, München

Mori M (1963) Anterior capsulectomy in the treatment of rheumatoid arthritis of the knee joint. Arthritis Rheum 8:130

Mori M (1964) Surgery of rheumatoid arthritis of the knee joint. Rheumatism 20:35

Müller ME (1963) Hüftkopf- und Totalprothesen in der Hüftchirurgie. Langenbecks Arch Klin Chir 305:48

Müller ME, Boitzy A (1968) Totalprothesen aus Protasul. AO-Bulletin, Bern

Müller W (1894) Zur Frage der operativen Behandlung der Arthritis deformans und des chronischen Gelenkrheumatismus. Arch Klin Chir 47:1

Nalebuff EA (1969) In: Potter TA, Nalebuff EA (eds) Surgical management of rheumatoid arthritis. Surg Clin North Am 49:787

Payr E (1934) Gelenksteifen und Gelenkplastik. Springer, Berlin

Richter R (1973) Primum nil nocere! Ist das Operationsrisiko des Rheumakranken besonders groß? Münch Med Wochenschr 116:93

Richter R (1976) Die Kniegelenks-Synovektomie bei chronischer Polyarthritis. Habilitationsschrift, Augsburg

Sarvestani M, Wessinghage D (1975) Fehler und Komplikationen der Implantation von Silastic-Fingergelenkprothesen. Medizinisch-Orthopädische Technik 95:93

Schilling F (1972) Die chronische (rheumatoide) Polyarthritis und ihre extraartikulären Manifestationen. Kassenarzt 12:101

Scholz J (1977) Ergebnisse der Kniegelenks-Synovektomie bei chronischen Polyarthritiden. Patientenbefragung und Literatur-Vergleich. Inaugural-Dissertation, Mainz

Schüller M (1893) Chirurgische Mitteilungen über die chronisch rheumatischen Gelenkentzündungen. Arch Klin Chir 45:153

Schneider R (1966) Technik der Hüftarthrodese mit Beckenosteotomie. Langenbecks Arch Klin Chir 316:233

Schweikert C-H (1971) Die operative Behandlung der Coxitis bei chronischer Polyarthritis und Spondylitis ankylopoetica. Therapiewoche 21:1840

Schweikert C-H, Rahmanzadeh R, Gaiao F, Wessinghage D (1971) Der totalprothetische Hüftgelenksersatz. Dtsch Med Wochenschr 96:627

Stellbrink G (1968) Die rheumatische Hand. In: Rössler H, Heister R (Hrsg) Aktuelle Probleme des Rheumatismus. Schattauer, Stuttgart, New York

Stellbrink G (1969) Die rheumatische Hand und ihre operative Behandlung. Handchirurgie 1:182

Stellbrink G (1973) Eingriffe beim Polyarthritiker an Hand und Finger. In: Breitner B (1973) Chirurgische Operationslehre, 5. Bd, 13. Erg 17. Urban und Schwarzenberg, München, Berlin, Wien

Stellbrink G (1973) Arthroplastik der PIP-Gelenke, Resektionsplastiken und Alloplastik mit den PIP-Prothesen St Georg. Orthopäde 2:44

Stellbrink G (1973) Arthroplastik des Handgelenks. Orthopädie 2:48

Stellbrink G (1973) Gelenkersatz an der Hand. Handchirurgie 5:5

Stellbrink G, Tillmann K (1972) Resection arthroplasty of the wrist in rheumatoid arthritis. SICOT-Kongress, Tel Aviv

Swanson AB (1968) Silicone rubber implants for replacement of arthritic or destroyed joints in the hand. Surg Clin North Am 48:1113
Swanson AB (1970) Arthroplasty in traumatic arthritis of the joints of the hand. Orthop Clin North Am 1:285
Tillmann K (1972) Die Indikationsstellung zur Synovektomie der Kniegelenke bei chronischer Polyarthritis. Z Rheumaforsch 31:278
Tillmann K (1973) Arthroplastik der Kniegelenke. Orthopäde 2:114
Vainio K (1959) The role of surgery in the rehabilitation of rheumatoid arthritis patients. Proc 4th Rheum Congr 223
Vainio K (1964) Hand. In: Milch RA (ed) Surgery of arthritis. Williams and Williams, Baltimore
Vainio K (1970) Operativ-orthopädische Therapie. In: Schoen R, Böni A, Miehlke K (Hrsg) Klinik der rheumatischen Erkrankungen. Springer, Berlin, Heidelberg, New York
Volkman R v (1870) Sammlung klinischer Vorträge, Leipzig
Wagner H (1975) Der alloplastische Gelenkflächenersatz am Hüftgelenk. Arch orthop Unfall-Chir 82:101
Weigand H, Wessinghage D, Diethelm L (1976) Die Kniegelenks-Synovektomie bei chronischer Polyarthritis. Radiologe 16:63
Wessinghage D (1972) Erfahrungen mit der Silastic-Fingergelenkprothese nach Swanson. Langenbecks Arch Chir [Suppl 55]
Wessinghage D (1975) Der Fingergelenkersatz bei entzündlich-rheumatischen Erkrankungen. Orthop Prax 11:911
Wessinghage D (1975) Operative Behandlung der Veränderungen im Handbereich bei Psoriasis-Arthritis und Kollagenosen. Med Orthop Techn 95:95
Wessinghage D (1976a) Die Synovektomie und ihre Folgen bei chronischer Polyarthritiden. Akt Rheumatol 1:9
Wessinghage D (1976b) Makromorphologie der chronischen Polyarthritis. In: Dihlmann W, Mathies H (Hrsg) Das rheumat Gelenk. Sharp & Dohme, München
Wessinghage D (1978) Operative Möglichkeiten bei weichteilrheumatischen Erkrankungen. Fortbildk. Bd 5, Karger, Basel 346
Wessinghage D (1979) Die Beeinflussung des postoperativen Krankheitsverlaufs rheumatischer Erkrankungen durch die Synovektomie. Internist 20:439
Wessinghage D (1982) Synovektomie bei chronischer Polyarthritis. Dtsch Med Wochenschr 107:231
Wessinghage D, Bierther M, Denk R, Streit W (1972) Die Psoriasis-Arthritis und ihre operative Behandlung. Dtsch Med Wochenschr 97:1931
Wessinghage D, Birkhölzer W (in Vorbereitung) Objektiv faßbare Veränderungen nach Kniegelenksynovektomie
Wessinghage D, Denk R (1971) Zur operativen Behandlung der Psoriasis arthropathica. Hautarzt 22:129
Wessinghage D, Kroeger FJ, Albers P, Weigand H (1973) Die operative Behandlung rheumatischer Arthritiden und ihre Darstellung im Röntgenbild. Radiologe 13:250
Wessinghage D, Miehlke K (1970) Die Kniegelenks-Synovektomie bei rheumatischen Erkrankungen und ihre Ergebnisse. Dtsch Med Wochenschr 95:685
Wessinghage D, Miehlke K (1972) Veränderungen am Kniegelenk in den verschiedenen Stadien der chronichen Polyarthritis. Z Rheumaforsch [Suppl 31] 2:284
Wessinghage D, Miehlke K (1974) Die chronische Polyarthritis. Veränderungen – operative und konservative Behandlung. Ergeb Inn Med Kinderheilkd 36:97
Wessinghage D, Mohr W, Zacher J (1981) Makroskopische und mikroskopische Untersuchungsergebnisse bei rheumatischen Tenosynovitiden. Akt Rheumatol 6:31
Wessinghage D, Rahmanzadeh R, Sarvestani M (1973) Der Fingergelenkersatz nach Swanson. Dtsch Med Wochenschr 98:44
Wessinghage D, Zacher J (1979) Operative Therapie des entzündlichen Rheumatismus. Therapiewoche 29:6415
Wessinghage D, Zacher J, Mohr W (1982) Artikulo- und Tenosynovektomie bei chronischen Polyarthritiden. Int Welt 5:280
Winer J, Böni A (1976) Einfluß der Kniegelenks-Synovektomie auf den Krankheitsverlauf der pcP-Patienten. Z Rheumaforsch 35:173
Zacher J, Wessinghage D (1982) Makropathologische Kniegelenksveränderungen bei der chronischen Polyarthritis. Akt Rheumatol 7:73

Sachverzeichnis

α_1-Glykoproteine
   akute Phase – Proteine 210
AA-Protein
   Amyloidose 94
Abdominalorgane
   rheumatische Erkrankungen 184
absolute Temperaturen
   Meßtechnik 292
ACTH
   Indikationen 422, 423
ACTH
   Kontraindikationen 423
ACTH
   Nebenwirkungen 423, 424
ACTH
   rheumatische Erkrankungen, Behandlung 422, 423
ACTH
   Vor- und Nachteile 423
ACTH
   Wirkungsweise 422
Adriamycin
   Pharmakologie, Wirkungsweise 360
Ätiologie
   degenerative Wirbelsäulenprozesse 200
Ätiologie
   Ehlers-Danlos-Syndrom 68, 69, 71, 72
Ätiologie
   Marfan-Syndrom 69, 70
Ätiologie
   „rheumatoide Arthritis" 7
Ätiologie
   Sklerodermie 90, 91
Agglutinationsmethoden
   Rheumafaktor, Modifikationen 213
Agranulozytose
   nach Antirheumatika 410
Akromioklavikulargelenk
   Pannusbildung, Arthrographie 256
Aktivitätsgrad
   chronische Polyarthritis, operative Therapie 533
akute Bewegungsphase
   Wirbelsäule, kyphosierende Stufenlagerung 503
akute Phase-Proteine
   rheumatische Erkrankungen 208, 209

akute Polyarthritis
   Herzbeteiligung 2
akute Polyarthritis
   Terminologie 7
Albus-Schönberg-Syndrom
   Genetik 73
Amyloidose
   Herz, Morbus Still 184
Amyloidose
   Nephropathie, maligner Hochdruck 185
Amyloidose
   Pathobiochemie 93, 94
Amyloidose
   Pathogenese 95, 96
Anamnese
   rheumatische Erkrankungen 173, 174
Androgene
   Kollagenstoffwechsel, Proteinsynthese 122
Angulationsosteotomie
   Hüftgelenk, Ankylosierung, juvenile chronische Polyarthritis 563
Ankylosierung
   chronische Polyarthritis, Aktivitätsgrad, operative Maßnahmen 533
Ankylosierung
   Ellbogen-, Handgelenke 520
Ankylosierung
   fibröse, Kniegelenke 519, 521
Ankylosierung
   Gelenkmobilisation, Interpositionsarthroplastik 535
Ankylosierung
   Handgelenke, juvenile chronische Polyarthritis 548
Ankylosierung
   Hüftgelenke, juvenile chronische Polyarthritis, operative Behandlung 562
Ankylosierung
   Knie-, Hüftgelenke 521
Ankylosierung
   Kniegelenk, Operationsverfahren 564, 565
Ankylosierung
   totale, Panarthritis rheumatica, Behandlungsplan 572, 573
Antidiabetica
   Interaktionen mit Antirheumatika 412

Antigammaglobuline (Rheumafaktoren)
   Definition, klassischer Labortest 212, 213
Antikoagulantien
   Interaktionen, Azapropazon 412
Antikörper
   spezifische, rheumatische Erkrankungen 210
Antikörpernachweis
   rheumatische Erkrankungen, Serologie 212
antinukleäre Faktoren
   Einteilung 217
antinukleäre Faktoren
   Nachweismethoden, Subfraktionen 219
Antiphlogistika
   Angriffspunkte, Immunglobulin-Stoffwechsel 134
Antirheumatika
   Auflistung, chemische Formeln, Handelsnamen, klinische Wirksamkeit 388–408
Antirheumatika
   Interaktionen, Salizylate 411–415
Antirheumatika
   Nebenwirkungen 390, 408
Antirheumatika
   Nebenwirkungen, Transplantationsantigene, Beziehungen 436
Antirheumatika
   nichtsteroidale, Pharmakologie 381–388, 390
Antirheumatika
   Pharmakokinetik 335, 336
Antirheumatika
   Placeboeffekte 435
Antirheumatika
   postoperative Dosisreduktion 583
Antistreptolysin-O-Titer
   rheumatisches Fieber, Diagnose 212
Aorta
   Proteoglykansynthese, Altersabhängigkeit 106
Aortitis rheumatica
   Aorteninsuffizienz, Spondylitis ankylosans 184
Arteparon
   Arthrose-Behandlung 377–380
Arterien
   Bindegewebe, altersabhängige Veränderungen 104
Arteriitis
   Nebenwirkung, Steroidtherapie 430
Arteriosklerose
   Dermatansulfat, pathobiochemische Bedeutung 43
Arthralgien
   Differentialdiagnose 195
Arthralgien
   szintigraphische Differenzierung 332
Arthralgien
   virusbedingte, Serologie 211

Arthritis
   akute, Hauttemperaturen 310, 317, 318
Arthritis
   akute, Therapiekontrolle 317
Arthritis
   bakterielle Serologie 211, 212
Arthritis
   Begriffsdefinition 1, 3
Arthritis
   chronische, Handgelenk, operative Behandlung 546, 547
Arthritis
   Coxitis acuta rheumatica 193
Arthritis
   Diagnostik, Therapiekontrolle, Thermographie 309
Arthritis
   Familienanamnese 180, 181
Arthritis
   Gelenkszintigraphie, Verlaufskontrolle nach medikamentöser Behandlung 332
Arthritis
   Iliosakralgelenke, quantitative Thermographie 313
Arthritis
   Infekt-, Differentialdiagnose 194
Arthritis
   juvenile, Levamisolbehandlung 367
Arthritis
   Kyrotherapie, thermographische Kontrolle 320, 321
Arthritis
   postinfektiöse, Serologie 210
Arthritis
   reaktive, Enteritis mit Shigella Flexneri 212
Arthritis
   rheumatoide, Hauttemperaturen, Mittelwerte 310
Arthritis
   rheumatoide, quantitative Thermographie 301, 302
Arthritis
   Schmerzanamnese 175
Arthritis
   Sprunggelenk, Sarkoidose 197
Arthritis
   virusbedingte, spezifische Antikörper 210, 211
Arthritis gonorrhoica
   Kniegelenk, Differentialdiagnose 194
Arthritis gonorrhoica
   Komplikationen, Urogenitaltrakt 185
Arthritis psoriatica
   Begriffsdefinition, Differentialdiagnose 4
Arthritis psoriatica
   Differentialdiagnose 194
Arthritis psoriatica
   falschpositiver Rheumafaktor 216

Arthritis psoriatica
  Gelenkbefallmuster, Differentialdiagnose 198
Arthritis psoriatica
  Klassifizierung, Deutsche Gesellschaft für Rheumatologie 18
Arthritis psoriatica
  knöcherne Ankylose 519, 520
Arthritis psoriatica
  physikalische Therapie 497
Arthritis psoriatica
  Strecksehne, Handgelenk, Strukturzerstörung 524
Arthritis psoriatica
  Vorfußdeformität 570
Arthritis urica
  Biochemie 88, 89
Arthritis urica
  Diagnostik, Arthrokopie 242
Arthritis urica
  Differentialdiagnose 195
Arthritis urica
  WHO-Klassifizierung 10
Arthrodese
  Fingergelenke, Spongiosa-, Kortikalisschrauben 555
Arthrodese
  Handgelenk, chronische Polyarthritis 546, 547
Arthrodese
  Hüftgelenk, Röntgenbefunde, Operationstechnik 558, 559
Arthrodese
  Kniegelenk, Steinmann-Nägel 568
Arthrodese
  temporäre, Kirschner-Draht 538
Arthrographie
  Baker-Zyste 517
Arthrographie
  Ellenbogengelenk, primär chronische Polyarthritis 257, 258
Arthrographie
  Fußgelenk, chronische Polyarthritis 264, 265
Arthrographie
  Indikationen 240, 241
Arthrographie
  Kniegelenk, chronische Polyarthritis 258, 259
Arthrographie
  Komplikationen, Gefahren 251, 252
Arthrographie
  rheumatische Erkrankungen 249–267
Arthrographie
  Schultergelenk, Synovitis, Rotatorenmanschette, Ruptur 253, 254
Arthrographie
  Technik 250, 251

Arthrolyse
  Schultergelenk, Indikation, Nachbehandlung 540, 541
Arthropathien
  Erkrankungen des Bewegungsapparates, Klassifizierung, Deutsche Gesellschaft für Rheumatologie 19
Arthopathien
  Internationale Klassifikation 10
Arthropathien
  physikalische Therapie 497, 498
Arthroplastik
  chronische Polyarthritis, Aktivitätsgrad 533
Arthroplastik
  Rhizarthritis, Rhizarthrose 547
Arthrose
  Kniegelenk, Endoskopie 243, 246
Arthrosen
  Arthrographie, Arthroskopie, Indikationen 240, 241
Arthrosen
  Basistherapeutika 377–381
Arthrosen
  Begriffsdefinition, Differentialdiagnose 4
Arthrosen
  Glykosaminoglykan-(Arteparon-)Behandlung 377
Arthrosen
  klinische Untersuchungsbefunde 191
Arthrosen
  Kollagenveränderungen 77, 78
Arthrosen
  physikalische Therapie 498
Arthrosen
  thermographische Befunde 313
Arthroskopie
  „Dunkelzone" 241
Arthroskopie
  rheumatische Erkrankungen 237–248
Arthrozele
  siehe Baker-Zyste
Articulosynovitis
  ausgebrannte Phase 522
Articulosynovitis
  degenerative Phase 518
Articulosynovitis
  destruktive Phase 514
Articulosynovitis
  proliferative Phase 511
Articulosynovitis
  stabilisierte Phase 519
Arzneimittelinteraktionen
  Antirheumatika, Salizylate 411, 412
Aspirin
  Kortison, Langzeitbehandlungsstudie, chronische Polyarthritis 426
Aspirin
  Nebenwirkungen 420

Aufnahmetechnik
  thermographische 293, 294
Aufnahmezeit
  Gelenkszintigraphie, Gamma-Kamera 330, 331
Augenveränderungen
  Chloroquinbehandlung 347, 348
Augenveränderungen
  Glukokortikoidtherapie 431
Augenveränderungen
  Goldtherapie 340
Augenveränderungen
  rheumatische Erkrankungen 179
Autoimmunkrankheiten
  antinukleäre Faktoren 219, 220
Autoimmunkrankheiten
  falschpositiver Rheumafaktor 215, 216
Autoimmunphänomene
  D-Penicillamin-Therapie 355
axialer Temperaturgradient
  Physiologie, Umgebungstemperatur 296
Azetylsalizylsäure (Aspirin)
  Derivate, Tagesdosen 389
Azetylsalizylsäure (Aspirin)
  immunsuppressiver Effekt 383
Azetylsalizylsäure (Aspirin)
  Interaktion mit Coumarinderivaten 412
Azetylsalizylsäure (Aspirin)
  intraartikuläre Anwendung 421
Azetylsalizylsäure (Aspirin)
  Nebenwirkungen, Knochenmarkschäden 410

Baastrup-Syndrom
  Spondylosis, WHO-Klassifizierung 11
Bacteriacease
  Differentialdiagnose, rheumatische Erkrankungen 212
Baker-Zyste
  Kniegelenk, Bursa semimembranacea, Kontrastmitteldarstellung 262
Baker-Zyste
  operative Behandlung 540, 567
Baker-Zyste
  Photo, Arthrographie 517
Baker-Zyste
  Wadenbereich 518
Basistherapeutika
  Arthrosen 377–381
Basistherapeutika
  enzündliche Gelenkerkrankungen 335
Basistherapeutika
  Wirkungsvergleich, chronische Polyarthritis 375, 376
Beckenschiefstand
  Beinlängendifferenz, Differentialdiagnose 187

Beckenschiefstand
  Hüftgelenk-Kontraktur 193
Behçet-Syndrom
  WHO-Klassifizierung 10
Beinlängendifferenz
  Skoliose, Beckenschiefstand, Differentialdiagnose 187
Benzodiazepame
  Myotonolytika, Pathophysiologie 434
Beta-hämolysierende Streptokokken
  Titer, rheumatisches Fieber 212
Betamethason
  intraartikuläre Glukokortikoidtherapie, Dosierung 433
Betamethason
  Äquivalenzdosen, Handelspräparate 428
Beugesehnenrupturen
  entzündlich-rheumatische Erkrankungen, Systematik 529
Bewegungsapparat
  Erkrankungen, Klassifizierung 18–28
Bewegungsapparat
  funktionelle Störungen, Thermographie 283, 315, 316
Bewegungsapparat
  Schleudertrauma, Hypothermie 315
Bewegungsapparat
  Schmerzlokalisation 174
Bewegungstherapie
  Spondylitis ankylosans 503
Bindegewebe
  altersabhängige Veränderungen 104, 105
Bindegewebe
  Amyloidose, Pathobiochemie 93
Bindegewebe
  biomechanische Aufgaben, Eigenschaften 30, 31
Bindegewebe
  Chondroitin, Chondroitinsulfate, Struktur, Biosynthese 37, 38, 39, 98, 99
Bindegewebe
  Depolymerisation, Makromoleküle 126
Bindegewebe
  Dermatansulfat, Struktur, Biosynthese 41, 99, 100
Bindegewebe
  Entzündungsprozesse, entzündungshemmende Substanzen 125, 127, 131, 134
Bindegewebe
  Erkrankungen, physikalische Therapie 504
Bindegewebe
  erworbene Störungen des Umsatzes der Interzellularsubstanz 77, 80, 90, 93
Bindegewebe
  genetisch bedingte Störungen 65, 67, 74, 76
Bindegewebe
  Glykoproteine, altersabhängige Strukturen 106

Sachverzeichnis

Bindegewebe
  Glykosaminoglykane, Strukturkomponenten, interzelluläre Matrix 106
Bindegewebe
  Glykosaminoglykan-Typen 33, 34, 99, 100
Bindegewebe
  Grundsubstanzen, Biochemie 90, 91
Bindegewebe
  Heparansulfate, Heparin 48, 49
Bindegewebe
  hormonelle Einflüsse 113, 115, 117, 119, 120, 121, 124
Bindegewebe
  Hyaloronat, Volumenausfüllung, Struktur, Biosynthese 32, 33, 36
Bindegewebe
  hydrolytische Enzyme 125
Bindegewebe
  Immunsuppressiva, Stoffwechselwirkungen 131, 131
Bindegewebe
  Interzellularsubstanz, physiologische Bildung, Abbau 32
Bindegewebe
  Keratansulfate 43, 44
Bindegewebe
  Kollagenvernetzung, Altersabhängigkeit 106
Bindegewebe
  Kollagentyp, Proteoglykanmuster 31
Bindegewebe
  Konzentration, Komposition, Leberzirrhose 99
Bindegewebe
  Leber, Pathobiochemie 97
Bindegewebe
  Leberzirrhose, Pathobiochemie 96, 97
Bindegewebe
  Matrix-Proteoglykane, Funktion 107
Bindegewebe
  Michaelis-Menten-Konstanten, Mannosyl-Transferasen, Korneaepithel 46
Bindegewebe
  Östrogenwirkung 122
Bindegewebe
  Pathophysiologie 29, 30
Bindegewebe
  Peptidyl-Hydroxylierung 106
Bindegewebe
  Proteoglykane, Struktur, Stoffwechsel 31, 32, 33, 35
Bindegewebe
  Proteoglykane, subzelluläre Verteilung 107
Bindegewebe
  regulatorische Funktionen 106, 109, 112
Bindegewebe
  Sklerodermie, Biochemie 90, 91
Bindegewebe
  Stoffwechsel, hormonelle Einflüsse 113, 115, 117, 119, 120, 121, 124
Bindegewebe
  Tophusbildung, Pathobiochemie 90
Bindegewebe
  Wachstumsfaktoren, Somatotropin, Somatomedine 117, 118, 124
Bindegewebe
  Zytostatika, Stoffwechselwirkungen 131, 133
Bindegewebsmassage
  neurodystrophische Syndrome 506
Biochemie
  Amyloidose 93
Biochemie
  Arthritis urica 88, 89
Biochemie
  Bindegewebe, Grundsubstanzen, Pathobiochemie 96, 97
Biochemie
  chronische Polyarthritis 80–88
Biochemie
  Dermatansulfat, Arteriosklerose 43
Biochemie
  extrazelluläre Matrix-Proteine 108
Biochemie
  Glukokortikoide, Bindegewebsstoffwechsel 113
Biochemie
  Kollagen-, Proteoglykanstoffwechsel 77
Biochemie
  Kornea-Typ-Keratansulfat 44
Biochemie
  Osteoarthrose 79
Biochemie
  Skelett-Typ-Keratansulfat 44
Biochemie
  Sklerodermie 90
Biopsie
  Sakroiliakalgelenke 227, 228
B-Lymphozyten
  Amyloidose 96
Blutbild
  Phenylbutazon, Nebenwirkungen 404
Blutbild
  Veränderungen, D-Penicillamin 354
Blutbild
  Veränderungen, Goldtherapie 341
Blutbild
  Veränderungen, Levamisolbehandlung 369
Blutbild
  Veränderungen, Salizylate 420
Blutgerinnung
  Glukokortikoidtherapie 430
Bluttransfusionen
  mehrfache, falschpositiver Rheumafaktor 216

Boecksche Erkrankung
　Gelenkbeteiligung 4
Bolometer
　Technik, Temperaturmessung 285
Bornholmsches Fieber
　Differentialdiagnose 195
Brustbein
　Röntgenaufnahmetechnik 273
Brustwirbelsäule
　Ankylosierung, operative Behandlung 571
Brustwirbelsäule
　degenerative Erkrankungen, physikalische
　　Therapie 502, 503
Brustwirbelsäule
　Funktionsprüfung 190
Brustwirbelsäule
　Röntgentechnik 277
Brustwirbelsäule
　Schleudertrauma, Hypothermie 316, 317
Brustwirbelsäule
　schmerzhafte Bewegungseinschränkung, Differentialdiagnose 199, 200
Bursitis olecrani
　operative Behandlung 530, 531
Bursitis subacromialis/subdeltoidea
　klinische Untersuchungsbefunde 192
Butazolidin
　Derivate, Tagesdosen 389

C_3-Komplement
　akute Phase – Proteine 210
C-reaktives Protein
　rheumatische Erkrankungen, Indikationen 208, 209
Calcium
　Exkretion, Glukokortikoidtherapie 430
Campylobacter
　reaktive Arthritis, serologische Abgrenzung 212
Caplan-Syndrom
　Autoantikörper 221
Caput-ulnae-Syndrom
　rheumatisches, Untersuchung 192
Caput-ulnae-Syndrom
　Synovektomie, Ulnaköpfchenresektion 545
Carditis rheumatica
　Definition, Geschichtliches 3
Carisoprodol (Sanoma)
　Myotonolyticum, Pathophysiologie 434
Charnley-Modelle
　Hüftgelenkprothesen 560, 561
Chinolinderivate
　Pharmakokinetik, Wirkungsweise 346
Chlormezanon (Trancopal)
　Myotonolyticum, Pathophysiologie 434
Chloroquin
　Pharmakokinetik, Wirkungsweise 344, 345

Chondroitin
　Struktur, Biosynthese 37, 38
Chondroitinsulfat
　Altersabhängigkeit 104
Chondroitinsulfat
　Arthrosis deformans 78, 79
Chondroitinsulfat
　Biosynthese, Glykosyltransferasen 46
Chondroitinsulfat
　Leberzirrhose, Anteil 99
Chondroitinsulfat
　Proteochondroitinsulfatsynthese, Stimulation 108
Chondrokalzinose
　Differentialdiagnose 195
Chondrokalzinose
　internationale Klassifizierung 12
Chondrokalzinose
　Kniegelenk, Endoskopie 243
Chondropathia patellae
　Endoskopie 243, 244
Chondropathia patellae
　Symptomatologie 194
Chondropathien
　Klassifizierung, Terminologie 14
Chondrozyten
　Kollagen-, Proteoglykanstoffwechsel 77
Chopart-Gelenk
　Tenosynovitis, operative Behandlung 568
chronische Polyarthritis
　ACTH-Behandlung 422, 423
chronische Polyarthritis
　Anamnese, Allgemeinbefinden 176, 177
chronische Polyarthritis
　Ankylosierung, Ellbogen-, Hand-, Hüft-,
　　Kniegelenke 520, 521
chronische Polyarthritis
　Arthroskopie 241, 242
chronische Polyarthritis
　ausgebrannte Phase, Kniegelenk, Operationssitus 522
chronische Polyarthritis
　Autoantikörper 221
chronische Polyarthritis
　Baker-Zyste 517, 518
chronische Polyarthritis
　Basistherapeutika, Wirkungsvergleich 375, 376
chronische Polyarthritis
　Begriffsdefinition, Terminologie 1, 6
chronische Polyarthritis
　Bewegungstherapie, Indikationen, Kontraindikationen 493, 494, 499
chronische Polyarthritis
　Biochemie 80–88
chronische Polyarthritis
　Bursitis olecrani, Synoviektomie 192, 530, 531

Sachverzeichnis

chronische Polyarthritis
  D-Penicillamin-Behandlung, Nebenwirkungen 436
chronische Polyarthritis
  Elektrophorese, C-reaktives Protein 208
chronische Polyarthritis
  Entstehung, Manifestationsort 511
chronische Polyarthritis
  Entzündungsaktivität, postoperative Herabsetzung 583
chronische Polyarthritis
  Fersenschmerz, Differentialdiagnose 194
chronische Polyarthritis
  Früh-, Spätsynovektomie, Kniegelenk 564
chronische Polyarthritis
  Fußgelenke, operative Behandlung 568–570
chronische Polyarthritis
  Gelenke, funktionsgerechte Lagerung, physikalische Therapie 493
chronische Polyarthritis
  Gelenkbefallmuster, Differentialdiagnose 197
chronische Polyarthritis
  Gelenkszintigraphie 332
chronische Polyarthritis
  Geschichtliches 1
chronische Polyarthritis
  Glukokortikoid-Behandlung, Langzeitstudie, Empire Rheumatism Council 426
chronische Polyarthritis
  Handgelenk, Röntgenbefund, Arthrodese 546, 547
chronische Polyarthritis
  Hauttemperaturen, Thermographie-Index 310
chronische Polyarthritis
  Hüftgelenk, Arthrodese, Endoprothesen-Operation 558, 559
chronische Polyarthritis
  Hydrops intermittens, Kniegelenk, Differentialdiagnose 194
chronische Polyarthritis
  Hyperviskositäts-Syndrom 207, 208
chronische Polyarthritis
  Immunsuppression, Behandlung 357–360
chronische Polyarthritis
  juvenile, knöcherne Ankylose 519, 520
chronische Polyarthritis
  Klassifikation, Deutsche Gesellschaft für Rheumatologie 18
chronische Polyarthritis
  klinische Untersuchungsbefunde 191
chronische Polyarthritis
  Kniegelenk, Arthrographie 259, 260
chronische Polyarthritis
  Kniegelenk, Operationsphoto 519, 522
chronische Polyarthritis
  Kniegelenk, Prothesenoperationen, Umlagerungsosteotomie 565, 566

chronische Polyarthritis
  Knorpelpannusbildung, Synovitis 513
chronische Polyarthritis
  Langzeitbehandlungsstudie, Empire Rheumatism Council 426
chronische Polyarthritis
  Levamisolbehandlung, Agranulozytose 436
chronische Polyarthritis
  Lungenbeteiligung 183
chronische Polyarthritis
  Massagebehandlung 495
chronische Polyarthritis
  Meniskus, Synovialzotten, Operationspräparat 513, 516
chronische Polyarthritis
  nicht steroidale Antirheumatika 381
chronische Polyarthritis
  Nativ-Röntgenbild 250
chronische Polyarthritis
  operative Maßnahmen, Einteilung 509
chronische Polyarthritis
  operative Behandlungsmöglichkeiten 532, 533
chronische Polyarthritis
  operative Maßnahmen, physikalische Vor-, Nachbehandlung 495
chronische Polyarthritis
  Operationsphoto, Ankylosierung, Handgelenke, juvenile Polyarthritis 548, 549
chronische Polyarthritis
  Operationsphoto, Caput-ulnae-Syndrom, Synovektomie, Ulnaköpfchenresektion 545
chronische Polyarthritis
  Operationsphoto, Interphalangealgelenke, Synovitis 554
chronische Polyarthritis
  Operationsphoto, Kniegelenk, ausgebrannte Phase 522
chronische Polyarthritis
  Operationsphoto, postarthritische Veränderungen 519
chronische Polyarthritis
  Operationsphoto, Strecksehnenzerstörung 524
chronische Polyarthritis
  Operationsphoto, Synovektomie 515
chronische Polyarthritis
  Operationsphoto, synovitische Knorpelpannusbildung 513, 516
chronische Polyarthritis
  Operationsvorbereitung 574, 575, 576
chronische Polyarthritis
  Oxaprozin-Therapie 403
chronische Polyarthritis
  pathologisch-anatomische Befunde 249, 250
chronische Polyarthritis
  Patientencompliance 436

chronische Polyarthritis
　Physiotherapie, medikamentöse Behandlung,
　　Indikationen 584
chronische Polyarthritis
　Placebo-Effekte 435
chronische Polyarthritis
　präoperative Maßnahmen, physikalische
　　Therapie 496
chronische Polyarthritis
　Prednisolontherapie 427
chronische Polyarthritis
　Rheumafaktoren 214
chronische Polyarthritis
　Rhizarthritis, operative Behandlung 547
chronische Polyarthritis
　Salizylate, Standardbehandlung 418
chronische Polyarthritis
　„schnellender" Finger 524, 525
chronische Polyarthritis
　Standardeingriffe 533
chronische Polyarthritis
　Strecksehnenruptur, Lokalisation, Klinik 527
chronische Polyarthritis
　Strukturzerstörung, Strecksehne, Handgelenk 524
chronische Polyarthritis
　Synovektomie, Hüftgelenk 556, 557
chronische Polyarthritis
　Synovitis, Lig. carpi transversum 193
chronische Polyarthritis
　thermotherapeutische Verfahren 494
chronische Polyarthritis
　Totalversteifung, operative Behandlung 572, 573
chronische Polyarthritis
　Vorfußdeformität, Röntgenbefund, operative
　　Behandlung 568–570
chronische Polyarthritis
　Wärmetherapie 494
chronische Polyarthritis
　Zeigefingergrundgelenk, Synovektomie, Verlaufskontrolle 582
Coeruloplasmin
　akute Phase – Proteine 210
Colitis ulcerosa
　antinukleäre Faktoren 211
Colitis ulcerosa
　Erkrankungen des Bewegungsapparates,
　　Klassifizierung 18
Colitis ulcerosa
　Gelenksymptome 180
Colitis ulcerosa
　Rheumafaktor 215, 216
Cope-Pleurabiopsienadel
　Kniegelenkpunktion 231
Coumarinderivate
　Interaktionen, Antirheumatika 412, 413

Coxarthrose
　physikalische Therapie 498
Coxitis idiopathica chronica
　Erkrankungen des Bewegungsapparates,
　　Klassifizierung 18
Coxitis rheumatica
　Symptomatologie 193
Coxitis rheumatica
　Synovektomie 557
Coxsackie-Infektionen
　rheumatoide Arthritis 3
Cyclophosphamid
　Pharmakologie, Wirkungsweise 360

Daumensattelgelenk
　chronische Polyarthritis, operative Behandlung 547
Daumensattelgelenkarthrose
　physikalische Therapie 498
Daumen
　Strecksehnenruptur, polyarthritisch
　　bedingte 528
Daunomycin
　Pharmakokinetik, Wirkungsweise 360
Débridement
　Synovitis, chronische Polyarthritis, Aktivitätsgrad, operative Therapie 533
Definition
　Arthrosis deformans 77
Definition
　Immunmodulatoren 365
Definition
　Rheumafaktoren 212
Definition
　Rheumatismus 1–9, 173
Definition
　Synoviektomie 533
degenerativer Rheumatismus
　Klassifizierung 4
D-Hormone
　Knochenstoffwechsel 120, 121, 124
Dermatansulfat
　Leberzirrhose, Anteil 99
Dermatansulfat
　spezifische Lokalisation, Funktion 109
Dermatansulfat
　Struktur, Biosynthese, pathophysiologische
　　Funktionen 41, 42
Dermatome
　Hyper-, Hypothermie, Pathophysiologie
　　283
Dermatomyositis
　antinukleäre Faktoren 219
Dermatomyositis
　Autoantikörper 221
Dermatomyositis
　Differentialdiagnose 195

Dermatomyositis
  Elektrophorese, C-reaktives Protein 208
Dermatomyositis
  Haut-, Nagelveränderungen 193
Dermatomyositis
  internationale Klassifizierung 10
Dermatomyositis
  nach D-Penicillamin-Therapie 355, 356
Desoxyribonuklease
  Antikörper, Serologie 212
Dexamethason
  Äquivalenzdosen, Handelspräparate 428
Dexamethason
  intraartikuläre Applikation, Dosierung 433
Diabetes mellitus
  Arthropathien, Klassifizierung, Deutsche Gesellschaft für Rheumatologie 19
diabetogene Wirkung
  Glukokortikoidtherapie 430
Diagnose
  Haltungstypen der Wirbelsäule 187
Diagnose
  rheumatische Erkrankungen 173–205
Diagnose
  rheumatische Erkrankungen, Rheumafaktor, Modifikationen 213
Diagnose
  rheumatisches Fieber, Serologie 212
Diagnose
  Rheumatologie, Thermographie, Stellenwert 282
Diagnose
  seronegative chronische Polyarthritis 332
Diagnose
  Thoraxstarre 187, 188
diagnostische Wertigkeit
  Arthroskopie 241, 242, 243
diagnostische Wertigkeit
  Gelenkbiopsie 234
Diazepam (Valium)
  Myotonolyticum, Pathophysiologie 434
Diclophenac-Na (Voltaren)
  postoperative Behandlung 583
Differentialdiagnose
  antinukleäre Faktoren 218
Differentialdiagnose
  Arthralgien 195
Differentialdiagnose
  Arthritis, Arthrose, Gicht 4
Differentialdiagnose
  Arthritis, Arthrose, Thermographie 313
Differentialdiagnose
  Arthritis Gonorrhoica, Kniegelenk 194
Differentialdiagnose
  Arthritis psoriatica 194
Differentialdiagnose
  Arthritis urica, rheumatica 195

Differentialdiagnose
  Baker-Zyste, Thrombophlebitis 518
Differentialdiagnose
  Beinlängendifferenz, Beckenschiefstand 187
Differentialdiagnose
  chronische Polyarthritis, Gelenkbefallmuster 197
Differentialdiagnose
  Dermatomyositis 195
Differentialdiagnose
  Fersenschmerz 194
Differentialdiagnose
  Gelenkschwellungen 176
Differentialdiagnose
  Gelenkszintigraphie 331, 332
Differentialdiagnose
  Hautveränderungen, rheumatische Erkrankungen 178, 179, 182, 193
Differentialdiagnose
  Hydrops intermittens, Kniegelenk 194
Differentialdiagnose
  Karpaltunnel-Syndrom 193
Differentialdiagnose
  Kopfschmerzen 174
Differentialdiagnose
  Monarthritis 197
Differentialdiagnose
  Nervenkompressionssyndrome, Synovitis 529, 530
Differentialdiagnose
  Oligoarthritiden 199
Differentialdiagnose
  Pannikulitis, Fibrositis, Fibromyositis 195
Differentialdiagnose
  paraneoplastisches Syndrom 195
Differentialdiagnose
  „pararheumatische" Erkrankungen 4
Differentialdiagnose
  quantitative Gelenkszintigraphie 332
Differentialdiagnose
  Rheumaknoten, Lunge 183, 184
Differentialdiagnose
  rheumatische Erkrankungen, Bakterien als Erreger 212
Differentialdiagnose
  rheumatoide Arthritis 3, 4
Differentialdiagnose
  rheumatologische Befunde 196–201
Differentialdiagnose
  Skalenus-Syndrom 199
Differentialdiagnose
  Sklerodermie 195
Differentialdiagnose
  Speicherkrankheiten 195
Differentialdiagnose
  Spondylitis ankylosans 199, 200
Differentialdiagnose
  Spondylitis tuberculosa 200

Differentialdiagnose
  Thermographie 282
Differentialdiagnose
  Tietze-Syndrom 196
Differentialdiagnose
  weichteilrheumatische Prozesse 194, 195
Differentialdiagnose
  Weichteilverkalkungen 195
Discus intervertebralis
  Kollagentypen 77
Diskusprolaps
  Myelopathie, internationale Klassifizierung 12
Disse-Räume
  Leber, Kollagenkonzentration 98
Doppelkontrastdarstellung
  Arthrographie, Technik 250, 251

Ehlers-Danlos-Syndrom
  Ätiologie, Klinik 68, 69, 71, 72
Einflußfaktoren
  Oberflächentemperatur 294
Elastin
  normales Leberbindegewebe 97
Elektrolythaushalt
  Glukokortikoide, Wirkung 426
Elektrophorese
  rheumatische Erkrankungen, Indikationen, Ergebnisse 208, 209
Ellbogengelenke
  Ankylosierung 520
Ellbogengelenke
  Arthrographie, primär-chronische Polyarthritis 257, 258
Ellbogengelenke
  Articulosynovitis, N. ulnaris, Kompressionssyndrom 543
Ellbogengelenke
  funktionsgerechte Lagerung, physikalische Therapie 493
Ellbogengelenke
  intraartikuläre Glukokortikoidtherapie, Dosierung 433
Ellbogengelenke
  Rheumaknoten, solitäre, symmetrische 532
Ellbogengelenke
  Röntgenaufnahmetechnik 272
Ellbogengelenke
  Synovitis, operative Behandlung 541, 542
Ellbogengelenke
  Synoviektomie, postoperativer Röntgenbefund 542
Ellbogengelenke
  totale Ankylosierung, Röntgenbefund 520
Embolie
  Nebenwirkung, Steroidtherapie 430
Empire Rheumatism Council
  chronische Polyarthritis, Langzeitbehandlung 426
Endokarditis
  bakterielle, Rheumafaktor 216
Endoprothese
  Gelenkersatz, Indikationen 535
Endoprothese
  Gelenkersatz, Material, Möglichkeiten 536
Endoprothese
  Kniegelenk, Varus-, Valgusdeformität, chronische Polyarthritis 566, 567
Endoprothesenimplantation
  Hüftgelenk, Operationstechnik 560, 561
Enteritis
  Shigella Flexneri, reaktive Arthritis 212
Enteritis regionalis (Crohn)
  falsch positiver Rheumafaktor 215, 216
Enteritis regionalis (Crohn)
  Gelenksymptome 180
Enthesopathien
  periphere, WHO-Klassifizierung 13
entzündliche Gelenkerkrankungen
  Glukokortikoidtherapie 427
entzündliche Gelenkerkrankungen
  siehe Arthritis
entzündliche Gelenkerkrankungen
  Szintigraphie 329
Entzündung
  Bindegewebe, entzündungshemmende Substanzen 125, 126
Entzündung
  Gelenke, Thermographie 309
Entzündung
  Hauturtikaria, Mikrozirkulation, Thermographie 300
Entzündung
  immunsuppressive Substanzen 131
Entzündung
  mitogene Polypeptide, Thrombozyten 129
Entzündung
  Prostaglandine 128
Entzündung
  separative Phase 127
Entzündung
  Zytostatika-Wirkung 131, 132
Enzymproteine
  Stoffwechselregulation, Antiphlogistika 134
Epikondylitis
  Nomenklatur 8, 9
Epikondylitis
  Tennisellenbogen, Nomenklatur, Klassifizierung 13
Europäische Gesellschaft für Thermologie
  Empfehlungen 298

Familienanamnese
  rheumatische Erkrankungen 180, 181

Faustschlußdefizit
  Tendovaginitis, Sehnenrupturen 192
Fehlinterpretationen
  Gelenkszintigraphie, Ursachen 331
Felty-Syndrom
  Autoantikörper 221
Felty-Syndrom
  chronische Polyarthritis, WHO-Klassifizierung 11
Felty-Syndrom
  Splenomegalie 185
Fersenschmerz
  Differentialdiagnose 194
Fettstoffwechsel
  Glukokortikoidwirkung 426
Fibroblasten
  kollagen-induzierte Transformation 108
Fibromyositis
  Differentialdiagnose 195
Fibronektin
  normales Leberbindegewebe 97
Fibronektin
  spezifische Lokalisation, Funktion 109
Fibrose
  hepatische, Kollagenzusammensetzung 98
Fibrose
  Leberzirrhose, Kollagentypen 100
Fibrositis
  Myositis rheumatica, Klassifizierung 14
Finger
  Beugesehnenrupturen, rheumatisch bedingte 529
Finger
  Deformitäten, Operationsergebnisse 578, 579
Finger
  Drahtfederzüge, postoperative Behandlung 577
Finger
  Entwicklungsanomalien, Nomenklatur 16
Finger
  Hyperthermie, reaktive Hyperämie 307
Finger
  Hypothermie, Raucher-Anamnese 315
Finger
  Polyarthrose, Differentialdiagnose 198
Finger
  „schnellender", Tenosynovitis 524, 525
Finger
  Strecksehnenruptur 528
Finger
  Synovitis, vor und nach Synovektomie, Röntgenbefund 581, 582
Fingerendgelenke
  chronische Polyarthritis, Arthrodese 555
Fingergelenke
  chronische Polyarthritis, operative Behandlung 547, 548, 554

Fingergelenke
  funktionsgerechte Lagerung, physikalische Therapie 493
Fingergelenke
  Silastic-Prothese, Indikationen, Materialkombinationen 536
Fingergelenke
  Swanson-Prothese, chronische Polyarthritis 551
Fingermittelgelenke
  Articulosynovitis, Synovektomie 552
Fluocortolon
  Äquivalenzdosen, Handelspräparate 428
Fluocortolon
  intraartikuläre Applikation, Dosierung 433
Frakturen
  Skelettszintigraphie 330
Fremdkörperreaktionen
  intraartikuläre Glukokortikoidtherapie 433
„Frozen shoulder"
  Arthrographie 254
„Frozen shoulder"
  Definition, Nomenklatur, Klassifizierung 13
Frühdiagnose
  entzündliche Gelenkveränderungen, Szintigraphie 330
Frühdiagnose
  unklare Arthritiden, Endoskopie 243
Frühsynoviektomie
  chronische Polyarthritis, Aktivitätsgrad 533
Frühsynoviektomie
  Indikationsstellung, operative 574
Frühsynoviektomie
  Indikationen, Arthroskopie 242
Frühsynoviektomie
  ohne röntgenologisch erkennbare Veränderungen 583, 584
Frühsynoviektomie
  Operationsergebnisse 579
funktionelle Störungen
  Bewegungsapparat, Thermographie 283
Funktionsprüfung
  Gelenke 190, 191
Funktionsprüfung
  Handgelenke, Finger 192, 193
Funktionsprüfung
  Hüftgelenke 193
Funktionsprüfung
  Kniegelenke 193, 194
Funktionsprüfung
  Schultergürtel 191
Funktionsprüfung
  Sprunggelenke 194
Funktionsprüfung
  Wirbelsäule 189, 190
Fußgelenke
  Arthrographie, chronische Polyarthritis 264, 265

Fußgelenke
  Arthrographie, Technik 251
Fußgelenke
  chronische Polyarthritis, operative Behandlung 568–570
Fußgelenke
  Tenosynovitis, Klinik 526, 527

Gaenslensches Zeichen
  Polyarthritis rheumatica 192
Gammaglobuline
  Immundefekte, rheumatische Erkrankungen 207
Gamma-Kamera
  Gelenkszintigraphie, Technik 330
Gefäßbildung
  synovitischer Knorpelpannus 514, 515
Gelenke
  Entzündung, Thermographie 309, 310
Gelenke
  funktionsgerechte Lagerung, physikalische Therapie 493
Gelenke
  Goldlokalisation 337
Gelenke
  Interpositions-Arthroplastik, Indikationsstellung 535
Gelenke
  intraartikuläre Glukokortikoidtherapie, Dosierung 433
Gelenke
  Iontophorese, Wirkungsmechanismus, Arthrosen 499
Gelenke
  knöcherne Ankylosen 519, 520
Gelenke
  Knorpelpannusbildung, Pathologie 513
Gelenke
  Monarthritis, Differentialdiagnose 197
Gelenke
  normale, Standardgelenktemperatur, Thermographie-Index 309, 310
Gelenke
  szintigraphische Darstellung, Indikationen, Technik 329, 330
Gelenke
  Untersuchungstechnik, Funktionsprüfung 190, 191
Gelenkbefallmuster
  chronische Polyarthritis, Differentialdiagnose 197
Gelenkbiopsie
  Instrumentarium, Technik 228, 229
Gelenkbiopsie
  rheumatische Erkrankungen 227–236
Gelenkendoskopie
  Technik, Klinik 237, 238
Gelenkerkrankungen
  chronisch-entzündliche, Basistherapeutika 335, 336
Gelenkerkrankungen
  chronisch-entzündliche, interzelluläre Matrixsubstanz, Abbau 127
Gelenkerkrankungen
  chronisch-entzündliche, Thermographie 309, 310
Gelenkersatz
  endoprothetischer, Indikationsstellung 535
Gelenkersatz
  endoprothetischer, Material, Möglichkeiten 536
Gelenkerkrankungen
  entzündliche, Einteilung, Deutsche Gesellschaft für Rheumatologie 18
Gelenkfunktion
  Wiederherstellung, physikalische Therapie 494
Gelenkkapsel
  synovitische Knorpelpannusbildung 513
Gelenkknorpel
  Funktion, Kollagentypen 77
Gelenkknorpel
  siehe Knorpel, Synovektomie
Gelenkresektion
  Aktivitätsgrad, chronische Polyarthritis 533
Gelenkschädigung
  Vermeidung, physikalische Therapie 493
Gelenkschmerzen
  Differentialdiagnose 195
Gelenkschwellungen
  Ursachen, Differentialdiagnose 176
Gelenkszintigramm
  Indikationsstellung 240, 241
Gelenkszintigraphie
  rheumatische Erkrankungen 329–334
„Gelenktoilette"
  Spätsynovektomie, Indikationsstellung 534
Gelenkveränderungen
  Möglichkeiten operativer Behandlung, Aktivitätsgrad 533
genetisch bedingte Störungen
  Ehlers-Danlos-Syndrom 68, 72
genetisch bedingte Störungen
  Elastin-Stoffwechsel 74, 75
genetisch bedingte Störungen
  Interzellularsubstanz, Stoffwechsel 65, 66
genetisch bedingte Störungen
  Kollagen-Synthese, -Abbau 67, 68, 69
genetisch bedingte Störungen
  Marfan-Syndrom 69, 70
genetisch bedingte Störungen
  Menkes' Kinky-Hair-Syndrom 72
genetisch bedingte Störungen
  Mukopolysaccharidosen 66

genetisch bedingte Störungen
  Osteogenesis imperfecta congenita 70, 71
genetisch bedingte Störungen
  Proteoglykane, Abbau, Synthese 65
Genu valgum
  chronische Polyarthritis, Umlagerungsosteotomie 565
Geschichtliches
  Antirheumatika, nicht steroidale 381
Geschichtliches
  Arthrographie 250
Geschichtliches
  D-Penicillamin 350
Geschichtliches
  Gelenkbiopsie 227
Geschichtliches
  Gelenkendoskopie 237
Geschichtliches
  Gelenkszintigraphie 329
Geschichtliches
  Gicht 1, 2
Geschichtliches
  Goldverbindungen 336
Geschichtliches
  operative Therapie, rheumatische Erkrankungen 509
Geschichtliches
  Rheumafaktoren 212
Geschichtliches
  Rheumatologie 1–9
Geschichtliches
  Thermometrie, Thermographie 294, 285
Gicht
  Arthritis, Differentialdiagnose 4
Gicht
  falschpositiver Rheumafaktor 216
Gicht
  Geschichtliches 1, 2
Gichtniere
  maligner, nephrogener Hochdruck 185
Gichttophus
  operative Entfernung 540
Glaukom
  Förderung, Glukokortikoidtherapie 431
Glomerulonephritis
  Lupus erythematodes, Prednisolontherapie 429
Glucosamin/Galaktose-Verhältnis
  Bindegewebe, Altersabhängigkeit 104
Glukokortikoide
  Äquivalenzdosen 425, 428
Glukokortikoide
  alternierende Therapie 427
Glukokortikoide
  chronische Polyarthritis, Behandlung 422
Glukokortikoide
  Indikationsstellung, Operationsvorbereitung 574, 575

Glukokortikoide
  Interaktionen 432, 433
Glukokortikoide
  intraartikuläre Applikation 433, 434
Glukokortikoide
  Kollagensynthese, Hemmung 114
Glukokortikoide
  Kontraindikationen 430, 431
Glukokortikoide
  Langzeittherapie, Substitution, Operationsvorbereitung 575
Glukokortikoide
  Natrium retinierende Wirkung 425
Glukokortikoide
  Nebenwirkungen 429, 430, 431
Glukokortikoide
  orale Anwendung, Äquivalenzdosen, Handelspräparate 428
Glukokortikoide
  Osteoporose, Operationsvorbereitung 582
Glukokortikoide
  Placebo-Effekte 435
Glukokortikoide
  postoperative Dosierung 583
Glukokortikoide
  Stoffwechsel, Transport, Ausscheidung 424, 425
Glukokortikoide
  Stoffwechselwirkungen 426
Glukokortikoide
  Wirkungsmechanismus 425
Glykoproteine
  Regulation makromolekularer Systeme 106
Glykoproteine
  strukturelle, Leberbindegewebe 97
Glukosamingehalt
  Gelenkknorpel, Arthrosis deformans 77, 78
Glukosaminoglykane
  Sekretionshemmung, Antirheumatika 382
Glukosaminoglykane
  altersabhängige Veränderungen 104
Glykosaminoglykane
  Disaccharideinheiten, Typen 33, 34
Glykosaminoglykane
  inter-, perizellulärer Stoffwechsel 106
Glykosaminoglykane
  intrazelluläre Bildungsorte 110
Glykosaminoglykane
  Kationenaustauscherfunktion 40
Glykosaminglykane
  Komplexbildung mit Thrombozyten-Faktor 4 41
Glykosaminglykane
  Leberzirrhose 99
Glykosaminglykane
  normale Leber, Konzentration 101
Glykosaminoglykane
  Proteinsynthese, Interaktionen 111

Glykosaminglykane
　Sexualhormonwirkung　123, 124
Glykosaminglykane
　Thyroxinmangel, Kollagenstoffwechsel　115
Glykosyltransferasen
　Chondroitinsulfatbiosynthese　46
Goldtherapie
　Dosierung　339
Goldtherapie
　Gravidität　342
Goldtherapie
　Indikationen, Kontraindikationen　339, 340
Goldtherapie
　Nebenwirkungen　339, 340, 436, 437
Goldtherapie
　Nebenwirkungen, Behandlung　342, 343
Goldtherapie
　orale　343
Goldtherapie
　Therapieführung　339
Goldverbindungen
　Lokalisation im Gelenk　337
Goldverbindungen
　klinische Ergebnisse, Doppelblinduntersuchung　338
Goldverbindungen
　Pharmakologie, Pharmakokinetik　336, 337
Goldverbindungen
　Wirkungsweise　337, 338
Gonarthrose
　physikalische Therapie　498
„Grellstrahler"
　Halogenlampe, Skelettdiagnostik　270
Großzehengrundgelenk
　Arthrose, physikalische Therapie　499
Großzehengrundgelenk
　Schleimbeutelerkrankungen, Hyperkeratose, Klassifizierung　14
GSB-Prothese
　Kniegelenk, chronische Polyarthritis　566

Hämarthros
　Arthroskopie　240
Hämarthros
　WHO-Klassifizierung　12
hämatopoetisches System
　Osteopathien, Arthropathien, Klassifizierung　19
Hallux valgus
　Bursitis, medialer Fußrand　530
Halswirbelsäule
　Ankylosierung, operative Behandlung　571
Halswirbelsäule
　degenerative Erkrankungen, physikalische Therapie　502

Halswirbelsäule
　radikuläre, pseudoradikuläre Symptomatik　188, 306, 314
Halswirbelsäule
　Röntgentechnik　276, 277
Halswirbelsäule
　Schleudertrauma, Hypothermie　316
Halswirbelsäule
　schmerzhafte Bewegungseinschränkung, Differentialdiagnose　199, 200
Halswirbelsäule
　Schmerzlokalisation, Differentialdiagnose　174
Halswirbelsäule
　Syndrom, physikalische Therapie　495
Hammerzehenbildung
　Bursitis, Metatarsophalangealgelenke　530
Hand
　Arthritis, Hauttemperaturen　310
Hand
　Arthrodese, Kirschnerdrähte, Spongiosaschrauben　555
Hand
　Deformierungen, Operationsergebnisse　578, 579
Hand
　Farb-, Grauton-Thermogramme　290
Hand
　Hypothermie, Raucher-Anamnese　315
Hand
　neurodystrophisches Syndrom, physikalische Behandlung　506
Hand
　postoperate Behandlung　577
Hand
　Raynaud-Syndrom, Thermographie-Test　306
Handaufnahmen
　Röntgentechnik　270, 271
Handgelenke
　Ankylosierung, chronische Polyarthritis　520
Handgelenke
　Caput-ulnae-Syndrom　545
Handgelenke
　chronische Polyarthritis, operative Behandlung　543, 544
Handgelenke
　Enthesopathie, Definition, Klassifizierung　13
Handgelenke
　Fehlstellung, Tenosynovektomie, Keilosteotomie, Osteosynthese　544
Handgelenke
　Synovialitis, Thermogramm　312
Handgelenke
　Strecksehne, Strukturzerstörung, chronische Polyarthritis　524

Handwurzel
  Lunatum-Malazie, Definition, Klassifizierung 15
Hauptimmunglobulinklassen
  IgA, IgG, IgM 212
Haut
  absolute Temperaturmessung 292
Haut
  Bindegewebe, altersabhängige Veränderungen 104
Haut
  dynamische Thermographie 306, 307
Haut
  Kälteprovokationstest, Raynaud-Phänomen 307
Haut
  Mikorzirkulation, Physiologie 294
Haut
  Mikrozirkulation, urtikarielle Hyperthermie 300
Haut
  normale Kollagentypenverteilung, Sklerodermie 90
Haut
  Oberflächentemperaturen, Einflußfaktoren 294
Haut
  Thyroxinmangel, Glykosaminoglykane 115
Hautareale
  Hyper-, Hypothermie, pathologische Physiologie 283
Hauttemperaturprofil
  line scan, quantitative Verlaufsbeobachtung 289
Hautveränderungen
  D-Penicillamin 354
Hautveränderungen
  Goldtherapie 340
Hautveränderungen
  Levamisolbehandlung 369
Hautveränderungen
  Pannikulose 195
Hautveränderungen
  rheumatische Erkrankungen 178, 179, 182
Heberdensche Knoten
  Polyarthrose, Gelenkbefallmuster, Differentialdiagnose 198
Heparansulfate (Heparin)
  Leberzirrhose, Anteil 99
Heparansulfate (Heparin)
  Proteochondroitinsulfat-Synthese, Aktivierung 108, 110, 111
Heparansulfate (Heparin)
  Struktur, Biochemie 48, 49
hepatische Proteoglykane
  Struktur 101

Hepatitis
  chronisch-aggressive, antinukleäre Faktoren 219
Hepatitis
  Rheumafaktoren 216
Hepatitis B
  Serologie 211
Herz
  Beteiligung, rheumatische Erkrankungen 184
Hexosamin/Uronsäure-Quotient
  Arthrosis deformans 78
^{3}H-Heparin
  Effekt, Bindung, Leberribosomen 112
Hirsutismus
  Komplikation, Steroidtherapie 431
Histamin
  Hemmung, Antirheumatika 382
Histogramm
  Isothermenflächen, Kniegelenk 303
HLA-B$_{27}$
  positives, Levimansol-Therapie, Agranulozytose 436
HLA-B$_{27}$
  rheumatische Erkrankungen 212
HLA-Dw$_{2,3}$
  Transplantationsantigene 436
Hoffa-Fettkörper
  Kniegelenk, Kontrastmitteldarstellung 262
Hohlhand
  Tenosynovektomie, Technik 556
Hüftendoprothesen
  Modelle, Diskussion 561
Hüftgelenk
  Angulationsosteotomie 563
Hüftgelenk
  postoperative Übungsbehandlung 577
Hüftgelenk
  Synoviektomie 556, 557
Hüftgelenk
  totaler, partieller Gelenkersatz, Indikationsstellung 536
Hüftgelenk
  totale Ankylosierung, Röntgenbefund 521
Hüftgelenke
  Arthrographie 258
Hüftgelenke
  Enthesopathie, Terminologie, Klassifizierung 13
Hüftgelenke
  intraartikuläre Glukokortikoidtherapie, Dosierung 433
Hüftgelenke
  knöcherne Ankylosierung 521
Hüftgelenke
  Kontraktur, Beckenschiefstand 193
Hüftgelenke
  Kopfnekrose, nach Steroidtherapie 430

Hüftgelenke
　Röntgentechnik　274
Hüftgelenke
　Totalversteifung　564, 566
Hüftkopf
　Resektion, Ankylosierung, juvenile chronische Polyarthritis　562
Human-IgG
　Rheumafaktor, Titerregressionskurven　215
hyaliner Knorpel
　Proteoglykanstruktur, Altersabhängigkeit　105
Hyaluronat
　Proteoglykan-Aggregat, hyaliner Knorpel　35
Hyaluronat
　Struktur, Biosynthese　36
Hyaluronidase
　Antikörper, Serologie　212
Hyaluronidase
　Hemmung, Antirheumatika　384
Hyaluronsäure
　Leberzirrhose, Anteil　99
Hydrokortison
　Pharmakokinetik, Wirkungsweise　360
Hydrops intermittens
　Kniegelenk, Differentialdiagnose　194
Hydrotherapie
　Spondylitis ankylosans　503
Hyperhidrosis palmarum
　chronische Polyarthritis　177
Hyperkortisonismus
　Indikationsstellung, operative Eingriffe　574
Hyperostosis cranialis interna
　Knochenaffektionen, Definition　15
Hyperthermie
　Entzündung, Wärmeproduktion　298
Hyperthermie
　Iliosakralgelenke, Arthritis　313
Hyperthermie
　lokale, Haut-Mikrozirkulation　300
Hyperthermie
　reaktive Hyperämie, Kälteprovokationstest　307
Hyperthermie
　urtikarielle, Haut-Mikrozirkulation　300
Hyperthermiebehandlung
　Spondylitis ankylosans　501
Hypertonus
　nephrogener, Ursachen　185
Hyperviskositäts-Syndrom
　chronische Polyarthritis　207, 208
Hypothermie
　Pathophysiologie　298
Hypothermie
　sympathikus-induzierte Vasokonstriktion, Thermographie　283

Hypothermie
　Vasokonstriktion, Sympathikus-Wirkung　315

IgA-Rheumafaktoren
　serologische Methodik　216
IgG
　Human-, Rheumafaktor, Titerregressionskurven　215
IKOTHERM-Thermographie-System
　Technik, Indikationen　288
Iliosakralgelenke
　Arthritis, Hyperthermie, quantitative Thermographie　313
Iliosakralgelenke
　Arthritis, Spondylitis ankylosans, physikalische Therapie　500
Iliosakralgelenke
　Kreuzbein-Quotient, Szintigraphie, Differentialdiagnose　332
Iliosakralgelenke
　knöcherne Ankylosierung　521
Iliosakralgelenke
　Röntgentechnik　275
Iliosakralgelenke
　Szintigraphie, Indikationen, Technik　331
Iliosakralsyndrom
　Schmerzbekämpfung, Wärmebehandlung, Bindegewebsmassage　506
Immobilisations-Syndrom
　Muskel-, Bänder-Faszien-Affektionen, Klassifizierung　14
Immunelektrophorese
　Hypo-, Agamma-Globulinämien　207
Immunfluoreszenz
　antinukleäre Faktoren, Differentialdiagnose　218
Immunglobuline
　quantitative Bestimmungen　207, 208
Immunglobulinstoffwechsel
　Regulation　134
Immunmodulatoren
　Levamisol, Pharmakokinetik, klinische Wirksamkeit, Nebenwirkungen　365–370
Immunsuppression
　Antirheumatika　383, 384
Immunsuppressiva
　Bindegewebsstoffwechsel　131, 133, 134
Immunsuppressiva
　Dosierung, klinische Wirksamkeit　361, 362
Immunsuppressiva
　D-Penicillamin　350, 351
Immunsuppressiva
　Pharmakologie, Pharmakokinetik　357, 359
immunsuppressive Wirkung
　Steroidtherapie　431

Immunsystem
  Glukokortikoidwirkung 426
Immunsystem
  Goldverbindungen, Wirkungsweise 337
Indikationen
  absolute, relative, operative Therapie, chronische Polyarthritis 533, 573, 574
Indikationen
  ACTH-Behandlung 423
Indikationen
  Arthrolyse 534
Indikationen
  Arthroskopie 240, 241, 246
Indikationen
  Bewegungstherapie, chronische Polyarthritis 494
Indikationen
  Endoprothesenoperationen, Hüftgelenk 561, 562
Indikationen
  Frühsynovektomie 242, 534
Indikationen
  Gelenkbiopsie 232
Indikationen
  Gelenkszintigraphie 329, 330
Interpretation
  Gelenkszintigraphie 330
Indikationen
  Glukokortikoidtherapie 427
Indikationen
  Goldtherapie 339
Indikationen
  Röntgenuntersuchung, rheumatische Erkrankungen 269, 270
Indikationen
  spezielle, physikalische Therapie 492
Indikationen
  Synovektomie 534
Indikationen
  Thermographie 282, 283, 308, 309
Indol-, Inden-Derivate
  Antirheumatika, Tagesdosen 389
Indometacin (Amuno)
  postoperative Dosisreduktion 583
Infektionskrankheiten
  Rheumafaktor-, C'19-Titer 209
Infrarot-Kamera
  Technik 286, 287
Infrarot-Temperaturmessung
  Haut, Emissivität 294
Infrarot-Thermographie
  siehe Thermographie
Insertionstendinopathie
  Periarthropathien, Differentialdiagnose 195
Insertionstendinopathie
  physikalische Behandlung 506
Insertionstendinopathie
  Terminologie 9

Instrumentarium
  Arthroskopie 237
Instrumentarium
  Gelenkbiopsie 228, 229
Insulin
  Glykosaminoglykanstoffwechsel 119
  „insuline-like growth factor"
  Somatomedine 117, 118, 124
Interferenzstrom-Behandlung
  Schmerzbekämpfung, Wirbelsäule 503
Interkarpalgelenke
  chronische Polyarthritis, operative Behandlung 543
International Classification of the Diseases (ICD)
  Rheumatologie 9, 10
Interpositions-Arthroplastik
  autologe, homologe 536
intervertebrale Diskopathien
  W110-Klassifizierung 12
Interzellularsubstanz
  Kollagenveränderungen, Arthrosen 77, 78
intraartikuläre Applikation
  Glukokortikoide, Dosierung 433
Ischialgie
  akute, Anamnese, Allgemeinbefinden 176, 177
Ischialgie
  Definition, Ursachen, Klassifizierung 13
Isothermen
  Index, Berechnung 304
Isothermen
  normale Gelenke, Standardgelenktemperatur 309
Isothermen
  quantitative Thermographie 301

^{131}J-markiertes Humanserumalbumin
  Szintigraphie, entzündliche Gelenkerkrankungen 329
Joint Committee of the Medical Research
  Langzeitbehandlungsstudie, chronische Polyarthritis 426, 427
juvenile chronische Polyarthritis
  Autoantikörper 221
juvenile chronische Polyarthritis
  Hüftgelenkankylosierung, operative Behandlung 562
juvenile chronische Polyarthritis
  totale knöcherne Ankylosierung, Hand-, Ellbogengelenke 520

Kälteprovokationstest
  Artritis, Arthrose 313, 314
Kälteprovokationstest
  Reynaud-Syndrom 307

Kala-Azar
  falschpositiver Rheumafaktor 216
Kalium-Exkretion
  Glukokortikoidtherapie 430
Kalkaneussporen
  Insertionstendinose, Differentialdiagnose:
    Fersenschmerz 194
Kalzitonin
  Knochenstoffwechsel 120, 121, 124
Karpaltunnelsyndrom
  Differentialdiagnose 193, 199
Karpaltunnelsyndrom
  Meralgia paraesthetica 196
Karpaltunnelsyndrom
  Parästhesien, Neuralgien 177
Kaschin-Becksche-Krankheit
  WHO-Klassifizierung 11
katabole Wirkung
  Glukokortikoidtherapie 430
Katarakt
  fördernde Wirkung, Steroidtherapie
    431
Keratansulfate
  Struktur, Biochemie 43, 44
Ketoprofen
  Chemie, Pharmakologie, Pharmakokinetik 401
Kindesalter
  akute Polyarthritis, Differentialdiagnose 197
Kindesalter
  Gelenkszintigraphie, Technik, Indikationen 330
Kindesalter
  Glukokortikoidtherapie, Nebenwirkungen, Komplikationen 431
Klassifizierung
  Amyloidose 93
Klassifizierung
  Arthrosen 4
Klassifikation
  Leberzirrhose 96, 97
Klassifizierung
  Rheumatismus 1–9, 10–28
Klinik
  Ehlers-Danlos-Syndrom 68, 69, 71, 72
Klinik
  Marfan-Syndrom 69, 70
Klinik
  Strecksehnenrupturen, Lokalisation, Ausfälle 527
Klinik
  Thermographie, Anwendung 282, 308
klinische Bedeutung
  Gelenkszintigraphie, Differentialdiagnose 331, 332
klinische Diagnostik
  rheumatische Erkrankungen 173–205

klinische Wirksamkeit
  Levamisol, Doppelblinduntersuchungen 367
klinische Wirksamkeit
  Orgotein-Superoxiddismutase 373, 374
Kniegelenk
  Arthrodose, Steinmann-Nägel 568
Kniegelenk
  Arthrographie, chronische Polyarthritis 258, 259
Kniegelenk
  Arthroskopie, Technik 239, 240
Kniegelenk
  Baker-Zyste, Kontrastmitteldarstellung 262
Kniegelenk
  Baker-Zyste, Photo 517
Kniegelenk
  Biopsie, Instrumentarium nach Polley und Bickel 229
Kniegelenk
  Chondrokalzinose 243
Kniegelenk
  chronische Polyarthritis, ausgebrannte Phase, Operationspräparat 522
Kniegelenk
  Doppelkontrastdarstellung 251
Kniegelenk
  Enthesopathie, Syndrom, Klassifizierung 13
Kniegelenk
  eröffnetes, chronische Polyarthritis, ausgebrannte Phase 522
Kniegelenk
  fibröse Ankylosierung 521
Kniegelenk
  Früh-, Spätsynovektomie, Indikationen 242, 564, 565
Kniegelenk
  funktionsgerechte Lagerung, physikalische Therapie 493
Kniegelenk
  Gonarthrosebehandlung 380
Kniegelenk
  Grauton-Thermogramm, Thermographie-Index 311
Kniegelenk
  Hoffa-Fettkörper 262
Kniegelenk
  intraarterielle Glukokortikoidtherapie, Dosierung 433
Kniegelenk
  intraartikuläre Glukokortikoidtherapie, Synovialmembran, Auswirkungen 242
Kniegelenk
  Isothermen, Thermographie-Indices 303
Kniegelenk
  Knorpelzerstörung, Operationsphoto 519
Kniegelenk
  Kyrotherapie, thermographische Kontrolle 320

Kniegelenk
  Meniskusverletzung, Kontrastmitteldarstellung 261
Kniegelenk
  Operationsergebnisse 578, 579
Kniegelenk
  Pannikulose, physikalische Behandlung 499
Kniegelenk
  Polyarthritis rheumatica, Arthrographie 258, 259
Kniegelenk
  Polyarthritis rheumatica, Pathologie 249
Kniegelenk
  postarthritische degenerative Veränderungen 519
Kniegelenk
  postoperative Nachbehandlung 576
Kniegelenk
  posttraumatische Veränderungen, Endoskopie 237
Kniegelenk
  Resektion, Umlagerungsosteotomie 565, 566
Kniegelenk
  rheumatische Veränderungen 193, 194
Kniegelenk
  Röntgentechnik 277, 278
Kniegelenk
  Schlittenprothese, Indikationsstellung 536
Kniegelenk
  Synoviektomie, chronische Polyarthritis 322, 565
Kniegelenk
  Thermogramm, quantitative Auswertung 305
Kniegelenk
  Umlagerungsosteotomie, Genu valgum 565
Kniegelenk
  Varus-, Valgusdeformität, Röntgenbefund, GSB-Prothese 566
Knochen
  altersabhängige Veränderungen, Proteoglykane 104
Knochen
  ^{99m}Tc-Phosphatkomplex, Stoffwechsel 329
Knochen
  Osteoporose, steroidbedingte 582
Knochengewebe
  Parathormonwirkung 121
Knochenmark
  Schädigung, Antirheumatika 410
Knochenstruktur
  Skelettaufnahmen, Röntgentechnik 270
Knorpel
  Chondroitinsulfate, Altersabhängigkeit 104
Knorpel
  Chondropathien, Terminologie, Klassifizierung 14

Knorpel
  DNA-, RNA-, Proteinsynthese, Insulinwirkung 119, 120, 124
Knorpel
  Kalzifizierung, Cholecalciferol 121
Knorpel
  Kollagen-, Proteoglykanstoffwechsel 77, 78
Knorpel
  Pannusbildung, Articulosynovitis 513, 515
Knorpel
  Proteoglykansynthese, Somatomedine 118, 124
Knorpel
  Thyroxinmangel, Glykosaminoglykane 115
Knorpel
  Zerstörung, Synovialzotten, Operationssitus 519
Knorpel-Knochendestruktion
  nach Synoviektomie 515
Knorpel-Knochenmark-Extrakt
  Arthrose, Behandlung 379
Knorpelschädigung
  intraartikuläre Glukokortikoidtherapie 433
Körpertemperatur
  Regelgrößen, Steuersignale 293
Kohlehydratstoffwechsel
  Glukokortikoidwirkung 426
Kollagenasen
  suppressive Wirkung, Antirheumatika 384
Kollagene
  Dermatansulfat, Interaktionen 42
Kollagene
  Fibroblasten, chemotaktische Wirkungen 108
Kollagene
  hepatische, Struktur 97, 98, 100
Kollagene
  histomechanische Funktionen 106
Kollagene
  interzelluläre Matrix, Biosynthese 107
Kollagenkrankheiten
  antinukleäre Faktoren 219
Kollagenkrankheiten
  Arthropathien, physikalische Therapie 497
Kollagenkrankheiten
  Begriffsdefinition, Klassifizierung 4
Kollagenkrankheiten
  Chloroquinbehandlung, Nebenwirkungen 348
Kollagenstoffwechsel
  altersbedingte Veränderungen 106
Kollagenstoffwechsel
  Schilddrüsenhormone, anabole, katabole Wirkung 115, 117, 124
Kollagenstoffwechsel
  Somatotropine, Somatomedine 117, 118, 124

Kollagensynthese
  Hemmung, Glukokortikoide 114
Kollagensynthese
  Hemmung, Levamisol 366
Kollagensynthese
  hypothyreote, Thyroxinwirkung 117
Kollagensynthese
  Sklerodermie 90
Kollagensynthese
  Zytostatika-Wirkung 131, 133
Kollagenveränderungen
  degenerative Gelenkerkrankungen 77
Komplikationen
  Arthrographie 251, 252
Komplikationen
  Arthroskopie 240
Komplikationen
  Endoprothesenoperationen, Hüftgelenk 561, 562
Komplikationen
  Gelenkbiopsie 231
Komplikationen
  intraartikuläre Glukokortikoidtherapie 433
Kompressionssyndrom
  N. ulnaris, Articulosynovitis, Ellbogengelenk 543
Komputertomographie
  Leberbeteiligung, rheumatische Erkrankungen 184, 185
Kontaktthermometrie
  Methodik 284, 285
Kontraindikationen
  ACTH-Behandlung 423
Kontraindikationen
  Bewegungstherapie, chronische Polyarthritis 494
Kontraindikationen
  Gelenkbiopsie 232, 233
Kontraindikationen
  Goldverbindungen 339
Kontraindikationen
  operative Eingriffe, Polyarthritis rheumatica 574
Kopfschmerzen
  Differentialdiagnose 174
Kornea-Typ-Keratansulfat
  Biochemie 44
Kortisontherapie
  Langzeit-, Operationsvorbereitung 574, 575, 576
Krankengymnastik
  degenerative Wirbelsäulenerkrankungen 502
Krankengymnastik
  Einübungsprogramm, chronische Polyarthritis 495
Krankheitsbegriff
  Rheumatismus 2

Kristallarthritis
  siehe Arthritis urica 242
Kryotherapie
  Arthritis, thermographische Kontrolle 320, 321
Kryotherapie
  Arthrosen 499
Kryotherapie
  neurodystrophische Syndrome 506
Kümmelsche Kyphose
  Spondylitis, WHO-Klassifizierung 11, 12
Kyphose
  Kreuzschmerzen, Differentialdiagnose 200
kyphosierende Stufenlagerung
  akute Bewegungssperre, Wirbelsäule 503

Langzeittherapie
  Placebo-Effekte 435
Langzeit-Kortisontherapie
  Substitution, Operationsvorbereitung 575, 576
Laser-Nephelometrie
  Rheumafaktor, Serologie 213
Latexfixationstest
  Rheumafaktor 213, 214
Leber
  Beteiligung, rheumatische Erkrankungen 184, 185
Leber
  Bindegewebe, Pathobiochemie 97
Leber
  Fibrose, Kollagenzusammensetzung 98
Leber
  Kollagene, Strukturanalyse 97, 98
Leber
  normale, Bindegewebe, Komposition, Konzentration 99
Leber
  Parenchymschädigung, falschpositiver Rheumafaktor 215
Leberveränderungen
  Salizylate 420
Leberzirrhose
  Bindegewebsgrundsubstanzen, Pathobiochemie 96
Leberzirrhose
  Bindegewebe-Konzentration, -Komposition 99
Leberzirrhose
  Kollagenkonzentration 98
Lendenwirbelsäule
  Ankylosierung, operative Behandlung 571
Lendenwirbelsäule
  degenerative Erkrankungen, physikalische Therapie 502
Lendenwirbelsäule
  Funktionsprüfung 190

Lendenwirbelsäule
  Röntgentechnik 277
Lendenwirbelsäule
  schmerzhafte Bewegungseinschränkungen,
    Differentialdiagnose 199, 200
Leukopenie
  nach Antirheumatika 410
Levamisol
  Pharmakokinetik, klinische Wirksamkeit,
    Nebenwirkungen 365–370
Levamisol
  Therapie, Aganulozytose, positives HLA-B_{27} 436
Linolsäure
  rheumatische Erkrankungen, Behandlung
    372
Lipodystrophie
  intestinale Arthritis, Klassifizierung,
    Deutsche Gesellschaft Rheumatologie 18
Lockerungsmassagen
  Weichteil-Stützgewebe-Erkrankungen 505
Löfgren-Syndrom
  Hautveränderungen 178
Löfgren-Syndrom
  Klassifizierung, Differentialdiagnose 4
Lokalisation
  Bursitis rheumatica 530, 531
Lokalisation
  Polyarthritis rheumatica, absolute, relative
    Operationsindikationen 574
Lokalisation
  Schmerzen, Anamnese 174
Lues
  Serologie, Rheumafaktor 216
Lumbago
  internationale Klassifizierung 13
Lunatum-Malazie
  Klassifizierung, Definition 15
Lunge
  Beteiligung, rheumatische Erkrankungen
    183
Lungenfibrose
  interstitielle, Rheumafaktor 216
Lungenveränderungen
  Goldtherapie 340
Lupus erythematodes disseminatus
  antinukleäre Faktoren 219, 220
Lupus erythematodes disseminatus
  Autoantikörper 221
Lupus erythematodes disseminatus
  Elektrophorese, C-reaktives Protein 208
Lupus erythematodes disseminatus
  falschpositiver Rheumafaktor 216
Lupus erythematodes disseminatus
  Gelenkbefallmuster, Differentialdiagnose
    198
Lupus erythematodes disseminatus
  Hautveränderungen 178

Lupus erythematodes disseminatus
  internationale Klassifizierung 10
Lupus erythematodes disseminatus
  Levamisolbehandlung 367
Lupus erythematodes disseminatus
  Glomerulonephritis, Prednisolontherapie
    429
Lupus erythematodes disseminatus
  Lungenbeteiligung 183
Lupus erythematodes disseminatus
  Nierenveränderungen 185
Luxation
  habituelle, WHO-Klassifizierung 12

Makroglobulinämie
  Amyloidose 93
Mandibulargelenk
  intraartikuläre Glukokortikoidtherapie 433
Marfan-Syndrom
  Definition, Klinik 69, 70, 71
Marmorknochenkrankheit
  Genetik 72
Massagebehandlung
  degenerative Wirbelsäulenerkrankungen 503
Material
  endoprothetischer Gelenkersatz 536
medikamentöse Therapie
  rheumatische Erkrankungen 335–485
Mefenaminsäure
  Chemie, Pharmakologie, Pharmakokinetik
    402
Meningoenzephalitis
  akute Phase-Proteine 210
Meniskus
  Arthrotomie, Kniegelenk, chronische Polyarthritis 564
Meniskus
  synovitisches Gewebe, chronische Polyarthritis 516
Meniskusschädigung
  WHO-Klassifizierung 11
Meniskusverletzung
  Arthrographie, Kniegelenk 261
Menkes'-Kinky-Hair-Syndrom
  Genetik, Kupfer-Mangel 72
Mennelscher Handgriff
  Untersuchungstechnik, Sakroiliakalgelenke
    189
Menstruationsstörungen
  Nebenwirkung, Steroidtherapie 431
Meprobamat
  Muskelspasmen, Wirkungsmechanismus 434
Metakarpophalangealgelenke
  intraartikuläre Glukokortikoidtherapie,
    Dosierung 433
Metamizol (Novalgin)
  Knochenmarkschäden 410

Metastasen
  Lunge, Rheumaknoten, Differentialdiagnose 183, 184
Methyldopa
  antinukleäre Faktoren 219
Michaelis-Menten-Konstanten
  Mannosyl-Transferasen, Kornea-Epithel 46
Mikrotraumen
  neurodystrophische Syndrome, physikalische Behandlung 506
Mikrozirkulation
  Haut, Regelgrößen 294
Mikrozirkulation
  Haut, urtikarielle Hyperthermie 300
Milz
  Splenomegalie, Felty-Syndrom 185
Mineralhaushalt
  Glukokortikoidtherapie 430
Monarthritis
  Differentialdiagnose 197
Monokontrastdarstellung
  Arthrographie, Technik 250, 251
Morbus Bang
  Wirbelsäulenbeteiligung, Differentialdiagnose 200
Morbus Bechterew
  Terminologie 8
Morbus Behçet
  rheumatische Veränderungen, Urogenitaltrakt 185
Morbus Reiter
  Diagnostik, Urogenitaltrakt 185
Morbus Scheuermann
  Osteochondropathien, Nomenklatur, Klassifizierung 15
Morbus Still
  Amyloidose, Herz 184
Morbus Waldenström
  Rheumafaktor 216
Morbus Whipple
  Erkrankungen des Bewegungsapparates, Klassifizierung 18
„multiplication stimulating activity"
  Somatotropin, Somatomedine, Wachstumsfaktoren 117, 118, 124
Mumps
  akute Phase-Proteine 210
Muskelatrophie
  neurodystrophisches Syndrom, physikalische Behandlung 506
Muskellockerung
  physikalische Therapie 503
Muskel-Skelett-Deformitäten
  kongenitale, Klassifizierung 16
Myalgien
  hyperosteosierende Spondylose, Schmerzbekämpfung 503, 504

Myasthenia gravis
  antinukleäre Faktoren 219
Myastenia gravis
  D-Penicillamin-Behandlung 355
Myelom
  Amyloidose 93
Myelom
  falschpositiver Rheumafaktor 216
Myocarditis rheumatica
  primär chronische Polyarthritis 184
Myokardinfarkt
  akute Phase-Proteine 208
Myositis rheumatica
  Differentialdiagnose, Klassifizierung 14
Myotonolytika
  muskuläre Spasmen, rheumatische Erkrankungen 434

Nachbehandlung
  operative Eingriffe 576, 577
Nagelveränderungen
  Dermatomyositis, Sklerodermie, Raynaud-Syndrom 193
Naproxen
  Pharmakologie, Pharmakokinetik 402, 403
Narkose
  Operationsvorbereitung, Kortisontherapie 575, 576
Natrium
  Retention, Glukokortikoidtherapie 430
Natrium-Aurothiomalat
  chronische Polyarthritis, Nebenwirkungen 436
Natriumpentosanpolysulfat
  Polyphenyalamin-Synthese 111
Nebennierenrinde
  Inaktivierung, Steroidtherapie 430
Nebennierenrindeninsuffizienz
  Kortison-Langzeittherapie, Operationsvorbereitung 575, 576
Nebenwirkungen
  ACTH-Behandlung 423
Nebenwirkungen
  Antirheumatika, Transplantationsantigene 436
Nebenwirkungen
  Chloroquinmedikation 346, 347
Nebenwirkungen
  D-Penicillamin 353, 354
Nebenwirkungen
  Glukokortikoidtherapie 429, 430
Nebenwirkungen
  Goldverbindungen 339, 340
Nebenwirkungen
  Immunsuppression 362, 363

Nebenwirkungen
  intraartikuläre Glukokortikoidtherapie 433, 434
Nebenwirkungen
  Levamisolbehandlung 368, 369
Nebenwirkungen
  nichtsteroidale Antirheumatika 390, 412, 413
Nebenwirkungen
  Orgotein-Superoxiddismutase 374, 375
Nebenwirkungen
  Oxaprozin 403
Nebenwirkungen
  Phenylbutazon 404
Nebenwirkungen
  Salizylate 419, 420
Nephrolithiasis
  Hyperparathyreoidismus, Wirbelsäulenbeteiligung 200
Nephrolithiasis
  Komplikation, Steroidtherapie 430
Nephropathie
  Analgetika-Abusus 420
Nephropathie
  D-Penicillamin 355
Nephropathie
  Goldtherapie 341
Nephropathie
  nichtsteroidale Antirheumatika 415
neurodystrophische Syndrome
  physikalische Therapie 506
Niere
  Veränderungen, rheumatische Erkrankungen 185
Nierentransplantation
  Abstoßungsreaktionen, hochdosierte Prednisolontherapie 429
Nikotinamid-Adenin-Dinukleosidase
  Serologie 212
Nomenklatur
  akute Polyarthritis 7
Nomenklatur
  rheumatische Erkrankungen 4, 5, 6
„non-suppressible insulinlike activity"
  Kollagenstoffwechsel, Wachstumsfaktoren 117, 118, 124
Normalwerte
  akute Phase-Proteine 210
Normalwerte
  Hauttemperaturen, Thermographie-Index 309, 310

Ochronose
  internationale Klassifizierung 12
Östrogene
  Knochenstoffwechsel 122
Oligoarthritiden
  Differentialdiagnose 199

Operations-Arthroskop
  Technik 238
Operationsphoto
  Caput-ulnae-Syndrom 545
Operationsphoto
  Handgelenke, totale Ankylosierung 548, 549
Operationsphoto
  Interphalangealgelenke, Synovitis 554
Operationsphoto
  Kniegelenk, chronische Polyarthritis, ausgebrannte Phase 522
Operationsphoto
  postarthritische Veränderungen, chronische Polyarthritis, Kniegelenk 519
Operationsphoto
  Strecksehnenzerstörung, Handgelenkbereich 524
Operationsphoto
  Synoviektomie 515
Operationsphoto
  synovitische Knorpelpannusbildung 513, 516
Operationspräparat
  Meniskus, Synovialzotten 516
Operationsvorbereitung
  Anästhesie, Früh-, Spätindikationen, Kontraindikationen 574
operative Therapie
  Aktivitätsgrad, chronische Polyarthritis 533
operative Therapie
  Anästhesiologie, intra-, postoperative Überwachung 574, 575
operative Therapie
  Arthrodese, Fingergelenke 555
operative Therapie
  Arthrodese, Hüftgelenk 558
operative Therapie
  Arthrodese, Indikationsstellung 535
operative Therapie
  Arthrodese, temporäre, Kirschner-Draht 538
operative Therapie
  Articulosynoviektomie 533, 534
operative Therapie
  Articulosynovitis 511
operative Therapie
  Bursitis, Rheumaknoten 530
operative Therapie
  chronische Polyarthritis, Aktivitätsgrad 533
operative Therapie
  chronisch-entzündliche Hüftgelenkveränderungen 556
operative Therapie
  chronische Polyarthritis, Entstehung, Manifestationsort 511
operative Therapie
  Coxitis, Hüftgelenkersatz 559

operative Therapie
  Ellbogengelenk, Synovitis 541, 542
operative Therapie
  endoprothetischer Ersatz, Indikationen, Möglichkeiten 536
operative Therapie
  Erfolgsbeurteilung, Ergebnisse 577
operative Therapie
  Fingergelenke 547, 548
operative Therapie
  Frühsynoviektomie, Indikationen 534
operative Therapie
  Fußgelenke, Tenosynovitis 568
operative Therapie
  Gelenkresektion, partielle totale 535, 536
operative Therapie
  Gelenkveränderungen, Aktivitätsgrad 533
operative Therapie
  Geschichtliches 509
operative Therapie
  Handgelenkveränderungen 543, 544
operative Therapie
  Hüftgelenk, Angulationsosteotomie 563
operative Therapie
  Hüftgelenk, Endoprothesenimplantation 560
operative Therapie
  Hüftgelenk, Synoviektomie 556, 557
operative Therapie
  Hüftkopfresektion, juvenile chronische Polyarthritis 562
operative Therapie
  Indikationen 573–576
operative Therapie
  Kniegelenk, Arthrodese 568
operative Therapie
  Kniegelenk, Schlittenprothese 566, 567
operative Therapie
  Kniegelenk, Synoviektomie 564, 565
operative Therapie
  Kniegelenk, Umlagerungsosteotomie 565
operative Therapie
  Knopflochdeformität, Finger 538
operative Therapie
  immobilisierende Eingriffe 535
operative Therapie
  Nachbehandlung 576, 577
operative Therapie
  Nervendekompression 537
operative Therapie
  Nervenkompressionssyndrome 529, 537
operative Therapie
  Osteosynthesen, Indikationen 535
operative Therapie
  Osteotomie, Indikationen 534
operative Therapie
  palliative, präventive Eingriffe 509
operative Therapie
  pathologische Makromorphologie 511

operative Therapie
  Prozeßaktivität, Abnahme nach therapeutischen Eingriffen 579
operative Therapie
  Rheumaknoten 530
operative Therapie
  Röntgen-Kontrolluntersuchungen, Ergebnisse 580, 581
operative Therapie
  Schultergelenk, Synovektomie, Tenolyse 540, 541
operative Therapie
  Schwanenhalsdeformität, Finger 538, 539, 552
operative Therapie
  Sehnentransfer 537
operative Therapie
  Spondylitis ankylosans, Totalversteifung 572, 573
operative Therapie
  stabilisierende Eingriffe 535
operative Therapie
  Strecksehnenrupturen 527
operative Therapie
  Synoviektomie, Indikationen 534, 537
operative Therapie
  Tenosynoviektomie 537
operative Therapie
  Tenosynovitis 523, 524
operative Therapie
  Tenosynoviektomie, Hohlhand, Fingerbeugeseiten 556
operative Therapie
  Tenosynoviektomie, Indikationsstellung 537
operative Therapie
  Totalversteifung, Panarthritis, WS, periphere Gelenke 572
operative Therapie
  tumorähnliche Veränderungen 540
operative Therapie
  Vorfuß, Gelenkresektionen 568, 569
operative Therapie
  Wirbelsäule, Versteifung 571
operative Therapie
  Zehendeformitäten 570, 571
Organveränderungen
  rheumatische Erkrankungen 184
Orgotein-Superoxiddismutase
  Pharmakokinetik, klinische Wirksamkeit 373, 374
Osgood-Schlattersche-Erkrankung
  Definition, Nomenklatur 15
Osteoarthropathie hypertrophiante (Marie-Bamberger)
  Nomenklatur, Definition, Klassifizierung 15
Osteoarthrose
  Begriffsdefinition 8

Osteoarthrose
　Internationale Klassifikation 11
Osteochondritis dissecans
　Gelenkendoskopie 245
Osteolyse
　chronische Polyarthritis, Röntgennativbild 250
Osteomyelitis
　spezifische, unspezifische, Klassifizierung 14
Osteopetrosis (Albus-Schönberg-Syndrom)
　Genetik 72
Osteoporose
　Begriffsdefinition, Nomenklatur 15
Osteoporose
　Glukokortikoidtherapie 429, 430
Osteoporose
　Menopause, Östrogeneinfluß 122
Osteoporose
　steroidbedingte, Operationsindikation 582
Osteosynthese
　Standardeingriffe, chronische Polyarthritis 535
Osteosynthese
　Wirbelsäule, Spondylitis ankylosans 571
Osteotomie
　chronische Polyarthritis, Aktivitätsgrad 533
Ostitis deformans Paget
　Nomenklatur, Klassifizierung 15
Oxyphenbutazon (Tanderil)
　Pharmakologie, Pharmakokinetik 403, 404
Ovulationshemmer
　chronische Polyarthritis, Behandlung 372
Oxyphenbutazon
　Struma, pharmakologisch induzierte 182

Palmarfaszie
　Kontraktur (Dupuytren), Klassifizierung 14
Panarteritis nodosa
　antinukleäre Faktoren 219
Panarteritis nodosa
　Autoantikörper 221
Panarteritis nodosa
　Elektrophorese, C-reaktives Protein 208
Panarteritis nodosa
　Nebenwirkung, Steroidtherapie 430
Panarthritis nodosa
　rheumatische, nephrogener Hochdruck 185
Panarthritis
　Totalversteifung, Spondylitis ankylosans 572
Pancoast-Tumor
　Differentialdiagnose 199
Panmyelopathie
　nach Antirheumatika 410
Pannikulitis
　Rückenaffektionen, Differentialdiagnose 13

Pannikulose
　chronische Polyarthritis, Pathologie 513
Pannikulose
　Kniegelenk, Elektrotherapie 499
Pannikulose
　rheumatische Weichteilveränderungen, Differentialdiagnose 195
Paramethason
　intraartikuläre Glukokortikoidtherapie, Dosierung 433
paraneoplastisches Syndrom
　Differentialdiagnose 195
paraneoplastisches Syndrom
　Gelenkbefallmuster, Differentialdiagnose 198
„pararheumatische" Erkrankungen
　Differentialdiagnose 4
Parathormon
　Knochenstoffwechsel 121
Parathysin
　Knochenstoffwechsel 120, 124
Parästhesien
　Karpaltunnelsyndrom 177
Parker-Pearson-Nadel
　Gelenkbiopsie 230
Patella
　Defilé-Aufnahmen 279
Patella
　Tendinitis, Klassifizierung 13
Pathobiochemie
　Bindegewebe, rheumatische Erkrankungen 29–171
Pathobiochemie
　Bindegewebegrundsubstanzen 90, 91
Pathobiochemie
　siehe Biochemie
Pathogenese
　Amyloidose 95, 96
Pathogenese
　degenerative Wirbelsäulenerkrankungen 502
Pathogenese
　rheumatische Erkrankungen 5, 6
Pathologie
　Articulosynovitis 511–522
Pathologie
　Bindegewebe, altersabhängige Veränderungen 104, 105
Pathologie
　Bindegewebe, Entzündungsprozesse, entzündungshemmende Substanzen 125, 127, 131
Pathologie
　Bindegewebe, erworbene Störungen, Interzellularsubstanz 77, 80, 85, 88, 90
Pathologie
　Bindegewebe, genetisch bedingte Störungen 65, 67, 74, 76

Pathologie
  Bindegewebe, hormonelle Einflüsse 113, 115, 117, 119, 120, 121
Pathologie
  Bindegewebe, pathobiochemische Veränderungen 90, 93, 96, 102
Pathologie
  Bindegewebe, regulatorische Funktionen 106, 107
Pathologie
  Bursitis olecrani 530
Pathologie
  chronische Polyarthritis 249, 250
Pathologie
  Rheumaknoten 530
Pathologie
  Tenosynovitis 523, 524
Pathophysiologie
  Dermatansulfat, Kationenbindung 42
Pathophysiologie
  entzündliche Gelenkerkrankungen 282
Pathophysiologie
  funktionelle Störungen 283
Pathophysiologie
  Myotonolytika 434
Pathophysiologie
  physikalische Therapie, rheumatische Erkrankungen 492, 493
Pathophysiologie
  physikalische Therapie, Wirkungsmechanismen 499
Patientencompliance
  Antirheumatika 436
Periarteriitis nodosa
  internationale Klassifizierung 10
Periarteriitis nodosa
  Terminologie 7
Periarthritis humeroscapularis
  Definition, Nomenklatur 9
Periarthritis humeroscapularis
  klinische Untersuchungsbefunde 191
Pericarditis rheumatica
  Lupus erythematodes disseminatus 184
periphere Gelenke
  Szintigraphie, Indikationen, Technik 329, 330
Pes planus
  Klassifizierung, Definition 15
Pharmakokinetik
  Antimalariamittel 344, 345
Pharmakokinetic
  Arteparon (Glykosaminoglykanpolysulfat) 377
Pharmakokinetik
  D-Penizillamin 349, 350
Pharmakokinetik
  Immunmodulatoren, Levamisol 365, 366

Pharmakokinetik
  Orgotein-Superoxiddismutase 373
Pharmakokinetik
  Salizylate 418
Pharmakologie
  Antirheumatika, nicht steroidale 382
Pharmakologie
  Goldverbindungen 336
Phenylbutazon
  Chemie, Pharmakologie, Pharmakokinetik, Nebenwirkungen 404
Phenylbutazon
  Coumarinderivate, Interaktionen 412
Phenylbutazon
  Geschichte, Pharmakologie 381
Phenylbutazon
  immunsuppressiver Effekt 383
Phenylbutazon
  Superoxid-Radikalbildung, Hemmung 387
Phenyramidol (Cabral)
  Myotonolytikum, Pathophysiologie 434
physikalische Therapie
  allgemeine Grundlagen 487
physikalische Therapie
  Arthropathien 497, 498
physikalische Therapie
  Bäderbehandlung 499
physikalische Therapie
  Balneotherapie 491, 499
physikalische Therapie
  Bewegungstherapie, chronische Polyarthritis 494, 499
physikalische Therapie
  chronische Polyarthritis 492
physikalische Therapie
  Definition 487
physikalische Therapie
  degenerative Gelenkerkrankungen 498
physikalische Therapie
  elektrotherapeutische Verfahren 490, 499
physikalische Therapie
  funktionsgerechte Lagerung, Gelenke 493
physikalische Therapie
  Gelenkmobilisation 493
physikalische Therapie
  HWS-Syndrom 495
physikalische Therapie
  Insertionstendinopathie, Trochanter maior 506
physikalische Therapie
  Krankengymnastik 493
physikalische Therapie
  Kreislauftraining 493
physikalische Therapie
  Kryotherapie, Arthrosen 499
physikalische Therapie
  Massagebehandlung 495, 499

physikalische Therapie
  neurodystrophische Syndrome 506
physikalische Behandlung
  operative Maßnahmen 495
physikalische Therapie
  prä-, postoperative Maßnahmen 496
physikalische Therapie
  Schmerzlinderung 493, 494
physikalische Therapie
  Spondylitis ankylosans 500
physikalische Therapie
  thermotherapeutische Verfahren 490, 494, 499
physikalische Therapie
  Verordnungsweise 492
physikalische Therapie
  Wirbelsäule, degenerative Erkrankungen 500, 501
physikalische Therapie
  Wirkungsweise 487, 499
Physiologie
  axialer, radialer Temperaturgradient 296
Physiologie
  Mikrozirkulation, Haut 294
Pierre-Marie-Strümpellsche-Erkrankung
  Terminologie 8
Placeboeffekte
  Patienten compliance 435, 436
Plasmaproteine
  rheumatische Erkrankungen 208, 209
Plattenthermographie
  Methodik 285, 286
Pneumonie
  akute Phase-Proteine 210
Polyarthritis rheumatica
  Begriffsdefinition, Geschichtliches 2
Polyarthritis rheumatica
  Gaenslensches Zeichen 192
Polyarthritis rheumatica
  siehe chronische Polyarthritis, rheumatische Erkrankungen
Polyarthropathien
  internationale Klassifizierung 11, 12
Polyarthrose
  Gelenkbefallmuster, Differentialdiagnose 198
Polymyalgia rheumatica
  Definition, Geschichtliches 3, 8
Polymyalgia rheumatica
  Differentialdiagnose 194, 195
Polymyalgia rheumatica
  Einteilung, WHO- 13
Polymyositis
  Autoantikörper 221
Polymyositis
  Elektrophorese, C-reaktives Protein 208
Polymyositis
  Hypothyreose 182

Polymyositis
  nach D-Penicillamin-Behandlung 355, 356
Polysaccharide
  anionische, regulatorische Funktion 110
Pott'sche-Erkrankung
  Wirbelsäulen-Tbc, Klassifizierung 14
Prädilektionsstellen
  Tenosynovitis 525
Prednisolon
  Äquivalenzdosen, Handelspräparate 428
Prednisolon
  Behandlung, chronische Polyarthritis 427
Prednisolon
  intraartikuläre Applikation, Dosierung 433
Prednisolon
  Stoßtherapie, Nierentransplantation 429
primär chronische Polyarthritis
  Begriffsdefinition, Terminologie, Differentialdiagnose 6, 7
primär-chronische Polyarthritis
  WHO-Klassifizierung 11
Probeexzision
  Arthroskopie, Technik 238
„Problemknie"
  Arthroskopie 240
Propylthiouracil
  antinukleäre Faktoren 219
Prostaglandine
  chemische Physiologie 385, 386
Prostaglandine
  entzündliche Prozesse 128
Prostaglandine
  Polyarthritis, Behandlung 375
Prostaglandininhibitoren Glukosaminoglykane 382
Proteine
  Amyloidose 93, 94
Proteinsynthese
  anaboler Effekt, Androgene 122
Proteinsynthese
  Glykosaminoglykane, Wirkungsmechanismus 111
Proteochondroitin-4,6-Sulfat-Keratansulfat
  enzymatischer Abbau 48
Proteochondroitinsulfat-Synthese
  Heparansulfat, Aktivierung 108
Proteoglykane
  altersabhängige Veränderungen 104
Proteoglykane
  degenerative Gelenkerkrankungen 77, 78
Proteoglykane
  Funktionen, subzelluläre Verteilung 107
Proteoglykane
  hepatische, Lokalisation 103
Proteoglykane
  hepatische, Struktur 101
Proteoglykane
  normales Leberbindegewebe 97

Proteoglykane
  Stoffwechsel, Vitamin-D-Wirkung 121, 124
Proteoglykane
  Stoffwechselregulation, Immunsuppression 134
Proteoglykane
  Trijodthyroninwirkung 116
Proteoglykan-Aggregate
  hyaliner Knorpel, Schema 35
Proteoglykan-Aggregate
  Sklerodermie 91, 92
Proteokeratansulfat
  Biochemie, Biosynthese 44, 45
Proteoglykansynthese
  Somatomedine 118, 124
Prothrombinzeit
  Verlängerung, Diflunisal 413
Protrusio acetabuli
  Hüftgelenk, Polyarthritis, Hüftgelenkersatz 559, 560
Pseudarthrose
  Y-förmige Umlagerungsosteotomie 534
Pseudo-LE-Syndrom
  Autoantikörper 221
Psoasphänomen
  Untersuchungstechnik 189
psychische Wirkungen
  Steroidtherapie 431
Psychopharmaka
  rheumatische Erkrankungen 435
Pyrazolone
  Derivate, Tagesdosen 389
Pyrazolonderivate
  Knochenmarkschäden 410
pyro-elektrisches Vidikon
  Technik, Temperaturmessung 286

quantitative Gelenkszintigraphie
  Differentialdiagnose 332
quantitative Thermographie
  Bildanalyse 305
quantitative Thermographie
  Isothermen-Darstellung, Index 301, 302
Quervain-Erkrankungen
  Tenosynovitis, Daumenstrecksehne 526

Radioaktivitätsanreicherung
  Voraussetzungen, Gelenkszintigraphie 329, 330
Radio-Carpal-Gelenk
  chronische Polyarthritis, operative Behandlung 543
Radio-Ulnargelenk
  Insuffizienz, Arthrodese 547
Raynaud-Syndrom
  Kälteprovokationstest 306, 307, 312
Raynaud-Syndrom
  Nagel-, Hautveränderungen 193
Raynaud-Syndrom
  Thermographie-Test 306, 312
radialer Temperaturgradient
  Physiologie 296
Radon-, Hyperthermie-Behandlung
  kombinierte, Spondylitis ankylosans 501
Regelgrößen
  Körpertemperatur 293
Rehabilitation
  Spondylitis ankylosans 500, 501
Reiter-Syndrom
  Klassifizierung, Deutsche Gesellschaft für Rheumatologie 18
Reiter-Syndrom
  Levamisolbehandlung 367
Reiter-Syndrom
  WHO-Klassifizierung 10
Reizerguß
  Kniegelenk, Differentialdiagnose 194
retikuloendotheliales System (RES)
  Amyloidose 96
Rheuma-Faktoren
  Antigammaglobuline, klassischer Labortest 212, 213
Rheumafaktoren
  biologische Funktionen 217
Rheumafaktoren
  postoperatives Verschwinden 584
Rheuma-Faktoren
  rheumatische Erkrankungen, Indikationen 208, 209
Rheumaknoten
  Lunge, Differentialdiagnose 183, 184
rheumatische Erkrankungen
  Abdominalorgane 184, 185
rheumatische Erkrankungen
  ACTH-Behandlung 422, 423
rheumatische Erkrankungen
  akute Phase-Proteine (Reaktantien) 208
rheumatische Erkrankungen
  Anamnese 173, 174
rheumatische Erkrankungen
  Antimalariamittel 344–349
rheumatische Erkrankungen
  antinukleäre Faktoren 217
rheumatische Erkrankungen
  Antirheumatika, Basistherapeutika 371, 372
rheumatische Erkrankungen
  Antirheumatika, nicht steroidale 389
rheumatische Erkrankungen
  Aortitis, Perikarditis 184
rheumatische Erkrankungen
  Arthrographie 249–267
rheumatische Erkrankungen
  Arthroskopie 237–248

rheumatische Erkrankungen
    Augenveränderungen 179
rheumatische Erkrankungen
    Basistherapeutika, Transplantationsantigene 436
rheumatische Erkrankungen
    Begriffsdefinition, Nomenklatur, Klassifikation 1–28
rheumatische Erkrankungen
    Beuge-, Strecksehnenrupturen 527, 529
rheumatische Erkrankungen
    Bewegungsapparat 186, 187
rheumatische Erkrankungen
    Bursitis olecrani 530, 531
rheumatische Erkrankungen
    Caput-ulnae-Syndrom, Operationsphoto 545
rheumatische Erkrankungen
    Coxitis acuta 193
rheumatische Erkrankungen
    Coxitis, operative Therapie 556, 557
rheumatische Erkrankungen
    Differentialdiagnose, Enterobacteriaceae 212
rheumatische Erkrankungen
    D-Penicillamin 349–357
rheumatische Erkrankungen
    Elektrophorese, C-reaktives Protein 208
rheumatische Erkrankungen
    Familienanamnese 180
rheumatische Erkrankungen
    Fersenschmerz, Differentialdiagnose 194
rheumatische Erkrankungen
    Fibrositis, Fibromyositis 195
rheumatische Erkrankungen
    Fingergelenke, Synoviektomie, Verlaufskontrolle 582
rheumatische Erkrankungen
    Gaenslensches Zeichen 192
rheumatische Erkrankungen
    Gefäßuntersuchung 185
rheumatische Erkrankungen
    Gelenkbiopsie 227–236
rheumatische Erkrankungen
    Gelenkszintigraphie 329–334
rheumatische Erkrankungen
    Gelenkuntersuchung, klinische 190, 192, 193, 194
rheumatische Erkrankungen
    Gichtniere, maligner Hochdruck 185
rheumatische Erkrankungen
    Glukokortikoidbehandlung 422, 423, 425
rheumatische Erkrankungen
    Goldtherapie 336–344
rheumatische Erkrankungen
    HLA-B_{27} 212
rheumatische Erkrankungen
    Handgelenke, Finger, „Visitenkarte des Rheumapatienten" 192

rheumatische Erkrankungen
    Hautveränderungen 178, 179, 182, 183
rheumatische Erkrankungen
    Herzbeteiligung 184
rheumatische Erkrankungen
    Hüftgelenk, operative Behandlung 557, 558
rheumatische Erkrankungen
    Hydrops intermittens, Differentialdiagnose 194
rheumatische Erkrankungen
    Immundefekte, Hypo-, Agammaglobulinämie 207
rheumatische Erkrankungen
    Immunmodulatoren, Therapie 365–370
rheumatische Erkrankungen
    Immunsuppressiva 357–365
rheumatische Erkrankungen
    klinische Diagnostik 173–205
rheumatische Erkrankungen
    Knopflochdeformität, Finger, operative Behandlung 538
rheumatische Erkrankungen
    Leberbeteiligung 184, 185
rheumatische Erkrankungen
    Levamisol-Therapie 365, 367, 368
rheumatische Erkrankungen
    Lungenveränderungen 183
rheumatische Erkrankungen
    Lymphknotenveränderungen 186
rheumatische Erkrankungen
    medikamentöse Therapie 335–485
rheumatische Erkrankungen
    muskuläre Spasmen, Myotonolytica 434
rheumatische Erkrankungen
    Muskulatur, Thermographie 312
rheumatische Erkrankungen
    neurologischer Status 186
rheumatische Erkrankungen
    Nierenbeteiligung 185
rheumatische Erkrankungen
    operative Therapie 509–587
rheumatische Erkrankungen
    operative Therapie, thermographische Kontrolle 322, 323
rheumatische Erkrankungen
    Panarthritis, ankylosierende, Totalversteifung 572
rheumatische Erkrankungen
    Pathobiochemie, Pathophysiologie, Bindegewebe 29–171
rheumatische Erkrankungen
    physikalische Therapie 487–508
rheumatische Erkrankungen
    Plasmaproteine 208, 209
rheumatische Erkrankungen
    Polymyalgia rheumatica, Differentialdiagnose 194, 195

rheumatische Erkrankungen
  pseudoradikuläre Symptomatik 188
rheumatische Erkrankungen
  Psychopharmaka 435
rheumatische Erkrankungen
  Rheumafaktor, Modifikationen 212, 213
rheumatische Erkrankungen
  Röntgenologie 269–280
  siehe Röntgenbefunde
rheumatische Erkrankungen
  Salizylate, Standardbehandlung 417, 418
rheumatische Erkrankungen
  Schilddrüsenstörungen 182
rheumatische Erkrankungen
  Schwanenhalsdeformität, Finger, operative Behandlung 538
rheumatische Erkrankungen
  serologische Untersuchungen 207–226
rheumatische Erkrankungen
  siehe chronische Polyarthritis, Weichteilrheumatismus
rheumatische Erkrankungen
  siehe Ellbogen-, Fuß-, Hand-, Finger-, Knie-, Schulter-Gelenke, Vorfuß
rheumatische Erkrankungen
  spezifische Antikörper 210, 211
rheumatische Erkrankungen
  Splenomegalie 185
rheumatische Erkrankungen
  Standardeingriffe, Gelenkchirurgie 533, 534
rheumatische Erkrankungen
  Tendomyosen, klinische Diagnose 188
rheumatische Erkrankungen
  Thermographie 281–328
rheumatische Erkrankungen
  Thermographie, Indikationen 282, 283, 308, 309
rheumatische Erkrankungen
  Thermographie, quantitative Auswertung 305
rheumatische Erkrankungen
  Totalversteifung, Panarthritis 572
rheumatische Erkrankungen
  Untersuchungsmethoden 181–196
rheumatische Erkrankungen
  Urogenitaltrakt, Komplikationen 185
rheumatische Erkrankungen
  Vorfußdeformitäten, Röntgenbefunde, operative Behandlung 568–570
rheumatische Erkrankungen
  Weichteile, Thermographie 312
rheumatische Erkrankungen
  Weichteilprozesse, Differentialdiagnose 194, 195
rheumatische Erkrankungen
  Wirbelsäule, Untersuchung 186, 187, 188

rheumatische Erkrankungen
  Zonenelektrophorese, Differentialdiagnose 207, 208
Rheumatismus
  Begriffsdefinition 173
Rheumatismus
  internationale Klassifizierung 13, 14
rheumatisches Fieber
  Begriffsdefinition, Differentialdiagnose 4
Rheumatismus
  Definition, Klassifikation, Nomenklatur 1–28
„rheumatoid arthritis"
  Begriffsdefinition, Geschichtliches 2, 3
„rheumatoid arthritis"
  Terminologie 6
rheumatoide Infektionskrankheiten
  spezifische Antikörper 210, 211
Rheumatologie
  Geschichtliches 1–9
rheumatologische Befunde
  differentialdiagnostische Wertung 196–201
Rhizarthritis, Rhizarthrose
  operative Behandlung 547
Rhythmusstörungen
  Myocarditis rheumatica 184
Rippenknorpel
  Chondroitinsulfate, Altersabhängigkeit 104
Rippenknorpel
  siehe Knorpel
Röntgenbefunde
  Arthrodese, Fingergelenke, Spongiosa-, Kortikalisschrauben 555
Röntgenbefunde
  Baker-Zyste, Arthrographie 517
Röntgenbefunde
  Coxitis rheumatica, Arthrodese, Endoprothesen-Operation 558, 559
Röntgenbefunde
  Ellbogengelenk, Synoviektomie, Radiusköpfchenresektion 542
Röntgenbefunde
  Handgelenk, chronische Arthritis, Arthrodese 546, 547
Röntgenbefunde
  Handgelenke, Ellbogen-, Iliosakral-, Hüftgelenke, Ankylosierung 520, 521
Röntgenbefunde
  Hüftgelenkankylosierung, juvenile chronische Polyarthritis 562
Röntgenologie
  HWS-Syndrom, physikalische Therapie 495
Röntgenbefunde
  juvenile chronische Polyarthritis, totale Ankylosierung 548
Röntgenbefunde
  Kniegelenk-Schlittenprothese nach ENGELBRECHT 567

Röntgenbefunde
  Kniegelenk, vor und nach Synoviektomie 580
Röntgenbefunde
  postoperative, Kontrolluntersuchungen 580, 589
Röntgenbefunde
  Schwanenhalsdeformitäten der Finger, vor und nach Gelenkresektion 552, 553
Röntgenbefunde
  Synoviektomie, Fingergelenk, Verlaufskontrolle 582
Röntgenbefunde
  Vorfußdeformität, Gelenkresektion 568, 569
Röntgenologie
  rheumatische Erkrankungen 269–280
Ross-River-Virus
  epidemische Polyarthritis, Serologie 211
Rotatorenmanschette
  Ruptur, Arthrographie 255, 256
Rotatorenmanschette
  Ruptur, Pathologie 249
Rubella
  Serologie 211

SAA-Protein
  Amyloidose 95
Sakroileitis
  Gelenkszintigraphie 332
Sakroiliakalgelenke
  Biopsie 227, 228
Sakroiliakalgelenke
  Mennelscher Handgriff, Untersuchungstechnik 189
Salizylate
  Standardbehandlung rheumatischer Erkrankungen 417, 418
Sarkoidarthritis
  Begriffsdefinition, Differentialdiagnose 4
Sarkoidose
  falschpositiver Rheumafaktor 216
Sarkoidose
  hypothyreote Struma 182
Sarkoidose
  Löfgren-Syndrom, Klassifizierung, Deutsche Gesellschaft für Rheumatologie 18
Sarkoidose
  Sprunggelenk-Arthritis 197
Schanzsche Krawatte
  Halswirbelsäulen-Syndrom 495
Schilddrüse
  pharmakologisch induzierte Struma 182
Schilddrüsenhormone
  Bindegewebsstoffwechsel 115, 116, 124
Schlafstörungen
  rheumatische Erkrankungen 177

Schleimhautveränderungen
  Goldtherapie 340
Schlittenprothese
  Kniegelenk, Valgusdeformität 567
Schmerzlinderung
  kinetische Interferenzstrom-Behandlung 503
Schmerzlinderung
  operative Behandlung 577
Schmerzlinderung
  physikalische Therapie 493, 499
Schmerzlokalisation
  Anamnese, Bewegungsapparat 174
„schnellender Finger"
  Tenosynovitis, chronische Polyarthritis 525, 526
Schubladenphänomen
  Kniegelenke 193
Schulter-Arm-Syndrom
  Differentialdiagnose 196
Schulter-Arm-Syndrom
  Schmerzbekämpfung, physikalische Therapie 505
Schultergelenke
  Arthrographie, Technik 250, 251
Schultergelenke
  chronische Polyarthritis, arthrographische Befunde 252, 253
Schultergelenke
  intraartikuläre Glukokortikoidtherapie, Dosierung 433
Schultergelenke
  funktionsgerechte Lagerung, physikalische Therapie 493
Schultergelenke
  plastischer Ersatz, Trauma, Tumoren 541
Schultergelenke
  Röntgenaufnahmetechnik 272, 273
Schultergürtel
  Untersuchungstechnik, Funktionsprüfung 191
Schwanenhalsdeformitäten
  Finger, Röntgenbefund, operative Behandlung 552, 553
Schwangerschaft
  D-Penicillamin-Behandlung 356
Schwangerschaft
  Glukokortikoidtherapie, Nebenwirkungen 432, 433
Schwangerschaft
  Goldtherapie 342
Schwangerschaft
  Salizylatmedikation, Risiko 420
Sehnenruptur
  Fingerstrecker 528
Sehnenruptur
  Handgelenk, Operationssitus 524

Sehnenruptur
　Tenosynovitis, Enwicklungsphasen 523, 525, 527
Sehnenrupturen
　entzündlich-rheumatische Erkrankungen, Systematik 527
Sehnenrupturen
　Nomenklatur, Definition, Klassifizierung 14
Sensitivität
　Gelenkszintigraphie 330
Serologie
　akute-Phase-Proteine (Reaktantien) 208
Serologie
　Antigammaglobuline 212
Serologie
　antinukleäre Faktoren 217
Serologie
　Autoantikörper, rheumatische Erkrankungen 221
Serologie
　Beta- hämolysierende Streptokokken 212
Serologie
　falschpositive Rheumafaktoren 215, 216
Serologie
　IgG-, IgA-, IgD-Faktoren 216
Serologie
　quantitative Immunglobulinbestimmungen 207
Serologie
　Rheumafaktor, Probleme, falschpositive Ergebnisse 209, 210, 212, 214, 215, 216
Serologie
　rheumatische Erkrankungen 207–226
Serologie
　spezifische Antikörper 210, 211
Serologie
　Zonenelektrophorese 208
Serotonin
　Hemmung, Antirheumatika 382
Serum Amyloid A
　akute Phase-Proteine 210
Sexualhormone
　Bindegewebsstoffwechsel 121, 122
Shigella Flexneri
　Enteritis, reaktive Arthritis 212
Sicca-Syndrom
　Thyreoiditis 182
Siderose
　Metallgelenkprothesen 536
Silastic-Fingergelenkprothese
　Indikationen, Materialkombinationen 536
Sjögren-Syndrom
　antinukleäre Faktoren 219
Sjögren-Syndrom
　Autoantikörper 221
Sjögren-Syndrom
　internationale Klassifizierung 10

Sjögren-Syndrom
　Rheumafaktor 216
Skalenus-Syndrom
　Differentialdiagnose 199
Skelettmuskulatur
　Spasmen, Myotonolytica 434
Skelett-Proteochondroidinsulfat-Keratansulfat
　Strukturvorschlag 44
Skelettszintigraphie
　Indikationen, Technik 329–334
Sklerodermie
　antinukleäre Faktoren 219
Sklerodermie
　Autoantikörper 221
Sklerodermie
　Biochemie 90
Sklerodermie
　Differentialdiagnose 195
Sklerodermie
　Elektrophorese, C-reaktives Protein 208
Sklerodermie
　Haut-, Nagelveränderungen 193
Sklerodermie
　Nomenklatur 7
Sklerodermie
　Rheumafaktor 216
Sklerodermie
　Zellkulturversuche 91
Skoliose
　Ausgleichs-, Beckenschiefstand, Beinlängendifferenz 187
Somatomedine A, B, C
　„Insulin-like growth factor" 117, 118, 124
Somatomedine A, B, C
　Proteoglykanstoffwechsel, Knorpel-, Bindegewebe 118
Somatotropin
　Thyroxin, synergistische Wirkung 116, 117
Sonographie
　Leberveränderungen, rheumatische Erkrankungen 184
Spätsynoviektomie
　chronische Polyarthritis, Aktivitätsgrad 533
Spätsynoviektomie
　chronische Polyarthritis, Indikationen 534
Speicherkrankheiten
　Differentialdiagnose 195
Spondylitis ankylosans
　Anamnese, Allgemeinbefinden 176, 177
Spondylitis ankylosans
　Differentialdiagnose 199, 200
Spondylitis ankylosans
　Elektrophorese, C-reaktives Protein 208
Spondylitis ankylosans
　klinische Untersuchungsbefunde 191
Spondylitis ankylosans
　knöcherne Ankylose 519, 520

Spondylitis ankylosans
  Levamisolbehandlung 367
Spondylitis ankylosans
  Lungenbeteiligung 183
Spondylitis ankylosans
  physikalische Therapie 500
Spondylitis ankylosans
  Rheumafaktoren 215, 216
Spondylitis ankylosans
  Terminologie 7, 8
Spondylitis ankylosans
  Thoraxstarre 183, 571
Spondylitis ankylosans
  totale Immobilisierung, operative Behandlung 571, 572
Spondylitis tuberculosa
  Differentialdiagnose 200
Spondylodiszitis
  klinische Diagnostik 188
Spondylodiszitis
  Rehabilitation, einschränkende Faktoren 501
Spondylose
  hyperosteosierende, Diagnose, Therapie 503
Spondylose, Spondylarthrose
  physikalische Therapie 500, 501
Spontananamnese
  rheumatische Erkrankungen 173, 174
spontane Osteonekrose
  Gelenkendoskopie 245
Sprunggelenk
  Arthritis, Sarkoidose 197
Sprunggelenk
  intraartikuläre Glukokortikoidtherapie, Dosierung 433
Sprunggelenk
  Röntgentechnik 279
Standard-Gelenktemperatur
  Thermographie-Index 309
Stanger-Bad
  Wirkungsmechanismus, Arthrosen 499
Sternoklavikulargelenke
  Röntgentechnik 274
Sternum
  Röntgentechnik 273
Steroide
  siehe Glukokortikosteroide
„Steroid-Cushing"
  Glukokortikoidtherapie 430
„Steroid-Pseudorheumatismus"
  Komplikation, Glukokortikoidtherapie 431
Steuersignale
  Körpertemperatur 293
Stiffman-Syndrom
  Klassifizierung, Nomenklatur 17
Still-Syndrom
  Polyarthritis juvenilis, WHO-Klassifizierung 11

Stoffwechselwirkungen
  Glukokortikoidtherapie 430
„Stoßtherapie"
  Prednisolon, Nierentransplantation 429
Strahlenbelastung
  Röntgenuntersuchung, Skelettaufnahmen 269
Strecksehnenrupturen
  Lokalisation, klinische Ausfälle 527
Streptokinase
  Antikörper, Serologie 212
Streptokokkenrheumatismus
  Begriffsdefinition 2, 7
Strukturproteine
  Stoffwechsel, Zytostatika 134
Struma
  pharmakologisch induzierte 182
Stützgewebe
  Erkrankungen, physikalische Therapie 504
Stützgewebe
  Szintigraphie 329–334
Sulindac
  Chemie, Pharmakologie, Pharmakokinetik 406, 407
Swanson-Prothese
  Fingergelenke, chronische Polyarthritis 551
Sympathicus
  Vasokonstriktion, Hypothermic 283
Symptomatika
  Therapie, rheumatische Erkrankungen 381
Syndrom
  Albers-Schönberg-, Genetik 72
Syndrom
  Autoimmun-, D-Penicillamin-Behandlung 355
Syndrom
  Caplan-, Autoantikörper 221
Syndrom
  Caput-ulnae-, rheumatisches 182, 292
Syndrom
  Caput ulnae-, operative Behandlung 545
Syndrom
  Ehlers-Danlos-, Ätiologie, Klinik 68, 69, 71, 72
Syndrom
  Felty-, Autoantikörper 221
Syndrom
  Felty-, Splenomegalie 185
Syndrom
  Hyperviskositäts-, chronische Polyarthritis 207, 208
Syndrom
  Iliosakral-, Schmerzbekämpfung 506
Syndrom
  Immobilisations-, Muskel-, Bänder-, Faszien-Affektionen 14
Syndrom
  Karpaltunnel-, Symptome 177

Syndrom
  Marfan-, Ätiologie, Klinik 69, 70
Syndrom
  Menkes'-Kinky-Hair-, Genetik 72
Syndrom
  paraneoplastisches, Differentialdiagnose 195
Syndrom
  Pseudo-LE-, Autoantikörper 221
Syndrom
  Raynaud-, Haut-, Nagelveränderungen 193
Syndrom
  Raynaud-, Thermogramm 306, 307, 312
Syndrom
  Schulter-Arm-, Differentialdiagnose 196
Syndrom
  Sicca-, Thyreoiditis 182
Syndrom
  Tarsaltunnel- 194
Syndrom
  Tietze-, Begriffsdefinition, Klassifizierung 15
Syndrom
  Tietze-, Differentialdiagnose, Klinik 191, 196
Syndrome
  weichteilrheumatische, Schmerzbekämpfung 505
Synoviektomie
  Aktivitätsgrad, chronische Polyarthritis 533
Synoviektomie
  Bursitis olecrani 530, 531
Synoviektomie
  Definition 533
Synoviektomie
  Ellbogengelenk, postoperativer Röntgenbefund 542
Synoviektomie
  Entzündungsaktivität, postoperative Drosselung 583
Synoviektomie
  Fingergelenke, chronische Polyarthritis 547, 548, 551, 553
Synoviektomie
  Fingergelenke, prä-, postoperativer Röntgenbefund 581, 582
Synoviektomie
  Fußgelenke 569
Synoviektomie
  Gelenkresektion, partielle, totale 535, 536
Synoviektomie
  Handgelenk, operative Technik 543, 544
Synoviektomie
  Hüftgelenk 556, 557
Synoviektomie
  immunsuppression Effekt 583, 584
Synoviektomie
  Indikationen 534
Synoviektomie
  Kniegelenk, prä-, postoperativer Zustand 580

Synoviektomie
  Operationsergebnisse 579, 582, 583
Synoviektomie
  Zeigefingergrundgelenk, Verlaufskontrolle 582
Synovialbiopsienadel
  Gelenkbiopsie 231
Synovialflüssigkeit
  nichtsteroidale Antikörper 417
Synovialmembran
  Affektionen, Klassifizierung 13
Synovialmembran
  Kniegelenk, chemische, radioaktive Verödung 564
Synovialmembran
  Kortikosteroidrezeptoren 425
Synovialmembran
  Synovektomie, chirurgische Technik 533, 534
Synovialpannus
  Entfernung, Operationssitus 515
Synovialpannus
  Gefäßanordnung, Arkadenbildung 514
Synovialschwellung
  Differentialdiagnose 176
Synovialzotten
  Gelenkknorpelzerstörung, Operationssitus 519
Synovitis
  Aktivitätsgrad, operative Therapie, Indikationen 533
Synovitis
  arthrographische Befunde 251, 252, 253
Synovitis
  Bursa semimembranosa-gastrocnemica, Kontrastmitteldarstellung 261
Synovitis
  chronische Polyarthritis, Lig. carpi transversum 193
Synovitis
  Ellbogengelenk, operative Behandlung 541
Synovitis
  Entstehung, Manifestationsort 511
Synovitis
  Erguß, Schmerz, Funktionseinschränkung 513
Synovitis
  Fingergelenke, operative Behandlung 551, 553, 555
Synovitis
  Gefäßbildung 515, 516
Synovitis
  Handgelenke, Thermogramm 312
Synovitis
  Knorpelpannusbildung, Operationspräparat 513, 513
Synovitis
  knöcherne Ankylose 519, 520

Synovitis
Meniskus, Operationspräparat 516
Synovitis
Pathologie 511–522
Synovitis
postarthritische degenerative Veränderungen 519
Synovitis
proliferative Phase 511
Synovitis
Schultergelenk, Röntgennativbild 250
Synovitis
Tendosynovitis, Nomenklatur, Klassifizierung 13
Synovitis
villonoduläre, internationale Klassifizierung 11, 12
Synovitis villosa
Baker-Zyste 263
Synovitis villosa
Entstehung, Manifestationsort, chronische Polyarthritis 511, 512
Synovitis villosa
Kniegelenk, Arthrographie 260
Synovitis villosa
Schultergelenk, Arthrographie 254
systemische, progressive Sklerose
Biochemie 90, 91
systemische progressive Sklerose
Terminologie 7

Tanderil (Oxyphenbutazon)
Pharmakologie, Pharmakokinetik 403, 404
Tarsaltunnelsyndrom
N. tibialis-Kompression, operative Behandlung 194, 568
^{99m}Tc-Pertechnetat
Gelenkszintigraphie, Indikationen, Technik 329, 330
Technik
Arthrographie 250, 251
Technik
Arthroskopie, Kniegelenk 238, 239
Temperaturgradient
axialer, radialer 295, 296
Temperaturmessung
absolute 292
Temperaturprofil
semiquantitative Aussagen, IRT-Kamera 289
Temperaturregulation
Regelgrößen, Steuersignale 293
Tendinitis
Patella, Klassifizierung 13
Tendomyosen
klinische Diagnostik 188

Tendoperiostosen
Kniegelenke 193
Tendovaginitis
akute, chronische, rheumatische 192
Tendovaginitis
Terminologie 9
Tennisellenbogen
Epikondylitis, Nomenklatur, Klassifizierung 13
Tenosynovektomie
Indikationsstellung, Schultergelenk 540
Tenosynovitis
Chopart-Gelenk, operative Behandlung 568
Tenosynovitis
Entwicklungsphasen 523
Tenosynovitis
Fußgelenke, Klinik 526, 527
Tenosynovitis
Handgelenke, Thermogramm 312
Tenosynovitis
Handrücken 526
Tenosynovitis
Klinik 524
Tenosynovitis
Nervenkompressionssyndrome 529, 530
Tenosynovitis
Pinch-Test nach SAVILL 526
Tenosynovitis
„schnellender" Finger 524, 525
Tenosynovitis
Strecksehne, Strukturzerstörung, Handgelenk 524
Tenosynovitis
Strecksehnenruptur, Lokalisation, Klinik 527
Testosteron
Bindegewebsstoffwechsel 124
Therapie
Goldnebenwirkungen 342
Therapie
medikamentöse, rheumatische Erkrankungen 335–485
Therapiekontrolle
thermographische, akute Monarthritis 317, 318
Thermographie
absolute Temperaturen, Messung 292
Thermographie
Abteilung, Untersuchungsraum 297
Thermographie
akute Synovitis 312
Thermographie
Aufnahmepositionen, Standardisierung 299
Thermographie
Aufnahmetechnik 293, 294
Thermographie
axialer Temperaturgradient, Kern→Peripherie 296

Thermographie
　Bildanalyse, quantitative Parameter 304, 305
Thermographie
　diagnostischer Stellenwert 282
Thermographie
　Dokumentation 291
Thermographie
　dynamische, Parameter 307, 308
Thermographie
　Empfehlungen, Europäische Gesellschaft für Thermologie 298
Thermographie
　entzündliche Veränderungen, Diagnostik 309, 310
Thermographie
　Farb-Thermogramm 290
Thermographie
　funktionelle Störungen 283
Thermographie
　funktionelle Veränderungen, Wirbelsäule 315, 316
Thermographie
　Grauton-Thermogramm 289, 311
Thermographie
　Hand, Farb-, Grauton-Wiedergabe 290
Thermographie
　Handgelenke, akute Synovitis 312
Thermographie
　IKOTHERM-Thermographie-System 288, 291
Thermographie
　Iliosakral-Arthritis 313
Thermographie
　Index, klinische Bedeutung, Berechnung 301, 302
Thermographie
　Index, Normalwerte 309, 310
Thermographie
　Index, tageszeitliche Schwankungen 308
Thermographie
　klinische Anwendung 308, 309
Thermographie
　Kniegelenke, Grauton-Thermogramm, Arthritis 311
Thermographie
　Kniegelenke, Kyrotherapie 320
Thermographie
　Kniegelenke, Synovialektomie 322
Thermographie
　kontaktlose Thermometrie 286
Thermographie
　Kontaktthermometrie 284, 285
Thermographie
　Korrekturfaktoren 304
Thermographie
　lokale Hyperthermien 299, 300

Thermographie
　Methodik 284
Thermographie
　Normalwerte 310
Thermographie
　Oberflächentemperaturen, Physiologie 293
Thermographie
　Patientenvorbereitung 298
Thermographie
　Pathophysiologie, entzündliche Gelenkerkrankungen 282
Thermographie
　photographischer Oszilloskop-/TV-Monitor-Dokumentation 291
Thermographie
　quantitative, Index 301, 302
Thermographie
　radialer Temperaturgradient, innen→außen 296
Thermographie
　radikuläre Irritationen, Diagnose 317
Thermographie
　Raucheranamnese 315
Thermographie
　Raynaud-Phänomen, Hand 306, 307, 312
Thermographie
　rheumatische Entzündung 281
Thermographie
　Schleudertrauma, Hals-, Brustwirbelsäule 316, 317
Thermographie
　Standardisierung 299, 300
Thermographie
　Technik 289
Thermographie
　Therapiekontrolle 317, 318
Thermologie
　Europäische Gesellschaft 298
Thermotherapie
　Arthrosen, Wirkungsmechanismus 499
Thermotherapie
　chronische Polyarthritis 494
THERMOTOM
　Blockdiagramm, Bilddatenverarbeitung 291
THERMOTOM
　quantitative Bildanalyse 305
Thesaurismosen
　Differentialdiagnose 195
Thorax
　Schmerzbekämpfung, Interferenzstrom-Behandlung 503, 504
Thorax
　Schmerzlokalisation, Differentialdiagnose 175
Thorax
　Starre, Diagnostik 187, 188
Thoraxorgane
　rheumatisch bedingte Veränderungen 183

Thrombopenie
    nach Antirheumatika 410
Thrombophlebitis
    Differentialdiagnose: Baker-Zyste 518
Thrombose
    Nebenwirkung, Steroidtherapie 430
Thromboseprophylaxe
    physikalische Therapie 496
Thrombozyten
    Aggregation, Rheumafaktoren 217
Thrombozytenaggregation
    Hemmung, Antirheumatika 388
Tiaprofensäure
    Chemie, Pharmakologie, Pharmakokinetik 407, 408
Tietze-Syndrom
    Definition, Klassifizierung 15
Trocar
    Biopsie, Kniegelenk 229, 230
Thrombozyten
    mitogene Polypeptide, Entzündungsprozeß 129
Thrombozytenfaktor 4
    Proteoglykan-Komplexbildung 41
Thyreoiditis
    Sicca-Syndrom 182
Thyroxin
    Somatotropin, synergistische Wirkung 116
Tietze-Syndrom
    Differentialdiagnose, klinische Untersuchung 191, 196
T-Lymphozyten
    Amyloidose 96
Tophusbildung
    Pathobiochemie 90
Torticollis
    kongenitaler, traumatischer, psychogener 13
Totalversteifung
    Panarthritis, Spondylitis ankylosans 572
Toxoplasmose
    rheumatoide Arthritis 3
Transplantationsantigene
    Antirheumatika, Nebenwirkungen, Beziehungen 436
Trapezium-Silastic-Prothese
    juvenile chronische Polyarthritis, Handgelenke 547, 548, 549
Trauma
    Gelenkszintigraphie, Isotopenanreicherung 330
Traumen
    neurodystrophische Syndrome, physikalische Behandlung 506
Triamcinolonacetonid
    atrophische Narbenbildung 433
Trijodthyronin
    Proteinsynthese, Proteoglykane 116

Trochanter maior
    Insertionstendinopathie, Schmerzbekämpfung, physikalische Therapie 506
Tuberkulostatika
    antinukleäre Faktoren 219
Tunnelaufnahme (Frik)
    Kniegelenk, freie Gelenkkörper 278

Ulnariskompressionssyndrom
    Elektromyelographie, Klinik 529
Umstellungsosteotomie
    Kniegelenk, chronische Polyarthritis 565
Umstellungsosteotomie
    Therapieeffekt, Gelenkendoskopie 246
Untersuchungstechnik
    Füße, Zehen 194
Untersuchungstechnik
    Gelenke 190, 191
Untersuchungstechnik
    Handgelenk, Finger 192, 193
Untersuchungstechnik
    Hüftgelenke 193
Untersuchungstechnik
    Kniegelenke 193, 194
Untersuchungstechnik
    Sakroiliakalgelenke 189
Untersuchungstechnik
    Schultergürtel 191
Untersuchungstechnik
    Sprunggelenke 194
Untersuchungstechnik
    Weichteilbeteiligung 194, 196
Untersuchungstechnik
    Wirbelsäule 186–190
Unterwasser-Druckstrahlmassage
    Schmerzbekämpfung, weichteilrheumatische Erkrankungen 505
Urogenitaltrakt
    Komplikationen, rheumatisch bedingte 185

Varikose
    Kontraindikation, physikalische Therapie 498
Varus-, Valgusdeformität
    Kniegelenk, Röntgenbefund, Prothesenoperationen 566, 567
Vaskulitis
    Hand, Thermographie 312
Vaskulitis
    allergische, Levamisolbehandlung 369
Vaskulitis
    Nebenwirkung, Steroidtherapie 430
Vasodilatation
    Vasokonstriktion, Hauttemperaturen 294
Vasomotorenreaktionen
    Goldtherapie 340

Verödung
  chemische, radiologische, Synovialmembran 564
virusbedingte Arthitiden
  Serologie, spezifische Antikörper 210, 211
Virushepatitis
  Rheumafaktor-, C'19-Titer 209
Vitamin-D
  Knochenstoffwechsel 120, 121, 124
Voltaren (Diclophenac-Na)
  postoperative Therapie, Dosisreduktion 583
Vorfuß
  Röntgentechnik 279
Vorfuß
  Deformität, Arthritis psoriatica 570
Vorfuß
  Deformität, chronische Polyarthritis, operative Behandlung 568–570
Vorfuß
  Deformität, chronische Polyarthritis, Röntgenbefund 569

Waaler-Rose-Reaktion
  Rheumafaktor-Serologie, Probleme 214, 215
Wachstumsfaktoren
  Somatotropin, Somatomedine, Bindegewebsstoffwechsel 117, 124
Wasserhaushalt
  Glukokortikoidwirkung 426
Weichteileingriffe
  Schultergürtel, Akromioplastik 540
Weichteilgewebe
  Enthesopathien, Klassifizierung 13, 14
Weichteilgewebe
  ^{99m}Tc-Pertechnetat, Szintigraphie 329, 330
Weichteilrheumatismus
  Massagebehandlung 495
Weichteilrheumatismus
  physikalische Therapie 499, 504
Weichteilrheumatismus
  Rheumafaktoren, IgG-, IgA-, IgD- 216
Weichteilrheumatismus
  Schmerzbekämpfung, physikalische Therapie 505
Weichteilverkalkungen
  Differentialdiagnose 195
Wirbelsäule
  Ankylosierung, operative Behandlung 571
Wirbelsäule
  Beweglichkeit, Spondylitis ankylosans, physikalische Therapie 500
Wirbelsäule
  Deformitäten, Terminologie 16
Wirbelsäule
  degenerative Erkrankungen, physikalische Behandlung 501, 502

Wirbelsäule
  Erkrankungen, falschpositiver Rheumafaktor 215, 216
Wirbelsäule
  Funktionsprüfung 189, 190
Wirbelsäule
  Haltungstypen 187
Wirbelsäule
  Röntgentechnik 274, 275
Wirbelsäule
  Schmerzanamnese, -Lokalisation 174
Wirbelsäule
  schmerzhafte Bewegungseinschränkung, Differentialdiagnose 199, 200
Wirbelsäule
  siehe Spondylitis ankylosans
Wirbelsäule
  Totalversteifung, operative Behandlung 572
Wirbelsäule
  Untersuchung, Technik 186, 187
Wirbelsäulensyndrom
  akute Bewegungssperre, Thermotherapie, Massage 503
Wundheilungsstörungen
  chronische Polyarthritis 575

Xanthomatose
  Erkrankungen des Bewegungsapparates, Deutsche Gesellschaft für Rheumatologie 19
Xeroradiographie
  Kniegelenk 258

Yersinia
  reaktive Arthritis, serologische Abgrenzung 212

Zehendeformitäten
  Röntgenbefund, vor und nach Operation 569
Zeigefingergrundgelenk
  Synoviektomie, Verlaufskontrolle 582
zervikokraniales Syndrom
  physikalische Therapie 500, 501
zervikokraniales Syndrom
  WHO-Klassifizierung 13
Zonenelektrophorese
  rheumatische Erkrankungen, Differentialdiagnose 207, 208
Zweizellenbäder
  analgesierende, neurodystrophische Syndrome 506
Zytostatika
  DNA-Synthese, Hemmung 133
Zytostatika
  intraartikuläre Anwendung 364, 365

Rheumatologie C

Spezieller Teil 2:
Wirbelsäule, Weichteile, Kollagenerkrankungen

Bearbeitete von M. Aufdermauer, G.L. Bach, J.-M. Engel, R. Filchner, F. Graser, E. Gundel, H. Hess, F. Husmann, H. Kather, H. Kerl, G. Klein, W. Krämer, H. Kresbach, H. Leinisch, S. Marghescu, R. Maurach, W. Miehle, W. Mohr, H. Müller-Faßbender, D. Pongratz, W. Schmidt-Vanderheyden, P. Schneider, B. Simon, G. Stöckl, S. Stotz, F. Strian, F.J. Wagenhäuser, A. Weintraub, D. Wessinghage

Herausgeber: H. Mathies

1983. 247 Abbildungen, 109 Tabellen. XIV, 929 Seiten (Handbuch der Inneren Medizin, Band 6: Erkrankungen der Knochen, Gelenke und Muskeln, 5. völlig neubearbeitete und erweiterte Auflage, Teil 2 C)
Gebunden DM 860,-
Subskriptionspreis Gebunden DM 688,-
Der Subskriptionspreis gilt bei Verpflichtung zur Abnahme aller Teilbände bis zum Erscheinen des letzten Teilbandes von Band 6
ISBN 3-540-11312-6

Inhalt: Wirbelsäulenerkrankungen. - Erkrankungen des Unterhautbindegewebes. - Erkrankungen der Muskulatur. - Erkrankungen der Sehnen, Sehnenscheiden, Bänder, Bursen und Faszien. - Neurologische Erkrankungen. - Gefäßerkrankungen in der Differentialdiagnose zu rheumatischen Erkrankungen. - Systemerkrankungen des Binde-und Stützgewebes mit fakultativer Manifestation am Bewegungsapparat. - Das Sjögren-Syndrom (Sicca-Syndrom). - Psychosomatik in der Rheumatologie. - Sachverzeichnis.

Der in drei Teilbänden erscheinende Band bringt erstmals im deutschen Sprachraum eine umfassende Gesamtdarstellung der rheumatischen Erkrankungen hinsichtlich Ätiologie, Pathogenese, Epidemiologie, Symptomatologie, Diagnostik und Therapie. Wegen der ständig zunehmenden, kaum noch übersehbaren und nur beschränkt wissenschaftlich begründeten Literatur muß es heute Aufgabe eines Handbuches sein, eine fundierte Darstellung unter Verwendung der wirklichen kompetenten einschlägigen Literatur und auf Grund spezieller Erfahrungen der Autoren zu bringen. Wenn dabei neben ausländischer Literatur vor allem auch die Literatur des deutschen Sprachraums berücksichtigt wird, so wird damit der deutschen rheumatologischen Forschung und klinischen Erfahrung der Rang eingeräumt, der ihr international gebührt. So ist dieser Band zugleich ein Zeugnis über den Stand der deutschen Rheumatologie, aber auch ein Nachschlagewerk für Ärzte, die sich über spezielle rheumatologische Fragen informieren wollen.

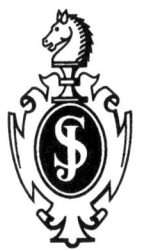

Springer-Verlag
Berlin
Heidelberg
New York
Tokyo

Klinische Osteologie

Herausgeber: **F. Kuhlencordt, H. Bartelheimer**
Bearbeitet von zahlreichen Fachwissenschaftlern

1980. 593 Abbildungen, 133 Tabellen.
XXXVI, 1498 Seiten. (240 Seiten in Englisch).
(Handbuch der inneren Medizin, Band 6, 5.,völlig neubearbeitete und erweiterte Auflage, Teil 1). In 2 Bänden, die nur zusammen abgegeben werden
Gebunden DM 780,-
Subskriptionspreis Gebunden DM 624,-
(Der Subskriptionspreis gilt bei Verpflichtung zur Abnahme aller Teilbände bis zum Erscheinen des letzten Teilbandes von Band 6)
ISBN 3-540-08730-3

Mit diesem Doppelband wird erstmals im deutschen Schrifttum eine umfassende Darstellung der klinischen Osteologie vorgelegt. Bei der Gestaltung der anatomischen und physiologischen Grundlagen wirkten maßgeblich an dieser Forschung beteiligte Autoren, auch aus den angelsächsischen Ländern, mit.
Besonderer Wert wurde auf die Darstellung des Kalziumphosphat- und Knochenstoffwechsels unter spezieller Berücksichtigung der hormonellen Regulation gelegt. Bei der Beschreibung der Untersuchungsmethoden werden die derzeitigen Möglichkeiten der radiologischen, histomorphometrischen und biochemischen Verfahren einschließlich Bilanz- und Kinetikuntersuchungen dargestellt, die in den letzten Jahren einen festen Platz in diesem Spezialgebiet eingenommen haben. Besonders wird auch den großen Fortschritten Rechnung getragen, die sich auf den Gebieten der Parathormon-, D-Hormon- und Calcitoninforschung vollzogen haben. Im klinischen Teil werden die vielfältigen primären und sekundären Osteopathien abgehandelt. Bei der notwendigen Beschränkung in der Auswahl der Krankheitsbilder war die Beziehung zur inneren Medizin entscheidend. Berücksichtigt wurden u.a. metabolische und endokrine Osteopathien, die Osteodystrophia deformans Paget, Wachstumsstörungen, ausgewählte konstitutionelle Knochenerkrankungen, myelogene, infektiöse und primäre oder sekundäre neoplastische Knochenerkrankungen, sowie ektopische Knochenneubildungen und extraossäre Verkalkungen.

Osteopathien

Von S. Bosnjakovic-Büscher, L. Diethelm, H.H. Ellegast, H. Fritz, I. Greinacher, F. Heuck, O. Mehls, H.C. Oppermann, K. Reinhardt, H.W. Schneider, J. Spranger

Redigiert von **L. Diethelm, F. Heuck**

1983. 505 Abbildungen in 825 Einzeldarstellungen.
XVII, 1015 Seiten. (Handbuch der medizinischen Radiologie, Band 5: Röntgendiagnostik der Skeleterkrankungen, Teil 5)
Gebunden DM 980,-
Subskriptionspreis Gebunden DM 784,-
Der Subskriptionspreis gilt sowohl bei Verpflichtung zur Abnahme des gesamten Bandes 5 (Teile 1-6), als auch bei geschlossener Abnahme der Bände 4 bis 6.
ISBN 3-540-11240-5

In diesem Handbuchband wird das Thema „Osteopathien" umfassend und erschöpfend dargestellt: das gesicherte Wissen ebenso wie die vielen offenen Probleme, um so Anregungen zur weiteren Forschung zu geben. Dabei werden nicht nur die Radiologen angesprochen, sondern alle Fächer, die sich mit dem Skelett beschäftigen müssen: die Osteologen, Pädiater, Orthopäden, Knochenchirurgen, Internisten, Nephrologen, Endokrinologen, Diabetologen, Pathologen, Histologen, Mikroradiologen und andere. Die vielfältigen Verflechtungen des Organs Knochen mit dem Gesamtkörper und seinen verschiedenen Organen, endokrinen Drüsen, seiner Ernährung und seinem Stoffwechsel spiegelt sich in den verschiedenen Kapiteln dieses Bandes ebenso wider wie der Einfluß genetischer Defekte oder exogener oder endogener Intoxikationen.
Mit diesem Band werden nicht nur Kliniker, sondern auch niedergelassene Ärzte der entsprechenden Fächer angesprochen, denen eine solche Zusammenschau der Skelettbeteiligung bei vielen Erkrankungen in ihrer täglichen Praxis bisher gefehlt hat.

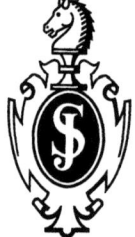

Springer-Verlag Berlin Heidelberg New York Tokyo

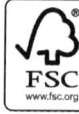

MIX
Papier aus verantwortungsvollen Quellen
Paper from responsible sources
FSC® C105338

If you have any concerns about our products,
you can contact us on
ProductSafety@springernature.com

In case Publisher is established outside the EU,
the EU authorized representative is:
**Springer Nature Customer Service Center GmbH
Europaplatz 3, 69115 Heidelberg, Germany**

Printed by Libri Plureos GmbH
in Hamburg, Germany